國醫年鑒

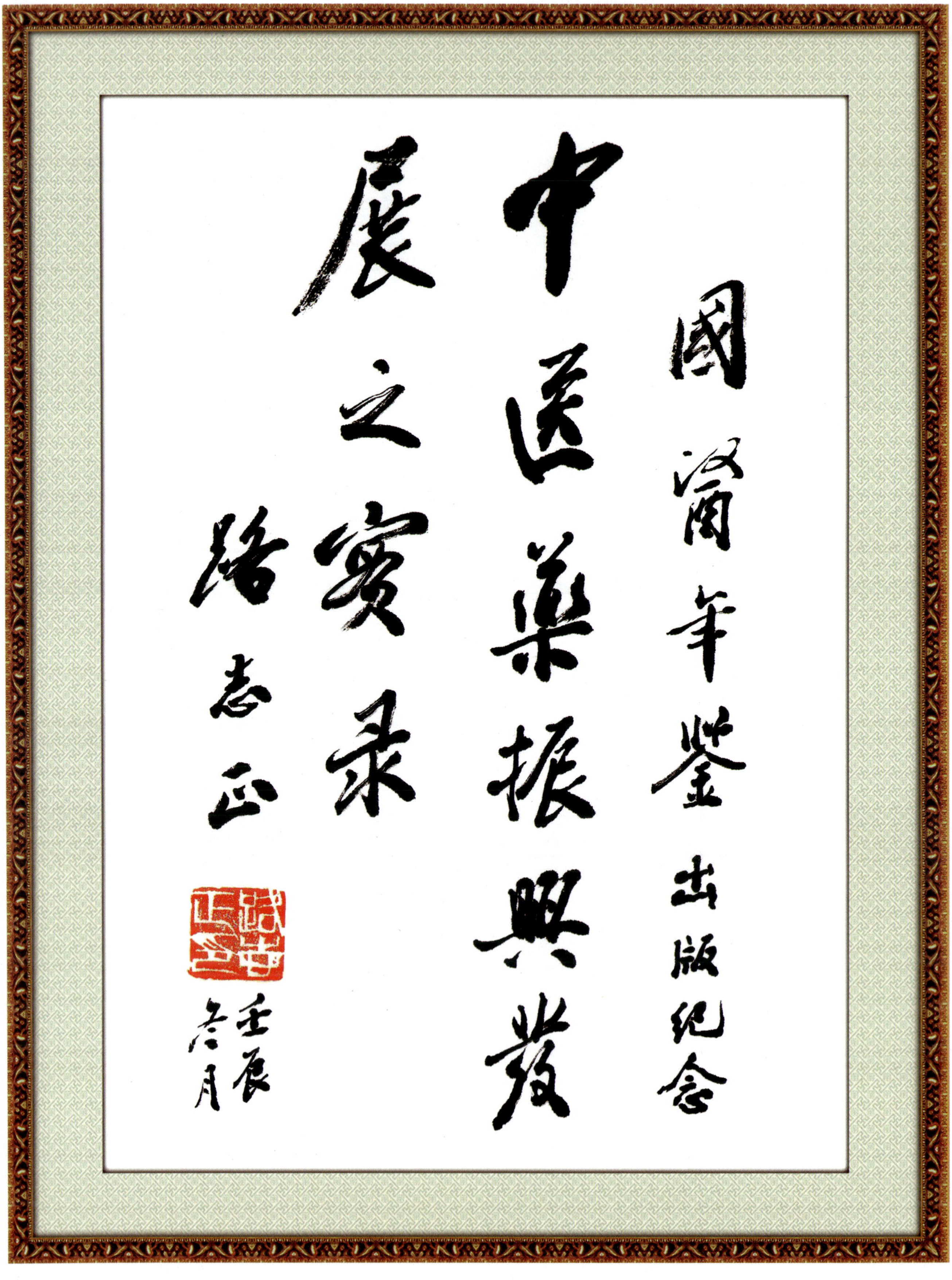
國醫年鑒出版紀念
中醫藥振興發展之實錄
路志正
壬辰冬月

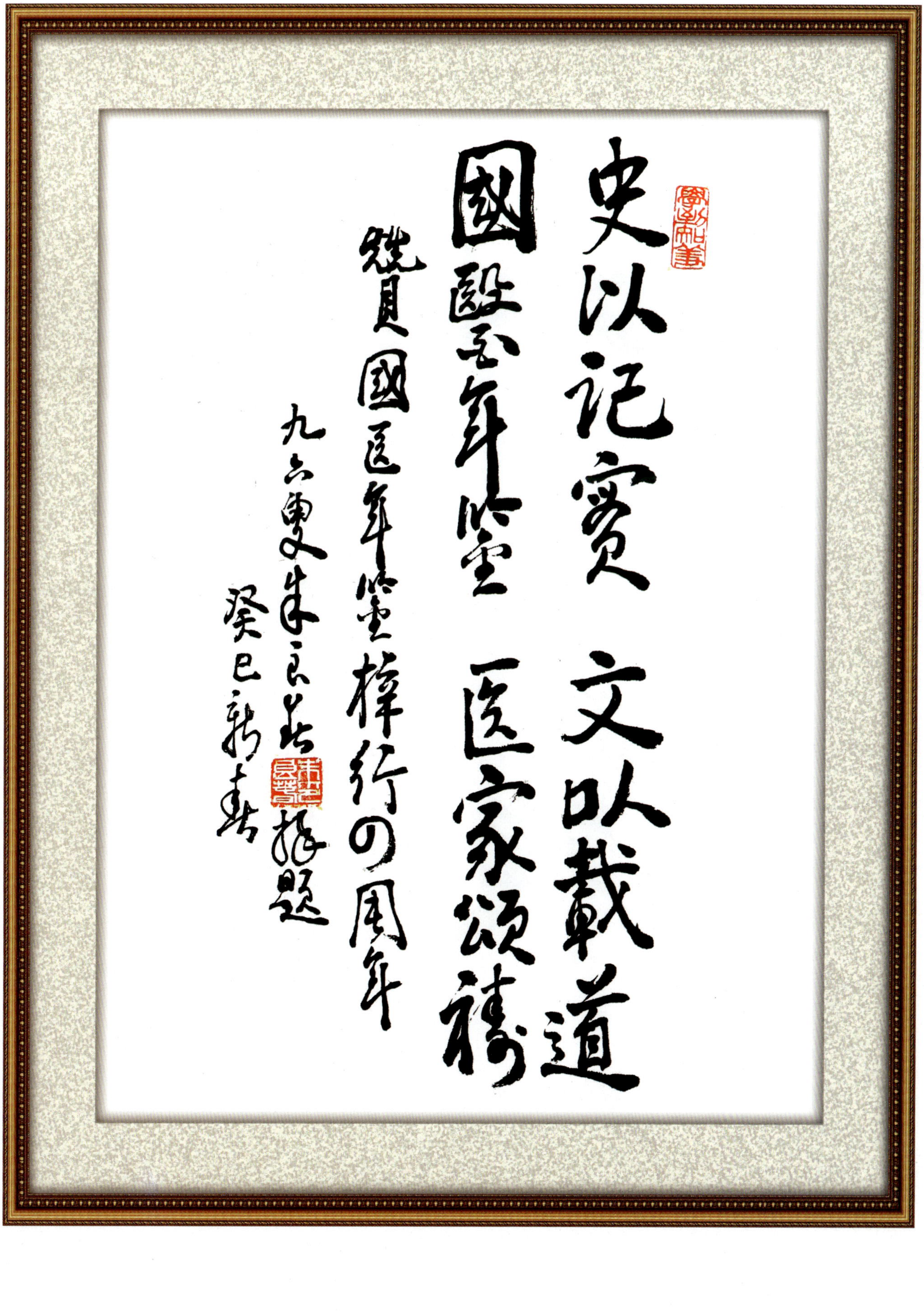
史以记实 文以载道
國醫年鉴 医家颂祷
贺国医年鉴发行四周年
九六叟朱良春撰题

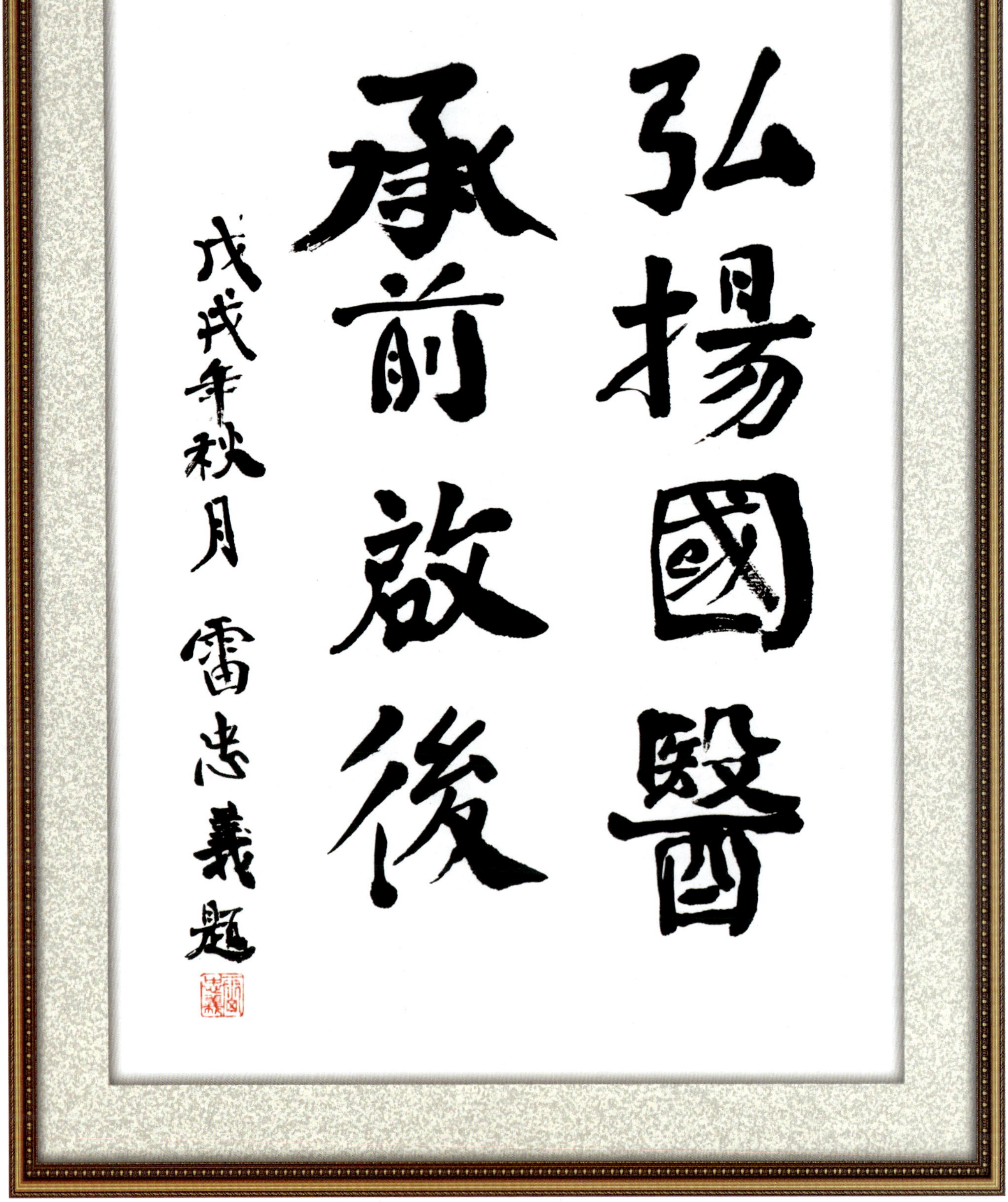
弘揚國醫
承前啟後
戊戌年秋月
雷忠義題

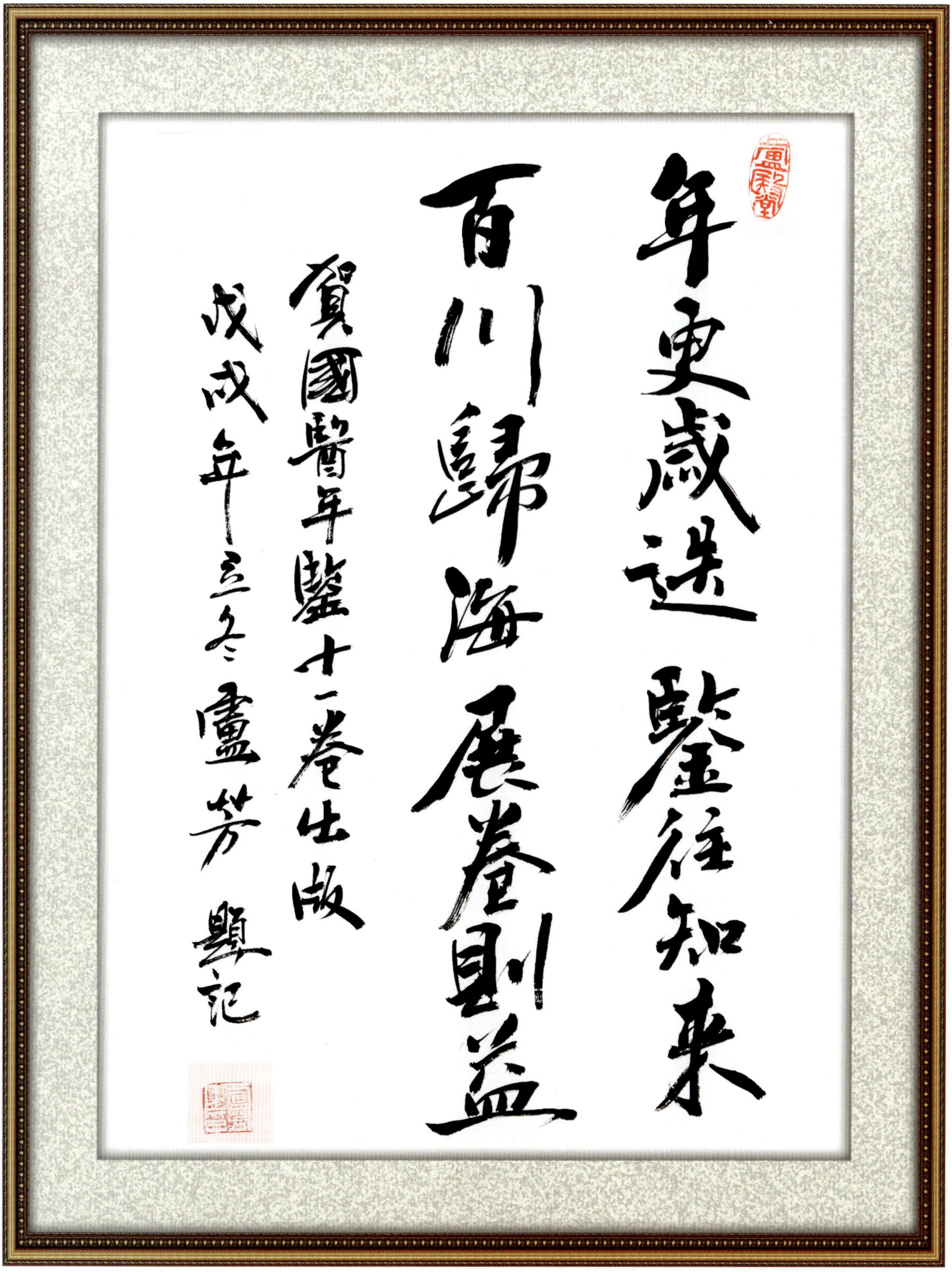
年更歲迭 鑒往知來
百川歸海 展卷則益
賀國醫年鑒十一卷出版
戊戌年立冬 盧芳 題記

图书在版编目（CIP）数据

国医年鉴．2019卷 / 孙涛，朱嵘，何清湖主编．--北京 ：中医古籍出版社，2019.8

ISBN 978-7-5152-1949-3

Ⅰ．①国… Ⅱ．①孙… ②朱… ③何… Ⅲ．①中国医药学－2019－年鉴 Ⅳ．①R2-54

中国版本图书馆CIP数据核字(2019)第178533号

ISBN 978-7-5152-1949-3

9 787515 219493 >

《国医年鉴》2019卷

孙　涛　朱　嵘　何清湖　　主　编

责任编辑　刘　婷

封面绘画　胡春福

封面设计　张东东

出版发行　中医古籍出版社

社　　址　北京市东城区东直门内南小街16号（100700）

电　　话　010-64089446（总编室）　010-64002949（发行部）

网　　址　www.zhongyiguji.com.cn

印　　刷　河北正德印务有限公司

开　　本　889 mm×1194 mm　1/16

印　　张　47.25

字　　数　1298千字

版　　次　2019年8月第1版　　2019年8月第1次印刷

标准书号　ISBN 978-7-5152-1949-3

定　　价　365.00元

《国医年鉴》编撰委员会

（以姓氏笔画为序）

序

2018年3月27日，新组建的中国国家卫生健康委员会在北京正式挂牌，标志着国家卫生健康工作理念的重大转变——以治病为中心转变为以人民健康为中心。

这一转变在本卷《国医年鉴》得到充分体现。

其一是政策法规选编了国务院办公厅《促进“互联网+医疗健康”发展的意见》，国家卫生健康委员会《关于坚持以人民健康为中心推动医疗服务高质量发展的意见》，国家中医药管理局和科技部《关于加强中医药健康服务科技创新的指导意见》。

其二是汇集了中医治未病与亚健康领域战略分析、理论研讨、实用技术和社会服务机构，展现出中医药在这个领域的特色和优势。如论述“中医引领构建亚健康产业体系”“中医亚健康学人才培养模式的探讨”“中医诊治亚健康的优势”，辑录特色调理技术、百项亚健康中医调理技术、中医治未病特色诊疗技术等等。

其三是人文关怀融入临床医疗，医者在治疗疾病的同时，还关注患者的生命质量乃至生活质量。如广东中医肛肠病专家提出“复杂性肛瘘的治疗目标不仅仅在于治愈，也在于保留高质量的生活品质”，“痔手术应该是功能性的肛门成形术”。南京市骨伤专家为截瘫患者做完手术后，还上门服务帮助进行居室无障碍改造，“让患者回归社会独立生活”。医为仁术的医学本真在《国医年鉴》中留下了鲜活生动的印记。

一如既往，《国医年鉴》继续奉行开放与包容，既有利于抢救古代医籍的传承，也有利于百家争鸣，活跃学术探究。本卷收录的基层中医师治疗糖尿病经验，认为“治病不是靠一个检验报告就能说明问题的。多数糖尿病患者身上不只存在一种病，还会有如高血压等心脑血管病、胃病、脾虚、肾病、痛风等等病症，以不同方式影响着人体对血糖的分解和吸收。这些病症不解决，只盯着血糖高低是治不好病的。只降糖那只是维持带病症生存。要解决的是身体对糖的分解吸收能力问题”。甘肃回族民间流传的“提博气”，江西字门派伤科推拿等等，既是可资借鉴的临床经验，也是史实钩沉。

不忘初心，《国医年鉴》始终如一践行创刊宗旨：作为中医药行业的大型编年史籍，以传承中医药文化脉络、发掘中医药学术精品、彪炳中医药不朽史实、搭建中医药、亚健康产业平台。

从 2019 年回望国医 2018，相信每一个中国人都对中华民族文化有更深切的认识，对发掘传承了数千年的中医药文化内涵有更厚重的使命感。

是以为序。

2019 年 6 月 10 日

编辑说明

1. 编辑主体

《国医年鉴》编辑工作是在《国医年鉴》编委会指导下，由《国医年鉴》编辑办公室负责具体实施。《国医年鉴》编委会是由中和亚健康服务中心、中华中医药学会亚健康分会、中华中医药学会治未病分会、世界中医药学会联合会亚健康专业委员会、中国中医药研究促进会治未病与亚健康分会推荐的中医药与亚健康领域专家、社会知名人士、企业经营管理专家等组成。

2. 编辑主旨

实录中医药行业年度法规、重大事件；记录中医药学术科研成果、教育文化和民间特色经验；编录中医药世家方药技艺传承发展脉络；中医药名人成长经历、医学感悟；辑录中医药年度人物重大影响，学术成就；选录国内外中医药文化史实、趣文。搭建一切有志、有成就中医药事业者的展示平台。

3. 编辑原则

以传承、传播中医药文化为目标、摈弃门户之见，力求客观、真实、多元。

4. 篇章结构

《国医年鉴》2019 卷设 15 个栏目：

政策法规选编

重大事件

中医药名人榜

中医药传人

中医特色个人秀

治未病与亚健康

中医药教育与文化

年度成果

特色医案

传统医药非物质文化遗产

百家学说

优秀文选

杏林故事

海外中医药

警示台

附录一：全国亚健康专业调理机构一览表

附录二：百项亚健康中医调理技术一览表

附录三：中医治未病特色诊疗技术一览表

附录四：第二届“万人艾灸挑战世界记录”活动参与单位一栏表

附录五：亚健康艾灸调理规范技术推广百强单位一览表

附录六：“非药物疗法”推广活动参与单位一览表

5. 组稿途径

之一：年鉴编委[2018] 1 号文件——关于组织编纂《国医年鉴》2019 卷通知，下发各行政单位征稿；

之二：政府信息网站正式发布的资讯；

之三：行业主要媒体公开刊发的资讯；

之四：国家中医药管理局、各级中医药行政机构、一级学会、科研机构、医疗机构等评选出来的优秀人员征稿。

《国医年鉴》编辑委员会

目 录

政策法规选编

重大事件

中医药名人榜（按姓氏笔画排序）

中医药传人（按姓氏笔画排序）

中医特色个人秀（按姓氏笔画排序）

治未病与亚健康

一、治未病健康工程进展

二、特色调理技术

中医药教育与文化

一、教育

二、文化

年度成果

一、规范

二、科研

三、著作·论著

特色医案

传统医药非物质文化遗产（按名称笔画排序）

百家学说

优秀文选

杏林故事

海外中医药

警 示 台

國醫年鉴

GUOYI NIANJIAN

2019

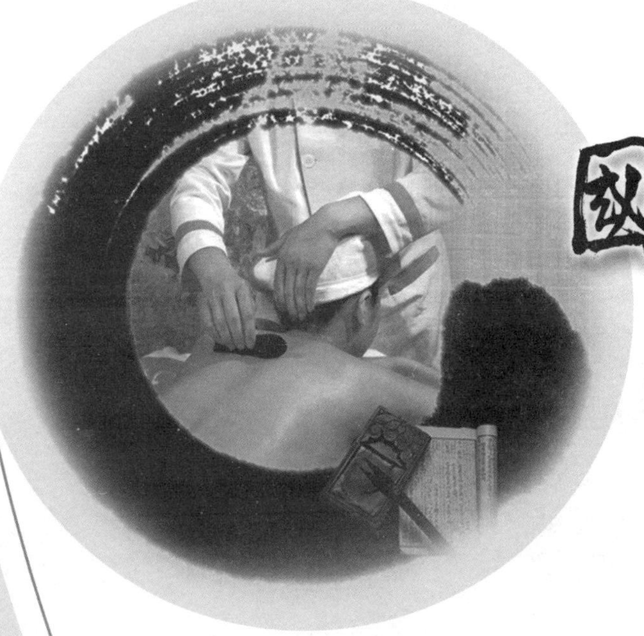

政策法规选编

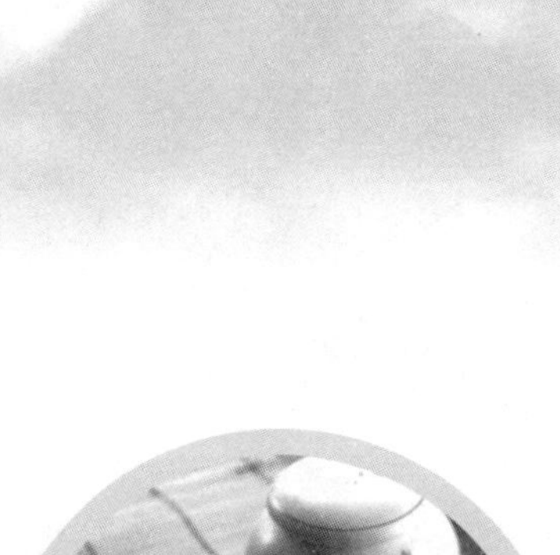

【法规名称】国家中医药管理局关于印发《2018 年中医药工作要点》的通知
【发文单位】国家中医药管理局
【发文字号】国中医药办发〔2018〕2 号
【颁布时间】2018 年 1 月 20 日
【实施时间】2018 年 1 月 20 日
【效力属性】有效

国家中医药管理局关于印发《2018 年中医药工作要点》的通知

国中医药办发〔2018〕2 号

各省、自治区、直辖市卫生计生委、中医药管理局，新疆生产建设兵团卫生局，局机关各部门、直属各单位：

现将《2018 年中医药工作要点》印发给你们，请结合本地区、本单位实际，认真贯彻落实，并及时将工作进展情况报告我局。

国家中医药管理局
2018 年 1 月 20 日

2018 年中医药工作的总体要求是：全面贯彻党的十九大精神，以习近平新时代中国特色社会主义思想为指导，以坚持中西医并重、传承发展中医药事业为统领，坚持稳中求进工作总基调，坚持新时代卫生与健康工作方针，深入贯彻实施中医药法和中医药发展战略规划纲要，全面落实中医药发展“十三五”规划，加快推进深化中医药改革，加快推进中医药发展方式转变，加快推进中医药治理体系和治理能力现代化，着力提高发展质量和效益，着力提高服务能力和水平，为实施健康中国战略、决胜全面建成小康社会做出新贡献。

一、深入学习贯彻党的十九大精神，用习近平新时代中国特色社会主义思想武装头脑、指导实践、推动工作

1. 切实学懂弄通做实党的十九大精神。全面落实《中共中央关于认真学习宣传贯彻党的十九大精神的决定》，在学懂弄通做实上下功夫，坚持领导干部带头、以上率下，深入学习贯彻习近平新时代中国特色社会主义思想，继续原原本本学习党的十九大报告和党章等重要文件，主动对标党的十九大做出的各项决策部署，与贯彻落实习近平总书记发展中医药的新思想新论断新要求结合起来，开展多形式、分层次、全覆盖的党员干部培训轮训，切实把中医药系统广大干部职工的思想统一到党的十九大精神上来。督促检查各级党组织学习贯彻党的十九大精神情况。

2. 加强党对中医药工作的领导。坚定不移贯彻落实以习近平同志为核心的党中央的各项决策部署，推动在中医药系统落地生根。推动完善国务院中医药工作部际联席会议制度和跨部门协调机制。推动各级党委政府切实加强对中医药工作的领导，及时研究中医药的重大问题。召开推进落实支持地方中医药发展意见协议专题座谈会，健全局省合作机制。

3. 全面加强中医药系统党的建设。坚持以政治建设为统领，推动中医药系统各级党组织和党员干部坚决维护习近平总书记在党中央、全党的核心地位，坚决维护党中央权威和集中统一领导。持续推进“两学一做”学习教育常态化制度化。以提升组织力为重点，推动中医药系统基层党组织全面进步、全面过硬，夯实基层组织建设，严格党员日常管理。严肃党内政治生活，落实组织生活制度。推广基层党建典型经验做法。完善社会组织党委管理机制。

4. 推动全面从严治党向纵深发展。全面落实《关于贯彻落实〈中共中央政治局贯彻落实中央八项规定的实施细则〉的实施办法》，开展“超标准接待、超标准出行”专项治理，一个节点一个节点坚守，一个问题一个问题突破，重点纠正形式主义、官僚主义，锲而不舍落实中央八项规定精神。深化政治巡视，启动新一轮巡视工作，持续监督执纪问责。

5. 深入开展主题教育。按照中央部署，以处级以上干部为重点，开展“不忘初心、牢记使命”主题教育，教育引导中医药系统党员干部悟初心、守初心、践初心，更加自觉地为传承发展中医药事业、实现新时代党的历史使命不懈奋斗。

二、深入贯彻落实中央关于中医药工作的决策部署

6. 全面推进《中医药法》贯彻实施。协调全国人大常委会开展中医药法实施调研，召开中医药法施行一周年座谈会。统筹推进中医药传统知识保护条例、中医药学术传承项目和传承人制度、中药制剂备案管理办法、古代经典名方中药复方制剂简化注册审批管理规定、古代经典名方目录等法规制度制定。加快中医药地方性法规制修订进程，做好中医药法学习培训、执法监督和贯彻实施等工作。

7. 推进《中医药发展战略规划纲要（2016—2030年）》实施。各地全部出台贯彻战略规划纲要实施方案，并推动落地落实。开展战略规划纲要实施年度监测和督导，动态把握目标任务进展情况。抓好已启动的中医药传承创新工程、岐黄工程等重大项目实施，做好其他重大项目启动实施准备工作。持续做好全民健康保障工程中健康扶贫工程的县级中医医院建设。开展《中医药健康服务发展规划（2015—2020年）》《中医药发展“十三五”规划》及各专项规划实施中期评估。实施京津冀中医药协同发展行动，统筹谋划雄安新区中医药有关项目。

8. 服务打赢脱贫攻坚战。积极参与健康扶贫工程，做好工程实施评估。实施《中药材产业扶贫行动计划（2017—2020年）》，统筹推进“四个一批”建设。做好中央国家机关定点扶贫工作，帮助五寨县如期完成脱贫任务。

三、充分发挥中医药在深化医改中的独特优势

9. 推动建立分级诊疗制度。中医医院全部参与医联体建设，开展城乡对口支援工作。推进中医药参与家庭医生签约服务，研究家庭医生签约服务的中医基本医疗服务包和推荐使用的个性化中医治未病服务包，鼓励二级以上中医医院中医类别医师下沉基层牵头或参加签约团队。

10. 纵深推进公立中医医院综合改革。推动中医医院建立现代医院管理制度，继续推广广东省中医院等单位典型经验。国家中医药管理局直属管医院和20%的二级以上公立中医医院制定章程。细化落实对中医医院的投入倾斜政策，持续探索有利于中医药特色优势发挥的医院运行新机制。推动调整中医医疗服务项目和价格，充分体现中医药技术劳务价值。建立以质量为核心、公益性为导向的中医医院考评机制，同步开展人事薪酬制度改革试点。深化国家中医药管理局直属管医院参加北京市公立医院综合改革，开展综合绩效考评。

11. 探索符合中医药特点的医保支付方式。落实《关于进一步深化基本医疗保险制度支付方式改革的指导意见》，完善中医药参与医保支付方式改革联系点机制，探索符合中医药特点的支付方式。在疾病诊断相关分组（DRGs）收付费试点探索中医药收付费方式，推进中医优势病种收付费方式改革。实施新修订的100个中医临床路径。

12. 深入实施基层中医药服务能力提升工程“十三五”行动计划。开展行动计划实施中期督导。修订《全国基层中医药工作先进单位建设标准》《乡镇卫生院中医药服务管理基本规范》和《社区卫生服务中心中医药服务管理基本规范》，评选全国基层中医药工作先进单位，加强乡镇卫生院、社区卫生服务中心中医综合服务区（中医馆）建设。探索建立中医药适宜技术推广新机制。

13. 加快推进社会办中医。深入实施《关于支持社会力量提供中医医疗和健康服务的意见》，落实《中医诊所备案管理暂行办法》，促进有实力的社会办中医诊所和门诊部（中医馆、国医堂）做大做强，推动跨省连锁经营、规模发展。

四、着力提升中医药服务能力

14. 提升中医医院服务能力。开展大型中医（中西医结合、少数民族医）医院巡查，做好中医医院等级评审工作。加强中医重点专科（专病）防治体系建设，启动区域中医（专科）诊疗中心建设。实施新一轮进一步改善医疗服务行动计划，深入开展“服务百姓健康行动”全国大型义诊活动周，深化三级医院对口帮扶工作。深化中医诊疗模式创新试点。强化中医医院医疗质量管理，开展省级中医医疗质量控制中心建设，举办中医医疗质量管理培训班。开展医疗机构中药饮片管理抽查，做好中医医院抗菌药物应用监测和细菌耐药监测。

15. 做好中医药应急和传染病防控工作。积极参与新发、突发重大传染病防控和灾害事故等卫生应急工作。落实《中国遏制与防治艾滋病“十三五”行动计划》，健全中医药参与艾滋病防治诊疗工作机制，扩大中医药治疗覆盖面。

16. 促进中西医协同。实施重大疑难疾病中西医临床协作试点。印发《中西医结合医院工作指南（2018年版）》。开展综合医院、专科医院和妇幼保健院中医药工作示范单位创建，提升非中医类医疗机构中医药服务能力。参与慢性病综合防控示范区、健康城市建设、爱国卫生等工作。

17. 促进少数民族医药发展。贯彻第四届全国少数民族医药工作会议精神，印发《关于加强新时代少数民族医药工作的若干意见》。推广一批少数民族医医疗技术操作规范，整理一批少数民族医药特色养生保健技术。

五、加快发展中医药健康服务

18. 促进中医养生保健发展。印发《中医养生保健服务规范》。建设一批全国中医养生保健示范区和示范基地。制定妇幼健康服务机构治未病工作指南。推广一批针对特定人群的中医治未病调理方案，发布一批治未病特色技术方法。提高中医药健康管理覆盖率和服务水平，开展效果评价。

19. 发展中医药健康养老。落实《关于促进中医药健康养老服务发展的实施意见》，支持社会力量举办中医药健康养老服务提供机构，推动普遍性服务和个性化服务协同发展，建设一批中医药特色医养结合示范基地。

20. 推动中医药健康旅游发展。深化中医药健康旅游示范区创建，遴选第二批国家中医药健康旅游示范区创建单位，开展示范项目创建。推进中医药健康旅游相关标准体系建设。

六、推进中医药传承创新

21. 健全中医药科技创新制度。印发《关于加强中医药健康服务科技创新的指导意见》《关于加强中医医疗器械科技创新的指导意见》。制定中医药科技创新体系建设工作方案。研究制定中医药科技评价体系建设政策。编制中医药实验动物平台体系建设规划。

22. 建设中医药科技平台。启动第二批国家中医临床研究基地建设。推进国家中医临床医学研究中心试点建设。培育中医药国家重点实验室。加强中医药传承创新工程重点中医医院和重点中医药科研机构的科研能力建设。优化国家中医药管理局重点研究室布局。加强中医药康复科研协作体系建设。

23. 加强中医药传承。推进《中华医藏》编纂。加强中药炮制技术的传承基地数据库建设。做好非物质文化遗产的抢救、保护与传承。加强中医药传统知识保护数据库、保护名录建设。

24. 强化重大科研项目管理。做好973计划、国家科技支撑计划和中医药行业科研专项等项目的过程管理和结题验收。推动重点研发计划“中医药现代化”专项第二批项目任务实施。

25. 加强中药资源保护与利用。推进第四次全国中药资源普查，制定国家道地药材目录。持续实施中药标准化项目，建设中药第三方质量检验机构、中药质量标准库等支撑体系。会同有关部门推进中药标准化项目标准规范制定与中药专利质量提升及快审工作。

七、加强中医药人才队伍建设

26. 医教协同深化院校教育教学改革。落实《关于医教协同深化中医药教育改革与发展的指导意见》，持续实施卓越医师（中医）教育培养计划，全面推进中医药教育综合改革。深化省（部）局共建中医药院校。

27. 加强高层次人才培养。深入实施中医药传承与创新“百千万”人才工程（岐黄工程），启动国家中医药领军人才支持计划，统筹推进第四批全国中医（西学中、少数民族医药）优秀人才研修项目及全国中药特色技术传承人才、中医护理骨干人才、中医优势特色技术传承人才、民族医药骨干人才培训项目。推进国家中医药人才培训平台建设。开展全国中医药行业财务骨干人员培训。

28. 深化中医药师承教育和继续教育。印发《关于进一步深化中医药师承教育的指导意见》。推进第六批全国老中医药专家学术经验继承工作，建设国医大师、全国名中医、全国名老中医药专家传承工作室。完善中医药继续教育制度，实施好中医药继续教育项目。

29. 加强中医药基层人才培养和中医住院医师规范化培训。继续建设一批基层名老中医药专家传承工作室。推进中医类别全科医生培养，继续实施农村订单定向免费医学生培养和全科医生特设岗位计划。开展基层卫生技术人员中医药知识与技能培训。加强中医住院医师规范化培训基地建设，强化师资培养，严格结业考核和评估，提升培训质量。

30. 推进中医类别医师资格准入和执业管理制度改革。实施《中医医术确有专长人员医师资格考核注册管理暂行办法》，做好中医医术确有专长人员医师资格考核工作。推进中医类别医师资格考试改革，制定《少数民族医医师资格考试开考标准》。做好职业技能鉴定和专业技术资格考试工作。

八、弘扬中医药文化

31. 推动中医药文化传承创新。制定促进中医药健康养生文化创造性转化创新性发展的指导意见。深化中医机构文化建设。推动中医药文化进校园、进课堂、进教材。支持中医药文化产品开发，鼓励中医药影视、动漫、游戏等文化精品创作，促进中医药文化产业发展。办好纪念李时珍诞辰 500 周年系列活动。

32. 打造中医药文化传播平台。实施中医药健康文化提升工程，深入推进“中医中药中国行—中医药健康文化推进行动”，开展中医药健康文化知识角建设，举办中医药知识大赛等活动。深化中医药文化宣传教育基地建设，国家中医药文化宣传教育基地考核机制更加完善并实现省域全覆盖。继续做好中医药健康文化素养调查，加强中医药文化科普人才队伍建设。加强宣传引导，做好舆情监测，健全应对机制。发挥新媒体作用，拓宽传播渠道，传播中医药健康文化知识。

九、深化中医药国际交流合作

33. 推动中医药“一带一路”建设。落实《中医药“一带一路”发展规划（2016—2020 年）》，召开全国中医药对外交流与合作工作会议，实施新一轮中医药国际合作专项。

34. 深化中医药双多边合作。举办世界传统医药大会。召开第二届中非青蒿素快速控疟研讨会。推进与世界卫生组织、国际标准化组织以及欧盟、中东欧国家、非盟、东盟、金砖国家等多边合作，巩固与发展中国家、周边国家以及大国之间的中医药双边合作成果，推动中医药在国际上的传播与应用。

35. 深化海峡两岸联系。开展中医中药港澳行、台湾行等活动。支持香港举办中医药国际学术会议。支持澳门以中医药为抓手促进经济适度多元发展。

36. 加强中医药国际标准工作。持续推进世界卫生组织传统医学疾病分类（ICTM）项目，继续支持国际标准化组织中医药技术委员会（ISO/TC249）秘书处建设，促进更多中医药标准在国际上应用。

37. 促进中医药服务贸易。参与中外自由贸易区谈判、自由贸易试验区建设和中外服务贸易合作机制。深入推进中医药服务贸易先行先试重点区域、骨干企业（机构）建设工作，发展中医药服务贸易。

十、完善中医药发展政策机制

38. 加强法规制度建设。加强基本医疗卫生与健康促进法、药品管理法等重点法律法规有关中医药制度研究，积极参与相关立法工作。加强规范性文件管理，做好合法性审查。深化中医药法及配套制度施行的行政复议与行政诉讼风险研究，完善有关行政复议与行政诉讼工作制度。落实普法责任制，做好中医药行业“七五”普法中期评估。

39. 加强中医药监督工作。开展中医药监督知识与能力骨干培训，启动《中医药监督工作指南》

试点，编制《中医药监督工作规范》、中医药监督执法规范用语。推动在卫生计生综合监管中开展中医药监督执法“双随机一公开”工作，开展中医药违法违规事件法律问题研究，做好中医药监督执法示范单位建设，实施中医医疗机构依法执业、传染病防治和感染防控监督执法专项检查。开展中医药健康服务信用信息平台建设，做好虚假违法中医医疗广告监测与整治。

40. 深化中医药重大问题研究。深化贯彻落实全国卫生与健康大会精神重点专题研究，产出一批具有一定理论水平和实践意义的研究成果。开展国际传统医药发展经验模式分析研究，开展中医药发展重大政策实施效果、地方政府落实发展中医药责任相关政策措施评估。

41. 深化中医药综合改革实践探索。深入推进国家中医药综合改革试验区建设，健全工作机制，扩大改革试点，强化建设评估，推广成熟经验。深化中医药改革重大问题研究，发挥好国家中医药管理局中医药改革发展专家咨询委员会等智库的作用，举办好第七届国家中医药改革发展上海论坛。

42. 提高财政资金使用绩效。强化各级财政中医药专项资金的预算编制和执行，加强中医药资金绩效评价。做实中央对地方转移支付中医药项目库，下达年度项目资金和绩效目标，加强预算执行监管。做好中央对地方转移支付中医药资金绩效评价，强化绩效评价结果应用。加强内部审计工作。

十一、推进中医药信息化、标准化建设

43. 加快中医药信息化建设。推进中医药健康服务与互联网融合发展。加快推进省级中医药数据中心建设。组织实施全民健康保障信息化工程（中医药）、中医馆健康信息平台、中央直属管中医医院信息集成平台等项目。推广“看中医减少跑”活动经验，加强中医医院信息化建设。制修订中医药信息标准。

44. 加强中医药标准化工作。制修订《中医药标准制定管理办法（试行）》《中医药团体标准管理办法》和《中医药标准项目管理办法》。实施中医药标准化三年行动计划。加强中医药标准化体系建设，提升标准制修订能力，加快推进急需和重点标准的制修订。完善中医药标准信息平台建设。

【法规名称】医疗机构应用传统工艺配制中药制剂实施备案管理的公告
【发文单位】国家食品药品监督管理总局
【发文字号】2018 年第 19 号
【颁布时间】2018 年 2 月 9 日
【实施时间】2018 年 2 月 9 日
【效力属性】有效

国家食品药品监督管理总局
关于对医疗机构应用传统工艺配制中药制剂实施备案管理的公告

（2018 年第 19 号）

为贯彻实施《中华人民共和国中医药法》和《中华人民共和国药品管理法》，做好对医疗机构应用传统工艺配制中药制剂的备案管理工作，促进其健康、有序发展，现将有关事项公告如下：

一、本公告所规定的传统中药制剂包括：

（一）由中药饮片经粉碎或仅经水或油提取制

成的固体（丸剂、散剂、丹剂、锭剂等）、半固体（膏滋、膏药等）和液体（汤剂等）传统剂型；

（二）由中药饮片经水提取制成的颗粒剂以及由中药饮片经粉碎后制成的胶囊剂；

（三）由中药饮片用传统方法提取制成的酒剂、酊剂。

二、医疗机构应严格论证中药制剂立题依据的科学性、合理性和必要性，并对其配制的中药制剂实施全过程的质量管理，对制剂安全、有效负总责。

三、医疗机构所备案的传统中药制剂应与其《医疗机构执业许可证》所载明的诊疗范围一致。属于下列情形之一的，不得备案：

（一）《医疗机构制剂注册管理办法（试行）》中规定的不得作为医疗机构制剂申报的情形；

（二）与市场上已有供应品种相同处方的不同剂型品种；

（三）中药配方颗粒；

（四）其他不符合国家有关规定的制剂。

四、医疗机构配制传统中药制剂应当取得《医疗机构制剂许可证》，未取得《医疗机构制剂许可证》或者《医疗机构制剂许可证》无相应制剂剂型的医疗机构可委托符合条件的单位配制，但须同时向委托方所在地省级食品药品监督管理部门备案。

五、传统中药制剂的名称、说明书及标签应当符合《医疗机构制剂注册管理办法（试行）》有关规定，说明书及标签应当注明传统中药制剂名称、备案号、医疗机构名称、配制单位名称等内容。

六、医疗机构应当通过所在地省级食品药品监督管理部门备案信息平台填写《医疗机构应用传统工艺配制中药制剂备案表》（附件），并填报完整备案资料。医疗机构应当对资料真实性、完整性和规范性负责，并将《医疗机构应用传统工艺配制中药制剂备案表》原件报送所在地省级食品药品监督管理部门。

七、传统中药制剂备案应当提交以下资料：

（一）《医疗机构应用传统工艺配制中药制剂备案表》原件。

（二）制剂名称及命名依据。

（三）立题目的和依据；同品种及该品种其他剂型的市场供应情况。

（四）证明性文件，包括：

1. 《医疗机构执业许可证》复印件、《医疗机构制剂许可证》复印件。

2. 医疗机构制剂或者使用的处方、工艺等的专利情况及其权属状态说明，以及对他人的专利不构成侵权的保证书。

3. 直接接触制剂的包装材料和容器的注册证书复印件或核准编号。

4. 未取得《医疗机构制剂许可证》或《医疗机构制剂许可证》无相应制剂剂型的医疗机构还应当提供以下资料：

(1)委托配制中药制剂双方签订的委托配制合同复印件；

(2)制剂受托配制单位的《医疗机构制剂许可证》或《药品生产许可证》复印件。

（五）说明书及标签设计样稿。

（六）处方组成、来源、理论依据及使用背景情况。

（七）详细的配制工艺及工艺研究资料。包括工艺路线、所有工艺参数、设备、工艺研究资料及文献资料。

（八）质量研究的试验资料及文献资料。

（九）内控制剂标准及起草说明。

（十）制剂的稳定性试验资料。

（十一）连续 3 批样品的自检报告书。

（十二）原、辅料的来源及质量标准，包括药材的基原及鉴定依据、前处理、炮制工艺、有无毒性等。

（十三）直接接触制剂的包装材料和容器的选择依据及质量标准。

（十四）主要药效学试验资料及文献资料。

（十五）单次给药毒性试验资料及文献资料。

（十六）重复给药毒性试验资料及文献资料。

处方在本医疗机构具有 5 年以上（含 5 年）使用历史的，其制剂可免报资料项目（十四）至（十六）。有下列情形之一的，需报送资料项目（十五）（十六）：

1. 处方中含法定标准中标识有“剧毒”“大毒”

及现代毒理学证明有明确毒性的药味；

2. 处方组成含有十八反、十九畏配伍禁忌。

八、传统中药制剂备案信息平台按备案顺序自动生成传统中药制剂备案号。

传统中药制剂备案号格式为：X 药制备字 Z+4 位年号+4 位顺序号+3 位变更顺序号（首次备案 3 位变更顺序号为 000）。X 为省份简称。

九、省级食品药品监督管理部门应当在收到备案资料后，30 日内在传统中药制剂备案信息平台公开备案号及其他信息。

十、传统中药制剂处方不得变更，其他备案信息不得随意变更，已备案的传统中药制剂，涉及中药材标准、中药饮片标准或者炮制规范、炮制及生产工艺（含辅料）、包装材料、内控制剂标准、配制地址和委托配制单位等影响制剂质量的信息发生变更的，备案医疗机构应当提交变更情况的说明及相关证明文件、研究资料，按上述程序和要求向原备案部门进行备案变更。其他信息发生变更的，备案医疗机构可通过备案信息平台自行更新相应的备案信息。变更备案完成后，传统中药制剂将获得新的备案号。

十一、医疗机构应当于每年 1 月 10 日前按上述程序和要求向原备案部门汇总提交上一年度所配制的传统中药制剂变更情形、临床使用数据、质量状况、不良反应监测等的年度报告。年度报告备案完成后，传统中药制剂备案号不变。

十二、各省级食品药品监督管理部门负责建立传统中药制剂备案信息平台。

传统中药制剂备案信息平台自动公开传统中药制剂备案的基本信息，公开信息包括：传统中药制剂名称、医疗机构名称、配制单位名称、配制地址、备案时间、备案号、配制工艺路线、剂型、不良反应监测信息。

传统中药制剂备案中的内控制剂标准、处方、辅料、工艺参数等资料不予公开。

十三、传统中药制剂不得在市场上销售或者变相销售，不得发布医疗机构制剂广告。

传统中药制剂限于取得该制剂品种备案号的医疗机构使用，一般不得调剂使用，需要调剂使用的，按照国家相关规定执行。

十四、医疗机构应当进一步积累临床使用中的有效性数据，严格履行不良反应报告责任，建立不良反应监测及风险控制体系。

十五、各省级食品药品监督管理部门负责组织对行政区域内传统中药制剂品种配制、使用的监督检查。备案信息作为监督检查的重要依据。

十六、各省级食品药品监督管理部门在监督检查中发现存在以下情形之一的，应当取消医疗机构该制剂品种的备案，并公开相关信息：

（一）备案资料与配制实际不一致的；

（二）属本公告第三条规定的不得备案情形的；

（三）质量不稳定、疗效不确切、不良反应严重或者风险大于效益的；

（四）不按要求备案变更信息或履行年度报告的；

（五）其他不符合规定的。

十七、医疗机构备案资料不真实以及医疗机构未按备案资料的要求进行配制的，应当依据《中医药法》第五十六条进行查处。

十八、已取得批准文号的传统中药制剂，在该批准文号有效期届满后，各省级食品药品监督管理部门不予再注册，符合备案要求的，可按规定进行备案（注册时已提供的材料，不需要重新提供）；对此前已受理的此类制剂注册申请，申请人可选择申请撤回，改向所在地省级食品药品监督管理部门备案。

十九、省级食品药品监督管理部门可以根据本公告，结合本地实际制定实施细则。

二十、本公告自印发之日起施行，此前印发的相关文件与本公告不一致的，以本公告为准。

附件：医疗机构应用传统工艺配制中药制剂备案表（略）

食品药品监管总局

2018 年 2 月 9 日

【法规名称】《国医大师、全国名中医学术传承管理暂行办法》的通知
【发文单位】国家中医药管理局办公室
【发文字号】国中医药人教发〔2018〕6号
【颁布时间】2018年2月14日
【实施时间】2018年2月14日
【效力属性】有效

国家中医药管理局关于印发《国医大师、全国名中医学术传承管理暂行办法》的通知

国中医药人教发〔2018〕6号

各省、自治区、直辖市卫生计生委、中医药管理局，新疆生产建设兵团卫生局，中国中医科学院：

为充分发挥国医大师、全国名中医的榜样引领作用，确保国医大师、全国名中医荣誉称号的严肃性、权威性和先进性，我局研究制定了《国医大师、全国名中医学术传承管理暂行办法》，现印发给你们，请认真贯彻执行。

国家中医药管理局
2018年2月14日

国医大师、全国名中医学术传承管理暂行办法

第一条　为加强国医大师、全国名中医学术传承管理，充分发挥国医大师、全国名中医在中医药学术传承、人才培养的榜样引领作用，维护国医大师、全国名中医荣誉称号的严肃性、权威性和先进性，依据《中华人民共和国中医药法》，特制定本办法。

第二条　本办法所称国医大师、全国名中医是指由人力资源和社会保障部、国家卫生和计划生育委员会、国家中医药管理局三部门联合评选表彰的中医药行业杰出代表。

第三条　国医大师、全国名中医应当承担传承发展中医药学术的责任与义务，承担各级中医药主管部门组织开展的中医药学术传承及人才培养工作，并根据自身实际情况自主开展相关学术传承活动。

第四条　国医大师、全国名中医开展学术传承活动应当珍惜荣誉，强化榜样意识，争做道德楷模，坚持正确价值观，应遵守行业规范，坚持继承和弘扬学术思想和临床实践经验，培养高层次中医药人才，推进中医药学术传承与创新。

第五条　国医大师、全国名中医应当优先承担省级及以上中医药主管部门组织开展的老中医药专家学术经验继承工作、传承工作室建设等高层次中医药人才培养项目，其学术传承工作按照相关项目要求进行管理与考核。

第六条　国医大师、全国名中医自主开展学术传承活动，应当根据学术特点，结合自身健康状况及实际的带教能力，明确学术传承人的遴选标准和传承工作室的建设标准，合理确定数量，确保人才

培养和学术传承质量。

第七条　国医大师、全国名中医自主开展学术传承活动，应当与学术传承人签订跟师学习合同，明确学习时间、内容、职责规范及达到的预期成效；与传承工作室依托单位签订建设任务合同，明确建设任务、职责规范及预期目标。并向所在地省级中医药主管部门备案，省级中医药主管部门根据具体情况进行相关审核。

第八条　各级中医药主管部门应当积极营造氛围、创造条件、制定举措，为国医大师、全国名中医开展学术传承做好服务与管理工作。

第九条　各级中医药主管部门应当鼓励支持国医大师、全国名中医开展学术传承活动和培养学术传承人。支持国医大师、全国名中医及其团队申报以学术思想和临床实践经验为主要内容的中医药继续教育项目、科研课题，推广国医大师、全国名中医的学术思想和临床实践经验，组织开展相关研究。

第十条　省级中医药主管部门按照属地管理的原则，与本地区的国医大师、全国名中医建立经常性联系制度，履行学术传承服务管理责任，掌握其基本情况，做好关爱支持、服务管理和示范引领等工作。

第十一条　鼓励和支持中医药机构、社会组织或个人通过多种方式和途径，支持国医大师、全国名中医开展学术传承活动。任何机构、社会组织或个人不得利用国医大师、全国名中医荣誉称号进行不当炒作或进行不当商业牟利。

第十二条　国医大师、全国名中医开展学术传承活动不得以追求名利为目的，不得以国医大师、全国名中医的名义开展牟利性的商业活动；不得利用工作便利为本人或者他人直接或间接谋取不正当利益。

第十三条　国医大师、全国名中医因不当行为在行业内或社会上造成严重不良影响并经省级中医药主管部门进行诫勉警示、责令整改后仍不改正的，由省级中医药主管部门向人力资源和社会保障部、国家卫生和计划生育委员会、国家中医药管理局提交调查报告，报请批准后，撤销其国医大师、全国名中医荣誉称号，并收回奖章、荣誉证书，停止享受有关待遇。

第十四条　本办法自发布之日起施行。

抄送：人力资源社会保障部、国家卫生和计划生育委员会，北京中医药大学

国家中医药管理局办公室

2018 年 2 月 23 日印发

【法规名称】促进“互联网+医疗健康”发展的意见
【发文单位】国务院办公厅
【发文字号】国办发〔2018〕26 号
【颁布时间】2018 年 4 月 25 日
【实施时间】2018 年 4 月 25 日
【效力属性】有效

国务院办公厅关于促进“互联网+医疗健康”发展的意见

国办发〔2018〕26 号

各省、自治区、直辖市人民政府，国务院各部委、各直属机构：

为深入贯彻落实习近平新时代中国特色社会主义思想和党的十九大精神，推进实施健康中国战

略，提升医疗卫生现代化管理水平，优化资源配置，创新服务模式，提高服务效率，降低服务成本，满足人民群众日益增长的医疗卫生健康需求，根据《“健康中国 2030”规划纲要》和《国务院关于积极推进“互联网+”行动的指导意见》（国发〔2015〕40 号），经国务院同意，现就促进“互联网+医疗健康”发展提出以下意见。

国务院办公厅

2018 年 4 月 25 日

一、健全“互联网+医疗健康”服务体系

（一）发展“互联网+”医疗服务。

1. 鼓励医疗机构应用互联网等信息技术拓展医疗服务空间和内容，构建覆盖诊前、诊中、诊后的线上线下一体化医疗服务模式。允许依托医疗机构发展互联网医院。医疗机构可以使用互联网医院作为第二名称，在实体医院基础上，运用互联网技术提供安全适宜的医疗服务，允许在线开展部分常见病、慢性病复诊。医师掌握患者病历资料后，允许在线开具部分常见病、慢性病处方。支持医疗卫生机构、符合条件的第三方机构搭建互联网信息平台，开展远程医疗、健康咨询、健康管理服务，促进医院、医务人员、患者之间的有效沟通。（国家卫生健康委员会、国家发展改革委负责。排在第一位的部门为牵头部门，下同）

2. 医疗联合体要积极运用互联网技术，加快实现医疗资源上下贯通、信息互通共享、业务高效协同，便捷开展预约诊疗、双向转诊、远程医疗等服务，推进“基层检查、上级诊断”，推动构建有序的分级诊疗格局。鼓励医疗联合体内上级医疗机构借助人工智能等技术手段，面向基层提供远程会诊、远程心电诊断、远程影像诊断等服务，促进医疗联合体内医疗机构间检查检验结果实时查阅、互认共享。推进远程医疗服务覆盖全国所有医疗联合体和县级医院，并逐步向社区卫生服务机构、乡镇卫生院和村卫生室延伸，提升基层医疗服务能力和效率。（国家卫生健康委员会、国家发展改革委、财政部、国家中医药局负责）

（二）创新“互联网+”公共卫生服务。

1. 推动居民电子健康档案在线查询和规范使用。以高血压、糖尿病等为重点，加强老年慢性病在线服务管理。以纳入国家免疫规划的儿童为重点服务对象，整合现有预防接种信息平台，优化预防接种服务。鼓励利用可穿戴设备获取生命体征数据，为孕产妇提供健康监测与管理。加强对严重精神障碍患者的信息管理、随访评估和分类干预。（国家卫生健康委员会负责）

2. 鼓励医疗卫生机构与互联网企业合作，加强区域医疗卫生信息资源整合，探索运用人群流动、气候变化等大数据技术分析手段，预测疾病流行趋势，加强对传染病等疾病的智能监测，提高重大疾病防控和突发公共卫生事件应对能力。（国家卫生健康委员会负责）

（三）优化“互联网+”家庭医生签约服务。

1. 加快家庭医生签约服务智能化信息平台建设与应用，加强上级医院对基层的技术支持，探索线上考核评价和激励机制，提高家庭医生团队服务能力，提升签约服务质量和效率，增强群众对家庭医生的信任度。（国家卫生健康委员会、国家发展改革委、财政部、国家中医药局负责）

2. 鼓励开展网上签约服务，为签约居民在线提供健康咨询、预约转诊、慢性病随访、健康管理、延伸处方等服务，推进家庭医生服务模式转变，改善群众签约服务感受。（国家卫生健康委员会负责）

（四）完善“互联网+”药品供应保障服务。

1. 对线上开具的常见病、慢性病处方，经药师审核后，医疗机构、药品经营企业可委托符合条件的第三方机构配送。探索医疗卫生机构处方信息与药品零售消费信息互联互通、实时共享，促进药品网络销售和医疗物流配送等规范发展。（国家卫生健康委员会、国家市场监督管理总局、国家药品监督管理局负责）

2. 依托全民健康信息平台，加强基于互联网的短缺药品多源信息采集和供应业务协同应用，提升基本药物目录、鼓励仿制的药品目录的遴选等能力。（国家卫生健康委员会、工业和信息化部、国家市场监督管理总局、国家药品监督管理局负责）

（五）推进“互联网+”医疗保障结算服务。

1. 加快医疗保障信息系统对接整合，实现医疗保障数据与相关部门数据联通共享，逐步拓展在线支付功能，推进“一站式”结算，为参保人员提供更加便利的服务。（国家医疗保障局、人力资源社会保障部、国家卫生健康委员会等负责）

2. 继续扩大联网定点医疗机构范围，逐步将更多基层医疗机构纳入异地就医直接结算。进一步做好外出务工人员和广大“双创”人员跨省异地住院费用直接结算。（国家医疗保障局负责）

3. 大力推行医保智能审核和实时监控，将临床路径、合理用药、支付政策等规则嵌入医院信息系统，严格医疗行为和费用监管。（国家医疗保障局负责）

（六）加强“互联网+”医学教育和科普服务。

1. 鼓励建立医疗健康教育培训云平台，提供多样化的医学在线课程和医学教育。构建网络化、数字化、个性化、终身化的医学教育培训体系，鼓励医疗工作者开展疑难杂症及重大疾病病例探讨交流，提升业务素质。（国家卫生健康委员会、教育部、人力资源社会保障部负责）

2. 实施“继续医学教育+适宜技术推广”行动，围绕健康扶贫需求，重点针对基层和贫困地区，通过远程教育手段，推广普及实用型适宜技术。（国家卫生健康委员会、人力资源社会保障部、国家中医药局负责）

3. 建立网络科普平台，利用互联网提供健康科普知识精准教育，普及健康生活方式，提高居民自我健康管理能力和健康素养。（国家卫生健康委员会、中国科协负责）

（七）推进“互联网+”人工智能应用服务。

1. 研发基于人工智能的临床诊疗决策支持系统，开展智能医学影像识别、病理分型和多学科会诊以及多种医疗健康场景下的智能语音技术应用，提高医疗服务效率。支持中医辨证论治智能辅助系统应用，提升基层中医诊疗服务能力。开展基于人工智能技术、医疗健康智能设备的移动医疗示范，实现个人健康实时监测与评估、疾病预警、慢病筛查、主动干预。（国家发展改革委、科技部、工业和信息化部、国家卫生健康委员会、国家中医药局按职责分工负责）

2. 加强临床、科研数据整合共享和应用，支持研发医疗健康相关的人工智能技术、医用机器人、大型医疗设备、应急救援医疗设备、生物三维打印技术和可穿戴设备等。顺应工业互联网创新发展趋势，提升医疗健康设备的数字化、智能化制造水平，促进产业升级。（国家发展改革委、工业和信息化部、科技部、国家卫生健康委员会等按职责分工负责）

二、完善“互联网+医疗健康”支撑体系

（八）加快实现医疗健康信息互通共享。

1. 各地区、各有关部门要协调推进统一权威、互联互通的全民健康信息平台建设，逐步实现与国家数据共享交换平台的对接联通，强化人口、公共卫生、医疗服务、医疗保障、药品供应、综合管理等数据采集，畅通部门、区域、行业之间的数据共享通道，促进全民健康信息共享应用。（国家发展改革委、工业和信息化部、公安部、人力资源社会保障部、国家卫生健康委员会、国家市场监督管理总局、国家医疗保障局、各省级人民政府负责）

2. 加快建设基础资源信息数据库，完善全员人口、电子健康档案、电子病历等数据库。大力提升医疗机构信息化应用水平，二级以上医院要健全医院信息平台功能，整合院内各类系统资源，提升医院管理效率。三级医院要在 2020 年前实现院内医疗服务信息互通共享，有条件的医院要尽快实现。（国家卫生健康委员会负责）

3. 健全基于互联网、大数据技术的分级诊疗信息系统，推动各级各类医院逐步实现电子健康档案、电子病历、检验检查结果的共享，以及在不同层级医疗卫生机构间的授权使用。支持老少边穷地区基层医疗卫生机构信息化软硬件建设。（国家卫生健康委员会、国家发展改革委、财政部负责）

（九）健全“互联网+医疗健康”标准体系。

1. 健全统一规范的全国医疗健康数据资源目录与标准体系。加强“互联网+医疗健康”标准的规范管理，制订医疗服务、数据安全、个人信息保护、信息共享等基础标准，全面推开病案首页书写规范、疾病分类与代码、手术操作分类与代码、医学

名词术语“四统一”。（国家卫生健康委员会、国家市场监督管理总局负责）

2. 加快应用全国医院信息化建设标准和规范，强化省统筹区域平台和医院信息平台功能指引、数据标准的推广应用，统一数据接口，为信息互通共享提供支撑。（国家卫生健康委员会、国家市场监督管理总局负责）

（十）提高医院管理和便民服务水平。

1. 围绕群众日益增长的需求，利用信息技术，优化服务流程，提升服务效能，提高医疗服务供给与需求匹配度。到 2020 年，二级以上医院普遍提供分时段预约诊疗、智能导医分诊、候诊提醒、检验检查结果查询、诊间结算、移动支付等线上服务。有条件的医疗卫生机构可以开展移动护理、生命体征在线监测、智能医学影像识别、家庭监测等服务。（国家卫生健康委员会、国家中医药局负责）

2. 支持医学检验机构、医疗卫生机构联合互联网企业，发展疾病预防、检验检测等医疗健康服务。推进院前急救车载监护系统与区域或医院信息平台连接，做好患者信息规范共享、远程急救指导和院内急救准备等工作，提高急救效能。推广“智慧中药房”，提高中药饮片、成方制剂等药事服务水平。（国家卫生健康委员会、工业和信息化部、国家中医药局负责）

（十一）提升医疗机构基础设施保障能力。

1. 提升“互联网+医疗健康”服务保障水平，推进医疗卫生服务体系建设，科学布局，合理配置，实施区域中心医院医疗检测设备配置保障工程，国家对中西部等地区的贫困地区予以适当支持。加快基层医疗卫生机构标准化建设，提高基层装备保障能力。（国家卫生健康委员会、国家发展改革委、财政部负责）

2. 重点支持高速宽带网络普遍覆盖城乡各级医疗机构，深入开展电信普遍服务试点，推动光纤宽带网络向农村医疗机构延伸。推动电信企业加快宽带网络演进升级步伐，部署大容量光纤宽带网络，提供高速率网络接入。完善移动宽带网络覆盖，支撑开展急救车载远程诊疗。（工业和信息化部、国家卫生健康委员会按职责分工负责）

3. 面向远程医疗、医疗信息共享等需求，鼓励电信企业向医疗机构提供优质互联网专线、虚拟专用网（VPN）等网络接入服务，推进远程医疗专网建设，保障医疗相关数据传输服务质量。支持各医疗机构选择使用高速率高可靠的网络接入服务。（工业和信息化部、国家卫生健康委员会按职责分工负责）

（十二）及时制订完善相关配套政策。

1. 适应“互联网+医疗健康”发展，进一步完善医保支付政策。逐步将符合条件的互联网诊疗服务纳入医保支付范围，建立费用分担机制，方便群众就近就医，促进优质医疗资源有效利用。健全互联网诊疗收费政策，加强使用管理，促进形成合理的利益分配机制，支持互联网医疗服务可持续发展。（国家医疗保障局负责）

2. 完善医师多点执业政策，鼓励执业医师开展“互联网+医疗健康”服务。（国家卫生健康委员会负责）

三、加强行业监管和安全保障

（十三）强化医疗质量监管。

1. 出台规范互联网诊疗行为的管理办法，明确监管底线，健全相关机构准入标准，最大限度减少准入限制，加强事中事后监管，确保医疗健康服务质量和安全。推进网络可信体系建设，加快建设全国统一标识的医疗卫生人员和医疗卫生机构可信医学数字身份、电子实名认证、数据访问控制信息系统，创新监管机制，提升监管能力。建立医疗责任分担机制，推行在线知情同意告知，防范和化解医疗风险。（国家卫生健康委员会、国家网信办、工业和信息化部、公安部负责）

2. 互联网医疗健康服务平台等第三方机构应当确保提供服务人员的资质符合有关规定要求，并对所提供的服务承担责任。“互联网+医疗健康”服务产生的数据应当全程留痕，可查询、可追溯，满足行业监管需求。（国家卫生健康委员会、国家网信办、工业和信息化部、公安部、国家市场监督管理总局负责）

（十四）保障数据信息安全。

1. 研究制定健康医疗大数据确权、开放、流通、交易和产权保护的法规。严格执行信息安全和健康医疗数据保密规定，建立完善个人隐私信息保护制度，严格管理患者信息、用户资料、基因数据等，对非法买卖、泄露信息行为依法依规予以惩处。（国家卫生健康委员会、国家网信办、工业和信息化部、公安部负责）

2. 加强医疗卫生机构、互联网医疗健康服务平台、智能医疗设备以及关键信息基础设施、数据应用服务的信息防护，定期开展信息安全隐患排查、监测和预警。患者信息等敏感数据应当存储在境内，确需向境外提供的，应当依照有关规定进行安全评估。（国家卫生健康委员会、国家网信办、工业和信息化部负责）

各地区、各有关部门要结合工作实际，及时出台配套政策措施，确保各项部署落到实处。中西部地区、农村贫困地区、偏远边疆地区要因地制宜，积极发展“互联网+医疗健康”，引入优质医疗资源，提高医疗健康服务的可及性。国家卫生健康委员会要会同有关部门按照任务分工，加强工作指导和督促检查，重要情况及时报告国务院。

【法规名称】关于开展首届“中国医师节”活动的通知
【发文单位】国家卫生健康委员会办公厅 国家中医药管理局办公室 中央军委后勤保障部卫生局
【发文字号】国卫办医函〔2018〕602号
【颁布时间】2018年7月19日
【实施时间】2018年7月19日
【效力属性】有效

关于开展首届“中国医师节”活动的通知

国卫办医函〔2018〕602号

各省、自治区、直辖市及新疆生产建设兵团卫生计生委、中医药局，军队各大单位卫生部门：

2018年8月19日是首届“中国医师节”。为组织开展好节日期间系列活动，进一步彰显党和政府对广大医师和医务人员的关爱和厚望，大力弘扬“敬佑生命、救死扶伤、甘于奉献、大爱无疆”的卫生健康崇高精神，营造全社会尊医重卫的良好氛围，现将有关事项通知如下：

一、深刻认识开展“中国医师节”活动的重要意义

医师和医务人员是保障人民健康、推进健康中国建设的重要力量。党中央、国务院高度重视医师和医务人员队伍建设，在2016年8月19日召开的全国卫生与健康大会上，习近平总书记深刻指出，广大医务人员是医药卫生体制改革的主力军，要从提升薪酬待遇、发展空间、执业环境、社会地位等方面入手，调动广大医务人员的积极性、主动性、创造性。2017年11月，国务院批复同意将每年的8月19日设立为“中国医师节”，这充分体现了以习近平同志为核心的党中央对卫生健康工作的高度重视，对广大医师和医务人员的亲切关怀，进一步坚定并激发了全国卫生健康系统奋力推进健康中国建设的决心、信心和热情。各级卫生健康部门（含中医药管理部门、军队卫生部门，下同）要从建设健康中国、实现中华民族伟大复兴中国梦的高度，深刻认识开展“中国医师节”活动的重要意义，号召社会各界共同参与“中国医师节”活动，进一

步推动全社会形成尊医重卫的良好氛围，努力开创卫生健康事业新局面。

二、精心组织“中国医师节”系列主题活动

2018 年“中国医师节”活动以“尊医重卫，共享健康”为主题。各地可结合实际，开展形式多样的主题活动，大力弘扬卫生健康崇高精神和大医精诚、悬壶济世的优良医学传统，号召全社会共同支持参与卫生健康事业，为推进健康中国建设汇聚更多力量。

（一）表扬奖励先进医师典型。各级卫生健康部门、医疗卫生机构和有关行业组织依据各自职责权限，表扬奖励一批立足本职岗位、服务人民健康的好医生典型，特别是在扎根基层、援疆援藏、援外援非、抗击重大疫情和突发灾害等工作中做出突出贡献的医师团队和个人，号召广大医务人员以模范典型为榜样，秉持初心、再接再厉，为保障人民健康再立新功。

（二）推动各项惠医举措落地落实。各级卫生健康部门要深入医疗一线调研了解医务人员工作生活状况，想方设法在工作环境、薪酬待遇、专业发展、人文关怀等方面为医务人员创造更好的条件。对于乡村医生、离退休老医生、有生活困难的医生、援疆援藏和援外医务人员及其家属，要定期走访慰问，送去党和政府的关怀和温暖。各级各类医疗卫生机构要严格落实各项保障政策，维护医务人员合法权益，充分调动医务人员积极性。有关行业组织要多倾听医务人员心声，反映他们的诉求，解决他们的实际困难，切实发挥好桥梁纽带作用。

（三）大力宣传弘扬崇高精神。各级卫生健康部门、各级各类医疗卫生机构、有关行业组织要发挥各自优势，组织开展形式多样、内容丰富、意义深刻的主题宣传活动，大力弘扬新时期卫生健康崇高精神。要深入挖掘医师队伍中的典型人、典型事，通过电视、广播、报纸、网络等多种形式广泛宣传，进一步鼓舞干劲、增强信心，不断激发全系统团结奋进的强大力量。

（四）努力营造尊医重卫良好氛围。各级卫生健康部门要广泛宣传开展“中国医师节”活动的重要意义和有关安排，动员社会各界积极参与到活动中来，让群众更好地了解医疗卫生工作和医务人员，不断增进联系、增强共鸣，营造全社会尊医重卫的良好氛围。

三、扎实做好“中国医师节”活动的组织保障

各级卫生健康部门要加强组织领导，统筹安排相关工作，按照本通知要求，细化制订本地区活动方案，认真组织实施。活动结束后，各省级卫生计生委于 9 月 20 日前将活动总结报送国家卫生健康委员会医政医管局。

联系人：国家卫生健康委员会医政医管局 赵凯、韩秋明

电话：010-68791445、68792824

传真：010-68791871

电子邮箱：yiliaojigouchu@nhfpc.gov.cn

国家卫生健康委员会办公厅

国家中医药管理局办公室

中央军委后勤保障部卫生局

2018 年 7 月 19 日

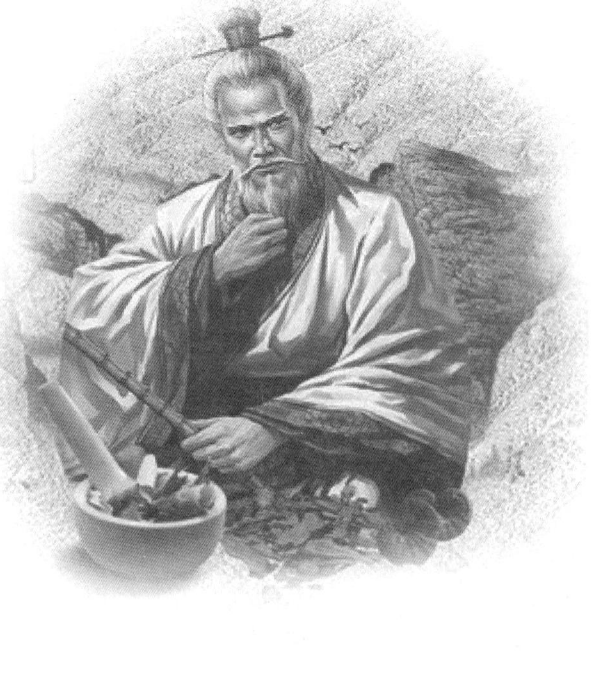

【法规名称】关于坚持以人民健康为中心推动医疗服务高质量发展的意见
【发文单位】国家卫生健康委员会　国家中医药管理局
【发文字号】国卫医发〔2018〕29号
【颁布时间】2018年8月7日
【实施时间】2018年8月7日
【效力属性】有效

关于坚持以人民健康为中心推动医疗服务高质量发展的意见

国卫医发〔2018〕29号

各省、自治区、直辖市及新疆生产建设兵团卫生计生委、中医药局：

为全面贯彻党的十九大、十九届二中、三中全会和全国卫生与健康大会精神，在习近平新时代中国特色社会主义思想指导下，坚持以人民为中心的发展理念，充分调动并发挥医务人员积极性、主动性，推动医疗服务高质量发展，保障医疗安全，现提出以下意见。

一、充分认识发挥医务人员健康中国建设主力军作用、推动医疗服务高质量发展的重要意义

健康是人民的基本需求，是经济社会发展的基础。随着中国特色社会主义进入新时代，社会主要矛盾转化为人民日益增长的美好生活需要和不平衡不充分的发展之间的矛盾，人民的健康需求也随之发生变化。党的十九大明确提出实施健康中国战略，完善国民健康政策，为人民群众提供全方位全周期健康服务，以满足人民多层次、多元化的健康需求。医疗卫生行业具有服务对象广、工作负荷大、职业风险多、成才周期长、知识更新快的特点，提供优质高效的医疗卫生服务，一方面要依靠科技进步、理念创新，大力提升医疗技术水平，提高医疗服务效率；另一方面要深刻认识到，医务人员是医疗卫生服务和健康中国建设的主力军，是社会生产力的重要组成部分，充分调动、发挥医务人员积极性、主动性，对提高医疗服务质量和效率，保障医疗安全，建立优质高效的医疗卫生服务体系，维护社会和谐稳定具有十分重要的意义。

二、总体要求

（一）指导思想。全面贯彻落实党的十九大精神和全国卫生与健康大会精神，深入学习贯彻习近平新时代中国特色社会主义思想，坚持以人民为中心的发展理念，以实施健康中国战略为主线，推进供给侧改革与改善人民感受同时发力，营造全社会尊医重卫的良好氛围，造就一支作风优良、技术精湛、道德高尚的医疗卫生队伍，发挥医务人员主力军作用，促进健康融入所有政策，实现人民共建共享。

（二）基本原则

——坚持以人民健康为中心。把解决人民群众最关心、最直接、反映最突出的健康问题作为出发点和落脚点，以人民群众健康需求为导向，优化医疗服务流程，完善医疗服务模式，进一步改善医疗服务，提高医疗质量，为人民群众提供连续性医疗服务。

——坚持以质量安全为底线。把健全现代医院管理制度作为推动医疗服务高质量发展的重要保障，进一步完善医疗质量管理体系，强化责任，严格监管，落实法律法规要求及医疗质量各项制度，持续改进医疗质量，确保医疗安全。

——坚持以保障权益为重点。依法依规保障医务人员各项权益，不断改善其薪酬待遇、执业环境、职业发展等，调动医务人员积极性、主动性、创造性，充分发挥医务人员健康中国建设的主力军作用，进而提供高质量的医疗服务，保障患者健康权益。

——坚持以改革发展为动力。始终把医疗服务的改革与改善相结合，形成增强人民群众看病就医获得感、调动医务人员积极性的良好氛围和持续动力，医患携手共建健康中国、共享改革发展成果。

（三）工作目标。树立以健康为中心的服务理念，加强医疗卫生服务体系和能力建设，落实各级各类医疗机构功能定位，提升医疗服务整体效率和质量，保障患者安全。依法保障医务人员合法权益，营造尊重和爱护医务人员的社会环境，健全完善调动医务人员积极性的制度机制，推动医疗机构内人力资源配比更加科学，医务人员收入合理增长，执业环境不断改善，工作负荷科学合理，人文关怀日益加强，医患关系更加和谐，医务人员满意度不断提升，人民群众获得感进一步增强，医疗服务高质量发展。

三、大力推动医疗服务高质量发展

（一）持续优化医疗服务，改善患者就医体验。落实进一步改善医疗服务行动计划，充分运用新技术、新理念，使医疗服务更加高效便捷。推广多学科联合诊疗、胸痛中心、卒中中心、创伤中心等医疗服务新模式，持续提高医疗服务质量。推进日间手术和日间医疗服务，不断提升医疗资源利用效率。大力推进“互联网+医疗健康”，创新运用信息网络技术开展预约诊疗、缴费等，运用互联网、人工智能、可穿戴设备等新技术，建设智慧医院。推进区域内医疗机构就诊“一卡通”，实现医联体内电子健康档案和电子病历共享、检查检验结果互认，提升医疗服务连续性。拓展医疗服务新领域，将优质护理、药学服务等延伸至基层医疗卫生机构。进一步发挥医务人员作用，开展科技创新，推广适宜技术。强化人文理念，大力开展医院健康教育，加强医患沟通，推行医务社工和志愿者服务，全面提升患者满意度。

（二）落实分级诊疗制度，引导患者科学就医。以医联体建设和家庭医生签约服务为抓手，大力推进分级诊疗制度建设。统筹区域内医疗资源，网格化布局组建城市医疗集团和县域医共体，推进重大疾病和短缺医疗资源的专科联盟建设，加快建立远程医疗协作网，促进优质医疗资源下沉。推动医联体细化完善内部管理措施，形成责权利明晰、优质医疗资源上下贯通、医疗服务接续高效的机制和服务模式。完善医联体绩效考核机制和指标体系，将基层医疗卫生机构能力提升列为重点指标，逐步探索将健康结果作为考核指标，促进医联体形成管理、责任、利益、服务共同体。加强全科医生队伍建设，推进家庭医生签约服务。加强护士等其他基层卫生人员培训，提高基层医疗卫生机构医疗服务能力和质量。加强国家医学中心、区域医疗中心和省级医疗中心建设，落实各级各类医疗机构功能定位，形成分工协作机制，为患者提供疾病预防、诊断、治疗、康复、护理等连续服务，形成双向转诊、有序就医格局，提升城乡医疗服务整体效能。

（三）提升县域服务能力，方便患者就近就医。全面加强县级医院（含县级妇幼保健院）人才、技术、临床专科等能力建设，提升县级医院规范化、精细化、信息化管理水平，有效承担县域居民常见病、多发病诊疗，危急重症抢救与疑难病转诊任务，使县级医院真正成为县域医疗中心，提高农村地区医疗服务可及性，提升县域内就诊率。全面提升基层医疗卫生机构服务能力，开展乡镇卫生院和社区卫生服务中心服务能力评价，加强乡镇卫生院特色科室建设，推动基层医疗卫生机构不断提升服务水平，改进服务质量，更好地发挥居民健康“守门人”作用。切实以基层为重点，加大对基层医疗卫生机构的投入力度，改善居民就医条件，不断夯实我国医疗卫生服务体系的基础。进一步深化基层卫生综合改革，落实“两个允许”，完善绩效工资制度，激发运行活力，提高基层卫生人员的积极性。

（四）持续提升医疗质量，保障患者医疗安全。进一步完善医疗相关法律法规和医疗质量管理体系，严格依法执业，落实医疗质量管理规章制度，形成医疗质量管理的长效机制。提高不同地区、级别、类别医疗机构间医疗服务同质化程度，缩小医疗质量差异，确保各级各类医疗机构开展与其功能定位相一致的适宜技术。实施分级诊疗过程中医疗质量连续化管理，重点提升基层医疗卫生机构医疗服务质量，落实患者安全管理的各项措施。深化“放管服”改革，为社会办医发展创造良好政策环境，将社会办医统一纳入医疗质量管理体系加强监管，不断满足人民群众多样化健康服务需要，提供更高质量、更加安全的医疗服务。

四、依法保障医务人员基本权益

（一）合理安排医务人员休息休假。各医疗机构要严格落实《劳动法》《职工带薪年休假条例》《国务院关于职工工作时间的规定》等有关要求，合理设置工作岗位，科学测算医务人员工作负荷，根据测算情况合理配置医务人员，既满足医疗服务需求，又保障医务人员休息休假时间，同时确保医疗质量和医疗安全。医务人员按照规定享受带薪年休假，因工作需要不能实行的，经医务人员本人同意，按照国家有关规定，对延长工作时间、应休未休的年休假支付相应工资报酬。

（二）切实改善医务人员薪酬待遇。严格落实“允许医疗卫生机构突破现行事业单位工资调控水平，允许医疗服务收入扣除成本并按规定提取各项基金后主要用于人员奖励”要求，推动公立医院薪酬制度改革试点扩面提升深化，以增加知识价值为导向进行分配，着力体现医务人员技术劳务价值，统筹考虑编制内外人员薪酬待遇，推动公立医院编制内外人员实现同岗同薪同待遇。建立动态调整机制，稳步提高医务人员薪酬水平，调动医务人员积极性。落实风险较高、工作强度较大的特殊岗位薪酬待遇并给予适当倾斜。

（三）继续加强医务人员劳动安全卫生保护。加大对医疗机构和医务人员职业危害及劳动安全卫生防护的教育，引导医疗机构重视医务人员的劳动安全卫生保护，加强医务人员职业暴露的防护设施建设和设备配置，做好职业暴露后的应急处理。强化医务人员劳动安全自我防护的意识，通过规范医疗操作、疫苗接种、放射防护、物理隔离等方式，减少医务人员在职业环境中可能受到的危害。

（四）有效保障医务人员享有社会保险与福利。医疗机构应当按照《社会保险法》和《住房公积金管理条例》等相关规定，依法为医务人员缴纳各项社会保险费和住房公积金，落实医务人员的社会保险权益。鼓励有条件的医疗机构按照法律法规和有关规定为医务人员建立补充保险。根据医务人员承担的医疗服务风险，购买医疗责任险。

五、营造调动医务人员积极性的良好环境

（一）不断完善医疗机构民主管理制度建设。制定医院章程，健全以职工代表大会为基本形式的民主管理制度。医疗机构应当按照《工会法》有关规定，完善工会制度建设。工会依法组织医务人员参与医院的民主决策、民主管理、民主监督，充分发挥工会在医院管理者和医务人员之间的纽带作用。医院研究经营管理和发展的重大问题应当充分听取医务人员意见，调动医务人员参与医院管理的积极性。推进院务公开，落实医务人员知情权、参与权、表达权、监督权。

（二）进一步加强医务人员的人文关怀。医疗机构应当加强以关心关爱医务人员为重点的文化建设，各级负责同志应当主动深入临床一线，与医务人员交朋友，着力改善医务人员工作环境和后勤保障条件，关注医务人员身心健康。通过提高职工餐饮质量、改善值班保障条件、开展假期子女托管、提供青年职工公寓、协助新进职工落户、定期开展职工体检等方式，解决医务人员后顾之忧，使医务人员舒心、顺心、安心地开展工作。

（三）着力创造更加安全的执业环境。医疗机构应当深入开展“平安医院建设”，做好人防、物防和技防建设。二级及以上医院应当在公安机关指导下，建立应急安保队伍，开展必要的安检工作，安装符合标准要求的监控设备。医疗机构实行住院患者探视实名登记制度，有条件的医疗机构应当配合公安机关在医疗机构内部设立警务室，确保患者与医务人员的人身安全。会同公安等部门严厉打击涉医违法犯罪活动。

（四）扎实做好医务人员的培养培训。巩固落实住院医师规范化培训制度，积极参与专科医师规范化培训制度试点，加大对毕业后医学教育的政策倾斜和投入力度，调动教学双方积极性主动性创造性，提高人才培养质量。改善相关人员培训期间的福利待遇，落实带薪休假制度。医疗机构要积极为医务人员职业发展创造有利条件，拓展职业发展空间。注重医务人员职业素养和人文关怀的教育，通过岗前培训等方式培养医务人员崇高的职业精神，增强责任感、自豪感、认同感。强化面向全员的继续医学教育制度，大力支持医务人员参加形式多样的继续教育，提高岗位胜任力，保证其接受培训期间的工资待遇。

六、加强组织领导

（一）提高思想认识，确保责任落实。各级卫生健康行政部门、中医药主管部门要充分认识调动医务人员积极性、推动医疗服务高质量发展的重要意义，统一思想，高度重视，在当地党委、政府领导下，加强部门沟通与协作，在人员编制、薪酬待遇、职称晋升、教育培训、医保支付、科研教学等方面，形成调动医务人员积极性的政策合力。要将医疗机构相关工作落实情况纳入绩效考核指标，提高医务人员满意度在院长绩效考核中的比重，以患者满意度作为评价医疗服务工作的重要标准，切实抓好督促落实。医疗机构要按照国家统一部署，结合实际情况，严格落实各项任务。各级专业学协会要充分发挥党和政府联系医务人员的桥梁纽带作用，维护医务人员权益，团结医务人员推动医疗服务高质量发展。

（二）坚持问题导向，实现医患满意。各级卫生健康行政部门、中医药主管部门和医疗机构要建立健全满意度管理制度，及时发现患者和医务人员关心、关注的焦点、热点、难点问题，积极研究，采取有针对性措施加以解决，形成持续改善的良好机制。由国家卫生健康委员会建立医院满意度监测平台，通过“互联网+”和大数据技术，实时监测医患满意度情况，指导各地和医疗机构调整完善政策制度和手段措施，不断提高医疗服务质量和水平。

（二）持续深化医改，创造发展条件。各级卫生健康行政、中医药主管部门要将调动医务人员积极性、推动医疗服务高质量发展与深化医改同部署、同推进。通过分级诊疗制度，合理分流三级医院患者，使医务人员工作负荷更加科学合理。协调推进实施医疗服务价格改革和薪酬制度改革，充分体现医务人员技术劳务价值，体现“多劳多得、优绩优酬”，激励医务人员以饱满的热情投入到医疗服务工作中，更好地为人民群众健康服务。

（四）抓好宣传引导，营造良好氛围。各级卫生健康行政部门、中医药主管部门要充分发挥各类宣传平台优势，做好相关法律法规和政策规定解读，加大医务人员先进典型的发现和宣传力度，通过宣传提高全社会对医务人员的职业认同感。要加强健康教育，合理引导预期，提升全民健康素养。结合“中国医师节”“国际护士节”等重要节庆，组织开展形式多样的活动，弘扬崇高职业精神，助力健康中国建设。

国家卫生健康委员会

国家中医药管理局

2018 年 8 月 7 日

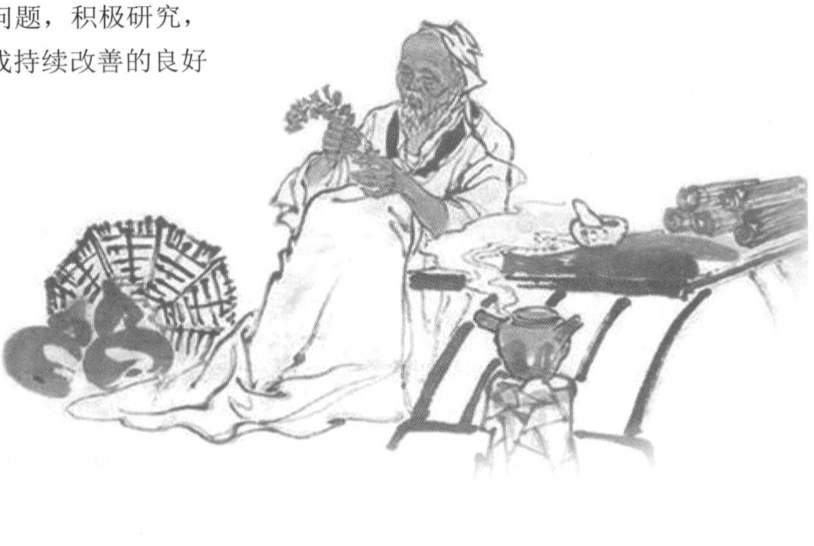

【法规名称】关于加强中医药健康服务科技创新的指导意见
【发文单位】国家中医药管理局 科技部科技司
【发文字号】国中医药科技发〔2018〕10号
【颁布时间】2018年8月
【实施时间】2018年8月
【效力属性】 有效

国家中医药管理局 科技部
关于印发《关于加强中医药健康服务科技创新的指导意见》

国中医药科技发〔2018〕10号

各省、自治区、直辖市及计划单列市中医药管理局、科技厅（委、局），新疆生产建设兵团卫生计生委、科技局，各有关单位：

按照《中医药健康服务发展规划（2015—2020年）》《"健康中国2030"规划纲要》《中医药发展战略规划纲要（2016—2030年）》《国家创新驱动发展战略纲要》和《中医药"一带一路"发展规划（2016—2020年）》等有关文件要求，为促进中医药健康服务领域科技创新，以科技创新推动中医药健康服务能力与水平提升，更好地满足人民群众健康需求，推进"健康中国"建设，特制定《关于加强中医药健康服务科技创新的指导意见》。现印发给你们，请认真贯彻执行。

国家中医药管理局 科技部
2018年7月19日
科技司
2018年8月13日

关于加强中医药健康服务科技创新的指导意见

为促进中医药健康服务领域科技创新，以科技创新推动中医药健康服务能力与水平提升，更好地满足人民群众健康需求，推进"健康中国"建设，依据《中医药健康服务发展规划（2015—2020年）》《"健康中国2030"规划纲要》《中医药发展战略规划纲要（2016—2030年）》《国家创新驱动发展战略纲要》和《中医药"一带一路"发展规划（2016—2020年）》等有关文件精神，特制定本指导意见。

一、总体要求

（一）指导思想。全面贯彻落实党的十九大精神，坚持以习近平新时代中国特色社会主义思想为指导，根据《中华人民共和国中医药法》和《中医药发展战略规划纲要（2016—2030年）》有关文件要求，以满足人民群众全方位、全生命周期健康服务需求为核心，促进中医药健康服务领域科技创新，通过科技创新丰富中医药健康服务产品种类，拓宽服务领域，提升中医药健康服务能力与水平。

（二）基本原则。

1. 立足继承，开拓创新。坚持遵循中医药自身发展规律，系统继承中医药养生保健和防病治病的学术思想和实践经验，保持与发挥中医药特色与优势，同时加强中医药健康服务与现代科技相融合，加强自主创新，完善中医药健康服务的理论知识体系和技术服务体系，丰富发展中医药健康服务产品。

2. 需求导向，统筹发展。以满足人民日益增长的健康需求作为中医药健康服务科技创新工作的出发点，兼顾不同地区、不同人群的多样化健康需求，统筹发展，全面提升人民群众健康素质。

3. 深化改革，创新机制。加快科技转化，拓展服务范围，创新服务模式，鼓励企业开展科技创新及成果转化，探索建立政府引导，高等院校、科研院所、中医医疗机构及创新型企业等多方参与，财政支持、机构自筹及社会资本多元投入的中医药健康服务科技创新机制。

（三）发展目标。到 2030 年，建立以预防保健、医疗、康复的全生命周期健康服务链为核心的中医药健康服务科技创新体系，完善“产学研医用”协同创新机制，中医药健康服务科技创新能力与创新驱动能力显著提升。要以中医药学为主体，融合现代医学及其他学科的技术方法，不断完善中医药健康服务理论知识，发展中医药健康服务技术与方法，丰富中医药健康服务产品，创新中医药健康服务模式，健全中医药健康服务标准，强化中医药健康服务科技创新平台建设，提升中医健康服务能力与水平。

二、加强中医药健康服务理论与技术方法的研究

（四）深化中医药健康服务相关理论研究。系统总结中医养生保健、防病治病及康复理论方法，遵循中医生命观、健康观、疾病观和预防治疗观，将中医药特色优势与健康管理、精准医学相结合，以健康促进和慢性病防治为重点，开展中医健康状态辨识与干预，中医健康管理策略、模式和过程管理工具等研究，构建中医药疾病预防、治疗和康复三级防治体系，形成适用于个体、社区及特定群体的健康促进与慢病防治模式，促进健康管理和服务水平提高。

（五）推进中医治未病科技创新。构建治未病技术体系，围绕健康状态中医辨识评估、疾病风险预测预警、健康干预等治未病核心环节的关键技术，借鉴现代医学、生命科学与信息科学技术成果，开展中医药健康状态干预、养生保健的示范应用和科学评价研究，形成中医健康状态辨识与评估技术方法、中医疾病风险预警技术以及中医药健康干预技术方法，提升中医治未病服务能力。

（六）强化中医药防治疾病临床研究。充分发挥中医药在疾病防治领域的优势特色，以中医药有显著优势的常见及重大疾病为重点，以提高疗效水平为目标，系统开展临床评价、疗效机制、中医辨证论治诊疗能力提升以及国医大师等名老中医学术思想与临证经验传承等研究，研制中医药诊疗方案、规范与标准，取得高水平评价研究证据，筛选研发出具有明显优势的新方药、新治法或新技术，切实提高中医药的临床疗效与服务能力。

（七）加强中医药康复技术方法研究。围绕临床常见的功能障碍及重大疾病康复，开展中医药康复技术方法及应用评价研究以及传统运动疗法研究，形成系列中医康复技术方法和方案，提高中医康复诊疗水平，探索社区和居家中医药康复模式与实践评价研究。

三、加强中医药健康服务相关产品研发

（八）促进中药资源综合开发利用及新药研发。以提高中药资源对中医药健康服务的保障水平为目标，　开展中药资源综合开发利用研究，加强基于临床价值的中药大品种的二次开发及中药材大品种的深度开发，打造中药材健康产业链；以满足临床需求、保障临床用药质量为核心，突破中药新药发现、中药复方质量控制、中药活性成分制备、新型制剂、安全性评价等瓶颈问题，研发一批创新中药；推动来源于古代经典名方的中药复方制剂研发。

（九）研发中医医疗器械、辅助用具和系统。围绕中医养生保健、诊疗与康复能力提升，以中医理论为指导，开展中医医疗器械及相关辅助用具研发。重点研发系列智能脉诊仪、舌诊仪等诊断设备，数字化、小型化、集成化和智能化的中医治疗设备，中医推拿和康复机器人，具有中医特色的老年康复辅具，中医智能养老设备，便于操作、适于家庭或

个人使用的可穿戴式中医健康检测、监测数据采集设备，以及基于中医药大数据及互联网、人工智能技术的中医智慧诊疗（辅助）系统等产品，构建脉诊大数据智能处理与分析平台。

（十）创新发展中医药健康养生产品。以满足疲劳缓解、睡眠促进、体重控制、四时养生、女性周期调节与儿童发育等人民群众健康需求为重点，开展保健品、食疗产品和功能性化妆品等中医药健康养生产品研发，促进中药健康产业发展。

四、支撑中医药健康服务模式与机制创新

（十一）扩大服务应用和科技成果推广。明确以大型公立医疗机构为核心，区域医联体、基层医疗机构、中医馆等卫生服务机构为协同的中医药健康服务主体，社会办医医疗机构及中医药健康服务机构为有效补充，结合远程会诊、智慧医疗、健康咨询等手段及移动终端，促进中医药健康服务应用及科技创新成果宣传推广，提高中医药健康服务可及性，扩大覆盖面。

（十二）探索建立多方参与的科技创新机制。激发各类中医药健康服务主体和中医药机构的创新活力，支持企业与相关社会机构参与中医药健康服务科技创新工作，鼓励企业成为中医药健康服务产品研发、技术创新、服务模式创新及成果产业化的主体，鼓励企业在大健康产品开发、互联网+中医药健康服务、智慧医疗以及中医药健康养生、健康养老、健康旅游、健康文化等健康需求领域进行创新。

（十三）提升服务信息化智能化水平。制定中医药健康服务信息，尤其是大数据研发利用相关标准，加强行政部门、医院和医疗保障机构等信息系统研发，充分利用云计算、大数据、物联网、移动互联网等信息科技以及人工智能技术，促进中医药健康服务与互联网相融合，实现医疗保障、医疗服务、健康服务等信息共享，搭建便捷、价廉和可及的健康服务平台，简化健康服务流程，实现多元协作机制、信息资源共享机制，提高健康服务效率。

五、完善中医药健康服务标准

（十四）健全中医药健康服务标准体系。以规范服务行为、提高服务质量和提升服务水平为核心，重点加强中医药健康服务机构与人员准入、服务技术规范、产品标准与监督管理等标准研究与制定。在新兴的中医药健康服务领域，鼓励龙头企业、地方、专业学会和行业协会参与制订服务标准。完善中医药健康服务质量评价机制，鼓励第三方专业机构发展健康管理、科技咨询、检测检验、认证认可等科技服务，提高中医药健康服务质量。

（十五）推进中医药健康服务国际标准制定。实施中医药健康服务标准化行动，建立系统完善、适应发展需求的国际标准体系，抢占中医药健康服务标准高地，把握中医药健康服务国际标准制定中的主导权与话语权；加快中药质量国际标准制定以及名优中成药、大健康产品、医疗器械及辅助用具的国际化注册，促进中医药健康服务和产品进入国际医药和保健主流市场，推动与“一带一路”沿线各国的科技合作，打造中国健康服务标准和品牌，提升中医药健康服务国际影响力。

六、保障措施

（十六）加强统筹规划与组织实施。各地方、各级中医药管理部门和科技管理部门应以提高中医药健康服务水平、提升科技创新能力为目标，积极发挥政府部门引导作用，整合优势资源，科学规划本地区中医药健康服务科技创新工作，突出区域特色与优势；加强监管和组织领导，制定有利于中医药健康服务科技创新的支持政策；完善监督机制，强化标准实施，促进中医药健康服务标准化与规范化，保障服务安全与质量。

（十七）强化创新平台建设。统筹加强和积极推进国家、部门和地方重点实验室、国家临床医学研究中心、国家中医临床研究基地、国家中医药管理局重点研究室等科技创新平台建设，支持建立促进中医药健康服务科技创新的产学研联盟、双创空间、产业基地及科技园区，打造一批中医药健康服务科技创新和成果转化的高地，建立适应中医药现代化、国际化发展需求的健康科技创新协作网络，以新的组织模式和运行机制加快推进中医药健康服务创新、科技成果转化和产业发展。

（十八）加强人才团队培养。根据中医药健康服务科学研究的需要，建设多学科、专业化、复合型的高水平科研骨干人才团队，尤其注重具有科学研究与企业管理双重知识结构复合型人才的培养，进一步创新和优化科研环境、人才培养与激励机制。鼓励企业和科研机构加强人才培养和高水平人才引进，鼓励科研人员在企业与研究机构双向流动，鼓励科研人员进行创业、创新，提高中医药健康服务科技创新能力。

（十九）加强信息化建设。推进健康医疗大数据的利用开发与应用工作，实施健康中国云服务计划，加强中医药大数据的研究、开发与应用。推进中医药临床科研信息一体化建设，组织实施全民健康保障信息化工程中医药项目，支持全国各省建立省级中医药数据中心、开展基层医疗卫生机构中医诊疗区（中医馆）健康信息平台建设，实现与人口健康信息纵向贯通、横向互通，促进中医药健康科技资源和数据信息开放共享。

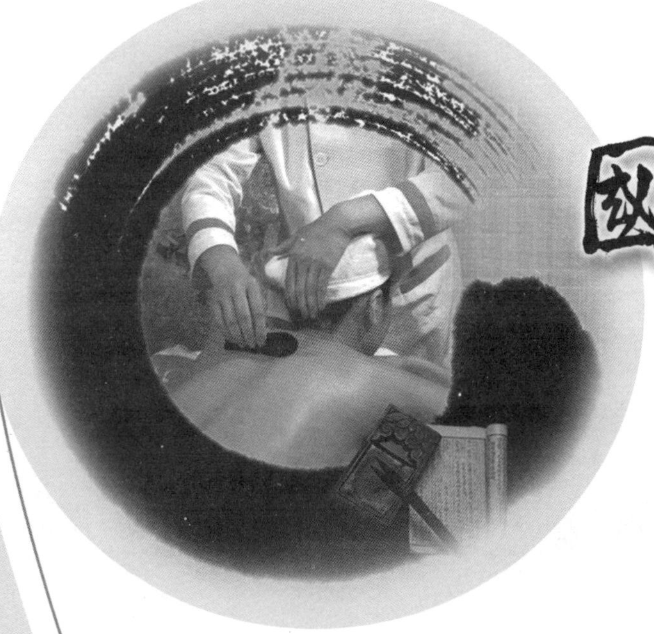

國醫年鉴

GUOYI NIANJIAN

2019

重大事件

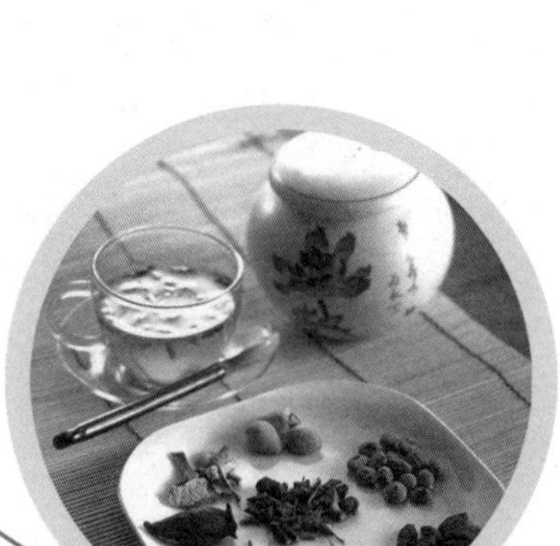

十八大以来中医药事业的历史性成就

党的十八大以来的五年，习近平总书记多次对卫生与健康工作作出重要指示，其中涉及中医药的就有近 20 次。李克强总理多次主持会议审议中医药重要政策文件并做出重要批示。刘延东副总理多次出席中医药重大活动，协调推动中医药工作。可以说，中医药的认识高度、实践深度、影响广度前所未有，取得了历史性成就。

1. **中医药战略地位跃上新高度**

党中央、国务院印发《“健康中国 2030”规划纲要》，提出了在健康中国建设中发挥中医药作用的一系列重要任务和重大举措。国务院印发《中医药发展战略规划纲要（2016—2030 年）》，建立中医药工作部际联席会议制度，把发展中医药上升为国家战略。国务院办公厅印发转发中医药健康服务发展规划、中药材保护和发展规划两个专项规划。经初步梳理，五年来中央层面的文件中涉及中医药的有 80 余份，31 个省份出台促进中医药发展的专门文件达 110 多份，充分表明中医药“五种资源”的定位得到广泛认可，全面融入了“五位一体”总体布局。

2. **中医药法治建设实现新跨越**

我国首部中医药专门法律《中华人民共和国中医药法》颁布实施，开启了依法发展中医药的新征程。印发《关于全面推进中医药法治建设的指导意见》，制定《完善中医药政策体系建设规划（2015—2020 年）》，组建中医药改革发展专家咨询委员会，建立法律顾问制度，深化中医药标准体系建设，印发《关于加强中医药监督管理工作的意见》，编制《中医药监督工作指南》，中医药法治体系初步建立。

3. **中医药服务能力有了新提升**

充分发挥中医药独特优势，以较少的资源总量提供了较多的服务份额，放大了医改惠民效果。中央财政投资 399 亿元支持中医药系统基础设施和服务能力建设，截至 2016 年，中医类医院达 4238 所、实有床位 87.73 万张，分别比 2012 年增长 24.76%、42.97%；中医类医院诊疗量和出院人数分别为 5.77 亿人次、2556.73 万人次，分别比 2012 年增长 27.81%、42.12%；97.5%的社区卫生服务中心、94.3%的乡镇卫生院、83.3%的社区卫生服务站和 62.8%的村卫生室能够提供中医药服务，与基层服务能力提升工程实施前相比，分别提高了 21.9%、27.8%、31.7%、5.3%，中医药服务的可及性显著增强。深化“放管服”改革，大力发展中医药健康服务，中医药与养老、旅游、体育、食品、互联网等融合发展的趋势更加凸显、潜力持续释放。

4. **中医药科技创新取得新突破**

屠呦呦研究员获得诺贝尔生理学或医学奖、国家最高科学技术奖。中医药领域荣获国家科技奖励 41 项，其中国家科技进步一等奖 6 项。14 类重大疾病中医药防治疗效获得循证依据，完善了中医药防治传染病和慢性病临床科研网络，建立了符合中医药发展规律的临床科研一体化新模式，建设了一批国家工程（技术）研究中心、工程实验室和企业技术中心，一批科研成果转化为诊疗规范和中药新药，400 余本中医古籍全部完成校注整理出版。对 1332 个县开展中药资源普查，基本建立中药资源动态监测和种质资源保护体系。

5. **中医药人才队伍建设呈现新局面**

完善人才褒奖激励机制，评选表彰 60 名国医大师、100 名全国名中医和 60 名中医药高校教学名师。优化中医药学科结构，推进院校教育与师承教育相结合的改革实践，中医药特色医学教育模式逐步健全，44 所高校实施卓越医生（中医）教育培养计划，14 所中医药院校开展省（部）局共建，建设 185 个国家中医住院医师规范化培训基地、1741 个名老中医药专家传承工作室、794 个中医药重点学科。截至 2016 年，中医执业（助理）医师数 48.16 万人，比 2012 年增长 34.98%；每万人口卫生机构中医执业（助理）医师数达到 3.48 人，比 2012 年增长

32.32%，人才支撑事业发展的作用更加突显。

6. **中医药文化发展迈上新台阶**

实施中医药健康文化素养提升工程和中医药健康文化推进行动，推动中医药进乡村、进社区、进家庭，开展公民中医养生保健素养调查，中医药科普率达到91.86%。深化中医药文化宣传教育基地建设，收藏展出中医药文物和展品10万余件。支持创作一批以《本草中国》为代表的精品力作，出版制作中医药文化科普作品1500余部，中医药文化产业蓬勃发展。

7. **中医药海外发展书写新篇章**

中医药传播到183个国家和地区，签署88个中医药对外合作协议，布局建设32个中医药海外中心，成为卫生与健康领域国际交流合作的新亮点。主动服务国家外交大局，成为“一带一路”国际合作高峰论坛、第九届全球健康促进大会、金砖国家卫生部长会暨传统医药高级别会议、中国—中东欧卫生部长论坛的重要议题。以中医药为代表的传统医学纳入世界卫生组织国际疾病分类代码（ICD-11），ISO/TC249正式命名为国际标准化组织中医药技术委员会，已颁布22项中医药国际标准。参与14个中外自贸区谈判，中医药服务贸易连年增长。中医关怀计划列入惠侨工程，走进11个国家，惠及万余侨胞。

8. **全面从严治党焕发新气象**

全系统旗帜鲜明讲政治，坚决维护党中央权威和集中统一领导，牢固树立“四个意识”，坚定“四个自信”，自觉在思想上政治上行动上同以习近平同志为核心的党中央保持高度一致。加强党的建设，以政治建设为统领，扎实开展党的群众路线教育实践活动、“三严三实”专题教育和“两学一做”学习教育，认真践行“大医精诚”的优良传统，深入开展向全国优秀共产党员屠呦呦同志学习活动，宗旨意识得到增强、工作作风明显改进、服务水平不断提高。认真履行管党治党主体责任，锲而不舍落实中央八项规定精神，扎实有力推进巡视整改，综合运用监督执纪“四种形态”，努力营造中医药系统风清气正的政治生态。

五年来，中医药系统从政治上认识中医药、从大势上谋划中医药、从大局上推进中医药，把握“五种资源”定位，落实新发展理念，推动发展方式转变，在探索医改“中国方案”、推动健康产业发展、发掘自主创新潜力、弘扬优秀传统文化、促进美丽中国建设中发挥了独特优势，对经济社会发展的贡献率和显示度明显提升。这五年，是党中央高度重视、政策密集出台、实践创新发展的五年，是深度融入大局、全面深化改革、持续激发活力的五年，是发展提速加力、能力大幅提升、优势不断彰显的五年，是人民获得感和行业自豪感显著增强的五年，是中医药发展极不平凡的五年。

五年来的实践充分证明，推动中医药事业振兴发展，必须始终坚持和加强党对中医药工作的领导，坚决维护党中央权威和集中统一领导，牢固树立“四个意识”，坚持新时代卫生与健康工作方针，深入学习贯彻习近平总书记发展中医药的新思想新论断新要求，自觉在思想上政治上行动上同以习近平同志为核心的党中央保持高度一致；必须始终坚持服务服从大局，把准中医药工作的方向定位，做到在大局下思考、在大局下行动，因势而谋、顺势而为、乘势而上，自觉融入“五位一体”总体布局；必须始终坚持以人民为中心的发展思想，把维护和增进人民健康作为一切工作的出发点和落脚点，坚持中医药事业公益性，全方位全周期保障人民健康；必须始终坚持深化改革不动摇，强化问题导向，坚持试点先行，创新体制机制，激发发展活力，推进中医药治理体系和治理能力现代化；必须始终坚持正确的工作策略方法，坚持稳中求进工作总基调，深化“三观互动”的工作机制，保持战略定力，发扬钉钉子精神，坚持一张蓝图绘到底，锲而不舍抓落实；必须始终坚持奋发有为的精神状态，抢抓难得机遇，增强忧患意识，勇于担当作为，撸起袖子加油干，在破解发展难题中砥砺前行；必须始终坚持全面从严治党，更好地担当起管党治党的政治责任，始终保持赶考姿态，锻造自我革新的品格，夯实勇往直前的底气，形成正气充盈的政治生态。

国家中医药管理局党组召开会议

传达学习习近平总书记在全国组织工作会议和中央政治局第六次集体学习上的重要讲话精神，系统学习贯彻习近平总书记关于中医药工作的系列重要指示精神。

2018年7月6日，国家中医药管理局党组召开会议，传达学习习近平总书记在全国组织工作会议和中央政治局第六次集体学习上的重要讲话精神，系统学习习近平总书记关于中医药工作的系列重要指示精神，研究贯彻落实措施。国家卫生健康委党组成员、国家中医药管理局党组书记余艳红主持会议。党组成员马建中、王志勇、闫树江出席会议，局长于文明列席会议。

会议指出，习近平总书记在全国组织工作会议上发表的重要讲话，从统筹伟大斗争、伟大工程、伟大事业、伟大梦想的角度出发，站在实现党的历史使命的战略高度，深刻回答了关系党的建设全局的重大理论和现实问题，明确提出了新时代党的组织路线，为在新起点上开创党的建设新局面指明了方向、提供了遵循。要深刻学习领会习近平总书记关于党的建设和组织工作思想，系统掌握其科学内涵和理论逻辑，切实作为原则方向和根本要求，在工作中长期坚持。要认真贯彻新时代党的组织路线，以组织体系建设为重点，加强党组自身建设，加强基层党组织建设，加强公立中医医院党的建设，依靠坚强组织体系不折不扣贯彻落实党中央对中医药工作的决策部署。要坚持好干部标准，坚持德才兼备、以德为先、任人唯贤原则，努力建设忠诚干净担当的高素质干部队伍。要坚持党管人才原则，实施好中医药传承与创新“百千万”人才工程，促进优秀人才脱颖而出，建设一支支撑中医药事业传承发展的高素质人才队伍。

会议指出，习近平总书记在中央政治局第六次集体学习时的重要讲话，深刻把握党的建设规律，深刻阐述党的建设的核心命题、重点任务和具体要求，为增强推进党的政治建设的自觉性和坚定性、把我们党建设得更加坚强有力，提供了思想引领和实践动力。要把党的政治建设摆在首位，坚守正确政治方向，切实增强“四个意识”，坚定“四个自信”，做到“四个服从”，坚决维护习近平总书记党中央的核心、全党的核心地位，坚决维护党中央权威和集中统一领导。要把坚持和加强党的领导贯穿中医药工作的方方面面，确保党中央决策部署在中医药系统落地生根、见到实效。要严肃党内政治生活，坚持和完善民主集中制，用好批评与自我批评这个锐利武器。要涵养风清气正的政治生态，把党的政治建设与中医药文化、政风行风建设相结合，发展具有行业特色、健康向上的政治文化。要紧扣民心这个最大政治，把全方位全周期保障人民健康作为一切中医药工作的出发点和落脚点，增进人民群众健康福祉。

会议强调，习近平总书记高度重视中医药事业发展，对中医药工作作出一系列重要指示，为新时代传承发展中医药事业提供了根本遵循和行动指南。要大学习、深调研、细落实，扎实推动贯彻习近平总书记关于中医药工作的系列指示精神往实里走、往深里走。大学习，就是要坚持以习近平新时代中国特色社会主义思想为指导，深入学习贯彻习近平总书记关于中医药工作的系列重要指示精神，用好“指南针”、把好“方向盘”，坚持用以武装头脑、指导实践、推动工作。深调研，就是要深入学习贯彻习近平总书记关于调查研究工作的重要论述，不断提高调研质量和水平，准确把握历史交汇期中医药传承发展的大势和规律，找准制约中医药事业传承发展的关键问题，统筹和谋划中医药工作。细落实，就是要深入学习贯彻习近平总书记关于抓落实的重要论述，以抓铁有痕、踏石留印的劲头，一丝不苟、雷厉风行的作风，细之又细地抓好既定任务的落实，推动中医药高质量发展。

会议强调，新一届党组组建于全面建成小康社会、实施健康中国战略的关键时期，面临着中医药振兴发展迎来天时、地利、人和的大好时机，肩负着传承发展中医药事业的光荣使命和重大责任，一定要在政治过硬上作表率，始终站稳政治立场、坚守政治方向、增强政治定力、永葆政治本色。要在实干担当上作表率，既要提高站位善于谋事，又要下沉一线靠前协调，提高学习能力，增强“八种本领”。要在团结奉献上作表率，贯彻民主集中制，对党忠诚，无私奉献，做志同道合的朋友、肝胆相照的知己、密切配合的同事、相互关心的挚友。要在清正廉洁上作表率，加强政德修养，明大德、守公德、严私德，带头落实中央八项规定精神，做廉洁自律、廉洁用权、廉洁齐家的表率，做持续改进作风的领跑者、示范者。

2018 年，国家中医药管理局召开中医药法实施一周年座谈会。会上，国家卫生健康委党组成员、国家中医药管理局党组书记余艳红，全国人大常委会委员、全国人大教科文卫委员会委员李巍，国家药品监督管理局法制司副司长吴利雅介绍了各部门各系统推动中医药法落实的有关情况，现整理如下。

将中医药事业融入国家卫生健康工作大局

国家卫生健康委党组成员、国家中医药管理局党组书记 余艳红

国家卫生健康委员会高度重视中医药法的贯彻实施，把党和国家关于卫生健康的方针政策与中医药法的要求相结合，将中医药事业融入卫生健康工作大局统筹考虑，协调推进。一是将中西医并重作为新的卫生健康工作方针的重要内容，提出要以基层为重点，以改革创新为动力，预防为主、中西医并重，将健康融入所有政策，人民共建共享。二是将发展中医药纳入卫生健康相关规划，推动中医药事业健康发展。《“健康中国 2030”规划纲要》和《全国医疗卫生服务体系规划纲要（2015～2020 年）》等规划明确赋予中医药服务体系的重要地位和作用，并要求发挥中医药在传染病与慢性病防治及预防保健中的重要作用。不断优化健康服务，努力形成中医药和西医药互相补充、协调发展的良好局面。三是发挥中医药的独特优势，推动医药卫生体制深化改革。随着人民生活水平不断提高，健康意识不断增强，对中医药知识和服务的需求快速增长。国家卫生健康委员会在近期的医改重点工作任务中，充分发挥中医药在社区卫生服务、家庭医生团队建设、发展社会办医以及健康服务业中的优势，着力发挥中医药服务在解决人民群众看病难和看病贵中的作用，探索用中国式办法解决医改世界性难题，维护和增进人民群众健康福祉。四是积极落实中医药法在放宽市场准入、加强人才培养、提升科研能力和开展国际合作的内容，配合国家中医药管理局做好中医诊所备案管理，统筹考虑中西医学人才培养规划，鼓励中医药科研创新，并将中医药纳入“一带一路”建设，支持中医药对外交流与合作，促进中医药发展国际化。

中医药法颁布后，国家卫生健康委员会积极推动与中医药相关的法律法规制度完善工作。一是将大力发展中医药事业相关内容纳入《基本医疗卫生与健康促进法（草案）》，由全国人大牵头起草的《基本医疗卫生与健康促进法（草案）》，是卫生健康领域基础性、综合性的大法，旨在建立中国特色基本医疗卫生制度。该法草案中明确提出，大力发展中医药事业，继承和弘扬中医药，充分发挥中医药在我国医疗卫生中的作用。我们认为，这些规定将为进一步推动中医药事业乃至整个卫生健康事业发展提供重要的法律保障。二是积极推进中医药法配套规章的制定工作，2017 年出台了《中医诊所备案管理暂行办法》和《中医医术确有专长人员医师资格考核注册管理暂行办法》，并配合做好《中医药传统知识保护条例》研究起草的相关工作。三是配合国家中医药管理局，推动地方性法规制度建设工作。2017 年国家卫生健康委员会与国家中医药

管理局联合发布了《关于加强中医药地方性法规及制度建设的通知》，要求各地把做好中医药地方性法规及制度建设作为依法支持中医药发展的重要抓手。以中医药法为纲，加快建立健全地方性中医药法规及相关制度，加强地方中医药法制建设，推动地方中医药治理体系和治理能力现代化，为推动中医药传承发展、推进健康中国建设提供有力的法制保障。

法律的生命力在于实施，宣传普及法律是法律实施的一项十分重要的基础性工作。为推动中医药法的贯彻落实，国家卫生健康委员会积极开展中医药法的宣传工作。一是将中医药法及其配套规章纳入卫生计生体系、七五普法规划，并及时将法律和规章文本编入国家卫生健康委员会法规汇编下发各地，积极做好中医药法的普及和宣传。二是与国家中医药管理局联合下发《关于学习宣传贯彻<中华人民共和国中医药法>的通知》，要求各地区、各部门组织开展法规的学习宣传活动，让相关工作人员深刻理解法律的各项规定，进一步增强法治观念和法治素养，自觉将法规规定的各项制度运用到工作实践中去，不断提高依法发展中医药事业的能力和水平。三是国家卫生健康委员会相关部门与国家中医药管理局密切配合，充分利用《健康报》《中国人口报》等报刊、电视、网络等各类媒体平台广泛宣传，以百姓喜闻乐见的形式做好中医药法的普法宣传，营造重视、关心、参与和支持中医药振兴发展的良好氛围。

治国凭圭臬，安邦靠准绳。中医药法的颁布实施为中医药事业发展提供了准绳。然而，天下之事难于法之必行。在今后的工作中，要让中医药法成为解决制约中医药发展的重点、难点问题的治病良方，我们还需持之以恒地贯彻好、落实好这部法律，不断完善相关配套制度，做好立、改、废、释，确保其符合中医药法确立的立法原则和基本制度。为推进中医药事业改革发展，促进中医药行业治理体系和治理能力现代化提供法治保障。（余艳红）

国务院组建国家卫生健康委员会：马晓伟出任主任

2018 年 3 月 17 日，十三届全国人大一次会议第五次全体会议表决通过了关于国务院机构改革方案的决定，批准了国务院机构改革方案，组建国家卫生健康委员会。在 19 日举行的第七次全体会议上，根据国务院总理李克强的提名，经投票表决，决定马晓伟为国家卫生健康委员会主任。国家主席习近平签署主席令予以任命。

国务院机构改革方案提出，组建国家卫生健康委员会。将国家卫生和计划生育委员会、国务院深化医药卫生体制改革领导小组办公室、全国老龄工作委员会办公室的职责，工业和信息化部的牵头《烟草控制框架公约》履约工作职责，国家安全生产监督管理总局的职业安全健康监督管理职责整合，组建国家卫生健康委员会，作为国务院组成部门。保留全国老龄工作委员会，日常工作由国家卫生健康委员会承担。民政部代管的中国老龄协会改由国家卫生健康委员会代管。国家中医药管理局由国家卫生健康委员会管理。不再保留国家卫生和计划生育委员会。不再设立国务院深化医药卫生体制改革领导小组办公室。（综合新华社报道）

上海科技奖励大会召开：中医药领域科技成果摘取 3 项一等奖

2018 年 3 月，2017 年度上海市科学技术奖励大会在上海展览中心举行，表彰为上海科技创新事业和经济社会发展做出突出贡献的科技工作者。在 33 项科技进步一等奖中，医药领域的科技成果占 12 项，其中中医药领域成果占 3 项，创历史新高。

3 项获得上海市科技进步奖一等奖的中医药领

域项目分别是：上海中医药大学副校长王拥军领衔的"'肾精亏虚型慢性病'共性防治规律和推广应用"项目，上海中医药大学附属岳阳中西医结合医院吴焕淦领衔的"灸法作用的免疫机制与临床特色技术应用"项目，以及上海中医药大学基础医学院何建成领衔的"基于复杂科学理论的充血性心力衰竭中医辨证系列研究与应用"。（王姿英）

国家中医药管理局召开干部大会

2018 年 3 月 28 日，国家中医药管理局召开干部大会，通报了中央关于王国强不再担任国家中医药管理局党组书记、局长的决定，国家卫生健康委员会党组研究决定由委党组成员、副主任曾益新分管国家中医药管理局，国家中医药管理局党组成员、副局长马建中负责局日常工作。曾益新、王国强出席会议并讲话，马建中主持会议。

王国强说，坚决拥护完全服从中央决定，愉快地从领导岗位上退下来，也完全赞成委党组的决定。11 年来，特别是党的十八大以来，在以习近平同志为核心的党中央坚强领导下，我们深入贯彻习近平总书记对中医药的一系列重要指示精神，坚决贯彻党中央、国务院决策部署，始终坚持正确的政治方向，坚持以人民为中心的发展思想，坚持围绕中心服务大局，坚持观大局谋大势，坚持遵循中医药特点规律，坚持推进全面深化改革，坚持人才优先发展，坚持调动各方力量，坚持党要管党、全面从严治党，办成了一些过去许多年想办而没有办成的事，解决了一些过去许多年想解决而没有解决的难题，实现了一些具有标志性意义的突破，推动中医药事业步入发展快车道，迎来"天时、地利、人和"的大好时机。作为一名中医药人，我深感自豪、倍感振奋。王国强说，当前中医药事业站在新的历史起点上，坚信在以习近平同志为核心的党中央坚强领导下，有习近平新时代中国特色社会主义思想的科学指引，传承发展中医药事业一定能够开创新局面、展现新作为、再创新辉煌。

曾益新表示，委党组决定由我分管中医药局，这是对我的充分信任，衷心拥护并坚决服从委党组决定，深感责任重大，使命光荣，也有决心有信心把工作做好。曾益新高度评价和充分肯定了王国强为中医药事业做出的突出贡献，并对中医药局领导班子建设提出四点要求，一要坚决维护以习近平同志为核心的党中央权威和集中统一领导，牢固树立"四个意识"，坚定"四个自信"，在政治立场、政治方向、政治原则、政治道路上同以习近平同志为核心的党中央保持高度一致。二要以一张蓝图绘到底的姿态，抓好全年任务的落实。三要以时不我待的紧迫感，增强干事创业的本领。四要以永远在路上的执着，加强作风建设和反腐倡廉。他表示，国家中医药管理局主要领导同志的变动是一件大事，大家要切实把思想统一到中央的决定上来，讲政治、顾大局、守纪律，带领广大干部职工为推进中医药事业发展努力奋斗。

马建中表示，坚决拥护和服从组织决定，在负责中医药局日常工作期间，将和班子成员一道保持工作的连续性、稳定性和延续性，深入学习贯彻习近平新时代中国特色社会主义思想和党的十九大精神，深入学习贯彻习近平总书记发展中医药的新思想新论断新要求，按照《政府工作报告》做出的部署，传承创新发展中医药事业，促进中西医结合，切实把中医药这一祖先留给我们的宝贵财富继承好、发展好、利用好。

国家卫生健康委员会人事司司长南春梅，国家中医药管理局副局长于文明、王志勇、闫树江出席会议。局机关全体公务员，局直属各单位领导班子成员，中国中医科学院二级院所主要负责同志，机关服务中心处级干部参加会议。

中医药项目获山东省科技进步一等奖

2018年5月17日，山东省2017年度科学技术奖励大会在山东省济南市召开，由山东中医药大学药学院院长张永清主持的“金银花提质增效、综合开发关键技术研究与产业化应用”项目获2017年度山东省科学技术进步一等奖。

该项目围绕山东代表性道地药材金银花的种质创新、规范化种植、药效物质基础、质量标准提升、新产品研发等关键技术进行系统研究。在项目实施过程中，张永清团队制定了多项生产操作规程和药材、种苗质量标准，支撑企业建设规范化种植基地6处，其中4处通过了国家中药材GAP认证，认证面积达3万余亩，占全国认证面积的90%以上。基地认证后，金银花的产量及质量明显提高，亩增效益600元以上。（田洪顺）

文化和旅游部认定第五批国家级非遗传承人：中医药领域58名传承人入选

2018年，为加强非物质文化遗产传承人队伍建设，推动国家级非物质文化遗产代表性项目传承发展，文化和旅游部近日确定并公布了第五批国家级非物质文化遗产代表性项目代表性传承人名单，全国共1082名传承人入选，吴以岭、严慰冰等58名中医药非遗项目代表性传承人在列。他们的中医络病诊疗方法和古本易筋经十二式导引法作为中医诊疗法项目入选，其他中医药非遗项目还包括中药炮制技艺、中医传统制剂方法、针灸、中医正骨疗法、藏医药、蒙医药、瑶族医药、苗医药、回族医药、维吾尔医药、哈萨克族医药等。

目前国务院已公布4批1372个国家级代表性项目，包含3154个子项。第五批国家级非物质文化遗产代表性项目代表性传承人认定主要关注三个方面：一是国务院新公布的第四批国家级代表性项目；二是前三批中无国家级代表性传承人的项目；三是现有国家级代表性传承人已去世的项目。

据悉，在这次评审工作中，文化和旅游部建立了专家组初评、评审委员会审议和社会公示等工作制度，确保评审工作公开、公平、公正。在评审专家组确定推荐名单后，评审委员会将推荐名单向社会进行了为期20天的公示，并严谨细致地核实了公示反馈意见，最终形成了第五批国家级代表性传承人入选名单。

国家级非物质文化遗产代表性项目代表性传承人是非物质文化遗产的重要承载者和传递者，掌握着非物质文化遗产的丰富知识和精湛技艺，是非物质文化遗产活态传承的代表性人物。文化和旅游部要求各地区、各部门要按照《中华人民共和国非物质文化遗产法》的规定，鼓励和支持非物质文化遗产代表性项目代表性传承人开展传承传播活动，切实做好非物质文化遗产保护传承工作，努力推动中华优秀传统文化创造性转化和创新性发展。

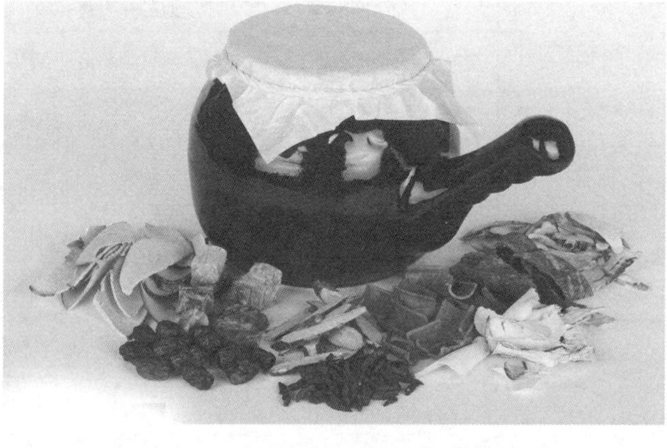

第五批中医药领域国家级非物质遗产代表性项目、传承人名单

姓名	项目名称	申报地区或单位
王建生	中医诊疗法（清华池传统修脚术）	北京市西城区
吴以岭	中医诊疗法（中医络病诊疗方法）	河北省石家庄市
王红星	中医诊疗法（脏腑推拿疗法）	河北省保定市
陆德铭	中医诊疗法（顾氏外科疗法）	上海市
严蔚冰	中医诊疗法（古本易筋经十二式导引法）	上海市
陆琴	中医诊疗法（扬州传统修脚术）	江苏省扬州市
董幼祺	中医诊疗法（董氏儿科医术）	浙江省宁波市海曙区
郑铎	中医诊疗法（西园喉科医术）	安徽省歙县
买建修	中医诊疗法（买氏中医外治法）	河南省周口市川汇区
毛顺卿	中医诊疗法（毛氏济世堂脱骨疽疗法）	河南省新蔡县
镇水清	中医诊疗法（镇氏风湿病马钱子疗法）	湖北省咸宁市咸安区
韩竞生	中医诊疗法（一指禅推拿）	广东省珠海市
陈荣钟	中医诊疗法（贾氏点穴疗法）	广东省深圳市
王俊良	中药炮制技艺（人参炮制技艺）	吉林省通化市
许冬瑾	中药炮制技艺（人参炮制技艺）	吉林省通化市
李明焱	中药炮制技艺（武义寿仙谷中药炮制技艺）	浙江省武义县
袁小平	中药炮制技艺（樟树中药炮制技艺）	江西省樟树市
胡昌江	中药炮制技艺	四川省成都市
郭玉凤	中医传统制剂方法（达仁堂清宫寿桃丸传统制作技艺）	天津中新药业集团股份有限公司达仁堂制药厂
李燕钰	中医传统制剂方法（安宫牛黄丸制作技艺）	天津市南开区
高强	中医传统制剂方法（隆顺榕卫药制作技艺）	天津市南开区
马卫东	中医传统制剂方法（益德成闻药制作技艺）	天津市红桥区
刘文伟	中医传统制剂方法（京万红软膏组方与制作技艺）	天津市西青区
穆滨	中医传统制剂方法（枇杷露传统制剂）	黑龙江省哈尔滨市南岗区
王燕铭	中医传统制剂方法（老王麻子膏药制作技艺）	黑龙江省哈尔滨市道外区
刘柏生	中医传统制剂方法（致和堂膏滋药制作技艺）	江苏省江阴市
俞柏堂	中医传统制剂方法（方回春堂传统膏方制作技艺）	浙江省杭州市上城区
廖志钟	中医传统制剂方法（罗浮山百草油制作技艺）	广东省博罗县
柯树泉	中医传统制剂方法（太安堂麒麟丸制作技艺）	广东省汕头市

殷树荣	中医传统制剂方法（桐君阁传统丸剂制作技艺）	重庆市南岸区
张元昆	中医传统制剂方法（昆中药传统中药制剂）	云南省昆明市
马绪斌	中医传统制剂方法（马明仁膏药制作技艺）	陕西省西安市碑林区
郭诚杰	针灸	中国针灸学会
李鼎	针灸	中国针灸学会
石学敏	针灸	中国针灸学会
田从豁	针灸	中国针灸学会
张缙	针灸	中国针灸学会
陆焱垚	针灸（陆氏针灸疗法）	上海市
金瑛	针灸（杨继洲针灸）	浙江省衢州市
罗素兰	中医正骨疗法（罗氏正骨法）	北京市朝阳区
苏继承	中医正骨疗法（海城苏氏正骨）	辽宁省海城市
石印玉	中医正骨疗法（上海石氏伤科疗法）	上海市
章岩友	中医正骨疗法（章氏骨伤疗法）	浙江省台州市
郭艳幸	中医正骨疗法（平乐郭氏正骨法）	河南省洛阳市
廖怀章	中医正骨疗法（新邵孙氏正骨术）	湖南省新邵县
明珠	藏医药（山南藏医药浴法）	西藏自治区山南市
索南旺杰	藏医药（甘南藏医药）	甘肃省碌曲县
尼玛才让	藏医药（藏医放血疗法）	青海省
包斯琴	蒙医药（蒙医传统正骨术）	内蒙古自治区中蒙医医院
王布和	蒙医药（科尔沁蒙医药浴疗法）	内蒙古自治区科尔沁右翼中旗
赵有辉	瑶族医药（药浴疗法）	贵州省从江县
田兴秀	苗医药（钻节风疗法）	湖南省花垣县
王增世	苗医药（骨伤蛇伤疗法）	贵州省雷山县
陈卫川	回族医药（陈氏回族医技十法）	宁夏回族自治区吴忠市
阿布都克力木·阿布都热木	维吾尔医药（食物疗法）	新疆维吾尔自治区莎车县
吾尔阿力·赛塔尔汗	哈萨克族医药（布拉吾药浴熏蒸疗法、卧塔什正骨术、冻伤疗法）	新疆维吾尔自治区阿勒泰地区
木胡塞英·马胡力别克	哈萨克族医药（布拉吾药浴熏蒸疗法、卧塔什正骨术、冻伤疗法）	新疆维吾尔自治区阿勒泰地区
巴合提别克·胡马尔哈吉	哈萨克族医药（布拉吾药浴熏蒸疗法、卧塔什正骨术、冻伤疗法）	新疆维吾尔自治区阿勒泰地区

《中医养生保健服务规范（试行）》（征求意见稿）起草说明

一、起草背景

《中医药法》第四十四条规定“国家发展中医养生保健服务，支持社会力量举办规范的中医养生保健机构。中医养生保健服务规范、标准由国务院中医药主管部门制定。”为促进和规范中医养生保健服务发展，国家中医药管理局组织起草了《中医养生保健服务规范》（以下简称《规范》）。

二、起草过程

一是对《国务院关于促进健康服务业发展的若干意见》《“健康中国2030”规划纲要》《中医药发展战略规划纲要（2016—2030年）》《中医药健康服务发展规划（2015—2020年）》《国家中医药管理局关于促进中医养生保健服务发展的指导意见》和《中医师在养生保健机构提供保健咨询和调理等服务的暂行规定》等文件提出的中医养生保健服务有关要求进行了系统整理和分析，确定了《规范》的重点内容及调研关键问题。二是对2007年中医治未病健康工程实施以来关于中医养生保健服务的一系列技术性指南、规范等进行了梳理，为文件起草准备了丰富的专业素材。三是深入实地调研，就重点和关键问题现场听取各级卫生计生中医药管理部门、卫生监督机构、政策研究专家、法律专家、医疗机构、中医养生保健行业组织、中医养生保健机构等不同层面人员的意见及建议。四是广泛征求全国各省级中医药管理部门、局机关各司办及中华中医药学会等相关行业组织意见及建议，并就一些重点和关键问题当面听取各相关部门和法律专家意见。五是全国人大常委会法工委就《规范》定位、内涵等问题进行了充分探讨，给出了明确指导性意见。在充分采纳相关意见基础上，形成《规范》。

三、总体思路

（一）贯彻落实习近平新时代中国特色社会主义思想，坚持以人民健康为中心，服务健康中国战略，规范中医养生保健服务行为，提升服务质量，维护人民健康权益，满足人民日益增长的健康需要。

（二）明确《规范》的定位。对象上，定位在非医疗机构及其人员提供的中医养生保健服务，医疗机构提供的中医养生保健服务，按照《中医医院“治未病”科建设与管理指南》等规定执行；内容上，“服务”定位在“中医养生保健服务业”，对“服务”的管理规范涉及提供服务的场所、人员及使用的技术方法等。

（三）落实“放管服”要求，处理好规范与促进的关系。既有规范化、专业化要求，又充分体现“鼓励、支持、促进”。规范化、专业化要求的目的是预防和控制风险、保障健康服务安全，更好地促进中医养生保健服务业健康可持续发展。

（四）坚持从实际出发，充分考虑中医养生保健机构和从业人员现状，注重合理性、实用性和可操作性，遵循中医药发展规律，充分体现中医药特点。

四、主要内容

《规范》分为总则、服务内容及要求、服务人员、服务场所、服务创新、行业自律、附则等七个章节。

（一）总则：主要包括《规范》制定的依据、适用范围等。

（二）服务内容及要求：一方面，根据目前各地中医养生保健服务内容和技术方法的梳理总结，明确了中医养生保健机构可以提供的服务项目和具体要求等；另一方面，依据《关于打击非法行医专项行动中有关中医监督问题的批复》，明确了中医养生保健服务项目负面清单。同时，强调了中医养生保健机构要建立健全规章制度，加强服务质量管理。

（三）服务人员：从人员基本素质和专业技能入手，提出了中医养生保健服务人员的基本知识和技能要求，并鼓励开展院校专业教育和职业技能培训。

（四）服务场所：从中医养生保健服务的经营场所入手，提出服务环境、服务区域划分、设施设备、文化建设等基本要求。

（五）服务创新：一方面，鼓励中医养生保健机构规范化、规模化发展，丰富服务内涵，创新服务模式，推进产业提档升级；另一方面，鼓励医疗机构利用自身技术人才等资源优势为中医养生保健机构规范发展提供技术支撑。

（六）行业自律：一方面支持建立中医养生保健服务行业组织，强调充分发挥行业社会组织自律作用和服务功能；另一方面，推动负面清单管理作为中医养生保健服务市场管理的主要方式。

（七）附则：主要包括《规范》的解释权、实施时间等内容。

五、重点问题说明

（一）关于《规范》的定位问题。目前，医疗机构提供的中医养生保健服务相对安全规范，而社会非医疗机构提供的中医养生保健服务存在的问题较多。《中医药法》第44条提出由国务院中医药主管部门制定中医养生保健服务规范、标准，是以问题为导向，主要针对非医疗机构提供的中医养生保健服务而言。“服务”的定位是指“中医养生保健服务业”，对“服务”的管理规范涉及提供服务的场所、人员及使用的技术方法等。

（二）与《关于促进中医养生保健服务发展的指导意见》的关系。2016年1月国家中医药管理局印发了《关于促进中医养生保健服务发展的指导意见》，围绕中医养生保健服务提供的要素提出了发展目标和具体策略措施，作为部门引导性文件，体现了对中医养生保健服务行业的鼓励、支持、促进和规范。《规范》在《指导意见》基础上，以“服务”为核心，结合已积累的有关工作经验，对既往已明确或有共识的要求进行了集中梳理，围绕中医养生保健服务提供的要素进行了明确规定和细化。《指导意见》侧重宏观指导，《规范》重在具体化、可操作、能监管。

（三）关于中医养生保健服务人员资质问题。《规范》起草和调研过程中，大多数卫生计生和中医药管理部门负责同志、行业专家及中医养生保健机构代表反映，中医养生保健服务涉及人身健康和生命安全，建议在《规范》中明确规定中医养生保健服务人员的资质要求。由于目前无上位法行政许可依据，《规范》从人员基本素质和专业技能入手，提出了中医养生保健服务人员的基本要求，未对其作准入性资质规定。

（四）关于医疗活动与养生保健服务界定问题。由于部分中医技术的双重属性，致医疗与养生保健有时无法明确界定。考虑《关于打击非法行医专项行动中有关中医监督问题的批复》明确提出了非医疗机构及其人员服务项目的负面清单，文件实施后各地反映良好、普遍认同。因此，我们以此文件作为界定医疗活动与养生保健服务及监督执法的依据，并强调了机构自治、行业自律等要求。

（五）关于中医健康状态辨识与评估类服务应由中医医师或在中医医师指导下开展问题。体质辨识等中医健康状态辨识与评估类服务作为中医健康体检项目，专业性强，需要全面系统地掌握中医药理论、知识和技能方能开展，从保障消费者安全角度考虑，我们提出此类服务应由中医医师开展或者在具备中医医师资格人员的指导下开展。

（六）关于促进中医养生保健服务行业发展问题。近年来中医养生保健服务业发展迅速，对促进就业、拉动消费意义重大，《规范》要贯彻落实新发展理念，充分调动社会力量的积极性和创造性，释放中医养生保健服务潜力，引导中医养生保健服务市场良性发展。因此，我们将服务创新发展有关内容在《规范》中单列，充分体现国家对中医养生保健服务的“鼓励、支持、促进”。

（七）关于中医养生保健技术规范问题。在《规范》起草过程中，专家一致认为，中医养生保健技术规范应当作为中医养生保健服务的技术类标准另行制定发布。国家中医药管理局以安全性、非侵入性、非创伤性为基本准则，委托有关行业社会组织筛选了5大类23项适合中医养生保健机构使用的中医养生保健常用技术，拟与《规范》同时发布。

第二批国家中医临床研究基地建设单位名单公示

2018 年 6 月 20 日，国家中医药管理局确定并公示第二批国家中医临床研究基地建设单位名单，共有 17 家单位入选。

入选单位分别为：首都医科大学附属北京中医医院、河北省中医院、山西省中医院、吉林省中医药科学院第一临床医院、上海中医药大学附属岳阳中西医结合医院、江苏省中西医结合医院、浙江中医药大学附属第二医院、福建中医药大学附属人民医院、江西中医药大学附属医院、河南省中医院、湖南省中医药研究院附属医院、广州中医药大学第一附属医院、广西中医药大学第一附属医院、西南医科大学附属中医医院、云南省中医医院、陕西中医药大学附属医院、甘肃省中医院。

2008 年 12 月，国家发展改革委、国家中医药管理局启动实施国家中医临床研究基地建设项目，第一批 23 家建设单位（基地建设单位 16 家，参与建设单位 7 家）已顺利完成建设任务，通过验收。

余艳红调研中国中医科学院

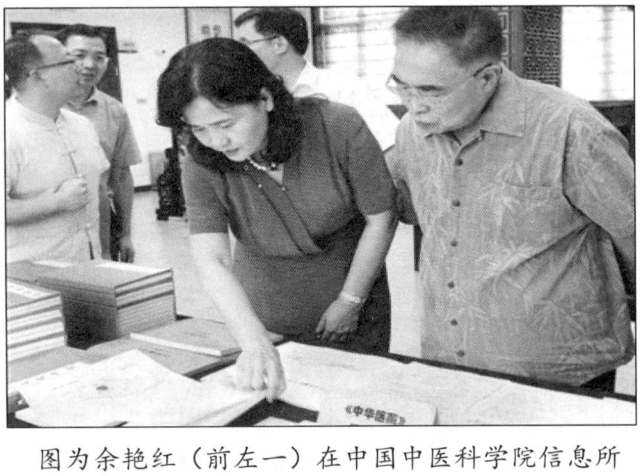

图为余艳红（前左一）在中国中医科学院信息所调研中医古籍相关工作。黄 蓓摄

2018 年 7 月 12 日，国家卫生健康委党组成员、国家中医药管理局党组书记余艳红深入中国中医科学院调研，强调要深入学习贯彻习近平新时代中国特色社会主义思想和党的十九大精神，深入学习贯彻习近平总书记关于中医药工作的系列重要指示精神，以习近平总书记致中国中医科学院成立 60 周年贺信精神为统领，建好建强中医药“国家队”。

余艳红听取了中国中医科学院工作汇报，实地走访信息所、中药所、中药资源中心等二级院所，与老专家、科研人员交谈。余艳红指出，中国中医科学院在历届班子坚强的领导下取得了突出成绩，特别是党的十八大以来，充分发挥行业引领作用，为中医药事业的传承发展做出了突出贡献。要主动适应新形势新任务新要求，以习近平总书记关于中医药工作的系列重要指示精神为指引，按照总书记贺信做出的“切实把中医药这一祖先留给我们的宝贵财富继承好、发展好、利用好”的指示要求，加倍努力，开拓创新，加快推进各项工作再上新台阶。

国家中医药局党组传达学习贯彻孙春兰副总理来局调研讲话精神

2018 年 8 月 27 日，国家中医药局党组书记余艳红主持召开党组会议，专题传达学习贯彻孙春兰副总理来局调研讲话精神，研究部署贯彻落实措施。党组成员王志勇、闫树江出席会议，局长于文明列席会议。

会议指出，孙春兰副总理来国家中医药局、中国中医科学院调研并发表讲话，充分体现了以习近平同志为核心的党中央对中医药工作的高度重视和亲切关怀，对中医药工作取得的成绩和下一步总体思路及打算给予充分肯定，对加快推进中医药事业传承发展、为建设健康中国做出更大贡献提出明确要求和殷切期待，对于新时代做好中医药工作具有十分重要的指导意义。

会议指出，我们要以习近平新时代中国特色社会主义思想为指导，深入学习贯彻习近平总书记关于发展中医药的重要论述，认真贯彻落实孙春兰副总理讲话精神，切实把思想和行动统一到党中央、国务院对中医药工作的决策部署上来。

会议强调，学习贯彻孙春兰副总理讲话精神是一项重点工作。要深刻把握孙春兰副总理对中医药工作提出的新目标、新要求、新任务，通过召开党组会、中心组理论学习会、支部会等形式，传达学习贯彻讲话精神，进一步统一思想、提高认识，不断增强学习贯彻的自觉性和坚定性。

会议强调，要坚持和加强党对中医药工作的领导，增强“四个意识”，坚定“四个自信”，提振发展中医药的信心，坚决维护习近平总书记的核心地位，坚决维护党中央权威和集中统一领导，确保中医药工作始终沿着正确的方向前进。要研究制定贯彻落实工作方案，细化工作任务，压实工作责任，深入调查研究，进一步理清发展思路和举措，确保孙春兰副总理部署的工作任务不折不扣落到实处、见到实效。要以传承为根基，以创新为动力，充分发挥中医药在治未病中的主导作用、在重大疾病治疗中的协同作用、在疾病康复中的核心作用，激发和释放中医药“五种资源”的潜力和活力，推进中医药现代化和国际化，健全符合中医药特点的法规政策、管理体系、评价和标准体系，更好地服务健康中国建设和经济社会发展。

会议强调，要全面落实习近平总书记关于发展中医药的重要论述，抢抓中医药发展迎来天时、地利、人和的大好时机，不断增强传承发展中医药事业的历史责任感和使命感，汇聚各方力量，优化政策环境，发挥特色优势，深化中医药发展体制机制改革，奋力开创新时代中医药工作新局面，努力构建中医药事业发展新格局，为健康中国建设做出新的更大贡献。

世界中联中医药大数据产业分会成立

2018 年 12 月，世界中医药学会联合会中医药大数据产业分会在北京成立。世界中联主席马建中、中国中医药信息学会会长吴刚等出席成立大会。周晓华任中医药大数据产业分会理事长。

马建中表示，中医药大数据产业分会的成立，对于进一步研究和发展中医药大数据产业具有重要意义。他希望分会联合海内外相关机构和专家，整合资源，建立产业联盟及协作体系；研究探讨中医药大数据相关技术，制定标准体系，促进共享应用；推动中医药大数据在互联网医疗等领域的创新和应用；推动世界范围内中医药大数据的发展，进而促进中医药国际化。

吴刚说，中医药医疗服务的信息化建设的实践形式和探索大致分为三类，包括利用信息化技术，对医疗服务流程进行优化；利用远程医疗服务，提升边远、农村等资源相对匮乏地区服务的可及性；利用人工智能等技术与医疗服务的深度融合，推动医学模式的变革。

会议同期举办了首届世界中联中医药大数据论坛。会议由世界中联主办，北京大学公共卫生学院生物统计系、亳州市三七云健康科技有限责任公司协办。

国家中医药管理局召开专题会议研究部署：治理养生保健服务乱象 保障群众健康举措

2018年12月27日，国家中医药管理局就落实党中央国务院领导指示批示精神，整治打着中医旗号的养生保健服务乱象，保障群众健康进行专题研究。

会议认为，当前，中医药事业发展正处于天时、地利、人和的大好时机，中医药在健康中国建设和深化医改中发挥着越来越重要作用，中医药也深得人民群众喜爱，群众信中医、爱中医、用中医氛围越来越浓厚。但是目前社会上中医养生保健服务鱼目混珠、服务能力参差不齐、产品宣传不科学不规范不合法等现象，给人民群众健康带来了危害，也影响了中医药事业健康发展。为此我局高度重视，采取有效措施，联合有关部门，对群众反映强烈、社会有危害的案件依法进行了惩戒处理，取得了一定成效，但近期又发现一些机构存在问题，对此会议进行了研究部署。

会议强调，要站在传承发展中医药事业的高度，站在为人民群众健康高度负责的态度，梳理排查这些乱象，采取切实有力措施，打击假借中医药旗号进行虚假宣传和售卖虚假产品的行为，保障人民群众健康。

会议要求，各级中医药主管部门要针对发布中医医疗广告、培训、保健服务及产品等问题开展全面排查和梳理，要会同相关部门对发现的违法违规行为从严从速处理，绝不允许任何机构、人员借中医药之名行违法违规之实，危害人民群众生命安全，损害中医药形象。

中医儿科医师合作共同体工作委员会成立

2018年11月16～18日，中医儿科医师合作共同体工作委员会成立大会暨刘弼臣教授学术思想研讨会在京举行。

该委员会将搭建一个全国中医儿科医师相互学习交流的平台。开展以基层中医儿科医生为主的培训与教育，促进中医儿科各流派的继承和创新。传承与弘扬中医儿科精华和学术，促进中医儿科发展。组织编写中医儿科方面的专著，加强对中医儿科文献的整理和研究。发挥“儿科医师合共体”专家资源优势，为基层医疗机构提供中医儿科技术指导。国家级名老中医、北京中医药大学东直门医院教授徐荣谦当选为“儿科医师合共体”主席。

会议由中国中医药研究促进会主办。全国中西医儿科专家、学术传承人及儿科医生代表共350余人参会。

第十五届世界中医药大会召开《罗马宣言》发布

当地时间2019年11月17日，第十五届世界中医药大会暨“一带一路”中医药文化周在意大利罗马开幕，发布了《罗马宣言》，并将每年的10月11日定为“世界中医药日”。

世界中医药学会联合会主席马建中出席大会并表示，中意两国的交流与合作日益紧密，特别是“一带一路”倡议发出以来，意大利政府积极寻求现代医疗模式和中医药体系的协调与合作，以形成更加科学、完善、健康的医疗服务体系。要着力提升中医药人的临床能力，进一步发挥中医药在健康保健方面的重要作用，大力开展更加广泛、具体的国际医疗合作，进一步推动建立中医药的国际标准和规则。

会上，代表们就中医药临床实践、中医药国际标准化、中医药文化与非物质文化遗产保护等展开交流。中国工程院院士张伯礼等分别做主题报告。会议同期召开了世界中联第四届三次理事会、常务理事会与第三次监事会。

会议由世界中联主办。36 个国家和地区的 1000 多名代表参会。

2018 中医药十大新闻

1. 习近平考察粤澳合作中医药科技产业园，提出推进中医药产业化

2018 年，习近平总书记再次对发展中医药做出重要指示。10 月 22 日，习近平总书记在广东考察横琴新区粤澳合作中医药科技产业园时提出，深入发掘中医药宝库中的精华，推进产学研一体化，推进中医药产业化、现代化，让中医药走向世界。

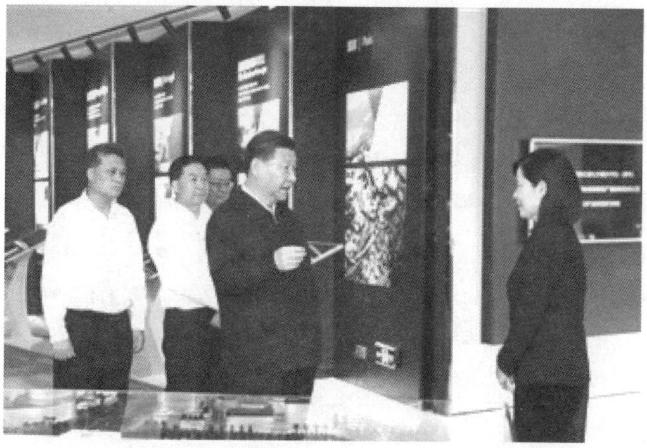

习近平考察粤澳合作中医药科技产业园

2. 屠呦呦作为中医药行业唯一代表，入选改革开放 40 年百名改革先锋

12 月 18 日，庆祝改革开放 40 周年大会在京举行。中医药科技创新的优秀代表屠呦呦因致力于中医科研实践，带领团队攻坚克难，研究发现青蒿素，挽救了全球特别是发展中国家数百万人的生命，荣获改革开放 40 年改革先锋称号。

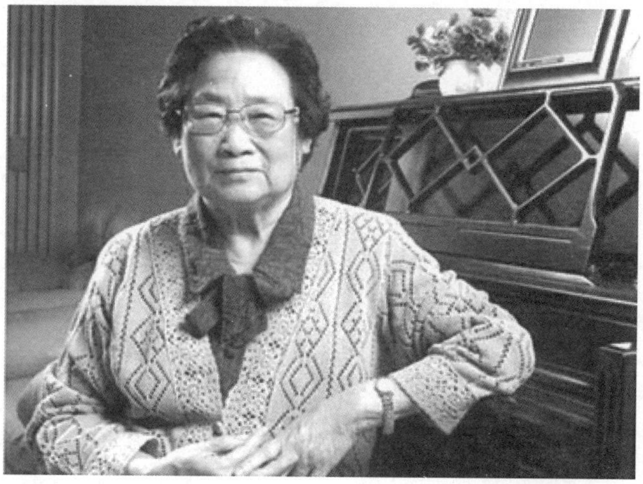

屠呦呦作为中医药行业唯一代表，荣获改革开放 40 年改革先锋称号

3. 中医药扶贫深入推进，助力打赢脱贫攻坚战

2018 年，国家中医药管理局继续把中医药扶贫工作摆在突出位置，中医药系统全面动员，深入推进。统筹推进中医药健康扶贫，贫困地区中医药服务体系更加完善、服务能力不断提升；扎实推进中药材产业扶贫行动，带动贫困地区生态种植、绿色发展、产业结构优化。同时，国家中医药管理局定点帮扶山西省五寨县，全力支持该县打赢脱贫攻坚战。

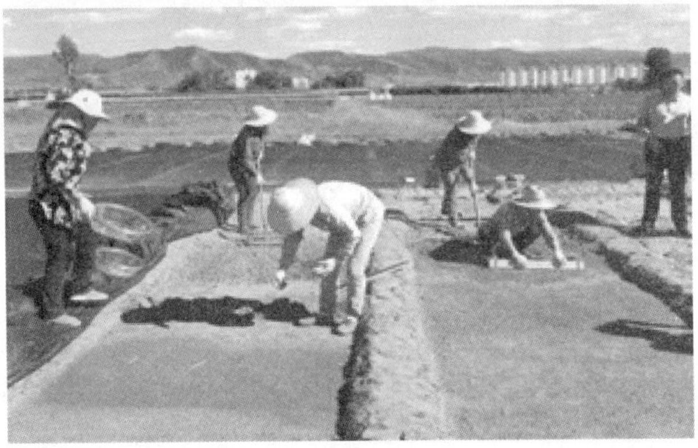

山西省五寨县中所村村民在种植党参

4. 中国"藏医药浴法"成功列入人类非遗

11月28日，联合国教科文组织保护非物质文化遗产政府间委员会批准中国申报的"藏医药浴法"列入人类非物质文化遗产代表作名录。这是继2010年"中医针灸"申遗成功后，包含少数民族医药在内的中医药再次列入人类非遗。8月，国家中医药管理局、国家民族事务委员会等13部委局联合发布《关于加强新时代少数民族医药工作的若干意见》，提出全面传承保护少数民族医药。

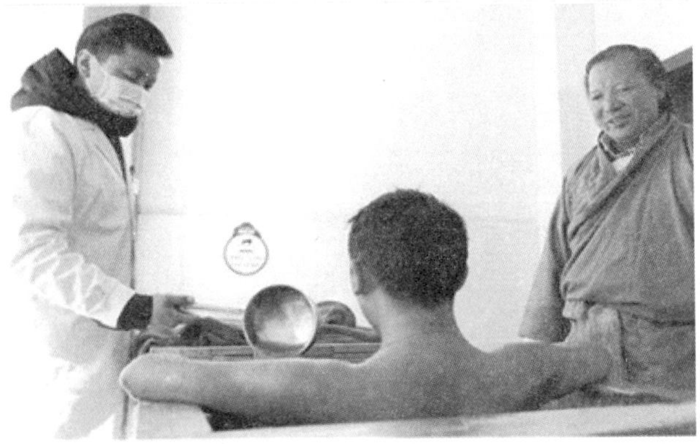

藏医药浴法国家级非遗传承人明珠（右）在西藏山南市藏医院药浴中心询问病人的治疗情况

5. 纪念毛泽东西学中批示六十周年大会召开，中西医结合成果丰硕

10月11日，纪念毛泽东同志关于西医学习中医批示六十周年大会在京召开。全国政协副主席何维、国家卫生健康委主任马晓伟、国家中医药管理局局长于文明出席并讲话。60年来，中西医结合、优势互补已成为我国医药卫生制度的突出优势。4月13日，陈竺等人因综合中西医学智慧治疗白血病的研究，获得瑞典皇家科学院颁发的舍贝里奖。1月8日，寰枢椎脱位中西医结合治疗技术体系的创建与临床应用等获2017年度国家科技进步奖二等奖。

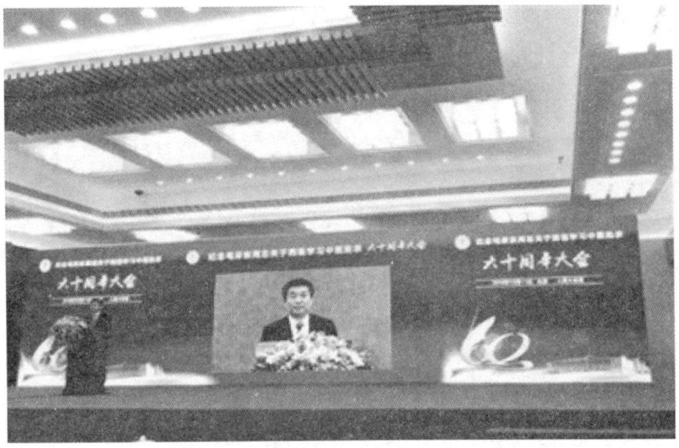

国家中医药管理局局长于文明出席纪念毛泽东西学中批示六十周年大会

6. 国家中医药局与世卫组织签署合作备忘录，推动传统医学全球发展

12月3日，国家中医药管理局与世界卫生组织签署《关于传统医学合作的谅解备忘录》，内容涵盖标准规范、临床指南、数据整合、资源利用、能力建设等。本次签署谅解备忘录是对习近平主席2017年访问世卫组织成果的进一步细化和落实，代表着我国参与全球卫生治理的贡献，有利于增强我国在推动全球传统医学发展方面的作用和影响，有助于在全球范围内提高中医药服务和产品质量，并为下一阶段中医药高水平走向世界、融入主流医学夯实基础。

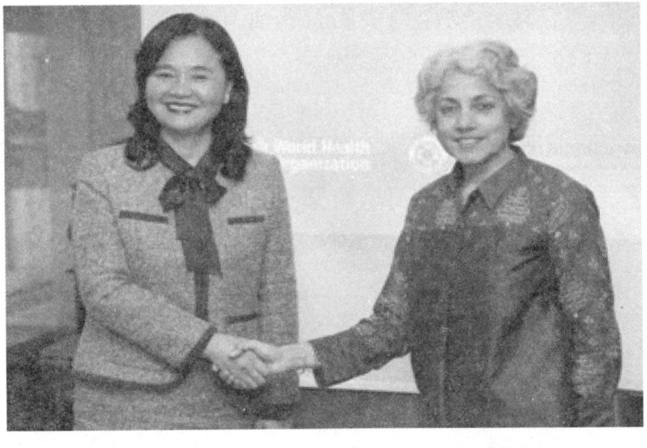

国家中医药局与世卫组织签署合作备忘录

7. 国家中医药领军人才支持计划实施，99 名岐黄学者选出

12 月 24 日，岐黄工程——国家中医药领军人才支持计划第一阶段遴选完成，99 名岐黄学者名单公布。这是国家中医药管理局根据《中医药传承与创新“百千万”人才工程（岐黄工程）实施方案》部署，组织实施国家中医药领军人才支持计划的具体举措，对发挥领军人才的引领带动作用、推动中医药事业传承发展有重要意义。

8. 首批古代经典名方目录发布，中医药法配套文件逐步完善

4 月 13 日，国家中医药管理局牵头制定并发布《古代经典名方目录（第一批）》，收录方剂 100 首。6 月，《古代经典名方中药复方制剂简化注册审批管理规定》出台。中医药配套制度建设积极推进，已出台 4 部部门规章、2 个政策性文件、1 部省级地方性法规，中医医术确有专长人员医师资格考核在各地顺利开考。

9. 首次全国中医药健康文化知识大赛举办，大赛参与度超过 6000 万人次

12 月 16 日，全国中医药健康文化知识大赛总决赛在京举办。大赛以“生活处处有中医”主题，历经全国海选、各省选拔和全国淘汰赛、复赛、总决赛，共有 56 万人注册答题，大赛关注和投票参与度超过 6000 万人次，参赛报名机构近 3000 家。大赛是中医中药中国行第三阶段活动——中医药健康文化推进行动的组成部分，6 月起，中医中药中国行——2018 年中医药健康文化大型主题活动在全国各省（市、区）陆续启动。10 月，中医中药中国行走进香港、澳门。

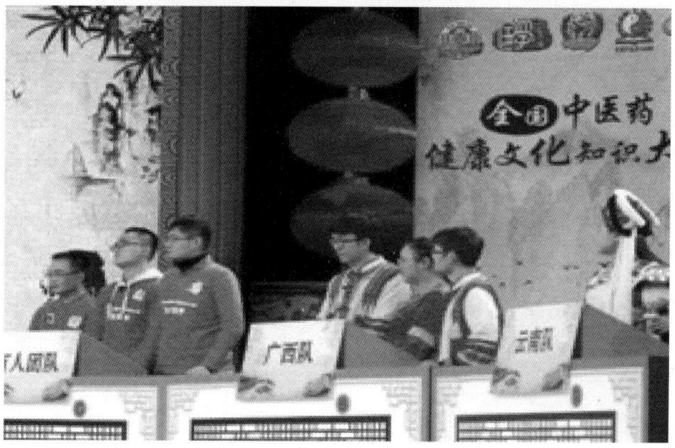

全国中医药健康文化知识大赛举办

10. 纪念李时珍诞辰 500 周年大会召开，各省积极推动中医药振兴发展

2018 年是李时珍诞辰 500 周年，6 月 5 日，纪念李时珍诞辰 500 周年暨湖北省中医药振兴发展大会召开。积极推动中医药振兴发展日益成为各地党委政府的自觉行动。10 月，甘肃省政府联合国家卫生健康委、国家中医药管理局举办的 2018 年中国（甘肃）中医药产业博览会召开。5 月，四川省政府召开全省中医药发展大会，12 月印发《关于开展“三个一批”建设推动中医药产业高质量发展的意见》。北京市医药分开中医药综合改革成效显著，全市占比不到 20%的中医资源提供了近 30%的服务。

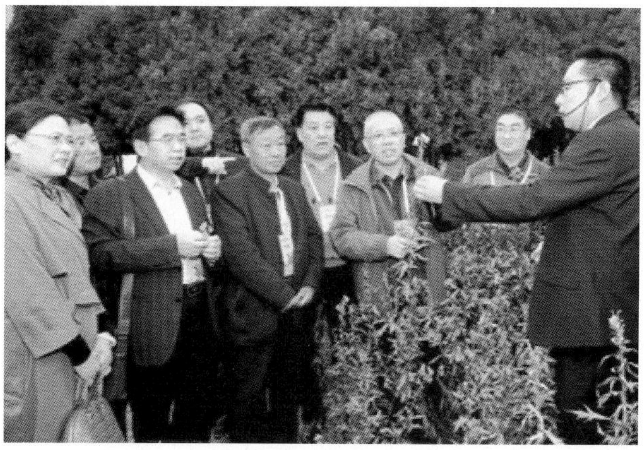

2018 年中国（甘肃）中医药产业博览会期间，与会代表来到陇西药圃园了解野生品种驯化、良种选育、标准化试验等工作

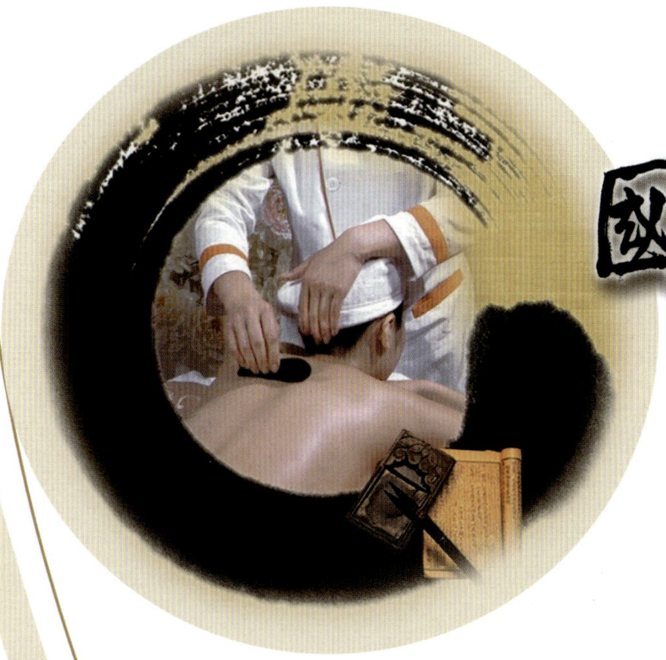

國醫年鑒

GUOYI NIANJIAN

2019

中医药名人榜

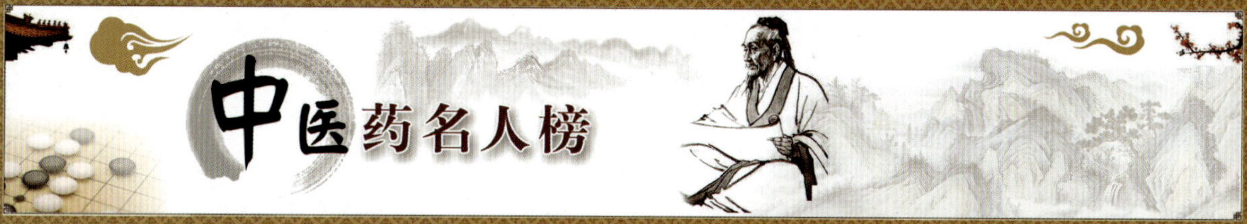

万　涛

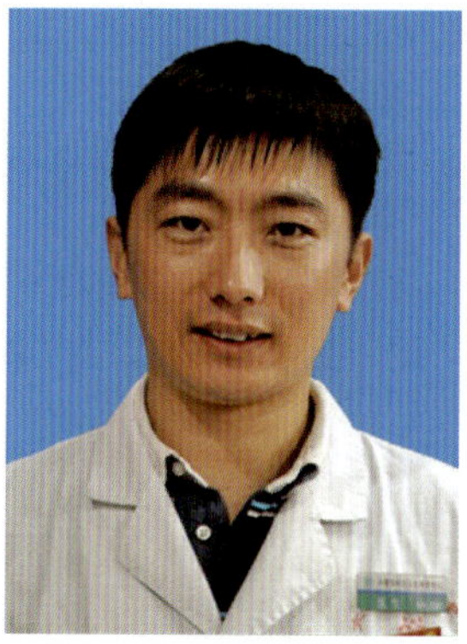

名人小传

万涛，男，1979年生，河北卢龙人，中医全科副主任医师。2005年6月毕业于河北医科大学中医系，获医学学士学位；2009年6月毕业于湖南中医药大学中医内科专业，获医学硕士学位。曾先后在中南大学湘雅二院、北京朝阳医院进修西医。毕业后供职北京市朝阳区六里屯社区卫生服务中心至今。现任老年综合病区（组）主任。长期从事中西医结合全科、中医内科诊疗工作，熟练掌握门诊慢性病、公共卫生、家庭（签约）医生、健康体检等，对住院常见疾病采取中西医结合、康复理疗针灸一体化绿色疗法诊疗疾病。担任中国中医药研究促进会治未病与亚健康分会常务理事，中国中医药信息研究会葛洪研究分会理事。

学术特色

1．坚持中西医结合原则：与大医院相比，社区卫生服务具有公益性、全面性、综合性等特点，这就决定了只有坚持中西医结合诊疗才是名副其实的全科。坚持用中医思维，西医理论，传统的中医望闻问切四诊与西医实验室检查相结合，根据患者实际情况合理选用适宜的中西医疗法，解释并解决、满足老百姓健康服务需求。对疑难、危重病人开展专科会诊或双向转诊，合理分级诊疗。在做好本职工作中，不断强化中西医基础，提高自身业务水平，做好社区百姓健康守门人。

2．坚持“治未病”理念：中医经典理论著作《黄帝内经》记载：“上工治未病，不治已病，此之谓也。”“治未病”体现了中医未病先防、既病防变的智慧，表明中医不仅重视治疗疾病，也十分强调预防疾病。当今社会，亚健康成为人群中非常普遍的状态，用中医“治未病”的理念积极调治亚健康，完全符合全科医学及健康管理的理念。中医药服务可参与、融入家庭健康服务的各个阶段，可服务不同性别、不同年龄段的全部居民，推广安全、有效、经济、适用的中医适宜技术和方法，发挥中医药安、便、验、廉的特点，指导居民养生，调治亚健康，为健康中国贡献自己的力量。

3．坚持“气血和”理论：中医认为，气血是人体生命的根本。气血理论直接贯穿和作用于病因、病理、诊法、辨证、治则和方药之中。无论是在治未病还是治已病的过程中，倡导“气血和”的思想，坚持以气血论治，气血同治，从而达到“百病不生”的健康状态。临床中擅长应用补阳还五汤加减治疗气虚血瘀型眩晕、头痛、中风等心脑血管疾病，就是从气血理论论治，补气活血相伍，气行则血行，气旺则血行，活血而又不伤正，益气活血通络而达标本兼治之功，在临床应用中取得满意效果，积累了一定经验。

4．坚持“一体化”疗法：人体犹如一架大型而复杂的仪器，而各个器官就像是机器上的零件。随着年龄的增长，零件会不断消耗或老化，积累到一定程度仪器就会破损。因此我们需要对仪器进行维护和保养。对于人体而已，只有彻底调动自身潜力，再充分利用外界有利因素，内外兼修，身心合一，从而实现整个人体的阴阳平衡和身心和谐。临床中，坚持在西医药物的支持下（如降糖、降压、调脂药物），合理开展康复、理疗、针灸、推拿等绿色疗法，调理患者身心，减轻患者病痛，提高他们的生活质量。

主要成果

参与课题：

1．中国中医科学院自主选题，走进名医——当代名中医风采视频研究，编号：ZZ040501-9，时间：2010-2012年，骨干。

2．中国中医科学院自主选题，中国医史博物馆互动科普平台开发模式研究，编号：ZZ100507，时间：2017-2018年，骨干。

3．北京市中医药科技项目，基于超声药物透入的自拟活血通络方对腰突症临床症候群改善的技术，编号：JJ2016-42，时间：2017-2018年，骨干。

4．参与国家出版基金项目，百年中医传承录（余瀛鳌），时间：2016。

发表论文：

1．万涛，侯如艳．栝楼妙用二则[J]．中医文献杂志，2019,（2）：27-29.

2．梁晶，王暴魁，万涛．王暴魁治疗顽固性眩晕验案[J]．山西中医，2018,（12）：34-41.

3.万涛，侯如艳．底野迦考[J]．中医文献杂志，2017,（10）：19-21.

4.万涛，侯如艳．补阳还五汤加减联合康复训练、针刺治疗气虚血瘀型卒中恢复期临床观察[J]．河北中医，2017,（7）：43-45.

5．万涛．补阳还五汤加减治疗老年性眩晕22例临床观察[J]．湖南中医杂志，2017,（1）：43-45.

6．骞芳，范铁兵，樊新荣，万涛，梁晶．丹灵芪刺饮治疗假日后疲劳型亚健康临床观察[J]．中国中医基础医学杂志，2015,（6）：766-771.

7．朱立华，樊新荣，朱夜明，万涛．逍遥散加味治疗44例青少年失眠型亚健康临床疗效观察[J]．中国中医基础医学杂志，2014,（7）：1006-1007.

8．刘运杰，王艳红，靳微，张凤艳，万涛，宋嫦娥，谢妍丽．心理干预治疗脑卒中后老年人合并精神障碍的临床研究[J]．中国民康医学，2011,（11）：2688-2711.

9．万涛，侯如艳．张绪生治疗肾结石的临床经验[J]．世界中医药，2009,（1）：25-26.

10．万涛，毕曙光，侯如艳．从气血论治浅谈[J]．光明中医，2008,（10）：1576.

参编著作：

1．《吴鞠通研究心书》，特约编辑，2012年版，北京，中医古籍出版社。

2．《吴鞠通研究集成》，编委、特约编辑，2012年版，北京，中医古籍出版社。

3．《扫“忙”养生书》，编委，2014年版，北京，中国中医药出版社。

4．《国医年鉴》2015卷编委，2015年出版，北京，中医古籍出版社。

5．《明清十八家名医医案》，副主编，2017年版，北京，中医古籍出版社。

医学心悟

基层医院是中西医结合全科医学的优良土壤，中西医结合全科医学的优势在这里能够更好地发挥和体现。只有深入基层锤炼，在基层工作中总结经验教训，合理发挥中医、西医各自的特色和优势，才能更好地服务于患者。中医、西医没有优劣之分，医学的终极目标都是治病救人，而医生能够做到的就是如何利用这两种方法和技术手段挽救患者生命、守护人民健康。

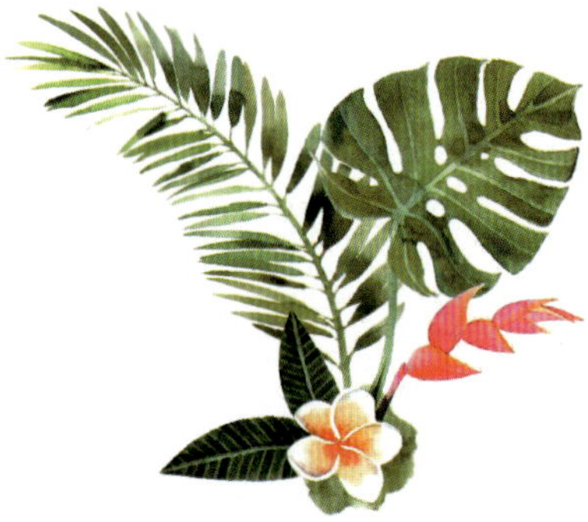

王 茹

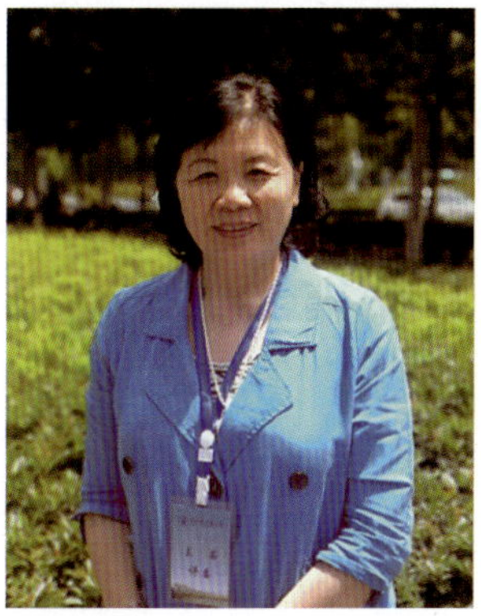

名人小传

王茹，女，1959年5月出生于北京。1978年9月～1982年7月毕业于河北中医学院。1991年9月～1994年7月山东中医药大学中医专业研究生毕业，获医学硕士学位。现任职于河北中医学院，三级教授，硕士生导师，儿科教研室主任。河北省高等院校中医药教学名师。臣字门派第七代传承人。《中西医结合儿科学》河北省精品课程负责人。《中医儿科学》专业负责人。全国中医药高等教育学会中医儿科分会副会长；全国中医药促进会综合儿科分会副会长；全国中医药促进会小儿推拿与外治学会副会长；中国中医药促进会中医儿科共同体副主席；中华中医药学会少儿推拿传承共同体副主席；全国少儿调理专家委员会副主任委员；国家中医药管理局儿童健康工程试点专家委员会副主任委员；世界中医药联合会亚健康专业委员会常务理事；世界中医药联合会中医儿童保健与健康教育专业委员会理事；教育部学位与研究生教育发展中心评审专家；河北省中西医结合学会儿科分会常务理事；河北省医疗事故鉴定委员会专家；河北省科研鉴定委员会专家。河北省中医药文化科普巡讲专家。在中医儿科临床医疗、教学、科研方面具有丰富的经验和独到的见解，得到了业内人士的广泛认可，医德高尚，临床上颇受百姓的爱戴，培养了众多各个层次的学生。

学术经验

1．传承臣字门“调肺学派”学术，创新“宣肺达邪，升清降浊”的治疗思路

王茹教授作为臣字门流派第七代传承人，在继承该流派“调肺学派”学术思想，临床治疗“从肺论治”的基础上，通过长期观察小儿肺系疾病的特点，认为由于小儿在生理上具有“肺常不足”，肺与大肠相表里，外合皮毛，司呼吸，肺开窍于鼻，鼻与喉相通，而内连于肺，肺主宣发肃降，输布津液，通调水道等特点，很多疾病均与肺的气机、水液升降功能失调密切相关，例如：肺卫失宣的感冒；肺气郁闭的肺炎喘嗽；痰气交阻的哮喘；肺气上逆的咳嗽；热毒上攻咽喉的咽炎、扁桃体炎；邪气上犯鼻窍的鼻炎、鼻窦炎、腺样体肥大；热毒浸淫肌肤的疮疹；浊毒郁闭大肠的便秘；风遏水阻的水肿；时邪犯肺的时行疾病；肺转输失调的遗尿等。在治疗上从“宣肺达邪，调节升降”入手。遵循《内经》“清阳出上窍，浊阴走下窍”理论，升清降浊，依靠肺宣发功能以升肺之清气，肺肃降功能以降肺之浊气。在用药特点上注意升降气机，善用升降对药配伍，如桔梗、杏仁：桔梗引药上行入肺，升宣肺气，杏仁降气化痰治疗咳嗽；麻黄、沉香：宣肺达邪，平喘降逆；荆芥、防风：荆芥辛散疏风，防风祛风疏邪；苍耳子、辛夷：苍耳子疏散达邪，辛夷宣通鼻窍；桑白皮、瓜蒌：桑白皮降肺气，清热平喘，瓜蒌轻宣利气，润肺止咳；旋覆花、苏子：旋覆花化痰平喘，去上中焦凝滞，苏子降气消痰，止咳平喘；半夏、茯苓：两药一燥一渗，相须为用，燥湿化痰，水湿得化，而痰无以化生，不止咳则咳自止；冬花、紫菀：冬花入气分偏于止咳，紫菀入血分重在祛痰，对咳嗽不论外感内伤、寒热虚实皆能获良效。细辛、五味子：两药合用，一散一收，一开一阖，扬长避短，对慢性咳嗽、哮喘、过敏性鼻炎等效果显著；橘红、枇杷叶：橘红轻清入肺，祛痰化湿；枇杷叶清热泻肺，化痰止咳。两药配用，一疏一降，行气化痰，宣肃肺气，对咳嗽咯痰、恶心欲吐患儿，此对药，既可治肺咳，又能调脾胃，一举两得；以上大部分对药合用，均有一宣一降，互相协调的作用，能宣肺肃降，畅通气机，降气祛痰，止嗽平喘，宣降结合，相得益彰，诸证可除。

2．五行对应脏腑用药

儿科疾病中有很多肺系疾病累及脾胃的情

况，中医称“子盗母气”；亦有脾胃病影响及肺的，称“母病及子”。在临床治疗上要根据五行对应脏腑的原则合理用药。如肺系疾病出现脾胃失健时，善于配合调理脾胃药物，在处方上大多配伍一些开胃气的炒麦芽、炒谷芽、佛手、砂仁之类的药物，一是因为肺与脾胃在五行上属于母子关系，肺病往往影响于脾胃，即所谓“子盗母气”，二是大多数患儿在肺病基础上或多或少均有脾失健运的症状，故此提高治疗效果。脾胃气虚时，往往肺气亦虚，在健脾益气基础上，配伍黄芪、太子参之品。

3．小儿用药力求少、精、轻

小儿体禀“少阳”，用药需谨慎，凡大苦大寒之品、大辛大热之品、黏腻滋补之品、攻伐有毒之品等等，尽量不用或少用，以“中病即止”为用药原则，以免损伤儿童的阳气、阴液和正气，酿成大祸。用药以少、精，轻为特点。在小儿服药方面，根据不同患儿年龄，一日2～6次为宜。小儿对中药的味道很难适从，中药汤剂口味苦涩，小儿难以入口，切勿强迫给药，不但药物浪费，且达不到预期效果，处方时可以增加甘草、甜桔叶等。喂服中药，也可以给孩子做些思想工作，帮助服药。

4．重视调理小儿脾胃，“通”理气机

脾胃对于儿童来说至关重要，脾胃为后天之本，气血化生之源，人体是一个有机整体，脾与胃、脾与肺、脾与心、脾与肾等脏器在生理上相互协调，相互促进；在病理上也是相互影响，互为因果。王茹教授接诊的患儿当中，肺系病、脾胃病、心肝系病居多，在治疗上除了治疗本系统疾病，还要兼顾其对其他脏器的影响。在脾胃常见疾病中如积滞、厌食、泄泻最为多见，临床辨虚实、辨寒热、辨夹杂证最为重要，以积滞为例，临床中不乏乳食积滞的患儿，而虚中夹实的更占多数，家长开始往往不予重视，一旦孩子出现面黄肌瘦、不思乳食时方来就医，此时脾胃已虚，调治需较长时间，此时治疗如一味消食导滞，则小儿脾胃更虚，故一定以健脾补中气、调理脾胃气机、消食开胃的药相配伍，才可使脾胃得健、胃气得开、积滞得消。临床善用补脾胃得麸炒白术、茯苓、党参；调理脾胃气机的麸炒枳壳、佛手、陈皮、砂仁；消食开胃的炒谷芽、炒麦芽、焦山楂、焦神曲、鸡内金等药。小儿脾胃各种疾病容易出现肠腑不通，由于儿童脏腑娇嫩，不适合用通泻的药物恐伤脏腑，王茹教授多以润肠通便为原则，故临床上常配合火麻仁、郁李仁、瓜蒌仁等仁类药，药物缓和，效果还好。计量根据病情、年龄、体质而随时调整。

5．重视中医特色疗法

鉴于小儿脏腑娇嫩，形气未充的生理特点，针灸、药物等疗法对某些患儿如恐惧、年龄太小、吃药困难等采用小儿特色疗法如药浴法、足浴法、贴敷法、拔罐疗法、小儿推拿疗法等会收到满意疗效。在其所著《绿色育儿宝典》中有诸多介绍。

（1）敷贴疗法：王茹教授开创了“冬病夏治三伏贴”“冬病冬治三九贴”系列方法，根据小儿不同疾病，创建了咳喘贴：适用于慢性咳嗽、支气管炎、哮喘反复发作的儿童；鼻炎贴：适用于各种鼻炎、鼻窦炎、腺样体肥大的儿童；增免贴：适用于抵抗力低下，体质虚弱反复呼吸道感染的儿童；健脾贴：适用于长期厌食、积滞、泄泻、胃肠功能紊乱的儿童；补肾贴：适用于长期遗尿、五迟五软、生长发育迟缓的儿童。

（2）小儿推拿疗法：王茹教授作为全国中医药促进会小儿推拿与外治学会副会长；中华中医药学会少儿推拿传承共同体副主席，在全国范围内进行了30多场小儿推拿的培训、讲座，传授小儿推拿知识和手法及小儿疾病的辨证。在临床上每次出诊必有很多家长慕名前来给孩子推拿，接诊了大量小儿脾胃疾病之积滞、厌食、泄泻，肺系疾病之感冒、发热、咳嗽、鼻炎、腺样体肥大、哮喘，心肝疾病之夜惊、小儿多动综合征、小儿抽动秽语综合征、癫痫、小儿孤独症等很多患儿，积累了很多体会：①小儿推拿的手法要依据患儿耐受力、疾病种类、病情轻重等轻重适宜，轻的手法在前，重的手法如捏法、拿法、掐法在后，或配合转移注意力的方法，使孩子易于接受。②小儿疾病一定要辨证，王茹教授中医儿科学的教学时间长达30多年，对儿科疾病的辨证体会颇深，在辨证的前提下，运用小儿推拿的汗、吐、下、和、温、清、消、补等法游刃有余，疗效更胜一筹，这方面是王茹教授独特的特点。

6．善治小儿“急症”

王茹教授自二十世纪九十年代初就开始就对中医急症有很深的研究，也发表了很多论文，在中医儿科方面尤其对小儿发热、感冒、肺炎、时行疾病、小儿惊风等所致的高热、惊风等急症研究较多，“强力抗菌解热冲剂治疗小儿高热的临床和实验研究”。王茹教授为项目主持人，获河北省厅科技进步二等奖。“镇痉退热栓对小儿感染性高热惊厥疗效的研究”，2011年获河北省中医药学会科学技术二等奖。2006046。王茹教授为项目主持人。

主要成果

1．科研成果与获奖情况

公开发表专业论文50余篇，主持和参与国家自然基金、河北省科技厅、河北省中医管理局课题14余项，获得省厅级科技进步一、二等奖6项。

（1）“骨靶向亲和性引经药与‘肾主骨’信号转导相关性研究”，国家自然科学基金81073074，王茹教授为第一主研人，经费：33万。2013～2015年。

（2）河北省高等学校科学技术研究重点项目《基于“肾通于脑”引经地黄饮子干预脑缺血大鼠Wnt/β-catenin通路分子机制》，ZD2015053。第二主研人，2015.06～2017.06。

（3）“化瘀排毒治疗小儿过敏性紫癜性肾炎”2006年河北省科技厅课题，06276102D-39，王茹教授为项目主持人，2006.01～2010.06。

（4）“强力抗菌解热冲剂治疗小儿高热的临床和实验研究”。王茹教授为项目主持人，获河北省厅科技进步二等奖。

（5）“镇痉退热栓对小儿感染性高热惊厥疗效的研究”，2011年获河北省中医药学会科学技术二等奖。2006046。王茹教授为项目主持人。

（6）“中医药活力隆延缓衰老增强生命活力的临床与实验研究”，王茹教授为项目主持人。2004年获河北省中医药学会科技一等奖。

（7）“中药促孕丸治疗女性不孕102例临床观察”获河北省厅科技进步二等奖。王茹教授为第二主研人。

（8）“五龙丹治疗冠心病心绞痛的临床与实验研究”，王茹教授为第四主研人，1993年获河北省厅科技进步一等奖。

（9）“中药胃金治疗慢性胃炎、消化性溃疡的临床与实验研究”，王茹教授为第二主研人，获河北省厅乙级医药卫生科研奖。

（10）“授课法与多教学法结合改革中西医结合临床教学的创新研究”河北医科大学教改课题，王茹教授为项目主持人，2003年获得河北中医学院校级教学三等奖。

（11）“授课法与多教学法结合改革中医临床教学”河北医科大学教改课题，王茹教授为项目主持人，1998～2001年。

（12）“授课法与多教学法结合改进中西医结合临床教学的创新研究和实践”，王茹教授为项目主持人，2006～2009年教改课题。

（13）“参与式教学模式在中西医结合儿科教学中的创新与实践”校级教改课题，2014～2017年，王茹教授为项目主持人。

（14）“参与式教学模式在中西医结合儿科教学中的创新与实践”2014年12月获得全国中医药高等教育学会中医药教育科学研究优秀论文奖。

2．编写教材和著作

（1）《中西医结合儿科学》“十二五”规划教材，主编，科学出版社出版。

（2）《绿色育儿宝典》主编，河北少年儿童出版社。

（3）《胎孕产蓐育芽儿》主编，中国中医药出版社。

（4）《王其飞医集》主编，香港医药出版社。

（5）《中西医结合儿科学》新世纪全国统编教材，副主编，中国中医药出版社。

（6）《中西医结合儿科学》“十三五”规划教材，编委，中国中医药出版社。

（7）《中国老年脾胃病学术研究》，副主编，天津科技出版社。

（8）《河北历代名医学术思想研究》，编委、绘图，中国科学技术出版社。

（9）《老年脾胃病与张锡纯学术研究》，编委，中国医药科技出版社，1994年出版。

（10）《长寿大全》，编委，河北科技出版社。

（11）《中医长寿学》，编委，辽宁科学技术出版社。

医学感悟

儿童的健康，关乎民族的兴旺发达与国家的繁荣富强，为此，中医儿科志士仁人，不遗余力，为之奋斗终生。在育儿方面，倡导绿色育儿，主张以自然健康的方式：优种、优胎、优生、优育，提倡母乳喂养，母婴同室，给孩子吃健康食品，多在大自然中活动。同时根据小儿发育规律，采用毒副作用少，自然绿色的中药、推拿、食疗、外治等科学育儿的方法护养儿童健康成长。通过研究和继承中医儿科的经验以及广博的临床经验知识，提高儿童的生活质量，增强儿童的体质，保障儿童的身心健康，提高我国民族的整体素质。

冯晓纯

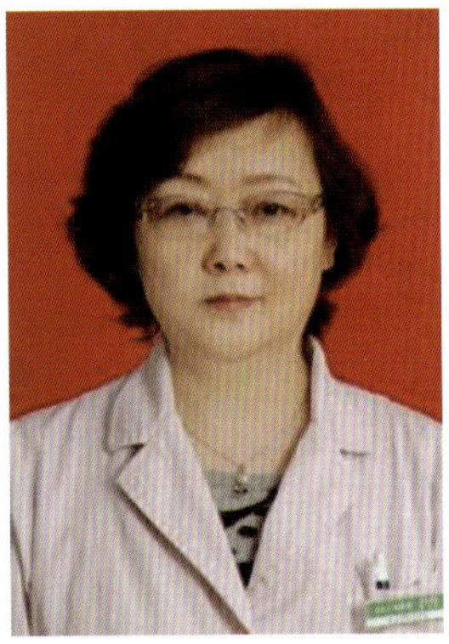

名人小传

冯晓纯，女，中共党员。主任医师，三级教授，儿科博士及硕士研究生导师，全国首位儿科国医大师王烈教授高徒。国家中医药管理局儿科区域诊疗中心（东北地区）建设项目负责人。国家卫生部临床重点专科、吉林省中医药管理局紫癜病解毒凉血重点研究室负责人。国家卫生计生委儿童用药专家委员会委员，中华中医药学会儿科分会副主任委员，中华中医药学会科学技术奖励评审专家库专家，中国中西医结合学会儿科专业委员会常务委员，全国中医药高等教育学会儿科教育研究会常务理事，国家中医药管理局执业医师命题审题专家、中医（朝医）执业医师命审题首席专家，吉林省中西医结合学会儿科专业委员会主任委员，吉林省中医药学会儿科专业委员会名誉主任委员等。

1960年4月出生于吉林省长春市，1984年毕业于长春中医学院中医系，后直接受聘于长春中医学院附属医院，开始从事中医儿科临床工作。1986年在白求恩医科大学附属医院进修学习1年。2002年成为全国第三批名老中医药儿科专家王烈教授学术经验继承人。2005年就读于第一届长春中医药大学高校教师研究生班。2006年在梅河口市爱民医院支医期间被誉为“知名儿科专家”。2009年被评为吉林省“真中医”人才培养工程——第一批老中医药专家学术经验继承项目指导老师。2011年被授予长春市名中医称号。2012年成为长春市“十二五”医学重点专科学科带头人。2013年先后被评为吉林省第一批老中医药专家学术经验继承指导老师、吉林省第一批优秀中医临床人才。2014被授予吉林省名中医称号、吉林省第十三批有突出贡献的中青年专业技术人才。2015年被评为中国中医药研究促进会2015年全国首批专科专病建设科研先进个人。2016年先后被评为吉林省科学技术协会学会学术工作先进个人、“十二五”吉林省中医药继续教育工作先进个人称号、全国优秀科技工作者，同年响应所在校院的号召，与珲春市中医院构建区域医疗联合体，开设了珲春市首家儿科病房。2017年拜知名儿科专家徐荣谦教授为师。2018年被评为长春中医药大学教学名师。

学术经验

冯晓纯教授作为王烈教授学术继承人，不断认真总结王烈教授哮咳理论。2007年顺利完成国家中医药管理局课题《小儿咳嗽变异性哮喘（哮咳）中医证治规范化研究》，2008年3月在上海召开的国家中医药管理局重点专科儿科哮喘协作组会议上将其总结的哮咳理论正式命名为“哮咳”，并归属哮喘范畴。对其哮咳理论进行规范化研究，并创新性地提出稳定期食积内热证，为根治哮咳提出新的诊治思路。并于2010年4月正式纳入由徐荣谦教授主编的新世纪全国高等中医药院校创新教材《中医儿科学》中。2016年带头制定《中医儿科临床诊疗指南•小儿咳嗽变异性哮喘》的指南，2019年该指南由中华中医药学会批准发布。

冯晓纯教授对于紫癜的诊治独具匠心。在王烈教授“无毒不生斑”的基础上，探究其病因为“内损是虚、外侵挟毒、不通为瘀”。并总结其病位在络，于脏腑辨治。2011年8月，在“吉林省中西医结合学会儿科专业委员会一届三次学术会议”上，首次提出过敏性紫癜、血小板减少性紫癜之“紫癜疹”“紫癜斑”的中医病名，使紫癜的中医病名更符合临床实际，并提出“三期分治，脏腑辨证，综合治疗过敏性紫癜”的合理治疗方案。进一步丰富了中医药对现代疾病辨证和治疗的认识，为在今后临床工作中更好、更深入、更系统的辨析病证，提供了良好的理论依据。过敏性紫癜的创新性理论及方法，荣获科技进步奖。并与中国医学科学院北京协和医学院医学实验动物研究所卫生部人类疾病比较医学重点实验室合作，首次建立紫癜兔模型，研究内容发表了SCI杂志，影响因子达5.578分。

冯晓纯教授在诊病中讲究望诊，临诊详查患儿面色、鼻、舌象、舌下络脉，尤其小儿“气池”的望诊等。并且首次提出“熊猫眼”即小儿“气池”青紫，与后天脾胃及脏腑功能关系密切，为亚健康状态。本于王烈教授对儿童多动症的治疗经验，再加之吸收刘玉书教授对儿童抽动症的学术思想，形成自己特色的以脏腑辩治儿童抽动症的理论。重视外治疗法，如推拿、捏脊、敷贴、涂敷、刮痧、拔罐、熏洗、香囊及心理疗法等“绿色治疗”。提出以温肾健脾，宣肺利水；健脾补肺，固肾摄精为大法治疗肾病之水肿、蛋白尿；提出以红景天为主治疗心肌炎，佐以甜叶菊于中药汤剂以便于儿童服药等等珍贵的学术思想与诊疗经验。为婴童的健康，医学的发展，做出了不可磨灭的贡献。

主要成果

荣获中华中医药科技进步二等奖两项，中国中西医结合科技进步三等奖一项，吉林省科技进步二等奖两项，吉林省中医药管理局科技进步一等奖，二等奖及三等奖各一项，长春市科技进步二等奖一项。参编及主编著作、教材10余部。发表学术论文百余篇。为医学事业前进毫厘，已身已越千里。

（一）科研成果

①小儿“哮喘苗期”理论与临床研究；②王烈教授学术经验文集；③王烈教授治疗小儿哮喘的临床经验研究；④痰湿闭肺型肺炎喘嗽中医证治规范化研究；⑤小儿哮咳症见气池青紫与微量元素；⑥中医药治疗小儿过敏性紫癜的临床研究；⑦小儿肺脾气虚症与机体免疫功能的关系；⑧核消散治疗小儿腺样体肥大的临床疗效及免疫动态学观察；⑨腧穴拔罐治疗小儿外感咳嗽（风寒咳嗽）技术研究；⑩仙元方灌肠治疗小儿过敏性紫癜腹型的研究；⑪蝎黄解痉治哮颗粒对哮喘小鼠p38 MAPK和Th1/Th2类细胞因子变化的影响；⑫小儿哮咳证见“气池”青紫与免疫功能关系的研究；⑬儿童多发性抽动症中医诊疗技术规范；⑭CBS联合PBL教学法在中医儿科脾系疾病教学中的应用研究。

（二）主要著作

①《独生子女护理大全——胎教．优生．育儿》，编委，东北师范大学出版社；②《中医临床丛书——今日中医儿科》，编写者，人民卫生出版社；③《中华当代名医系列丛书．第三卷婴童翼集》，中医古籍出版社；④《婴幼儿用药与配餐全书》，副主编，吉林科学技术出版社；⑤《中医临床丛书——今日中医儿科（第二版）》，编者，人民卫生出版社；⑥《中医儿科临床技能》，副主编，人民卫生出版社；⑦《吉林省中医药适宜技术汇编》，编者，吉林科学技术出版社；⑧《国家级名老中医用药特辑——儿科病防治》，主编，吉林科学技术出版社。

医学感悟

忆往昔，余专心慈幼已近四十载，尤感中医中药之神妙。海纳百川，有容乃大。余倡导：“古为今用，西为中用，中西并重，才能造福婴童”。明体达物，格物致知；以中容西，融会贯通。担当“后抗生素时代”的主力军，勇搏峻浪，造福婴童！

任东林

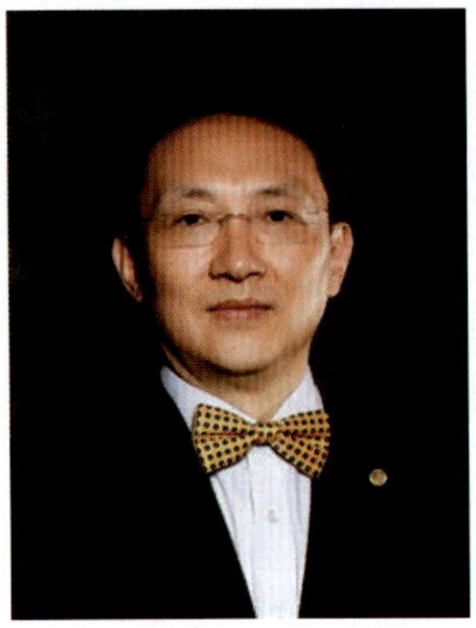

名人小传

任东林，主任医师，教授，博士生导师，全国第二批中医肛肠学科名专家，广东省首批医学领军人才，中山大学附属第六医院中西医结合肛肠外科主任，盆底中心主任。海峡两岸医药卫生交流协会消化道外科副主任委员，世界中医联合会肛肠专业委员会副主任委员，世界中联盆底医学专业委员会第一届理事会顾问，中国医师协会结直肠肿瘤专业委员会第一届委员会中西医结合诊疗专委会主任委员，中国中西医结合学会围手术期专业委员会常务委员，中医药高等教育学会临床教育研究会肛肠分会副会长，中国中西医结合学会大肠肛门病专业委员会主任委员，中国医师协会结直肠肿瘤专业委员会器官功能保护专业委员会（学组）第一届委员会副主任委员，中国医师协会中西医结合医师分会第二届肛肠病学专业委员会顾问，中华预防医学盆底功能障碍防治专业委员会第一届委员会副主任委员，中国经肛腔镜外科学院首届顾问团顾问，首届国家结直肠肿瘤质控专家委员会常务委员，中国医学教育慕课联盟首批规划课程《外科学》慕课的编辑委员，全国高等学校医学五年制本科临床医学专业第九轮规划教材《外科学》（第9版）编辑委员，便秘联谊会副会长。《精准医学杂志》《中华胃肠外科杂志》编辑委员，《结直肠肛门外科》杂志第五届编辑委员会副主编，《胃肠外科学》（第2版）分篇主编，《中华结直肠疾病电子杂志》副总编辑，广东省中医药学会肛肠专业委员会副主任委员，广东省中西医结合学会大肠肛门病专业委员会主任委员，第三届山东省医师协会肛肠病学医师分会名誉主任委员，广东省泌尿生殖协会盆底学分会第二届委员会副主任委员。

曾获首届全国结直肠肛门手术录像大奖赛肛门部手术录像组一等奖、首届“金手指”杯手术录像评比肛门组一等奖、“传承广州文化的100双手”、2015年度“岭南名医”、2015年度“羊城好医生”。

作为中国中西医结合学会大肠肛门病专业委员会及广东省中西医结合学会大肠肛门病专业委员会的主任委员，长期致力于中西医结合治疗结直肠肛门及盆底疾病研究。为国家重点学科中山大学附属第六医院普通外科学术骨干，结合运用自己的中医理念建立国内首家盆底疾病诊疗中心。作为全国及广东省的主任委员，在规范常见疾病治疗的同时，积极推动中西医结合肛肠外科发展。通过开展学习班、接收进修医生等方式，将新理念、新技术推广至各省市医院，每年定期开办2届“龙班”，为提升中国中西医结合肛肠外科水平、建立中国中西医结合肛肠后备军尽最大的努力。

学术经验

1．腹部手术快速康复——小承气合剂

腹部手术后，胃肠道会因应激出现一系列以肠麻痹为主的症候群，这在涉及有胃肠道吻合口的病例中尤为突出。因此胃肠功能恢复是腹部手术后的重要环节，可直接影响到手术的效果，而胃肠功能的恢复，首先是从胃肠动力恢复开始。依托于《伤寒论》中的经方承气类，深入研究小承气汤，通过分子、动物等实验，证实其促进胃肠动力机制如下：①直接增加肠管平滑肌细胞的电兴奋性，促进肠管收缩；②显著增加胃、空肠、回肠组织血流量，缓解应激状态下低灌流、缺血缺氧状态；③促进血浆胃动素浓度恢复，有效地抑制肠道细菌移位；⑤调节血管活性肽、胃动素的释放。结合中医药“整体辨证论治”思想，应用“益气活血、理气通腑”理念，在经方小承气汤基础上加入丹参制成小承气合剂，临床应用后可明显促进各种腹部手术术后早期胃肠动力的恢复，且并未增加吻合口瘘、腹腔感染、死亡的风险。即在安全可靠的基础上极大提高患者围手术期生活质量。

2. 结直肠肿瘤——中西医结合治疗

结直肠肿瘤目前的主流治疗方法是以西医为主的综合治疗，在施行根治性切除术后再根据病理诊断选择包括化疗、放疗、生物治疗等综合治疗措施。鉴于结直肠肿瘤患者绝大多数营养状况较差，手术耐受程度较正常人偏弱，故改进并践行结直肠肿瘤“中西医结合治疗”观念。

（1）围手术期——“相辅相成”

鉴于患者术前“气血两虚夹邪”的本虚标实证，提出术前“健脾补益气血”“扶正为主”，以减少术后并发症的发生；考虑术后患者慢性疲劳综合征表现，应用中医“健脾和胃”“行气通便”治法，佐以中药灌肠、外敷、热熨和针灸等方法，有效改善上述症状。另外，应用中医药“攻补兼施、内外同治”疗法，降低及减轻术后早期炎性粘连性肠梗阻发生率及症状，提高患者术后生活质量。

（2）放化疗——“通力合作”

放化疗为结直肠癌综合治疗的重要组成部分，然而其毒副作用令很多患者错失最佳治疗方法，应用中医药疗法可减轻放、化疗的毒副作用，同时增强放化疗的疗效。在放、化疗后，还可提高机体免疫力、减少复发转移的概率。对已失去根治机会或手术后复发的大肠肿瘤患者，通过应用中医药疗法可起到改善食欲和睡眠，增强精神和体力，通畅大便等作用，实现带瘤生存，提高肿瘤晚期患者的生存质量。

3. 脱垂性疾病——TST技术

从多年临床实践经验，特别是基于5000余例痔病手术经验，形成了“对正常肛垫组织的珍视与爱护”的外科思想，并在此基础上提出“痔手术应该是功能性的肛门成形术”“不同痔，不同治”等学术理念，强调“去除病灶与保护肛门功能并重，注重肛门形态的恢复”。这一理念已成为目前全国同行治疗痔病的共识。

基于此，创造性提出痔病选择性痔上黏膜环切术（TST），在国内最早开展TST技术并取得良好效果，主持和参与7项经肛吻合器相关研究课题，团队成员在2012年首先在国际期刊上发表关于TST手术的第一篇SCI论文，迄今为止发表论文共计9篇，其中多篇发表在国际权威期刊如Diseases of the Colon & Rectum等杂志上。取得吻合器发明专利1项。迄今为止，举办11届TST培训班，培训全国学员约200人，极大地推广和规范了TST手术。在此期间，多次受邀在美国、韩国、意大利、日本、新加坡、澳大利亚、中国台湾以及国内结直肠肛门外科学术会议上讲授关于痔病治疗的新理论和新技术，在国际上发出中国声音。目前TST手术已在全球范围被临床应用，被国际结直肠外科医生所认可。

4. 复杂性肛瘘——“时间换取功能性治愈”

时至今日，复杂性肛瘘的手术治疗是肛肠外科良性疾病中最棘手的难题之一。复杂性肛瘘手术创伤的痛苦、术后患者肛门功能的损伤以及不可忽略的复发风险，无论是对于患者还是医生来说，都可带来长远的影响。近二十年来，“保留肛门功能”的理念在复杂性肛瘘治疗中的比重越来越大，复杂性肛瘘的治疗目标不仅仅在于治愈，也在于保留高质量的生活品质。在这种理念的引导下，通过近十年的临床实践，在复杂性肛瘘治疗精细化治疗领域取得了巨大的进步和成就。提出并倡导“精确诊断”“解剖学切除”“时间换取功能性治愈”等理念，结合各种中西医新型改良手术方式，使得绝大多数深受复杂性肛瘘痛苦的患者在得到治愈的同时，保留了大部分的排便控便功能，显著改善生活质量，尤其是那些做过多次手术的复发性肛瘘患者。近几年来，相关治疗和科研成果也获得了国际同行的赞誉和肯定，多次在全球性会议和期刊中展现相关成果。所进行的“肛管括约肌间后深间隙在复杂性肛瘘形成和治疗中的意义”系列课题成果，被全球结直肠外科权威杂志《Diseases of the Colon & Rectum》作为重点文献，邀请了前大不列颠和爱尔兰结直肠医师协会主席Graham Williams教授发表了题目为《Complex Fistula-In-Ano：A Small Step Forward in Understanding?》的专家评述。这是首次由结直肠外科领域权威杂志和全球知名的医学教授，针对复杂性肛瘘领域中由中国医生提出的观点和研究成果进行探讨和点评。Williams教授在专家评述中将任东林教授治疗团队的重要发现看作是对经典肛瘘“腺源性感染理论”体系的重要补充，会为复杂性肛瘘“保留括约肌理念”手术的进一步发展开创新局面。

主要成果

1．成功改进并研制了胃肠道手术术后常用专方——小承气合剂。

2．致力于中西医结合治疗结直肠肛门及盆底疾病研究，在国际权威、国内核心期刊发表论文100余篇。

3．编写著作20余部。

4．主持或参与国家或省级课题10余项目。

5．获得国家实用新型专利“肠减压及肠灌洗装置”等5项。

6．获得各级科研成果5项。

刘兴烈

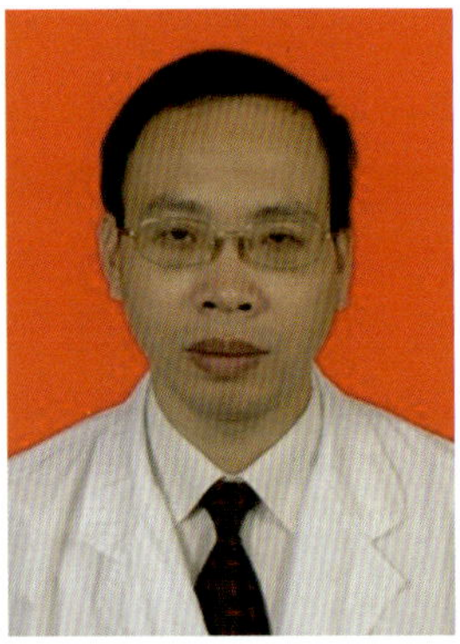

名人小传

刘兴烈，生于北京，中国共产党党员，中医学博士，中山大学附属第六医院中医科主任医师，中山大学教授、硕博研究生导师。

而立之年就读于孕育岭南名中医摇篮广州中医药大学，八年之中先后临床侍诊于邓铁涛、沈炎南、刘仕昌、司徒铃、李丽芸、刘亦选、熊曼琪、丘和明、徐鑫梅、陈仲荣、杨文辉、廖世煌、禤国维、刘旭生、司徒树长等老师，并私塾郭梅峰而深谙中医岭南医派之奥妙。承蒙贵人推荐，师承南京中医药大学周仲瑛、邹燕勤、沈凤阁、项平、黄煌、郭立中等老师，进一步研习中医学，完成博士研究生学业；学术与临床得到进一步深化、升华；博采古今众长，治方不执成见。

学术经验

一、主张中医与西医有机融合；强调博采众长、兼容并蓄，深度学习

最近一百二十多年以来，西学东渐，西方医学传入，对我国医学事业发生较大影响。1879年俞樾发表《废医论》之后，有主张“废除中医中药”或“废医存药者；有主张改良中医药者”。习近平主席指出：“中医药学凝聚着深邃的哲学智慧和中华民族几千年的健康养生理念及其实践经验，是中国古代科学的瑰宝，也是打开中华文明宝库的钥匙。”汉代史学家司马迁说过：“人之所病，病疾多；而医之所病，病道少。”治疗疾病之“道”不足，仍是现实的问题。针对这个问题，全面掌握中西医两套临床技能，能更好地为患者服务。中医人之间、中医与西医之间，应当广泛采纳众人的长处及各方面的优点，兼容并蓄，进行深度学习。

二、深度研习经典，师古不泥，博采众长兼容并蓄而纠其偏

中医经典是原创理论、学科基础。研习中医，贵在领悟经典与吃紧中医的根子。领悟之路，不仅穷究中医学经典，务须吃紧“天文、人事、地理、术数”八字方针，而且精研易学经典，并将中医学与易学进行有机融合为一体。

“道之所属，工之所疑。”《黄帝内经》是中医的根子所在；阴阳五行则是《黄帝内经》的根子；阴阳是认知中医时空定性的基础工具，五行则是运用中医时空理论的定位工具，五运六气是中医时空模拟运用的演算工具，而藏象、经

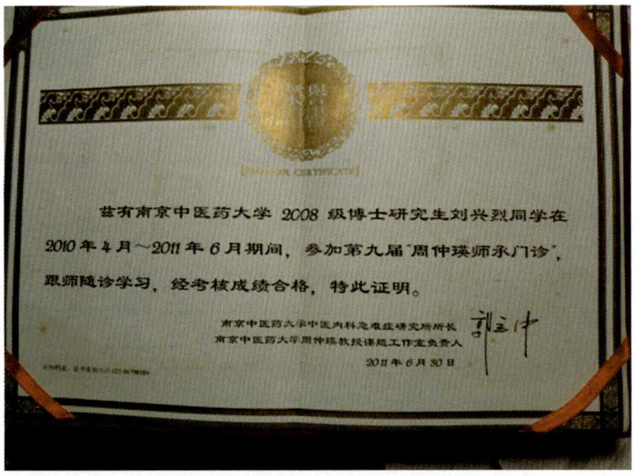

络、药食气味等理论是中医时空的模拟与运用。然阴阳五行的根子则是古天文历法。中医学的核心就是以天道明人事、医道、地理；天道不明则人事、地理、医道难明。所以，学中医而不读易学，则不明天文地理人事术数；不读《黄帝内经》则不明脏腑经络，无以知致病之由。若不以五运六气学说与象数推演探究《伤寒杂病论》，则无以知立方之法，而无从施治；不读金元大家之作，则无以通补泻寒凉之用，而不知变。明易理，晓医理，则可纠正医派偏执之争。

三、继承师学，临床强调首辨病机，执简驭繁，知常达变

明代张景岳《类经•十三卷•疾病类》指出："夫病机为入道之门，为跬步之法。"周仲瑛老师提出病机辨证方法，认为古今不同辨证方法之间的切合点在于病机理论。临床辨证论治应当首先重视病机分析，病机是理论联系临床实践的纽带，是通向论治的桥梁。我们经过深度挖掘周仲瑛病案，以及从宏观整体层面上，依据病机要素的不同特性、相应临床表现，结合病位、病性、病势，总结出周仲瑛"病机十三条"，使病机辨证从源头上得到活化。这充分体现了活化辨证、理论前移、执简驭繁、求同存异四种学术价值。

周仲瑛老师在长期的临床实践中发现，诸多慢性疾病、恶疾、难治病、急性病的共同病机特征为复合病机；复合病机是临床辨识病机的核心内容。周老师指出："复合病机是指不同病因所产生的病理因素（譬如风、寒、湿、热、火、痰、瘀血、气、水、饮、毒等）之间相互兼夹、相互转化、复合为患，从而表现为复杂的发病特点。"复合病机主要有多因复合（风火相扇、湿热郁蒸、瘀热相搏、痰瘀互结、燥湿相关、虚实相因、寒热错杂等）、多病位复合（如多脏同病、五脏同病）、多病势复合三种表现形式。病机转化是形成复合病机的主因，其后果是导致证候动态演变形式的复杂性。虽然"但见一症便是"的实质在于透过"一症"就明确内在病机的关键环节，相应针对性治疗而取得较好疗效，但还是取决于医者病机分析的水平。

基于复合病机与病机转化，以虚实相因病机为核心，重点把握病理因素与脏腑病机，立法制方分别针对"十邪"与"脏腑之阴阳气血津液"两端，在此过程中针对病机的主次轻重缓急复法制方，注重气机的升降出入、虚实寒热病机之间的从化、脾胃与其他脏腑之间的生克关系，结合标本主次、三因制宜、五运六气等理论，随证制方，使患者从整体上实现阴平阳秘，这过程中既有扶正以祛邪，也有祛邪以扶正等理念。由此思路所拟定的处方多为复法制方；这在临床实践中当大则大，该小则小，小则为"复法小方"，大则为"复法大方"。

四、诊治疑难病、恶疾等诸病，力倡攻玉假他山之石，鉴形借断流之水

随着时代的持续变迁，疾病谱和人类对疾病的认识也在不断更新。因此，在临床中遇到古今不同的新疾病，首先从易学与中医经典吸取智慧。其次，务须擅长借鉴名老中医的智慧结晶。名老中医的独到之处，就是善于把中医理论与临床实践结合，从细微之处抓住事物本质，巧妙构思，严谨思维，做出准确的诊疗方案。譬如诊治恶性肿瘤，笔者容周仲瑛、刘嘉湘、孙秉严等名家临床经验与学术思想于一炉，基于易学与中医学经典及周仲瑛老师复合病机理论，找出患者健康危险窗口而进一步明确治未病时空窗口，采用复法大方，内调外治，大多数取得较满意的疗效。其余他病，也是如此。为医做学问，当诚如师祖费伯雄《医醇剩义•同病各发》所指出："师古人之意，而不泥古人之方，乃为善学古人"，"巧不离乎规矩，而实不泥乎规矩"。

五、基于易学理论与中医五运六气学说，构建了医易时空治未病模型，充分揭示天纪、人纪、地纪三者合一的实践价值

"一滴水可以折射太阳的光辉。"一张阴阳太极图，可以反映中国易学与中医学的千年演化过程。中医五运六气理论是易学与中医学有机融合所形成的理论，提出了一整套自然界气候演化模型。依据中医时空理论，创立了先天核心病理体质模型、健康危险窗口模型，融合易学推演工具，构成医易时空治未病模型。该模型以人为中心点，将天与地的阴阳五行气团的运动方向与盛衰分别与人体脏腑、阴阳、气血一一对应起来，人体脏腑功能顺应天地四时之气则昌，太过或不及则病。

六、尝试中医日天干地支诊病

关于日干支算病，虽在唐以前没有古籍可以明确印证，但根据上文考证，至少有渊源可循。无论从理论上、逻辑上，还是古籍传承的脉络上，都提示日干支算病不是空穴来风，也不是某些人所说的那样一无是处。试一试，与太乙、遁甲、六壬、金口诀、四柱、六爻、堪舆、斗数、七政等易学精华理论齐名的五运六气理论，其共同核心精髓都是阴阳五行、河图洛书及天干地支，而那些子学式法在推演预测中是很准确的，这就不能否认五运六气理论的合理性。而且同样以日干支算病为主的子午流注、灵龟八法、飞腾八法在临床实践中也是屡现神奇，而日干支算病的天干地支与五脏六腑、六经传变的配属又是相同的，这些都说明了日干支算病合理、可信，是值得研究的。其实十天干、十二地支，加起来一共就这22个字，人体万千病症也不过就这22个字出现问题而已，真正的大道至简至易，但貌似简单的东西其实并没有那么简单。所以说，学习中医是需要悟性的。

主要成果

先后承担国家级、省市级科研课题10项；承担中山大学《中医学》《中国药膳学》《中医顺时养生》《中国中医师承中医学》四门核心课程建设项目；在SCI、中国中文核心期刊等专业杂志发表30余篇学术论文；以第一副主编编写出版《皮肤亚健康学》《中医蜂疗与亚健康》两部教材；在周仲瑛指导下编写出版《周仲瑛治肾临床经验与学术思想研究》；参加编写出版《国医大师周仲瑛凉血化瘀四方治疗急难症病案选》《跟国医大师周仲瑛抄方》；成功申请了国家发明专利“一种富含多种有益元素的蝉虫草及其培养方法”，2011年荣获广州中医药大学科学技术进步科技奖二等奖。

刘运杰

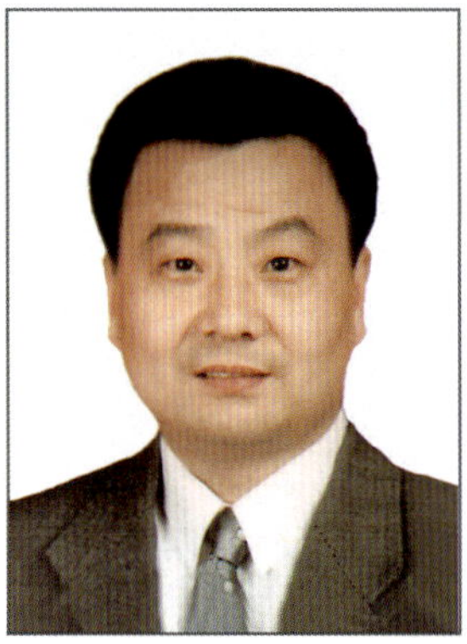

名人小传

刘运杰，男，1959年生，河北肃宁人。现任北京市朝阳区六里屯社区卫生服务中心主任兼党支部书记，副主任医师。1978年参军，在解放军基建工程兵北京指挥部151团卫生队任卫生员。多年来坚持学习和提高自身专业素质，曾参加部队举办的多种临床医疗学习班，逐渐从卫生员成长为一名助理军医。后取得中医正骨、按摩、针灸等专业学习合格证书。1983年7月至1986年10月，转业至北京城建五公司门诊部任医生。1986年10月至1989年2月，任城建五公司卫生科副科长兼门诊部副主任。期间（1985年至1988年7月）参加北京市朝阳区垂杨柳卫生学校临床专业学习。1989年2月起，组建北京城建水碓子医院（后更名为北京市朝阳区六里屯社区卫生服务中心），一直担任院长兼书记至今。

业务经验

1．抓好医院建设管理：自1989年担任医院院长兼书记至今，始终坚持临床业务与医院管理两手抓。在管理方面，完成防化工程学院经济管理本科专业学习，先后获得法律学硕士、经济学本科证书和北京大学EMBA，参加清华大学组织的为期一年的社区医学发展与管理高级研修班并通过考核，运用科学的管理方法促进医院健康运转。多次在省、市级，对口帮扶单位进行业务、管理、经营与法规方面的授课和社区居民的健康教育授课。是北京市十百千人才队伍成员。

作为中心一把手，做到从计划、组织、实施、督导、考核、奖罚各环节科学有效的统筹与管理，培养激励年轻人，树立员工积极进取的敬业精神与医院文化，充分利用自己的法律知识，融入临床医疗的各个环节，规范中心的医疗文书、知情告知的书写等。在慢病管理与家庭医生服务签约、专全团队建设上，始终走在全区前列。中心连续十年荣获朝阳区年终绩效考核优秀单位，北京市特色中医诊区、朝阳区社区康复培训实践基地、全国示范社区卫生服务中心、全国优质服务示范中心等荣誉称号。

2. 临床擅长中医骨伤、内科：在临床方面，从医40年来，始终奋战在临床一线。按时完成继续教育学习，先后取得全科医师证书、国家二级心理咨询师、国家健康管理师（三级）。坚持参加日常门诊、住院查房、会诊、病例讨论、继续教育学习等。熟练掌握社区常见病、多发病的诊治与慢性病的管理。1995年至1998年，北京城建水碓子医院与中国中医研究院骨伤研究所建立合作病房后，任病房主任兼住院医师，坚持参加门诊及病房值班查房、医疗文书撰写等日常医疗工作。在骨科常见病、内科常见病、多发病的临床诊疗上积累了较丰富的经验。在急危重症的抢救与转诊、骨伤科疾病康复治疗、中医适宜技术在北京社区卫生服务中心和站内推广等方面探索出一条适宜的道路。

3. 积极参与科研课题：参与北京市“社区常见疾病医疗康复技术研究与示范”相关工作，并在北京大学首届国际社区康复论坛大会上交流发言；参与朝阳医院“十二五科技支撑课题”“东西部地区慢性呼吸系统疾病综合防治模式构建研究”；参与中日友好医院科技部十二五支撑项目“糖尿病及并发症的康复技术与产品研究”、北京市科委“基于超声药物透入的自拟活血通络方对腰椎间盘突出症临床症候群改善作用的临床研究”等课题研究，掌握科研发展前沿动态，以科研带动社区医疗工作进步。2015年在北京市社区卫生协会主办的“提升社区卫生服务金点子”征集活动中，获得优秀奖。

主要成果

1. 获得奖励

1986年12月由北京市总工会、北京市经济委员会举办“北京市青年四小发明活动”，其设计的腰椎牵引功能锻炼架获省级三等奖；2015年4月，获得北京市社区卫生协会颁发“提升社区卫生服务金点子”优秀奖；2017年12月，获得北京市卫生和计划生育委员会颁发的“北京市社区卫生业务骨干”称号；2017年12月，获得北京市红十字基金会举办2017“同心•共铸中国心”欧柏梅朵公益大奖；2017年7月，被评为北京城建集团总公司“优秀党员标兵、优秀党务工作者”；2017年4月，获得北京市卫生和计划生育委员会、北京市人力资源和社会保障局“北京市社区医疗卫生制度建设工作先进个人”。

2. 发表论文

（1）三级医院与社区医院住院患者双向转诊路径初探[J]. 刘运杰，王艳红，张智勇，靳薇，朱建国，张凤艳，刘淼冰，孙倩美，张涓，张麟. 中国全科医学，2010,（3）：701-703.

（2）心理干预治疗脑卒中后老年人合并精神障碍的临床研究[J]. 刘运杰，王艳红，靳微，张凤艳，万涛，宋嫦娥，谢妍丽. 中国民康医学，2011,（11）：2688-2711.

（3）一种中医腹部分区的精确定位方法[J]. 武嘉兴，张启明，王义国，刘运杰. 中国医药指南，2012,（1）：226-227.

（4）精神心理健康教育大课堂模式对高血压合并焦虑及抑郁患者的干预研究[J]. 单大玲，刘运杰，戴济安，刘春霞. 中国全科医学，2012,（10）：3382-3383.

（5）硝酸酯类制剂对不稳定型心绞痛的疗效及安全性[J]. 李忠梅，刘运杰，黄英. 中国疗养医学，2012,（12）：1078-1079.

（6）医院药房管理存在的问题和对策[J]. 李忠梅，刘运杰，黄英. 中国当代医药，2013,（1）：124-126.

（7）规范化管理的高血压患者合并焦虑抑郁状态的危险因素分析[J]. 单大玲，刘运杰，刘畅，刘春霞. 慢性病学杂志，2013,（7）：548-551.

（8）顽固性失眠的辨证经验[J]. 张虹，刘运杰. 世界睡眠医学杂志，2015,（4）：118-120.

（9）补肾宁络方治疗慢性肾炎蛋白尿30例

[J]．张虹，梁晶，武嘉兴，刘运杰．光明中医，2016,（2）：536-537.

（10）“北京市分级诊疗任务落实”专家主题研讨[J]．张向东，吴浩，熊卫红，王尚才，李玉玲，刘运杰，王玉霞，赵雪田，甘静雯．中国全科医学，2018,（12）：1-5.

3．参编著作

《扫“忙”养生书》副主编，北京：中国中医药出版社，2014。

刘德喜

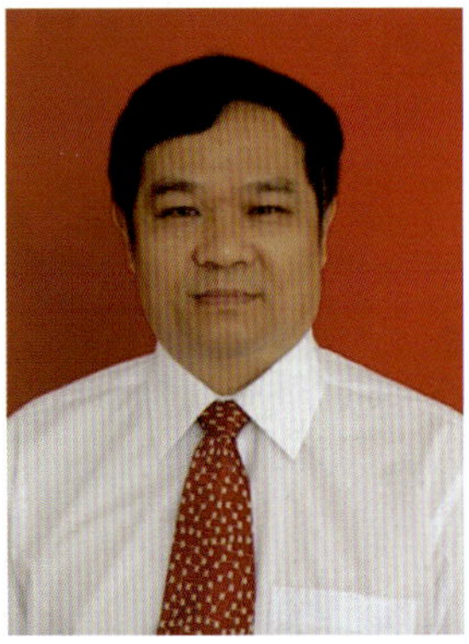

名人小传

刘德喜，男，中医主任医师，专业技术二级，广州中医药大学博士研究生导师、教授。享受“国务院政府特殊津贴”专家，第五批全国老中医药专家学术经验继承指导老师，国家中医药服务贸易专家咨询委员会委员。

历任三亚市中医院副院长，院长、党总支书记，国家卫生部临床重点专科脾胃病科学科带头人和负责人（中医专业），中华中医药学会管理分会常务委员、中华中医药学会第四届理事会理事、中华华佗医药研究会研究员、中华中医药学会脾胃病分会常务委员等。

1969年4月至1972年4月，以乡村医师身份跟随江西省中西医结合研究所莲花分所专家学习，1972年5月至1975年11月在江西中医学院中医系学习，1975年毕业于江西中医学院后一直在大型国有企业江西钢丝厂职工医院工作，曾任副院长。1983年9月至1984年8月，根据中发[1981]8号文件精神，国家要求对“文化大革命”期间录取的高等医学院学生用一年左右的时间补足相应的文化和基础理论课，使之达到本科水平。通过考试，考入江西中医学院中医理论提高班学习完中医本科专业基础理论课程，考试合格获本科文凭。1992年调至三亚市中医院，1995年任副院长，2000年任院长、党总支书记。自担任院长以来，面对医院欠债三百多万元情况下，带领全院职工开拓创新，全面改革，医院从四千多平方米的二级医院变成五万多平方米的三级甲等中医院，全国医药卫生系统先进单位。2002年率先开展“中医疗养游”以来，先后带领三亚中医院承担了两批俄罗斯伊斯兰人质恐怖事件受伤儿童、50名吉尔吉斯斯坦儿童康复疗养任务并圆满完成，收到卫生部和外交部的感谢信，并于2011年成立三亚欣欣荣中医疗养国际旅行社。

从医50年，耐心对待每位患者，对各种疑难杂症，特别对脾胃病、肝病、心脑血管病、妇女月经病、男女不育不孕症、前列腺炎、小儿厌食症，以及亚健康状态的调理、企业家综合征等在治疗上另辟新径，得到了患者及业内人士的广泛认可。1997年被三亚市委、市政府授予“优秀知识分子”。1999年被授予“三亚市首批有突出贡献专家”称号，享受市政府专家津贴。2005年被授予“海南省有突出贡献优秀专家”称号。2006年获俄罗斯政府总理颁发的“为中俄友谊作出贡献”奖。2008年被俄罗斯联邦卫生和社会发展部授予荣誉状。2009年被评为“享受国务院政府特殊津贴专家”。2011年荣获“中国卫生十大改革新闻人物奖”。2012年荣获“全国卫生系统先进

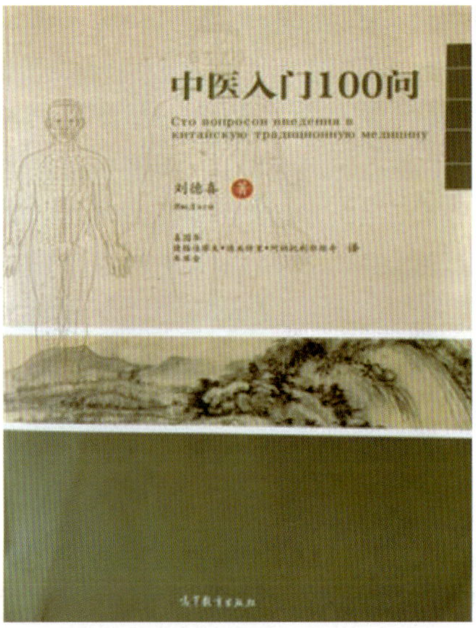

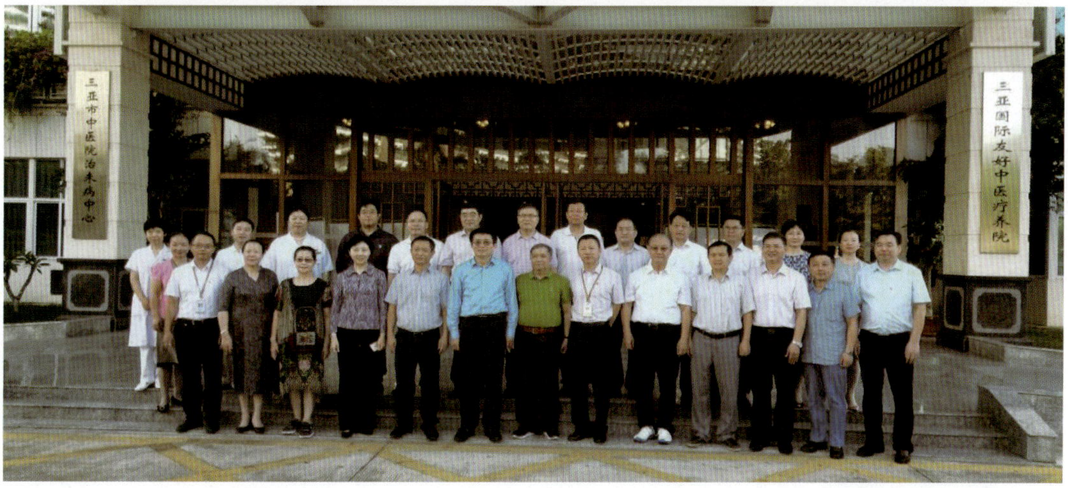

工作者”。2012年被评为“全国老中医药专家学术经验继承指导老师”。

学术经验

坚持“遵古而不泥古”，在临床治疗脾胃病上倡导基于脾胃转枢理论、从肝论治、痰瘀理论，对脾胃病的发病与病机演变有独特见解。擅长治疗慢性浅表萎缩性胃炎、肠上皮化生、消化性溃疡、慢性肠炎、消化道肿瘤及放化疗术后、功能性消化不良等疾病。

脾胃转枢理论：所谓“脾胃转枢”一方面是指脾胃是全身气机升降的枢纽，另一方面是指脾胃对全身气机的调节作用。认为“脾胃转枢”是脾胃通过回旋运转、变化与中和作用，使脏腑之气、阴阳水火维持上下升降、内外出入的正常运动。

从肝论治：肝与脾也有着正常的相克关系，肝属木，脾属土，肝脾两脏乃是相克关系。肝主疏泄，其功能是否正常直接影响到脾胃气机升降，如果肝气升降失常则会导致脾胃平衡遭到破坏，叶桂曾指出：“肝为起病之源，胃为传病之所”，“醒胃必先制肝，培土必先制木”。从反向来看，脾胃之病同样可累及肝，脾胃虚弱生血乏力则肝无以藏血，肝血不足则影响疏泄之功。现代人生活节奏快，工作压力大，多有情志不遂，七情失节，五志过极，日久可化热、化火、化风，致瘀而耗伤阴血，加之若肝木有病，脾胃最易受害，所以提出从肝论治脾胃的观点。

痰瘀理论：久病多痰，重视活血化瘀，认为痰和瘀作为病理产物之一，同时也是致病因素，在脾胃病的发生发展中起着重要作用。因此临证他推崇痰瘀理论，特别是在消化道肿瘤、疑难杂症的辨治中，在顾护人体正气的同时，时时不忘化瘀散结。脾胃病有痰瘀互结者，主要有胃脘痛，当然也有癥瘕、积聚方面。主张在消化道肿瘤、疑难杂症形成的主要病机以血瘀津停、痰瘀互结为主。痰瘀与外来邪毒互相搏结于脏腑经络，积留日久则可变生恶血为有形之癌瘤。

此外，在胃病的临床实践中，结合中医四诊及现代诊疗手段，指导临床常见病尤其是胃病的诊断、治疗并判断其转归，常收事半功倍之效。

主要成果

成功自制院内制剂21种（治胃丸、益气解毒丸、化瘀散结丸、痤疮消丸、丹曲降脂丸、补肾强身丸、妇炎丸、薏柏痛风丸、调经丸、前列丸、颈椎病丸、健脑安神丸、解表化湿丸等）全部用于临床，疗效显著，其中获得国家发明专利5项（1项合格专利号为 201410150392X、4项初审合格专利号为2016105786715、201610578672X、2016105786734、2016105786772）。每年为医院创经济效益100余万元。

主持科研项目7项，其中省级2项，市级5项。7个项目先后被海南省卫生厅和三亚市科技局立项。

先后出版《中医入门100问》（国家中医药管理局局长王国强作序）中英、中俄文对照专著各1部。

发表论文40余篇，获优秀论文奖6篇，其中国家级3篇。

创作“中医五行养生音乐疗法”，制作中医五行养生音乐碟1套（5张），很好地将音乐疗法融入传统的中医理疗之中。

安定祥

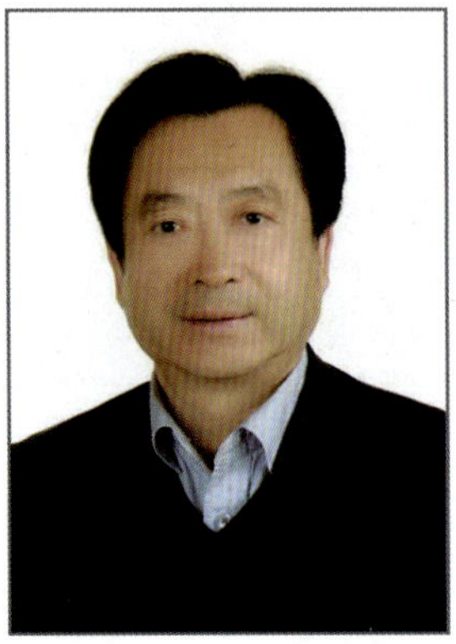

名人小传

安定祥，男，汉族，生于1958年4月，甘肃华池县人，中共党员，中医世家，自幼受外公开设私人中药铺、父母当赤脚医生，为乡村群众解除病痛的环境熏陶，高中毕业后曾担任生产大队文书，县革命委员会新闻报道组亦工亦农干部，高考恢复后先后考取、毕业于甘肃省中医学校、陕西省中医学院中医专业，研究生学历。曾历任华池县人民医院中医师、华池县卫生局干事、原庆阳地区卫生处中医科副科长、办公室主任、副处长，原地区药品监督管理局局长、党组书记，原庆阳市食品药品监督管理局局长、党组书记，庆阳市市政府副秘书长。兼职：先后被选（聘）任甘肃省中医学会文化分会副主任委员、中华中医药学会文化分会副主任委员、中国中医药研究促进会治未病与亚健康分会副会长、中国中医药研究促进会图书杂志编辑与信息专业委员会副会长，甘肃省政府文史研究馆研究员、陇东学院兼职教授，庆阳市岐黄文化研究会会长、庆阳市药学会名誉会长，甘肃省书法家协会会员。

学术经验

运用自己文学和中医学兼长的特点，以本地历史文化资源为基础，以岐黄中医药文化研究为方向，创建庆阳市岐黄文化研究会，带领团队从历史考证、遗址建设、理论研究、学术交流、产业开发、教育基地、宣传推介、对外合作等方面做了大量工作。同时，研读《黄帝内经》，提高理论水平，研习中医临床业务，提升对常见病、疑难病诊治水平。在中医治疗肾病、风湿骨病、皮肤病方面积累了一定经验。

主要成果

研究论证编撰出版岐黄文化研究方专著及丛书10部，主编学术报刊3种，支持、参与编著相关书籍11部，发表学术论文20多篇，在庆阳市筹办中华中医学会医史文献分会、文化分会年会等全国性岐黄及中医药文化学术会议4次，省、市级学术会12次。其中撰写的《岐伯故里中医史话》一书获市级社会科学论著一等奖，《岐黄文化研究丛书》一套6部，填补了国内传统文化研究空白，被评为庆阳市第十届精神文明建设“五个一工程”奖暨第五届梦阳文艺奖丛书专著二等奖，被中华中医药学会评为全国中医药健康文化优秀作品。学术论文多次在全国会议上交流，其中《庆阳市创建全国岐黄文化传承基地的理论研究与实践探索》一文在《现代中药》杂志上作为首篇专论发表。还在市内论证建设岐黄文化遗址景区5处，支持建设了全国唯一的岐黄中医药博物馆、黄帝内经千家碑林等大型景观，组织种植中药材20余万亩，组织创作《岐黄传奇》陇剧、电影、电视专题片、书画展等。先后获得中华人民共和国原卫生部、原国家食品药品监督管理局、中华中医药学会的奖励，荣记公务员三等功一次。经过多方努力，庆阳市被国家授为“岐黄文化传承基地”“全国中医药文化宣传教育基地”“中医师带徒拜师基地”等，为市、省乃至国家岐黄中医药事业的发展做出了贡献！

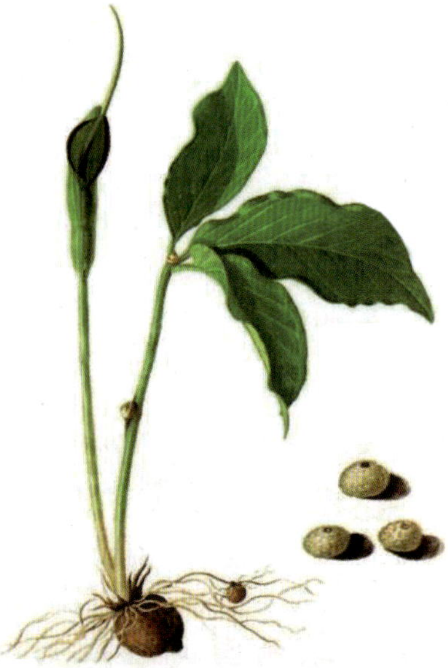

孙学锐

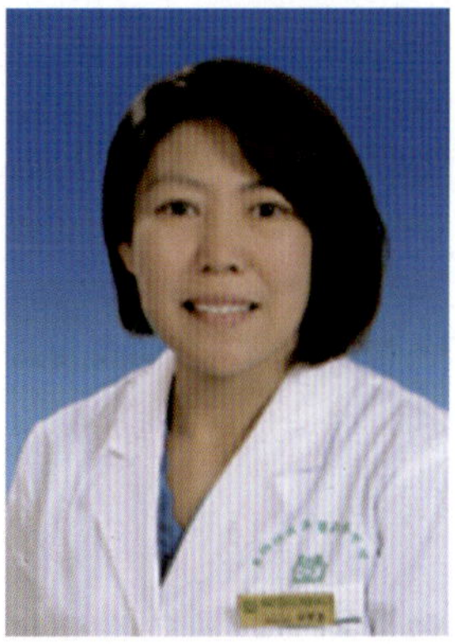

名人小传

孙学锐，1993年毕业于长春中医药大学，中医专业，学历本科，现任儿科主任，主任医师，学科带头人。曾先后到吉林大学第一临床医院儿科、北京市中医药大学东直门医院儿科、青岛市海慈医疗集团中医儿科进修学习，曾拜读全国著名儿科老中医刘弼臣教授和弟子徐荣谦教授门下，成为臣字门派第七代传人，继承刘老和徐老学术思想；多次参加国家级儿科学术论文研讨会，并发表论文多篇，协助徐荣谦教授编著《儿科病手册》并获优秀奖，在图书《中医儿科学基础与亚健康》中担任副主编；在临床、教学、科研工作中积累了大量的丰富经验，在业内很有影响。多年来一直被院里评为先进工作者。2011年1月被长春市卫生局、长春市中医药管理局评为长春市基层名医；2011年5月被绿园区健康促进指导服务中心聘请为绿园区健康服务志愿者，被编入“技能辅导员”队伍；2013年10月被山东中医药科学技术奖励委员会评为三等山东中医药科学技术奖项目的第四位主要研究员；2014年12月承担了吉林省中医药科技项目课题一项，现已结题；2015年4月被评为绿园区劳动模范；2016年1月被吉林省中医药学会评为吉林省中医药文化科普巡讲专家；2016年4月被长春市卫生和计划生育委员会评为卫生计生健康教育专家团成员；2017年1月被评为长春市第十五届人大代表；兼任吉林省长春市绿园区农工民主党常务委员；吉林省长春市绿园区知识分子联谊会副会长；吉林省中医药学会儿科专业委员会常务委员；吉林省中西医结合学会儿科专业委员会常务委员；吉林省针灸学会刮痧拔罐分会常务委员；东北三省内蒙古儿肾免疫协作组第六届委员会委员；中国中药研究促进会综合儿科分会常务委员；中华中医药学会儿科高等教育学会常务理事；中华中医药学会儿科专业委员会委员；中华中医药学会亚健康分会委员。

学术经验

毕业后一直从事中医、中西医结合、教学、科研工作，对技术精益求精，擅长中医、中西医结合治疗小儿反复呼吸道感染、咳嗽、哮喘、鼻炎、咽炎、扁桃体炎、泄泻、口疮、厌食、便秘、紫癜、肾病、遗尿、心肌炎、抽动症等常见病及疑难病症，刻苦钻研业务知识，不断总结老师徐荣谦教授及其他名老中医的临床经验，在继承和发扬臣字门派学术思想“从肺论治”“从肝胆论治”的基础上，对儿科疾病的诊疗有自己独到的见解，从脾胃为着眼点，获得了显著的临床疗效；同时潜心研制穴位贴敷疗法的药物组成及穴位，如伏九穴位贴敷、敷脐、敷涌泉、敷胸、息喘2号、遗尿贴、流涎贴、腹痛贴等，经过临床验证，疗效显著；铭记师训，规范行医，坚守医德，服务患者，成为长春市基层名中医。

倡导绿色医疗，关爱儿童健康；带领全科人员运用伏九穴位贴敷疗法、三字经流派小儿推拿疗法、敷胸疗法、敷脐疗法、拔罐疗法、敷涌泉疗法、刮痧疗法等，对前来就诊的每位患儿及辖区内儿童都认真负责，用最合理有效的诊疗方案，能用小儿推拿，刮痧，闪罐，穴位贴敷等适宜技术治疗的疾病，决不口服药物，能口服药物治愈的疾病决不采用静脉输液，能吃中药的决不给予抗生素治疗，严格执行防止滥用抗生素的治疗原则，大力推广非药物治疗和中医中药治疗，中医中药利用率和治愈率可达85%以上，深受广大患儿、居民及家长的认可和好评，其中小儿推拿疗法和伏九穴位贴敷疗法是科室极具特色的疗法，给医院带来了非常可观的经济效益和社会效益，深受领导认可和赞誉。

主要成果

1. 科研成果及获奖情况：“三字经流派推拿治疗小儿泄泻的临床验证”（课题编号：字2012第49号）被山东中医药科学技术奖励委员会评为

三等奖，位于山东中医药科学技术奖项目的第四位，为主要研究员。

2. 主要著作：《儿科病手册》编委，人民卫生出版社，并获中华中医药学会科学技术优秀奖；《中医儿科学基础与亚健康》副主编，中国中医药出版社。

3. 论文：《刘弼臣教授治疗小儿遗尿症经验》《调肺养心汤加位治疗小儿病毒性心肌炎36例》《温胆汤加味治疗小儿抽动秽语综合征24例》《伏九穴位贴敷治疗小儿喘息性支气管炎及支气管哮喘的临床研究》《中医适宜技术在儿科临床中的应用体会》《闪罐配合穴位贴敷预防小儿喘息性支气管炎60例》《推拿治疗小儿实秘36例临床观察》等十余篇，以第一作者形式发表在国家论文期刊上。

医学感悟

21世纪绿色医疗以成为时尚，绿色医疗不但要求安全、方便、洁净、优美的医疗服务陪伴患者就医全过程，而且应该在医疗过程中采用无害的天然药物和自然疗法，同时在服务上给了患者更多的人性化关怀。由于人类疾病谱的变化和健康概念更新，人们的思维方式，价值观念为主消费心理、消费行为也发生了变化，使人们对健康水平和生存质量提出了更高的要求，因而目前采用天然药物和自然疗法替代部分化学药品，已成为国际医药发展的普遍动向和趋势。崇尚自然，返璞归真的新型消费，对绿色医疗的要求和期望日益增长，特别是小儿穴位贴敷治疗和小儿推拿正是迎合了人们对抗生素的担忧和渴望回归自然的心理，因此近年来得到了蓬勃发展。

买文军

名人小传

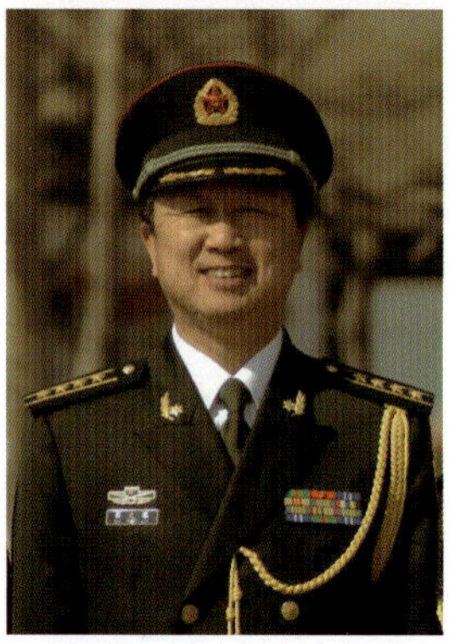

买文军，男，回族，1961年3月生，河北沧县人，1978年3月应征入伍，1985年加入中国共产党，解放军第二军医大学卫生事业管理专业毕业，大学本科学历，硕士生导师。曾任北京军区北戴河疗养院医务处主任、医务部主任，主任医师，大校军衔。现任中国中医药研究促进会非药物疗法分会常务副会长兼秘书长，解放军中医药学会针灸专业委员会常务副主委兼秘书长。

中国针灸学会砭石与刮痧专业委员会第一届委员会委员、第二届委员会副主任委员、第二届委员会常务委员，中国康复医学会第六届康复疗养专业委员会委员，中国人民解放军第八届疗养医学专业委员会委员，中国人民解放军第八届中医药学会康复与保健专业委员会副主任委员，中国人民解放军第九届疗养医学专业委员会委员，中国人民解放军第九届中医药学会内科专业委员会委员，中国人民解放军第九届中医药学会康复与保健专业委员会副主任委员，河北联合大学中医学学科硕士研究生指导教师。

军事卫生勤务建设：

1. 平时一线营连卫勤保障工作的重点要突出防治常见病和训练伤，基层军医和卫生员的能力构成突出体现中医非药物疗法。

2. 基层官兵强健体魄、预防常见病与训练伤的主要方法是学习运用中医自助互助保健五项技能。

农村医疗卫生机构建设：

1. 乡医的能力构成突出中医药服务技能，充分利用中医非药物疗法，一人多能，提高有效干预人数与病症，是解决基层医疗问题的关键。

2. 医学学历教育学科设置加大中医药学课时，特别是中医非药物疗法操作技能，有利于毕业后就业。

中医药发展理论：

1. 中医不会“亡”于药，时代呼唤“当代李时珍”，现代科技重新确定中药药性，动态修订和执行药典。

2. 中医药发展的基本特点是“海纳百川，兼收并蓄”，新时代的中医诊疗规范需要包含现代医学技术。

获得奖励及成果

“十一五”期间获军队医学科技工作先进个人；全军医疗成果二等奖1项、三等奖1项；全国中医中药中国行活动先进工作者；荣立二等功1次、三等功1次。编著《军队卫勤统计学》编者；《金匮要略词典》副主编；《国家职业保健技能社区实用全书》副主编；《国家职业保健技能社区实用全书》荣获新中国成立60周年全国中医药科普著作三等奖；中华中医药学会《中医养生保健技术操作规范·砭术》主要起草人。实用新型专利1项；外观设计专利1项。

李颖

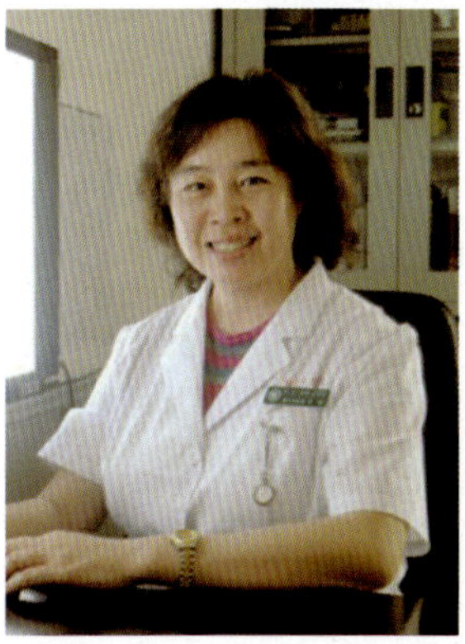

名人小传

李颖教授毕业于辽宁中医药大学，原中国人民解放军第202医院中医风湿免疫科副主任医师、副教授，现任李颖中医针灸科诊所所长、针灸医学博士。

2000年被《中国专家人才库》录入为著名针灸专家、世界针灸联合会特邀教授、针灸专家组委员；世界中医药联合会眼针专业委员会常务理事中国针灸学会会员、中国中医药促进会非药物疗法分会副会长、中国民间中医医药研究开发协会理事、中国医促会中老年保健专业委员会中医针灸学科副主任委员；特种针法灸法专业委员会副会长。

李颖教授授业于中国著名针灸专家、眼针发明人彭静山教授，辽宁中医药大学马瑞林教授，博士生导师李德新教授，中国工程院院士国医大师石学敏教授。她虚心好学，刻苦钻研，不断创新，在46年医学临床实践中，积累了治疗常见病、多发病及各种疑难杂症的丰富经验。

学术经验

李颖教授在临床上擅于用围刺、点刺、团刺手法及其组合手法治疗各种疾病，眼针疗法治疗眼部疾病，针罐结合疗法治疗颈椎、腰椎病，在继承祖国传统中医理论基础上，结合临床实践经验总结出自己一整套独特的针灸疗法，并发明了“无痛进针法”，治愈了国内外众多疑难病患者。

围刺针法：治疗带状疱疹，直达病所，使湿热邪毒外泄，经络疏通，扶正祛邪，扩张病变部位血管，改善局部血液循环，加快新陈代谢，从而达到治疗的目的。

团刺针法：多用于身体各部的包块、囊肿等疾病，经络气血瘀阻不通所致的肿胀疼痛、功能障碍等症，临床主要应用于腱鞘囊肿及包块。

点刺疗法：又叫“飞针”，有活血消肿、开窍泻热、通经活络的作用，故主要用于急性病的实热证。另外，点刺针法也适合无法长时间留针的患者。

此外围刺、团刺、点刺组合应用治疗湿疹、痛风、滑膜炎都有很好的疗效。

眼针疗法：治疗梅杰综合征，动眼神经瘫痪、视神经萎缩、眼肌麻痹、黄斑病变、复视、视力减退、白内障、青光眼、结膜炎等病症多样，有双眼、上下眼睑紧闭不睁、单眼、双眼眼睑下垂等多种眼部疾病。眼睛和眼睛周围系统疾病的病因是多种的，包括因感受风寒病毒感染后引起眼睑不能睁开闭合；也有因为身体免疫功能低下、失眠多梦、长期肌肉紧张造成；也有因脑内和面部多种手术后留有后遗症有意外创伤和车祸等造成。根据眼针疗法的治疗理论《素问•痿论》说：“心主身之血脉。”“诸脉者皆属于目。”由于心主神明，为五脏六腑之大主，五脏六腑精气神皆汇聚于心，再输送于目。目赖精气所养，又受心神支配。因此，人体脏腑精气的盛衰，以及精神活动状态均可反映于目，因此眼睛和周围系统五脏六腑与十二经脉、十二经筋有直接联系。

眼睛及周围疾病主要是气滞血瘀、经筋失养、经络失调造成的。十二经筋是十二经脉的气结聚，散布于筋肉骨节的体系，是附属于十二经脉的筋肉系统，其住表浅，有联络百骸、维络周身、保持人体正常运动功能。

无痛针灸技法：在针灸治疗临床中，由于针具刺入皮肤过程中产生的疼痛，使一些患者不愿接受这种方法，惧怕针灸。有些患者会出现心跳加速、面色苍白、手脚发凉等针前恐惧和晕针反应。现代医学认为，人体表皮层分布有大量的神经末梢，当异物（针具）进入皮肤时会刺激神经末梢兴奋而产生痛觉。杨继洲的《针灸大成》写道："先说平针法，含针口内温。按揉令气散，掐穴故教深。刺针按穴上，令他嗽一声，随嗽归天部，停针再至人，再停归地部，待气候针沉。气若不来至，指甲切其经。次提针向病，针退天地人。"李颖教授经过几十年的研究、探索、实践，在针灸治疗中采用"无痛进针手法"治疗各种常见病、多发病、疑难病，使患者在针灸过程中感觉到无痛和微痛，疗效显著。

李颖教授不但实践经验丰富，而且对针灸理论的研究颇有造诣。曾多次在国家级刊物《世界针灸杂志》《中医基础杂志》《中医药学刊》《全国疑难杂症》《中华医学大典》《中国针灸》《科教兴国》《第55届世界传统医学大会》上发表论文，多次参加国内外学术会议并发表学术论文，与辽宁中医药大学杨元德教授、魏红教授等共同编写并出版了《实用针灸经验处方手册》《疑难病症针刺经验手册》《简明中医诊断学》《针灸不痛手法绝招一百病针灸经验》等著作。

主要成果

2006年12月代表解放军第202医院参加原沈阳军区中医药技术比武大赛，获集体一等奖、个人二等奖。2009年获得中国医疗保健国际交流促进会中老年专家委员会国家中医特技人才奖。2011年被中国民间中医药研究开发协会评为中国民间名医，成为中国中医针灸"无痛进针法"创始人。2012年《针灸"无痛技法"的研究与应用》一文被世界中医针灸养生大会评为论文一等奖，并于2013年8月在《中国针灸杂志》第33卷中发表。2013年12月，世界针灸联合会授予"中国中医针灸无痛进针法创始人"称号。2015年1月，沈阳986交通广播电台以李颖教授为大连出租车司机治好困扰一年的眼疾为题材拍摄的公益微电影《你是我的眼》，给沈阳人民带来了深深的心灵震撼。2015年12月李颖中医针灸诊所被沈阳市卫生局评为先进单位。2017年11月，随同国家"一带一路"走进斯里兰卡，为斯里兰卡人民治病，受到斯里兰卡政府和人民的热情欢迎，并被世界传统医学大会授予"针灸医学博士""国际金针奖""终身成就奖"。2018年6月1日参加"北京第五届国际京交会暨第二届国际非药物疗法大会"并在大会上发表论文"针灸围刺、团刺、点刺临床治疗技术应用"受到了的高度重视。2018年8月25日随同国家"一带一路"参加中俄中医药国际论坛大会，在会上发表论文"针灸围刺、团刺、点刺组合应用"受到俄罗斯政府及俄罗斯中医药学会的高度赞扬。2018年9月16日在北京举行了"李颖无痛针灸学术交流推广会"受到了行业领导及各位知名专家的一致好评，会议期间接受多方媒体采访。2019年4月接受《今日中国》杂志采访，并刊登了《李颖中医：'微笑天使'用银针造福人民》一文。2019年5月被中国世纪大采风组委会授予"中国当代最美医生"荣誉称号，并接受中央电视台栏目组采访。

李颖教授医德高尚、医技精湛、治疗方法科学，深受国内外患者的爱戴，先后收到大量的感谢信、锦旗等，被广大患者亲切称为"笑容天使""中华神针""赛华佗"，她的座右铭是"帮助别人、快乐自己"。李颖教授现在最大的愿望就是传承好中医文化，带好徒弟，教好学生，让世界上更多的患者在接受针灸治疗后痊愈，让千万根"金针""银针"，为百姓祛病解痛，让广大的医务工作者为"健康中国"保驾护航。

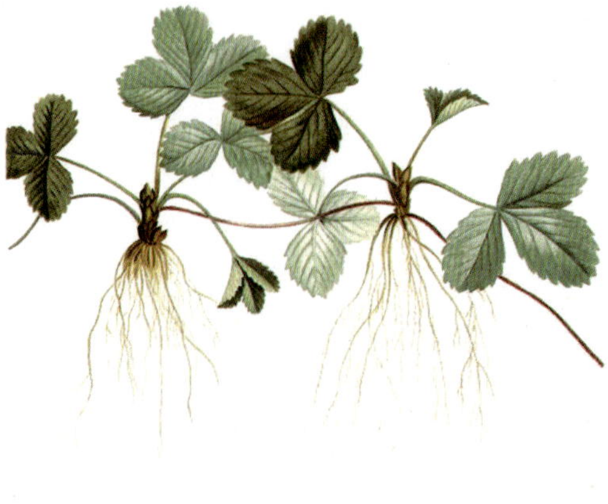

杨道文

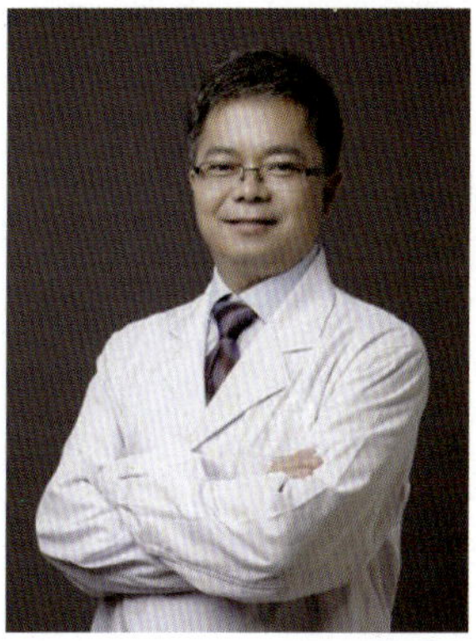

名人小传

杨道文，男，1969年5月出生于河南邓州市。1991年7月毕业于河南中医学院中医系（现河南中医药大学），获医学学士学位。1994年2月毕业于河南中医学院中医内科专业，获医学硕士。1998年毕业于北京中医药大学，获医学博士学位。现任北京中医药大学教授、研究生导师。中日友好医院主任医师。第三批、第六批北京市朝阳区老中医药专家学术经验继承工作导师；中华中医药学会急诊分会常务委员、中华中医药学会肺系病学会委员兼副秘书长、中华民族医药学会肺系病专业委员会理事。2011年获得中华中医药学会科技进步一等奖；北京市科技进步三等奖。

学术经验

1．重经典，勤临床：中医学的优势在于临床疗效，要想达到令人满意的疗效，必须有坚实的中医药学理论基础。中医学的理论基础在于经典。因此，必须重视中医经典的研读。提高我们临床的理论指导。对《黄帝内经》《伤寒杂病论》《难经》《神农本草经》要有比较深入、系统的研究和整理。提出自己对现代医学疾病谱的认识如肿瘤、高血压、糖尿病等。甚至对现代医学理化检查无异常发现，排除心因性疾病的临床疑难病症也应该有相应的处理原则。

2．气虚风动理论：在临床上气虚表现为脏器功能的减退，而在诸藏之中肺主气，肺气虚则可以出现风动，就是虚风内动。表现在呼吸系统的主要疾病有支气管哮喘、慢性阻塞性肺疾病、间质性肺病、甚至恶性肿瘤等，凡是出现突然发作、痉挛性咳喘等均为风动的表现。因此在临床治疗上从虚风内动的病机入手可以收到比较满意的疗效。如治疗过敏性鼻炎的益气疏风通窍汤、治慢阻肺的益气疏风活血汤、治疗肺纤维化的益气活血通络方等。

3．注重调节脏腑气机：五脏六腑是一个统一的整体。升降出入是气的运动形式。只有气机调畅才能保障脏腑的功能正常运行。在五脏之中，肺主宣发肃降、肝主疏泄、肾主封藏、胃主通降。在呼吸系统最密切的是肺、肝、胃、肾。在治疗咳嗽疾病的时候，遵从《素问•咳论》“聚于肺，关于胃，气逆也”的总纲，因此从肺胃同降的角度进行遣方用药有较好的临床疗效。如肺胃同降方。

主要成果

主持国家十二五科技攻关项目一项；参与国家自然基金、国家科技攻关项目10余项；参加《中医内科学教材》呼吸系统有关章节的编写；主编专著2部；2011年获得中华中医药学会科技进步一等奖、北京市科技进步三等奖。

发表医学论文20余篇：

1．付伟，杨道文．咳嗽变异性哮喘验案1则[J]．北京中医药杂志，2018，37，（6）：579-580.

2．李雅洁，李雅廉，杨道文．杨道文教授诊治风咳临床经验[J]．光明中医杂志，2017，32（17）：2472-2474.

3．付伟，杨道文．从阳虚风动论治咳嗽晕厥综合征一则[J]．环球中医药，2017，10（08）：1018-1020.

4．付伟，杨道文．杨道文教授治疗支气管哮喘的临床经验[J]．光明中医，2017，32（04）：486-488.

5．张静颖，杨道文．杨道文教授应用“杨氏利水定喘方”治疗慢性肺源性心脏病急性期经验[J]．中国中医急症，2015，24（02）：269-27.

6．曹瑞雪，姚金侠，杨道文．杨道文治疗肺热久咳经验[J]．山东中医杂志，2015，34（01）：55-56.

7．曹瑞雪，杨道文．益气通窍方治疗变应

性鼻炎临床疗效观察[J]．中国中西医耳鼻喉科杂志，2014，22（60）：413-418.

8．杨道文．宣武医院会诊总结，2014年中华中医药学会急诊分会年会暨急诊医学培训班论文集.

9．曹瑞雪，杨道文．杨道文教授运用益气通降法治疗老年肠梗阻经验[J]．中国中医急症，2014，23（02）：275-276.

10．曹瑞雪，杨道文．苦味中药疑为新型支气管扩张剂[J]．中医学报，2014，29（01），19-20.

11．曹瑞雪，杨道文．木茸功效新解[N]．长春中医药大学学报，2019，29（5）：937.

12．高彩虹，杨道文．浅谈“春夏养阳，秋冬养阴”在中医养生方面的应用[J]．世界中医药，2013.11（2）：1673-7202.

13．高彩虹，杨道文．杨道文教授益气活血法治疗咯血经验[J]．中国中医急症，2012，21（11）.

14．杨道文．体外培育牛黄的临床应用举隅[J]．首都医药，2011,（8）.

15．李勇，李珊，杨道文．风咳方与止嗽散治疗咳嗽变异性哮喘疗效比较[J]．中国中医急症，2011，19（11）：1848-1849.

16．杨道文，单大玲．肺胃同降理论在肺系疾病中的运用[J]．中国中医药现代远程教育，2010，8（1）1.

17．杨道文，单大玲．康金散治疗肺间质纤维化临床研究[J]．中国中医急症，2009，18（1）：14-55.

18．杨道文．浅谈三伏贴[J]．国医论坛，2008，23（6）：53-54.

19．单大玲，杨道文，李爱科．益气活血化痰法治疗缺血性中风60例临床观察[J]．中国现代医药杂志，2007，9（5）：90-91.

20．杨道文，韩春生，李友林．益气化瘀祛痰法治疗肺心病肺动脉高压86例分析[N]．2006，29（5）.

21．杨道文．阻塞性肺气肿合并呼吸衰竭的治疗[J]．实用心脑肺血管病杂志，2006，14（3）.

22．杨道文，王微，钮淮元等．康金散治疗慢性阻塞性肺气肿缓解期的疗效观察[J]．中国现代医药杂志，2005，7（5）：69.

23．杨道文．阻塞性肺气肿的诊断标准新动向[J]．中国全科医学，2004，7（6）400.

24．杨道文．不稳定型心绞痛的防范措施[J]．医药世界，2002,（10）：51.

25．杨道文，张洪春，晁恩祥．泻浊纳气醒神法对慢性Ⅱ型呼吸衰竭大鼠骨密度的影响[J]．中国中医急症，2001，10（3）：156-157.

26．杨道文，张洪春，晁恩祥．泻浊纳气汤对慢性Ⅱ型呼吸衰竭患者2，3-二磷酸甘油酸的影响[N]．北京中医药大学学报，2000,（5）.

吴明志

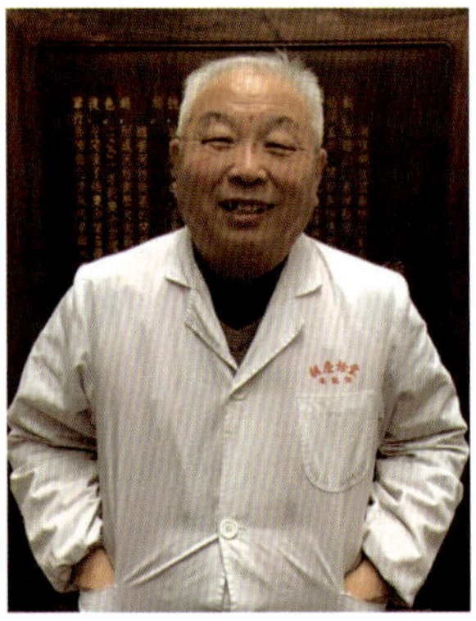

名人小传

吴明志（1940-），浙江杭州人，杭州名医，副主任医师，中医师承指导老师。中医执业40余载，尤为擅长肝病、肾病及疑难杂症的诊治。主张中医为体，西医为用，中西医有机结合治疗疑难性肝病、肾病，挽救了数十万肝病、肾病患者的生命，获得了患者的高度赞扬，为中医事业的发展做出了突出的贡献。

得缘家学，功底深厚

吴明志先生自幼聪慧，文科功底深厚。少时家教甚严，四书五经多所涉猎，奠定了深厚的古文功底，且琴棋书画甚为精湛。吴先生对中医学情有独钟，家中又有慈父悬壶于杭州，其父师承于上海名医丁甘仁，并尽得其真传，由是家学传承于吴明志先生。

机缘巧合，融汇百家

二十世纪六七十年代，浙江省有43位名医

大师悬壶于杭州，吴明志先生机缘巧合，得以随诊这些医学巨擘，金匮大家何任、伤寒名家吴伯平、儿科名家马莲湘、脾胃病名家朱古亭等，随诊之余，潜思默察，总结各位名医临床治疗思想和用药特点，在之后针对肝病、肾病的治疗过程中，活学活用，辄获良效。

医乃仁术，大医精诚

吴明志先生躬耕临床40余年，尤其在治疗肝病、肾病方面见解独到。治疗肝病结合西医抗病毒、降酶、抗纤维化三部曲指导中医临床，清热解毒、养肝柔肝、活血化瘀等方法灵活应用，取得了显著的效果。肾病的治疗结合肾脏微循环理论，活化肾脏以扶正，清利邪浊以祛邪，使无数肾病中晚期患者生命得以延续，生活质量得以稳步提升。显著的疗效吸引国内外患者纷纷慕名求诊。锦旗、牌匾数不胜数，门诊号常于数月前就争抢一空。

吴明志先生虽已年近八旬，现在仍坚持周六、周日半日门诊，半日门诊量达到50余人次。为了能最大限度满足患者就诊需要，先生经常推迟午饭时间，上午的门诊到下午两、三点是常有的事，并且对待患者细致入微。他用实际行动完美诠释了大医精诚。

先生对待病人关爱有加，用药效果好，而药物又价格低廉，且经常为贫困病人垫付医疗费用，这样的事例不胜枚举，因此得到了广大患者的交口赞誉，被称为德艺双馨的临床工作者。

主要成就

一、创造性地提出三步法治疗肝病

中医为体、西医为用治疗肝病三原则。

这三大原则在中西医治疗肝病上体现为：抗病毒、降酶、抗纤维化。

（一）中医药抗病毒

先生认为其基本病机为：热毒侵袭肝体，劫夺肝阴肝血，侵扰正气，同时肝为血脏，体阴而用阳，邪侵正易虚，由是则治病必求其本，因此治疗上以清肝解毒为主，以为养血柔肝解郁通络为辅助之法。在柴胡、郁金、当归、白芍、炙甘草、淮山药、五味子、川芎、川牛膝、黄芪、丹皮、茯苓、泽泻基础上，酌加大青叶、板蓝根、蚤休、土茯苓等，简便易行，效果卓著。

（二）中医药降酶

先生认为，肝病湿热邪毒侵扰肝体日久，劫夺肝阴肝血，肝郁滞难舒，导致肝损，从而出现肝功能的异常，往往会有谷丙转氨酶（ALT）、谷草转氨酶（AST）、谷氨酰胺转移酶（GGT）出现异常。临床上以养血舒肝和清热利湿解毒并重。在柴胡、郁金、当归、白芍、炙甘草、淮山药、五味子、川牛膝、黄芪、丹皮、茯苓、泽泻基础上进行加减。

急性肝病谷丙转氨酶（ALT）、谷草转氨酶（AST）升高者，加垂盆草；慢性肝病谷丙转氨酶（ALT）、谷草转氨酶（AST）升高者，加六月雪；肝脏损伤谷氨酰胺转移酶（GGT）升高者，加田基黄、虎杖；在中医治疗肝病的临床上，往往抗病毒与降酶同时进行。

（三）中医药抗纤维化

中国人群肝纤维化发生的主要原因是病毒性肝炎，其病因有以下几点：①外感湿热疫毒，从表入里，郁而不达，内阻中焦，脾失健运，湿热疫毒交蒸于肝胆不能疏泄。②饥饱失常，嗜酒过度，损伤脾胃，以致运化功能失职，湿浊内生，郁而化热，熏蒸肝胆。③情志失调，肝气不舒，脏腑失和，气机阻滞脉络受阻，血行不畅，气滞血瘀。④素体脾胃虚弱，久病或劳欲过度，致精血亏损，肝阴不足，血虚不能养肝。总之，本病病因复杂，正气不足是慢性肝炎肝纤维化发病的原因，外因多为湿邪实并存，虚实夹杂，二者互为因果，影响疾病发展，变化与转归。其病理过程多为“邪侵而正虚，正虚而邪恋”。

在急性肝炎时就有轻微肝纤维化发生，在慢性肝炎时，肝纤维化已是很明显的病理学特征。由于湿热疫毒在体内持续作用，致部分肝炎患者迁延反复转为慢性，甚至发展成肝硬化。另一方面，内因正气不足不仅是病毒性肝炎的主因之一，也是肝纤维化发生不可忽视的一个方面。

正气不足，尤其是肝脾不足，湿热毒邪易侵入，或感邪后不易祛除。临床上乙肝和丙肝患者可转为慢性，其中与正气不足，抗病力弱，免疫功能低下密切相关，因此，认为慢性肝炎肝纤维化的主要病因是湿热疫毒入侵和正气不足。

故吴明志先生认为，慢性肝炎肝纤维化的病机关键是肝郁脾虚、血瘀兼湿热，同时在肝纤维化的不同阶段，病机重点也有所侧重。如早期以湿热毒郁结为主，继而出现肝郁脾虚、血瘀毒互结，后期则以肝脾亏虚为主，兼有湿热等。

肝纤维化的中医治疗原则：养血健脾、通络散结。

吴先生在遣方用药上，往往在柴胡、郁金、当归、白芍、炙甘草、淮山药、五味子、川牛膝、黄芪的基础方上，进行酌情加减。针对湿热黄疸，酌加茵陈、青蒿、金钱草、木香、黄连、大黄、通草、车前子、茯苓、丹皮、泽泻等；针对肝病导致的糖脂代谢紊乱，酌加荷叶、生山楂、全蝎、焦山栀、茯苓、丹皮、泽泻等；针对纤维化，酌加酸枣仁、丹参、川芎、赤芍、绞股蓝、灵芝等；针对门静脉高压，酌加白术、党参、丹参、川芎、赤芍等；针对血小板减低，以及低蛋白血症，酌加黄芪、仙鹤草、鸡血藤、党参、白术、绞股蓝；针对肝硬化，酌加茜草、半枝莲、地鳖虫、生鳖甲、三棱、莪术等；针对肝腹水，酌加马鞭草、猪苓、泽泻、车前子、半枝莲等；针对肝肾综合征，酌加熟地、生地、阳春砂、山萸肉、淮山药、五味子、骨碎补、仙茅、仙灵脾、炙桂枝等。

二、根据肾脏微循环理论，重在肺脾肾三脏，确立扶正祛邪大法治疗肾病

肾炎为常见疾病之一，临床以浮肿、高血压、血尿、管型、蛋白尿为主要表现。属于中医的“水气”“肿胀”病范畴。先生临证多从肺、脾、肾入手，急性肾炎，重在肺肾之治；慢性肾炎，重在脾肾之治。形成了一套卓有成效的治疗方法。

（一）急性肾炎重在肺肾之治

先生治疗急性肾炎，一般分 2 个阶段论治，先用风水经方五皮饮、四苓散加减，待其症状基本缓解，续进金匮肾气丸之加减方。考薛己治水气、浮肿多选肾气丸，疗效卓著。赵献可于《医贯》中赞此方“补而不滞，通而不泄，诚治肿之神方也”。余氏自拟之第三方，于温肾益气外，尚有调中之功。此方在患者症状消失，化验正常后还要续服 1 -2个月以巩固疗效，且防其病转为隐匿型。

（二）慢性肾炎重在脾肾之治

据病分段论治，一般典型的慢性肾炎患者，如症见遍身浮肿，腹胀，小便不利而无任何表证现象，体质又不算太弱者，先生治疗一般可以分为三个阶段：①主要淡渗利水，佐以行气通阳，五皮饮与五苓散通常为这个阶段的基础方。如患者一入院就有重度水肿兼有肠胃症，治疗就应从实脾饮及香砂胃苓汤中斟酌选用；另有一些患者，入院时颜面浮肿较甚，就应在处方中增入风药；②肿势消减，尿量增多，食欲转佳时，当以助阳扶正，佐以健脾渗湿，常用加减方剂，有防己黄芪汤、六君子汤、实脾饮、八味肾气丸等加减；③诸证悉减，肿势基本消除，当以温肾、两益气血为主。根据古人看法，水肿其标在脾肺，其本在肾，这一个阶段也就是治本的时候，应用八味肾气丸为基础配合四君、四物、八珍、十全等剂以收全功。

三、授业解惑、孜孜不倦

师者，传道授业解惑也。吴明志先生多年来工作在中医药临床一线，他培养学生，首重医德，并严格要求学生熟读经典，重视临床，勤学敏悟。如今，他的学生遍及浙江省各地。在他的严格培养下，成就了一批在省内乃至国内知名的中医专家。其中产生了硕士研究生导师2名，学科带头人2名，所带出的学生大多已经独挑大梁，成为临床一线的骨干力量。为中医药的传承做出了重要贡献。

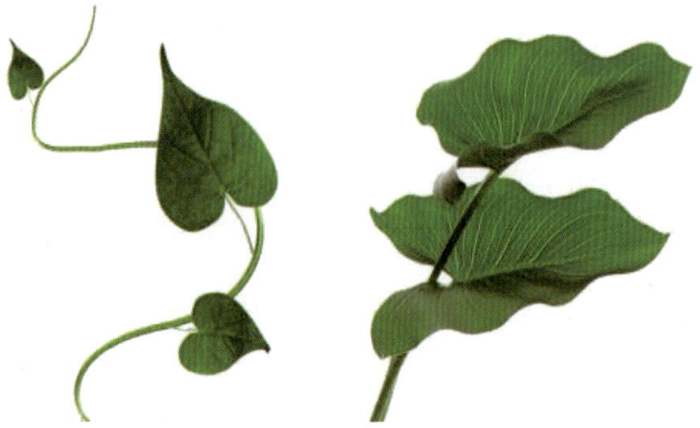

张 虹

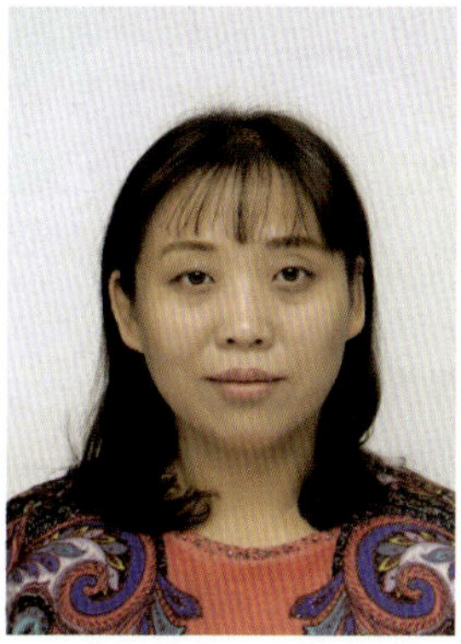

名人小传

张虹，副主任中医师。毕业于上海中医药大学，中医硕士研究生。国家二级心理咨询师。从医二十年具有丰富的临床工作经验。常年工作于一线基层，平均每日中草药处方五十人次以上。善于运用中医整体观念治疗呼吸、消化、心脑血管、肾病、骨关节病及失眠、更年期综合征、皮肤病等疾病，均取得良好的治疗效果。并为患有妇科疾病诸如月经不调、子宫肌瘤、妇科炎症、不孕症等患者很好地解除病痛。广泛涉猎各个学科，均有非常好的疗效，获得大量患者好评。充分展现了中医药辨证论治的精华特色。

学术经验

对萎缩性胃炎、肠上皮化生有独特的治疗效果。认为大量病人由于长期的不良生活嗜好，贪凉饮冷，嗜食辛辣厚味，往往形成寒凉与湿热相兼、脾胃亏虚同时并存、间杂出现的复杂证候。故在临床治疗中需要针对具体情况有所偏重，辛开苦降，寒热并用，同时固护脾胃之气阴，方能取得较好的临床效果，有效逆转消除萎缩性胃炎及肠上皮化生的不良状况。常以半夏泻心汤、左金丸为主方，细审寒热虚实，灼情加减治疗。经一至三月草药治疗，患者胃镜显示皆有显著改善或病灶完全消失。

治愈大量顽固性失眠，患者普通的失眠通过滋补精血，平肝潜阳，重镇安神即能起到较好的效果。对于重度失眠患者，认为除精血亏虚外，常存在思虑过多过杂，兼加血热的情况。故在滋阴潜阳，镇定安神的基础上酌加清理血分热邪之药，同时以言语疏导让病人开阔心胸，改变庞杂散乱的思维习惯，起到意想不到的治疗效果。

在临床中发现肾病往往呈现肾阳虚与湿热血瘀、热伤血络同时并见的临床症候。肾阳虚则肾主水液司开开阖，蒸腾气化之力减弱，既则固摄无权，水不化气，湿浊内停，精微下注；而单纯阳虚水停一般在临床只表现为水肿、尿频，而很少出现蛋白尿、肾功能下降的情况。临床单一的湿热下注、血热也多呈现泌尿道感染等症候。只有当湿热导致脉络瘀滞，热扰血络，从而损伤肾络，此时兼见阳虚不能固摄之精微，由损伤之肾络溢于体外，才致形成蛋白尿及肾功能下降。所以在临床治疗时采用温补肾阳同时清利湿热、凉血宁络、攻补兼施的治法，取得了非常满意的效果。常用黄芪大补元气，鹿角霜、金樱子、菟丝子温补肾阳、固精缩尿，白花蛇舌草、玉米须、六月雪、丹参、赤芍、丹皮清热利湿、解毒化瘀、凉血宁络。大量的临床患者有效地改善了蛋白尿的情况，病人早期的肾功能异常均恢复正常，重症肌酐、尿素氮指标水平均得以有效下降。

对于心律不齐、房颤的患者，通过长期大量的临床经验，总结为肾阳不足、心阳虚衰是发生心悸病理改变的关键。心血管疾病当以温运阳气为重要治则，阳气得以温补及宣通，使阳气充盛，畅通运行，是治疗疾病的关键所在。在补益心脏气血的同时，注重补充人体的元阴元阳。通过益火之源来消除心脏的病邪，转复心律。常用仙灵脾、补骨脂补命门之火，振奋阳气，通阳复脉；桂枝温通心阳；党参、当归、丹参补益心脏气血，通行血脉。麦冬、五味子、山萸肉滋养心阴，于阴中求阳，使阴阳调和。在此基础上兼加瘀血、痰浊、阳虚等症再酌情加减。在临床中，用中医药治愈了大量房颤、重度心律不齐的患者，下至年方二十的学生，上至八旬老人，24小时动态心电图完全恢复正常。免除了医院要求患者做的射频消融手术，且往往数年皆无复发。

对于月经不调、不孕不育症亦有良好的疗效。认为治疗此类疾病亦重在辨证精准。临床遇到治疗数月无效来诊之患者，往往是阴虚火旺之症却用大量补肾壮阳之药，阳虚寒凝之脉却只用疏肝理气之法。以至于差之毫厘谬以千里。临床必仔细探查舌脉证候，力求有的放矢，方能捷效。已为上百位因无子来就诊的患者家庭喜添新生。

主要成果

1．张虹，武嘉兴，王盼．温阳通脉方治疗不稳定性心绞痛伴室性期前收缩疗效观察[J]．河北中医，2016，（8）：880-884.

2．张虹，梁晶，武嘉兴，刘运杰．补肾宁络方治疗慢性肾炎蛋白尿30例[J]．光明中医，2016，（2）：536-537.

3．张虹，刘运杰．顽固性失眠的辨证经验[J]．世界睡眠医学杂志，2015，（4）：118-120.

医学感悟

张虹认为中医的精华在大量的临床实践中，不断丰富辨证论治及用药之精要。只有辨证精准才能达到效如桴鼓，更好地解除患者疾苦。基层中医正好为中医师提供了广扩且丰富的延展空间，为广大患者服务。

张肇域

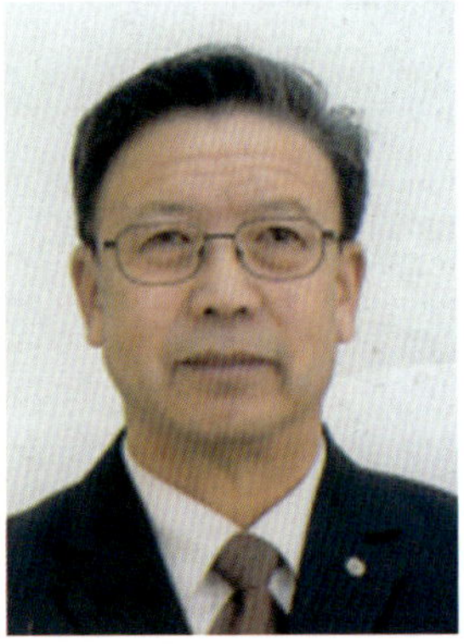

名人小传

张肇域，男，汉族，出生于1937年6月，河北省赤城县人。主任医师、著名血管疾病专家、风湿类风湿骨病专家、中医妇科专家。北京永泰康中医药科技研究院院长，张氏中医外科瘰疬、骨髓炎、足坏疽、疮疡疾病研究所所长，创建原乌海市脉管炎类风湿病专科医院任院长，被武警北京总队医院（三甲）聘为血管科、类风湿科主任；被澳大利亚国际中医药科技研究院聘为研究员。荣获第二届世界中医药科技大会暨年会优秀成果金奖。张肇域曾任1998年中国中医药学会李时珍学术研究会第一届全国委员；2001年被中国医疗保健国际交流促进会中医药发展研究会聘为专家委员；2009年被北京疑难病研究会聘为中医主任医师、专业委员会副主任委员。

中华人民共和国成立初期人民生活贫困，缺医少药，民众间传染病、寄生虫病、妇女月子病、小儿结核病肆虐，多数人营养不良，人均寿命不足40岁。医生奇缺。张肇域自幼酷爱医学，“不做良相，欲为良医”1958年参加内蒙古五原县城南公社卫生院工作，保送五原县卫校带薪脱产学习一年结业，返回原单位当医生。先后在五原县卫生防疫站、县人民医院行医十年。

1972年毕业于宁夏医学院中医专业。1983年毕业于成都中医学院全国第一届刊授大学。1984年11月考入内蒙古卫生厅举办的全区中医专科医师函授班。1985年1月至1988年元月，学习机要档案，经过严格闭卷考试三年毕业。后经内蒙古卫生厅认定为中医师。

张肇域发奋攻读，勤奋好学，几十年如一日。以超人的记忆力、超人的精力博览古今医籍、熟读中医四大经典名著。广泛收集民间验方，取其精华，去其糟粕，竭心尽力，吸取百家精华，集众家之长于一身，坚持理论联系临床实践，医学造诣颇深，具有深厚的理论功底和丰富的临床实践经验，自学成才。就业于乌海市煤炭企业医院行医25年。

1992年申请提前三年退休，有胆识果敢创新，多方借资贷款创建内蒙古乌海市脉管炎类风湿病专科医院，任院长。担任门诊、病房全部的诊疗工作。该院的创建填补了内蒙古自治区这项专科医院的空白，是乌海市首创的第一家民营专科医院，成为改革开放初期创新探索先行者和实践者。专科医院发挥专科专病特色，自拟秘方，自制丸、散、膏、丹，临床治疗独树一帜。担任中华中医药学会脉管专业委员会第一届全国委员；参加庐山学术会议进行学术交流，并参编大会专著《血管疾病的血瘀与化瘀治疗》（人民卫生出版社出版，ISBN 7-117-01179-3/R•1180）。

1995年冬天，武警北京总队医院（三甲）聘请张肇域为副主任医师，开设脉管炎、类风湿风湿骨病两项专科，任科主任。负责门诊、病房全部诊疗工作。此后在原武警北京二院、国防大学

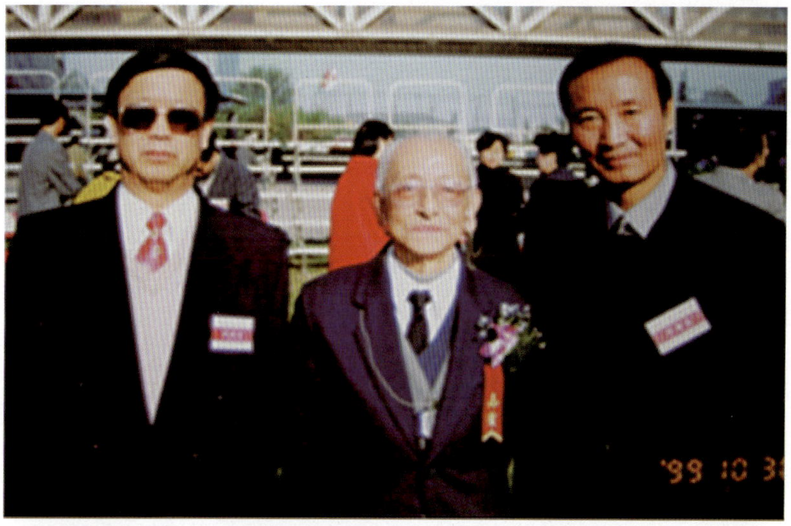

张肇域专家（左一）是国医大师中医耳鼻喉科泰斗干祖望（中）学术经验传承人，1999 年 10 月中国中医药学会 20 周年暨学术年会上师生相会，内蒙古名中医田雨青（右一）专家陪同。↵

医院第二门诊部、中华医学会航空医学会专家门诊部、原北京军区空军光明医院、国龙中医医院等坐诊23年，中医临床实践诊疗工作总计62年。

张肇域在1988年9月至12月利用病休时间自费在南京市江苏省中医院四位名老中医外（专）科技术传授班进修三个月；师从全国著名教授痔科泰斗丁泽民、国医大师耳鼻喉科泰斗干祖望、中医外科学科带头人徐学春、中医皮肤病学科带头人管汾四位导师。

1998年8月带领长女张保惠在中国医学科学院中国协和医科大学北京协和医院参加全国风湿免疫疾病研修班。

2008年5月10日在北京301医院参加吴阶平医学基金会、解放军总医院眼科联合举办的“第二届全国神经眼科学习班”。共进修深造12次。

2015年5月，应邀出席在北京钓鱼台国宾馆举办的“第三届实干兴邦全国劳动英模与先进人物大会”。

张肇域“不做良相，欲为良医”百折不挠、坎坷攀登、善于探索创新，为中医药事业，殚精竭虑。为传承中医药专家的学术精华与学术特色，励精图治。将毕生呕心沥血研发的十三项科研成果转化为生产力，走出国门与世界对话与国际接轨，造福人类。

学术经验

（一）擅长治疗周围血管、心脑血管疾病、眼底血管疾病

1．血栓闭塞性脉管炎、多发性大动脉炎、动脉硬化闭塞症、结节性血管炎、变应性血管炎、结节性多动脉炎、雷诺氏病、血管炎肉芽肿。血栓性浅静脉炎、下肢深静脉血栓形成。

2．心脑慢性供血不足、脑动脉硬化、冠心病。颈动脉、椎动脉、锁骨动脉狭窄、斑块。“支架”“搭桥”脑卒中、脑梗死、心梗后遗症的康复治疗。

3．急性眼动脉阻塞、视网膜中央动脉阻塞、视网膜分支动脉阻塞、脑外伤视力失明和视力下降的康复治疗。

4．血栓闭塞性脉管炎的足坏疽、动脉硬化闭塞症足坏疽、糖尿病足坏疽三大足坏疽，现代医学保守治疗尚无良策，致残率高达95%。张肇域在解决这项国际医学难题中，创造性地取得了可喜成果：对三大足坏疽的治疗有效率达86%以上，治愈率达75%以上，使众多患者免除了截肢致残。

（二）擅长治疗风湿类风湿骨病

张肇域在二十世纪七十年代前后就致力于被世界医学称为“第二癌症”的类风湿性关节炎的研究治疗工作。潜心研制“愈痹丸（汤）”系列纯中药制剂，临床验证50多年，积累了大量的典型病例医案，积累了大量的治疗前与治愈后影像对比资料。“愈痹丸（汤）”广泛用于治疗：类风湿性关节炎、强直性脊柱炎、腱鞘炎、颈椎病、胸椎疾病、肋软骨炎、腰椎间盘突出症、腰椎疾病、膝关节滑膜炎、滑膜积液、膝关节退行性病变、痛风、雷诺氏病、硬皮病、皮肌炎、银屑性关节炎、系统性红斑狼疮、各种骨科手术、外伤后遗症、肌肉萎缩，疗效独特，且无毒副作用和依赖性。治疗了众多久病卧床、生活失去自理能力，多种中西医药物屡治无效的严重类风湿性关节炎患者和多种严重骨病外伤患者，使他们摆脱病魔，重新获得劳动能力。

“愈痹丸（汤）”专利配方突破现代医学

"类风湿病不可治愈"、类风湿病患者"终身服药"的禁区，拯救严重类风湿病、肌肉萎缩、卧床不起的患者，使其恢复劳动能力，获得第二次生命，走向新生活。

（三）擅长治疗妇科疾病及疑难重症

1．"妇科化瘀养颜丸"对急慢性盆腔炎、盆腔积液、积脓、输卵管积液、子宫内膜炎、子宫肌瘤、宫腔积脓、子宫内膜增生过长、功能失调性子宫出血皆有显著疗效。

2．"妇科消炎止痒灵"药液用于妇产科，治疗范围广，涂抹药液之后，快速消肿、止血、止痛、止痒，消除痛、痒、肿、烂症状，愈合病灶创面。

（四）擅长治疗中医外科脱骨疽（血栓性脉管炎足坏疽、动脉粥样硬化足坏疽、糖尿病足坏疽）骨髓炎、疮疡疑难杂症

（五）擅长治疗颈部、锁骨窝、腋窝等各处淋巴结核溃口

（六）擅长治疗全身 100 多种肺外结核疾病、成堆、成串、坚硬的瘰疬

（七）擅长治疗神经系统（痿症）疑难杂症顽固疾患

（八）擅长治疗骨坏死

（九）擅长治疗皮肤科疾病

1．病毒性皮肤病：单纯疱疹、带状疱疹。

2．细菌性皮肤病：脓疱疹、黄水疮、痤疮、酒糟鼻、斑秃（秃疮）丹毒等。

3．真菌性皮肤病：牛皮癣、头癣、体癣、手足癣。

4．接触性皮炎：蚊虫叮咬、蜂蜇伤、各种湿疹、苔藓。

5．广泛治疗中医外科诸多疮疡疾病：疔疮、疖肿、褥疮、痈。

（十）擅长治疗耳、鼻、喉、口各种顽固疾患

1．耳病：急慢性化脓性中耳炎、大疱性鼓膜炎、化脓性乳突炎、耳郭软骨膜炎、真菌感染。

2．鼻病：急慢性鼻炎、喉炎、鼻中膈血肿和脓肿、急慢性鼻窦炎、鼻出血（鼻衄）。

3．咽喉病：急慢性咽炎、喉炎、急慢性扁桃体炎、扁桃体周围脓肿。

4．口腔病：牙龈炎、急慢性牙周炎、牙髓炎、念珠菌性口腔炎、舌炎、唇炎（茧唇）、口角炎、口腔、咽腔的真菌感染。

科研成果

（一）2002年"通脉灵丸（汤）"荣获国家发明专利（专利号：ZL 02 1 04171.7）。

国家心血管病中心发布的《中国心血管病报告2017》指出："中国心血管病患病率处于持续上升阶段，推算心血管病患者人数2.9亿。"急性心梗无再流是介入治疗大血管开通后由于微血管病变心肌缺乏有效血流灌注，严重影响心梗患者愈后，是国际医学界的难题。纯中药"通脉灵丸（汤）"可改善微循环有效灌注。

（二）2002年"愈痹丸（汤）"荣获国家发明专利（专利号：ZL 02 1 04170.9）。

（三）内服良方有"妇科化瘀养颜丸""妇科消炎止痒灵""软坚消核散结丸（汤）""健步愈痿丸（汤）""耳鼻喉口显效油""健步擎柱丸（汤）"；外用药有"消炎祛腐生肌膏""化核愈丹"，"I度II度III度烧、烫、灼伤速效油""清热解毒克癣灵""张氏显效痔疮膏"。

学术论著

参加国际、国内学术会议44次，多次发表交流论文，以下5篇会议交流论文录入知网论文数据库：①通脉灵丸及溶栓灵胶囊治愈下肢深静脉血栓形成；②Application of Tongmailing Pill（通脉灵丸）and Rongshuanling Capsule（溶栓灵胶囊）in Treating Lower Limbs Deep Vein Thrombosis；③"通脉灵丸""溶栓灵胶囊"治疗血栓闭塞性脉管炎；④"通脉灵""溶栓灵"治疗血栓闭塞性脉管炎；⑤函诊治愈动脉硬化闭塞症并发糖尿病足坏疽病案。

参与著作：《张肇域中医药临床经验集》系列丛书编委会主编；《周围血管病彩色图谱》编委会主编；《艰辛成才的中医之路》编委会主编；《中国医药百家精华丛书》常务编委；《中国当代名医类案》等三部中医专著副主编，编著号（N0.018号）（1995.8）。《中国中医名医名

科名院品牌博览》上册 副主编；《国之瑰宝——中国中医大师录》大型画册特约编委；《华夏瑰宝——国医名师经验录》大型史册编委。

医学感悟

（一）摈弃门户之见践行中西医结合，博采众长只要对患者康复有利

从1958年学中医时开始，就认真阅读中西医汇通代表人物张锡纯著的《衷中参西录》，早在清朝末年至民国初年提出的中西医汇通是远见卓识的先驱。毛主席、周总理、刘少奇等国家领导人多次指示"中西医结合"，习主席英明指出："中西医并重"。然而，可悲可叹的是二十一世纪的今天，会动手术的高级西医专家，竟然说"手术后静养不必服用任何药物"，很多手术后中医康复是关键，却被丢在了脑后！中医大师、著名中医专家不会看化验单，不参考现代各种先进仪器的检查，仍然以"三指定天下"，不需要患者开口，把切脉"神秘化"，这些中医大家难道忘了"四诊八钢、望、闻、问、切"，切脉是四诊之末的最后一诊，我一生力行中西医结合，钻研中西医书籍，写中西医学习笔记，诊疗中把中医与西医理论结合起来，贯穿在整个诊疗的全过程。

（二）传承大医精诚，治病不畏难，救人不谋私

以患者最痛苦的病，最令医生揪心的病，作主攻课题，穷追不舍猛攻到底。会治病更要有疗效出成果，突破西方医学的禁区，向世界医学难题挑战。如治愈《三大足坏疽的病例》，运用中医先圣的经典理论指导，多治病求疗效，有创新求发展。

医者仁心、医者父母心、医者孝心、医者济世救人，当治病救人的医生不谋私利。扭转看病贵，多开药高收费，多得奖金，多拿回扣，损人利己的坏习气。竭尽全力为百姓健康保驾护航。

林景琳

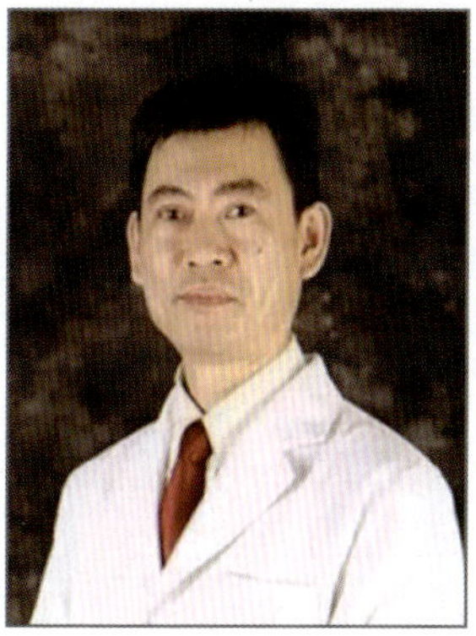

名人小传

林景琳，副主任医师，副教授，属岭南针灸流派；中山大学附属第六医院中医科主任、中医康复科主任。早年问道于广州中医药大学靳瑞教授、张家维教授等老师，专攻岭南针灸。

学术兼职：中华医学会广东省物理医学与康复学会委员；广东康复医学会脊椎伤病分会常委；广东省针灸学会理事会理事；广东省针灸学会脑病专业委员会常委；广东省针灸学会针灸教育专业委员会常委；广东省医师协会康复科医师分会委员；广东省中西医结合亚健康分会委员。

学术经验

二十世纪八十年代进入院校系统学习中西医学，憾于早年临床中不能理解病患之苦，遂决意寻求真正的医道，沿袭《内经》古籍中医绝学；中医典籍载有："夫百病之始生也，皆生于风雨寒暑，阴阳喜怒，饮食居处，大惊卒恐"，"百病之生，皆有虚实"，"百病皆生于气"，"审察卫气，为百病母"，故在疾病的发生、发展过程中，气血紊乱是其主要病机。卫气虚则不用，气通则调，调则病愈，故"百病皆生于气"。基于此，独创岭南林氏"徒手+针灸"学术流派。岭南林氏"徒手+针灸"治疗疾病的根本在于调理卫气，营其逆顺，使经络通畅，从而治愈疾病。为了使"徒手+针灸"治疗疾病更有效，对毫针疗法、头针、耳针、手针、火针、灸法、拔罐疗法、放血疗法等做了详尽的挖掘整理与提高的工作，独创岭南林氏"徒手+针灸"的治疗方法，深受诸多患者欢迎。

数十年中，对针、灸、按、方均形成自己独

到的见解，在多年临床、教学、科研工作中尤擅“徒手+针灸”治疗，并时时参悟揣摩，不断精研改进，无伤害地精准解决各类顽疾，尤其对胃肠肿瘤术后相关针灸康复、颈肩腰腿痛、颈源性头痛头晕、疑难杂病及亚健康的综合调理有独到见解。

主要成果

1．主持或参加科研项目（课题）情况：广东省中医药管理局面上项目，20180331102610；电针治疗肠癌术后肠梗阻的临床研究，2019 年1月-2021年1月，在研，主持 。

2．发表学术论文：

（1）林景琳，吴桂昌，杨锦玲．急性脑梗死针刺与运动疗法对上肢运动功能的影响．中国康复，2006，21（2）．

（2）林景琳．亚低温治疗急性脑卒中的临床观察．中国康复医学杂志，2006，21（2）：152-153.

（3）林景琳，郑伟坤，胡艳玲．作业治疗对卒中患者CBR康复效果的初步探讨．中华医学会全国物理医学与康复学学术会议，2006.

（4）黎鼎如，吴桂昌，林景琳．头皮针治疗后急性缺血性脑卒中患者脑血流及肢体运动功能的变化．中国组织工程研究，2005，9（25）：138-139.

（5）林景琳，杨锦玲．旋转复位与牵引治疗神经根型颈椎病的随机对照疗效分析．中国组织工程研究，2004，8（17）：3234-3235.

（6）林景琳．针刺加运动患肌治疗周围性面神经炎50例临床观察．中国针灸，2004，24（3）：178-180.

（7）杨锦玲，林景琳．患侧忽略的康复治疗对脑卒中整体康复的影响．中国组织工程研究，2004，8（1）：168-168.

（8）吴桂昌，林景琳，邹桂玉．LMWH与综合康复同步联用治疗急性脑梗死．中国处方药，2004（7）：70-71.

（9）林景琳．旋转复位为主治疗腰椎间盘突出症32例．广州医药，2003，34（1）：28-30.

（10）林景琳．运动针灸疗法治疗肩周炎68例．广东医学，1997，（9）：615-617.

（11）林景琳．运动针灸疗法治疗脑卒中48例临床观察．广东微量元素科学，1997，（6）.

周俊亮

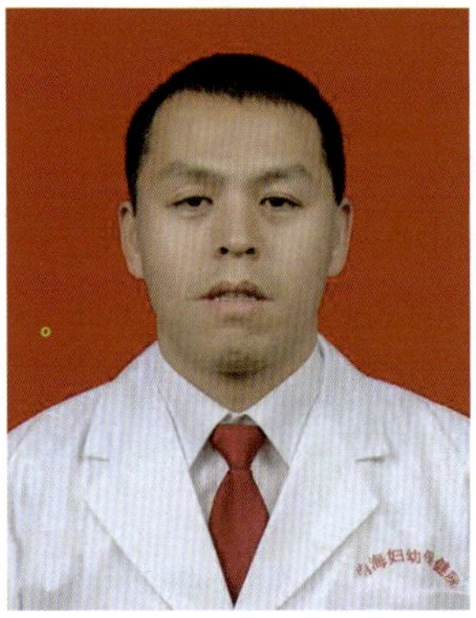

名人小传

周俊亮，男，主任中医师、中医博士、广州中医药大学教授、硕士研究生导师，南海区妇幼保健院中医科主任、南海区中医师承老师，广东省师承老师。南海区妇幼保健院是全国妇幼保健院中医药示范单位，全国“基层妇幼保健机构示范中医馆”“国家级治未病试点单位”“广东省治未病试点单位”。担任佛山市高水平重点专科和南海区高水平重点专科—预防保健专科学科带头人；佛山市特色专科——中西医结合治未病特色专科学科带头人；广东省特色专科——预防保健专科负责人；南海区重点专科——孕前保健专科负责人。中国中医药研究促进会治未病与亚健康分会副会长，广东省妇幼保健协会中医保健分会主任委员，中国妇幼保健协会中医药分会理事，广东省妇幼保健协会委员，中国治未病专业委员会委员，广东省针灸学会理事。2016年获得“佛山市好医生”称号。2017年获得“岭南中医名匠入围奖”。2018年被南海区卫生局评为南海区名医学科带头人，被南海区政府评为南海区二类人才。2018年正式拜师全国名老中医徐荣谦教授，成为中医儿科“臣字门派”第七代传人。

学术经验

对中医儿科、妇科常见病、多发病及儿童保健、孕前保健、产后保健等有较多研究。掌握了腹针、陈氏飞针、导气针法、调周针法、火针、穴位埋线、耳针、艾灸、天灸、儿童针灸、儿童药膳等技术。将中医传统疗法和妇女儿童保健结合，擅长针药结合，创新“调周针法”，改良无痛穴位埋线。

1．中医治未病传统疗法系列项目

将中医治未病预防保健理念应用于妇幼保健工作，开展了中医治未传统疗法系列项目。服务重点是妇女儿童，根据妇女儿童的中医体质特点，开展特色传统疗法。我们的中医药工作在省内妇幼保健机构系统，处于领先地位；在国内妇幼保健机构系统，处于先进行列。

我们的工作有3个特点：一是传统疗法项目多，开展有30多项：穴位敷贴、中医退热处置、手指点穴、挑治、拔罐、刮痧、耳穴压豆、小儿捏脊、放血疗法、穴位注射、普通针刺、飞针、调周针法、腹针、电针、灸法、天灸等；二是开展的科室多，中医科、产科、妇科、新生儿科、外科等各科室，均开展传统疗法；三是开展传统疗法的数量多，时间久。

2．沃土——孕前女性中医体质辨识与保健

孕前保健专科是南海区重点专科，本人是专科负责人。我院累计辨识14000余人次，填写《孕前女性中医体质调查表》一万余份，给予体质保健指导12000余人次。本人擅用针药结合的方法，每年诊治孕前保健约3000余人次，临床效果较好。孕前保健中医体质辨识结合中医辨证论治，应用针药结合的方法，进行孕前保健，改善孕前中医体质，促进儿童健康。

3．护苗——0-6岁儿童中医体质辨识与保健

身为中医儿科学派“臣字门派”第七代传人，老师是北京中医药大学东直门医院徐荣谦教授，国家级名老中医，师爷是中医儿科泰斗刘弼臣教授。多年对儿童治未病体质保健和儿童常见病、多发病有较多研究。每年门诊儿童体质保健患儿约1600余人次，辨识儿童中医体质，给予针对性地中药保健、传统疗法调理、膳食指导等，积极开展儿童治未病保健工作，效果较好。

4．调周针法

参照夏桂成教授的月经周期七分法各期的治则，根据针灸学说，结合自己的一些经验和思考，初步制定了调周针法。以调理任脉、冲脉、肾经、肝经、脾经、心经等经脉为主。取穴以腹针结合传统针灸为主，腹针应用调理先天后天的引气归元（中脘、下脘、气海、关元），传统针灸多取气穴（冲脉交会穴）、归来、子宫、卵巢、中极、合谷、曲池、血海、三阴交、行间、太冲、阴陵泉、太溪、阴都、肝俞、肾俞、脾俞等穴，根据不同的月经周期，选取不同穴位组方应用。

5．“三才”无痛穴位埋线

“三才”，首先是指我们的埋线方法，注重埋线穴位深浅的层次，分“天地人”三个层次；其次，埋线选穴，注重辨证取穴，选取局部、近端、远端穴位，以及人体上、中、下三个部位的穴位，亦为“三才”；最后，针对应用最多的减肥，除了穴位埋线，我们重视饮食、运动在减肥中的作用，制定了合理、科学的饮食指导方案和运动方案，又为“三才”。经过专门的系统训练，医生手力够大、够轻、够巧、够速，结合埋线前后良好的沟通，在腹部埋线基本能够达到无痛埋线的目的。

主要成果

《儿童体质学》《徐氏小儿按摩经》《探灸》各担任副主编；《儿童体质保健调养方——“护苗”理念在儿童保健中的运用》《女性体质保健调养方案——“沃土”理念在女性保健中的运用》《实用儿童针灸学图谱》等5本担任编委；发表论文20多篇，科研立项7项。

医学感悟

要有中医自信。中医、针灸是经验医学、实用医学，临床疗效明显，中医人当有中医能行的信心，用中医为群众健康保驾护航的宏愿。

针药结合。药之不及，针之所宜；针之不及，灸之所宜；灸之不及，手法所宜。中西医要结合，中药、针灸、手法、外治法、传统疗法等也要结合，一切以提高临床疗效，治愈疾病为目的。

郑建华

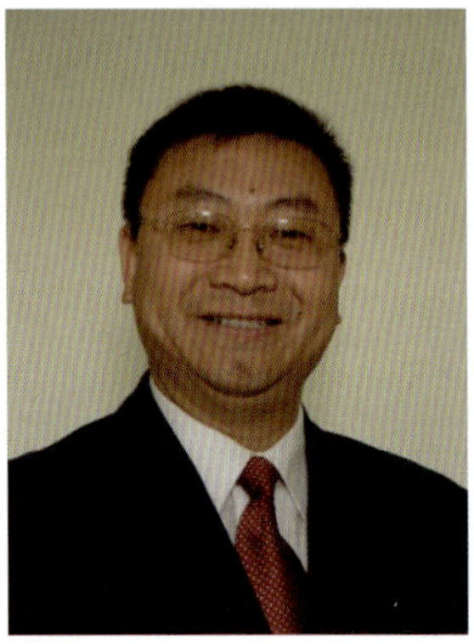

名人小传

1983年贵阳中医学院中医专业本科毕业，获医学学士学位，毕业分配到深圳市中医院工作，后又在深圳市卫生局中医处工作，期间参与执笔编写深圳市卫生志。1989年自费留学澳大利亚，并移民定居悉尼。在悉尼大学药学院攻读草药学研究专业获硕士学位，后又在广州中医药大学获中西医结合脾胃病研究博士学位。

获聘：贵州中医药大学，荣誉教授，湖南中医药大学 客座教授，河南中医药大学 客座教授。现任：澳大利亚中医药学会终身会长，世界中医药学会联合会主席团执行委员，世界针灸学会联合会执行委员，海外华人（世界）中医论坛副主席，世界中联中医诊断学专业委员会副会长，世界中联中药煎药机国际联盟副理事长，世界中联疼痛康复专业委员会高级顾问，世界中联慢病管理专业委员会高级顾问，世界中联五运六气专业委员会，常务理事，世界中联中医诊疗仪器专业委员会评审专家，中国医疗保健国际交流促进会中医分会常务委员，世界中医药服务贸易联合会常务委员，澳大利亚中医五运六气学会荣誉会长，广东省针灸学会高级顾问，澳大利亚东方医学院荣誉校长。目前是在澳洲政府注册的：中医师，针灸师，中药配药师和特许工伤治疗师。

社会兼职：澳大利亚贵州同乡会会长，澳大利亚贵州总商会会长，澳大利亚华人团体联合会执行会长，贵州省海外联谊会副会长，贵州省海外交流协会常务理事，贵州省侨联海外常务委员，江西省海外交流协会常务理事。

2002年，因为积极参与澳中文化交流，积极推广中国传统文化和社区服务，并担任第二届中华文化节主席而被澳洲政府授予太平绅士荣衔至今。

学术经验与成果

擅长中医全科，肛肠专科，疼痛康复及疑难杂症的诊断和治疗，从事中医针灸临床36年。曾经发表中医药针灸学术论文15篇，并担任悉尼科技大学和西悉尼大学中医针灸专业临床指导老师多年。根据多年临床经验总结创立的“郑氏痔科验方”以及治疗体系已经在中医临床上惠泽众多痔科患者。

郑建华来澳初期在悉尼唐人街的中药店坐堂行医，后自己创立了郑建华中医针灸诊所，为澳洲患者提供中医药针灸治疗服务。在二十世纪九十年代初期与数位来自中国大陆的医生共同创建了澳洲纽省中医药研究会，1999年初创立澳大利亚中医学会，在澳洲联邦公司法框架下注册成为有限公众公司，担任创会会长，第二和第三届会长。2000年首创澳洲第一本中医药科普杂志《中医与健康》并担任社长，同时担任《澳大利亚中医药》杂志社主编。在推动澳洲中医立法注册过程中做出过积极贡献。2015年再次当选澳大利亚中医学会第十届会长，期间完成了建会以来最大规模的拓展，并将学会更名为澳大利亚中医药学会，英文简称“CMASA”。至此，澳大利亚中医药学会已经发展成为澳大利亚规模最大，会员人数最多以及获得澳洲所有私人保险公司认可的唯一的以华人为主体的中医药专业学术团体。

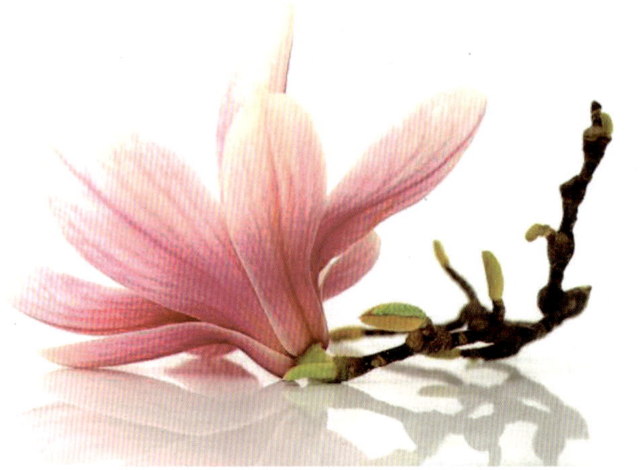

袁尚华

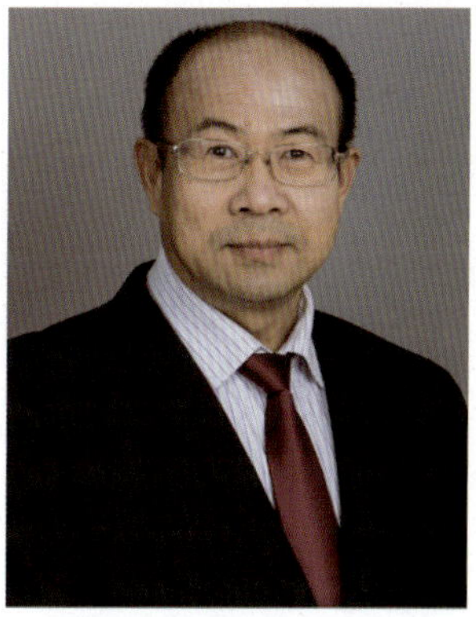

名人小传

袁尚华，主任医师，北京中医药大学东方医院治未病健康管理中心主任。鉴于其在中西医融合健康与疾病防治领域成绩卓越、独树一帜，被聘为中国中医药研究促进会治未病与亚健康分会副会长、疑难杂症分会常务理事，中国生命关怀协会中医健康管理工作委员会副主任委员，世界中医药联合会治未病分会、脊柱健康分会及医养结合分会常务理事，被全国卫生产业企业管理协会治未病分会授予治未病服务体系建设先进个人，被北京中医药大学东方医院授予最美医师称号。

1984年9月至1990年7月就读于北京中医药大学中医专业，曾跟师于刘渡舟、赵绍琴等著名教授。1990年8月至1993年4月于北京市小汤山医院中医科从事中医、针灸、按摩；1993年4月至1994年4月于北京中医药大学东直门医院外科工作；1994年5月至1999年11月于北京中医药大学东直门医院肿瘤科工作；1999年12月至2009年12月于北京中医药大学东方医院肿瘤科工作；2009年12月至现在，任北京中医药大学东方医院治未病健康管理中心担任主任，从事中医治未病学术研究及服务体系建设。1997年9月至1998年8月于中国医科院肿瘤医院内科进修深造一年。2014年10月晋升为主任医师。毕业后一直从事中西医临床工作，主要研究方向：中西医健康管理及疑难杂症的治疗。

学术经验

中医治未病发展战略“未病先防，防病求本，医健协同，中西融合，综合干预，整体预防，防治一体，人人健康”及治未病实施方略健康体检、健康教育、体质调理、经络调理及疗效评估五位一体中西医融合健康管理的倡导者、引领者、践行者，积极开展中医文化宣传及技术体验，擅用中西医融合思维，对身心健康与疾病发生发展有独特的理解和辨识干预方法，精研中药及针灸、按摩、拔罐、刺络放血等经络调理于一身，整体防治心脑血管疾病、恶性肿瘤、增生性疾病等常见慢性疾病。

他是经络医学匡扶与发扬的呼吁者，践行者，提倡经络辨识和诊疗要贯穿临床始终，在治疗方面倡导七分经络，三分药物，他的患者未等吃药多已豁然开朗，病去大半。他诊察方法别有洞天，找压痛点及经络阳性反应点：取穴精准，精准施治；他拿肩井、拨开心穴及抖臂牵臂、肘臂擀揉等手法独特娴熟，意、气、力结合，渗透力强，使用方便，对预防人们最为恐惧的心脏病和脑血管病及青年人最为常见的颈椎病、抑郁症效果突出；他对颈胸腰脊柱疾病及相关疾病有独特认识和治疗方法，认识到脊椎疾病多因肌肉韧带引起尤其认识到背部腧穴及皮肤肌肉与内脏相关相连，脊督调理已成为他防治众多疾病的切入点，见效显著；他对放血疗法情有独钟，小到感冒发烧头痛脑热，大到昏迷惊厥急病重症都可以应用，常常起到峰回路转、意想不到的治疗功效，且具有操作简便、成本低廉、起效迅速等优势。他对疾病的机理认识入木三分，直逼本源，比如他认为高血压病是人体自平衡、自调节、自修复的生理病理活动，初始机制是保障全身供血的自我保护，治疗选择治标还是治本使人一目了然；他认识到慢性病寒包火、上热下寒等寒热错杂、虚实夹杂、表里兼病、大便黏滞及过敏人群普遍存在，经多年感悟终于从经方中找到有效的调理方法；他对情志疾病认识独特，提出以形调神，将心烦急躁、悲忧、思虑、易怒、惊恐，用中药调理五脏和经络调理化繁为简，拯救了大量抑郁焦虑失眠病患。中医健康教育非同寻常，他不懈学习、不断感悟，一点一滴积累素材，中西比较，循循善诱，找准病因，不断更新健康教育内容，给予饮食、运动、情绪、起居及环境整体养生方案。

擅长：中药及经络调理阳虚手脚头颈腹背怕凉、湿热溃疡痤疮口苦口黏便黏尿黏、痰湿胀满憋闷肥胖、抑郁焦虑失眠烦怒悲恐、过敏性鼻炎咳喘身痒、气虚乏力心慌气短易感冒、血瘀多种疼痛增生结节动脉硬化及阴虚咽干咽痛眼干眼涩等偏颇体质人群，防治常见慢性病及疑难杂症。

主要成果

发表核心期刊等论文30余篇；主编及参编著作6部；主持或参加多项省部级课题。论文《中医整体观念对疾病整体预防的指导作用》入选“中国精品科技期刊顶尖论文”；《“防治一体”的中医健康医学模式》被载入《中国中医药年鉴》。另外《中医“治未病”科室发展战略》《构建中西医融合健康管理学科及服务体系》《中医健康体检在“治未病”中的作用》《中医健康教育在治未病中的运用》《中医经络辨识和调理在治未病中的运用》《以形调神在治未病中的应用》《城市女性乳腺增生病与中医体质的相关性研究》《正常高值血压中西医综合干预对策》《正常高值血压与中医体质的相关性》《老年人中医体质特征及干预对策》《中医医标本理论对肿瘤预防及诊治的指导作用》《中医整体观对癌症预防之指导作用》《中医治疗肿瘤化疗消化道副反应临证思路》《脊柱综合调理法治疗颈源性失眠的临床疗效观察》《“肺胃不和”证治略谈》等多篇著述都具有重要学术价值及指导作用。

陶 华

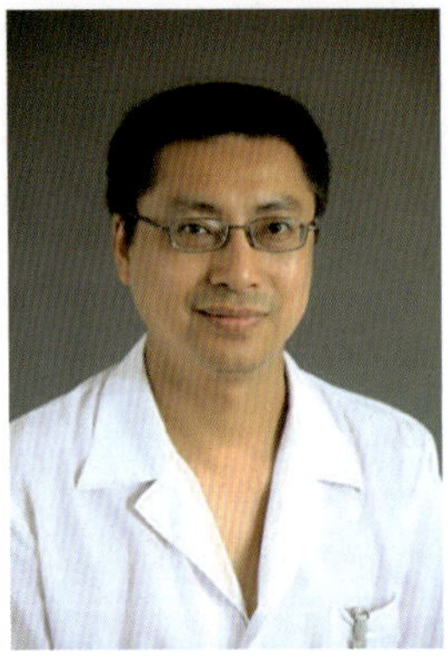

名人小传

陶华，南京市名中医，主任中医师，副教授。江苏省基层卫生骨干人才，诸方受全国名老中医药专家传承工作站负责人，陶华南京市名中医工作室建设专家，南京市卫生高级专业技术资格社区评审专家。

南京建中中医院副院长，南京市秦淮区止马营社区卫生服务中心副主任、中医部主任、针推骨伤康复科主任。

中华中医药学会全科分会常务理事，整脊、针刀、治未病分会委员；江苏省中医药学会、省康复医学会理事；南京市康复医学会常务理事，骨科、社区康复专业委员会副主任委员。南京市针灸学会脊柱病专业委员会副主任委员；南京市中医药学会、骨伤及南京市针灸学会推拿、灸疗、穴位注射专业委员会委员。江苏省卫生健康职业学院针灸推拿及中医康复技术专委会委员，南京中医药大学副教授。

1986年毕业于南京中医药大学医疗系，分配至南京市中医院骨伤科从事临床、教学、科研。刚工作时，由于中医科班出身，老师上学时传授的中医知识传统经典博大精深，自己行医时只是把课本上的知识转化为实践中的经验，基本符合中医科班出身“中规中矩”“四平八稳”的要求，但是，因为经验少、手段低、眼界窄，导致总的治疗疗效也只能达到“差强人意”。临床上经历得越多，才越明白自己过去知识的不足，真正地认识到：要想成为一名优秀的医生，要想进一步地提高疗效，就得狠下功夫，更加深入地了解疾病的本质，掌握尽可能多的、行之有效的治疗手段。这段时间学术上对陶华影响最大的是《串雅》这部整理走方医经验的著作，它搜集了大量的民间秘方、验方、单方、西方医药等，突出了廉、验、便三大特点。经过这段阅历的积累和反思，奠定了陶华临床工作中务实、注重疗效的基本格调，完成了从单纯的中医科班向兼收并蓄、中西融通的转变，在基层工作中逐步形成简便、经济、有效，方法多样等老百姓乐于接受的、中医特色鲜明、治疗效果显著的风格。

1990年、2000年2次至南京市立第一医院骨科进修骨科手术，1991年至温州华侨骨伤科医院学习王氏正骨技术，1993年到南京市中大医院学习介入微创旋切、跟随张朝纯主任学习手法；以后又陆续参加软组织损伤诊治、美式整脊、穴位注射、三维牵引、胶原酶溶解、椎间盘镜、康复治疗等多种培训班。1995年人才引进至建中中医院，在局领导的带领下，经过全院职工的努力，单位获得国家中医药管理局颁发的“全国百强中医院”“二级甲等中医院”的荣誉称号。1998年，陶华被选拔参加南京市第一届名老中医师承工作，跟随南京市中医院骨伤科市名中医李裕顺，并由市卫生局保送南京中医药大学研究生班深造。经过三年带着问题、系统的再学习，在李老师的指导下，顺利地完成了师承、破茧成蝶。

2013年医改中，担任南京市秦淮区止马营社区卫生服务中心中心副主任、中医部主任，针推骨伤康复科主任。能够开拓创新，勇于实践，建立中医馆，带领1个省名中医、3个市名中医、13个区名中医不断努力，2011年成功创建省社区中医药特色先进单位，2012年、2013年分别被评为市、省示范社区卫生服务中心，建成1个省级、5个市级基层特色科室，逐步使中心的中医部在省、市内具有一定的影响力。2017年、2018年国家中医药管理局王国强局长、于文明副局长至我中心考察基层中医药发展情况，表扬了取得的成绩，肯定了该社区中医药发展的模式。

学术经验

在继承传统中医骨伤理论的基础上，总结前人的学术思想，结合自身的临床经验，逐步将骨伤科疾病的辨证原则确定为：整体与局部兼顾，辨病、辨证与辨位相结合，采取传统中医理论与现代医学技术紧密结合的融会贯通之法。强调整复、固定、功能锻炼三位一体；注重动静结合、筋骨并重、内外兼治、医患协作的观念，使骨折的手法整复、小夹板固定形成一整套技术规范，并在很多疾病的治疗上，推出独创的方法：如改良小针刀松解狭窄性腱鞘炎，膝关节的内外兼治等，尤其是在腰突症的系列综合治疗方面，既能够开展针灸、推拿、牵引、理疗、手法正脊、内外用药、穴位注射、中药熏蒸、小针刀等多种中医传统治疗方法；又能够进行骶管滴注、脱水疗法、三氧治疗、胶原酶溶解、微创旋切、椎间盘镜、手术摘除等现代医学治疗。

社区基层医院的工作经历，改变了陶华“坐堂行医”“专家门诊”等传统医疗的观念。许多患者对疾病的发生、发展、治疗等缺乏基本的认识，比如：膝骨性关节炎的患者，常常忍痛坚持跳舞、爬山，误以为这样可以把“骨刺”磨平。每天看病的时候，我都要花大量的时间来详细地了解疾病发生的原因、分析可能影响疗效的不良生活习惯，并不厌其烦地向病人进行健康宣教。比如：颈椎病人如何使用枕头、糖尿病合并膝骨性关节炎的患者怎样进行科学的锻炼等等。有一次在为一位截瘫病人完成住院治疗后，又主动上门服务，设计并完成了居室的无障碍改造，让她能够真正地回归社会，独立生活。陶华认为：“授人以鱼不如授人以渔”，只有提高全民的医疗卫生素质，才能够有效地减少、预防疾病的发生，提高治疗的效果。因此，参加省教育频道的《名医坐堂》、多次下社区进行健康讲座和义诊、参加南京广播电台健康热线等节目，解答听众朋友们的各种中医药养生保健、防病治病的问题。在传承学术经验方面，积极培养青年中医师，认真完成病区的主任查房、疑难危重病例的讨论，带教国内外大量的留学、实习生，许多曾经带教过的学生已经成长为中医技术骨干。记得有一位中医药大学国际班留学生，实习时介绍他们国家驻华文化参赞至陶华处诊治狭窄性腱鞘炎。患者手指屈伸严重障碍，本来应该住院手术，知道陶华可以门诊微创解决，就慕名而来。采用微创改良小针刀松解的方法，分分钟就顺利地解决了问题，当留学生将治疗实拍的手机录像发回他们国内时，引起了巨大的轰动，大家都一致认为中医很神奇！

主要成果

社区基层医院虽然设备条件差一些，但是能够接触许多常见多发病，能够提供更多地实践动手机会，更好地施展自己的才能。从医30多年来，陶华始终都坚持在临床第一线，每周6天工作日，并定期开展中医专家门诊。现在，每天慕名来就诊的患者高达一二百位！为了减少病人的等候时间，陶华总是一大早提前到科室，一直干到晚上才能将最后一个病人治疗完，中途几乎没有休息时间，有时甚至中午顾不上喝水、吃饭。

“宝剑锋从磨砺出，梅花香自苦寒来。”正是这样的坚持，才取得病人的一致好评，“医德高尚、医术精湛”，一百多幅锦旗挂满了科室的墙面，带来强烈的视觉和心灵上的冲击，每一幅锦旗的背后，都有一个感人的故事！南京电视台《南京卫生》《听我韶韶》，《南京晨报》《金陵晚报》等多次予以报道，形成了良好的社会影响。

陶华从一名普通医生逐步晋升为科主任、主任中医师、业务副院长；多次被评为区卫生系统“十佳服务明星”“优秀共产党员”、区“杰出名中医”“南京市名中医”、南京市骨科“十佳口碑医生”“最美健康守门人”、南京市“十大社区模范”“江苏省优秀基层卫生骨干”“南京市优秀基层卫生骨干”……陶华所在医院原来单一的骨伤科，发展成现在病房、门诊一体化的针推康复骨伤部；拥有中医骨伤、针灸、康复三个优质团队；一个省名中医、3个市名中医、11个区名中医，成为人才梯队齐全的大科室，骨伤科成为南京市、江苏省级基层医疗卫生机构特色科室。还成为“南京中医药大学国际针灸实习基地”“省社区中医药特色先进单位”“省示范社区卫生服务中心”“江苏省中医全科医师规范化培训社区基地”“区中医适宜技术培训基地”“江苏省首批社区医院”……

成功研制了中医骨伤科系列外用中药制剂，并对贴敷的基质进行了优化改良。承担多项省、市级课题项目，如：南京市科学技术委员会科技项目，编号：06310，骨伤及腰腿痛的社区康复，为第一承担者；江苏省中医药局科技项目，编号：LZ11179，葛根素对小鼠TGF-β/Smad基因蛋白表达的影响，为第三承担者；江苏省中医药局科技项目，基于“以痛为枢、截断扭转”理论研究微针促透“易层”贴敷疗法对终末期膝骨关节炎的疗效评价，为分中心负责人。历年来，参与编写著作2部，发表学术论文10余篇。

获批南京市名中医，江苏省基层卫生骨干人才，南京市基层卫生骨干人才，并为全国名老中医药专家传承工作站负责人、陶华南京市名中医工作室建设专家、南京市卫生高级专业技术资格社区评审专家。

曹东义

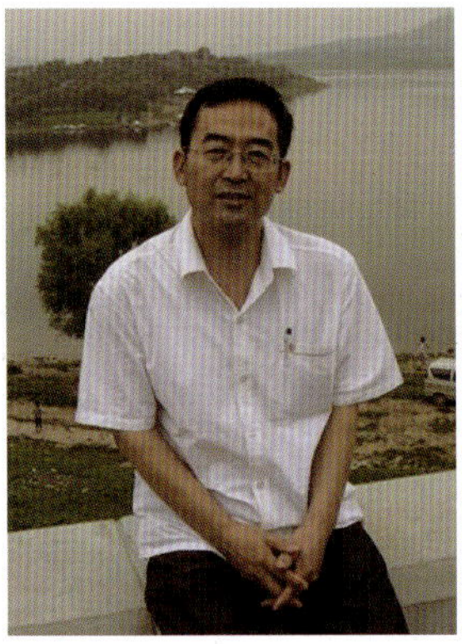

名人小传

曹东义，男，生于1958年，主任中医师，河北省中医药科学院原副院长，河北中医学院硕士导师、河北省第四、第五批师带徒指导老师。世界中医药联合会一技之长专业委员会会长，中华传统中医学会会长、中国药文化研究会药食同源产业分会会长、世界中医药联合会亚健康专业委员会副会长、中国哲学史学会中医哲学分会常务理事，河北省中医药文化交流协会副会长、中医学会常务理事，中西医结合学会呼吸专业常务委员，《燕赵中医药丛书》执行主编、《中医药与亚健康》杂志主编、《国医年鉴》副主编。国医大师邓铁涛、朱良春先生的弟子。主持省和国家多项课题，发表文章、论文500多篇，出版《神医扁鹊之谜》《扁鹊文化与原创国医》《中医外感热病学史》《中医热病新论》《中医群英战SARS》《回归中医》《捍卫中医》《关注中医》《中医近现代史话》《永远的大道国医》《挺起中医的脊梁》《中医大智慧》等著作40余部。善于治疗呼吸道疾病、风湿病，调理亚健康。

学术经验

曹东义教授2004年在著作《中医外感热病学史》详细论述了，外感热病发展的源流历程、模式的转化，寒温关系复杂化的缘由，寒温论争的焦点，寒温统一的基础和必要性，中西医结合背景下外感热病学未来发展的方向。随着研究的深入，针对寒温争论的焦点和困惑，尤其2003年SARS瘟疫流行时，中医药取得的成就和暴露的问题，进行深刻的反思和思考，曹东义教授提出了用“河舟码头”学说，揭示寒温统一的理论基础，以热病统一寒温的观点和思路，探索外感热病诊治的新规律。所以，用“河舟码头”学说，为指导思想，建立统一的外感热病学理论体系，即是理论研究的需要，又是临床的迫切期待。

曹东义长期致力于呼吸道疾病的研究，对于反复呼吸道感染，哮喘、肺纤维化、呼吸道肿瘤等疾病积累了治疗经验，提出顺其性为补，凉润治咳嗽的治疗方法，其经验发表于《中国中医药报》的“名医名方”，收录于《杏林寻宝•保护中医》之中。

曾担任风湿科主任五年，提出补虚益损，内外结合综合疗法治风湿，临床见效快，疗效巩固，收到较好效果。

主要成果

曹东义主持的“扁鹊秦越人生平事迹研究”获得河北省卫生厅1993年度科技进步一等奖。

2005年，曹东义拜在著名中医学家邓铁涛教授、朱良春先生门下，使他的认识得到了很大的提高。在名师指导及自己的刻苦努力下，他讲经谈史，著书立说，其中不乏独到的立论和观点，为中医的传承事业做出了卓越的贡献。

2006年，中南大学科学技术与社会发展研究所张功耀，在《医学与哲学》杂志发表题为《告别中医中药》的文章，许多网络媒体与之呼应，一时掀起一股诋毁中医、呼吁取消中医的浪潮。面对这对中医中药肆意的歪曲污损，曹东义震惊之余，立即出击，撰写了12000字的《奉劝张功耀：迅疾告别固执与偏见》，针对张功耀有违史实的错误言论一一予以批驳。其后，反中医中药之流发动了更疯狂的攻击，曹东义紧接着发出了《不能放任张功耀〈告别中医中药〉泛滥》，招引战友一同应战。同时将这篇文章发给了邓铁涛先生、朱良春先生、《中国中医药报》《医学与哲学》，并且很快收到了回音。从此曹东义正式步入捍卫中医中药的战斗，以犀利的笔锋驳斥种种谬论，成为驰骋于文坛的独具侠肝义胆的坚决捍卫中医的勇猛卫士。曹东义说，一个人应该被点燃。如果不被点燃，永远是堆柴火，既不能发光，也无法放热。

2009年，曹东义主编的《中医药知识普及读本》，获得中华中医药学会建国60年中医科普著作二等奖；《捍卫中医》获得河北省中医药学会建国60年学术著作一等奖。

2011年，曹东义以他突出的战绩，荣获“全国中医药文化建设先进个人”称号。

学术创新是中医事业发展的动力，科学普及是中医药事业繁荣的重要手段。两者都很重要。曹东义通过各种途径广泛普及中医药科学知识，先后出版了《回归中医》《捍卫中医》《关注中医》《中医近现代史话》《永远的大道国医》等多部著作。

葛建新

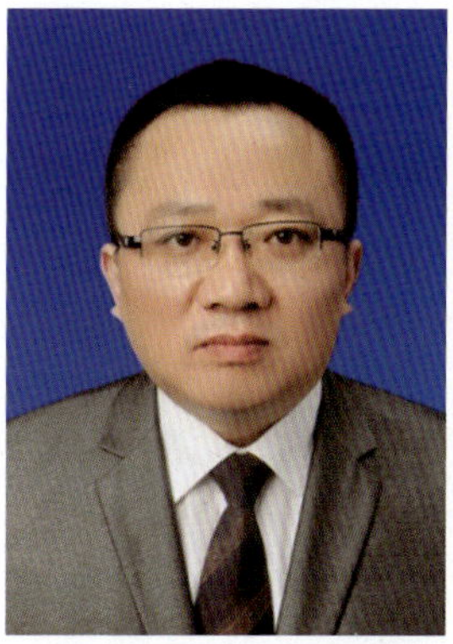

名人小传

葛建新，南通市第四人民医院院长、党委副书记，研究员，南通大学兼职教授，南京中医药大学兼职副教授。兼任世界中医药学会外治方法技术专业委员会常务理事、中国中医药研究促进会治未病与亚健康分会副会长、中国中医药研究促进会精神卫生分会常务委员、江苏省精神病医院分会常务委员、江苏省研究型医院学会常务理事、南通市心理学会理事长、南通市医学会健康文化分会主任委员、南通市中西医结合学会副会长，南通市针灸学会副理事长等多项职务，获得“南通市第九届优秀科技工作者”“南通市第四届杰出专业技术人才”荣誉称号。

1988年至1994年任南通市中医院中医师；1994年至2005年任南通市中医院团委书记、主治中医师、人保科科长；2005年至2011年任南通市中医院人保科科长、副主任中医师、副研究员；2011年至2015年任南通市第四人民医院副院长、副研究员；2015年至今任南通市第四人民医院院长、党委副书记、研究员、南通大学兼职教授、南京中医药大学兼职副教授。

学术经验

毕业后从事中医临床和医院管理工作30余年，对技术精益求精，擅长针灸、推拿、熏洗、敷贴、物理疗法等。对精神心理疾病，凸显中医“整体观念、辨证论治”的特点，根据季节不同、禀赋各异、情志表现，通过应四时、适体质（中药、膏方、针刺、艾灸、火罐、穴位贴敷、药物熏蒸，以及生活方式、饮食习惯、体育运动、心理调摄等）、调情志（情志相胜、阴阳相胜、五音疗法、心理疏导、心理咨询、正念疗法等）进行综合干预，取得较好临床效果。

同时，应用中医药及中西医结合方法治疗消化系统常见病、多发病，对反流性食管炎、消化性溃疡、糜烂性胃炎、胆汁反流性胃炎、溃疡性结肠炎等病的治疗，具有独到之处。根据脾胃为后天之本，主运化水液，主肌肉，主升清降浊，主统血的理论，认为某些疑难疾病的发生多与痰、湿、热、瘀等有关，而脾胃为其源。临床对重度口角炎、顽固性荨麻疹、面部痤疮等疾病治疗有独到见解。

在医院管理上，坚持“精准专科，特色综合”的发展格局，统筹“扎实发展、规范发展、错位发展、持续发展”四大发展理念，实施“名院、名科、名医、名技术”四名工程，开展“绿色四院、创新四院、人文四院、智慧四院”四院同创，推进“211工程”（人才队伍和人文医院建设，专科学科建设等），以专病工作室、十大中心建设、十大重点工作等为抓手，推动医疗质量内涵、群众满意度、社会形象不断提升，全面促进了医院的高质量发展。

主要成果

近几年，主持和参与省、市科研课题研究八项，其中主持市科技局科技计划项目一项（“针灸推拿治疗对躯体形式障碍患者疗效研究”），参与省级科研项目两项（“文化软实力视域下医院廉政文化建设实践研究”“社会认知交互训练对精神分裂症社会认知及社会功能的影响研究”），市级科研项目五项（“健脾化浊开窍方对二代精神病药物所致代谢综合征干预疗效”“南通市精神病专科医院开展医疗康复现状调查分析”等）。

发表省级以上论文近二十篇，其中SCI论文一篇，获江苏省教育文化研究会教研成果一等奖一篇。

鞠宝兆

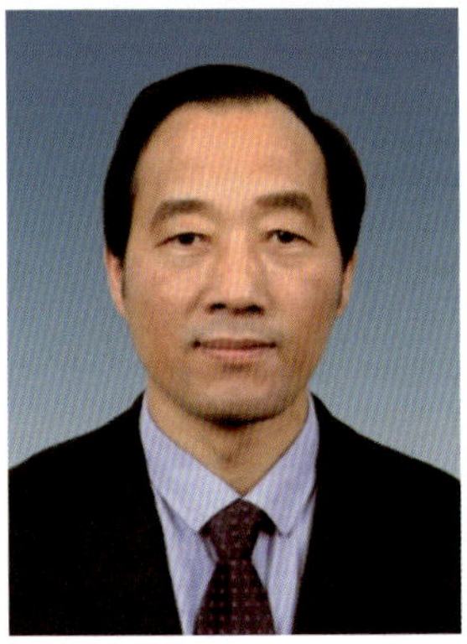

名人小传

鞠宝兆，男，1965年2月生，医学博士，教授，博士研究生导师。辽宁中医药大学科技处处长。兼任中华中医药学会内经学分会副主任委员、中华中医药学会中医药文化分会常委、世界中医药学会联合会内经学分会副理事长、世界中医药学会联合会满药专业委员会副理事长、中国中医药研究促进会治未病与亚健康分会副会长、辽宁省养生康复学会副会长、辽宁省世界传统疗法研究中心主任、辽宁省人文社科重点研究基地“中医药文化研究中心”主任等多项职务。

1989年至2003年任辽宁中医药大学内经教研室助教、讲师、副教授、教授；2003年至2005年任辽宁中医药大学研究生部副主任；2005年至2006年任辽宁中医药大学科技处副处长；2006年至2012年辽宁中医药大学中医文献研究院院长兼博物馆馆长；2012年至今任辽宁中医药大学科技处处长，校学术委员会委员兼秘书长。荣获辽宁省优秀科技工作者、辽宁省特聘教授、辽宁省百千万人才工程“百人层次”人选、全国人文社科优秀科普专家等荣誉称号。

学术经验

自1989年研究生毕业以来，一直从事中医学（内经、中医基础理论、中医运气学、中医药文化等课程）的教学、科研、临床及相关管理工作。在多年中医教学科研工作中，始终坚持“博古纳今，精求岐黄”的治学精神，重视“学医贵在明理，明理方能艺熟”的教育理念，开展中医经典课程的启发式、互动式、案例式、PBL式、实践式、网络式等教学研究与改革。并善于采用古今文献研究、实验研究与临床研究相结合的方法，开展《黄帝内经》理论体系的发生学研究、《黄帝内经》养生保健理论和中医药传统特色疗法的挖掘整理与应用研究。

特别是在《黄帝内经》理论体系发生与名词术语研究方面，运用知识考古、共时对比、文献考证等方法，注重溯源澄流，对藏象理论术语、经络腧穴术语、五运六气术语等进行了系统研究与考证。主持完成教育部人文社科项目“《黄帝内经》常用医学术语人文要素研究”，出版《黄帝内经文化解读》《黄帝内经藏象术语文化要素研究》等学术著作，促进了中医药术语标准化研究。

主要成果

鞠宝兆教授先后培养出博士研究生19名、硕士研究生30余名及大批本科与留学毕业生。

先后主持完成国家公共卫生事业专项“中医药古籍保护与利用能力建设”等国家及省部级课题10余项，获辽宁省科技进步二等奖、辽宁省教学成果二等奖等各级各类成果与奖励7项。出版《中医养生与亚健康调理》《美容中医学》《中医运气学》《中医药古代文化概要》等著作与教材14部。发表专业学术论文90余篇。

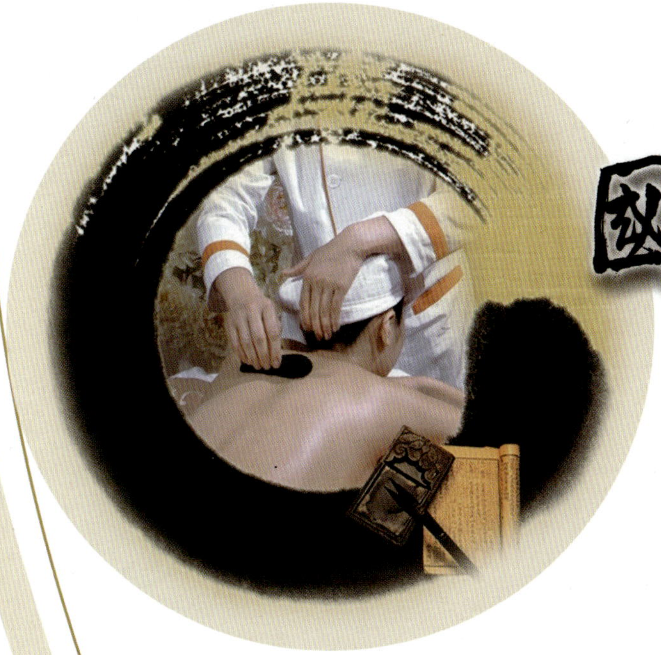

國醫年鑒

GUOYI NIANJIAN

2019

中医药传人

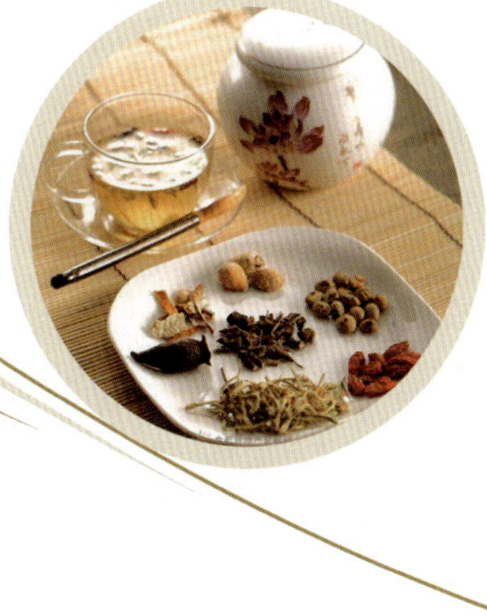

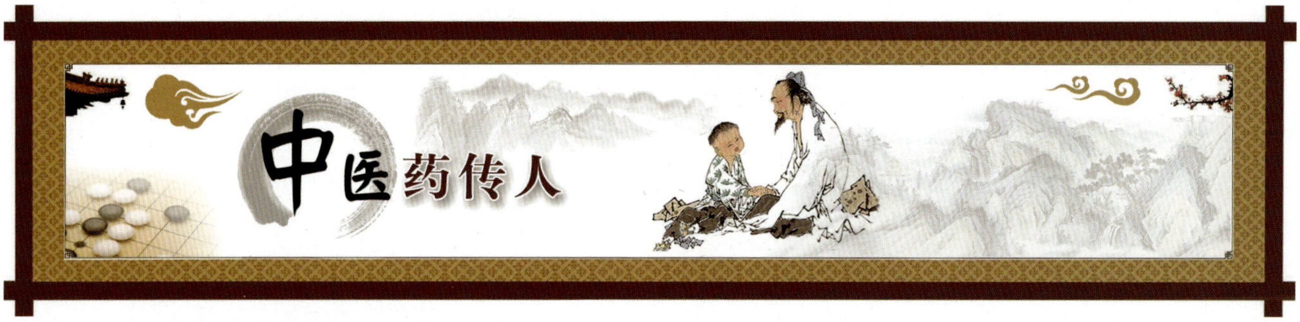

吉　玲

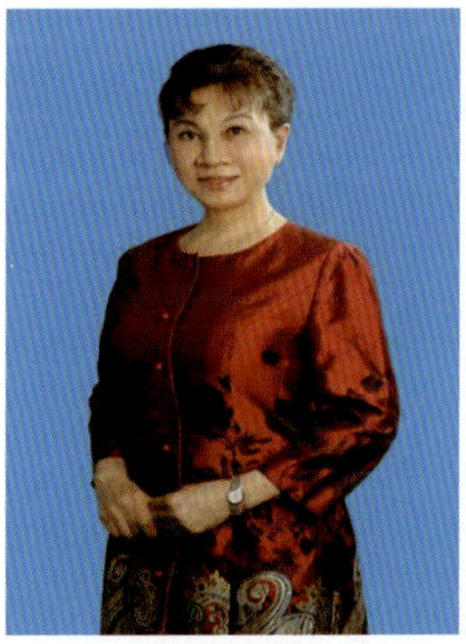

吉玲，女，1951年8月出生于北京，汉族，党员，北京医科大学硕士，中国人民大学商学院MBA，现任职于北京吉英杰医药技术有限公司董事长。曾任职于原北京军区医院心内科医师，主治医师；成都康弘药业集团董事及新产品开发部部长；原中国老年医学委员会常委、高血压分会会长，中国优生优育协会钙代谢专题委员会副秘书长；国家注册医师、健康管理师等等。

1973年至1976年，山西医学院医疗系学习西医；1978年至1980年成都中医药大学进修中；1982年至1986年上海第二军医大学长海医院进修心血管内科；1985年至1986年上海第一医科大学生物物理系进修血液流变学；1991年至1994年就读于北京医科大学附属第三医院硕士研究生班；2010年至2012年就读于中国人民大学商学院MBA班。

1976年从事心血管内科医生工作后，不断实践学习进修，坚持用中西医结合的办法，自创处方，用于治疗高血压、冠心病、高脂血症、糖尿病、老年痴呆症和突发性耳聋等等疾病，取得了可喜的效果。国家药典药物“松龄血脉康胶囊”和功能食品“菊明降压胶囊”“心脑瑞胶囊”等产品的发明人，拥有4项中国发明专利，1项国际发明专利。“松龄血脉康胶囊”1996年获得国家卫生部三类新药证书，后于2005年、2010年两次列入中华人民共和国国家基本药物目录，全国有3亿高血压、高血脂和心脑血管患者可受益于她发明的药品和保健功能食品。

在学术期刊和学术会议发表医学论文近50篇，出版论著《老年高血压防治对策》《中老年养生之道》等。英国剑桥国际名人传记中心将吉玲女士作为对人类有杰出贡献的科学家，列入《世界名人录》。近十年来吉大夫更加关注疾病的预防和大众健康教育，常年坚持健康讲座普及防病知识，深受广大群众欢迎。

肖玉平

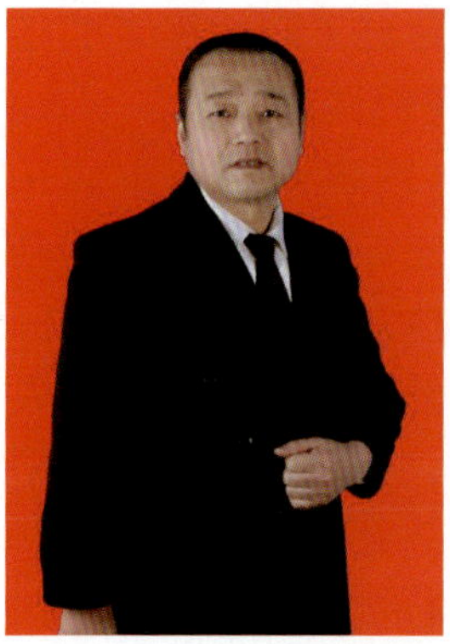

肖玉平，男，1965年生，甘肃兰州人，大专文化，高级健康管理师，中医师，中医针灸师。北京益康惠民中医研究院院长。中国民族卫生协会，全国难治病研究专家委员会委员。中国民族医药学会健康产业分会理事。所在单位被中国中医药研究医促会中老年专业委员会设为“治未病”健康指导工作站。北京国鹤堂中医科学院聘其为“康复领域专家”。中国国际医学药学会授予“中医药康复突出贡献奖”。

从十几岁开始跟随地方名中医肖玉平老师学习康复理疗技术。并且结合中医理论知识学习各种针刺疗法。其中有国医大师石学敏教授“醒脑开窍”针灸疗法、杜嵩老师“独针疗法”，骆安老师“骆氏气机针法”，及其他“平衡针灸疗法”“脐针疗法”“针挑疗法”等。借鉴李世昌《运动解剖学》、日本甲田光雄《脊柱健康自我疗法》、刁文鲳《你的脊柱还好吗》、张朝纯《脊柱疾病手法治疗学》、钟士元《脊柱相关疾病治疗学》、董安立《脊梁正不生病》、王世峰老师《捶正疗法》等理论，并通过培训班及网络培训学习，引用机械动力“脊柱梳理床”力生物医学疗法，有氧被动运动，扇形旋脊摇摆，换位循环倒置，复位生理曲度，自重动态牵引，红外线热疗法等，治好了很多疑难杂症，结合中医推拿按摩对颈椎病、腰椎病等各种疼痛进行治疗，得到患者广泛认可和喜爱。

肖玉平从医20多年，积累了丰富的临床经验，并多次参加中医学术大会，非药物疗法研讨会，中国中医药健康产业创新与发展研讨会，中国中医药健康产业大会。在学术交流过程中，得到中医权威老师的多方指导，使自己的专业技术水平不断提高，对于运动系统功能障碍的疾病治疗、神经系统功能障碍治疗、骨关节及脊柱相关疾病的治疗，通过脊柱梳理、推拿按摩、针刺、拔罐、刮痧、艾灸、原始点、锤正疗法等，为很多患者解除病痛，采取不打针、不吃药、不开刀、不住院等非药物疗法，达到不影响患者的工作和学习，深受患者喜爱以及赞许。

肖玉平提倡治病痛应以预防调理为主。从建设全民健康工程的思想出发，以中医理论为基础，遵从自然规律，发挥人体之本能，结合中医预防保健作用的优势，让不健康和“亚健康”人群获得真正的健康。

治愈的典型病例如下：

病例一：樊某，男，74岁。耳聋20多年，肩部疼十多年，在家看电视音量调高到28才能听到。调理8天后，电视音量调到8就可以听清，能够正常看电视了，肩部疼痛痊愈。

病例二：栗某，男，44岁。强直性脊柱炎很严重，趴在地上匍匐抬不起头，视线只能看到他人的脚，胸闷气短，晚上不能入睡，去过多家医院治疗不见好转。通过10个月的调理，基本上可以站立，疼痛消失，能吃能喝，已经正常工作一年多了。

病例三：张某，女，68岁。腰疼，腿疼无力，坐轮椅，几个女儿都在不同的医院上班，去过几家医院治疗不见好转。通过1个多月精心调理，能独立料理家务了。

张胜利

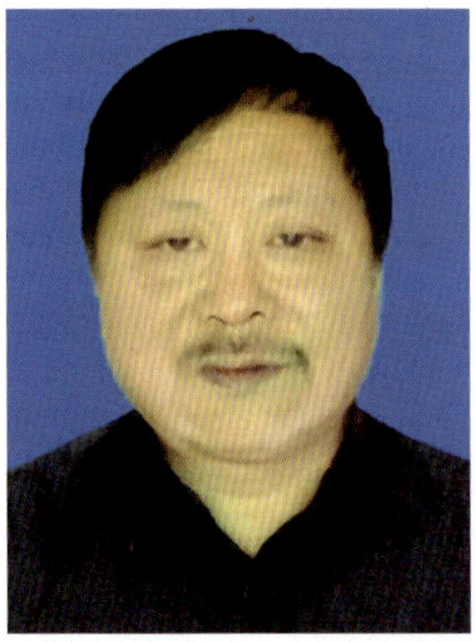

张胜利，男1961年生，甘肃省嘉峪关人，民间郎中，师承父传。从小就对中草药情有独钟，上山下乡期间，常与民间能人异士切磋互学，并熟读自家张氏中医《医库宝典》，回城参加工作三年后，由于有着强烈的中医爱好，便辞职做起了民间郎中，救死扶伤，医人无数，几十年中积累了丰富的临床经验。天赋、勤奋、执着，使其医术日益精进，擅长治疗：哮喘、风湿、高血压、痛风、水肿、静脉曲张、鼻窦炎、腰椎间盘突出、腰椎管狭窄、股骨头坏死、肢体麻木、不孕不育等疑难病症。

在中草药运用方面，确有独到之处，特点为：成本低、起效快、时间短、疗效好。所煎汤药，安全可靠。医者仁心，更是其在从医生涯中所不敢忘记的，对于贫苦患者，常是分文不取，视病人如亲人。

治愈的典型病例如：

病案1：肖某，女，78岁，甘肃省嘉峪关和畅园居民。哮喘、肺气肿。中草药治疗，8天后痊愈。

病案2：王某，女，50岁，甘肃省四〇四工人。腰椎间盘突出，中草药治疗，6天后痊愈。她的高血压病，30天后痊愈。

病案3：张某，女，42岁，甘肃省张掖市人。腰椎间盘突出、腰椎管狭窄，予中草药治疗，12天后痊愈。其弟张小平6天治愈。

病案4：李某，女40岁，甘肃省四〇四工人。鼻窦炎，予中草药治疗，治疗6天后痊愈。

病案5：姜某，女46岁，湖南人。腰椎间盘突出，父兄一家三人同时患该病。予中草药治疗，10天后全部治愈。发病半年以内的寒湿型类风湿，10天可达到临床治愈。

金　菲

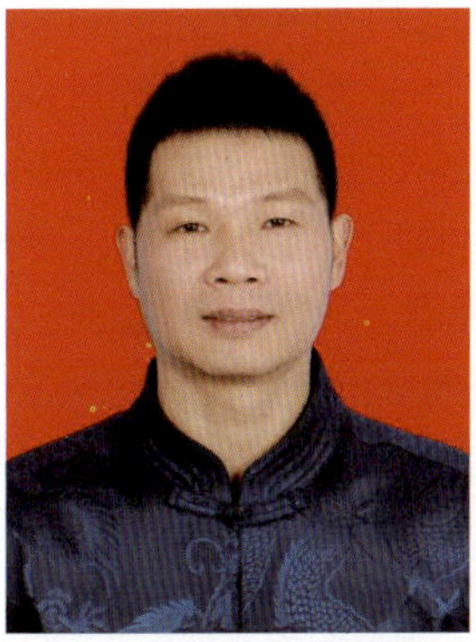

金菲，男，1970年11月生于浙江温州中医世家，幼承庭训，8岁跟随父亲学习中草药、针灸、正骨，13岁佐诊，传承父亲衣钵。此后修炼内功易筋经。擅长中医心脏病。毕业于北京中医药大学。先后向国医大师贺普仁、金伯华学习医技，还受到宫廷御医传人丁永、“神针王”王修身、“九针大师”乔正中、清御医传人无痛正骨王文麟等恩师的栽培。任北京同金堂脊柱中医研究院院长、中国红十字会会员及志愿者、中国民间中医药研究开发协会常务委员。自幼受中医家庭文化的熏陶和潜移默化，苦学岐黄之术，研读《黄帝内经》《黄帝外经》《伤寒论》《针灸大成》《针灸甲乙经》《本草纲目》等书籍，对中国医学有了很深的根基与情怀。

迄今从事针灸临床几十年，遵古而不泥训，传承之中又有所发挥创新。由于十分重视中医理论与实践的结合，不仅积累丰富的临床经验，而且在理论上也有许多独到见解。对针灸、中草药治疗冠心病、面瘫、三高、中风、肿瘤、妇科等疾患及疑难杂症有独特之法。近年对针灸治疗疲劳综合征（亚健康）、针灸减肥、美容、恢复视力均有显著效果。由于长期服用化学药副作用大，用传统的中医疗法对这些疾病却有超乎想象的积极作用。如：火针、放血、毫针、芒针、艾灸、割治疗法、正骨、推拿以及天然中草药外敷。

经治愈的典型病例有：

病例1：郑某，男，65岁。心悸 胸痹（冠心病），脉象：细沉，病期25年。用贺氏三通法配手法调颈椎、胸椎和隔治疗法，三个月痊愈。

病例2：刘某，女，56岁。近视、弱视、青光眼，双眼视力0.8 。采用御医针灸绝学——血轮针，2疗程后左眼视力提高到1.1 ，右眼视力提高到1.2，其他痊愈。

病例3：蔡某，女，49岁。滑膜炎，双膝积液。用贺氏三通法1疗程痊愈。

病例4：林某，女，45岁。腰椎滑脱症，通过针灸和正骨整脊手法、中草药外敷，1疗程痊愈。

周友芳

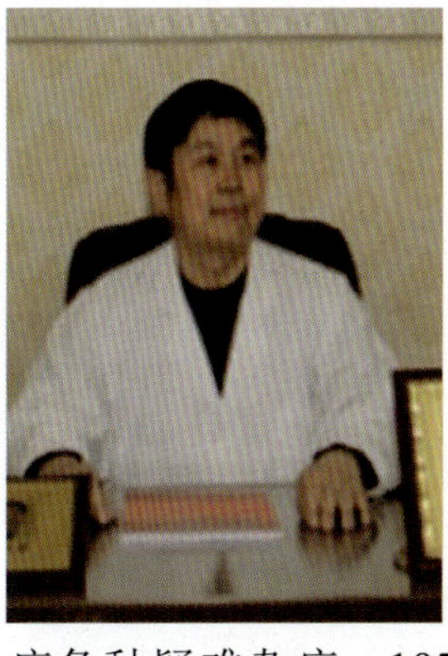

周友芳，男，1968年7月生，共产党员，本科学历，民间中医。

自1978年，深得中医师李其禄（本人表哥）的家传学习针灸。李其禄，1940年至2016年苏北民间中医，熟读《黄帝内经》等古典医学著作，擅长治疗各种疑难杂症。1979年参加江苏省中医统考选拔录用为东海县中医院中医师。先后在国内外医学杂志上及国内国际学术会议上发表学术论文30

多篇，其著书2本分别是《神经病的中医治疗》《吐下通治法治疗精神疾病》。东海仁爱医院的创始人。表哥李其禄传授给我杨氏杨继洲的“子母补泻法”针灸治疗疾病，出自《针灸大成》卷五之《十二经井荥俞经合补虚泻实》篇。

1978年的夏天，在我上小学三年级的时候，由于一次偶发的肚子痛，被长年居住在我家的表哥李其禄一针扎好，这是我有记忆后首次接受中医针灸治疗，因为它有立竿见影的神奇效果，让我喜欢上了针灸，从此将我引上学习中医针灸之路。我们住一间房子，同睡一张床。那时每天都有很多患者到家里找他看病，我每天放学后都会去看他给患者治病的过程并提问，就这样坚持了一个月后，表哥看出我想学针灸的心思，于是就开始教我中医基础理论，手把手指点教我每个腧穴的位置、持针方法、进针方法、进针的深度、进针方向及补泻手法，指定我背诵一些常用的针灸歌赋，教我如何辨经诊断，如何选取穴位治疗疾病。他当时考虑到我年轻又是业余爱好，从安全的角度出发，将“子母补泻法”传授给我，因为此法在四肢肘膝关节以下取穴施针，不易刺伤脏腑。他经常在临床中根据患者的病情耐心地给我讲解示范。

之后，我又通读了《灵枢经》《针灸大成》《针灸聚英》《针灸甲乙经》《难经》。我的老太爷乔培山也是本地方圆百里有名的老中医，在他晚年的时候，将他的藏书光绪六年刻本的《针灸大成》赠予我。

与此同时，我先后参加了中国中医科学院中医针灸培训班、中国中医科学院中医按摩培训班、董氏奇穴培训班、王文麟宫廷无痛正骨高级班、沈三针培训班、石学敏院士醒脑开窍临床班等培训班学习，自学了靳瑞教授——“靳三针”疗法。

通过北京市东方公证处公证，先后拜中国中医科学院针灸医院主任医师王巧妹和针灸博士生导师王宏才为师，建立师徒关系师承中医针灸。传承了两位老师的中医针灸学术思想：邪气盛则实，精气夺则虚；实则泻之，虚则补之，陷下则灸之，菀陈则除之，不盛不虚已经取之；虚则补其母，实则泻其子，泻井当泻荥，补井当补合。

针灸治疗技术是我的专长，运用“子母补泻法”毫针针刺治疗病症。《针灸大成》卷五提出“虚则补其母，实则泻其子”的思想，将井、荥、输、经、合五腧穴按五行相生的次序，分属木、火、土、金、水（阳经：金、水、木、火、土），然后按“生我者为母，我生者为子”的原则，根据病情的虚实，虚证用母穴，实证用子穴，用补母或泻子的取穴方法来针灸治疗疾病的方法，在具体运用时，分本经子母补泻和他经子母补泻两种方法。例如：肺经的实证，要泻其子，在本经选取尺泽穴。肺经的虚证，要补其母，在本经选取太渊穴；肺经的实证，要泻其子经肾经，在他经选取肾经的水穴阴谷穴。肺经的虚证，要补其母经脾经，在他经的脾经上选取土穴太白穴。此法的特点是取穴在四肢的肘膝关节以下，不容易刺伤脏腑，安全性高。此法适用痛证、内科、五官科、妇科、皮外伤科、急症。此法的安全性极高，由于此法的取穴在四肢的肘膝关节以下，不容易刺伤脏腑，安全性可靠。

当然针灸也有潜在的风险，如断针、晕针现象、交叉感染等风险，在施针时要严格遵守针灸禁忌，做到严格消毒，使用一次性无菌针具，掌控好进针的深度和量度，对于酒后大醉、大怒、饥饿、疲劳、精神过度紧张的患者，不易立即针灸。

近五年来，运用“子母补泻法”针刺治病立竿见影，可快速去除患者的病痛，受到众多患者的好评，并赠予手工刺绣牌匾2块、锦旗15面，名家题字画9幅。在中国民族医药学会筋骨养护分会成立大会暨2017年筋骨养护学术交流大会上，我有幸当选为中国民族医药学会筋骨养护分会理事。我的针灸学术论文《把针灸学运用到体控电疗法中能治疗多种病症》被《国医年鉴》第十卷收录。

病例1：腰痛

杜某，男62岁，吴忠市利通区，部队自主择业团级政委，2017年12月来找我针灸。

主诉：右腰部酸痛2月余，近一周越发加重。

病史：2月前发现右侧腰部酸痛，医院拍片检查正常，影响行动，吸气时腰部有痛感，四肢怕冷、畏寒、喜按。

身体检查：舌淡，苔白，脉细。

西医诊断：腰肌劳损。

中医诊断：腰痛，证型：虚寒腰痛。

治疗原则：通经止痛、补虚固阳，温煦散寒。

针灸取穴：主穴：复溜（本经肾经取母穴，取双侧），经渠（他经即母经肺经本穴，取左侧经）；配穴：关元、肾俞、委中。

治疗过程：平补平泻，针刺半小时后，腰部基本不酸痛，连续治疗一周后痊愈。

病例2：膝骨性关节炎

吴某，女，26岁，会计，银川市西夏区。2013年元月初就诊。

主诉：双膝关节肿痛6年多。

病史：患者双膝关节冷痛肿胀，左侧痛重，腰及双下肢发凉偶有腰骶部酸痛，遇冷加重得温则减。

身体检查：舌质淡，苔白滑，脉沉迟。

西医诊断：膝骨性关节炎。

中医诊断：痹症；证型：寒湿证。

治疗原则：通经活络，壮骨止痛。

针灸取穴：主穴：内庭（原本该取本经胃经取子穴厉兑穴、因泻井当泻荥而改取内庭穴，取双侧）、梁丘、商丘（本经脾经取子穴，取双侧）、血海、内外膝眼、膝阳关、大杼，阳陵泉透阴陵泉；配穴：肾俞、腰阳关。

治疗过程：各部位腧穴按常规针刺，双膝眼用提插、其余采用平补平泻手法留针50分钟，每10分钟醒针一次，每日一次，10天为一个疗程，共2个疗程。

治疗结果：治疗1个疗程后，膝关节疼痛缓解，双下肢自觉温暖，治疗2疗程疼痛消失。

病例3：心脏病疼痛

白某，男，28岁，经理，银川市西夏区。2014年3月初就诊。

主诉：心悸伴心前区疼痛3个月，加重1周伴恶心呕吐。

病史：于3个月前出现心悸、心前区痛疼，到医院胸科检查诊为“心肌梗死”；近日胸闷，时头晕、纳差、夜寐欠安、二便正常。

身体检查：舌质红，苔白，脉沉细结代。

西医诊断：风湿性心脏病，心律失常。

中医诊断：心悸，胸痹；证型：心阳不振，气虚血瘀证。

治疗原则：养心血，活气血，敛心阳，安心神。

针灸取穴：主穴：内关、郄门、天突、巨阙、关元；配穴：大陵（本经心包经取子穴，取双侧）、神门（本经心经取子穴，取双侧）、厥阴俞、心俞、膈俞。

治疗过程：内关、郄门、巨阙、关元直刺1寸；大陵、神门向掌斜刺0.5寸；天突沿胸骨柄后方斜刺1寸，背腧穴向椎体斜刺1.5寸，用捻转补法1分针；留针30分钟。

治疗结果：治疗3次后胸不闷；治疗1疗程后心悸、恶心、心前区疼痛症状无。

病例4：多汗症（半身出汗）

方某，男，48岁，公务员，银川市金凤区，2015年9月初就诊。

主诉：睡觉时半身出汗、腰部酸痛。

病史：患者在睡觉时半身出汗2年多，平躺时上半身出汗，向左侧躺时右半身出汗，向右侧躺时左半身出汗，伴有腰部酸痛，身体消瘦、面色苍白、少气懒言。

身体检查：舌质淡，舌苔白，脉细弱。

西医诊断：内分泌失调。

中医诊断：多汗症；证型：汗出偏沮。

治疗原则：补气补血、强肺益肾。

针灸取穴：主穴：合谷、复溜（本经肾经取母穴，取双侧）、列缺、曲池、冲阳；配穴：内关、公孙、委中、昆仑。

治疗过程：合谷用补法、复溜用泻法，其他穴用平补平泻手法留针40分钟，每10分钟醒针一次；每日一次，10天为一个疗程。

治疗结果：治疗1个疗程后，出汗缓解，治疗3疗程痊愈。

病例5：中风后遗症

李某，男，59岁，经理，银川市金凤区。2017年10月初就诊。

主诉：中风后遗症3年多，左侧肩背痛，左腿无力。

病史：患者3年前罹患脑脑梗，高血压，高血糖，多次住院治疗，定期针灸康复。左侧的肩膀、胳膊、背疼痛，左腿无力，左脚足内翻。

身体检查：舌淡红，苔薄白，脉弦细。

西医诊断：脑梗死、高血压、糖尿病。

中医诊断：中风；证型：肝肾阴虚。

治疗原则：醒脑开窍、补益肝脾肾、疏通经络。

针灸取穴：主穴：内关、人中、三阴交；配穴：极泉、尺泽、委中，曲池，丘墟透照海。

治疗过程：内关用提插捻转泻法1分钟，人中用雀啄泻法至眼球湿润，三阴交用提插捻转补法至肢体抽动3次为度，极泉、尺泽、委中用提插泻法至肢体抽动3次为度不留针。丘墟透照海注意进针方向，每日一次，10天为一个疗程。

治疗结果：丘墟透照海后当场足不内翻，治疗1个疗程后，肩背疼痛、腿无力现象缓解，治疗3疗程疼痛消失。治疗3个疗程痊愈。

袁吉明

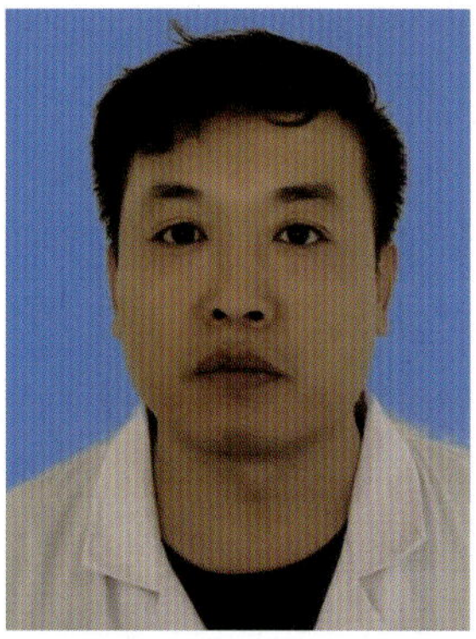

袁吉明，男，1973年生，山东聊城人，中医师，中医本科。高级针灸师，高级中药药剂师，中国民间中医药研究开发协会会员，国际中医推广协会会长，北京市济民园中医研究院院长。一直致力于传统中医治病理念，擅长火针、针灸、中药、疏筋理经特色疗法。

袁吉明幼年时期就熟读《伤寒论》《黄帝内经》《素问》《针灸甲乙》，直至今日的实践掌握运用。同时还学习原山东省中医医院教授张灿玾先生的学术经验和优良传统，以治病救人，救死扶伤为己任。袁医师擅长及推崇七十二针经络疗法，以天然植物中药内服外敷的治疗方法进行辅助治疗，经袁医师治疗好的患者不计其数。袁医师多次参加国际、国内中医学术会议。袁医师对循环系统障碍的高血压、心脏病，各症状头痛、脑血管疾病、风湿类风湿、痛风、腰椎间盘突出有着独到的治疗方法，使数以万计的患者受益。

经袁医生治愈的典型病例如下：

病例一：柳某，男，49岁，私企老板。冠心病5年，运用中医针灸、中药治疗4个月，临床治愈，随访未复发。

病例二：马某，男，43岁，油气输送员。2017年初至2017年11月长期失眠情绪低落，运用特色疗法七十二针经络疗法，加以中药内服得以治愈。

病例三：刘某，女，31岁，医院医生。卵巢囊肿，停经半年，乳房胀痛。经过中药调理，艾条温灸，肚脐敷药烤电等疗法，现已治愈并成功孕有二胎。

高友保

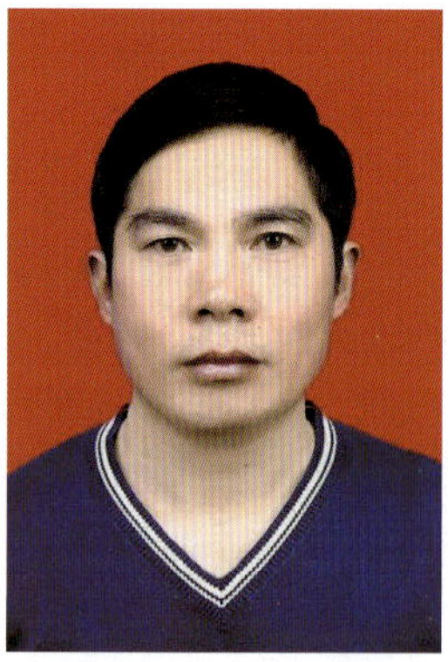

高友保，男，1972年8月生。江苏南通人。大学文化，中医师，高级针灸师。出生于中医世家，从医18年，深谙传统医学的精髓，辨证治疗、标本兼治；稔熟理、法、方、药一套治疗规律，本着医者父母心的职业精神为患者解除病痛。对中医妇科、中医针灸推拿、中医外科有独到之处，曾在中国中医药研究促进会非药物疗法分会学术会议上获“中医匠人”称号。

中医世家的家学渊源，从小耳濡目染，尤其是一根银针扎下去，病痛即除，针灸的神奇魔力，唤起孩提时期他的好奇心，更有乡邻对父亲一声声的“高先生”的尊称，令他对医生这个职业景仰羡慕，此后立志发愿，长大后也像父亲一样做一名中医，为父老乡亲们解救疾苦。高中毕业后，就报考了烟台中医药学院，通过五年的中医药学专业的本科学习，系统学习并掌握了中医基础理论、中医诊断学、中医针灸推拿学、中医方剂学等，并以优良的成绩顺利毕业。

毕业后，即返还家乡在卫生院从事医疗工作，并将大学所学的中医基础理论和民间中医实践的优秀传承结合起来，专攻中医针灸推拿、诊脉、刺络、传统中医方剂等，同时遍访名师，如省中医二院吴连恩主任、南通中医院杨志兵主任等中医名家，从他们身上不仅学到了扎实的中医诊疗的基本功，更学到了对传统中医文化孜孜不倦的追求、对中医诊疗医术的精益求精、更有视患者为亲人，关爱有加的职业精神，体现了“医术即仁术”的中医传统文化的精髓。通过近二十年的临床实践，积累了丰富的治疗经验，同时不断学习，并多次参加国内中医药学术交流大会和针灸学大会，和业内专家教授进行学术交流。

专长：中医诊脉、针灸、刺络等。主治：外科：颈、肩、胸、腰、膝疼痛、腰椎间盘突出、坐骨神经痛等；兼治内科：消化系统、呼吸系统、心脑血管系统、生殖系统、神经系统等疾病。

治疗病例：

1．孙某，男，72岁。2014年5月7日，腰痛。就诊时，患者身子不能转动，行动不便，腰部疼痛难忍。经过针灸加内服中药治疗，随访3年没有复发。

2．孙某，女，45岁。2011年3月，胃痛。就诊时，患者两手按着上腹部，疼痛难忍，经过针灸加内服中草药治疗，随访6年无复发。

3．吴某，男，46岁。2013年10月8日，手腕扭伤。就诊时，患者手腕疼痛难忍，经过针灸加按摩手法治疗，随访2年，治愈效果良好。

4．黄某，男，25岁。2016年9月，患颈椎疲劳症。就诊时，患者颈椎非常胀痛，经过诊断用针灸加按摩手法治疗。随访2年无复发。

5．周某，男，26岁。2013年12月，患腰扭伤。就诊时，患者当时腰部非常疼痛，经过针灸加中药内服治疗，随访3年未复发。

崔志杨

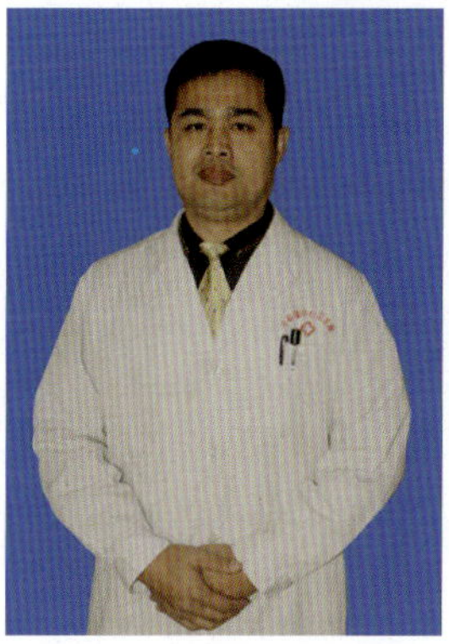

崔志杨，男，1976年生，河北深州人，主治医师，本科在读。中医预防保健调理师，高级气功师，高级民间传统疗法师。中国红十字会会员，志愿者。国家推拿针灸协会合作委员会委员。河北省全科医学培训中心师资人才。自2007年步入中医领域，并师从国医大师李士懋教授及杨牧祥教授、刘宝和教授、薛芳教授、薛平教授等学习《中医脉学》《中医诊断学》《方剂学》《伤寒论》，儿科按摩等。

自幼立愿做一名好医生，知道行医的要义是救死扶伤，医理可以解人疾苦。早年对中医书籍就有浓厚的兴趣，对医生有天然的亲慕感。尤其看到人们的疾苦哀声和病人对医者的感恩戴德，加之内心深处对医学文化深深的热爱。1993年中考，在父母的支持下，报考医疗学校学习医学专业，并以优异的成绩毕业，从事了向往的医疗工作。毕业之初又在母亲引导下习练气功，为患者调理好了很多疑难杂症。在针灸、推拿、气功导引及中医治未病等方面有独到之处。在投身临床工作同时，积极参加省市卫生组织的中医药实用技术培训班学习，扩大知识面，提高技术水平。学以致用，致力为乡亲们服务。

崔志杨医生从医二十余年积累了丰富的临床经验，医德高尚，对医术精益求精，在职进修学习从不间断。并多次参加省市等各级技能理论学习班及国家级学术理论技术培训等大型活动，在学术交流过程中得到多位权威人士的热心指导，使自己的专业水平不断提高。对于亚健康、青少年脊柱侧弯、假性近视、脑血管病后遗症、腰腿痛康复治疗以及功能性疾病的治疗有独到之处，如神经系统功能障碍的抑郁症、精神病，消化系统功能障碍的胃萎缩、胃下垂、慢性腹泻，泌尿系统功能障碍的尿毒症、肾衰竭，呼吸系统功能障碍的哮喘、慢性气管炎，运动系统功能障碍的类风湿关节炎、股骨头坏死、腰椎间盘突出症、循环系统功能障碍的高血压、心脏病、内分泌系统功能障碍的甲亢、甲减、糖尿病等，用化学合成药品很难治愈，长期服药又有副作用，运用传统中医的治疗方法对这些疾病发挥积极作用，如采用针、砭、灸、按、导引、拔罐以及天然动、植、矿物的内服和外敷等疗法治疗满意。因基层临床工作业绩突出，曾获市卫生系统先进工作者，政府嘉奖，三等功等荣誉。受到同行及友人广泛爱戴和当地群众的一致好评。

治愈的典型病例有：

1．陈某，男，25岁。脊柱侧弯。中医推拿等方法治疗1个月矫正。

2．张某，女，50岁。顽固性失眠。用气功导引及中医中药偏方1个月痊愈。

3．王某，男，53岁。带状疱疹。用火针，罐疗等方法，2周痊愈。

4．刘某某，男，50岁。狭窄性腱鞘炎。针灸、按摩等方法治疗，3周痊愈。

5．谢某，男，教师。腰椎间盘突出症。通过按摩，2个月痊愈。

6．张某，女，深州人。气厥。针刺1次而愈。

韩筱燕

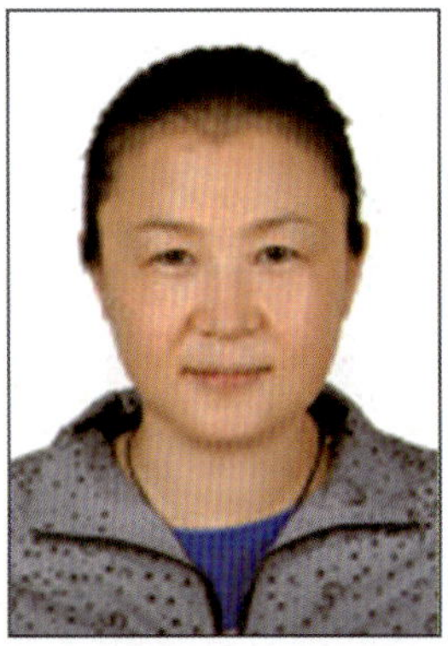

韩筱燕，自幼跟随家人学习中医，耳濡目染，对中医的发展具有很深厚的兴趣，并学会了家传常用治病方法，用以服务于民间。擅长艾灸、针灸、刮痧、拔罐等。

主要治疗病症：

1．富贵包：富贵包是民间对后颈部脂肪包块俗称。韩筱燕采用独特的针法进行松懈剥离，正骨调解骨骼的曲度改变前成转折出现的错位，恢复快立即见效。

2．双手颤抖：五脏中由肝主筋脉。由于生气，肝火过旺引起的双手颤抖，可用针灸治疗，立即见效。

3．湿疹：湿疹可以通过藏药泡浴和针灸的方法，快速起效治疗效果良好，少有复发。

4．常见病调理：对颈肩腰腿疼痛等慢性疾病的治疗能缓解疼痛及治愈；对高血压、糖尿病、痛风等疾病的治疗有独到见解及疗效；对子宫肌瘤、乳腺增生、鼻炎、青春痘、感冒、癫痫、肠胃疾病、头疼头晕、咽炎等疾病的治疗，都有独到的见解及调治方法，改善症状可快速见效，有见效快、可恢复快、疗程短的特点。

谢天生

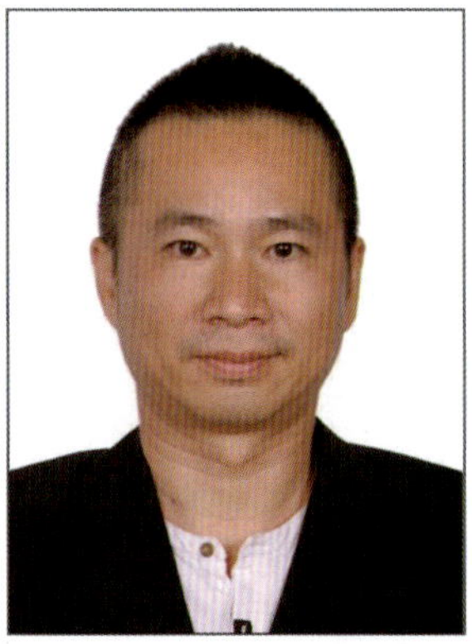

谢天生，男，1976年生，福建龙岩永定区人。中医师，自幼跟随祖父学习中医，并熟读《本草纲目》《黄帝内经》《医林改错》《医宗金鉴》《伤寒论》《邓铁涛诊断学》《五运六气概论》等书籍，创办了以“百姓家医”为理念的吉天古中医连锁店。中国民间中医医药研究开发协会会员，中国民间中医医药研究开发协会手针分会常务理事长，师从中国手针疗法创始人罗新弟教授学习《手针疗法》，师从国医大师石学敏院士、卞金玲教授以及教学团队学习《醒脑开窍针刺疗法》，师从国医大师金伯华教授学习《三度、七刺针刺减肥疗法》，师从国医大师张鸥教授学习《眼针针刺疗法》，师从国医大师王虹教授学习《埋线减肥疗法》，师从国医大师石现教授学习《舌针针刺疗法》。

从小跟随祖父学习中医，在家庭环境中耳濡目染，知道行医的要义是救死扶伤，医理可以解人疾苦。从医二十多年积累了丰富的临床经验，医风淳朴，对医术精益求精。二十年来挑灯攻读，精心著述从不间断。并多次参加国际中医药学术交流大会议，国际针灸学术交流会，疑难病康复学术会，保健产业学术研讨会等大型活动，在学术交流过程中得到中医权威人士的多方指导，使自己的专业水平不断提高。对于功能性疾病的治疗，现代主流医学在临床中的表现已显捉襟见肘，如神经系统功能障碍的抑郁症和精神病，消化系统功能障碍的胃萎缩和胃下垂，泌尿系统功能障碍的疾病，呼吸系统功能障碍的哮喘和气管炎，运动系统功能障碍的类风湿和骨坏死，循环系统功能障碍的高血压和心脏病，内分泌系统功能障碍的甲亢、甲减和糖尿病等，用化学合成药品很难治愈，长期服药又有副作用，采用传统中医的治疗方法对这些疾病却能一如既往发挥积极作用，如针、砭、灸、按、导引、拔罐以及天然动、植、矿物的内服和外敷等疗法的治疗疗效满意。

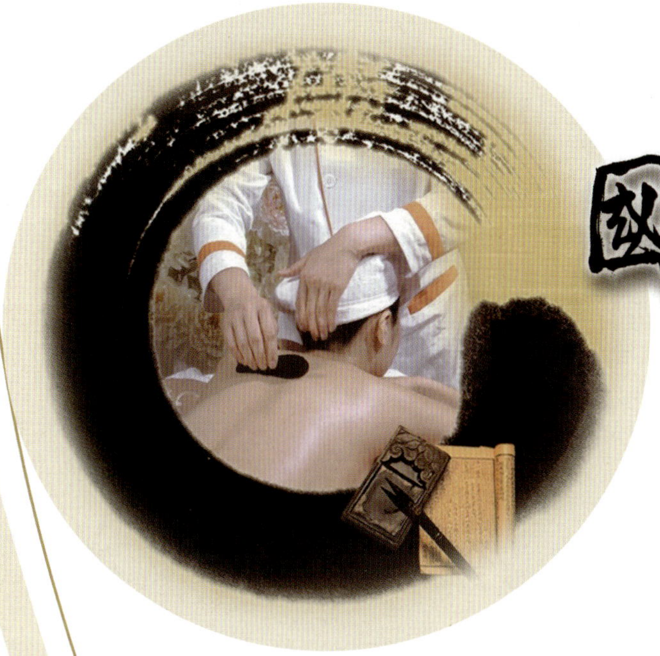

國醫年鑒

GUOYI NIANJIAN

2019

中医特色个人秀

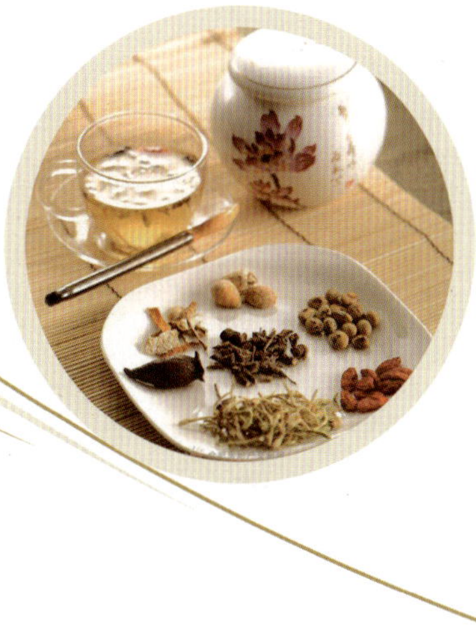

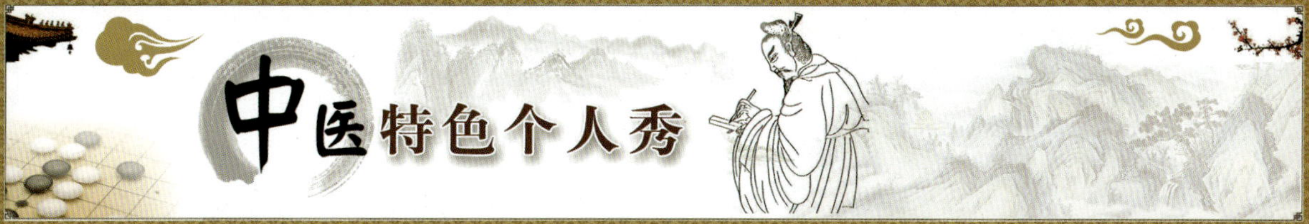

王　珍

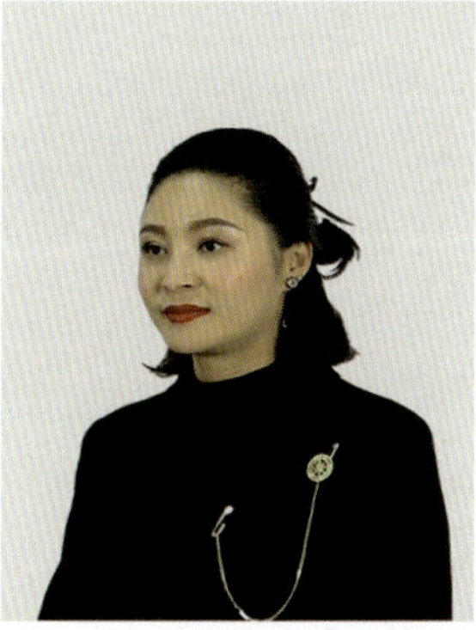

王珍，江苏淮安人，中国中医药研究促进会中医儿科医师合作共同体工作委员会理事，中华中医药学会少儿推拿传承发展共同体委员，中国医药卫生文化协会委员会理事，臣字门派第七代传人，广东省中医药儿童健康工程办公室主任，广州晨升生物科技有限公司执行董事。从事亚健康行业20余年，一直不断提升自我，以“做别人想不到，做别人做不到，做别人不愿意做的事”为行事原则，坚持以“顾客为中心，持续不断为顾客创造价值，树「晨升JESSY BABY」国际品牌”为一切工作指导方针，呕心沥血研究单店服务模式系统，创新妇儿亚健康调理技术，研发的《净舒臻养亚健康调理技术》获中和亚健康服务中心评选的百项中医亚健康调理技术，引领专业母婴品牌走向一个新纪元。王珍女士所经营的公司一直秉承“科技化、专业化、国际化”的经营理念，以先进的生物科技为基石，以高效、安全的优质产品为载体，旨在对妇女、儿童健康进行个性化定制服务。带领团队主要服务范围：妇儿专业系统加盟方案，妇儿亚健康推拿调理师培训班。还包括：少儿推拿保健基础班、少儿病症调理综合班、少儿调理提升班、产后催乳班、产后康复班、产后修复班；健康美丽定制产品的研发生产和销售、高端涉外健康医疗VIP私人定制服务等等，在全国26个省市成功实施。多年来先后参与妇儿健康方面不同交流合作会议，如：中和亚健康服务中心全国中医药儿童健康工程举办的少儿亚健康推拿调理师培训班，2018年中华中医药学会少儿推拿传承发展共同体成立大会，第十二届国学国医岳麓论坛，第二届儿童健康产业论坛，在西安举办的“中和康贝儿童经络穴位贴敷技术提升班”，2017第8届中国孕婴童行业发展峰会，2018中国孕婴童行业发展峰会，2019苏州智博会儿童智能产业生态峰会，第七届全国中医药与儿童健康学术大会等，进行多方学习和经验交流。

王珍女士全心投入健康事业，致力于成为妇儿领域健康综合服务方案智造家，服务更多的妇儿人群。王珍女士坚信：经过不断努力一定能够达到健康妇女儿童，健康幸福家庭，健康和谐中国的终极目标！

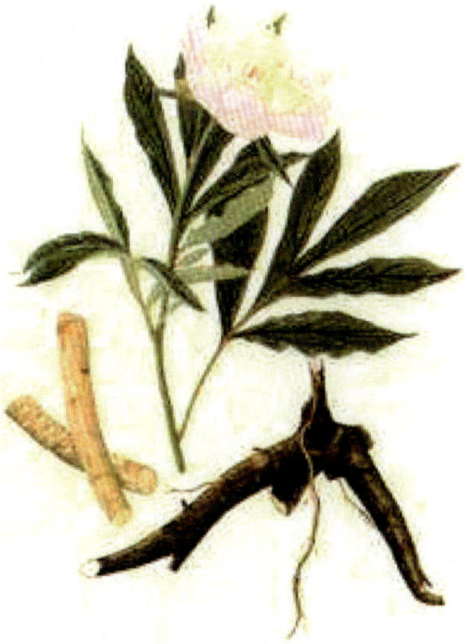

王成林

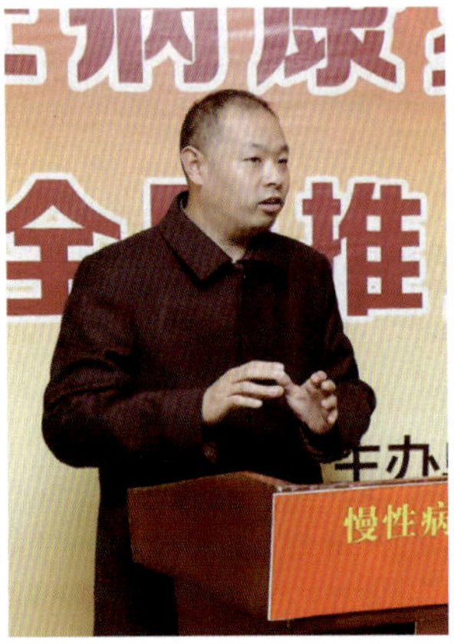

王成林，男，汉族，1971年生，共产党员。其祖母徐秀真擅长太极五行针，俗称“肌肉一把抓”手法治病。王成林自幼就跟随奶奶左右，接受她老人家的言传身教，1993年从事医疗工作至今。2015年创办北京成林五行堂医学研究院。兼任中国医药教育协会军地医学人才教育中心副教授、中华宋庆玲基金会疑难病专家委员会理事。携手四知堂制药厂，开展“走医疗长征路，愿天下无疼痛”义诊活动。走遍中国大江南北，为全国1300多位患者免费诊疗。为困难户、特困户、残疾人、孤寡老人，免费诊治款累计多达50多万元。25年来，王成林秉承“医者、仁者，没有善心当不了医生，没有爱心办不了医院”。为方便乡亲们出行，他先后两次投资数万元，为村里修上了水泥路。他乐善好施的事迹多次被媒体报道。

太极五行针（肌肉一把抓）简介：

太极运动肌肉辨证法（太极五行针）是王成林老师在祖辈针法手法基础上结合运动解剖学、生物力学、针刀医学、易经等形成的一套全新的针灸治疗体系。遵循中医的“天人合一”整体观与人体以五脏为中心的“脏腑辨证”观，认为肌肉损伤引起形态结构变化就是看得到的阴阳五行失衡，属万病之根源。通过人体失衡形态的诊断分析，结合损伤与抗损伤规律（代偿与失代偿），诠释了肌肉失衡即为病，五脏失衡即为病，阴阳五行失衡即为病。

太极运动肌肉辨证法采用四个诊断方法。①静态诊断：病人不用开口，通过“望”其形态分析出损伤治疗点，望其形而知其内。②动态诊断：要求患者做一个动作，据此诊断出损伤治疗点。③主诉诊断：听病人诉说哪里不舒服，据以定损伤治疗点。④脉法诊断：切脉诊断出五脏六腑的虚实，通过阴阳五行相互转换相生相克的规律指导针灸穴位以及补泻手法来调整五脏六腑的平衡。运用中医（望、闻、问、切）四诊指导临床针灸治疗，量化针灸得气标准（如鱼吞钩，方知浮沉），快速纠正人体形态结构失衡，标本兼治。

太极五行针具是以中医古九针为基础，选用五行属性的（金针火针土针木针水针）五种针具。发明的专利五行针套装（刺皮针、刺脉针、刺肌针、刺筋针、刺骨针）以及相配合使用的五种针法（刺皮针法、刺脉络针法、刺肌针法、刺筋针法、刺骨针法）填补了我国针灸史上针具和针法上的一项空白。太极五行针法是治疗皮脉筋骨肉五体，调理肺心脾肝肾五大脏器为特色的一种特效针法。具有补五脏（五脏虚百病生）、调五行（五行不和百病生）、平阴阳（阴阳失衡百病生）、通气血（气血不通百病生）的作用。

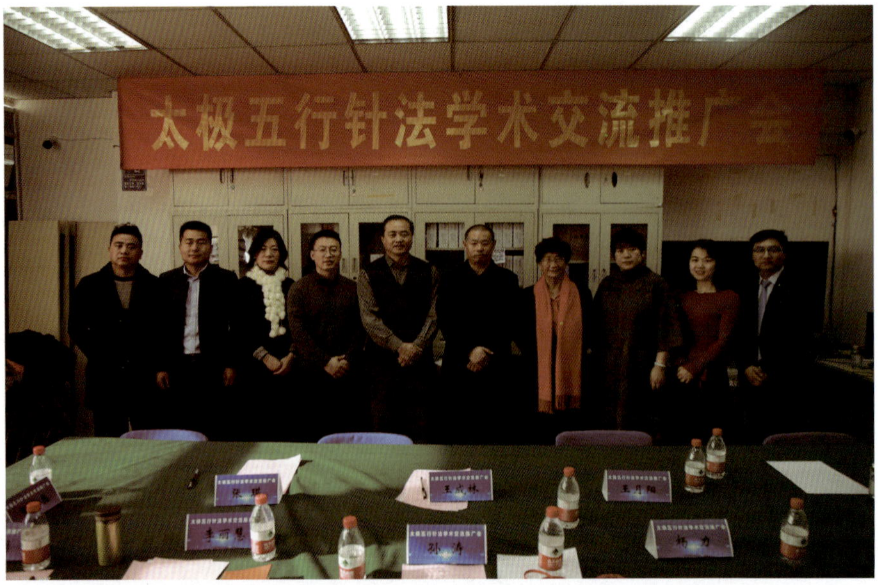

石乃金

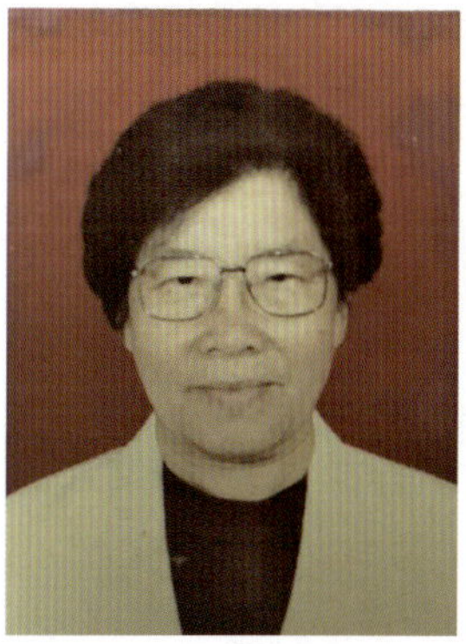

石乃金，女，广东蓝金中医传统医学针灸研究所所长。

广东蓝金中医传统医学针灸研究所，创建于1994年，地处广州市海珠区新港中路470 号、海珠区科技带黄金地段国际会展中心前，环境优美，区内有山，山下有江，区外有海，交通、信息、经管设施十分发达。

该研究所是一所经广东省科技厅（原科委）认定的集医科贸于一体的股份合作制高科技民营企业，又是广东省广州市海珠区研制国家Ⅲ类医疗电子仪器设备生产企业，在省、市、区各级政府的支持下，专门从事针灸医学的独特功效与西医疗效对比的临床研究和相应仪器的研发，已获得广东省科技厅、广州市和海珠区科技局立项支持重点科技攻关的研究课题，简介如下：

一、从事专用针灸救治西医药或手术疗效不佳者各科急难症的临床病例的对比研究。如：心肺脑急危症、突发晕厥、昏迷、休克、血崩、咯血、呕血、便血、急性心衰、呼衰或骤停，剧痛症、老年痴呆症、不育、不孕症、精神分裂症、吸毒间断症、癌症等，取得显著疗效，例如；急性阑尾炎针灸一次显效，针灸三次可愈，按最高收费一次80元人民币（美国为80美金）三次合计240 元，贫困的病人也能承受，而手术住院最少要用2000～3000 元医药费，最快也要半个月才能恢复工作。针灸治疗简便验廉，受到越来越多国内外患者的喜爱。

二、从事“针灸急救心肺脑复苏治疗仪”的研发。在“科教兴国”战略的推动下，研究所自主创新的多项专利发明，已成为其发展的支柱，被广东省科技厅、广州市科技局高新处、海珠区科技局列入重点科技攻关项目的“心肺脑复苏仪”及“醒脑复苏治疗仪”等，相关研究论文已公开发表。如合作论文“针灸急救心肺脑复苏治疗仪对心跳呼吸骤停患者的脑复苏效果观察 ”发表于《中国中医急症》杂志，“急性脑卒中患者血清铜锌镁测定的临床意义”发表于《中国急救医学》杂志。准备申办中医独特针灸医院，并大量招聘高素质的中医、针灸、推拿医师和高科技人才。

朱家宽

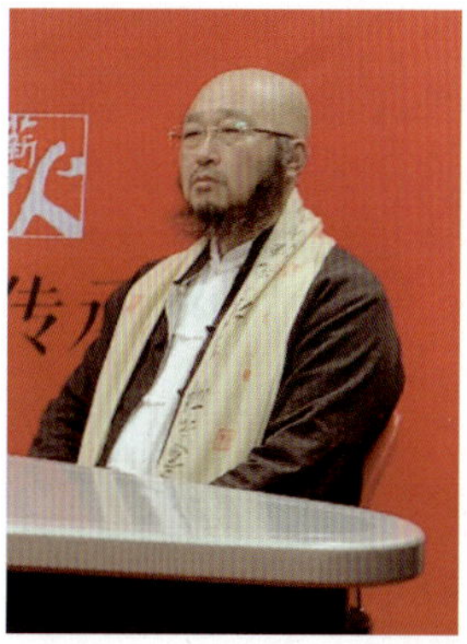

朱家宽，男，出生于1962年11月，毕业于北京骨伤培训学校，高级推拿师、针灸师。现居江苏镇江市。江苏省镇江市一仙堂创始人，镇江市疑难症治疗中心（筹建处负责人）。

十三岁学习中医针灸，从医已44年。1980年以前在江苏镇江中学读高中，同时师从上海中医药大学蔡还春教授学习针灸；1989年3月在原中医研究院全国针灸专长班进修，师从原中医研究院程莘农教授；1990年3月在原中医研究院针灸研究所全国高级针灸班进修，师从程莘农、周楣声等教授。后又拜师史正修教授、田从豁教授等。博采众长，医技也在不断提升，后一直在疑难症治疗中心研究针灸、

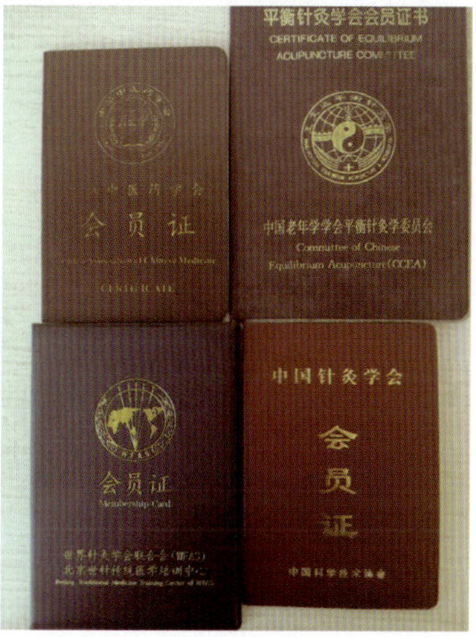

推拿、点穴治疗疾病。

对研究古法针灸治疗疾病有独到的见解，擅长治疗面瘫（面神经麻痹）、前列腺炎，以及各种妇科杂症。治疗方法融汇一针二灸三汤剂，积累了一些疑难杂症的临床经验。

1997年获第一届国际平衡针灸大会“荣誉平衡杯证书”，同时《论面神经麻痹的形成和针灸治疗》获优秀论文奖。1999年第二届全国平衡针灸学学术大会上，论文《针刺对老年前列腺的作用》获大会三等奖。2018年10月，在中医药继承创新国际论坛暨第一届“葛洪杯”大会，荣获“葛洪杯”奖。先后成为中国老年学学会平衡针灸学委员会“平衡针灸学会会员”，中华中医药学会会员，中国科学技术协会“中国针灸学会会员”，世界针灸学会联合会（WFAS）北京世针传统医学培训中心会员。

多年来，朱家宽一直奋斗在临床一线，弘扬中医药精神，正是无数个他这样的中医人的奋斗和坚守才使得传统中医药精神代代相传，得到更好的弘扬和发展！

刘金银

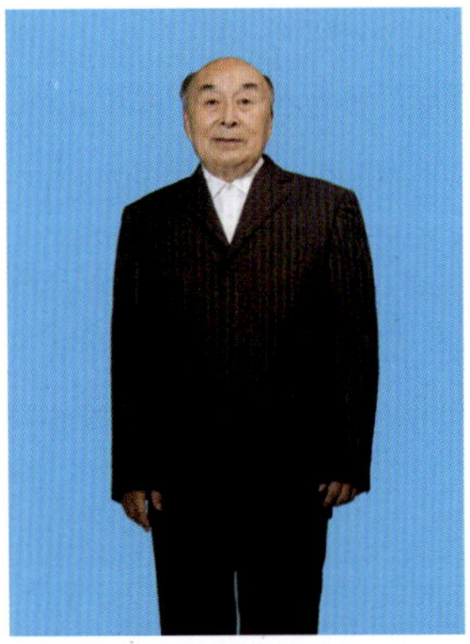

刘金银——六十载悬壶济世，救死扶伤数十万例。

中医药是中华民族的瑰宝，是中华民族在长期与疾病斗争的过程中，不断地摸索、实践、完善形成的一门医药学，具有完整的医学理 论体系和文字记载以及独特的疗效，有着鲜明的医学特色。“泗洪县刘金银中医诊所”负责人、全科中医师刘金银就是中医药事业的一名杰出传承创新者，六十年来，他勤勤恳恳，兢兢业业，悬壶济世，治病救人，使无数患者获得安康。

刘金银，男，现年七十六岁，汉族，住江苏省泗洪县，十二岁时 从师老中医段长顺先生、沈殿元医师，边上小学边背中医书；针灸、药性赋、汤头歌、频湖脉学等。十七岁时初中毕业后到医院跟师实习中西医，并跟师傅一起给人看病，两年后回村自己开个体诊所。七年后“文化大革命”开始，不准个体开诊所，把刘金银收归医院上班，从事全区卫生防疫工作。改革开放后，刘金银重新从事中医工作，办村卫生所，名为：“泗洪县刘金银中医诊所”从业六十年至今，为全科中医师。

刘金银医生在六十余年的执业中治愈各类患者，从常见病到大病，以及目前医学上还难以治愈的疑难病等累计数十万人次，其中各类型癌症超千例。刘金银治病都是根据《黄帝内经》和各朝代的名家、大家留下来的经典著作，用心熟读，有了坚固的基础，在辨病中灵活运用，才能用方不绝，源远流长。先后治疗食道癌、贲门癌、胃癌、肝硬化腹水、肝癌、淋巴癌、骨癌、乳腺癌、白血病、直肠癌 等等。一些被大医院定为不治之症，经刘金银治疗后大有起色，或临床治愈，证明纯中医能治大病——癌症。

关林印

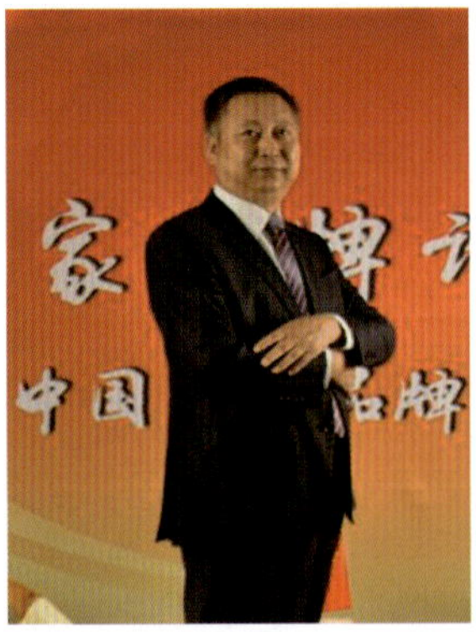

关林印，出生于1965年3月，满族，毕业于河北中医学院中医专业，现为中国乡村医师协会会员，北京南亚医学研究院院长，北京南亚节能技术研究院院长，中国影响力人物数据库入驻专家。兴趣爱好广泛，喜欢运动、书法、国画等，喜欢对未知领域的探索。自1996年开始研究中西医结合疗法，坚持心脑血管、生命医学的探索与研究，理论与临床实践相结合的医学探索。目前的两大项科研成果为血液溶解酶

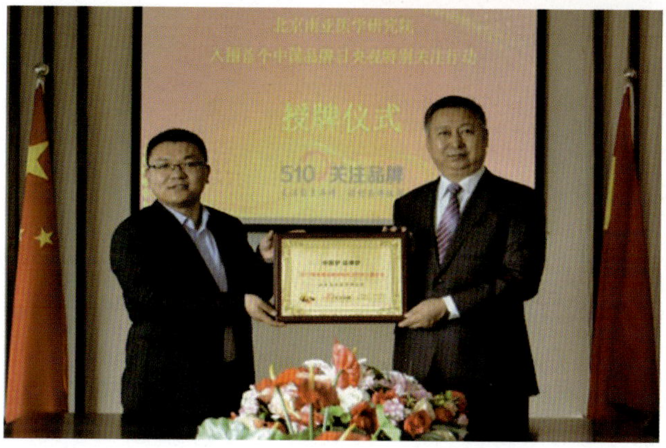

和延年丹。

随着社会经济的发展，国民生活方式发生了深刻的变化。尤其是人口老龄化及城镇化进程的加快，中国心血管病危险因素流行趋势明显，导致了心血管病的发病人数持续增加。目前治疗心脑血管血液栓塞疾病的普遍方法，是采用支架和搭桥。脑血管血液栓塞支架和搭桥有明显的局限性，不能解决血管血液栓塞的根本问题，只能植入，植入后又不能及时取出，患者又必须终身服用西药来维持。在关林印先生的带领下，北京南亚医学研究院，经多年潜心研究心脑血管疾病，临床研制出具有突破性创新功能性食品天园康宝（血液溶解酶），能够使心脑血管血栓塞的患者，在临床治疗上不用支架、不用搭桥，从根本上治疗心脑血管血液栓塞问题，血液溶解酶还能有效预防心脑血管疾病的发生。

血液溶解酶作为治疗心脑血管疾病的创新食品，经临床研究加深了我们对心脑血管疾病的深度认识，并且显示了很好的治疗前景，明确了血液溶解酶对人体没有副作用，同时心脑血管栓塞的疾病，可不住院治疗，为血液溶解酶二级预防措施奠定基础，临床试验的实施和未来的循证数据，将为科学应用血液溶解酶建立新的学术标准。

汤淑兰

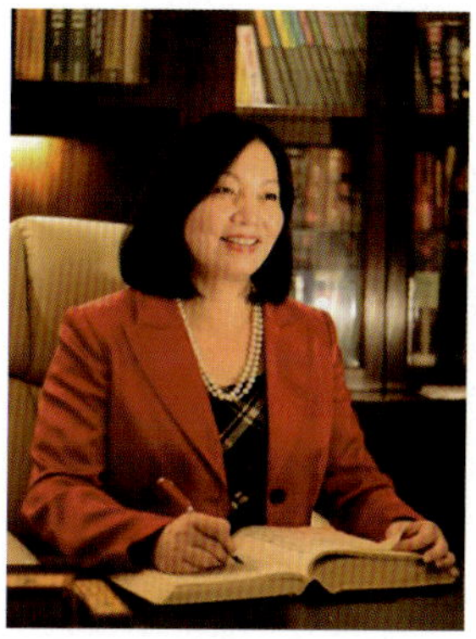

汤淑兰，女，英国中医药学会会长，1979年至1984 年，在南京中医药大学中医系学习，并获学士学位。1984年至1987年就读于北京中医药大学方剂学专业，导师王绵之教授，获硕士学位。

1987年至1988 年英国兰开斯特大学学习英语，1988年至1991年南京东南大学医院中医科工作，任主治医师。

1991年到英国，在西人替代医疗中心做中医临床工作，1993 年成立英国曼城淑兰中医诊所并从事中医临床工作，同时成立英国淑兰中医学院，在英国和欧洲从事中医教学工作。2002年成为南京中医药大学客座教授，2012年成为安徽亳州药学院客座教授，2013年获世中联授予的中医主任医师职称。出版主编《中成药手册》，是《新编实用中医文库》14集的英汉对照外籍顾问，在英国专业杂志发表中医论文数十篇。

1993年至1996年任RCHM（英国中药注册协会）中国联络部理事，现任英国中医药学会会长、世界中医药联合会主席团执行委员、世界针灸学会联合会常务理事、世中联治未病专业委员会副会长、世中联翻译委员会常务理事、世中联妇科专业委员会常务理事、世中联生殖委员会境外理事、国际传统与现代生殖医学协会常务委员、世界中医学专业核心课程教材《中医妇科学》副主编、南京中医药大学欧洲校友会会长、全欧洲中医专家委员会副会长、英国兰卡斯特大学心理健康专业兼职博士生导师、英国淑兰中医学院院长。

李少珍

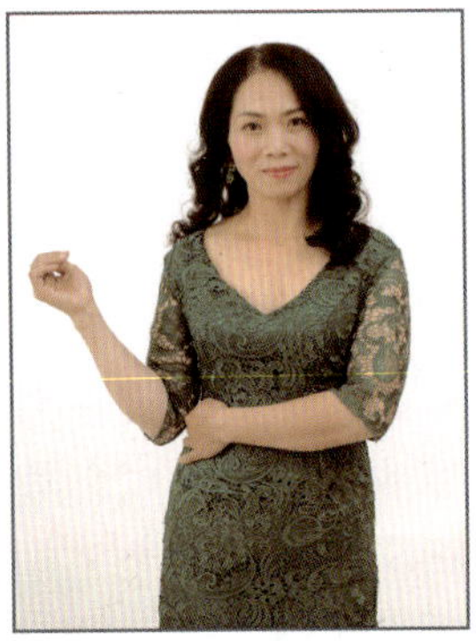

李少珍，女，生于1974年11月。许多草药的知识源于爷爷、父辈们的传承与点拨。爷爷常年奔走于湖南，以耍一些杂技与卖药酒为生，自然也认识许多中草药，对续筋接骨特别在行，医好许多外省的、本地的乡亲。我和父亲也深受其熏陶，特别是在医院实习出来的赤脚医生，经常上山挖药，免不了被蜂蜇，被蛇咬，他们年轻经验有限，常向爷爷求助。所以也能摸索出一系列的蜂蜇后的解救药物及被蛇咬伤后采取的一系列处理方法，还用特效药包扎，常能达到良好的疗效。同样，同辈中的兄弟姐妹也对中草药感兴趣，其中我跟随父亲上山的次数要多，见的多了，自然对这方面知识也就懂得多了。

二十多年来，将散落在民间的壮族、藏族、苗族医学收集整理，民间偏方、验方4000多条，珍藏各类医书1000多册。收集汉、壮、藏、苗族医学文献上百种，救人达万数以上。多次受邀出席中医药行业交流会，不遗余力地为传承推广中华传统医术做出自己的贡献。

李树月

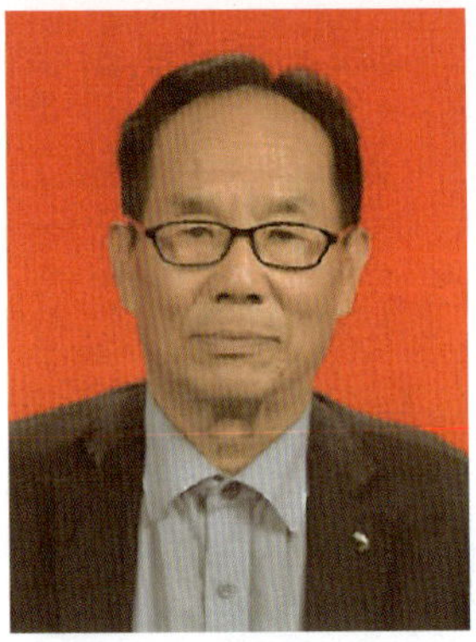

李树月，男，白族，中医师。1938年生于世界自然遗产“老君山麓”云南省丽江市玉龙县九河乡中和行政村，李氏中草药岐黄世家。1998年经政府批准“草药诊所”由老家搬至丽江市长水路与白华路交叉口，以李树月之子命名为“李建斌草药诊所”，诊所由丽江市玉龙县卫生局管辖。主治消化科和心脑血管神经科疾病，李氏经验复方中药“心脑梗塞一服通”已申请专利。

据国家心血管病中心发布的《中国心血管病报告2017》，心脑血管病死亡率居于首位，高于肿瘤及其疾病。每年心脑血管病猝死的人数达到50万。有50%的患者都经急救而存活，但生存质量堪忧。目前心脑血管梗死普遍采用的疗法是安支架和手术。医患双方均认为安支架只起到扩张血管，增加血流速和量的治标作用，没有起到治疗血管炎、心肌炎或病变等心脏猝死之本，还会对心气通过血管蠕动，有节律地助推血液运行的生理功能产生障碍或刺激。脑梗开刀，也只能把脑梗死的节点打通，排出瘀血。而主要的元凶血液中发现的六淫七情和现代医学发现的高血压、高血脂、高血糖等有害因素仍在作祟，所以应以血管和血液标本兼治，不能顾此弃彼。

李医生研制此药为了不伤及患者，而亲口尝药，在服用后药性确属安全，效果明显，无副作用的前提下，才开始将处方用于患者。如2015年4月15日老医师中风，住进丽江市医院做CT、磁共振、脑电图、血管造影等全套检查显示：①左侧颈椎动脉起始端狭窄；②左侧颈内动脉起始端斑块形成；③高血压三级，极高危组；④二型糖尿病；⑤双侧颈总动脉窦部肉壁粥样硬化；⑥脑动脉粥样硬化；⑦脑缺血性发作。经住院两次共28天，用西药治疗症状改善不明显。2016年8月20日在家改用“心脑血管梗塞”中药复方治疗，服药十多天后，左半身麻木无力、头晕等就大有改善。药服至11月11日去市、县医院复查显示，未见异常。原来颈部和脑部所有血管粥样硬化，梗死之类的症状全消失了，高血压、高血糖并发症都随之而愈。

李医生发明的“心脑梗塞一服通”中药复方口服，可避免手术创伤性，尤其是年老体弱基础疾病较多难以承受手术的患者，采用口服中药复方标本兼治，更是一种比较理想的治疗方法。

杨 晋

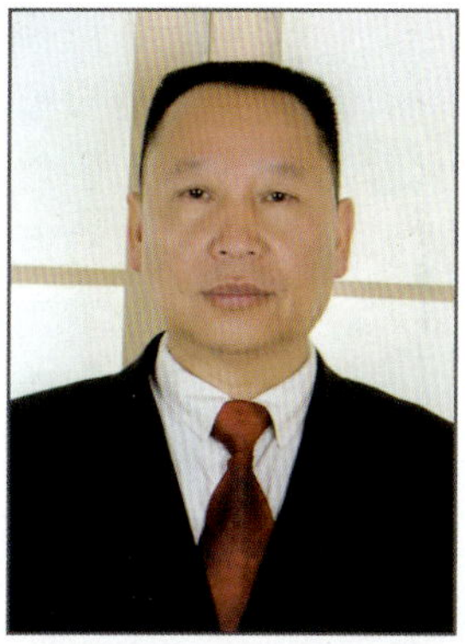

杨晋1959年3月出生于中医世家，云南昭通人。中医全科医师，善治各类疑难怪病。

自幼由家父杨光锐中医主治医师教习中医，从认药采药到加工炮制，从治病理法方药到临床望闻问切，家父一一言传身教。杨晋传承了“灯笼雨伞”医德医风，不分白天黑夜、天晴下雨，一切应患者所需。

1975年至1981年盐津县豆沙银厂村乡村医生。1994年至1997年上海清华科技中医函授大学学习。1982年至2001年个体医生。2001年12月12日获得执业医师证书。2002年至2013年12月昭通市建华医院从医。2014年8月被北京修德中医科学研究院聘为客座教授。2015年被聘为中国民族卫生协会培训部难治病研究专家委员会委员。2015年7月被中国民间中医研究协会聘为专家顾问。2015年9月参会世界巴塞罗那第十二届中医药大会。并且对欧洲五国进行了深层次的考察。2015年12月12日参加国际五十三届斯里兰卡学术交流盛会。2016年4月16日参加美国旧金山国际中医药学术交流研讨大会。对美国从太平洋西岸到东岸六个城市医疗和市民生活进行调查研究。2016年5月参加全国民族卫生协会大健康会议。2016年10月参加全国中医药绝技培训大会，同相关领导与专家一同商讨弘扬中华民族中医事业。

执业44年以来，秉承父亲之医德医风，始终对患者怀有真诚心、恭敬心、慈悲心，救死扶伤，惠泽一方。

邱展湘

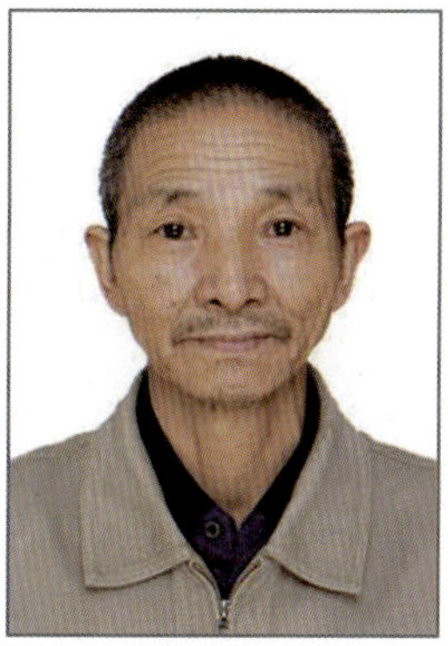

邱展湘，男，1954年1月生于中医世家，自幼跟父亲上山挖药。祖父是传统中医中药医师，行医治疗肿瘤科、内科、神经科、伤科、妇科、风湿外科等多种疾病。邱展湘的父亲还是一名人民教师，以祖传中医中药为患者治病，邱展湘经常见父亲给患者拔火罐、推拿，为小孩灸疗、为妇科、伤科、风湿科病患治疗并痊愈，特别是患肿瘤的病人到省级医院治疗无效后由父亲治疗重获新生。很多患者治愈后送礼物来感谢父亲。在父亲的影响下邱展湘自幼立志传承祖业中医中药，发扬光大。把祖辈治疗中医内科、神经科、伤科、妇科、风湿科的经验传承好。治疗肿瘤的主要药材是爷爷从外地引进移植在自己的山场内山沟里的。该药对土壤气候条件相当敏感，用于肿瘤治疗有特效。七岁邱展湘在潭口村校读书，1967年在剡溪初中毕业，1968年进入高中，那时没有高考。当时有一位教政治课的匡老师，常给同学和同学的父母亲朋看病，他对脑、肝、肺肿瘤有独特治疗方法，邱展湘真心拜他为师。匡老师对内科、神经科、儿科、妇科、伤科、外科疾病的治疗方法和我家祖传疗法大不同，跟他学徒二十年，到1990年师傅去世为止。1970年毕业后继续学医，大队安排到合作医疗室为村民看病。

第二位师傅是窑头人李先生，也是中医师，他在肝硬化腹水、肿瘤的治疗有独到的经验，跟他学徒十四年到他去世止。

第三位师傅是广东佛山人。那是1976年在医疗室时亲眼见他为别人治疗蛇伤、外伤，其方法独特，对内科、伤科、妇科、儿科、神经科绝大部分疾病以单味药治疗；体表瘤以针刺放药疗；

内腔瘤以服药治疗。跟他学徒八年后师傅回佛山，经常去拜望他。

第四位师傅是湖南邵东人，他治疗伤科、神经科、内科、外科、妇科、儿科疾病用药治法具有特色。

四位师傅各有不同的传统绝招为邱展湘的医疗事业奠定了基础。

1982年离开医疗室，去外省外县广阔的民间把师傅们所传的技术通过临床治疗加以验证认真总结。2000年去景德乐平煤矿开诊所，因煤矿井下作业水湿、风湿、伤科、神经科引起各种疑难综合征的患者多，在此进行临床诊疗，总结经验调整配方。运用中医中药圆自己的梦，立志博采众长，救死扶伤，善德四方。按师所教以上五湖四海、中五湖四海、下五湖四海。以上八挂、中八挂、下八挂、正八方病因起于外因；风、寒、暑、湿、伤，物有五味、五色；人以天地阴阳两易，二、三、四所制；阴阳、阴中有阳、阳中有阴、阴阴阳阳、阳阳阴阴。药分寒、热、温、平，遵循阴、阳之秘诀，药才能进入五脏发挥作用。药入脏腑调理气血，针刺补泻、灸通经络之法，灵活运用，百病可治。

沈荣生

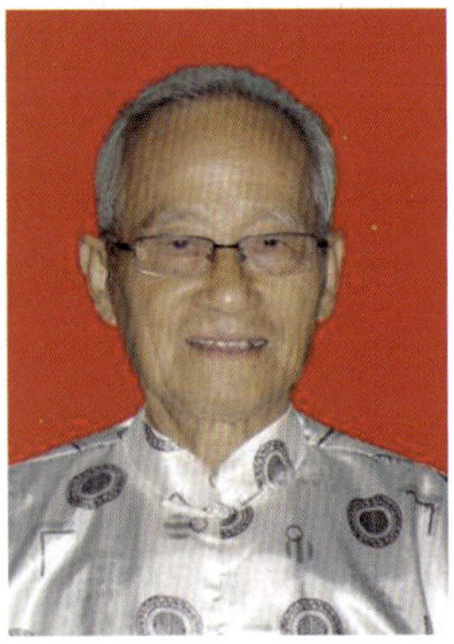

1933年10月生于上海市崇明区，大专，中共党员，公安政法副处级退休干部。

1951年10月参加上海公安工作，长期在杨浦区公安分局刑侦与治安一线工作。曾任刑警，治安科科员，科长，共青团总支副书记。在工作期间常与法医、医学专家对刑事治安案件的涉案人员进行尸检与伤害鉴定研究，对人体结构、脏腑、经络、气血有所熟知。

1982年调任杨浦区政协秘书处，区委政法办，区纪委工作，1986年被评选为杨浦区十大“优秀共产党员”。1987年任杨浦区社会治安综合治理办公室副主任。1994年退休，在公安政法岗位历时四十三年。

沈荣生出生在中医世家，曾祖父，祖父，父亲三代为药工、郎中。祖传治病有绝招、秘方与良药治愈无数病患。治疗外科疾病有独特疗法。历代祖传秘法“一升一降，天下乱晃”其意是说有了“降药和升药”靠此“一阴一阳”良药与家传金疮药，就可以负笈行医，游走天下。为了传承，弘扬沈氏三代医术和良药，不使其失传与泯灭，1978年根据中央56号文件“中央转发原卫生部党组《关于认真贯彻党的中医政策，解决中医队伍后继乏人问题的报告》的批语”，协助叔父申请、筹办沈氏中医外科私人诊所，公开行医，传承、弘扬中医。成为中国民族卫生协会培训部专家委员会传统医学分会委员，中国中医罐疗与自然疗法专业委员会学术专家委主任委员。

1994年退休后，跟随叔父传承中医，专心自学中医经典、古文献，总结继承前代治疗经验，采用针灸和拔罐法之优点，依据中医经络理论，不用打针，不要吃药，创立了针罐排毒通经法。“针罐法”总结了三个经验：①针灸与拔罐法之优点相结合。②针罐排毒通经与膏、丹、散、外敷相结合。③治外病与治内脏之病相结合。治疗各种常见病、慢性病及疑难杂症，如肿瘤、乳腺癌、鼻咽癌、皮肤癌、哮喘、牛皮癣、头痛、

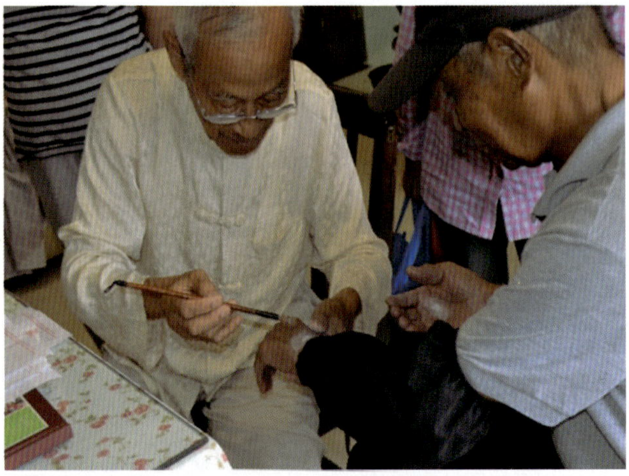

痛风、脑梗、中风、糖尿病足及各种骨关节疼痛等。有关研究论文“针罐排毒通经治疗乳腺癌”多次参加学术交流会议，如：首届中国民间中医药开发工程大会、上海第四届曙光传统医学国际论坛、第二届国际中医原创思维与扁鹊脉法论坛。论文入编《第二届国际中医原创思维与扁鹊脉法论坛论文集》载入“中国知网”。

张 蒙

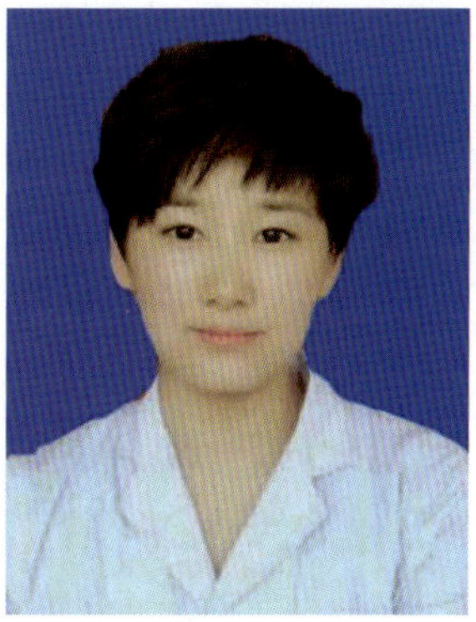

张蒙，女，1988年生，吉林省长春市人，2013年8月就读于长春中医药大学小儿推拿专业；2014年10月至2017年12月前往季群小儿推拿大连总部进修并从事推拿工作；2018年成立季群小儿推拿长春分院并担任院长一职，主要擅长治疗小儿厌食、咳喘。

小儿推拿的适应症是小儿大多数常见疾病，如感冒、咳嗽、发热、腹泻、便秘、厌食、积食、惊吓、夜啼、营养不良、腹痛、呕吐、遗尿等。很多的新生疾病也可以通过推拿来调理，如腺样体肥大、小儿鼻炎、小儿变异性哮喘等。也有一些肌肉性疾患也是小儿推拿的适应症，如肌性斜颈、下肢痿软、佝偻病、小儿脑瘫康复等等均可通过小儿推拿来改善患儿体质，已达到减轻病症的目的。

由于现在大环境影响，空气污染严重，导致儿童咳喘现象越来越严重，所以张蒙以咳嗽为例，具体分析一下咳喘的原因，也就是中医所说的病因病机。当我们知道小儿咳喘从哪里来后，我们才能更好地预防，更好地调理。

病因病机

外感咳嗽：

肺为娇脏，职司呼吸，其性肃降，上连咽喉而开窍于鼻，外合皮毛，主一身之表，居脏腑之上，外感邪气，首当犯肺。小儿形气未充，肌肤柔弱，卫外功能较差，当风寒或风热外侵，邪束肌表，肺气不宣，清肃失职，痰液滋生，或感受燥气，气道干燥，咽喉不利，肺津受灼，痰涎黏结均可引起咳嗽。

内伤咳嗽：

多因患儿平素体虚，或外感咳嗽，日久不愈，耗伤正气，致肺阴虚损，肺气上逆，或因小儿先天脾胃虚弱，易为乳食所伤，致使脾胃虚寒，健运失职，水湿内停，痰湿内生，上贮于肺，堑阻气道，致使肺气不得宣畅，引起咳嗽。现代医学认为咳嗽是由于呼吸道炎症、异物，或其他物理因素、化学因素刺激呼吸道黏膜，通过咳嗽中枢引起的咳嗽动作。咳嗽是一种保护性反射，通过咳嗽可将呼吸道异物或分泌物排出体外。所以止咳是不必要的，重要的是祛痰。

临床表现

了解了小儿咳喘的成因之后，我们再看一看它在临床上会有哪些表现，各位家长可以做个对照，更全面地认识孩子的症状。

风寒咳嗽：冬春多发，咳嗽有痰，咯痰稀薄，鼻塞，流涕，恶寒发热，头痛。舌淡红苔薄白，脉浮紧，指纹浮红。

风热咳嗽：咳嗽有痰：痰黄黏稠，不易咳出，鼻流浊涕，咽喉肿痛，发热汗出，大便秘结，小便黄数。舌红，苔薄黄，脉浮数，指纹浮紫。

内伤咳嗽：干咳少痰，久咳不止，伴手足心热，午后潮热，口渴咽干，食欲不振，形体消瘦，倦怠乏力。舌红苔少乏津，脉细数，指纹紫滞。

对于小儿咳喘，治疗的方式有很多种，西医的、中医的，中医又有中药调理、针灸、推拿等。相比多种方式，推拿对于小儿疾病都是最佳的一个选择。首先，没有副作用；其次，孩子喜欢被抚摩，不必受多重痛苦；最重要的是，小儿推拿疗效突出。针对不同的病因，小儿咳喘会有不同的临床表现，对此，小儿推拿的方式也都是不同的。

治疗

小儿推拿：

基础方：推肺经200次，运内八卦、推揉膻中、揉擦肺俞各100次。以疏风解表，清肺化痰，宽胸理气而令咳止。

辨证加减

（一）风寒咳嗽：治则：疏风散寒，宣肺止咳。处方：清肺经、开天门、推坎宫、揉太阳各200次，推三关、揉外劳宫、揉掌小横纹各100次。

说明：在基础方中用推肺经，配合开天门、推坎宫、揉太阳疏风解表；推三关、揉外劳宫、揉掌小横纹温阳散寒，宣肺止咳。

（二）风热咳嗽：治则：疏风清热，化痰止咳。处方：清肺经、开天门、推坎宫、揉太阳、退六腑、清天河水各200次，揉掌小横纹100次。

说明：在基础方中用推肺经，配合开天门、推坎宫、揉太阳疏风解表；清天河水、退六腑清热宣肺；揉掌小横纹配基础方中的推膻中、揉肺俞止咳化痰，宽胸理气。

（三）内伤咳嗽：治则：养阴清肺，润肺止咳，健脾化痰。处方：补肺经、补脾经各200次，揉乳旁乳根、揉中脘、按揉足三里各100次。

说明：在基础方中加补肺经，配合补脾经健脾养肺，揉乳旁乳根、揉肺俞宣肺止咳，揉中脘、按揉足三里健脾胃，助运化。

张炳兴

张炳兴，男，北京汇天万通中医药研究院院长；中国管理科学研究院行业发展研究所高级研究员；山东中华龙文化研究会常务副会长；山东中华龙文化研究会驻京办事处《中华龙典》山东卷副主编；中国人权发展基金会中华孟子文化基金会理事；中国民间中医医药研究开发协会特效医术委员会微针清淤研究中心主任；长城论坛理事会理事；河北省残疾人创业基金会血栓防治

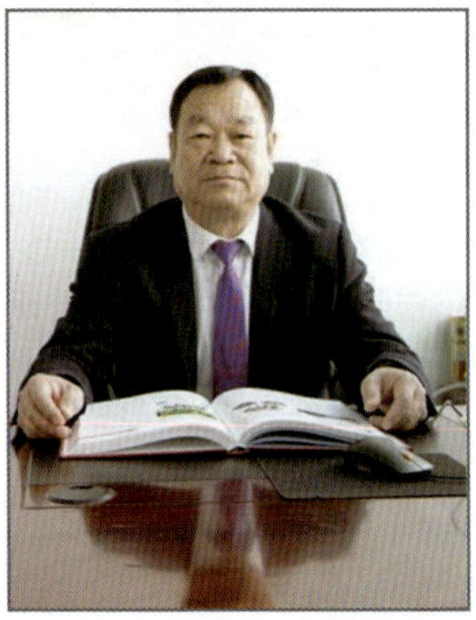

康复中心高级顾问；曾获赤子杂志社2017年年度赤子人物奖；经510品牌直播间与中国品牌日510品牌关注行动评选为“2018年中国品牌日中国自主品牌传播大使”；被人民日报社民生周刊与大健康论坛组委会评选为“2018中国健康产业新兴领军人物”；张炳兴院长经决策中国网与中国影响力人物数据库严格审核，被评为中国影响力人物并入驻“中国影响力人物数据库”；被河北省残疾人创业基金会聘为高级顾问。中国自主品牌传播大使；2018年入驻中国影响力人物数据库；被《民生周刊》大健康论坛组委会授予“2018中国健康产业新兴领军人物”；中国大健康产业创新杰出贡献人物等荣誉和称号。

北京汇天万通中医药研究院经改制后成立以来，由国医大师张大宁、李佃贵、赵文波等多名国内外中医专家和高级教授组成，并成立了《张大宁传承工作室》《李佃贵传承工作室》。张院长曾拜师国医大师张大宁，并被纳入弟子。经过多年临床实践与高科技含量的最新科学配方，配制出的纯中药制剂对肾病、恶性淋巴癌（霍奇金淋巴癌，非霍奇金淋巴癌）、恶性淋巴组织增生、恶性淋巴肉芽肿等系列淋巴疾病收到非常显著的效果。治疗各类哮喘、湿疮、皮肤病、顽固性口腔溃疡、癫狂、各种癌症、脑出血、脑血栓、脑中风、脑栓塞、脑梗腔梗、糖尿病、三叉

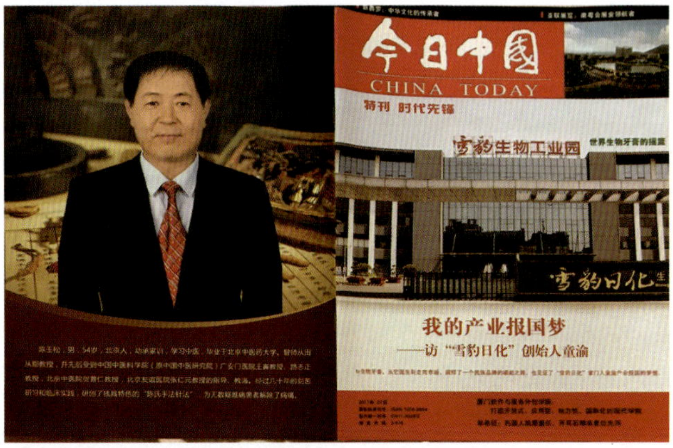

神经痛、颈椎酸痛、各种颈椎病、老烂腿、老寒腿、身体怕凉、失眠、健忘、记忆力减退等有显著效果，特别是在心脑血管的预防与治疗方面取得了突破性的进展，并成立了中国特效医术委员会下的微针清淤研究中心。

张炳兴院长发明的《微针定位负压提取血栓系统》与《中医微针定位负压清淤治疗系统》已获取中华人民共和国国家知识产权局多项发明专利与实用新型专利，被中国中医科学院专家遴选列入“中医药养生保健适宜技术推广项目”并获得了两项奖牌与证书。

在中医药事业的发展中，张炳兴院长在坚持中探索，在探索中前行，在前行中成长，坚持不懈，使中华瑰宝中医药更好地造福人类！

陈玉松

陈玉松，男，北京人，1962年11月生。于1998年毕业于北京中医药大学针推系。现任北京鼎泰义和健康有限公司中医首席专家；天津蓟州鼎泰中医诊所主要责任人；中共中央党校社区卫生服务站中医科顾问专家；中外新闻社理事高级健康顾问；世界中医药学会联合会特色诊疗分会理事；中国民间中医医药研究开发协会国医大师唐祖宣学术研究分会常务理事；中国中医药研究促进会新中医分会常务委员；中国民族医药学会常务理事；中国民族卫生协会难治病研究专家；国际资深中医讲师。2006年1月份参加香港第七届全球华人医学大会为特邀嘉宾；同年参加第五届中泰医药文化交流活动并获得“健康使者”称号；2015和2016两年连续参加了两届中美论坛，并分别代表中国大陆作了《循证医学的中医学》和《精准医学时代的中医学》的报告；2017年参加第八届中国推拿针灸大赛（1200人）进入前二十四名决赛之一，并获得中医杰出人才奖；同年被全国高等中医院校骨伤教育研究会聘为“十三五”部委级规划教材分册《骨伤基础学》副主编；2017年6月21日接受了《今日中国》杂志社为7月1日新中医药法实施进行的专访；在中国健康出版社出版《崛起的大国中医》一书，荣获一等奖证书；参编国医大师唐祖宣主编的中医古籍出版社出版《中华名医薪火传承录》一书，任第三副主编；2018年8月19日出席了由国家中医药管理局机关服务局主持举办的中国首个医师节陈玉松针法手法经验交流会；8月24日在人民大会堂东海厅被香港《中外新闻社》杂志社聘为理事、高级健康顾问并配发该社健康记者证，编号：A1607-4025-029；2018年10月入选国家中医药管理局国际交流项目；2018年10月27日被中国医药卫生文化协会药食同源专业委员会聘为第一届委员。

陈玉松临床思想核心观点是：骨正筋柔脉顺。学术上较为深刻地理解运用了《黄帝内经·灵素》左病右治、右病治左、上病取下和下病取上理论及原则。临床上结合祖传的外学的以及自悟的技术本着杂合以治的宗旨，循着点、线、面、体的思路，运用于约六十个疑难病种，比如：神经科（中风及中风后遗症、头晕头痛、偏头痛、脑震荡及后遗症、脊髓空洞症、美尼尔综合征、肌无力及睑下垂、面肌抽搐、顽固性失眠、嗜睡、震颤、共济失调、抑郁症、狂躁症、精神分裂症、老年痴呆症）；内科（心动过速过缓、早搏、神经性呕吐、痔疮）；五官科（干燥症、眼干口干、视物模糊、飞蚊症、神经性耳鸣耳聋、梅核气）；妇科（痛经、更年期综合征）；儿科（学习不能、注意力不集中、多动症、秽语症、孤僻症）；皮科（痤疮、黄褐斑、癍、疹、疣、瘤、痈、疡、疔、疽、癣、干燥综合征）等。骨伤科（软组织损伤）治疗基本在30天左右康复，无须民间传说的“伤筋动骨一百天”。另外诸如：红斑狼疮、癌症等疑难杂症也有些自己的感悟和体会。

陈沈矛

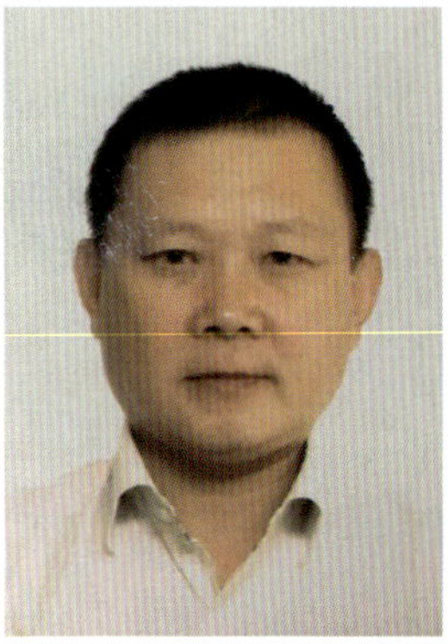

陈沈矛，男，1962年7月生，汉族，大学，上海浦东人。高级经济师，资深风险管理专家，现任苏州科豪生物科技有限公司常务副总裁，是国内最早的从事补充医疗保险和医院医疗责任险保险服务从业人员。近年来，专注于生物药膳研发，2010年开始与人合作研发成功南洋百岁系列中成药，帮助癌症患者术后提高人体免疫力，强身固体，防治癌症复发，治疗口腔苔癣溃烂，防止癌症化疗后病人脱发，在固发生发方面也有显著疗效。

从业30多年，常年关注医疗健康行业的风险管理和科技创新，2010年开始与人合作，成功研发了南洋百岁系列中成药，公司在国内多位名老中医和医学专家的共同努力下吸取了祖国中医药宝库里的部分中药精髓，在已故老中医神奇古方的基础上，经过无数次的组方配伍和试验，最终研发出了用十一味纯中药组合而成的一方二号的增强免疫力的“南洋佰岁佰顺胶囊”和缓解体力疲劳的“南洋佰岁跋山胶囊”。于2012年初获得了原国家食品药品监督管理局的两个蓝帽子保健品批件，并于2014年5月又拿到了因产品里面需调换部分中药的变更批件。“南洋佰岁佰顺胶囊”和“南洋佰岁跋山胶囊”两个产品获得了国家知识产权局的功能食品发明专利，“南洋佰岁”商标也获得了国家工商行政管理总局商标局的商标注册证。

南洋佰岁产品上市前又委托国家医药集团上海医药工业研究院将产品在大鼠和大兔服用后其作用做了权威的检测：其一，改善睡眠；其二，抗氧化调节免疫功能；其三，补肾提高性功能；其四，癌症放化疗后提升白细胞；其五，治疗口腔扁平苔藓，都有明显疗效。于此产品可正式上市，公司在马来西亚及印度尼西亚也合作成立了销售公司，同时也拿到了南洋佰岁保健食品的批文和南洋佰岁“白脱生”洗发膏的批文，产品可出口马来西亚、印尼和东南亚市场。

脱发历来是一个困扰着无数健康人生活的严重问题。自古以来，人们都在不断追求生发和治疗脱发的药物，虽然市场上可见各种生发和防脱发产品，也都因其效果甚微被市场所淘汰。公司历时十多年的时间，在一位已故老中医的一个神奇防脱、生发的古方基础上，有多位名中医长期重视人体毛发变化原理的研究，以及从事化妆品研究专家的共同努力下，经过无数次的试验论证，最终研制出了用人参、首乌、女贞子、苦参、丹参、土荆皮等多味中药经过科学提取，并选用了国际顶级可去污、除毛发油垢、发泡性好的特殊原料，用科学和先进的生产工艺研制而成的“白脱生”洗发膏，集清、止、养、生四大作用，让脱发人群使用后，快速激活休眠状态的毛母质细胞，从而达到止脱，改变毛发生长。“白脱生”洗发膏上市后，经过多数人使用后，得到了脱发人群的一致好评，它必将为长期因毛发而烦恼的人群带来福音。公司多位专家经过几年时间的研究，一个用凌霄花、大青叶、连翘等十多味纯天然植物加工制作的“南洋佰岁凌消祛痘净”，亦可正式上市，它对改善青春痘有明显的效果。

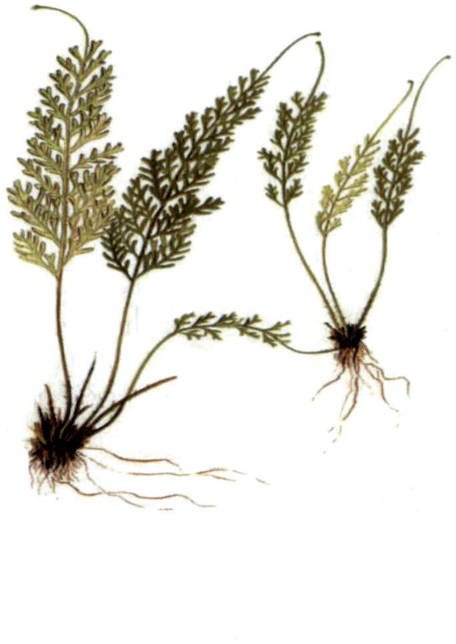

陈宝洪

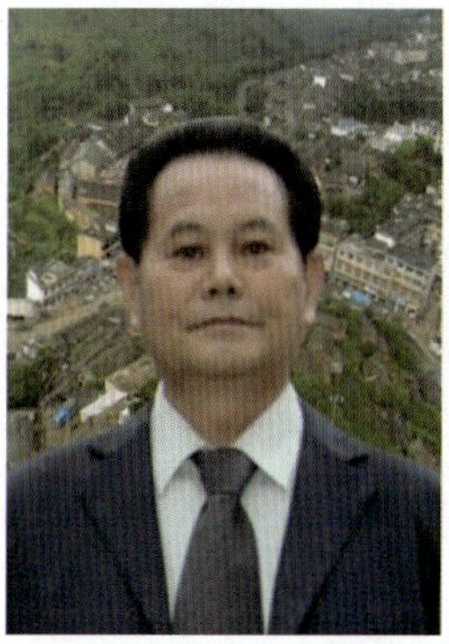

陈宝洪，1951年出于云南普洱墨江哈尼族自治县通关古镇，担任世界中联中医特色诊疗研究专业委员会理事、中国民族医药学会民间医药分会理事、中国民族医药学会科普分会理事、中国民族医药学会民营医疗机构分会理事、普洱市民族传统医药研究协会理事、普洱市老年摄影协会理事、普洱市老年诗书画诗词协会理事、普洱市诗词楹联协会理事。17岁从医至今五十余年，现任北京陈宝洪中医研究院院长。

多年来，陈宝洪在行医的道路上取得了一系列成绩，先后被评为思茅地区（市）先进乡村卫生工作者、中华民间名医、百名优秀乡村医生。1999年以第一作者在《中国民间疗法》杂志发表论文“中草药结合气功排石的应用与研究 ”，后多次参加学术会议并发表论文进行学术交流。为了不断充实提高自己中医药学理论，陈宝洪在工作实践中，先后进修于墨江县卫校、县中医院、人民医院、沈阳市医科大学、北京医药卫生专修学院等，取得大专学历。担任过乡村主治医师、农民技师、高级按摩师、中医特色调理师等，为自己的从医之路奠定了坚实的理论及实践基础。

经历了26年的民间医生，25年的乡村医生，防治工作中，风风雨雨，坎坎坷坷，治病救人，挽救了不少生命。依据多年来积攒的经验，深入探索、实践、研究，逐步开展了中医通法治未病的研发工作。“陈宝洪九九灵通丸”“实症丸”“虚症丸”“虚实丸”“消滞丸”“复原丸”等保健食品，小药小方防治疾病，效果显著，食药两用，一药多用。

北京陈宝洪中医研究院常用院内制剂有“九九灵通虚实颗粒（Q/CBH 001——2018）”“普洱九九灵通颗粒（Q/CBH 002——2018）”“哈尼九九灵通片（Q/CBH 003——2018）”“九九灵通复元丸五号（证书号码（NO，）：117818031121）”等十三个系列。“九九灵通丸”便是他遵循了“中医通法治未病”，按：温、通、消、补、吐、泻、汗、清、和原理组方，调理代谢综合征。采用所发明的攻补兼施综合性制剂，旨在宣通人体五脏六腑、十二经脉气机，攻坚破滞，化瘀生新。疏达腠理，调和营卫。使久滞之气得宣、久瘀之血得化，血脉调和、气机宣通、清热解毒、荡积通瘀、瘀去新生、平衡阴阳而积症自愈。它对中医辨证施治中，凡需要做通下治疗的虚实杂症广泛适用，老幼皆宜，疗效显著。

中医治未病是中医预防保健的重要理论基础和准则，并成为现代卫生保健的重要组成部分。应用中医通法治未病，称小病早治未病先防。就是定期排除体内堆积的脂肪、毒素、水湿、宿便等瘀、腐、聚积的病理产物，对治疗消化系诸病和预防心脑血管疾病及糖尿病、恶性肿瘤、慢性阻塞性肺部疾病、精神异常和精神病等疑难杂症，并有效调理脏腑机能，能吃能吸收，增加人体气血，延缓衰老。

金世君

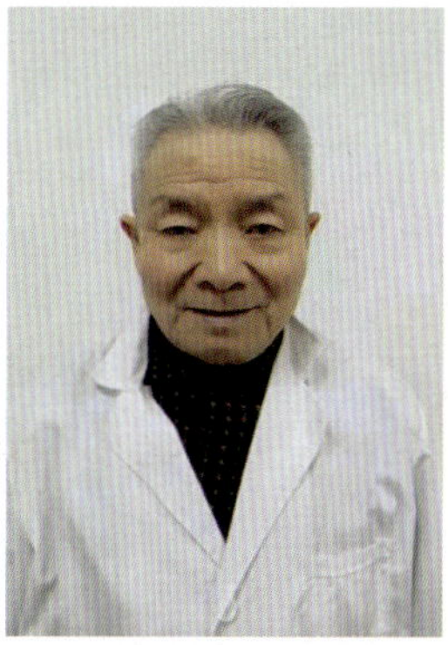

金世君，男，出身于中医世家。1958年又师承中医名师赵连山，系统学习了中医针灸推拿技术，拓宽了眼界，中医理论水平得到了很大提高。1964年7月至1986年，在沈阳市铁西区二院中医科工作。1986年8月考入河北中医学院中医系。1989年毕业于河北中医学院。1989年在沈阳市康乐中医门诊针灸科任主治中医师。

1998年11月出国到斯里兰卡中国医疗中心工作，从事针灸和手法治疗。2003年回国在沈阳市和平区中心医院针灸科工作。2010年在沈阳市朝鲜族医院工作至今。

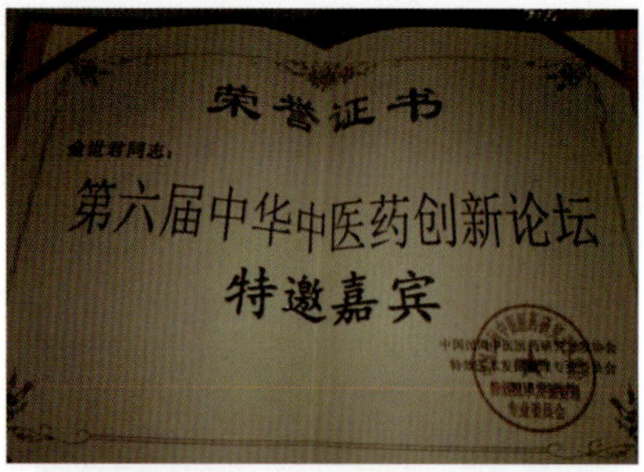

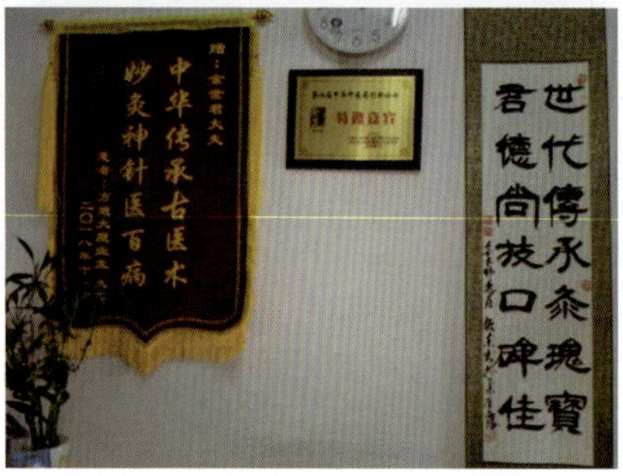

金医师治疗方法是以针灸为主，配合推拿等手法。多年来，在国外和国内治疗过好多糖尿病及糖尿病并发症患者。主要方法是对患者身体症状全面诊断，辨证施治。通过对患者身体全方位的调理，改变患者体质来实现改善患者健康状态，称作变体质疗法。即让病灶在身体里没有萌发的土壤，不再复发。扭转患者的体质激发自身抗病能力，通过调整体质诸症皆消。这就要求中医师诊病准确，正确的辨证是关键，这样才能有的放矢，解决问题的症结。治病不是靠一个检验报告就能说明问题的。多数糖尿病患者身上不只存在一种病，还会有如高血压等心脑血管病、胃病、脾虚、肾病、痛风等等病症，以不同方式影响着人体对血糖的分解和吸收。这些病症不解决，只盯着血糖高低是治不好病的。

金医师治疗糖尿病的观点是：①不单纯关注血糖，不先去单纯追求降糖。光降糖是治不好糖尿病的，那只是维持带病症生存。要解决的是身体对糖的分解吸收能力问题。②打通全身经络，血脉通畅，促进血液循环使全身组织代谢顺畅。③调和五脏六腑，调动人体自身机能协调运行，达到阴阳五行平衡，相生相克从根本上制约疾病的萌发。

在斯里兰卡中医中心工作期间，院长问金医师糖尿病能治吗？他说能治，院长说这里不同于中国，治不好就会有人投诉，并会有相关处罚的。金世君医师说：“这里是法治国家有完善的法律制度，我治病从不骗人，我能看明白的明确诊断的才接诊治。”后来因他治好了很多糖尿病患者，当地糖尿病协会便与他合作，先后治愈几百位糖尿病患者。使用变体质疗法改变患者的疾病体质从而使病情好转，这样的病例在金世君先生治疗记录中屡见不鲜，这里就不一一列举了。

周儒昶

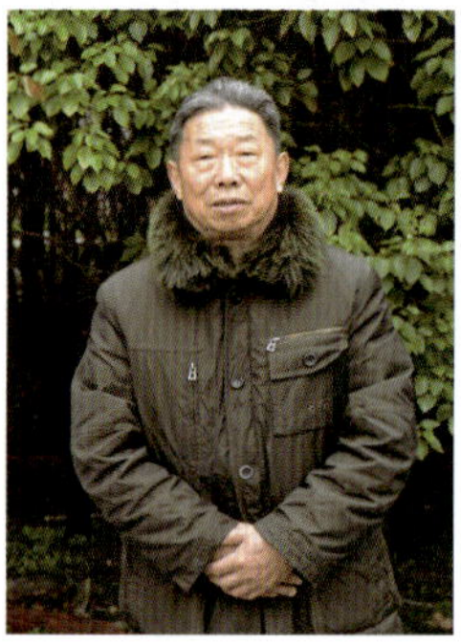

周儒昶，出生于1947年9月，江苏省无锡市人。江阴申港中学六四届初中毕业，后获得自考中医大专毕业（1985至1989年完成），1968年年底进公社赤脚医生西医学习班学习1个月，1969年创办合作医疗。学过制剂，对中草药种植、加工、保管、炮制都有独特经验。

1985年辞职创办私人诊所，为全科医生。他具有临床经验，先后撰写论文“加兰他敏穴位注射面瘫疗效观察”“舌苔与胃液的酸碱度有关”“浅谈肩关节周围炎疼痛的基础与临床”，参加相关学术会议交流并获得证书。五次参加人民大会堂召开的“中国名医论坛”“中国主任医师年会”“全国社会各界知名人士座谈会”。

周儒昶一直不断学习和提升自我，认真做

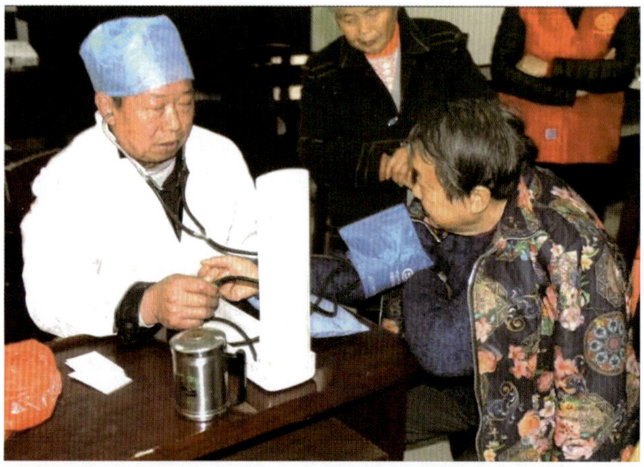

好每一件事。中药炮制方面取得个人独创经验，2007年“电子波破壁花粉的研制和应用”和“西洋参黄芪花粉组合物”两项技术获得国家发明专利，2008年7月23日获申港镇政府发明奖金叁仟元。

2008年江阴市志载入周儒昶的名字与业绩，成为江阴市当代名人。

2011年7月14日获江阴市政府发明奖金壹万元。

虽然年过古稀，他依然坚持弘扬中医药文化，默默耕耘在基层，并多次参加志愿者公益活动，如在2016年响应江阴市文明办组织的“学雷锋，学炎黄，见行动”志愿服务活动中，为村民们量血压、中医把脉。随着时代的发展，周医师也与时俱进，引进了中药的制剂设备、煎药设备和多功能一体机，为更多患者提供更快速的诊断和完善的医疗服务，在中医药事业发展中发挥余热。

赵国程

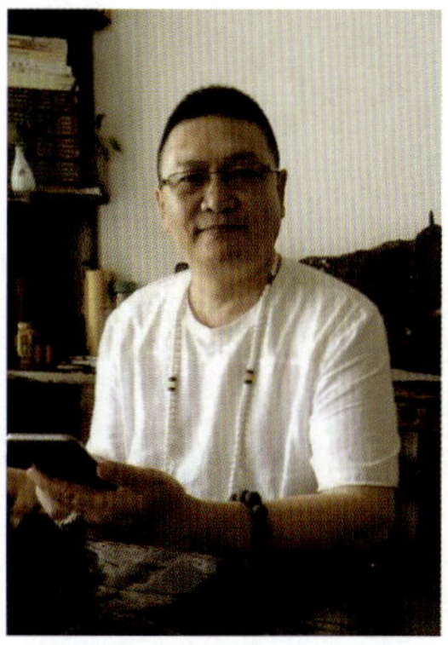

赵国程，男，蒙古族，1963年出生于内蒙古。高级针灸师，海南赛罕古针养生有限责任公司负责人。

他自幼勤劳好学，尤其对古医术更加深深的热爱。在针灸治疗领域有着独特的见解，其先进的理疗方法在同行业里首屈一指。怀着对中医针灸治疗的坚定信念，以及医者“救死扶伤，悬壶济世”的崇高追求，他用了更多的时间走访了许多地区和患者，考察了河北、天津、北京、甘肃、青海、福建、湖南、广东等地人员的饮食生活、体质特点。详细总结了一套针对不同地区气候影响下的人体虚实病症的辨证理疗方法。目前落住海南，已为大批海南亚健康、慢性病人解除痛苦，使其摆脱疾病的困扰。

赵国程对放血疗法研究颇深，见解独到。潜心于各类医学著作的理论研究，辅之以上万次的临床经验，苦心孤诣，认真总结出了自己与众不同的放血疗法。中医放血疗法最早的文字记载于《黄帝内经》，如“刺络者，刺小络之血脉也”“菀陈则除之，出恶血也。”

赵国程通过多年工作经验总结出放血疗法的优点：

1．放血疗法的适应症很广，可用于内科、妇科、男科、儿科、五官科、皮肤科及其他各科疾病，其中对皮肤病、过敏性疾病等有奇特的效果。

2．放血疗法奏效快，疗效显著。

3．方法简便，易于操作：放血疗法的操作方法非常简单，不需服药、注射。放血疗法痛苦小，能免去患者的精神负担，对那些怕打针吃药及不能服药的患者尤其适宜。

使用安全，副作用小：放血疗法属外治法，一般无副作用，安全可靠，根据临床症状适宜者可采用。

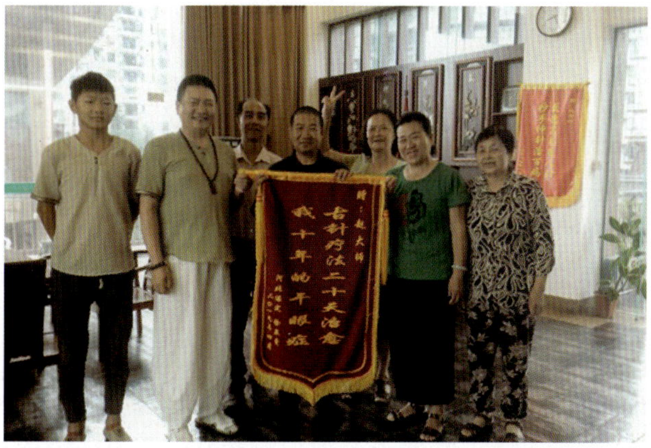

另外：2016年至今，赵国程不辞辛苦地运用其独自创建的“古针针法”，三年的时间已做理疗三万多人次。其医术源于蒙古千年古老医术，以无痛针法瞬间打通任督二脉。结合古法放血轻松解决多种疑难杂症。经他调理的患者中不乏海内外慕名而来者。通过他的悉心治疗，皆已康复，感恩的锦旗挂满医馆墙面。

众所周知，调理亚健康，预防大于治疗。这也是传统医学的博大精深之所在。赵国程还将古针医术用于亚健康调理养生，全心全意为民众健康保驾护航。

贺爱才

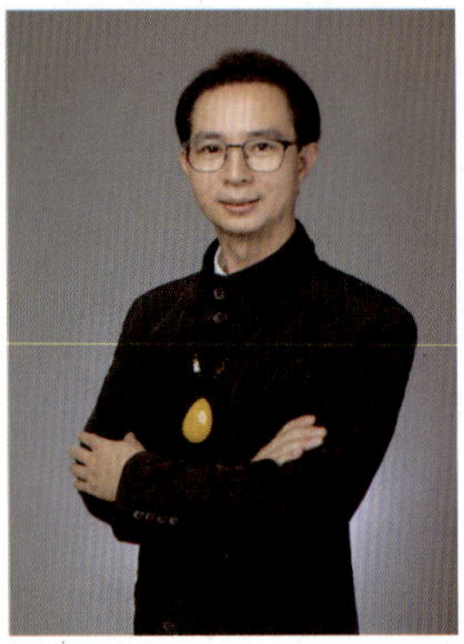

贺爱才从“中医黄埔班”走出的匠心企业家。

1973年8月，贺爱才出生在千年纸都湖南耒阳一个偏远的小乡村里，爷爷、父亲是当地有名的郎中。1988年，15岁的贺爱才跟随父亲上山采药。“溪边深沟、湿地深潭、悬崖峭壁，真正能治病的药，长的地方会比较偏僻，父亲皮外伤总避免不了”，贺爱才在荆棘丛林中感受到药草来之不易，奠定了立志弘扬中医非药物疗法的宏愿。

幼承家学，勤研岐黄的贺爱才17岁参军入伍，从此携笔从戎，崭露杏林。从军16年来，他先后在基层卫生所、军区机关门诊部、军区总医院工作学习。期间主持编纂单位50年史志，对创业初期的大健康产业布局有了朦胧的感知。2006年6月，转业到深圳开启创业之路并在2009年底注册成立泓睿真阳。

2012年9月至2014年7月，贺爱才在中国中医科学院研究生院深造学习，此班是国家中医药管理局在全国开展中医养生保健机构试点的政策背景下开办的，故而有“中医黄埔班”之说。贺爱才是首任班长。神圣的学府、名师面对面传授、系统专业的中医养生观、前瞻的健康产业蓝图，让他蓄势待发。

2015年4月，泓睿真阳第三家门店侨城店开设。一直以“修德、笃行、传承、精诚”为企业精神的贺爱才，不被资本方所惑去加快扩张步伐，而是深入研习中医非药物疗法，把祖国的传统疗法贯穿于泓睿真阳调养体系与对广大患者的服务中。这一年，其自主研发的第三代护阳枕上线，在移动终端桌面占据首条“保健枕”关键词，2015年11月全国卫生产业企业管理协会医药技术开发专业委员会、中国人生科学学会健康教育研究会联合举办的中医药养生文化与健康产业交流大会上，泓睿真阳获“中医药养生文化创新成果奖”。

2016年1月9日，中国中医信息研究会养生分会深圳工作委员会揭牌仪式在深圳举行，贺爱才任主任委员。贺爱才和团队陆续开展养生文化公益讲座进机关、进社区、进校园。不久，国家颁发了促进养生保健市场健康发展的纲领性文件，泓睿真阳人雀跃了，因为他们针对亚健康群体以非药物疗法、自然疗法、绿色疗法为服务理念的路子可以大胆走下去。

“运用中医理念研发产品好”，2017年1月，中国工程院院士、国医大师石学敏教授在师承大会上称赞“护阳枕”。9月，泓睿真阳成为深圳市中医药健康服务协会常务理事单位，“护阳枕”也荣获CCTV证券资讯“中国居家调养产品行业优选品牌”称号，而这种把中医药文化转化为老百姓看得见、摸得着的产品与技术也在深圳老博会、首届中国中医药文化大会中获好评。

面对荣誉，贺爱才非常清醒。他说，“匠心”是中医人服务社会大众必备的素养与担当。懂养必懂医，否则是无的放矢；懂医必懂养，否则为事倍功半。泓睿真阳坚持以医学、医疗为专业背景，遵循中医整体观思想与治未病理念，把脊柱健康保健与亚健康调理作为核心经营项目，率先在国内构建“社区调理+居家调养”的健康服务理念。在北京第二届中国品牌大会暨2018中国企业家精神年度表彰盛典上，深圳企业泓睿真阳获“2018中国匠心品牌奖”。作为曾经从中国中医科学院研究生院“中医黄埔班”走出的学员，身兼中国中医药信息研究会养生分会常务理事的企业创始人也获得“2018中国企业家精神金獒奖”。

为满足人们不同层次的健康需求，致力搭建具有中华传统特色、精准中医养生保健服务平台的泓睿真阳已先后创建了商务区、商业区、社区三种不同环境下的国医堂连锁模式。中医养生保健治未病已上升为国家战略，未来，泓睿真阳将逐步实现“精准中医+互联网+金融”连营模式，不断把优秀的中医文化转化为人们看得见、摸得着的健康服务技术与保健产品，为“健康中国”添砖加瓦。

陶金龙

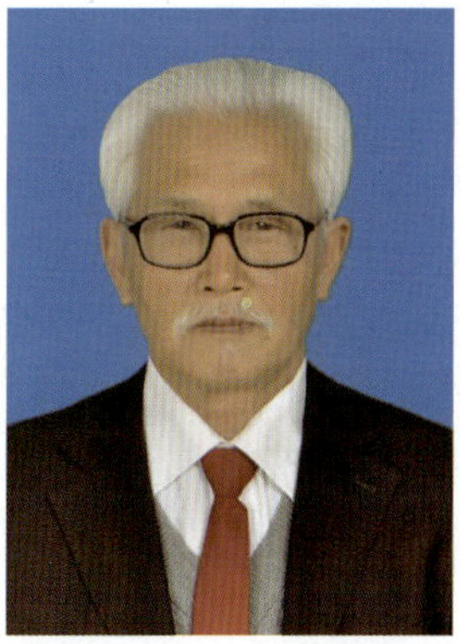

陶金龙，男，1940年5月生，汉族，中华中医药学会会员、民间传统诊疗技术与验方整理研究专业委员会委员，保山市德艺双馨作家、文艺家。

陶金龙出生于夙有“极边文化名城”之誉的保山。自幼热爱中医，16岁进沧平（今水寨）联合诊疗当学徒；18岁考进德宏卫校，毕业后分配到德宏州建工局医务室工作。期间蒙贾璞然、翁明文二位业师垂教，引入中医学之门。

城里教书为业的杨子亮是陶金龙的义父，古文功底深厚。陶金龙认为自己之所以能读懂中医典籍，学到前贤治病的本领，义父功不可没。稍有闲空他便进城请义父带去拜访庄印城、杨友柏、耿寓田三位当世名医。三位老师都认可他虚心好学和具备的一定的中医学基础，遂不吝赐教。

1960年夏，陶金龙等部分卫校生随州医疗队

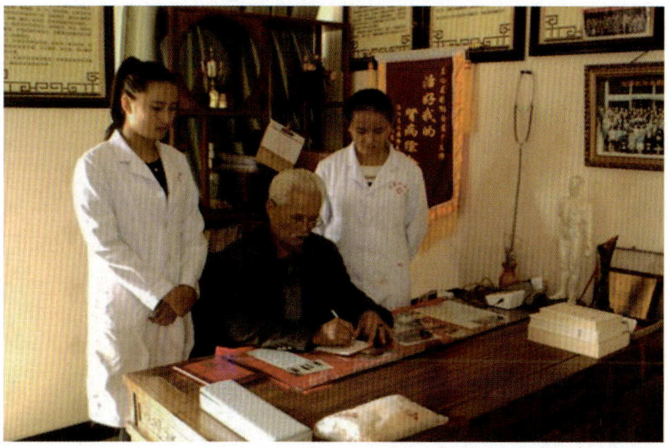

赴龙陵收治“四病”。他文化功底比较好，善于总结和交流，以联络员身份行走于勐卯、龙泉、镇安等公社，结识了几十位村医，收集偏方近百首，同时学得点穴、正骨几手招数，后来行医大都派上用场。

1997年初，陶金龙将祖上留下的几十帖单、验方整理献出，是年底，便应邀出席在北京召开的“全国名方名药临床应用学术研讨会”。之前陶金龙觉得乡村僻壤的土医生登上大雅之堂，此时热血沸腾，信心倍增，之后，我不断写心得、投稿件，先后写成“治疟，中西医结合最善”“伏暑辨治”“养生必先养性”“中医养生之魂——治未病”等十余篇。“中国民间传承刍议”被收入2009年全国基层优秀中医表彰大会暨全国第二次民间验方、诊疗技术学术研讨会会议论文集；“推拿、刮痧疗法介绍”被收入中华中医药学会第七次民间医学学术交流会暨安徽省民间医药专业委员会成立大会论文集，“中国知网”显示，截至2019年5月，这两篇论文下载人次分别为37/54。个人经验能够对别人有所启发和借鉴，为更多患者服务，陶老格外欣慰。

陶金龙行医注重疗效，从来不做广告，他靠医风医德加技能征服素昧平生的求医者。30年前他“穷走夷方”从盈江开始，很多人不了解中医，有的人则言中草药臭，闻而避之。当他用“臭药”使一位被某医院判了“死缓”、四仰八叉躺在靠椅上苟延残喘的肾病患者获得新生之后，竟连缅甸边民也三五结队前来求医。

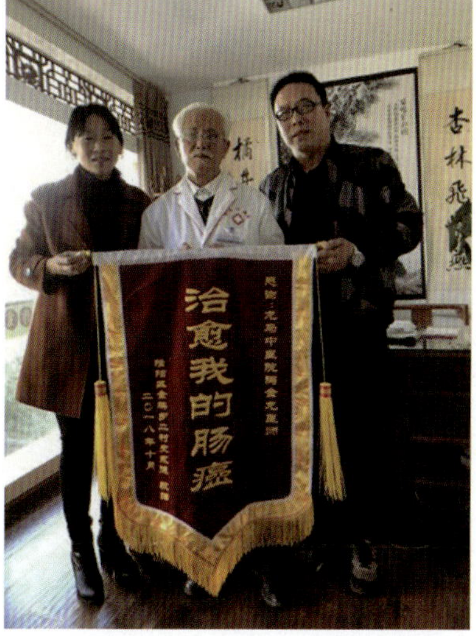

几十年来，他坚持把《内经》“食饮有节，起居有常，不妄作劳”十二字当座右铭，身体力行，坚持不懈。如今已过79岁，肢体动作灵活；大脑思

维尚称敏捷，写文章、搞创作，乐此不疲；坐堂行医，“四诊”“八纲”运用自如，被同行赞为“中医养生楷模”。

黄旭升

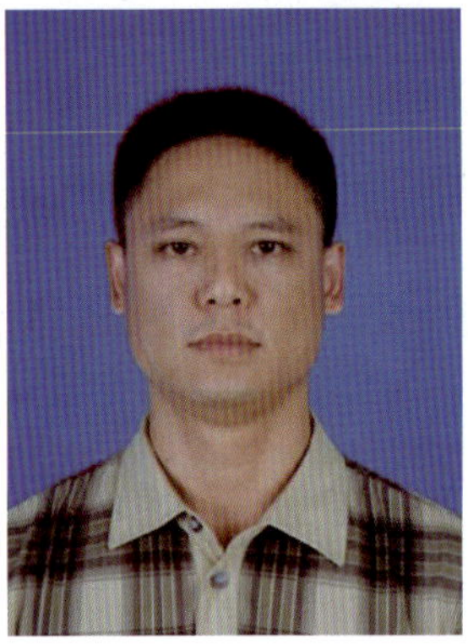

黄旭升，男，汉族，1976年出生，河北省廊坊市文安县人。《八卦指针点穴疗法》创始人。现为国家一级按摩师；高级康复理疗师；国家职业技能鉴定高级考评员；国家执业助理医师；河北省全科医生；二级营养师；中国推拿按摩学会理事会理事；中国民族医药学会按摩分会理事；北京成人按摩学校人才指定输送基地；获中国第三届百强推拿按摩师大赛金奖；中国第三届百强推拿按摩师特色疗法金奖；中国中医科学院中医药科技合作中心靳氏截针会员；获2018“一带一路”传统医药发展交流与合作大会暨第二届国际非药物疗法研讨会“非药物疗法传播贡献奖”；2019年1月在由河北大学中医学院与《国医年鉴》编委会共同发起的寻找“中医匠人”活动中，被授予“中医匠人”的荣誉称号。他主持的和春堂是中国民间中医药研究开发学会优秀会员单位；中疗医学研究院和北京独林医学研究院合作单位。

黄旭升继承祖辈的医技，1994年在天津武警总队医院进修期间，专业进修骨科病的手术治疗，结合临床解剖学知识，深刻了解了骨科病的发病原因和发病后的治疗，以及痊愈后的功能锻炼。1995年开始从事乡村医生工作，风里来雨里去，不分昼夜，寒暑依旧，深得百姓爱戴。在工作室工作期间，利用业余时间，免费点穴推拿治疗疼痛病人19年，数万人次，得到了患者的认可和好评。

1998年，偶然机会接触了古术指针点穴，感受颇深，开始走访民间按摩点穴高手，考察和拜访医院按摩界前辈，静心研究总结，根据人体经络学，八卦和五行的相生相克，自己创造出八卦指针点穴疗法，包括：①八卦指针点穴（特效穴位、快速止痛）；②八卦指针柔性平衡正骨（轻柔、安全、无暴力）；③推拿（五行推拿法、顺筋推拿法）；④八卦指针对抗力疗法；⑤八卦指针舒筋疗法；⑥八卦指针舒筋罐疗法（一到三分钟止痛）。

其中的顺筋推拿法、五行推拿法以及八卦指针点穴法，是通过掌控点穴方向、点穴时间、点穴位置、点穴力道来调理病患，安全速效，不使用药物。尤其是八卦指针对抗力疗法和八卦指针舒筋疗法、八卦指针舒筋罐、柔性平衡正骨等技术，因其简单易学，疗效稳定，更是得到了病患、中医爱好者和疼痛专家的一致好评。

黄旭升于2014 年在河北省霸州市胜芳开设八卦指针点穴疗法（和春堂）总店，2017 年在天津市静海区开设八卦指针点穴疗法（和春堂）静海第一分店，2018年在廊坊市永清县开设八卦指针点穴疗法（和春堂）永清分店，2019年在河北省廊坊市文安县滩里镇设立八卦指针点穴疗法（和春堂）滩里分店。旨在用自己的首创疗法为更多想要健康的人祛病疗伤，让人们更健康快乐地生活和工作。

彭振镝

彭振镝先生于1950年1月生于北京，中医世家，大学本科。是广东名医彭壁秀的嫡孙，中国保健协会中医药保健工作委员会副会长，北京天缘大道文化发展有限公司董事长。2017年天缘大道公司被第四届中国孙思邈中医药文化节和第九届世界养生大会授予“中医药现代化标准化展示基地”。

鉴于传统中药煎煮麻烦百姓难接受，医院煎

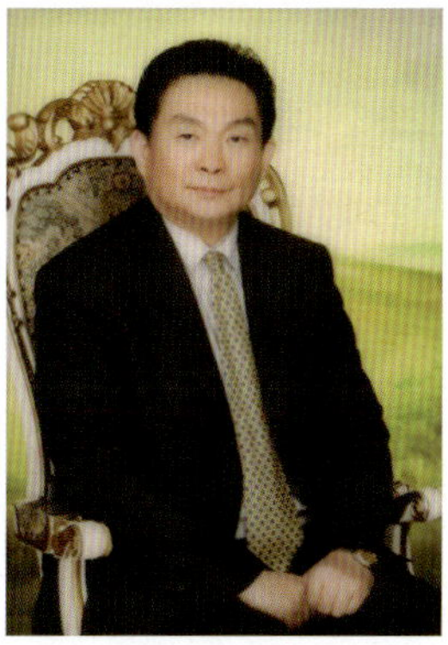

药房劳动繁重利润低难以维持，彭振镝先生多年致力于中药饮片改良，形成企业的标准化模式。一是改变饮片形态，通过把相应的中药经方药对组方，用超微粉体技术加工成为粒米至纳米级的散剂，然后制成每包1克的散剂包装。每包上注有按相应的阴阳五行处方的名称，例如："肾阳""肾阴""肝阳""肝阴""心阳""心阴""脾阳""脾阴""肺阳""肺阴"等，对应的"水阳""水阴""木阳""木阴""火阳""火阴"等。二是根据药物性味功效制订药物适应证候，按照证候配药。三是根据时辰治疗学制订最佳用药时间。公司10多年来，跨26个省，100多个店和网点，上百万人次验证了这种模式能降低成本，提高疗效，扩大利润空间，有利于推广普及中医药应用。

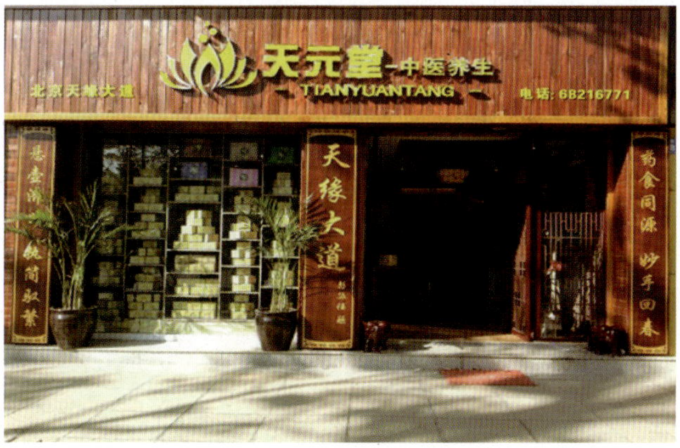

蒋合群

蒋合群，男，湖南省宁远县人。1944年11月生，潜心研究中医学，历经数载苦学，造诣颇深。

1963年9月至1975年6月在永安公社合众兴附属中学任教。教书期间，为人师表，诲人不倦。

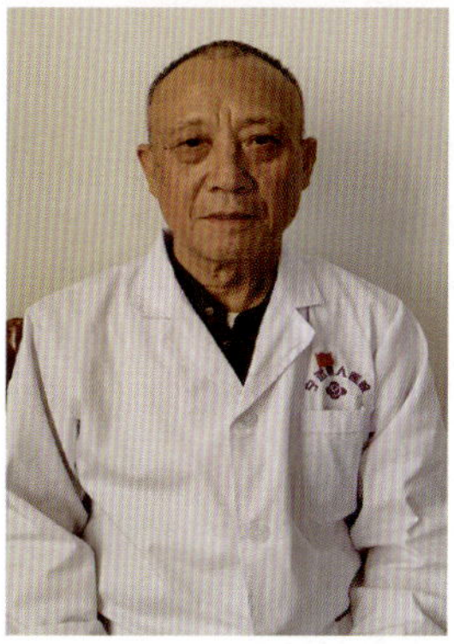

除正常教学外，不忘心中所学，课余时间进一步夯实中医学理论知识，为日后从医打下坚实基础；

1975年6月至1980年1月在永安卫生院任中医师。1980年1月至1984年12月任荒塘民族医院院长，肩负医院的日常全面工作，常抓不懈，获得上级单位的多次嘉奖；1985年1月至1987年3月任鲤溪区中心医院业务院长，钻研业务，建树颇多。此外，因材施教，提携后辈，为中医的持续发展殚精竭虑；1993年任鲤溪区中心医院院长兼党支部书记；2000年3月任宁远县第一预防保健所所长兼舜陵第一医院党支部书记，不论职位高低，医德之心常在；2004年11月退休，虽然身不在其位，但心系百姓疾苦之意恒在。根据独创的"溶栓醒脑方"疗法，切实帮助了为数众多的中风及中风后遗症患者。经其手治疗的七十余位患者，基本上都得到了不同程度的康复。所遇患者，不问贫富，一视同仁。因其德艺双馨，被群众赞誉为"当代华佗"。

脑梗，中医称中风，发病后会有后遗症，严重者容易导致半身不遂或瘫痪。《内经》所著结合临床观察可知，半身不遂多为瘀血及痰浊阻滞。业界任应秋曾说"阳虚血必瘀"，名医赵锡武对此也有"血栓非温药不化"的观点。它山之石，可以攻玉。秉持此理念，蒋合群结合传统优秀古学，同时借鉴现代的先进医学成果，刻苦研究，根据多年的心得体会，编成"溶栓醒脑方"歌。将治疗脑梗的方法以朗朗上口的形式呈现，使得深奥的中医学知识通俗易懂，利于传播。

桃李不言，下自成蹊。蒋合群积极探索的"溶栓醒脑方"疗法在为众多脑梗患者治愈病痛的同时，也有效推动了传统中医学的发展。

蔡昌晋

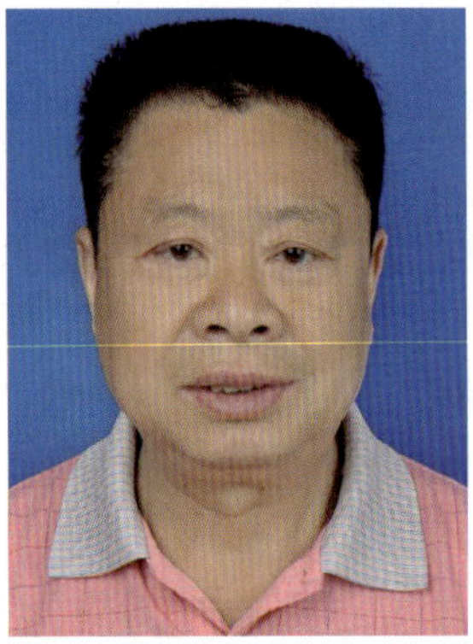

蔡昌晋，晋康医院院长，中国民族卫生协会传统学会专家。多年来，蔡昌晋精心钻研传统的中医学和经络学以及西医学、西医解剖学，并将中医学、西医血液微循环学和经络学相结合，创新地总结出一套蔡氏脏腑经络微循环整体疗法——穴位注射法。这种方法对多种疾病都有较好的疗效，为国内外的众多患者带去新生。该疗法以其独到的医疗功效和学术价值产生一定社会影响。蔡昌晋入编中华文化信息学会主持的《中华传统医学领军人物》，学术经验收入《医圣张仲景学术思想汇集》。

蔡氏脏腑经络微循环整体疗法——穴位注射法，总结了蔡昌晋数十年中西医相结合临床生涯中的丰富实践经验，在中西医理论以及中医整体观指导下，首创了以中医经络学、西医血液微循环和人体解剖学为基础，以人体五脏（心、肝、脾、肺、肾）相对应的穴位和任、督二脉为中心，以脏腑经络为通路的脏腑经络微循环系统进行穴位注射的治疗方法。从这个微循环系统中精选出10～20个穴位，注射活血化瘀中、西药针剂的同时配合静脉输液和静脉放血及调理五脏的中药粉剂，来预防、治疗各种疑难杂症。

蔡氏脏腑经络微循环整体疗法——穴位注射法是在祖国传统医学脏腑整体观辨证施治和针灸经络学原理及西医诊断辨病和解剖学基础上建立，是探索中、西医有机结合的结果，期待为大众健康发挥更大的积极作用。

廖国生

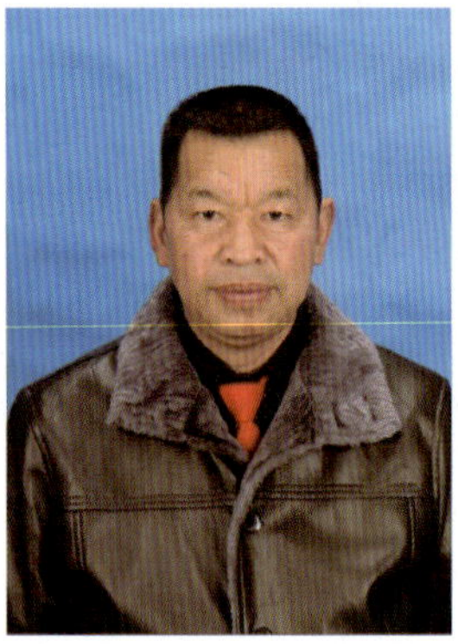

廖国生，1960年2月生，中共党员，宜春市袁州区人，本科学历，骨伤科主治中医师。1978年2月参军入伍，1989年10月转业袁州区卫生系统工作从事临床医疗，1997年6月调宜春市少年体校任运动员保健医师至今，主要从事中医骨伤科推拿及中医药文化研究，现担任宜春市传统医药研究所所长，中华中医药学会会员、世界中医药联合会脊柱健康专业委员会常务理事、中国民族医药学会推拿分会理事、中华中医药学会外治分会理事、整脊分会理事、宜春市蔺道人骨伤科学术研究会主委、宜春市中医药学会骨伤分会常务理事兼秘书长、宜春市中医药学会推拿分会常务理事、宜春市体育科学学会副理事长兼秘书长、宜春市第四批“字门伤科推拿医术”和第五批“蔺道人与彭叟的故事”非物质文化遗产保护名录代表性传承人。

学术特点：

自幼酷爱中医学，弱冠之年得祖传伤科医术。三十多年来，弘扬传统伤科学术思想及临床经验，擅长手法正骨、河路推拿，用药持“理气活血为先、筋骨并重、内外兼治”观点，对各种陈伤肿痛、风湿痹症等治疗方法有独到之处。总结出一正（一次复位多次调整）；二敷（中药黑肿散（膏）外敷）；三缚（中药海带缠绕患处）；四夹（四季夹板运用）；五搽（中药正茶油搽剂外擦）；六熏（中药熏洗热熨）；七拿（字门河路推拿术）；八练（字门十八功法）八步伤科治损法。字门伤科推拿医术是江西省最古老最有影响力的民间传统推拿术，它起源于宋发展于明流行于清隐秘于现代，伴随字门武术发展而

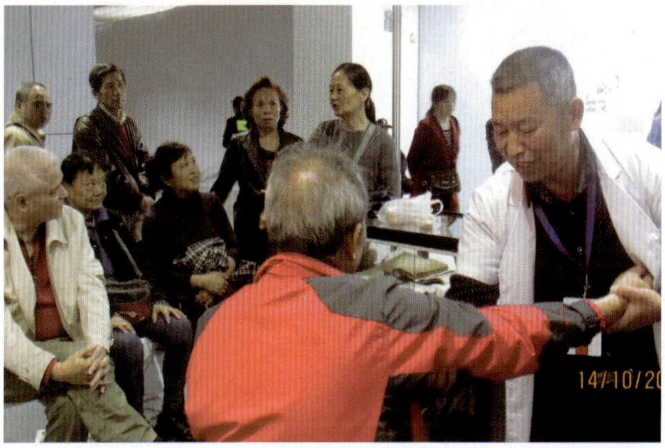

成，经历代宗师不断积累总结逐渐成为一种疗伤保健方法。

字门伤科推拿医术的主要特征：一是推拿名称：八锁、十二门、十八关、二十四气、五十三度、前身八卦、后身八卦等。二是部位：天门、金锁、心筋、井栏、大成、后成、将台、还魂、曲尺、脉筋、三关、晒廊、五腑、背心、肚角、上马、下马、腿峰、上了檐、内弯子、外弯子、下了檐、鞋带、勾子等。三是治法：八把半锁急救推拿法、开声上气还阳推拿法、推宫还阳转手推拿法、点穴扣伤解穴推拿法、二十四气血通推拿法、字门伤科脏腑推拿法等。四是手法：抹、滚、抖、摇、提、弹、按、压、搓、推、拿、柔、捏、拍、托、摩、掐、伸屈、摇摆、推捏、托揉、抖落、弹拿等，其中一些手法可单用也可双用。五是手势：抖手、蝴蝶手、复手、收手等。六是庄把：站庄、坐庄、侧庄、前庄、后庄、虎步庄、丁字庄、收庄等。七是特点：有一套行之有效的独特推拿部位和方法，有别于其他推拿术不具有的特征，对痹症、痧症、痛症有开窍醒脑、回阳救逆、消肿镇痛、通经活络的功效。八是机理："以气到手，以手调气"手法，作用于经络、穴道上，使闭塞的经络、组织细胞得到恢复与再生，从而达到调其脏、和其腑、开其穴、通其气、消其瘀、顺其筋、续其骨、润其肤、荣其肌的防病治病的目的，早期主要用于武术技击伤的抢救与治疗，后来延伸到民间防病治病与养生。

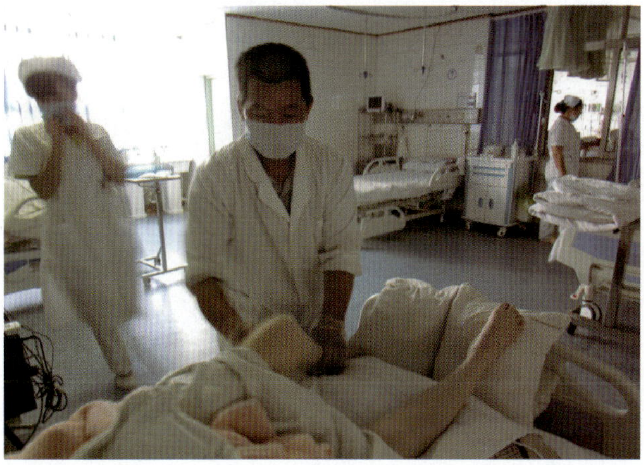

主要成就：

近年主持省、市级重点科研课题项目7项，获课题经费5.6万元，撰写科研学术论文10篇，在市级以上刊物发表论文7篇，如"江西字门派特色推拿术挖掘整理研究"，发表于《井冈山大学学报（自然科学版）》2016年15期；"江西字门伤科推拿术的渊源及其价值"，发表于《宜春学院学报》2015年25期；"'八虚'弹拨法应用于虚脱急救"，发表于《宜春医专学报》1999年15期；"黑肿散治疗外伤性软组织损伤的临床研究"发表于《宜春医专学报》2001年15期；"藺道人骨伤科学术思想及临床价值研究"，发表于《宜春社会科学》2017年2期；"民间伤科'推拿口诀'整理"，发表于《宜春医专学报》2001年15期。

多次参加省级以上学术交流会及原文化部举办的非物质文化遗产大展。先后被《宜春日报》《江西信息日报》题为"廖国生骨伤科文化'追梦人'"进行报道，荣获宜春市科协优秀科技工作者，获宜春市科技进步一、三等奖各一次。

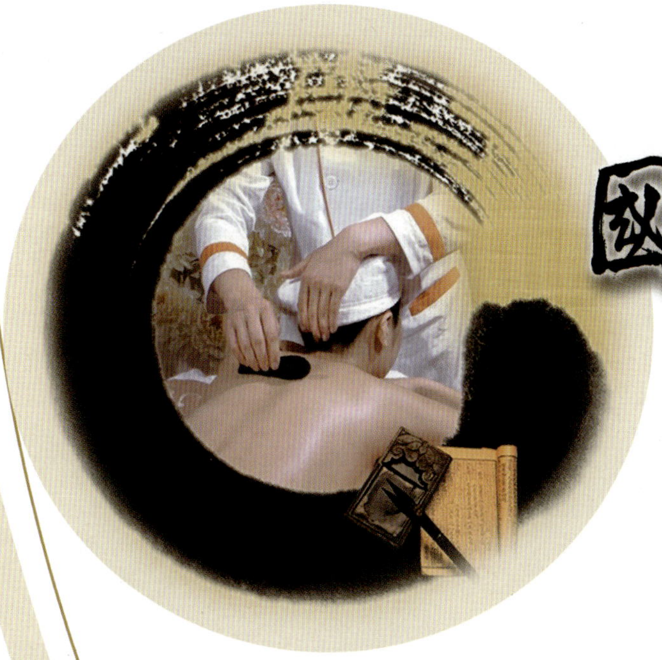

國醫年鉴

GUOYI NIANJIAN

2019

治未病与亚健康

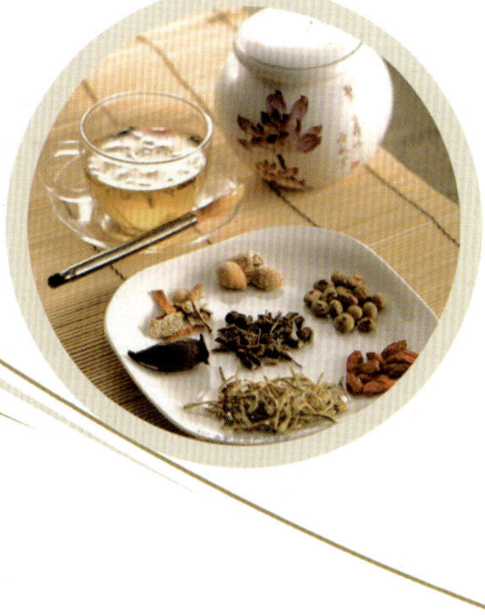

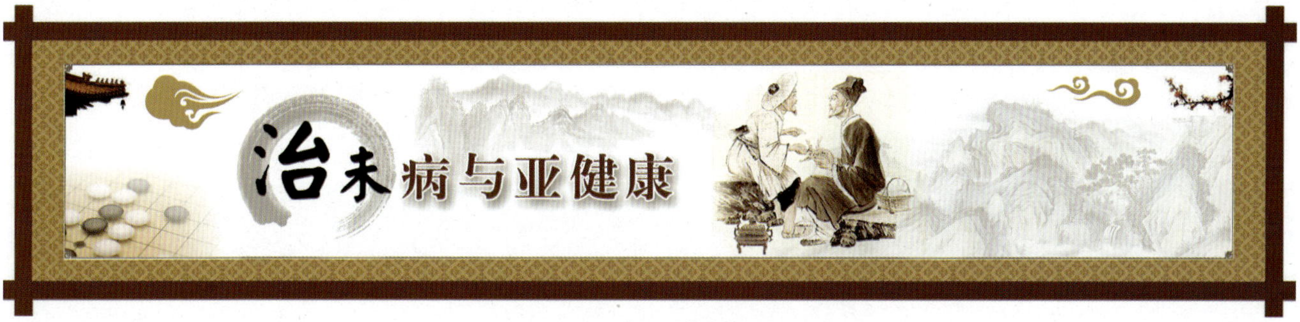

一、治未病健康工程进展

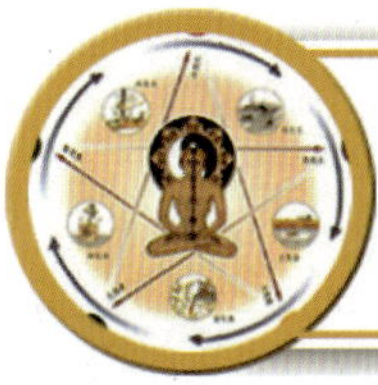

热烈祝贺北京市中和亚健康科学研究院荣获“中国社会组织评估AAAA等级”称号

2018年3月，北京市中和亚健康科学研究院（以下简称研究院）荣获北京市民政局颁发的“中国社会组织评估等级AAAA”称号。4A等级是民政部社会组织评估中的较高等级，是亚健康行业唯一一家获得4A级的科研机构，是亚健康发展的一个重要里程碑，也是对亚健康科研发展的充分肯定，它是亚健康领域重要的信誉名片，为亚健康科研工作的发展打下了坚实的基础。

研究院是在北京市民政局注册的具有独立法人资格的社会组织，业务主管单位是北京市中医管理局。研究院是国家批准的唯一从事亚健康科学研究及相关工作的科研单位。目前已经联合成立的科研所有：北京市中和亚健康科学研究院红外技术研究所、北京市中和亚健康科学研究院蜂疗研究所、北京市中和亚健康科学研究院灸法研究所、北京市中和亚健康科学研究院儿童健康研究所、北京市中和亚健康科学研究院皮肤亚健康研究所、北京市中和亚健康科学研究院少儿推拿研究所、中美共建睡眠健康工程中心。正在筹备的科研所：北京市亚健康科学研究院女性亚健康研究所、北京市中和亚健康科学研究院脊柱亚健康研究所、北京市中和亚健康科学研究院扶阳研究所、北京市中和亚健康科学研究院道贞睡眠亚健康研究所。

目前，研究院的主要研究内容有：亚健康分型分类与评价标准及方法的研究；亚健康中医干预效果评价及其方法学研究；亚健康人群监测方法与监测网络的研究；亚健康服务规范标准制定；亚健康干预技术整理和研发；亚健康干预产品、设备研发；亚健康干预技术和产品效果评估；亚健康测评技术和设备研发。

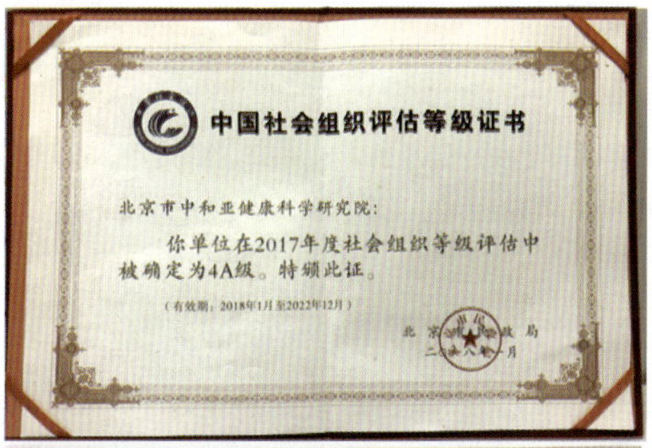

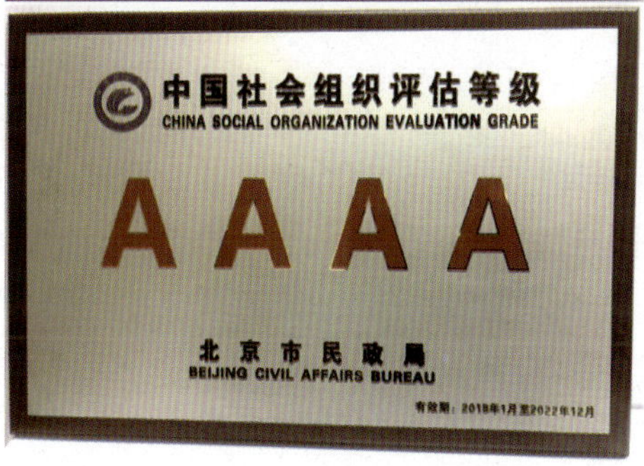

发挥民族医药优势 防治亚健康
——北京市中和亚健康科学研究院畲族医学研究所成立

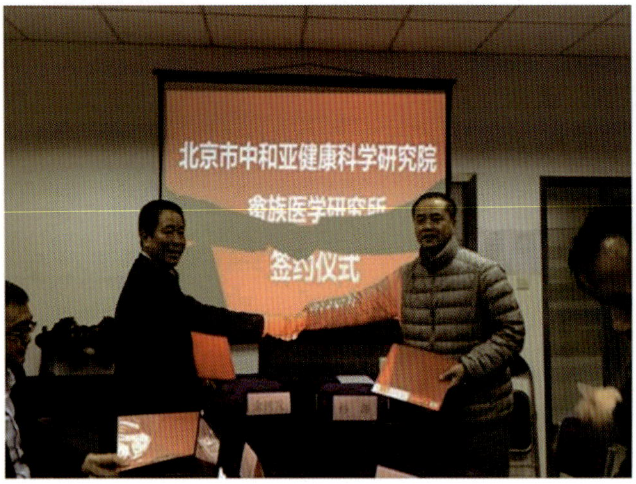

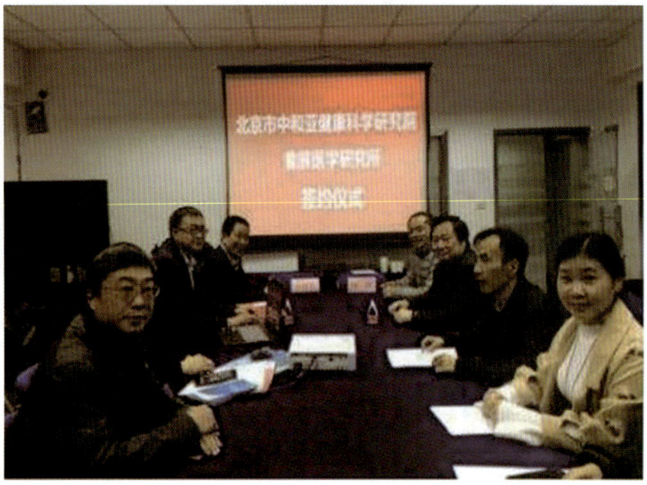

2018年3月23日下午，北京市中和亚健康科学研究院院长孙涛与乐通宝（福建）健康管理有限公司董事长余树发在国家中医药管理局机关服务局办公楼408会议室签署战略协议，正式成立北京市中和亚健康科学研究院——畲族医学研究所。这是全国首家利用民族医药的优势，研究、防治亚健康的科研部门。北京市中和亚健康科学研究院各部门领导共同见证了这一具有历史意义的时刻。

畲族医学研究所成立以后，主要是承担构建畲医学防治亚健康的理论体系、教材建设；人才培养；技术操作标准；服务规范；特色产品和技术的研发、推广工作，并就畲族医学进行大量的研究和实践，为亚健康人群带来福音。

通过这次战略签署，双方将本着优势互补、互利共赢的原则，通过紧密合作，构建共赢、可持续发展的战略合作伙伴关系，推动畲族医学在全国乃至全世界的快速发展。

打造国家中心城市 中国首家中医共享模式健康城坐落长沙——第二届中国·长沙大健康产业国际高峰论坛暨大健康产业集群运营模式研讨会隆重开幕

2018年4月21日，第二届中国·长沙大健康产业国际高峰论坛暨大健康产业集群运营模式研讨会在湖南长沙隆重召开。本次会议是由中和亚健康服务中心联合湖南中医药大学、世界中医药学会联合会亚健康专业委员会、中华中医药学会治未病分会、中华中医药学会亚健康分会共同主办的，主题为大健康产业背景下的“共商、共建、共享、共赢”。重点研讨大健康产业政、产、学、研、用、服、金七位一体协调发展过程中的政策扶持、学科建设、人才培养、临床科研、文化科普、产业推动、资本运作等等方面急需解决的问题。论坛由湖南省中医药和中西医结合学会亚健康专业委员会、湖南中和亚健康服务中心、湖南省中医药和中西医结合学会国际合作专业委员会、湖南中和大汉健康产业运营管理有限公司共同承办。

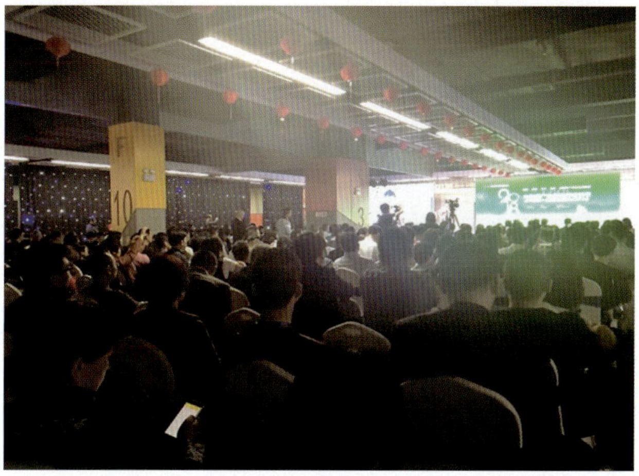

论坛大会现场

本次会议关注的主题是：如何在产业集群模式中资源共享、抱团发展，构建一个“共商、共建、共享、共赢”的大健康产业命运共同体。如何在大健康产业背景下打造集群运营模式，集约性发展，中国亚健康产业总部基地暨中和大汉健康城的建设和运营模式无疑是本次会议最大的亮点！中国亚健康产业总部基地暨中和大汉健康城是由大汉控股集团、中和亚健康服务中心、富智中和集团联手打造的一个大健康产业运营平台，第一期总体规划建筑面积约七十万平方米，以国家政策为指导，以市场需求为导向、以为入驻企业服务为工作重心，积极为各入驻企业提供交流与发展的服务平台，为各入驻行业的生产与服务企业提供市场、增值套餐等专业服务，降低入驻企业各项成本、优化入驻企业生产与服务资源，打造一个集政、产、学、研、服（服务机构）、用（用户）、金（金融）七位一体的大健康产业专业化服务平台！提供医疗、保健、教育、科研、产业、文化、对外合作与交流七位一体的一站式服务！中和大汉健康城在建设和运营上独创了很多新的业态模式，他们以中医优秀临床人才创业孵化模式和新学术流派打造模式为核心构建了中和大汉太医院中医医疗共享模式；以入驻企业为核心，打造了中和大汉健康生活馆的健康产业厂店集约化营销模式等。尤其是在五年内引入800家左右的企业入驻，争取达到500亿产值规模的运营规划，引起了与会代表的浓厚兴趣，一致认为中国亚健康产业总部基地暨中和大汉健康城的建成对于长沙市政府提出的打造中国中心城市的宏伟规划，添上浓墨重彩的一笔！

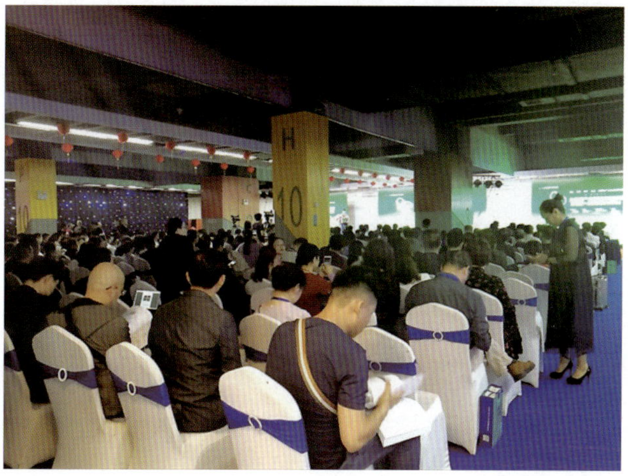

大会现场

本次会议还将同期举办大健康产业集群运营模式论坛、亚健康测评技术论坛、儿童健康产业论坛、艾灸产业论坛、扶阳产业论坛、蜂疗大健康产业论坛、湘艾产业论坛、新学术流派中医师承与现代学徒制教育论坛、中医药一带一路国际合作论坛、中医治未病特色诊疗技术推广应用研讨会、特色大健康项目运作模式推广研讨会、由疾病治疗向健康管理转变论坛等多个专业论坛，并就大健康产业的不同专业方向如何健康发展进行研讨，围绕打造大健康产业的分支产业总部基地运营模式进行研讨。

本次会议邀请了国家中医药管理局法规与监督司李钟军处长；原国家中医药管理局机关服务局局长、世界中医药学会联合会亚健康专业委员会会长孙涛教授；中华中医药学会孙永章副秘书长；中国中医药报罗会斌副社长、副总编；湖南省中医药管理局毛泽禾副局长；长沙市望城经开区党工委委员、长沙市望城经开区管委会佘浩宇副主任；湖南中医药大学何清湖副校长；大汉国际工匠院创始人、大汉控股集团傅胜龙董事长；

中国蜂产业协会赵小川常务副会长；澳大利亚中医药学会曾晓莉副会长；中华明心堂身心灵养生文化发展协会刘震邦荣誉会长；湖北中医药高等专科学校熊泽金书记；湖南中医药高等专科学校刘杰副校长；中国亚健康产业总部基地运营管理中心朱嵘主任；中国亚健康产业总部基地运营管理中心徐莉亚执行主任等重要领导出席本次论坛。

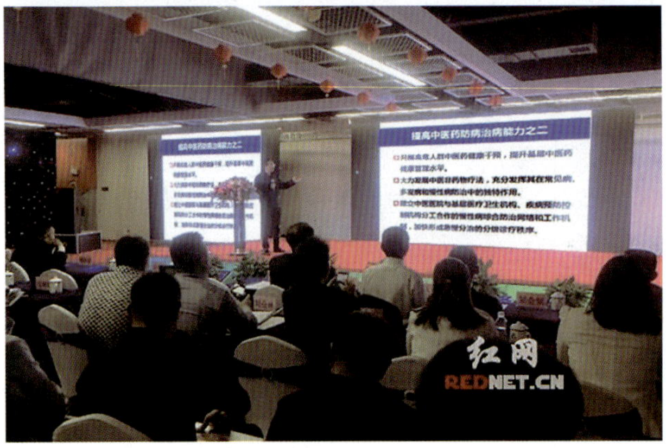

论坛分会场

开幕式上亚健康产业大数据运营管理中心、儿童亚健康产业总部基地运营管理中心、亚健康扶阳产业总部基地运营管理中心、亚健康蜂疗产业总部基地运营管理中心、湘艾产业总部基地运营管理中心等五大中心在中和大汉健康城正式成立，将极大推动健康产业的蓬勃发展。这是健康产业的发展历程上的一项重要里程碑，标志着大健康产业集聚群体的共同发展进入了全新的模式和时代。

“全国亚健康干预效果测评中心中医脏腑功能健康大数据网管中心”揭牌仪式及“百城百万中医脏腑功能健康大数据公益活动•长沙站”启动仪式，一方面为实现中华民族伟大复兴的中医梦吹响了号角，为健康产业的发展带来了机遇；另一方面不仅为实现全民健康的愿望铺平了前进的道路，也为更好地解决专业人才培养不足，人才缺口过大的问题奠定了基础。与此同时，会上还确定了湖南医药学院培训实习基地、湖北中医药高等专科学校培训实习基地、安徽芜湖医药卫生学校培训实习基地、山西河东中医少儿推拿学校培训实习基地及亚健康产业孵化园的发展和建设：通过联动培训平台的搭建，实现统一教学模式，统一人才培养标准，统一创新新思路，产业与校培相结合的新模式为大健康产业提供高品质、高水平的专业性人才。

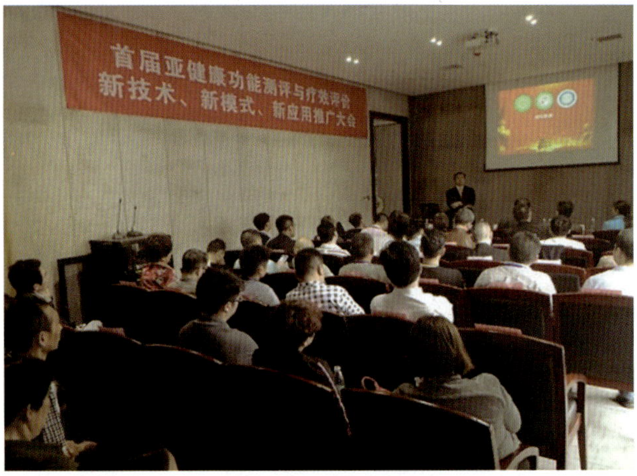

论坛分会场

不忘初心，牢记使命！本次会议的召开和中和大汉健康城的落成，必将引领大健康产业的发展！

亚健康智能体感测评技术+脊柱亚健康调理新模式

随着当今社会的发展，人们生活水平的提高，各种亚健康问题也越来越引起重视，而亚健康功能测评与疗效评价新技术、新模式、新应用在很大程度上解决了以上问题。

2018年4月21日，首届亚健康功能测评与疗效评价新技术、新模式、新应用推广大会在湖南长沙中国亚健康产业总部基地胜利召开，本次会议的主题：亚健康功能测评与疗效评价新技术、新模式在中医治未病与亚健康防治中的新应用。

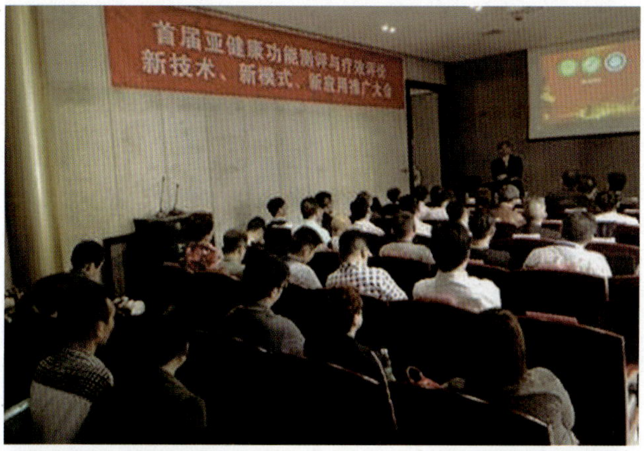

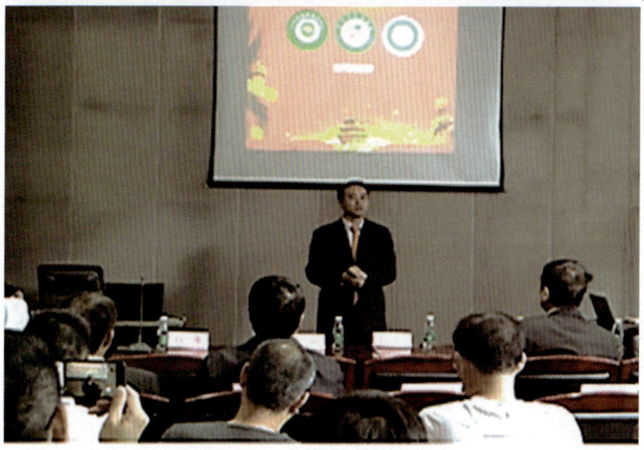

中和亚健康服务中心主任，孙涛教授会上致辞

全国亚健康干预效果测评中心推广发展部项目部韩红副主任现场分享亚健康智能体感测评仪在脊柱亚健康调理中的应用主要是：客户通过

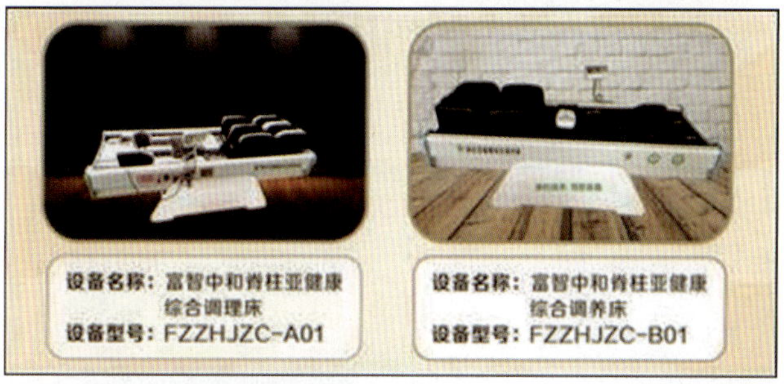

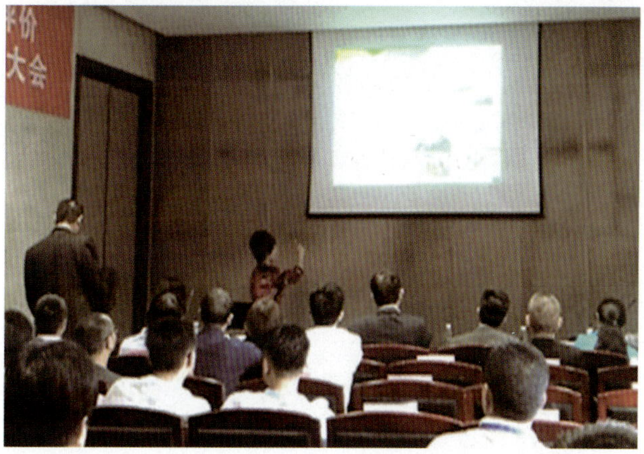

体感仪进行检测，针对自身脊柱亚健康问题，通过富智中和脊柱亚健康综合调理或调养床进行脊柱调养护理，以达到健康状态。富智中和脊柱亚健康综合调理（调养）床具有八大功效：预防保养脊柱疾病、缓解疼痛、缓解疲劳、改善寒凉体质、增强机体免疫力、健身力体保持体态、促进机体新陈代谢、调节内脏代谢功能。

通过本次会议的顺利的召开，亚健康智能体感测评仪+脊柱亚健康调理新模式正式出台！

中和亚健康服务中心与澳大利亚亚健康协会签署战略合作协议

2018年5月18日，中和亚健康服务中心与澳大利亚亚健康协会战略合作签约仪式在中国北京举行。

中和亚健康服务中心孙涛主任，澳大利亚亚健康协会李宏伟会长兼秘书长，中和亚健康服务中心李丽慧主任助理、国际部马文杰主任等出席了签约仪式。

未来，双方将在人才培养、行业学术产业交流、规划咨询、资源导入等方面建立良好的合作关系，共同推动中医药与亚健康在中、澳两国更好地落地与发展。

仪式上，孙涛主任表示，双方针对中医药与

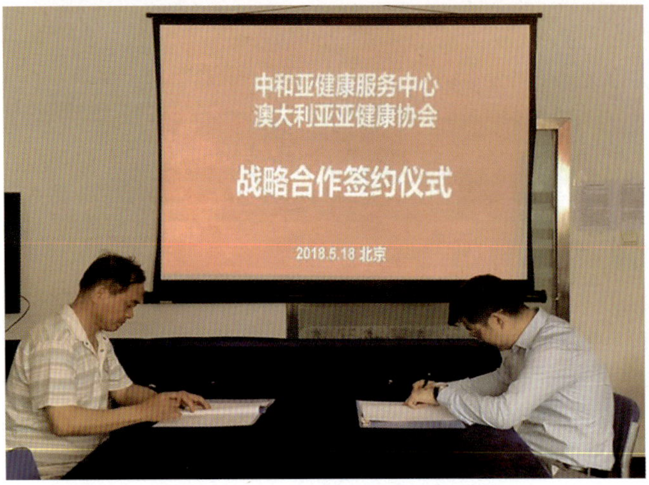

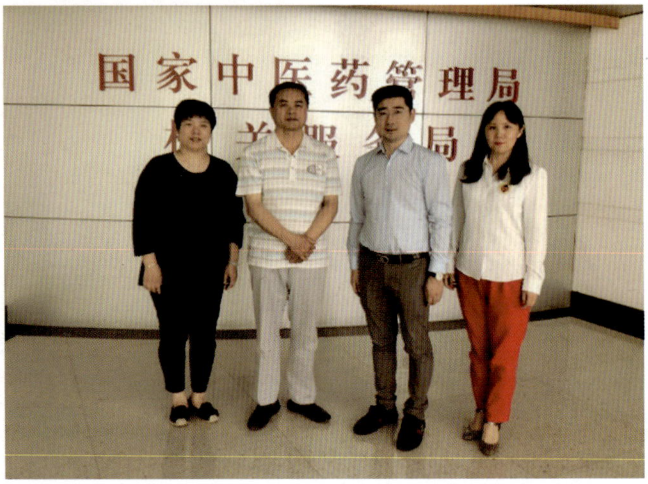

亚健康发展理念是一致的，在中医“治未病”思想的指导下，致力于现代测评与调理技术的深耕细作，此次战略签署将是一次志同道合的合作，希望双方单位能够携手共进、紧密合作，共同开创更加广阔、更加美好的大健康未来。

另外，李宏伟会长指出，澳大利亚亚健康协会旨在澳大利亚弘扬传统中医药文化精髓，将亚健康防治与中医“治未病”健康管理理念相结合，重点组织交流相关领域的科研发展、培训体系、技术评估、教材编撰、国际发展、标准制定、科普宣传等民生关注内容。相信此次合作必将为双方单位更好地发展奠定坚实的基础。

首届中俄一带一路传统医药与亚健康国际学术大会成功举办（2018•俄罗斯）

2018年4月17-22日，由中和亚健康服务中心、世界中联亚健康专业委员会和俄罗斯中医药专家学会共同主办，广州纵贤国际贸易有限公司承办的首届中俄一带一路传统医药与亚健康国际学术大会在俄罗斯莫斯科隆重开幕。本届大会以“‘一带一路’战略下中医药与亚健康的海外发展”为主题，中、俄两国300余名企事业单位代表参加了会议。

大会开幕式由世界中联亚健康专业委员会常务副秘书长马文杰主持。中俄两国主办单位领导分别致开幕词。世界中联亚健康专业委员会副会长兼秘书长魏育林在开幕式上发表了讲话，她讲到“中俄两国各有其独特的传统医药文化也存在相通之处。在健康领域，中国古人在《黄帝内经》中记载有平人（气血调和，健康无病之人）、未病之人和已病之人，并提出‘治未病’思想；20世纪80年代中期，苏联学者N，布赫曼（Berkman）提出在疾病和健康之间存在中间状态，这个中间状态可称之为'第三状态'；20世纪90年代中期，中国学者王育学提出疾病和健康之间存在的中间状态应称之为‘亚健康状态’。”她还提出：“中国人建立亚健康研究机构，用近二十年时间开展亚健康状态的定义及分类、流行病学调查、亚健康生理功能和中医体质及证候特征、亚健康评价技术和亚健康干预技术等方面研究；在中医药大学成立了亚健康学科培养亚健康专业人才，在中国各大学术组织（学会）成立亚健康分会或专业委员会，在中国各大城市建立亚健康干预效果测评中心，建立亚健康产业总部基地及亚健康产业联盟，推动中国亚健康产业发展，为中国实施健康中国战略，完善国民健康政策，为人民群众提供全方位全周期健康服务提供一份力量。在这个大背景下，世界中医药学会联合会亚健康专业委员会于2006年1月成立，其任务就是通过与各国的交流合作，尤其是和‘一带一路’沿线国家的交流合作，构建人类健康的命运共同体，为人类健康贡献一份力量。”

俄罗斯中医药专家学会副会长李彦对远道而来的嘉宾表示欢迎，他发表了激动而殷切的讲话：“亚健康是人体介于健康和疾病之间的状态，是疾病在路上，向我们走来。疾病的这个阶段容易阻止和化解。但却容易被人们疏忽大意，任其得寸进尺，步步逼来，最终突破我们的健康防线。今天，我们相聚一堂，讨论关于亚健康的问题，是人们对疾病观念上的改变，是关于健康在疾病认识上的新视角，从而在治疗方式上形成更加合理的侧重。所以，这次大会有着非常重大而深远的意义。”关于俄罗斯的中医药发展情况，他语重心长地说：“探讨亚健康问题，实质是一个如何很好继承、发扬光大中医的问题。在俄罗斯重要的是如何传播、推广中医药的问题。俄罗斯中医药专家学会自成立以来，在这些方面已经做了大量而卓有成效的工作，也得到了俄罗斯国家相关部门的大力支持和厚爱。学会和俄罗斯医界、教育界的学者以及热衷于中医药的人们进行了广泛交流，使越来越多俄罗斯人了解中医药，认识中医药，使中医药在俄罗斯越来越受到更加广泛的重视和欢迎。”

随后，国家公共卫生研究院初级研究员伊万诺夫娃•莉莉娅•格奥尔吉耶夫娜为本次大会致欢迎词：“中俄两国有效的政治和经济合作，辅之以我们为造福于各国人民的健康而开展的共同工作。”他还说：“传统医学在我们国家的作用和地位很重要，古典医学普遍存在，对传统医学‘没有偏见’。国立公共卫生研究院谢马什科和北京中医药大学正在进行一项中药药物的联合研究项目。我们的合作非常成功！我相信，今天的会议将使我们双方中医药与亚健康合作迈出重要的一步。”

世界中医药学会联合会秘书长助理秦树坤也在大会做了重要发言，他讲道：世界中医药学会联合会作为世界上最大的中医药国际性学术组织，是世界卫生组织非政府组织正式成员，联合国科教文组织非物质文化遗产咨询机构，是国际标准组织中医药技术委员会（ISO/TC249）的A级联络组织。同时对亚健康专业委员会在学术引领、会议质量、标准制修订建设与推广应用、促进国际人才诚挚等方面做了肯定。

俄罗斯人民友谊大学高级培训学院临床生理学和非药物治疗系主任、博士，俄罗斯联邦医学和技术科学院院士，国际科学发现和发明作者学院院士塔塔琳茨娃•赖莎•娅卡夫列夫娜也受邀参加了本次大会，并做了精彩发言：中俄双方有最高水平的卫生政策制定者和专业人员参加了这次论坛，为促进中医药创造了新的、更好的条件。俄罗斯有结合现代欧洲和中医药的能力。虽然我们两国之间存在着很远的距离，但是现代远程教育技术能够克服，让俄罗斯医生去更好的研究中医。远程医疗技术也提供了机会，向国外的病人提供咨询，以监测年轻专业人员的工作质量。我们有一项很大的工作，为俄罗斯和中国的医生建立联合培训方案，培训手册和视频，以促进信息交流，建立和发展临床实验室，使其能够直接接触我们各国的科学、实践和教育医疗机构。

本次论坛承办单位广州纵贤国际贸易有限公司董事长张鹏为大会致辞，首先他表示很荣幸纵贤国际能作为承办单位参加本次会议。中俄两国一直以来都是全面的战略合作伙伴关系，两国的文化交流由来已久，但亚健康技术交流还是首次。文化传承五千年的中国有很多先进的亚健康调理手段，俄罗斯同样也有。我们希望通过这次交流会，让两国人民的健康水平得到提高，让更多的家族、家庭得到健康的守护。健康是人类永恒的主题，祝愿中俄两国人民健康长存，友谊长存。

开幕式上颁发了优秀推动单位和优秀个人贡献奖，中俄主办方签署了战略合作框架协议。

大会主题报告部分由伊万诺夫娃•莉莉娅•格奥尔吉耶夫娜主持，围绕本次大会主题就“一带一路”战略下的中俄两国传统医药与亚健康的发展现状分享了七个主题报告，过程中学术氛围浓厚、中俄两国传统医药前沿技术交流融洽，讨论激烈，掌声热烈，取得了良好的交流效果。除此，会议还安排参观考察了亚健康和传统医药医疗机构。

中国中医药研究促进会治未病与亚健康分会成立大会在中国遵义市成功举办

2018年6月23日，由中国中医药研究促进会主办，遵义医药高等专科学校、中和亚健康服务中心承办的“中国中医药研究促进会治未病与亚健康分会成立大会”，在红色圣地、首批国家历史文化名城遵义隆重召开。中国中医药研究促进会陈建强常务副秘书长、贵州省卫健委中医药管理局杨惠处长、国家中医药管理局机关服务局原局长，中和亚健康服务中心创建主任孙涛教授、遵义医药高等专科学校校长范奇元教授、中国亚健康产业总部基地运营管理中心朱嵘主任、贵州遵义高等专科学校潘年松副校长、成都中医药大学前校长李明富教授、北京中医药大学东直门医院徐荣谦教授、美国自然医学研究院研究员赖正国博士、中国贵州茅台酒厂股份有限公司职工医院张国豪院长等嘉宾出席了本次会议，全国有28个省区中医药相关人士参加了此次会议，会议由中国中医药研究促进会组织处仝海洋主任主持。

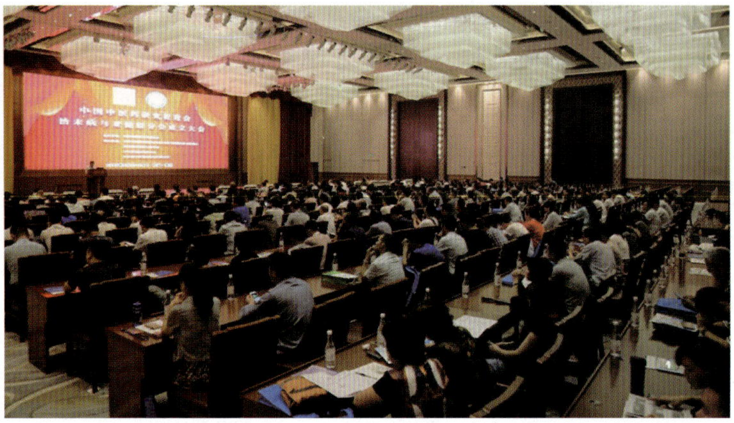
大会现场

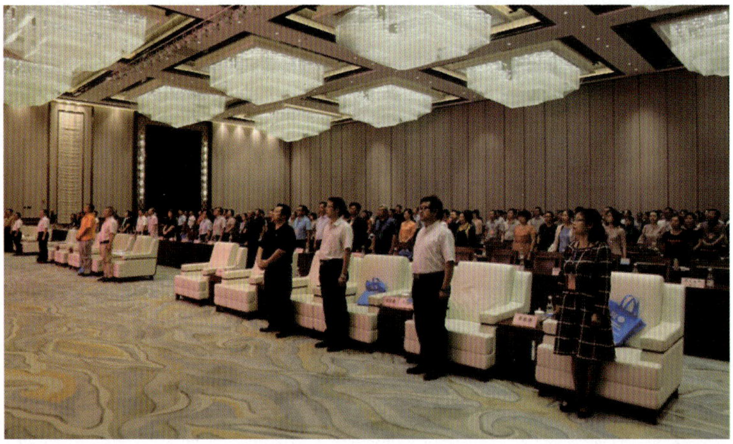
全体起立奏唱国歌

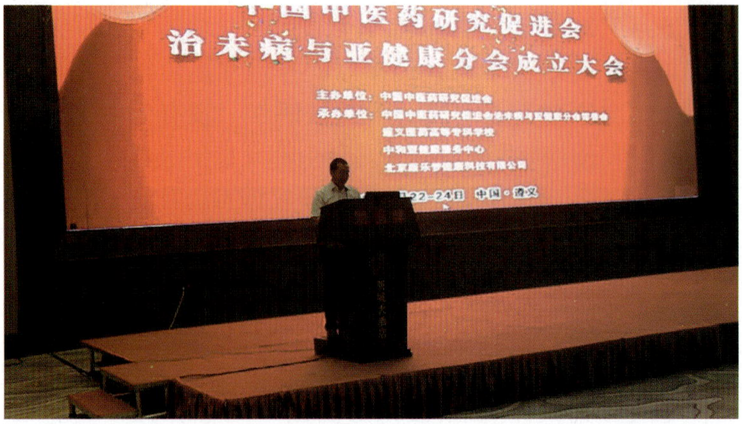

遵义医药高等专科学校校长范奇元教授致辞

大会开幕式上，遵义医药高等专科学校校长范奇元教授，贵州省卫健委中医药管理局杨惠处长，国家中医药管理局机关服务局原局长、中和亚健康服务中心创建主任孙涛教授三位领导为大会致辞；中国中医药研究促进会组织处仝海洋主任宣读了关于批准成立中国中医药研究促进会治未病与亚健康分会的决定和治未病与亚健康分会第一届理事会组织架构及人员名单，标志着中国中医药研究促进会治未病与亚健康分会，于2018年6月23日在贵州省遵义市正式成立！会上分别为新当选会长潘年松教授，朱嵘副会长兼秘书长等人员举行了颁发证书仪式；潘年松会长做了表

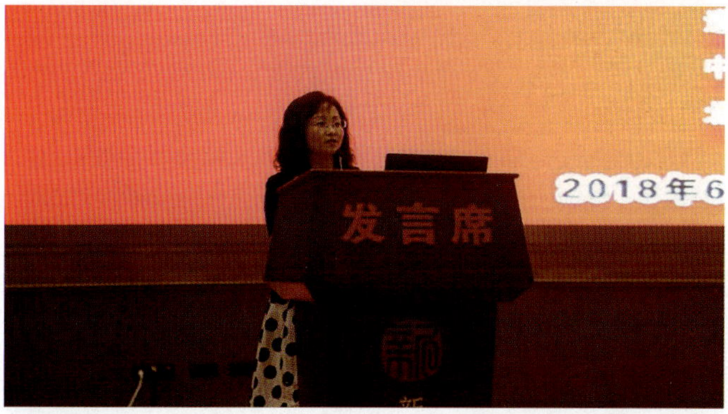

贵州省卫健委中医药管理局杨惠处长致辞

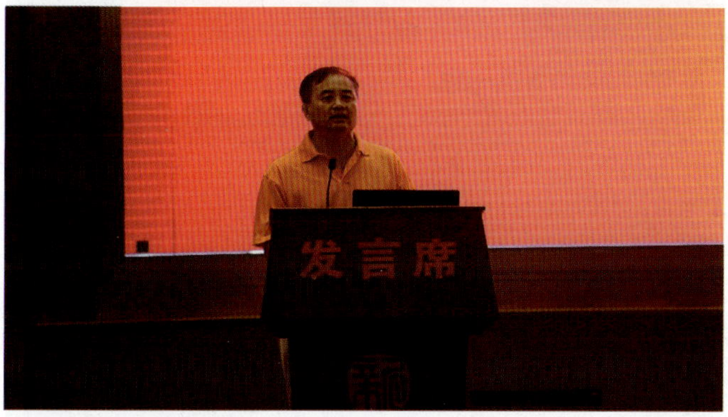

国家中医药管理局机关服务局前局长，中和亚健康服务中心创建主任孙涛教授致辞

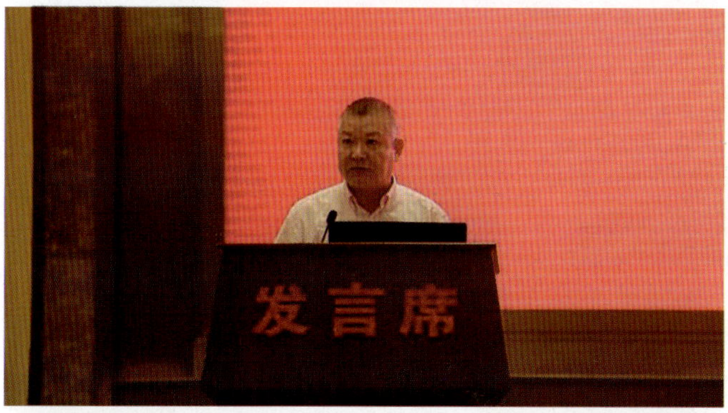

中医药研究促进会陈建强常务副秘书长总结讲话

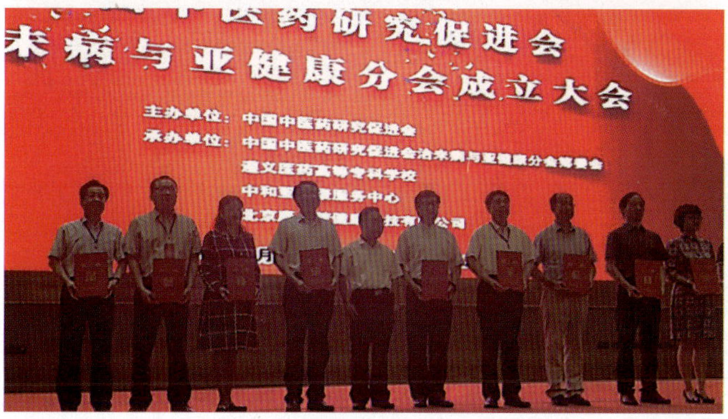

颁发证书

态性发言；分会顾问李明富教授做了发言；中国中医药研究促进会陈建强常务副秘书长做了总结性发言。

大会主论坛异彩纷呈，请到了国内多名在治未病与亚健康领域的著名专家作专题报告。其中有国家中医药管理局医政司赵文华副司长所作的《促进中医养生保健服务健康可持续发展》；有北京中医药大学东直门医院徐荣谦教授所作的《体态与儿童体质》；美国自然医学研究院赖正国研究员所作的《亚健康智能体感测评技术理论体系与独特优势》；遵义市第二人民医院肖雁冰博士所作的《hpv感染与宫颈癌预防》；中国亚健康产业总部基地运营管理中心朱嵘主任《大健康产业集群化发展模式探讨》等，数百名参会代表不断地响起热烈的掌声。

23号下午，同期举行了全国第二届亚健康功能测评与疗效评价新技术、新模式、新应用推广大会暨亚健康智能体感测评技术培训班和健康酒文化传播论坛。在健康酒文化传播论坛上，中国贵州茅台酒厂股份有限公司职工医院张国豪院长做了“酒与健康”的主题发言，贵州董酒股份有限公司李书其总工程师做了“国密董酒”的主题发言，中国亚健康产业总部基地运营管理中心朱嵘主任做了“健康酒文化传播模式探讨”的主题发言。通过本次论坛的举办，参会代表获知了如何通过健康酒文化的传播、推广，来促进中医治未病与亚健康知识的科学普及；尤其是对中国中医养生文化的梳理、挖掘、推广、传播，打造中国人自己的健康酒品牌，紧密政、产、学、研、服、用、金七位一体的关系，进而推动中医治未病和亚健康调理市场的拓展，推动大健康产业的发展！

本次中国中医药研究促进会治未病与亚健康成立大会汇聚了国内该领域的重要专家和权威人士齐聚一堂，共同分享和探讨了中医治未病与亚健康发展的现状、未来形势、具体管理、技术方法等，为推动中医药为人类健康和经济社会发展作出了贡献。（史亚文）

大健康产业大咖云集长沙，第十二届国学国医岳麓论坛隆重召开

2018年8月25日，由中和亚健康服务中心、湖南中医药大学、中国中医药出版社、中华中医药学会治未病分会、中华中医药学会亚健康分会、世界中医药学会亚健康专业委员会、世界中医药学会慢病管理专业委员会、中国中医药研究促进会治未病与亚健康专业委员会、中国中医药研究促进会综合儿科分会、湖南省炎黄文化研究会共同主办的“第十二届国学国医岳麓论坛”在湖南长沙中国亚健康产业总部基地隆重召开，主题为《中医药法》与大健康产业集群化运营模式。

大会由中国亚健康产业总部基地运营管理中心主任朱嵘研究员主持，国内主管行业相关领导和众多大健康领域的大咖和知名专家、知名企业领导出席了论坛。

主论坛上，国家中医药管理局直属机关党委张为佳常务副书记作了题为《宣讲习近平对中医药工作系列重要指示精神》的主题报告，引起了强烈反响。党的十八大以来，习近平总书记等中央领导同志把中医药事业发展放在全面深化改革、进一步扩大对外开放的战略高度，坚持“三观互动”，推动中医药事业“六位一体”全面协调健康发展，为中国特色社会主义建设“五位一体”总体布局服务，为全面建成小康社会、实现“两个一百年”宏伟目标、实现中华民族伟大复兴的中国梦作贡献。

据了解，第十二届国学国医岳麓论坛是在《中医药法》已经实施以及大健康产业蓬勃发展的背景下召开的，尤其关注能快速推进大健康产业资源整合平台。推广亚健康测评体系的建设，打造城市大健康

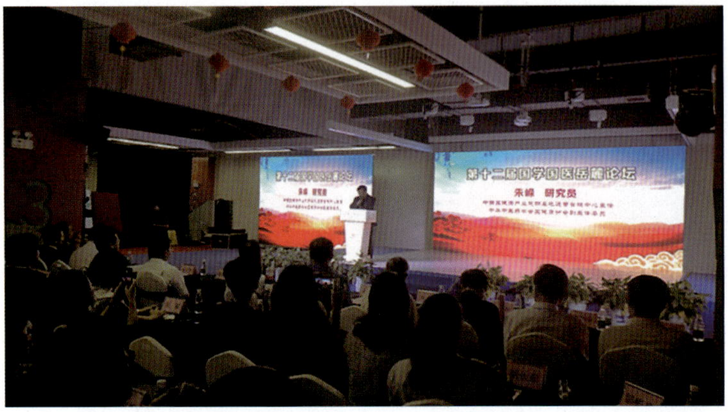

第十二届国学国医岳麓论坛现场

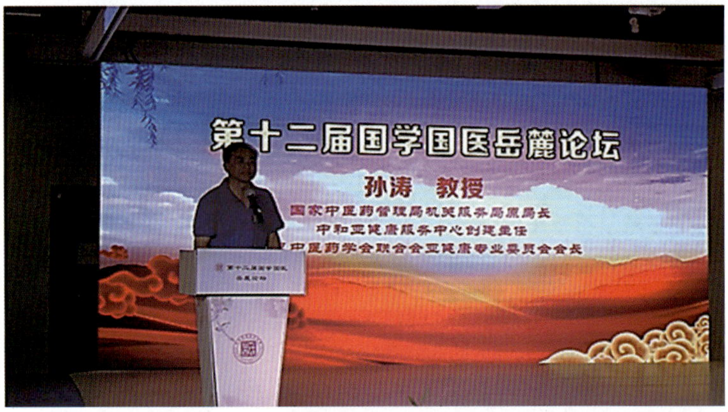

世界中医药学会联合会亚健康专业委员会会长、中和亚健康服务中心创建主任孙涛教授致开幕辞

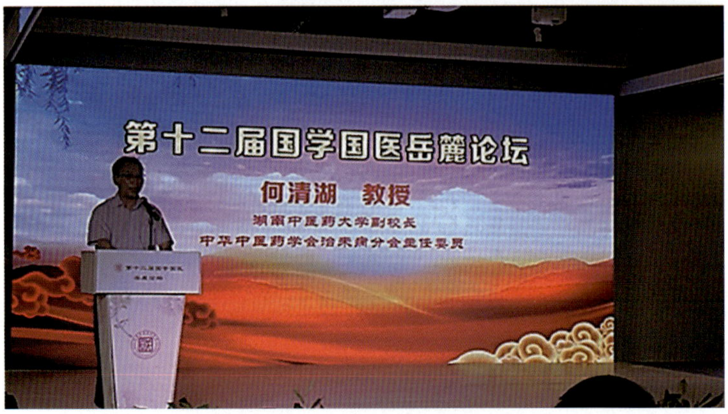

中华中医药学会治未病分会主任委员、湖南中医药大学副校长 何清湖教授致辞

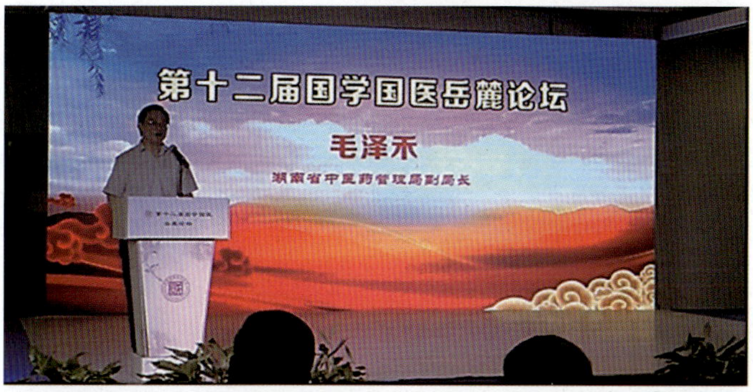

湖南省中医药管理局副局长毛泽禾在会上致辞

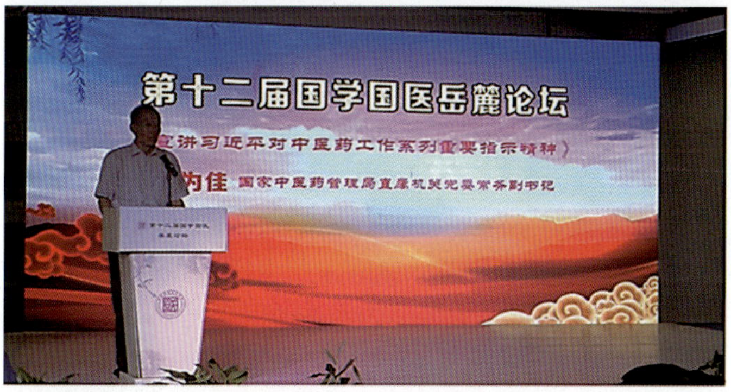

国家中医药管理局直属机关党委常务副书记张为佳《宣讲习近平对中医药工作系列重要指示精神》专题报告

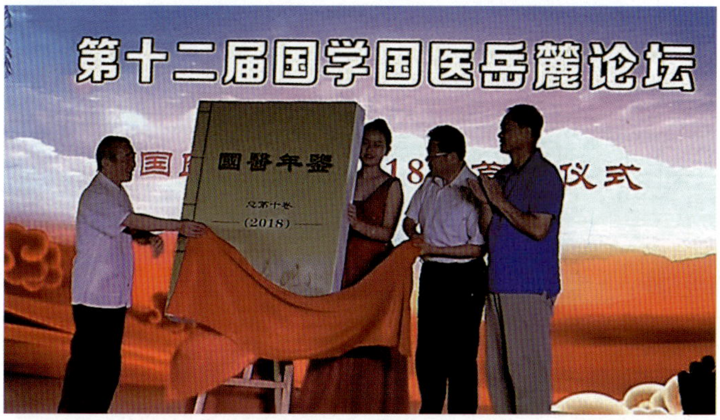

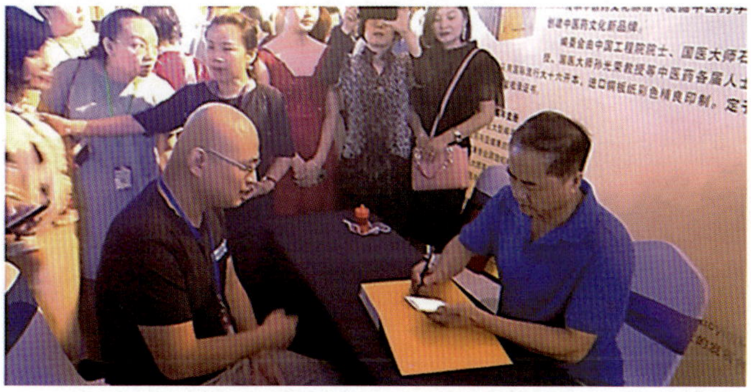

《国医年鉴》现场签字售书仪式

产业资源整合平台，引导亚健康产业规范化建设，推动亚健康产业发展。并探讨如何将国学国医的养生精粹进行融合，推动国学养生学科的建设。

本次会议延续了以往十一届论坛的内容及形式，同期举办大健康产业校企融合创新创业模式高峰论坛、国学易医汇通应用高峰分论坛、中医艾灸与治未病分论坛、中医慢病管理分论坛、第二届中国长沙儿童健康产业分论坛。

大会还安排了《国医年鉴》2018卷首发仪式，《睡眠亚健康学》教材首发仪式，《亚健康红外热成像测评》教材首发仪式，湖南中医药大学创新创业学院入驻总部基地揭牌仪式等精彩的活动，丰富了中医养生保健文化的内涵，更好地推广《中医药法》，进一步推动大健康产业的发展。

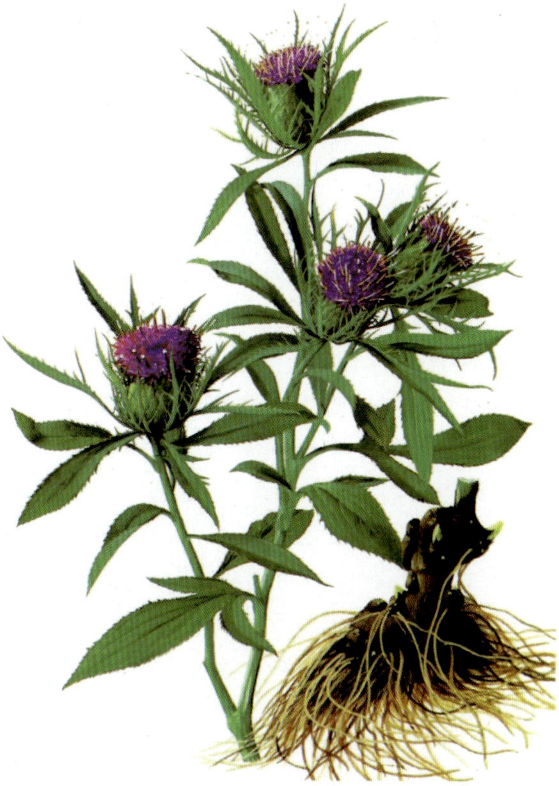

中华中医药学会亚健康分会2018年学术年会暨第九次治未病及亚健康防治论坛在京成功召开

2018年11月24-25日，由中华中医药学会主办，中华中医药学会亚健康分会、中和亚健康服务中心承办，北京市中和亚健康科学研究院、北京三和同舟会议会展有限公司协办的“中华中医药学会亚健康分会2018年学术年会暨第九次治未病及亚健康防治论坛”在北京召开。来自全国各地的治未病、亚健康学专家和学者200余人出席了此次大会。本次大会以“智慧中医 健康中国”为主题，围绕亚健康新学术动态、智慧中医、亚健康服务模式、亚健康诊断标准和中医药干预评价体系建立、亚健康服务规范等展开了深入研讨。

中华中医药学会亚健康分会名誉主任委员、国家中医药管理局原机关服务局局长孙涛教授出席会议并发表重要讲话，他指出：中医亚健康学随着中医药的发展迎来了天时、地利、人和的大好时机，随着时间的推移，中医亚健康学在社会上产生的反响也愈发炽烈，对现今健康形势的影响益发深远。亚健康学的构建与完善必将为国家全面推进医疗服务，推动中医健康服务体系的建设起到至关重要的作用。

中华中医药学会亚健康分会主任委员、中国中医科学院中医临床基础医学研究所临床评价中心主任何丽云教授做了年度工作报告，对2018年工作进行总结，并对2019年工作做出规划。

在专题报告环节，特邀了北京大数据研究院中医大数据中心助理主任黄新霆教授围绕智慧中医健康中国的会议主题做关于《互联网+大数据AI助力中医药惠民》的学术报告，主要从中医药国家战略、大数据与人工智能国家战略角度展开对建立

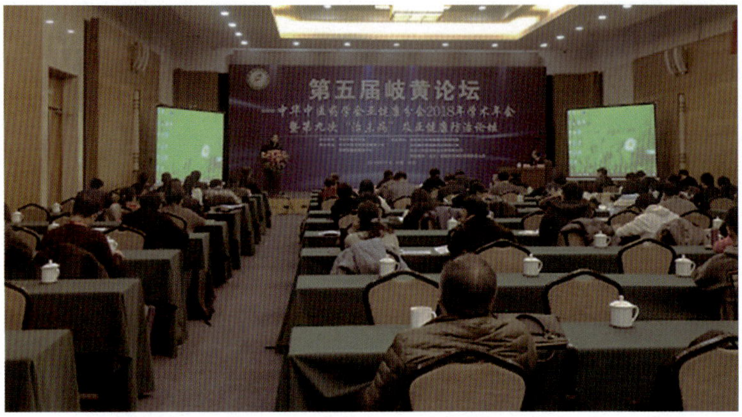

亚健康分会2018年学术年会暨第九次治未病及亚健康防治论坛会议现场

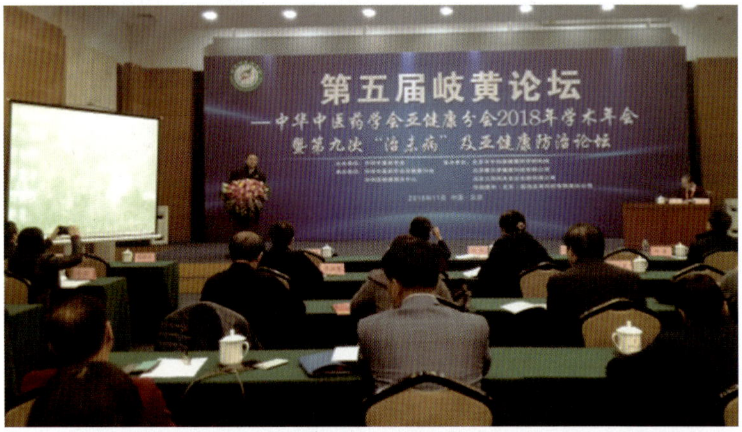

亚健康分会名誉主任委员孙涛教授做重要讲话

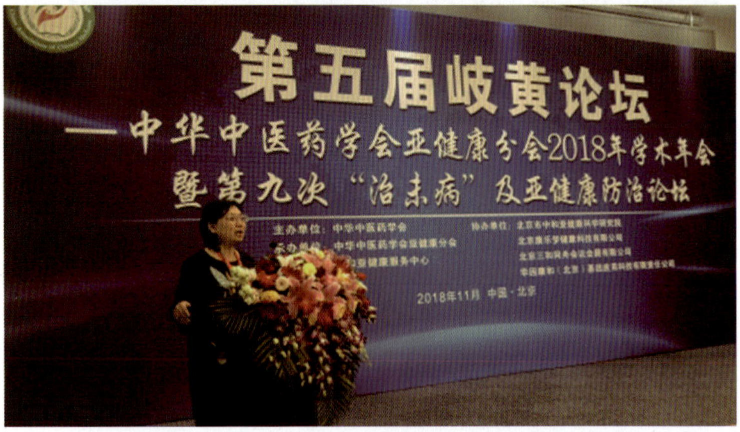

亚健康分会主任委员何丽云教授做重要讲话

大健康、诊疗、研究等三大闭环，经过中医智能辨证论治的六步，对新思维下的中医辨证论治基于大数据的模式及架构进行了全方位新视角的论述。为亚健康领域在互联网与大数据的思路发展上起到了重要的作用。还邀请了北京中医药大学管理学院教授、国家职业分类大典修订工作专家委员会委员、技术方法专家黄炜教授对《浅谈中医药人才培养体系建设》做深入的阐述，其独特的学术观点为加强亚健康人才队伍建设，构建符合亚健康人才成长特点的人才培养体系，开展特色、传承与创新的教育教学提出了新的思路和方法。

会上，四川省第二中医医院治未病中心主任马界博士，北京中医医院副院长王国玮教授，杭州市中医院党委书记杨勇教授，上海中医药大学附属曙光医院治未病中心主任张晓天教授，广州中医药大学基础医学院副院长贺振泉教授，黑龙江中医药大学附属第二医院医务部主任朱路文博士，世界中医药学会联合会亚健康专业委员会常务理事王燕申研究员分别做了题为《以“整固疗法”为脊柱调养的治未病理论运用》《跨界与融合中医的发展与未来》《生命健康产业的现状及前景展望》《治未病学科的机遇与挑战》《大力开展茶疗养生，打造亚健康服务新模式》《穿戴式中医康复设备研发与应用》《中医可视化红外数字诊断技术——国家中医药行业重大科研专项成果应用及转化》的学术报告，让与会者受益匪浅。

二、特色调理技术

本韵益肾理疗泥灸亚健康调理技术

【技术原理】

肾位于腰部，脊柱两侧，左右各一。《素问•脉要精微论》说：“腰者，肾之府。”肾是人体脏腑阴阳的根本，生命的源泉，故称“先天之本”。肾主藏精主要作用促进生殖、生长发育、调节整体机能活动；肾主水液对膀胱有调节功能；肾主纳气，为气之根。肾在体主骨，其华在发，开窍于耳及二阴，在志为恐，在液为唾，与冬季通应。

随着生活节奏加快，生活压力越来越大，饮食没有节律，作息时间不规律，导致多数人都有肾精不足，影响脏腑功能引起一系列症状，出现腰酸腿疼，手脚冰凉，耳鸣，记忆力减退，夜尿频多，齿松，发落，早白等。肾精的强弱决定脏腑功能影响人体健康，补肾藏精尤为重要。因此肾脏调养至关重要。

柔嘉本韵益肾理疗泥灸亚健康调理技术：药油+保健活络霜循经按摩+玉石滚轮温通疗法+天然火山矿物泥+远红外旋磁灸。

步骤：

1．药油与保健活络霜循经按摩：本法着重遵循经络与对人体重要穴位进行点、按、揉、搓，推的操作，由上至下对人体进行自我点穴推拿按摩调理，配以子午流注时辰，可令人体经络畅通，气血充足，营血运化排泄功能正常。药油内的本草精华可促进肾功能，排毒、调节性激素的分泌，提高人体抵抗力。

2．玉石滚轮温通疗法：含有人体所需的硒、镁、钙等多种对人体有效的微量元素，可活化人体细胞，促进血液循环和新陈代谢，全面提升人体抵抗力。热疗：热属于物理能量的一种，其生物学上的变化，在物理治疗中是最常用的一种方法。对人体表面的经络、穴位、疼痛部位进行一定程度的刺激，使气血循环通畅，减轻疼痛，增强血液循环。

3．天然火山矿物泥+精选中草药配方：将天然矿物泥运用高科技方法进行催化，通过纳米分离法，使其具有活性。可促进血液循环，加快新陈代谢，化瘀通络，活血止痛，补肾壮阳，强健机能。

4．远红外旋磁灸疗法：用五年以上陈艾草70%，配以多种名贵本草植物30%制成艾条，配合专用的罐灸，在相应部位施灸，可起到疏通经络、通畅气血，全面调整亚健康状态。

【适应症状】

肾虚，发育迟缓，筋骨痿软，肌肉无力，手足肌肉僵硬，未老先衰，疲劳，精神不振，失眠多梦，食欲不振，厌食，下腹虚寒，排尿不利，或尿多尿频，头发稀疏，枯萎脱落，早白，耳鸣听力减退等症状。

【作用功效】

强肾健体：固本培元，改善肾虚各种症状，帮助排出身体多余水分和毒素，预防人体虚胖；健体：全方位调节各脏器的功能平衡，调节免疫功能，提高机体抵抗力；美颜：延迟更年期的到来，有效延缓衰老，改善由肾虚所引起的黑眼圈、皮肤发黄、斑点、暗疮等；舒压：缓解紧张状态及压力，振奋精神，平衡血压；调节内分泌：调节月经、痛经，改善性冷淡，缓解阳痿早泄，温补肾阳。

【调理方法】

标准手法+工具+天然火山矿物泥+远红外旋磁灸疗法：

1．标准手法：药油开穴，足底涌泉穴、太溪、照海、复溜、三阴交、命门、关元；推足少阴肾经和足太阳膀胱经，按摩腰肾部位。

2．玉石滚轮温通疗法：将玉石滚轮加热后，腰肾部按韵律滚动，顺两条经络滚动。

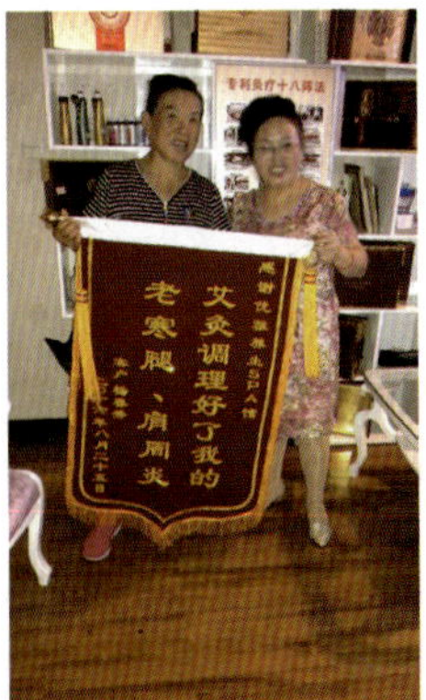

3．用微波炉将暖肾泥灸加热3分钟左右，待温度适宜后，摊涂在灸区，厚度在5mm，盖上专用薄膜，40分钟取下。调理区域：神阙区域（肚脐部位），腰部区域（以命门、双肾俞为主），小腿区域（承山穴为主），涌泉区域（涌泉穴部位）。

4．灸罐操作，温通经络，行气活血，散瘀清毒，平衡调理五脏六腑的功能。按照本韵的健康调理艾灸阵法：双龙戏珠灸和腰椎调理灸、生理康复灸配合。

如下图：

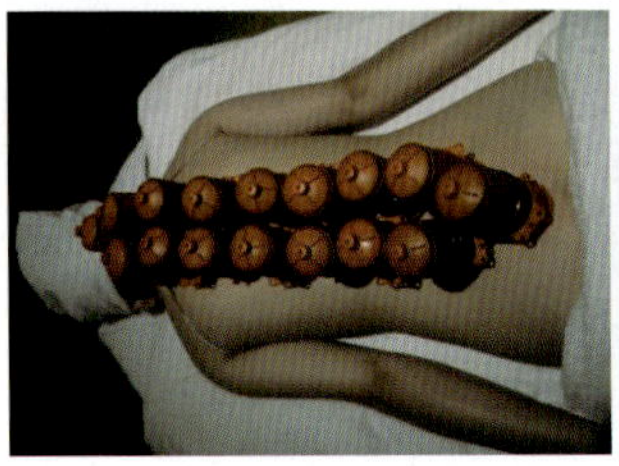
双龙戏珠灸

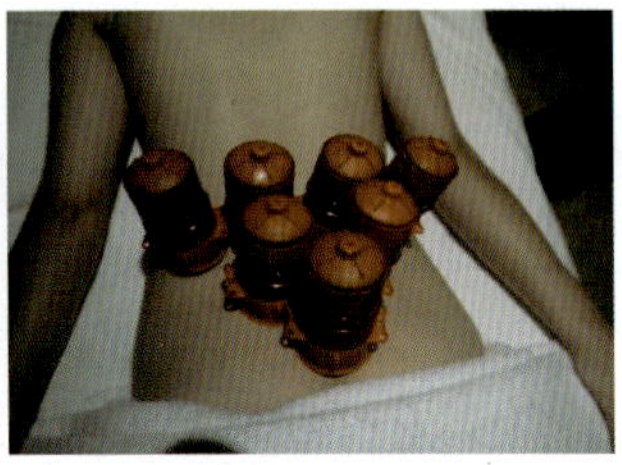
腰椎调理灸

操作方法：将补肾元素艾药点燃放入艾灸器中，按图排好阵法；或灸疗：太溪穴、复溜穴、肾俞穴、关元穴、气海穴。

【注意事项】

1．妇女经期慎用，孕妇及哺乳期禁用。

2．护理结束后应注意保暖，夏天时勿对空调或风扇进行操作。

3．饮食尽量清淡，少食辛辣油腻及煎炸食物。

4．调理前后各喝一杯温开水。

【案例分享】

河南美泽妍果墨机构分享：

李女士，37岁，主诉患有肩周炎多年，腰膝酸软，手脚冰凉，经朋友介绍，来到店里咨询。在用了该技术旋磁灸配泥灸调理了一段时间，手脚暖和了，肩周炎也得到了有效缓解，李女士的先生有点肾阳虚，看到调理效果非常明显，也选用了此技术进行调理，2次调理后疼痛难忍的腰肌劳损症状得到缓解，感到非常高兴，在没有口服任何药物经过理疗得到了改善，对此后的调理充满了信心。

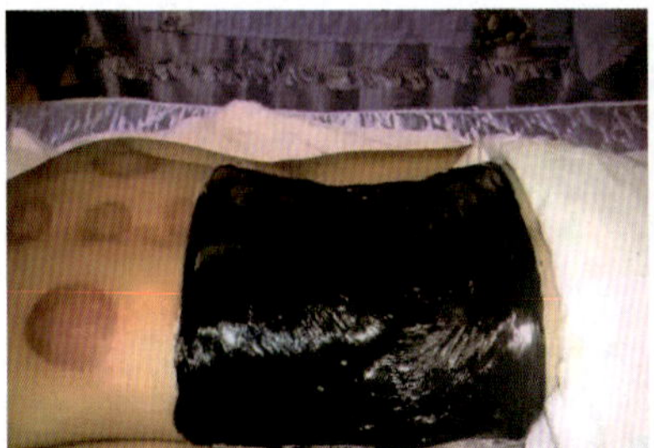

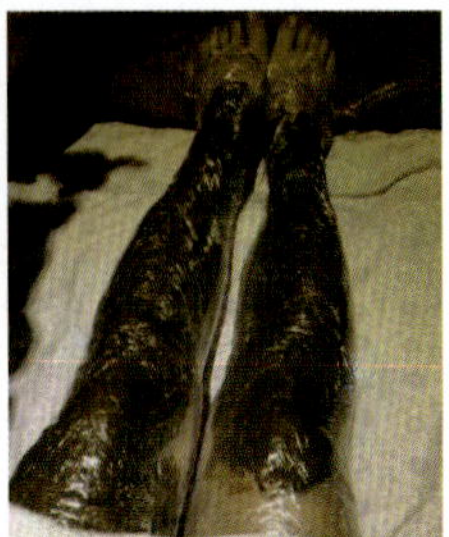

柔嘉清肺驱霾亚健康调理技术

【技术原理】

中医认为肺主金，鼻属肺窍，肺藉鼻而外通天气，肺在呼、吸之间，不断将体内浊气排出，外面的清气吸进，卫气也跟着散布全身。《素问•痿论篇》曰：“肺主身之皮毛”，《素问•六节藏象论》也说：“肺者，气之本”。可见，肺的外延部分是皮毛，皮肤需要肺经的经气充养，如果肺经经气过盛，皮肤血液循环过程易出现过敏；但是，肺气不足，皮肤表面也会缺少卫气的保护，这样一来，也易受到外部刺激而发生过敏现象。

肺主气司呼吸，主皮毛，是唯一与外界相通的脏器。西医所说的细菌、病毒，中医所说的就是外邪，风、寒、暑、湿、燥、火等首先会进入肺脏，堵塞经络，则肺部功能就会下降，抵抗力下降，出现呼吸系统问题；肺不宣发肃降，就不能与脾胃运化的水谷精微结合，则气血生成不足；肺虚极易出现肠道功能紊乱，形成便秘，便溏，长痘等，所以，调补肺气，匡扶正气，可康复肺部亚健康。

柔嘉清肺驱霾亚健康调理技术通过中草药油对经络气血引导，疏通经络调理+循经刮痧+胸部火龙疗法+远红外旋磁灸疗，达清肺毒，增肺气，增加活氧量，强化肺功能，协调各脏器功能的正常运转，由外而内全面调理亚健康的专项技术。本技术主要调理作用为：

1. 珍贵中草药油：采用中医经络气血引导，经络疏通调理，配合穴位按摩，打通经络，加强肺气的补充。

2. 循经刮痧：清肺除烦，止咳平喘，通利关节的功效，也主治胸中烦闷、肩臂痛、上肢活动受限等症。

3. 胸部火龙疗法：清理浊气，排出湿寒，吸入清气与脾运化的水谷清微结合，化为宗气，维持生命。温经散寒，驱逐“外邪”。

4. 特有的远红外旋磁灸疗法：用五年以上陈艾草70%，配以多种名贵本草植物30%，制成艾条，联合专用的施灸仪，在相关部位施治，可起到疏通经络、扶正祛邪、温经散寒的功效。

【适应人群】

经常吸烟及吸二手烟、生活和工作环境差；易感冒，精力不足，心烦不安；胸闷气短，心慌心悸，口渴咽干；易出现鼻塞、流涕、畏寒，过敏体质者；皮肤毛孔粗大、易长粉刺。

【调理方法】

手法+刮痧+火龙疗法+远红外旋磁灸疗法

手法：中医按摩，经络气血疏通调理，推肺经、膀胱经。动作轻柔效果显著。开穴：太渊、经渠、商丘、商阳、少商、天容、列缺、膻中穴采用按压、揉擦等方法。

循经刮痧：手太阴肺经，足太阳膀胱经。刮到位，痧出透，效果最佳。

火龙疗法：按摩刮痧后，保鲜膜盖上需做的部位，三层湿毛巾盖上，倒上95%酒精，点燃，感觉烫了，熄火，停五分钟继续做。共做三次。

远红外旋磁灸疗法：温通经络，行气活血，散瘀清毒，平衡调理五脏六腑的功能。按照艾安康的健康调理艾灸布阵法：五行肺气灸和除燥滋阴灸配合。如下图：

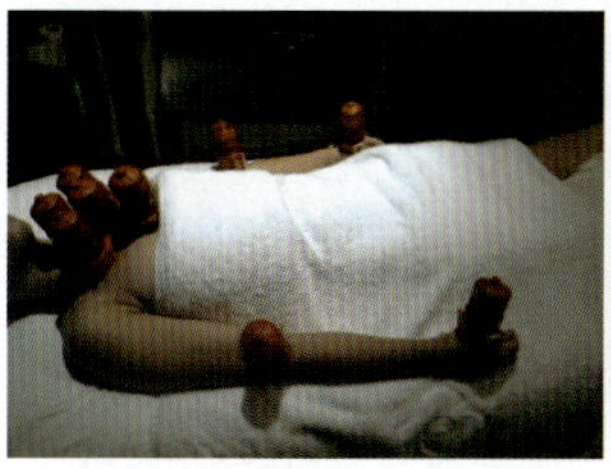

五行肺气灸

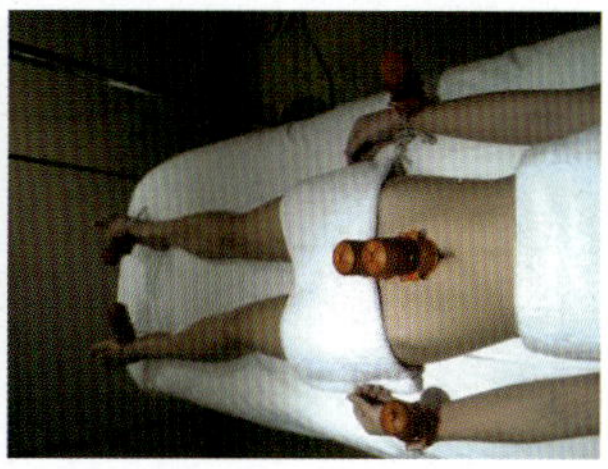

除燥滋阴灸

操作方法：将清肺艾药点燃放入艾灸器中，按图排好阵法。

【注意事项】

1. 内外科急症，严重高血压、心脏病、癫痫病等禁用。

2. 妇女经期慎用，孕期及哺乳期禁用。

3. 护理结束后应注意保暖，夏天时勿对空调或风扇进行操作。

4. 饮食尽量清淡，少食辛辣油腻及煎炸食物。

5. 调理前后各喝一杯温开水。

【案例分享】

浙江宝丽来美业旗下机构分享：

杨女士，33岁，初中英语教师。她由于教学环境差导致双肺纹理增粗，慢性咽炎多年，每个月都要去医院开很多西药喷雾，而且效果也不理想。患者第一次进店咨询我们有什么解决方法？当时刚好柔嘉项目负责人在培训，给其推荐该技术。当即做了一次，患者感觉嗓子瞬间清爽了很多，没有异物感了。当时患者就订了一个疗程（三个月）套餐。大约第四个月，杨女士去县人民医院胸透检查，发现双肺轮廓清晰，医生说没有炎症了。杨女士高兴极了，看来调理效果非常好。

柔嘉养脊通督亚健康调理技术

【技术原理】

人体的脊柱是身体的骨干，人体的第二生命线，督脉分布在脊柱周围，两者密切相关，同时位于脊柱两侧的穴位影响着身体80%的健康问题。一个人的脊柱是否健康，关系着人们的生活质量。随着社会、工作、生活压力的增大，人们超负荷劳作，久行、久立、久坐以及不正确坐姿、卧姿等造成大量的脊柱亚健康问题，脊柱的问题同时影响督脉的畅通。

自古以来，人们已经很重视脊柱与督脉的调养，柔嘉养脊通督亚健康调理技术秉承《黄帝内经》“圣人不治已病，治未病；不治已乱，治未乱”的思想及中医“上医治未病”的理论，对人体的脊柱亚健康状态进行调理的技术。通过药油调理手法+保健活络霜整脊柱调理手法+热石疗+远红外旋磁灸疗，矫正椎体错位，恢复督脉畅通，消除致病隐患，调理脊柱亚健康达到人体健康的目的。

本技术分为调理手法、热石穴疗和远红外旋磁灸疗法三大类。

调理手法包括药油调理手法和保健活络霜整脊柱调理手法。

调理手法是指运用按揉、捏拿、点穴、指压、分筋、理筋等方法，传统医学称之为理筋手法。此方法对脊柱周围组织或肢体软组织进行刺激，使其发挥由外向内的力学和信息学效应，推动壅滞之气血运行，调和营卫，缓急解痉，舒筋通络等，即对机体的物质能量和信息进行整体的调节，使其达到正常的动态平衡。

保健活络霜整脊柱调理手法的作用机理为：

1. 调整软组织结构状态

手法治疗可以缓解或消除肌紧张或肌痉挛，改善血液循环，消散气滞或血瘀，增强新陈代谢，以达到肌体恢复活力的目的。

2. 改善有关系统的功能

系统功能或能量代谢失调，可导致该系统出现系列亚健康症状。通过对失调的系统功能进行调节，使其恢复正常，就能起到积极的调理作用。如肌肉痉挛性症状，通过手法的调理作用，使肌肉放松、使变形得到恢复，痉挛就可解除，血液也因此通畅，相关系统的功能也随之改善，相关的症状也得到缓解。

热石穴

热石穴是指热石穴位点压，调整机体信息机能系统，人体的各个脏器都有特定的生物信息，各脏腑之间及各部位肢体之间，总是通过一定的信息通道来联系沟通，以传达各种生理和病理信号。当脏器发生改变时，有关的生物信息就会发生变化，这种改变可能进一步影响到整个系统甚至全身的内环境稳定和机能平衡。不同强度、频率的热石刺激作用于人体体表的特定部位后，将产生特定的生物信息，这些信息通过信息通道传输到有关脏器后，将对失常的生物信息节律加以调控，从而对病变脏器起到调理作用。例如用热石背部夹脊穴来调理相关内脏的问题，就是利用了这种信息的调节作用。

传统医学将其作用机制归纳为以下几点：①活血散瘀、消肿止痛；②舒筋活络、解除痉挛；③顺理筋络、整复错位；④松解粘连、通利关节；⑤ 通经活络，祛风散寒。

远红外旋磁灸疗法

远红外旋磁灸疗法是用五年以上陈艾草70%，配以多种名贵本草植物30%制成艾条，联合专用的施灸仪，在相关部位施灸，可起到疏通经络、通畅气血的作用以振奋体内正气。对风寒所致经络不通、气血不和所致的肢体麻木、疼痛等症状，可温通经络、祛风散寒、调和气血，同时配合其相关穴位，矫正椎体错位，解除压迫，重塑形体，全面调整亚健康状态。

【适应人群】

慢性颈肩腰背部劳损，不明原因的疼痛者；失眠健忘、头痛、头晕等；女性内分泌失调、更年期综合征；肾功能低下，肾虚者；身体疲乏，机体抵抗力低下者；所有由脊柱劳损或损伤引起的诸亚健康症状的调理。

【作用功效】

舒缓脊椎两侧肌肉，平衡韧带扩张；运用整脊放松的手法，释放关节压力，缓解不适；有效补充肌肉能量，润滑营养关节，强劲脊椎；从而改善因脊椎疲劳造成的内脏及美容方面的问题；使人精力充沛，充满活力。

【调理方法】

调理手法+工具+热石穴疗+远红外旋磁灸疗法

调理手法：

1. 打油：从尾骨向上沿脊椎两侧上行，再沿肩颈下移。油打满打匀。

2. 按摩：①从尾骨向上沿脊椎两侧上推。包肩沿颈下移，腋下淋巴排出。②从肩颈向下按揉至尾骨处。③点穴：脊中、中枢、筋缩、至阳、灵台、神道、身柱、陶道、大椎、巨骨、天宗、志室、腰阳关、命门、悬枢。④劳损点按揉。⑤滑压督脉（对督脉的良性刺激达到改善体质，强筋健骨的作用）⑥轻拍。

3. 整脊：需要整体摸，阳性点重点调理。整脊的首要目的在于使椎骨合缝。如果椎骨真正合缝，则颈，胸，腰曲都可以调理。

工具：玉石滚轮

玉石滚轮温通疗法：将玉石滚轮加热后，颈肩腰背部按韵律滚动，顺脊柱经络滚动到位。太极磁石刮痧：从脊椎两侧开始至整个背部。肩颈、肩胛处重点刮。相对应的脏腑如不适，可重点刮。

热石穴疗

热石穴疗按摩热石经过特殊加热后，放置在脊柱两侧经络上，因为热石具有温和的能量，作用于身体局部和整体系统，通过深层的热传导方式把热力源源不断地输入体内，再经由反射穴点的传导，对肌肉组织及关节具有调节功能。

远红外旋磁灸疗法：温通经络，行气活血，散瘀清毒，平衡调理五脏六腑的功能。

按照柔嘉的健康调理艾灸布阵法：双龙戏珠灸和丁字调理灸配合。 如下图：

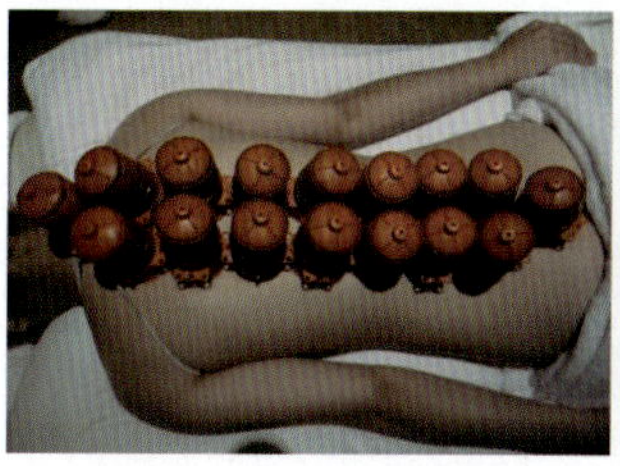

双龙戏珠灸

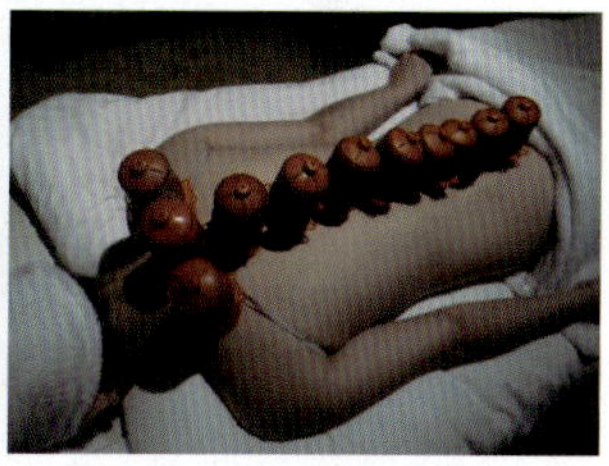

丁字调理灸

操作方法：将健元素艾药点燃放入艾灸器中，按图排好阵法。

【注意事项】

1. 操作时注意皮肤清洁，第一次做时必须去角质，随后热敷至皮肤微红。

2. 操作时脊椎骨处动作要轻柔，有骨刺、腰椎间盘突出者尽量避开。大椎穴不宜垂直大力点按。刮痧力度适中、不能破皮。

3. 此疗法不能代替药物，使用后症状未改善，一定就医。

4. 请按建议疗程配合。

5. 皮肤敏感和体质敏感者，请先做测试。

6. 做完后最好喝一杯花草茶，坐5～10钟后再离去。4小时之内不要洗澡。

【案例分享】

本韵艾安康天源蓉城延安机构分享：

曹女士，41岁。2017年6月初次进店咨询，当时曹女士跟我们讲了她有强直性脊柱炎、腰疼、关节痛、肢体麻木。我们按照她说的症状，为她制定了3个月的调理计划。肾部套+养脊通督套+气血循环套+六合理疗罐。经调理曹女士走路正常了，腰也直了，背也不痛了。

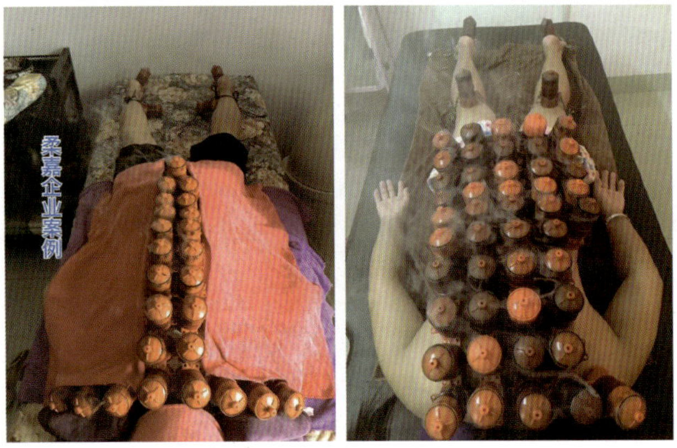

调理过程

柔嘉远红外旋磁艾灸《清淋巴、调免疫》亚健康调理技术

【技术原理】

人体免疫系统是重要的防御系统，人体的免疫功能或免疫力来自淋巴系统及淋巴细胞，对人体的健康起到决定性的作用。目前人体多种自身免疫性疾病均在医学界难以解决。给人体造成持久的损伤。且年龄越大，症状越严重。通过淋巴系统的调理，增强淋巴免疫细胞的健康活性，平衡免疫功能，减轻给人体带来的不良症状，舒缓病况。

中医按照"凡治病总宜使邪有出路"的原则，经络是运行气血，联络脏腑肢节，打通上下内外的通路。清•高士宗《黄帝内经•素问•直解》指出："五脏循行之路，皆从出于经脉之隧道"。经络既可运行气血，作为通道可以成为邪毒由外入内侵袭的途径，反过来，邪毒也可以通过治疗，由五脏沿经络排出体表。

淋巴系统正常与否，防御的强弱，直接影响五脏六腑及免疫功能。相关人士指出，由于现代生活方式越来越舒适，身体的"三件宝"——流汗、放屁、打喷嚏，正在不自觉中失去。正常出汗可以排出多余的水分和毒素，运动和沐浴是促进排汗的主要途径；放屁排出的带有臭味的气体无疑包含了胃肠道中的有毒成分，不要因为不雅而勉强憋着；打喷嚏可以把呼吸道中的有毒物质和病菌排射出去，是人体免疫功能的正常表现。浊气若处于身体中未及时排出，上窜下走，对身体就会有很大的危害。浊气堵在心窝处人就会觉得胸口堵闷，心里憋得慌；走到头上就会觉得头晕眼花；窜到胃部就会胃胀胃痛，恶心呕吐。浊水就是人体内的寒湿。经常吐痰的人，就是因为体内浊水太多。浊水对人体的危害很大，它若窜到腿上，就会水肿；若跑到皮肤表面，就形成了湿疹；若上到头部就导致晕眩症。浊物就是我们常说的宿便，宿便堆积体内会导致身体抵抗能力迅速衰退，病痛也会越来越多，皮肤和五脏六腑都会受到侵害，可以说宿便是人体衰老的重要杀手，所以一定要注意按时排便，保持体内排毒系统的畅通。淋巴系统疾病会导致功能减弱，淋巴免疫细胞不健康，直接影响人体免疫功能。淋巴细胞活性低，免疫功能低下，身体抵抗力差，易得病且不容易痊愈。淋巴免疫细胞异常更会导致多种疾病的发生。可见调理淋巴系统的重要性不可小视。自我清排调理功能加强，可以有效改善体内各种不适症状。

柔嘉远红外旋磁灸疗【清淋巴、调免疫】亚健康调理技术通过三灸一贴法：液体灸+本草能量热膜灸+远红外旋磁艾灸疗+九窝清青贴。温通经脉，排湿驱毒以达到五脏六腑功能平衡。强化淋巴免疫系统，按顺四时变化，主动维持人体与外界环境的平衡，从而保持人体本身内在平衡。

【作用功效】

排浊祛湿、调节淋巴系统、增强免疫功能，改善皮肤质地；增强肠蠕动，清除肠垢；清肝理气，平衡气血改善脏腑功能。

【适宜人群】

一些处于亚健康状态人群，先天免疫功能异常是需要调理的人群。

【调理方法】

（一）艾药油手法操作："推腹法"清三浊+

经络淋巴温玉刮痧疏通。

操作：

正面手法：

1．铺油：3、4、5号药油各2毫升调和从心窝到下腹涂匀。

2．做“推腹法”排三浊。方法：推腹，顾名思义就是推肚子。用手指、手掌、拳头皆可。第一步从心窝向下推到小腹7次；第二步从左侧推7次；第三步从右侧推7次；第四步用手掌在腹部顺时针转7圈。这是比较简单的方法，做的时候动作要慢，手要用力，必须在患者能承受的范围内，最重要的一点是腹部必须放松，不能憋气。

3．顺经络走向做淋巴排毒手法按摩。

4．玉石刮痧：

（1）腋下及胸腺淋巴　2号油5～8滴，疏通腋下及胸腺淋巴。

（2）正面胸肋两侧肝胆经　4号油5～8滴，疏通肝胆郁结气血。

（3）下腹盆腔部　3号油5～8滴，疏通盆腔气血。

（4）腹股沟淋巴　5号油5～8滴，疏通散结腹股沟淋巴。

背面手法：

1．头部按摩至头皮发热。

2．铺油：用6号和7号药油各3毫升调配，背部涂匀。

3．做穴位按摩疏通经络。

4．玉石刮痧：

（1）后头颈部　1号药油5～8滴，疏通下丘脑垂体。

（2）背部+委中　6号+7号药油调和，疏通经络排淤毒。

（二）本草能量热膜灸：每次一袋，用30°C的温水调和，敷在问题突出的相应淋巴处。20～30分钟结束。

（三）远红外旋磁艾灸疗：

1．特色专利技术 ：39项专利认证的远红外旋磁灸罐；柔嘉独家秘方十三味中草药黄金艾柱。

2．艾灸罐疗操作：温通经络，行气活血，散瘀清毒，平衡调理五脏六腑的功能。

按照柔嘉艾灸的健康调理艾灸布阵法：长龙灸法和旋磁肠胃灸 如图：

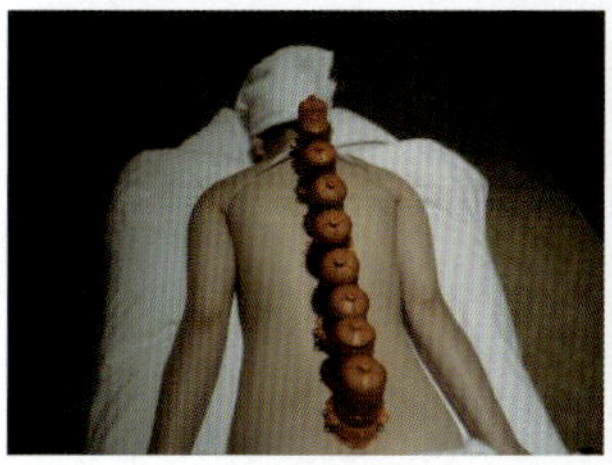

长龙灸法

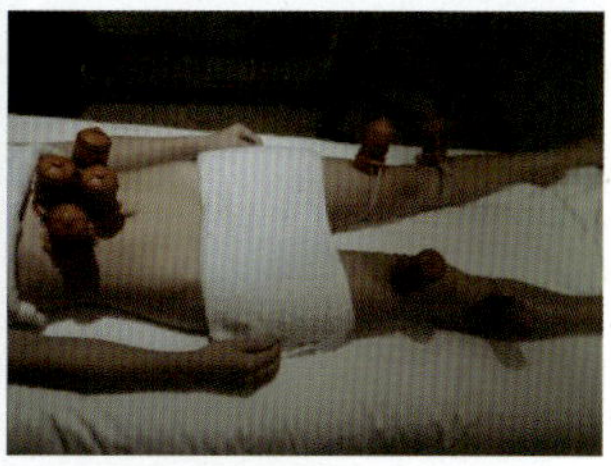

旋磁肠胃灸

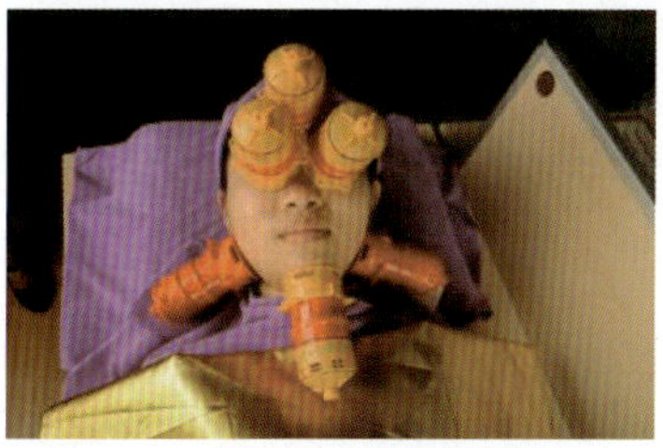

颈淋巴调理阵法

加配穴：肝俞、胆俞、肾俞、期门、太冲、三阴交。

操作方法：将调肾艾药点燃放入艾灸器中，以脊椎为核心，按图排好阵。

（四）专项调理灸法：

1．湿疹、荨麻疹的特效灸法

荨麻疹

阵法：除烦滋阴灸

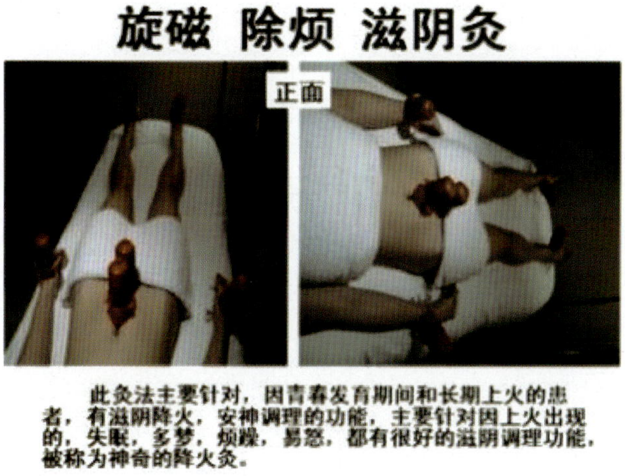

肠胃调理灸

旋磁 北斗七星肠胃调理灸

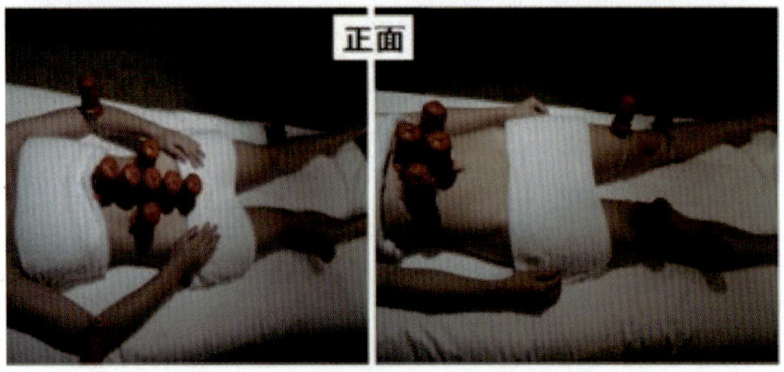

因中气不足，肝火旺盛，吸收功能差，瘦弱无力，增强及改善肠胃吸收能力，有经常腹泻者，腹腔无力，便溏，都有很好的调理及治疗功能。

配穴：血海、风池、百会、常强、膈俞、百虫窝、足三里、三阴交。

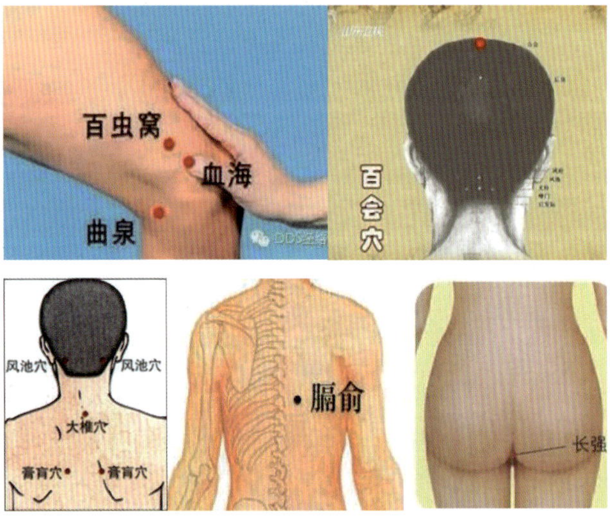

湿疹

阵法：同上

配穴：大椎、血海、委中、三阴交、风池、阴陵泉。

2. 儿童成长发育，强化免疫系统灸法

鼻炎、哮喘、支气管炎

手法：颈淋巴疏通为主，清三浊加肾部疏通。

阵法：生理康复灸的背面（如下图）

配穴：迎香、风池、合谷（治鼻炎）；列缺、大杼、巨阙、灵台（治支气管炎）；肺俞、大椎、身柱、神阙（治哮喘）。

上述属于免疫系统异常影响儿童的生长发育。从中医理论讲：中医认为免疫疾病的发生和发展主要与先天禀赋不足、外感六淫之邪、营卫气血失调、脏腑功能紊乱、痰浊瘀血内生等因素密切相关。外感六淫之邪是疾病的外在原因，先天禀赋不足、营卫气血失调、脏腑功能紊乱等是内在原因。中医认为肾为先天之本，因此作者认为肾具有调整和维持免疫平衡及其稳定的重要作用。因此在调理上主要以强肾为主。

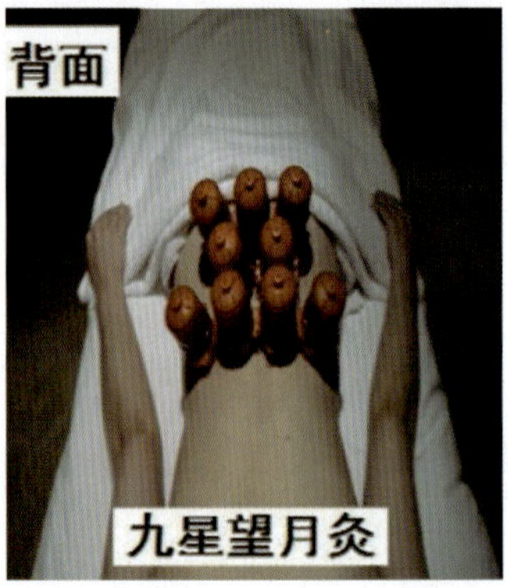

感冒咳嗽

感冒咳嗽是儿童常见病，因儿童的免疫系统尚未健全，机体抵抗力低引起。多次反复发病会转成慢性病，也会影响儿童的生长发育，因此用自然的方法——艾灸调理淋巴系统，改善儿童的免疫功能，提高机体抵抗力。

手法：颈淋巴疏通为主，清三浊加肾部疏通。

配穴：身柱、风府、太渊（治感冒）；丰隆、大杼、濂泉（治咳嗽）。

阵法：生理康复灸的背面（如图）

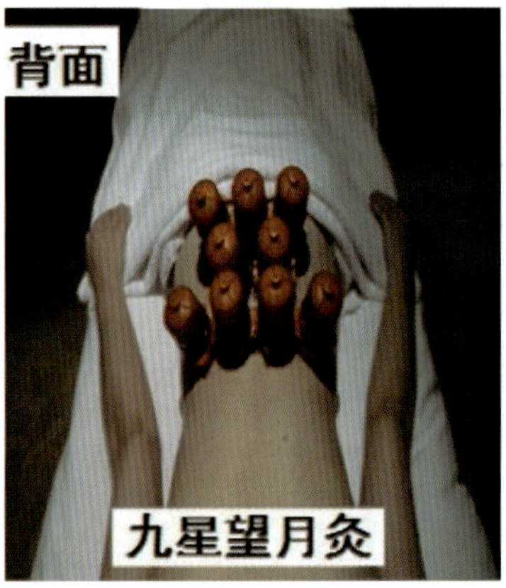

【注意事项】

1. 女性妊娠、哺乳期忌调理，月经期慎调理。

2. 癌症、急慢性炎症等患者不适合。

3. 动作频率缓慢、一致、有规律、用力轻巧，不可过重；否则，反而阻碍淋巴液的流动。

4. 排三浊注意手法准确，力度适中。

5. 患者调理后有皮肤痛、肌肉酸痛、嗜睡、失眠、口内特干苦、眼屎鼻屎增多、小便色泽黄味道重、拉肚子、便秘、腿软乏力等症状，属秘现反应（如人体就像一个从未加过油的车轮，突然加了油，自然会出现反应），坚持调理几次反应就会好转。

6. 儿童艾灸时，注意从少量开始逐步加大灸量，注意温度的调节。

7. 必须坚持按疗程施灸，循序渐进，方能达到所需效果。

【养生建议】

1. 气滞血瘀体质宜选用有行气、活血功能的食物，如：白萝卜、柑橘、大蒜、生姜、茴香、桂皮、丁香、桃仁、韭菜、黄酒、红葡萄酒、洋葱、银杏、玫瑰花茶、茉莉花茶等。

2. 常食以下食物，如：桃仁、油菜、黑豆、黑木耳具有活血祛瘀作用，适量的红葡萄酒能扩张血管，改善血液循环，山楂或米醋能降低血脂、血黏稠度。

3. 气滞血瘀体质宜少吃盐和味精，避免血黏稠度过高。

4. 保持心情愉悦，防止肝气郁结。

5. 随时减压放松，减少身体内部的气血和精力的损耗。

6. 适当运动，保持良好睡眠。

7. 儿童调理，注意合理饮食，尽量避开刺激性强的食物，忌辛辣厚味，少食牛、羊肉、海鲜等。避开诱发患病因素，适当运动，不可激烈。注意情绪和休息。

【案例分享】

河南育泰美业旗下机构分享：

周女士，女，36岁，以前手脚冰凉，经常感冒咳嗽，而且还患有“纳氏囊肿”，十多年了。一直以来在各大美容院养生馆调理也没见好转，直到2017年在东方美连锁店8月份用了该技术，使用安康灸品牌的淋巴套+暖宫套+肾部套+肝胆套+柔嘉特色私密艾灸。前后共调理了6个月，现在手脚暖和，不生冻疮，月经正常、颜色正常，感冒咳嗽至今未犯。更神奇的是“纳氏囊肿”在阴道内窥镜和宫颈活检后发现竟然好了。痊愈后，周女士第一时间给我院带来了佳讯，并亲自把锦旗送到店里，她非常感谢柔嘉研发的该技术及产品调理好了多年困扰她的疾病。 好产品不用你张口，顾客都认可。

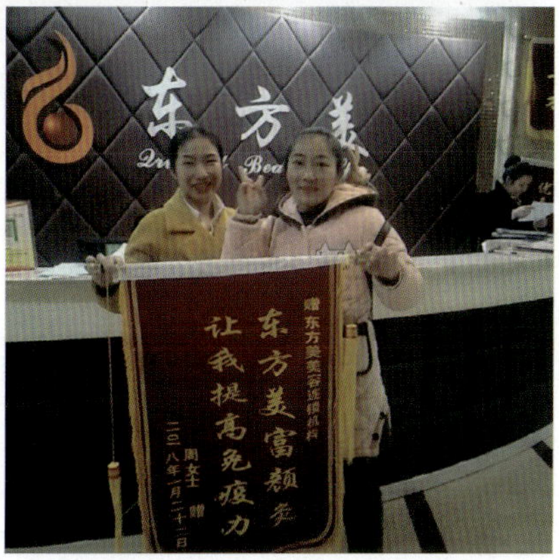

安康灸脾胃亚健康调理技术

【技术原理】

唐•孙思邈《千金方》，分别论述脾胃虚实证治，提出“五脏不足，求于胃”的论点。在中医理论中，脾胃属土，有脾土、胃土之称，它们就是人体内的土地，为身体提供能源，故而是人的后天之本。正如《慎斋遗书》所说：“脾胃一伤，四脏皆无生气”。

熏蒸运用“透皮吸收法”，通过药物的热辐射作用，使患部血管扩张，血液循环改善。药物经熏蒸作用于肌体后，其挥发性成分经皮肤吸收，局部可保持较高的浓度，能长时间发挥作用，吸入正气，排出浊气。调理胃肠功能。

点穴循经按摩：本法着重循经与对人体重要穴位进行点、按、揉、搓的操作，由上至下对人体进行自我点穴推拿按摩调理，配以十二子午流注时辰，达人体经络畅通，气血充足，营血运化排泄功能正常。在按摩的过程中，如能加以意念，效果更佳。

玉石滚轮温通疗法：所用器具玉石含有人体所需的硒、镁、钙等多种对人体有益的微量元素，这些元素散发的启动波和人体细胞的启动波是同一种波动状态，人体细胞随着从玉石散发的波动产生共鸣和共振，使人体细胞组织更具活性，并促进血液循环和新陈代谢，全面提升人体抵抗力。

热疗：热属于物理能量的一种，其生物学上的变化，在物理治疗中是最常用的一种方法。对人体表面的经络、穴位、疼痛部位进行一定程度的刺激，给予经络温暖的气息，使气血循环通畅，能提高细胞组织的能力，减轻疼痛，增强血液循环，起到很好的效果。

特有的远红外旋磁灸疗法：用5年以上陈艾草70%，多种名贵本草植物30%，配方制成艾条，联合专用的施灸仪，在脾胃局部施治，可起到疏通经络、通畅气血的作用，增补并激发人的正气，扫除体内的邪气，由于灸法的温热安宁感，使人感觉安宁、轻松、愉悦，体内有阵阵暖意，同时配合其相关脏腑穴位，全面调整脾胃亚健康状态。

【作用功效】

1. 疏通经络，促进气血回升，调整五脏六腑功能。

2. 调整胃肠道功能，增强肠蠕动，改善便秘、腹泻、腹胀的症状。

3. 润肺祛燥，养护肺阴，改善体质。

4. 改善面部无光、有痘、皮肤松弛等问题。

5. 排解水湿浮肿、赘肉等。

6. 改善精神不佳、乏力等状态。

【适合人群】

1. 消化不良，腹泻、便秘、水湿水肿肥胖者。

2. 易疲劳，乏力、犯困、免疫力下降。

3. 妇科疾病（经量过多或过少，经期紊乱）等。

4. 腹泻、大便不成形无力下行、皮肤松弛等。

5. 面色枯黄、无光、长痘、斑、精神状况不佳。

6. 消化不良、胃炎、胃溃疡等。

【调理方法】

1. 熏蒸或浸泡，五行之土调理元素（药油）至皮肤发热出汗。

2. 手法操作：运用 五行调理元素（药油）进行点穴按摩，治疗胃肠疾病胃穴位：四白、天枢、水道、阴市、梁丘、足三里、条口、丰隆。治疗脾脏疾病脾穴位：公孙、三阴交、地机、血海、大横、腹哀。按摩胃腹，疏通足阳明胃经，足太阴脾经。

3. 玉石滚轮温通疗法：将玉石滚轮加热后，胃腹按韵律滚动，顺两条经络滚动到位。

4. 艾灸疗操作：温通经络，行气活血，散瘀清毒，平衡调理五脏六腑的功能。

按照安康灸的健康调理艾灸布阵法：北斗七星灸法、三阳开泰灸和肠胃调理灸法，如图：

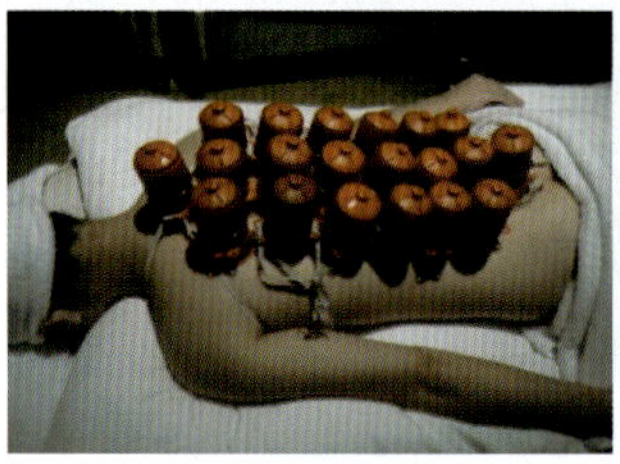
三阳开泰灸

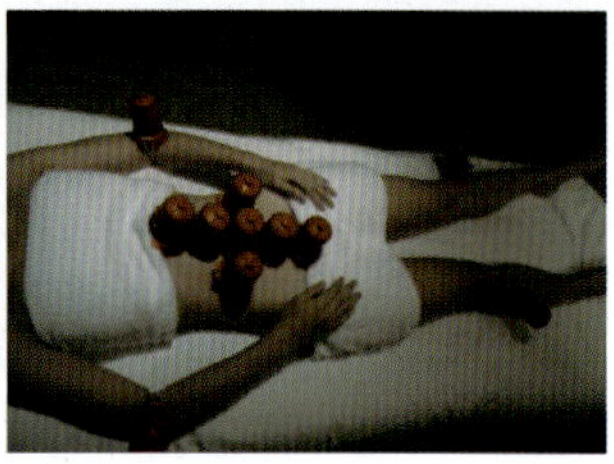
北斗七星灸

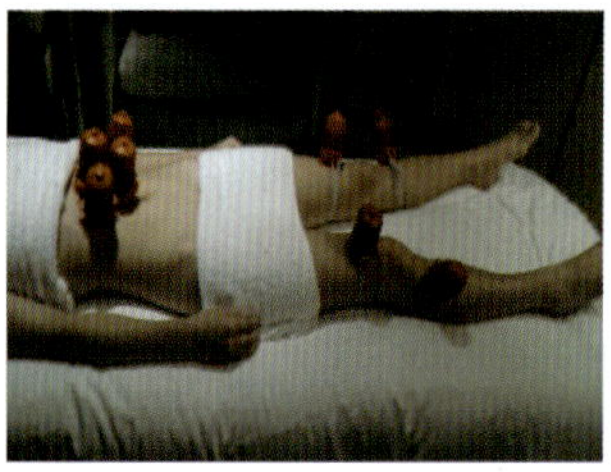
肠胃调理灸

操作方法：将脾元素艾药点燃放入艾灸器中，以胃腹为核心，按图排好阵。

【注意事项】

1. 严重肾衰竭患者禁用。

2. 女性三期忌用。

3. 禁口服、外用可不需清洗。

4. 注意饮食，休息、情绪。

5. 忌烟，注意防寒保暖。

6. 适当运动，饭后勿立刻做剧烈运动。

【养生建议】

1. 注意饮食：不宜过冷过热，过肥腻或厚味，勿嗜酒和饮食不洁，不过饥过饱，避免引发脾胃损伤。

2. 注意环境变化，保护脾胃功能。分清寒热，辨证保养：脾寒需健脾化湿；脾热需清热利湿；胃寒需平补平泻；胃热需泻热。

3. 防血虚和气虚，多食大枣、山药、薏米、熟藕、栗子、豇豆、马铃薯、香菇、葡萄等。

4．注意劳逸结合，保持良好心情。中医认为：“脾在志为思”，避免过度思虑，适当运动。

【案例分享】

广西合悦合美旗下柳州伊莱雅机构分享：

刘某某、男、5岁。从出生就患有荨麻疹，瘙痒难忍、疼痛多年。近半年来多次出现胃积食现象，看过中医、西医，吃了3个月的中、西药，未见任何好转。2018年7月，小儿胃胀疼痛不适，母亲带小儿进店咨询。经导师推荐使用该技术运用柔嘉三伏和悦套+肠胃套+艾灸。做了肠胃推拿后，肚子立即温热起来。调理师再结合柔嘉艾灸罐灸完以后，小帅哥说身上热的舒服，身上出汗了（曾经从来不出汗），胃痛缓解了，灸完以后立即跑进卫生间大便。母亲看孩子做完调理后效果这么好，当时就购买了三个月的调理套餐。套餐结束至今，未见其再次发生胃积食现象，荨麻疹也好了。

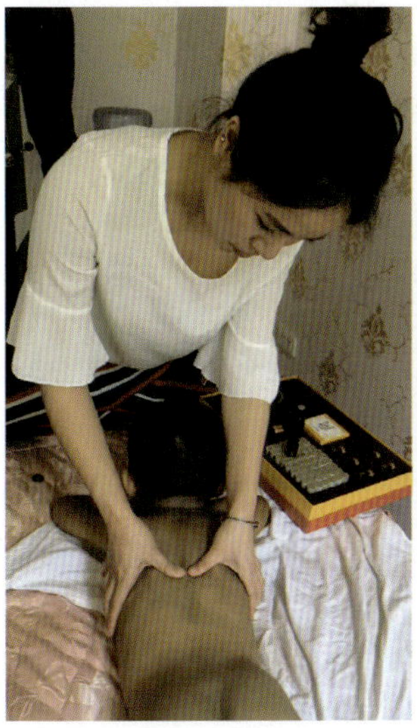

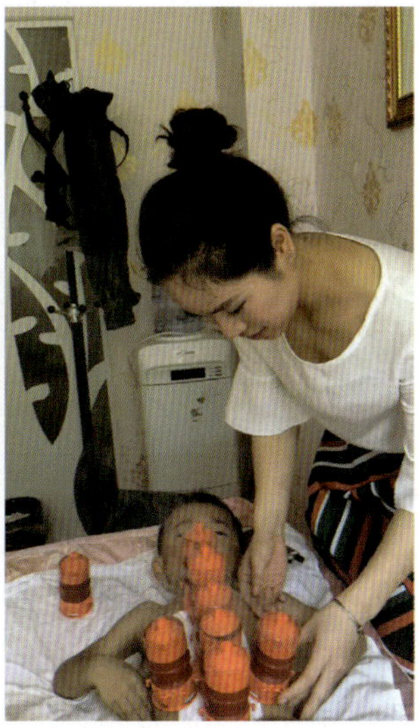

安康灸清青盈春亚健康调理技术

【技术原理】

按照“凡治病总宜使邪有出路”的原则，经络是运行气血，联络脏腑肢节，打通上下内外的通路。清•高士宗《黄帝内经素问直解》指出：“五脏循行之路，皆从出于经脉之隧道”。经络既可运行气血，作为通道可以成为邪毒由外人内侵袭的途径，反过来，邪毒也完全可以通过治疗，由五脏沿经络排出体表。

专家们指出，现代人为刻意让自己生活过得舒适，身上的“三件宝”——流汗、放屁、打喷嚏，正在不自觉中失去。正常出汗可以排出多余的水分和毒素，运动和沐浴是促进排汗的主要途径；放屁排出的带有臭味的气体无疑包含了胃肠道中的有毒成分，不要因为不雅而勉强憋着；打喷嚏可以把呼吸道中的有毒物质和病菌排射出去，是人体免疫功能的正常表现。

浊气 是身体代谢产生的有害气体，呼吸、打嗝、放屁都可排出浊气。浊气堵在心窝处人就会觉得胸口堵闷，心里憋得慌，走到头上就会觉得头晕眼花，窜到胃部就会胃胀胃痛，恶心呕吐。

浊水 就是人体内的寒湿。经常吐痰的人，就是因为体内浊水太多。浊水对人体的危害很大，它若窜到腿上，就会水肿；若跑到皮肤表面，就形成了湿疹；若上到头部就导致晕眩症。

浊物 主要指宿便。宿便堆积体内会导致身体抵抗能力下降，病痛也会越来越多，皮肤和五脏六腑都会受到侵害，可以说宿便是人体衰老的重要杀手，所以一定要注意按时排便，保持体内排毒系统的畅通。

可见“淋巴堵塞”和“三浊”是人体健康的杀手。安康灸《清青盈春康体亚健康调理技术》通过淋巴排毒手法与“推腹法”排三浊+背部及淋巴玉石刮痧+艾灸旋磁远红外灸疗法，全面疏通经络，有效排除毒素，排出三浊，令身体通畅，使自我调理功能加强，各种不良症状改善，身轻体健。

【作用功效】

1．全面排出“三浊”令身体通畅。

2．排出淋巴系统毒素，增强免疫力。

3．改善长斑长痘问题，改善皮肤质地。

4．去除体内湿毒，调节腹部脂肪，增强肠蠕动功能，清除肠垢。

5．改善慢性妇科炎症。

6．调理肝气郁结，气滞血瘀症状。

7．均衡全身气血运行，调节五脏六腑功能。

【适合人群】

亚健康人群。

【调理方法】

（一）手法操作：

正面手法：

1．铺油：3、4、5号药油各2ml调和从心窝到下腹涂匀。

2．做“推腹法”排三浊。推腹，顾名思义就是推肚子，用手指、手掌、拳头皆可。第一步从心窝向下推到小腹7次。第二步从左侧推7次。第三步从右侧推7次。第四步用手掌在腹部顺时针转7圈。这是比较简单的方法，做的时候动作要慢，手要用力，必须在患者能承受的范围内，最重要的一点是腹部必须放松，不能憋气！

3．顺经络走向做淋巴排毒手法按摩。

4．玉石刮痧：

（1）腋下及胸腺淋巴，用2号油5～8滴，疏通腋下及胸腺淋巴。

（2）正面胸肋两侧肝胆经，用4号油5～8滴，疏通肝胆郁结气血。

（3）下腹盆腔部，用3号油5～8滴，疏通盆腔气血。

（4）腹股沟淋巴，用5号油5～8滴，疏通散结腹股沟淋巴。

背面手法：

1．头部按摩至头皮发热。

2．铺油：用6号和7号药油各3ml调配，背部涂匀。

3．做穴位按摩疏通经络。

4．玉石刮痧：

（1）后头颈部，用1号药油5～8滴，疏通下丘脑垂体。

（2）背部+委中，用6号+7号药油调和，疏通经络排淤毒。

（二）艾灸疗操作

温通经络，行气活血，散瘀清毒，平衡调理五脏六腑的功能。

按照安康灸的健康调理艾灸布阵法：长龙灸法和旋磁肠胃灸。

如图：

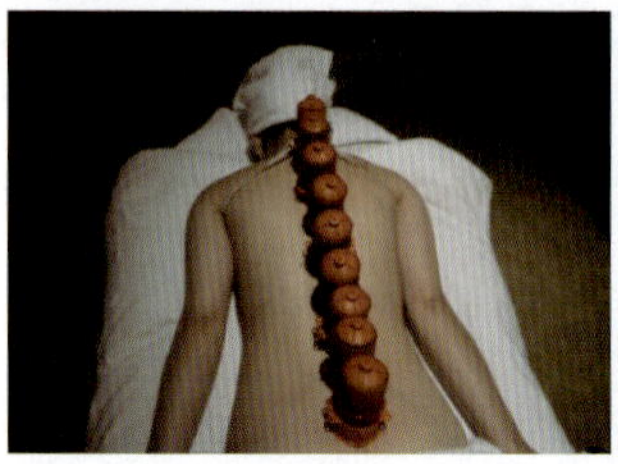

长龙灸法

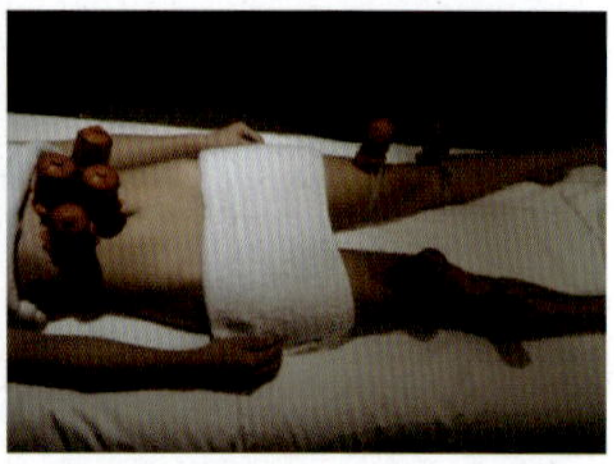

旋磁肠胃灸

加配穴：肝俞、胆俞、肾俞、期门、太冲、三阴交。

操作方法：将调肾艾药点燃放入艾灸器中，以脊椎为核心，按图排好阵法。

【注意事项】

1．女性三期忌做。

2．癌症、急慢性炎症等患者不适合。

3．动作频率缓慢、一致、有规律、用力轻巧，不可过重；否则，反而阻碍淋巴液的流动。

4．排三浊注意手法准确，力度适中。

5．患者做后有皮肤痛、肌肉酸痛、嗜睡、失眠、口内特干苦、眼屎鼻屎增多、小便色泽黄味道重、拉肚子、便秘、腿软乏力等症状，属秘现反应（如人体就像一个从未加过油的车轮，突然加了油，自然会出现反应）。坚持做几次反应就会好转。

【养生建议】

1．气滞血瘀体质宜选用有行气、活血功能的食物，如：白萝卜、柑橘、大蒜、生姜、茴香、桂皮、丁香、桃仁、韭菜、黄酒、红葡萄酒、洋

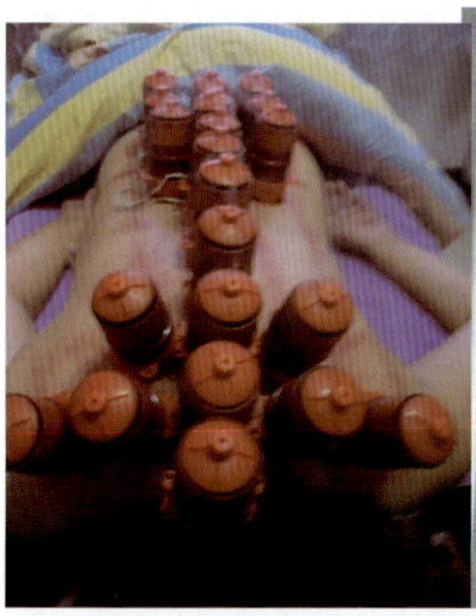

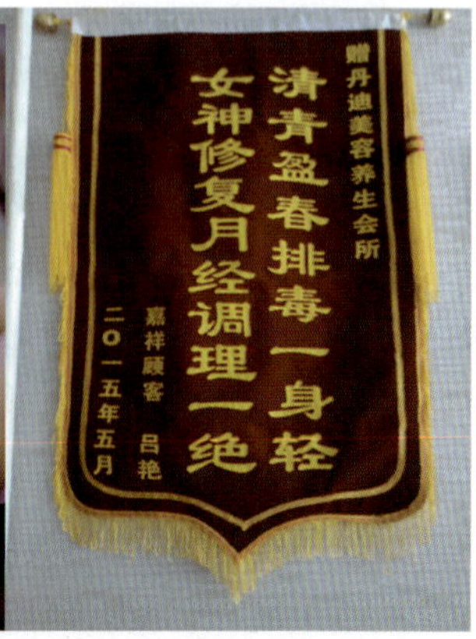

葱、银杏、玫瑰花茶、茉莉花茶等。

2. 常食以下食物：具有活血祛瘀作用的有桃仁、油菜、黑豆；具有清除血管壁上的淤积功能有黑木耳；能扩张血管，改善血液循环的有红葡萄酒；能降低血脂、血黏稠度的有山楂或米醋。

3. 气滞血瘀体质宜少吃盐和味精，避免血黏稠度过高。

4. 保持心情愉悦，防止肝气郁结。

5. 随时减压放松，减少身体内部的气血和精力的损耗。

6. 适当运动，保持良好睡眠。

【案例分享】

安康灸品牌衡阳美衡机构分享：

吕女士，已婚，45岁。到店主诉头晕，四肢乏力臃肿、易疲劳、舌苔白腻、口苦口臭、犯困无精神。导师看诊后运用该技术调理配方如下：排三浊套+肾部套+四大排寒套+肩颈套+气血循环套+艾灸。经过6个月后调理。现在的情况如下：之前诸多症状消失，精气神十足，后背明显薄了，乐于社交，性格开朗很多。特别阳光、特别自信。

柔嘉儿童艾灸法亚健康调理技术

柔嘉企业灸品牌是一款创新专利艾灸养生产品，传承五千年中医养生文化，将古代传统灸疗技术发展创新与中草药油调理，并融合现代养生技术，让身体的亚健康状态快速改善，保持生命的自然健康活力。

秉承《黄帝内经》中提到“圣人不治已病，治未病；不治已乱，治未乱”最终达到不病而治，不治而愈。“上医治未病”的最高养生境界。

柔嘉《儿童艾灸法亚健康调理技术》针对儿童的生理特点，以及在生长发育过程中常见的问题，用中医艾灸的方法加以解决。从而让儿童远离抗生素的危害，健康成长！

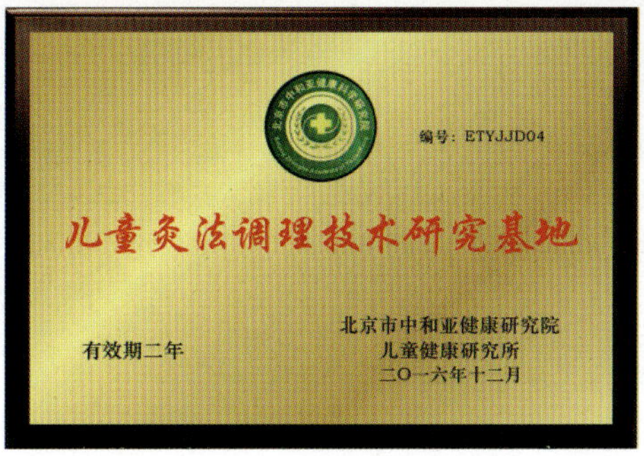

【技术原理】

中医认为，儿童在生长发育过程中，许多脏腑的功能还不够健全，称之为“稚阴稚阳”之体，脏腑娇嫩，形体未充。历代医家对儿童保健都根据这一特点提出了许多方法，艾灸在其中。对儿童施艾灸疗法，可起到防病保健的目的。

阳气是生命的根本，艾灸最大的功能是扶补阳气，主要是扶脾肾的阳气。肾是先天之本，它主管我们生长、生殖和发育，管着我们的生老病死，脾胃就是我们的粮库。所以我们需要扶补先天后天之阳气。

孙思邈的医案中记载着用灸法给小孩清热，所以清热泻火用得最多的就是发烧的孩子，还有急性扁桃体、腮腺炎、手足口病、反复高烧不退的孩子，用灸法特别有效。消肿散结的作用非常好。

艾灸是通过打通穴位经络来调节身体系统的平衡，激发孩子自我恢复能力，及时解除病痛，平时经常做艾灸能提高机体免疫力，促进儿童健康生长发育，预防减少疾病的发生。

【适合人群】

生长发育期的儿童，先天后天体质弱，易患病儿童。

【作用功效】

1. 柔嘉儿童保健灸，扶正祛邪，温寒清热，温暖脾肾，祛湿化瘀。

2. 儿童常见病调理。如：发烧、头疼、肠胃不适、感冒、咳嗽、消化不良等症。

3. 促进生长发育，增智增高。

4. 儿童生长发育期的健康保健，提高机体免疫力，预防疾病。

5. 让儿童远离药物的伤害。

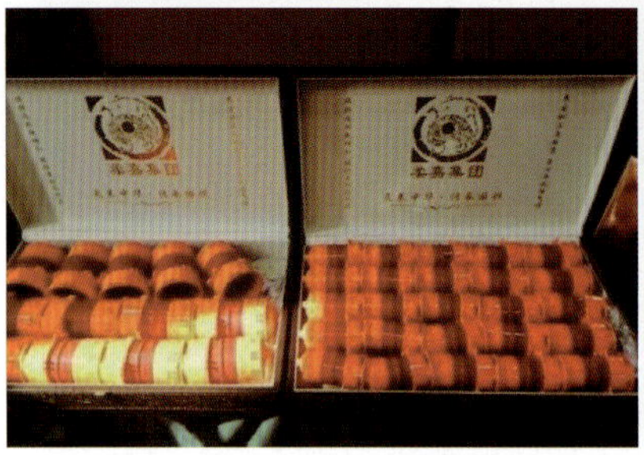

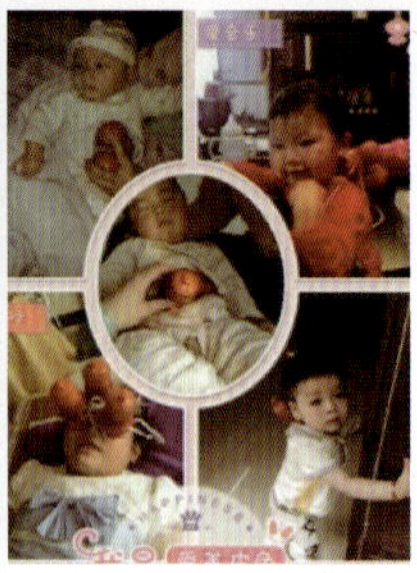

【调理方法】

儿童脏腑娇嫩，行气未充，尤其是肺、脾、胃，因此儿童常容易患肺部和脾胃系统的疾病。现提供肺、脾胃的调理方法。

脾胃调理：

1．摩腹法

展油：用儿童调理油1ml，儿童护养舒缓油1ml 调和。腹部 以脐周围为中心展油。

按摩：用手掌掌面或食指、中指、环指的指面，附于小儿腹部，以腕关节连同前臂反复做环形有节律的按摩。每次3～5分钟。

便秘：顺时针，顺大肠方法按揉。

腹泻：逆时针按揉。

积食：平推脾土穴、揉板门穴。

穴位按摩：足三里、身柱。

2．温玉疏通法：中脘—下脘—神阙—脐周—气海—关元。5～7遍。

3．柔嘉远红外旋磁灸

配穴：大椎、身柱、中脘、神阙、胃俞、四缝、公孙。

柔嘉阵法灸：旋磁 天王灸。

4．持续稳固效果：艾艾贴在中脘、神阙。

旋磁 天王灸

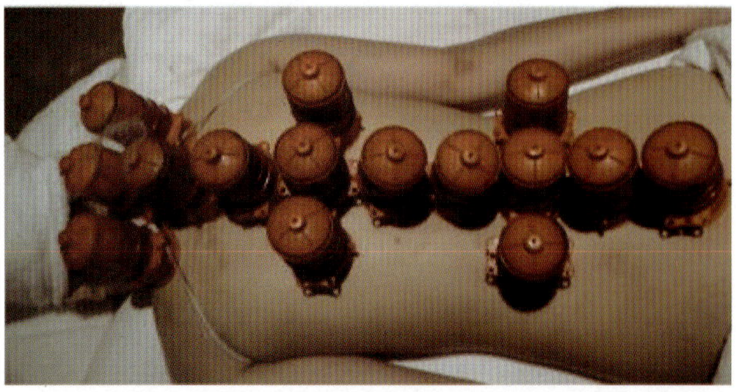

肺部调理：

1．按摩法

展油：儿童调理油1ml 儿童护养舒缓油11m调和。按摩部位展油。

背面：①分推肩胛骨：从两肩的肩井往下沿肩胛骨的内侧向下分推，经背部肩井、风门、肺俞，下推脾俞、肝俞，两侧分推排出。②重点按揉：肺俞、脾俞、肝俞。（每穴2～3分钟）。③脊柱两侧搓热，以透热为度。

2．温玉疏通：从大椎—风门—肺俞—膏肓—心俞—膈俞（5～7遍）。

正面：①推揉：从天突—膻中—中脘，向外两侧分推排出（5分钟）。②重点按揉：膻中、中脘穴（每穴3～5分钟）。

3．温玉疏通：从天突—膻中—中脘（5～7遍）。

4．远红外旋磁灸：

配穴：

背面：肺俞、身柱、定喘、脾俞，风寒加风门、列缺；风热加 大椎、曲池。

正面：天突、膻中、中脘、气海、合谷、尺泽。

柔嘉阵法灸：旋磁五行灸

旋磁 五行 肺气灸（除寒）

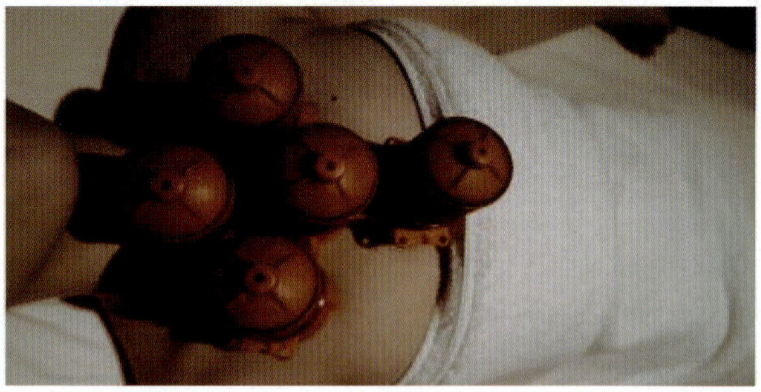

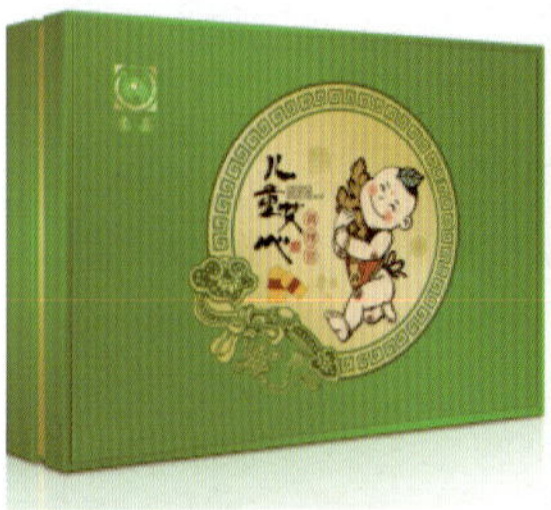

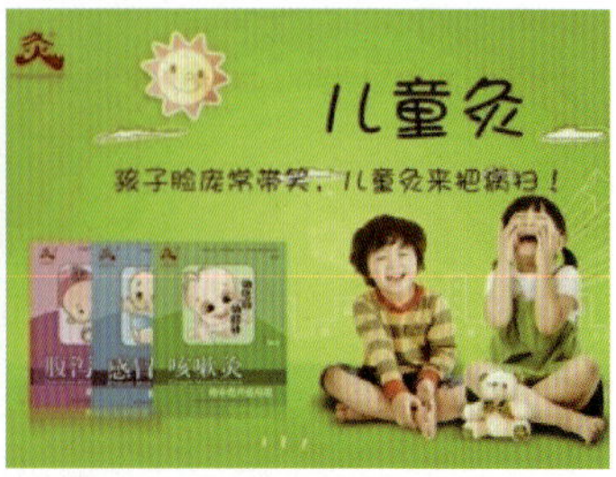

5．持续稳固效果：艾艾贴：大椎、肺俞、膻中。

【儿童保健常用穴位】

1．发热、积食引起的：大椎、中脘、天枢、神阙、身柱、公孙。感冒发热：大椎、身柱、风门、肺俞。体弱发热：大椎、曲池、合谷、外关。

2．过敏性鼻炎：百会、迎香、印堂、大椎、肺俞、神阙、身柱。

3．反复咳嗽：列缺、尺泽、肺俞。

4．儿童遗尿：关元、气海、中极、肾俞、命门、腰阳关、百会。

5．腹泻：天枢、中脘、关元、上巨虚。

6．便溏：中脘、身柱、神阙。

7．便秘：天枢、关元、大肠俞、支沟、承山。

8．湿疹：大椎、肺俞、血海、曲池、合谷、神阙。

9．呕吐、腹胀、腹痛：胃俞、天枢、中脘、内关、足三里。

【注意事项】

儿童艾灸注意事项：

1．儿童保健艾灸可根据小孩不同的具体情况进行不同的施灸方法，一般要坚持1～6个月，直至儿童健壮为止。

2．儿童皮肤对温热疼痛感觉敏感度较差，加上小孩好动，不能配合，故在施灸时要格外小心。大人要将自己的手放在小孩施灸部位，以感知小孩灸温的强弱，谨防烫伤。

3．最好在空气流通，清洁干燥的房间中进行。

4．对不会说话的儿童要密切观察，隔姜、蒜灸时，要轻轻移动姜片、蒜片，谨防烫伤。

5．给小儿艾灸时，为避免温度过高，可以边灸边将手置于施灸部位两侧，以感知施灸部位的温度，避免温度过高烫伤皮肤或温度过低没有效果。

6．穴位选择上，不需要全身穴位都灸，只需要针对小儿身体的特点，几个常用的穴位如肺俞、身柱、脾俞、胃俞、神阙等。

7．另外，要注意艾灸时间不可过长，一般每个穴位每次灸10分钟即可，年龄大些不超过20分钟。

儿童推拿按摩注意事项：

1．小儿推拿适用对象为12周岁以内的孩子。

2．小儿推拿时，应选择避风、避强光、噪音小的地方；室内应保持清静、整洁，空气清新、温度适宜。推拿后注意避风，忌食生冷。

3．推拿时家长要保持双手清洁，摘去戒指、手镯等饰物。指甲要常修剪，刚剪过的指甲，一定要用指甲锉锉平。冬季推拿时双手宜暖。

4．小儿过饥或过饱，均不利于按摩疗效的发挥。在小儿哭闹之时，要先安抚好小儿的情绪，再进行推拿。

5．小儿皮肤娇嫩，按摩时切勿抓破小儿皮肤。家庭推拿一般可使用按摩油或爽身粉等介质，以防推拿时皮肤破损。

6．小儿推拿手法的基本要求是：均匀、柔和、轻快、持久。

7．小儿推拿手法的操作顺序：一般先头面，次上肢，再胸腹腰背，最后是下肢；也可先重点，后一般；或先主穴，后配穴。拿、掐、捏、捣等强刺激手法，除急救以外，一般放在最后操作，以免小儿哭闹不安，影响治疗的进行。

8．一般情况下，小儿推拿一次总的时间为10～20分钟。但是由于病情和小儿年龄的不同，在推拿次数和时间上也有一定的差别。年龄大、病情重，推拿次数多，时间相对长。反之，次数少，时间短。一般每日1次，重症每日2次。

9．在施行手法时要注意小儿的体位姿势，原则上以使小儿舒适为宜，并能消除其恐惧感，同时还要便于操作。

10．小儿推拿的禁忌证有：骨折、创伤性出血；皮肤破损、皮肤溃疡；烧伤、烫伤；急性、烈性传染病；癌症及危重病症等。

11．每次给孩子推拿最好只针对一个不适症状，如果保健和治疗目的太多、推拿的穴位太杂，会影响最终效果。

12．最重要的一点，小儿在推拿治疗前，必须有明确的诊断。如果家长不能肯定，请先送医院就诊。

13．发烧时不宜捏积，皮肤易过敏的小儿不宜穴位贴敷。

【儿童日常保健建议】

儿童日常健康保健主要是让孩子，能够健康成长，预防减少疾病的发生。

1．多让儿童喝白开水，少喝饮料。白开水具有调节体温，促进人体新陈代谢，止渴解渴的功效。而饮料对儿童牙齿发育造成威胁。还会引起肥胖，影响孩子的食欲及消化功能。对儿童的身心健康不良会造成很大危害。

2．注意营养均衡，避免偏食、挑食的不良习惯。引导儿童营养均衡，鼓励孩子饮食多样化，注意荤素搭配。按时饮食，不暴饮暴食，少食零食。避免让孩子过多食用生冷蔬菜及瓜果。

3．注意做好孩子脸部器官的保健。不要让孩子长时间看电视，玩电子产品，保护视力。不要随意使用眼药水，让儿童有专用毛巾，全方位预防眼部感染。预防感冒，注意用药安全，避免药物引起的中毒性耳聋，及对其脏腑器官的损伤。不挖鼻孔，预防鼻腔感染及损伤；做好孩子的口腔卫生保健，正确处理孩子的乳磨牙、反牙合、替牙障碍等。做好儿童牙齿保健对于儿童身体健康至关重要。

4．注意避免各种意外伤害。避免蚊虫叮咬，防止强光和紫外线危害，防止烫伤，碰伤等意外伤害。

5．给孩子营造温馨的家庭氛围。让孩子在舒畅的环境下生活，促进身心健康。全方位地给孩子最健康的生活方式，养成良好的生活习惯。

【总结语】

儿童的健康状况直接关系到民族素质和国家的长远发展。生长发育水平不仅反映的是儿童营养和健康状况，也反映出一个国家政治、经济、文化的综合发展水平。为传播儿童生长发育与促进健康知识，提高全社会的重视程度，提高儿童健康教育，柔嘉企业“儿童灸法调理技术研究基地”儿童灸法健康调理项目正式立项。远离抗生素，柔嘉艾灸从儿童做起。

【案例分享】

福建泉州新广州美容院分享：

一个8岁女孩，不愿吃饭，吃饭后难受，消化不良，消化吸收功能差，吃药过段时间后又反复，父母看孩子到医院就诊及吃药很是难受，抱着用艾灸试试的态度接受了调理，通过一个疗程的推拿和艾灸，症状明显减轻，而且不再厌食，调理两个疗程，孩子的身体素质明显得到改善。

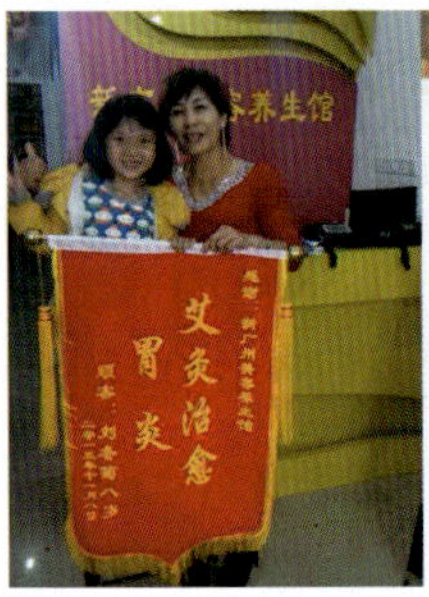

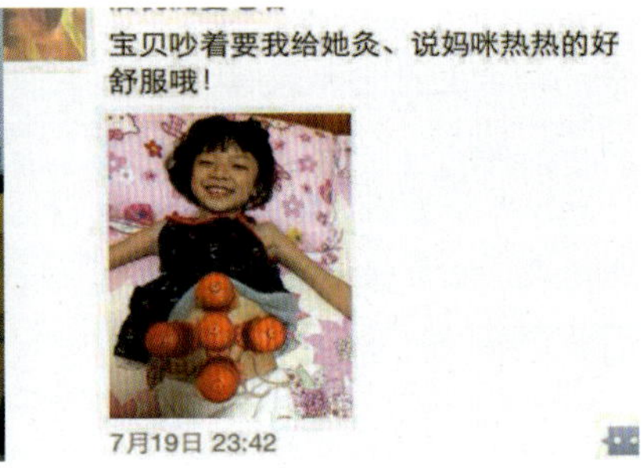

柔嘉艾眼灸亚健康调理技术

【技术原理】

眼睛通五脏贯六腑，其实任何一种眼病（眼外伤除外），都是由于脏腑功能失调，经络不通畅，人体气血津液上贯于目不能达到正常指标，久而久之形成各种眼病，眼睛的病变过程，只是脏腑、经络、视路等中间环节出现故障后的一种外在表现。任何一种眼病都有着发生、发展变化的过程，只有认识了这个过程，掌握它的变化规律，及时纠正脏腑功能，疏通血液循环，调整脑神经、视神经，使人体处于正常免疫状态，任何症状都迎刃而解，不攻自破。

柔嘉企业推出的明目灸是以中医理论为基础，专为近视人群研制的防治近视、弱视、远视、散光的调理方案。近视套盒是由近视眼贴、明目艾柱、明目原液组成的黄金组合，此组合是按照中药君臣佐使的配伍理论，分别根据中草药成分的性质及作用配伍而成，各产品通过“一拔、二排、三补”三效合一，同步作用于眼部，从根本上解决问题，迅速恢复视力。

一拔：柔嘉明目原液是根据传统眼药制作工艺的基础上，加麝香HDM渗透因子，通过穴位透皮吸收，刺激穴位周围神经和血管末梢，打通血液到眼睛的屏障，拔出致病因子，加快眼部的新陈代谢，恢复睫状肌弹性，迅速提高视力。

二排：柔嘉近视眼贴采用二十余味名贵中草药，根据《黄帝内经》“五轮”及经络学说，运用高科技萃取技术精制而成，渗透到病灶部位，清除眼部垃圾，使提高的视力得以巩固，而且作用持久。

三补：柔嘉明目灸运用艾灸的原理，从中医整体理论调整机体，打通经络、补充眼睛所需营养成分及微量元素，从根本上提高视神经和三叉神经的兴奋度，清肝明目，标本兼顾。

柔嘉艾眼灸起源于明代，用特殊药物处方制成的条柱，与传统灸法相比，柔嘉艾眼灸除具有温热穴位的物理作用外，还有其特殊的植物药物配方而起的药理作用，比其他艾灸温和，渗透力更强。

【适应症状】

明目灸套适用于调理任何年龄近视远视；

光明灸套适用于调理老花眼；

醒目灸套适用于调理散光、视力下降等；

退翳灸套适用于调理飞蚊症、白内障尚有视力者；

健目灸：针对普通人群视力保健，预防视力障碍问题发生，可使眼睛永葆健康，少年预防近视，老年预防眼花。

【作用功效】

艾眼灸采取中医整体理论及透皮吸收，刺激穴位周围神经和血管末梢，改善眼部周围血液循环，从而获得睫状肌和屈光系统的良好状态，达到恢复眼球的正常生理功能。本品对青少年近视有显著效果。因这种特殊配制的药灸活血化瘀、通关利窍之力特别强，灸治时产生的特殊气味，对视神经刺激后又可使头目气血通畅，五脏六腑之精气灌注于目，从而达到治疗眼病、提高视力的良好效果。

【调理方法】

第一步：取明目中药原液半支做眼部按摩；

第二步：敷近视眼贴，并以热毛巾热敷，换三次；

第三步：将两眼用无纺布盖上后再上远红外旋磁灸疗法温灸60分钟；

第四步：设置疗程，前期可连续灸3次，后3-5天一次。10次为一小疗程，3套为一大疗程。

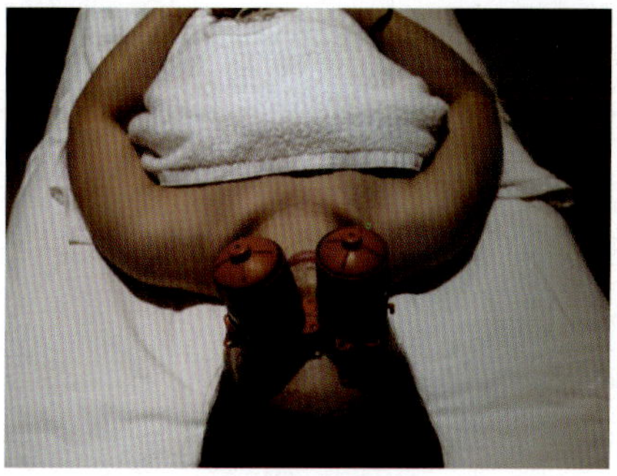

【注意事项】

1. 注意睡眠、休息、情绪。
2. 坚持疗程，持之以恒。
3. 注意饮食。
4. 严重眼部疾病和眼出血者禁做。
5. 眼部灸时一定隔布灸。
6. 灸后半小时内不沾凉水，勿着凉。

【案例分享】

福建丽美嘉旗下伊丝曼加盟机构分享：

尹女士，28岁，手机党、低头族。2017年3月进店咨询主诉：眼睛近视达375度，干涩、易疲劳、迎风流泪，经常感觉眼睛酸胀、眼袋严重，眼球充满红血丝。曾经通过激光手术矫正后，又二次复发。导师诊察后推荐艾眼灸调理技术进行调理，使用艾眼灸调理产品3套。经过3个月调理后。如今扔下了眼镜，眼袋消失，红血丝消失。数月后眼睛仍无其他不适，整个人也很精神。

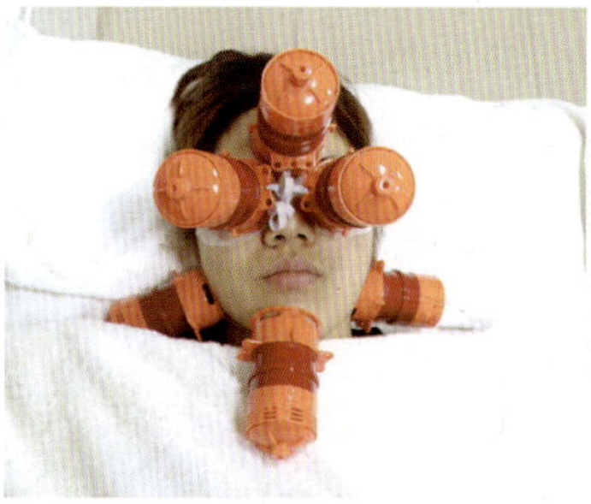

艾眼灸调理示意图

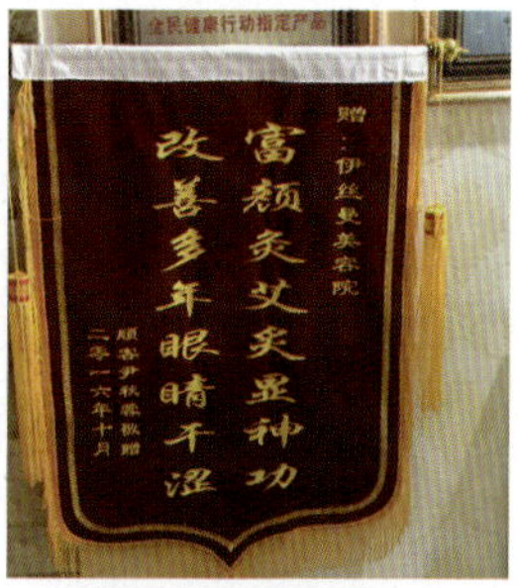

感谢锦旗

柔嘉肩颈无忧亚健康调理技术

【技术原理】

中医对肩颈不适常见于“痹症”“痿证”“头痛”“眩晕”“项强”“项筋急”和“项肩痛”等范畴中。一般主要分为风寒湿痹、肝肾亏虚等类型。认为是因气血渐衰不能濡养筋骨，或感受外邪导致经络阻塞、气血运行不畅而致。从而引起肩部疼痛和功能障碍等一系列症状。临床表现为肩周疼痛、有急性慢性发作，受凉和劳累后诱发，不能完成扭头、梳头、穿衣等动作，日久则会出现不同程度的萎缩，慢慢地疼痛会不明显，因此前期发现应引起重视，属于可防之症。

柔嘉肩颈无忧亚健康调理技术是根据人体颈椎生理学，采用纯中草药油，对肩颈肌肉进行按摩，同时配合阴阳能量石穴压推疗手法+中医独创本草火山能量泥膜+艾灸旋磁远红外灸罐的系统疗法，通过经络、穴位、神经、体液、循环、免疫系统作用于机体，从而起到疏通经络、温中散寒、活血化瘀、促进血液循环，保养护理因肩颈疲劳、劳损、肌肉僵硬、血脉不通等所引起的肩颈亚健康状况。

【适应人群】

长期伏案工作的上班族患肩颈脊椎僵硬酸痛者，经常头痛、头晕者，常失眠、高血压人群，记忆力下降、视力障碍者，慢性肩颈病患者。

【作用功效】

疏通经络，促进血循：缓解颈肩部肌肉劳损、僵硬及不适症状；改善症状，缓解疼痛：调理颈椎弯曲、凸出等症，缓解颈椎供血不足、活动受限、头部不适、手麻等症状。温通经络，活血化瘀：风寒湿引起的活动受限等症状。

【调理方法】

手法操作步骤

开穴：用开穴舒缓药油3～4毫升，铺油开穴。主要穴位：阿是穴、风池、风府、大椎、天宗、肩井、肩贞、肩中俞、肩外俞等穴。配合传统阴阳能量石穴压推疗手法，护养肩颈，消除疲劳，缓解僵硬肌肉。

舒经活络，行气止痛：用肩颈气血引导精油3～4毫升，痛点按摩，经络疏通按摩法。疏通肩颈经络，通畅排瘀。

祛风除湿，活血化瘀：火山能量泥膜涂摊在调理区域。膜中有效能量成分，由络脉入经脉，层层推进，循经感传，作用于相应穴位。消除酸痛，改善肩颈不适症状。

艾灸操作：温通气血，扶正祛邪，清肿散结，除寒利湿。

“灸安康”健康调理艾灸布阵法：肩颈飞行灸法。

操作方法：将肾元素艾药点燃放入艾灸器中，以大椎穴为核心，按图排好阵法。

如下图：

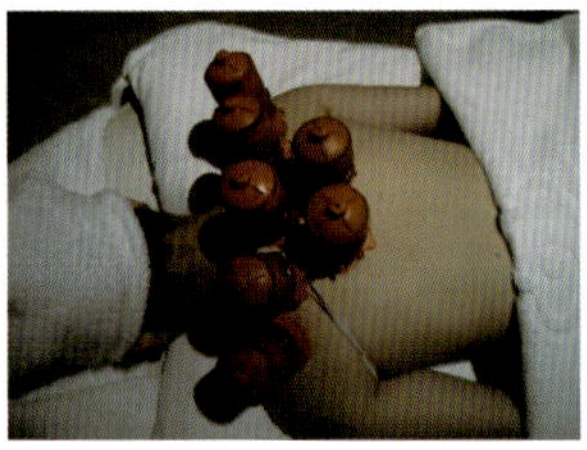

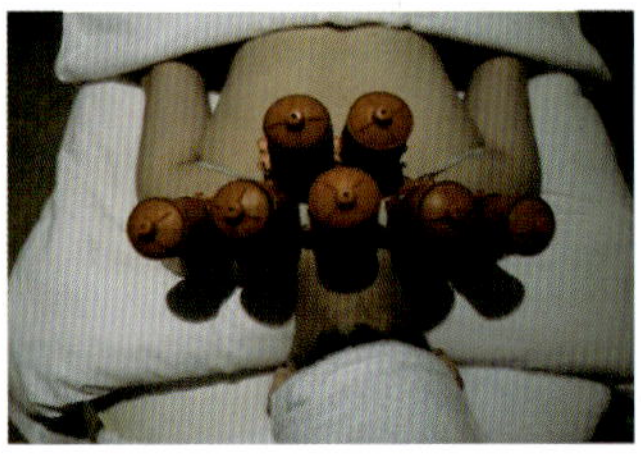

【注意事项】

1. 女性妊娠期、哺乳期、月经期间忌调理。

2. 按摩前30分钟不宜进食，以免引起胃部不适。

3. 护理完毕后，两小时内勿冲凉、饮酒，以免寒湿侵体。

4. 操作过程中，顾客应身心放松，养生师的手法配合顾客的呼吸，来调整节律。

5. 操作完毕让顾客喝杯温开水或糖水，稍事休息再行返回。

6. 部分受调理者调理后有皮肤痛、肌肉酸痛、嗜睡、失眠、口干苦、鼻眼分泌物增多、小便色泽黄气味重、拉肚子、便秘、腿软乏力等症状，属正常调理反应，一般调理几次后会自行好转。

【案例分享】

永大集团旗下艺竹美丽汇机构分享：

顾客朱某某、男，47岁。初来店里，大椎瘀堵严重，肩颈沉重酸痛，背部很厚，有点驼背。颈项短、颈部颜色呈褐色。经导师诊察推荐中和艾安康的药油做了一次手法疏通，配合六合理疗罐。做一次后，效果如图所示。顾客感觉整个头部温热，面部红润，背部明显直了很多。中和艾安康，艾草药油提取的精华，分子量小，易吸收，经过三个疗程的调理，颈背淤堵消散，肩颈症状消失，效果很好。

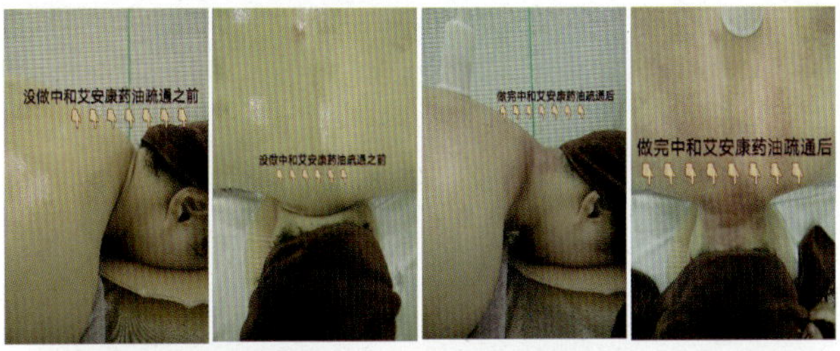

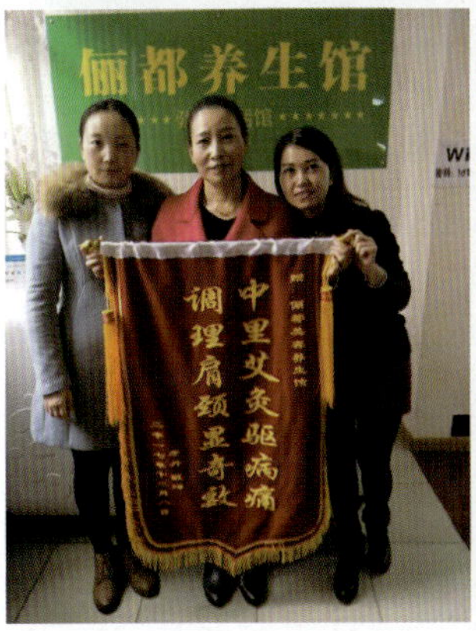

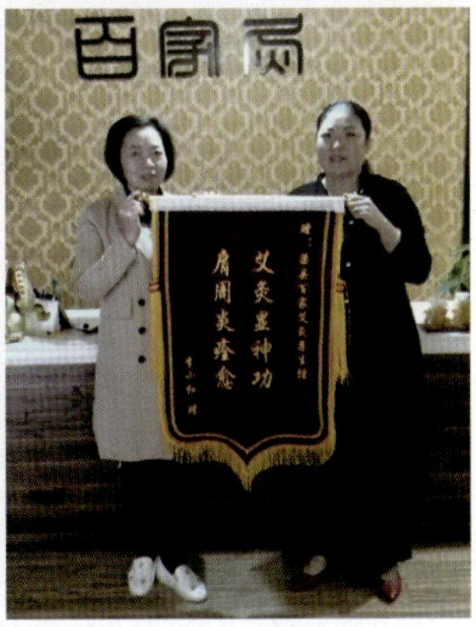

柔嘉经络养生亚健康调理技术

【技术原理】

经络，是通气血，联系脏腑肢节，沟通人体内外上下的一种特殊联络通路。把人体所有的五脏六腑、肢体官窍以及皮肉筋骨等组织紧密地联结成一个有机整体，保证人体生命活动的正常进行。如果人体经络受阻，气血运行不通，传导失调，机体机能就会出现不平衡。

1．心藏神，心神不宁，神不守舍而致不寐。常见中医证候为心火亢盛，痰热内扰和心气虚等证候表现。调理前通过经络辨证，明确拟调理的主要经脉（心包经）和有母子、生克和表里关系六条经脉（肝及胆经、脾及胃经、肾及膀胱经）及主要腧穴。进行循经调理疏通。

2．肝藏魂，魂不安藏，心神扰乱而致不寐。常见中医证候为肝火上炎证、肝气郁结证、肝郁化火证和胆郁痰扰等证候表现，并常伴不寐，调理前通过经络辨证，明确需调理的主要经脉（肝胆）和母子及对应被克的三条经脉（肾、心、肺），甚至扩展到表里的六条经脉（肾及膀胱、心及小肠、肺及大肠），进行循经调理疏通。

3．脾藏意，意不能藏，思想多变，则心神扰乱。常见中医证候为食滞胃脘、脾气虚等证候表现伴不寐，经络调理从脾论治。调理前通过经络辨证，明确需调理的主要经脉（脾胃）和母子及对应被克的三条经脉（心、肺、肝），甚至扩展到表里的六条经脉（心及小肠、肺及大肠、肝及胆），进行循经调理疏通。

4．肺藏魄，肺气虚，神魂失守而不寐。常见中医证候为肺气虚证候表现伴不寐，调理前通过经络辨证，明确需调理的主要经脉（肺及大肠）和母子及对应被克的三条经脉（脾、肾、心），甚至扩展到表里的六条经脉（脾与胃、肾及膀胱、心及小肠），进行循经调理疏通。

5．肾藏志，肾阴不足、阴虚火旺，内扰心神而不寐。常见中医证候为肾阴虚证候表现伴不寐。调理前通过经络辨证，明确需调理的主要经脉（肾及膀胱）和母子及对应被克的三条经脉（肺、肝、脾）和心，甚至扩展到表里的六条经脉（肺及大肠、肝及胆、脾与胃），进行循经调理疏通。

柔嘉经络养生以中医学理论为基础，以五脏经络为主，针对身体不同亚健康状态而设定的系统养生项目，根据五脏六腑症候及关联的经络进行调理。

【适应症状】

手少阳心经异常引起的前臂酸麻胀痛，胸胁胀痛等；足厥阴肝经异常引起的胸胁胀满，烦躁易怒，失眠多梦，口苦纳差，肝血不足引起的月经调等；足太阴脾经异常引起的脘腹胀痛，大便及放屁后感到轻松等，长久站立引起的大腿肿痛等；手太阴肺经异常引起的肩背疼痛，麻木，怕冷等；足少阴肾经异常引起的腰背酸痛，四肢厥冷、麻木、痿软等，两目视物模糊不清，时常恐慌不安等。

【作用功效】

辨证施治、疏通经络、行气活血；调节脏腑，提升脏腑功能；平衡阴阳，补虚泻实；改善体质，使面色红润；促进新陈代谢，活化细胞；调和体内营养状态，平衡内分泌，使停滞在人体内的毒素排出体外，使身心保持气血充盈、经络通畅、脏腑安和，使人体达到“阴平阳秘”的健康状态。

【调理方法】

整体强调人体“系统器官平衡于协调”“防病胜于治疗”“人与自然平衡及人的心态平衡”三大养生理念，采用中医传统按摩技法，结合五脏经络异常引起的亚健康状态，配以纯中草药精华介质，通过对肩部、背部、腰部、腹部及全身经络穴位按摩，由外及内调理，主要步骤：第一步：清毒素—调气血、清脏腑、特级驱邪扶正排毒药油，让排毒可以看得见。第二步：调脏腑—脏腑阴阳调理药油，让阴阳平衡，气血充沛。第三步：养筋骨—特效百草温灸液，迅速养足人体筋骨能量。第四步：补气血—以阴阳平衡方式补气补血，以能量输送为基础。第五步：固体质—特效药油有针对性的调理。从而达到人体健康状态。

【注意事项】

1. 不宜做完马上起床，可倒一杯温水或红糖水给顾客喝。

2. 不宜马上吃生冷，寒凉的食物。

3. 不宜马上洗澡洗头。

4. 孕期、哺乳期女性禁用。

5. 人工流产后，100天内禁用或正常恢复两次月经后使用。

6. 调理后有部分人群会出现皮肤痛、肌肉酸痛、嗜睡、失眠、嘴干苦、眼鼻分泌物增多、小便色黄味重、腹泻便秘、腿软乏力等等症状，是为正常调理反应，一般连续几次调理后会消失。

【案例分享】

柔嘉企业凤凰山矿萱姿机构分享：

2017年7月、顾客刘女士，38岁，进店主诉背部、小腿酸痛。感觉腰部僵硬、臀部闪电疼痛、足跟痛。经检测发现患有坐骨神经痛3年有余。导师推荐艾灸调理项目（肾部套+臀疗套+肝胆套+气血循环套）。经过长达三个月的调理过后。现如今已经正常走路，丝毫没有不适感。顾客2017年11月底送来了锦旗表示感谢。

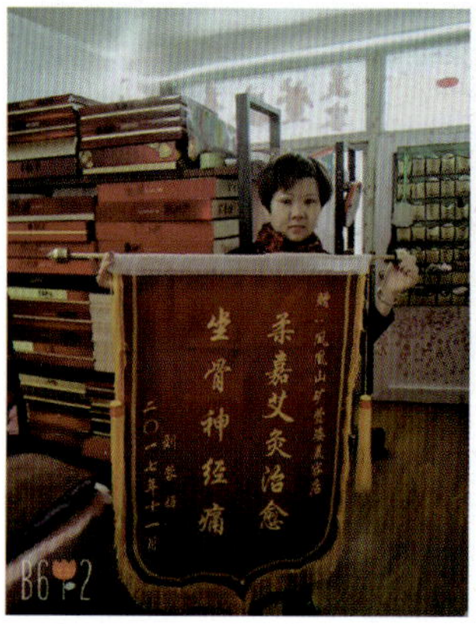

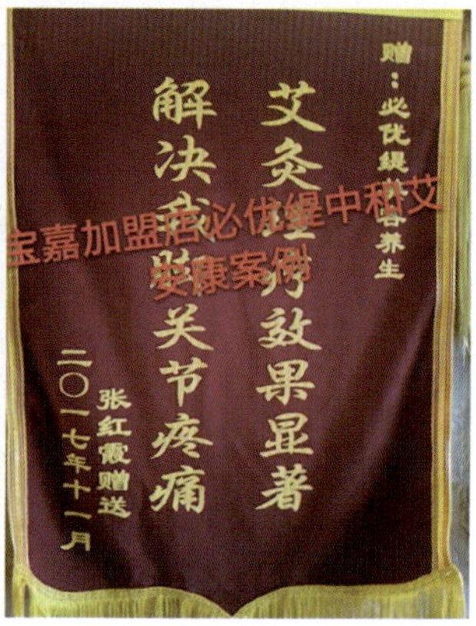

柔嘉艾灸养生亚健康调理技术

【技术原理】

柔嘉艾灸养生亚健康调理技术是根据中医学及国学理论为基础，中医穴位是人体 脏、腑、气、血、筋、脉、骨、髓八者精气会聚点，本着“治未病”的医学理念，针对身体部位亚健康状态而设定的系统养生项目。主要强调人体 “系统器官平衡协调”“防病胜于治疗”“人与自然平衡及人的心态平衡”三大养生理念，更有效、更快速、更根本地解决亚健康状态。

该技术运用专利远红外旋磁灸罐配以十三味道地中草药研制的五元素艾柱，以五元素艾柱火的温和热力，结合灸罐药物离子的作用、旋磁的作用、远近红外线的作用、艾药烟的药理作用，激发人体穴位，疏通传导经络起到养生保健作用。

该技术融合了透皮吸收、经络调理、呼吸

系统给药，直达脏腑和病灶，对身体进行整体调理，从而解决亚健康状态。

【适应症状】

女性卵巢功能下降引起的亚健康状态，多见肥胖、失眠、免疫力下降、色斑、皮肤松弛、生育及性生活质量下降、白带增多，腰膝酸软、更年期提前、月经失调等。男性肾虚引起的亚健康状态，多见于腰膝酸软，嗜睡易疲劳、遗精、性生活无力、眩晕耳鸣等。对湿寒体质、痰湿体质、过敏体质、血糖升高、慢性疲劳综合征、胃肠功能紊乱、体虚血液循环不佳等引起的亚健康症状，视疲劳、近视等症状。

【作用功效】

调节人体免疫、内分泌系统，提高五脏六腑机能，温通经络、活血散瘀、益气补血、回阳固本、消肿散结、除寒利湿。增强心肺功能、疏肝利胆、健脾补肾、通便利尿、调理血糖血脂代谢、稳定血压、强壮筋骨、活化细胞、缓解压力、松弛肌肉、安眠镇定、止痛等。

【调理方法】

卵巢保养

中医认识：卵巢是雌激素的产生、妇女生育、性功能等重要的生殖器官。妇女正常雌激素的产生是青春活力、生育力、性生活愉快的保障，它的健康与否直接关系到女性的健康和美丽，女性随着年龄增长卵巢功能会逐渐衰退发生萎缩，引起皮肤松弛，失去皮肤光泽，色素斑点增多等问题。因此想延缓衰老，推迟更年期，就不能忽视对卵巢的保护。

灸疗部位：少腹两侧，神阙至曲骨，腰椎至腰骶椎中部，骶骨部位，骶椎至尾椎。取背部穴位：肾俞、腰眼、阿是穴、长强、八髎穴。取腹部穴位：神阙、关元、气海、中极、曲骨、子宫、围道。取腿部穴位：血海、足三里、三阴交。

专利罐灸法：神奇妇科灸、常规灸（诊断灸法）、腰部倒凸字灸。

操作顺序：先灸上面，再做下面；先做阳（背）面，再做阴（胸腹）面。

操作步骤：

背部灸法：①点燃十三味中草药艾柱放入专利灸罐，然后将专利灸罐排上（腰部倒凸字灸法）从腰3椎灸至长强；②分别将腿部针对性的穴位用专利灸罐固灸；③每灸一柱大约20分钟，每穴调理灸三柱。（可根据顾客情况调整温度）。

腹部灸法：①先灸神阙穴，然后将专利灸罐排上（神奇妇科灸）；②顺任脉线，从神阙至曲骨灸关元、中极、曲骨、子宫、围道、三阴交。③每灸一柱大约20分钟，每穴调理灸三柱。（可根据顾客情况调整温度）

男性肾保养

中医认识：肾为先天之本，藏真阴而实有元阳。宜固藏，不宜宣泄，男性16岁左右，“肾气盛，天癸至”，说明性发育基本成熟，故有精液泄出，开始具有生育能力。64岁左右，“则五脏皆衰”“天癸尽”说明性功能已衰竭，故生育能力下降。所以肾病多为虚证，实则阴阳虚也。临床表现：水肿、遗精、阳痿、腰痛、耳鸣、耳聋、眩晕等症状。也有阴虚火旺之症。所以男性必保养肾，男性肾为之重要。因此肾宜固，不宜泄，保养的实质就是节制性生活，自身调养很重要。

施灸部位：两肾区，腰1椎至腰3椎，尾椎向阴囊部位，两侧少腹，耻骨联合处至阴毛之间。背部灸：肾俞、腰眼、阿是穴、长强、八髎穴。腹部灸：神阙、天枢、关元、归来。腿部灸：血海、足三里、三阴交。

专利罐灸法：长蛇灸法、任脉神剑长龙灸、腰部倒凸字灸法。

操作步骤

背部灸法：①俯卧位，点燃十三味中草药艾柱放入专利灸罐，然后将专利灸罐排上由腰1椎灸至腰3椎，用纵向灸法（腰部倒凸字灸法）温灸两肾区；②分别将腿部针对性的穴位用专利灸罐固定灸；③每灸一柱大约20分钟，每穴调理灸三柱。（可根据顾客情况调整温度）

腹部灸法：①受灸者平卧，用纵向灸法（任脉神剑长龙灸）灸神阙、天枢、关元、归来至耻骨；②每灸一柱大约20分钟，每穴调理灸三柱（可根据顾客情况调整温度）。

延年益寿

中医认识：《素问•上古天真论》云：“上古

之人，其知道者，法于阴阳，和于术数，食饮有节，起居有常，不妄作劳，故能形与神俱，而尽终其天年，度百岁乃去。”就精辟的撰述了中医养生延年益寿的观点，中医的灸疗在延缓衰老，延年益寿中通过临床实践，建立和总结出独特抗衰老调理方法，调节改善人体阴阳失调、脏腑衰弱、精、气、神亏损，可有效地抗衰防老。

灸疗部位：背部有长强、大杼、命门、天宗、大椎、脾俞、肾俞、肩颈、肩俞、风府、（女性加）八髎、（男性加）长强。腹部有天突、膻中、中脘、神阙、气海、水分、天枢、关元、中极、子宫、阴包。手部有合谷。腿部有双足三里。

专利罐灸法：长蛇灸法、双龙戏珠灸法、三阳开泰灸法

操作步骤

调和阴阳平衡：

灸疗部位：背部位：大椎至长强，穴位：风府、风池、大椎、两侧脾俞、双肾俞、双足三里、（女性加）八髎穴、（男性加）长强穴、神阙、关元、三阴交。

背部灸法：①俯卧位，点燃十三味中草药艾柱放入专利灸罐，然后将专利灸罐排上风府、大椎至长强灸法（三阳开泰灸法）温灸整个背部；②分别将腿部手部针对性的穴位用专利灸罐固定灸；③每灸一柱大约20分钟，每穴调理灸三柱。（可根据顾客情况调整温度）

腹部灸法：①受灸者平卧，用纵向灸法（长蛇灸法）灸神阙、天枢、关元、归来至耻骨；②每灸一柱大约20分钟，每穴调理灸三柱。（可根据顾客情况调整温度）

调和脏腑补脾健胃：

灸疗部位：神阙至耻骨联合处；穴位有两侧肺俞、肝俞、脾俞、肾俞、足三里，（男性加）双命门，（女性加）双归来。

背部灸法：①俯卧位，点燃十三味中草药艾柱放入专利灸罐，然后将专利灸罐排上（双龙戏珠灸法）灸两侧肺俞、肝俞、脾俞、肾俞、足三里。（男性加）灸双命门，（女性加）灸双归来，各腧穴各灸三柱；②每灸一柱大约20分钟每穴调理灸三柱。（可根据顾客情况调整温度）

若用于保健，夏天每半月灸一次，冬天每半月灸1～2次；若治疗脾胃犯病，灸10天为一疗程，连续可灸1～2疗程。

保养精、气、神：

灸疗部位：神阙灸至气海、灸胸11椎至腰2～3椎之间的两侧；穴位有三阴交、涌泉、内关、大椎、百会、足三里。

背部灸法：俯卧位采用温灸法，点燃十三味中草药艾柱放入专利灸罐，灸大椎、百会、足三里。

腹部灸疗法：从神阙灸至气海，加三阴交、涌泉、内关、灸胸11椎至腰2～3椎之间的两侧灸。每灸一柱大约20分钟，每穴调理灸三柱。（可根据顾客情况调整温度）

青少年近视

中医认识：近视多因先天禀赋不足、劳伤心神，或久视伤血，使心肝气血阴阳受损，造成眼珠形态异常，或用眼习惯不良，如看书、写字目标太近，坐姿不正以及光线过强或不足等，使目络瘀阻，目失所养所导致。

灸疗部位：双眼部、额部、双耳部、双耳心。穴位有双睛明穴、双鱼腰、双瞳子髎、双四白、双合谷。真性近视加灸风池、风府、大椎、肝俞。

专利罐灸法：阴阳玉版灸。

操作步骤

患者取坐势（头直立勿仰，以免火灰掉入眼内）。

1. 采用温灸法，点燃十三味中草药艾柱放入专利灸罐，双眼闭合在双眼部来回平行摆动，灸至皮肤发红，深部组织发热为度。

2. 身体躺平点燃十三味中草药艾柱放入专利灸罐结合阴阳玉版，双眼闭合用横行灸法灸双眼，每灸一柱大约20分钟，每穴调理灸三柱。（可根据顾客情况调整温度）

3. 用温玉灸疗法：结合提升手法灸双睛明穴、双鱼腰、双瞳子髎、双四白，每灸一柱大约20分钟，每穴调理灸三柱。（可根据顾客情况调整温度）

4．用横行灸法灸双眼：双眼张开，平视前方，将专利灸罐火头距离皮肤2～3㎝，在双眼部来回平行移动，每灸一柱大约20分，钟每穴调理灸三柱。（可根据顾客情况调整温度）

5．真性近视加灸风池、风府、大椎、肝俞，各灸三柱，用专利灸罐针对主要穴位灸。

施灸完毕，患者闭目休息三分钟。每日用本法调理一次，每周为一个疗程，一般调理2～5个疗程。恢复后可作保健性调理。成年近视患者采用本法，可稳定视力。

【注意事项】

1．孕妇在调理师的指导下施灸，装有心脏起搏器患者忌灸，月经期慎灸，痛经患者可止痛灸，醉酒者忌灸。

2．大雨、雷电、大雾、大雪、大风慎灸，阳光明媚天施灸效果最佳。

【案例分享】

河南民权县靓明妆机构分享：

李静：靓丽妆美容店的老板，我对柔嘉企业的评价是“柔嘉艾灸是一个健康的事业，也是回馈社会的一件大事。我特别喜欢这个行业，本来是送爱心去孤儿院看望一些儿童，做一些公益活动。我认为柔嘉艾灸将会是未来的抗生素”。我的客户张女士患有子宫肌瘤一年多，导致月经不调、性生活质量下降。刚做完手术三个月，来到我这里咨询调养，经导师检测为：痰湿体质，肝火旺盛，血热妄行。她自诉晚上经常失眠多梦，咽干口苦。导师推荐使用臀疗套+四大排寒套+私密套+肝胆套+肾部套+艾灸调理。经过一个疗程的调理身体不适症状基本消失，心情舒畅。为此还给我送来锦旗表示感谢，金杯银杯都不如客户们称赞我们的口碑。

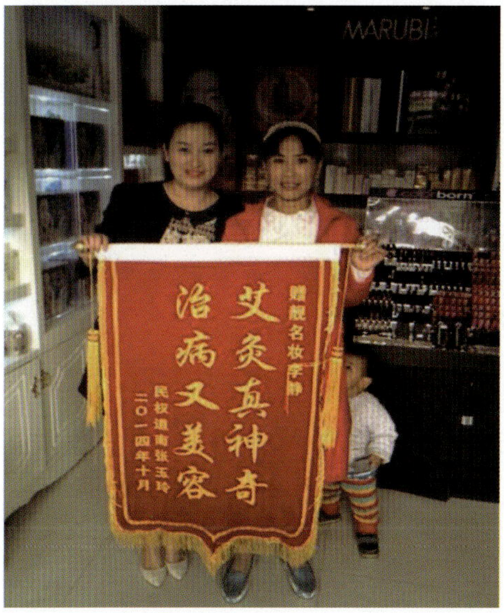

柔嘉玉石艾灸法皮肤亚健康调理技术

【技术原理】

本技术以中医理论为基础，独创皮肤养生——清、调、养、补、健五步方法。精选五年以上陈艾草70%配以多种道地中草药30%，制成相对应的清、调、养、补、健艾绒。通过独创的玉石温面艾灸仪，将皮肤由内而外清通，调顺，养白，使之嫩滑，柔润。

玉石温面艾灸仪——远红外保健磁片的磁力作用，清洁血液，畅通血脉，促进皮肤的气血运行，活化细胞，滋养肌肤。特配玉石片，加强经络疏通，促进毒素排出，有润肤生肌的效果。

【适应症状】

色素沉着、色素不均、皮肤萎黄、干燥等皮肤亚健康状态。

【作用功效】

加速皮肤的血液循环，使老化细胞代谢，新细胞再生加强，淡化色斑，减少皱纹，使肤色红润白嫩，延缓衰老。眼部方面：可改善眼袋、黑眼圈、眼睑下垂、皱纹、延缓眼部的松弛老化，使眼部恢复光彩。

【调理方法】

1．手法调理：运动皮下组织，疏通毛孔，排出深层污垢，激活皮肤细胞，促进皮肤的吸收与代谢，焕活皮肤新生。

（1）大量给水，精油导入。

（2）平面按压皮肤，深层运动皮下组织。

（3）按照皮肤生理纹路进行按摩。（从里向外上方打圈，从下颌至额头九线行进）

2. 面部温灸使用方法：点燃艾绒放入艾灸器中产生温热的刺激，用温热的玉石面旋转、提拉按摩肌肤，配合艾油（或精油）的渗入在肌肤经络四周，帮助肌肤温通经络、温补元气、调和气血、润泽肤色。艾灸操作：根据皮肤的纹理以下向上转圈，上重力下轻力，提拉平熨。额头→太阳穴→眼部（瞳子髎、承泣、四白）→脸颊→鼻翼→嘴周→颌尖→颈部→耳周。

3. 配合柔嘉皮肤养生五步法穴位艾灸疗，有针对性地解决皮肤问题，增加皮肤弹性。

清：“雪耳•清肌套”清理皮肤内外环境，畅通毛孔，减轻皮肤压力，活化肌肤。配合穴位：太溪穴（清毒素，保健康）。

调：“人参•调肤套”调整与修复，调理皮肤功能。配合穴位：神门穴（调心神，固容颜）。

养：“灵芝•养颜套”疏通皮肤经络，滋养气血，养颜化斑。配合穴位：血海穴（养娇颜，好气色）。

补：“虫草•臻补套”补充抗氧化，抗衰老的活力能量，补充流失的胶原蛋白、维生素及微量元素。配合穴位：足三里（补元气，抗衰老）。

眼：“悦活新生美眸套”通过眼部皮肤疏通补水，促进吸收与代谢，从源头解决各种眼部皮肤问题。

配合穴位：太冲穴：（促循环，添神采）通体：“丝滑嫩白通体套”本草花香通体护肤，清调养补，活化身体每寸肌肤，细白嫩滑。配合穴位：足三里、阴陵泉（清）、神门、太溪（调）三阴交、太冲穴（养）、涌泉穴、内关穴（补）。

【注意事项】

1. 有传染性皮肤病禁用（例：病毒性疱疹、湿疹、皮癣等）。

2. 认真清洁，消毒玉石片。

3. 按疗程设置进行护理；（基本疗程）连续三天，后3天1次，根据皮肤恢复情况5～7天1次。

4. 温玉艾灸疗一定配合相应的精油使用，保持皮肤润滑状态。

5. 检查玉石面是否光滑，防止划伤皮肤。

6. 注意玉石片的温度适宜（勿过烫，过凉）。

7. 根据皮肤的需求配上相应的艾绒。

【案例分享】

福建厦门鑫爱人公司旗下机构分享：

机构女店长，面部肌肤粉刺、痤疮非常严重。柔嘉企业的负责人亲自做了量身定制的调理方案，从饮食、运动、外排、内调等多方面进行调理，运用该技术：面部通经套（配合艾灰敷脸）+淋巴排毒套+肝胆排毒+肠胃套+艾灸调理；调理一次就有明显消除红印现象，经耐心调理后，面部已全部好转，痘印也不见了。为此，对产品效果充满了信心，从此柔嘉艾灸成为最受顾客欢迎的项目。

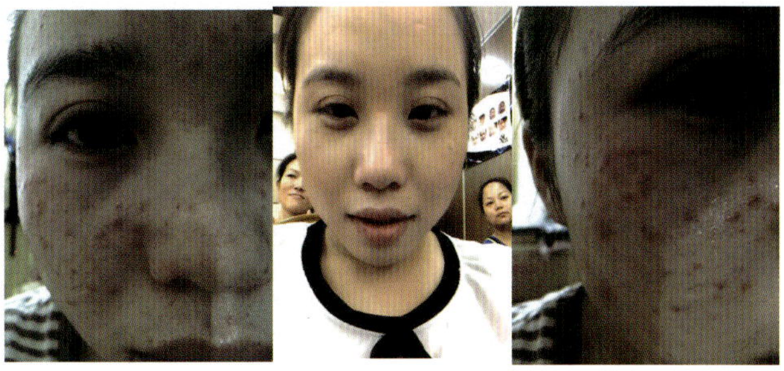

柔嘉女性乳腺亚健康调理技术

【技术原理】

中医古籍中记录：“男子乳头属肝，乳房属肾；女子乳头属肝，乳房属胃”，指出了乳房的经络归属，故肝、肾、脾胃的功能与所属经络是否正常，对乳房的生理病理影响最大。

健康丰满的乳房是建立在气血充足、经络通畅、阴阳协调的基础上的。乳房的健康发育关键在“气血”两字。在生理上气为血之帅，血为气之母，而经络的闭阻往往导致气血的功能发生异常，故疏通经络是调理乳房的关键。

柔嘉女性乳腺亚健康调理技术根据人体经络运行的特征，独创打通任、脾、胃、肝、冲、肾六脉，使胸部经络畅通，培元固本，气血双补的调理原则，达到疏通经络，行气化瘀，全面滋养的效果。

结合独创乳腺净化热能中药膜，可通过经络、穴位、神经、体液、免疫系统等多种管道作用于人体，增强乳腺功能。

采用纯中草药油点穴按摩疗法，作用于机体，通过循经运行，从而起到疏通经络，温中散寒，活血化瘀，促进全身血液循环，改善、预防乳房易产生的多种问题。

特有的远红外旋磁灸疗法：用五年以上陈艾草70%配以多种名贵本草植物30%，制成艾条，联合专用的施灸仪，在乳房局部施治可起到疏通经络、通畅气血的作用，增强人体正气，全面调理乳房亚健康状态。

【适应人群】

1. 胸部下垂松软者，乳房偏小、位偏下者。
2. 生活不规律，引起的乳房胀痛者。

【作用功效】

1. 疏通乳腺管及淋巴管，促进腺体排毒功能正常。
2. 增强胸部的血液及淋巴循环，减少胸部疼痛。
3. 使肝胆的排毒解毒功能达到正常，解除因肝气郁结引发的乳房胀痛。
4. 提升胸部的肌肤，紧实乳房，使胸部更富有弹性。

【调理方法】

手法操作：

1. 铺油开穴：用开穴舒缓药油3～4毫升铺油开穴。主穴用太冲和膻中，常用配穴有：胆经的肩井、阳陵泉，胃经的梁丘穴、丰隆穴，脾经的三阴交。
2. 疏经活络：用乳腺气血引导中药油3～4毫升，手法按摩，疏通胸部瘀堵。
3. 用乳腺净化热能中药膜：通过局部、痛点贴敷、穴位贴敷、借助磁疗独特的物理性能改善局部微循环、组织环境的碱性化、供养器官，从而达到舒筋活络、活血化瘀、止痛的作用。

远红外旋磁灸疗法：

温通经络，行气活血，散瘀清毒，促进胸部血液循环。按照灸安康的旋磁暖宫灸和五行肺气灸 健康调理艾灸法：如下图：

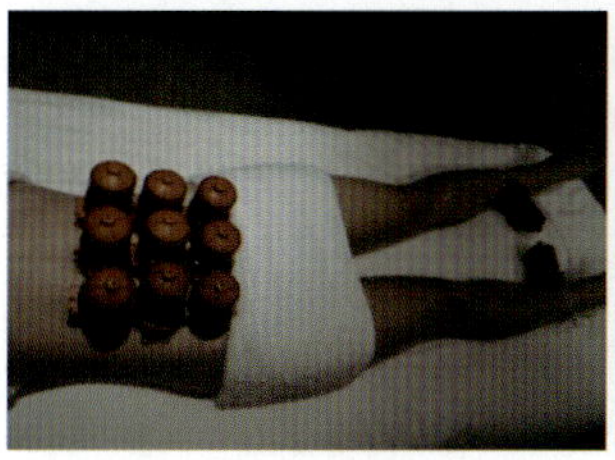

旋磁暖宫灸

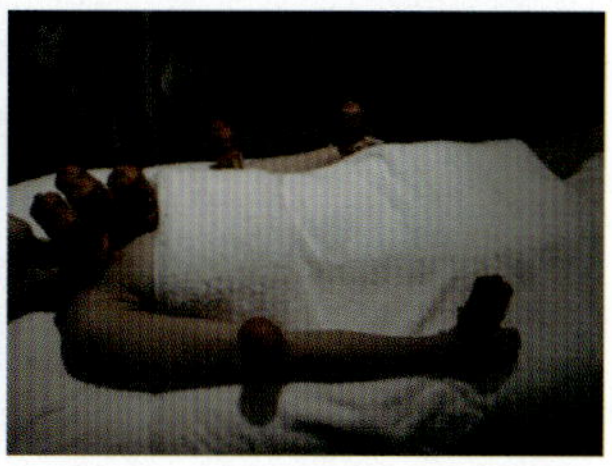

五行肺气灸

配穴：膻中、乳根、期门、肝俞、膈俞、内关、气海、地机、三阴交。

【注意事项】

女性三期（孕期、哺乳期及月经期）忌做。

如初次调理后出现乳房微微胀痛、发痒等属于调理反应，可不必特别处理。

【案例分享】

富颜灸品牌加盟机构分享：

马女士，患乳腺增生多年，曾去过很多地方调理，也未见得效果。2017年12月4日来到店内，经过咨询，导师推荐了运用该技术调理，经过两个月调理后，再去医院B超复查，发现乳腺小叶增生没有了！马女士心情顿时开朗了很多。胸部松软、挤压无痛感。2018年2月25日特送锦旗表示感谢！

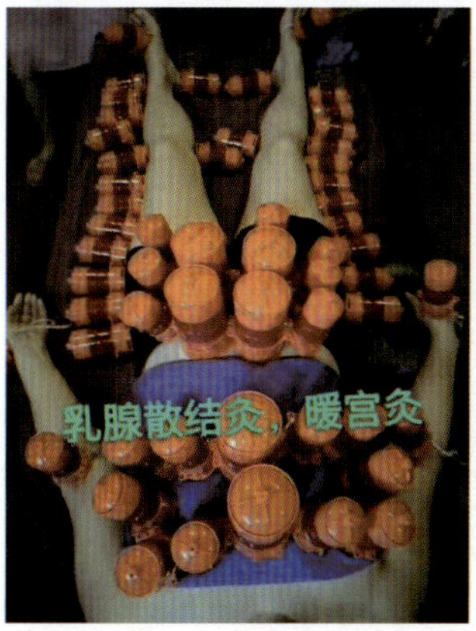

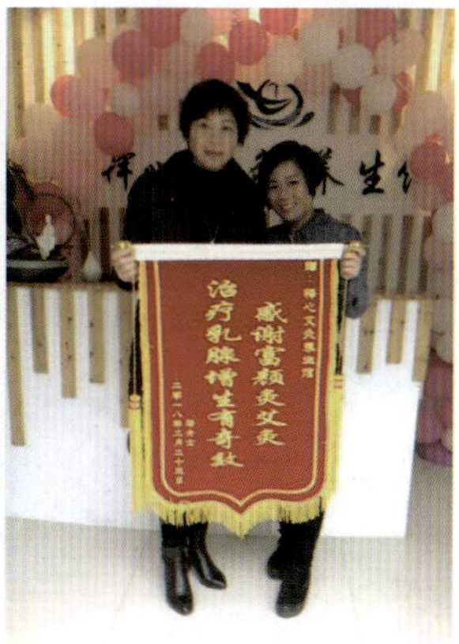

柔嘉女性生殖亚健康调理技术

【技术原理】

根据世界卫生组织的调查显示，我国有96%以上的已婚妇女患不同程度的妇科疾病，常见的妇科发病率在87%以上。尤其女性因生产等原因导致盆腔瘀血后，盆腔组织的血液回流受阻，导致免疫力下降。而瘀血的组织被细菌、微生物感染，这样，就容易出外阴炎症、阴道疼痛、性欲低下等各种亚健康状态。通过活血化瘀，促进盆腔组织的血液循环，加强盆底肌的锻炼与运动，则能改善相关症状。

《本草纲目》载“艾叶能灸百病。”《本草从新》中又说，“艾叶苦辛，生温，熟热纯阳之性，能回垂绝之阳。通十二经，走三阳，理气血，逐寒湿，暖子宫……，以之灸火，能透诸经而除百病。”《名医别录》：“艾主灸百病，治妇人止漏血，利阴气，生肌肉辟风寒，使人有子。”根据古方原理，柔嘉精选玫瑰果、安息香、雪松、茶树、苍术、厚朴、何首乌、当归、肉苁蓉等中草药油配合五年以上陈艾草70%，辅以各种名贵本草植物30%，制成艾绒，加之灸安康专利远红外旋磁灸疗罐结合调理，可疏通经络、活血化瘀、温暖子宫，有效调节女性荷尔蒙的分泌，改善盆底瘀血症状，增强女性体质，恢复生殖系统的正常功能，提高性生活质量，从而养护女性生殖系统。

远红外旋磁灸疗罐：远红外保健磁片的磁力作用，有清洁血液，畅通血脉，促进机体的气血运行，活化细胞。通过透皮吸收、经络的传导直达脏腑和调理部位，达到延缓女性衰老，健体美肤的效果。

【适应人群】

1．产后疼痛者。

2．女性性生活质量下降者。

3．乳房松弛、乳房下垂等女性生殖亚健康者。

【作用功效】

1．改善盆底肌肉松弛。

2．强化恢复生殖系统的正常功能。

3．提高性功能和改善性生活质量。

4．提高肛肠的收缩和弹力，刺激肠蠕动。

5．有效促进腰部和腹部脂肪分解，有美腰塑形之效。

【调理方法】

手法操作：

背部：

1．点涂药油：用一号药油（八髎）6～8滴涂八髎，增加盆底肌的机能，用二号药油（肛肌）6～8滴涂肛门肛肌。

2．铺油：先用6号药油（生殖调理液）20～25滴铺油，从大腿腘窝处到臀部交界处，从委中高腰部，点穴、推腿部6条经络促进血液循环，提升臀部肌肉。

3．震肌：仪器震动从大腿腘窝处到臀部交界处，提高性感知能力，增强盆底肌弹性。

4．拍打腿部腘窝30～50下，直至出痧。

正面：

1．点涂药油：用3号油（会阴）3～5滴涂会阴。用4号油（阴肌）3～5滴涂阴周、阴唇，排出毒素。

2．用7号药油（生殖激活液）20～25滴铺油，子宫卵巢腹股沟部位，点穴，打圈排毒，提升盆底肌机能。

3．震肌：仪器震动阴部，帮助体内垃圾代谢，提高性感知能力，增强盆底肌弹性。

4．腹股沟排毒：用5号油（淋巴）6～8滴涂腹股沟淋巴，按淋巴走向排毒。

艾灸罐疗操作：

为了强化药油的功能，通过艾灸以温通温补调养与保健达补阳平阴、调节功能，预防生殖系统亚健康状态。

按照柔嘉的健康调理艾灸布阵法：代脉灸法和常用暖宫灸。如下图：

操作方法：将肾元素艾药点燃放入艾灸器中，以带脉为核心，按图排好阵法。

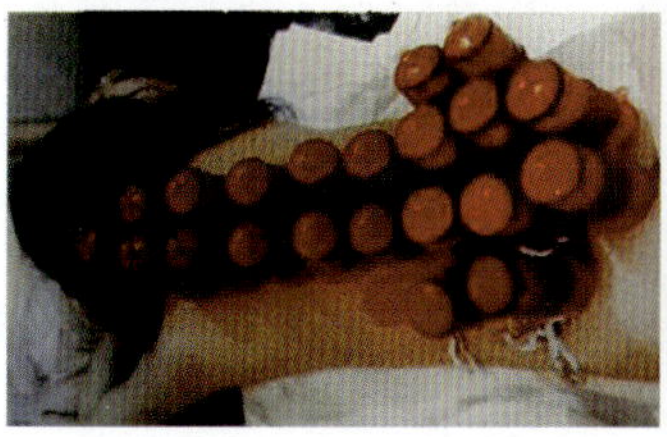

带脉灸法

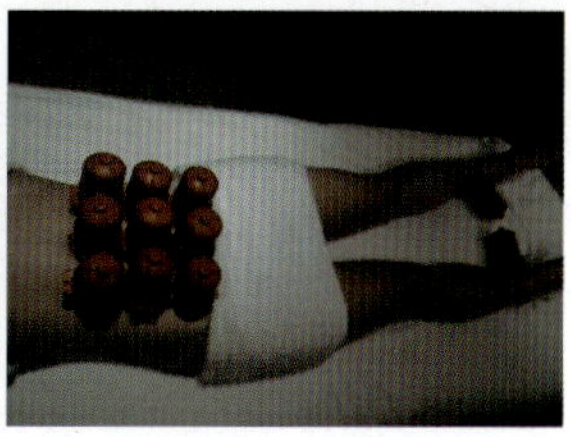

常用暖宫灸

【注意事项】

①调理师以女性为主，保护客人隐私；②调理结束后，应在调理床上休息片刻；③调理结束后，不宜马上吃冷、寒、凉的食物或洗澡洗头；④产后恶露未干净或月经期不宜调理；⑤调理当日不宜同房；⑥孕妇腹部不宜调理；⑦部分受术者第二天出现阴道分泌物增多等情况，为调理后的正常反应，经过几次调理后会消失。

【案例分享】

柔嘉企业本韵公司分享：

2017年6月，山西省兰欣隰县，张女士，结婚4年一直未怀孕，经医院检查发现卵泡发育不良，3年来苦寻良医，试管婴儿也尝试过，但是都以失败告终。张女士姐姐张大姐加盟柔嘉企业旗下富颜灸品牌店多年。张女士就抱着尝试的心态到自己的亲姐的店做艾灸调理，当时张姐给她妹妹用该技术进行调理，坚持调理了2个月，她妹妹成功怀孕！张姐和她妹妹都没有想到的奇迹就这么发生了。经回访发现：这次张女士两个月来一直坚持艾灸肝俞、脾俞、命门、肾俞、神阙、气海、子宫、归来、内关、血海、足三里、三阴交、太溪、涌泉这些穴位，每次选取6～8穴。传统医药的调理确实可以给人带来健康和意想不到的结果。

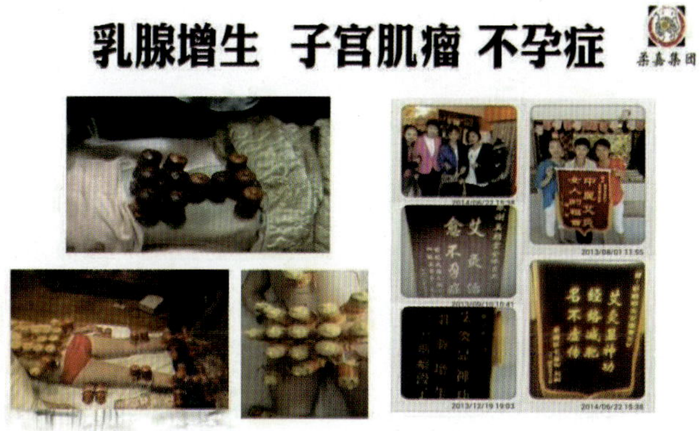

柔嘉六合调理养生疗法

【技术原理】

老子曰："六和为贵"。人体的阴阳气血必须六和，方能健康无病。六和疗法就是根据这一理论进行设计研究的，朱丹溪曰："气血六和，则百病不生"。

本疗法集冲、和、刮、拔、闪、叩六种手法于一体，具有舒筋通络、活血化瘀、行气止痛、散寒除湿、强腰补肾等作用，有起效快，疗效好，实用性强的特点。该疗法诊断规范化，将一切疾病高度概括为寒、热、郁、虚四大类别，每一类简单总结出几大证，列成表格，患者只要查表，对号入座，就能诊断出自己是什么症状，选什么方法。

【技术构成】

柔嘉六和神罐是集按摩、刮痧、拔罐、针灸四位于一体的医疗器械，与传统中医按摩、刮痧、拔罐、针灸手段相比，六和神罐具有其突出的优势，详见下表对比：

柔嘉六和神罐与传统中医疗法对比表

	传统中医	六和神罐
按摩	劳动强度大，力度小；对操作者有较高技术要求。	力度大，劳动强度小；操作方法即刻掌握。
刮痧	患者易产生恐惧感；损伤皮肤有非常强的疼痛感。	无痛苦，患者无恐惧感；损伤皮肤性小，无疼痛感；对皮肤无刺激，无损伤。
拔罐	静态负压即罐拔在患处。	通过提拉走罐产生冲击性和牵引性动态负压，效果更好。

柔嘉六和调理养生疗法配合六和神罐使用，操作简便，疗效显著，既能达到有病治病、无病强身的效果，也可以作为一种很好的保健强身养生器械，调理后使人舒畅清爽，肢体倍感轻松。

【调理方法】

柔嘉六和疗法寒热辨证：患部发凉、喜温怕

凉、手足发凉、身体怕冷则为寒证；全身发热、患部发红或舌红、唇红、面红、口苦、口渴、思凉饮食；舌苔黄、小便黄则为热证。

柔嘉六和疗法十六字要诀：自上而下、先急后缓、由内而外、先轻后重。

柔嘉六和神罐的使用方法：柔嘉六和神罐使用方法包括：冲、和、刮、拔、闪、叩六种手法。

1．准备工作：治疗前先将患部用热湿毛巾擦净皮肤，将辨证所用精油或药油均匀涂在患病部位。

2．操作手法及要领：

①冲罐法：简称“冲法”，将罐口按于患部或穴位上，右手提起手柄活塞，在产生适当负压吸起皮肤的情况下，双手配合在原处固定，反复多次提、拉手柄活塞，加强对穴位的刺激，从而加强治疗效果。作用：产生冲击性负压。用冲击性负压比用静态负压力量大得多（传统拔罐为静态负压）。要领：由轻渐重，力量适度，每处冲和30～60次左右。

②和罐法：简称“和法”，涂适量精油和药油于治疗部位，左手按罐口于患部，右手提起活塞，在产生适当负压的情况下，双手拉罐向前或顺、逆时针方向运行。按照治疗部位上的经络走向，拉罐行走要有渗透力，才能起到最佳治疗效果。作用：如同按摩的推、揉、擦等手法，有活血化瘀、疏通经络等作用，同时使毛孔扩张，汗腺开放，药物更容易透入皮肤。要领：力度、速度适中，由轻渐重。起痧为正常反应，每处做10～30次左右。

③刮罐法：简称“刮法”，和罐法完毕，在原来部位用罐口刮之，每处刮20～30次，然后用揉法，使精油或药油全部透入皮下（同刮痧法）。

④拔罐法：在患部或选定穴位处拔罐，如同传统拔罐原理，但无须用火，用右手提起手柄即可。作用：祛风、活血、清热、拔毒。要领：在患者耐受前提下，力度较大拔后呈深紫色。

⑤闪法：简称“闪法”，在拔罐的同时，迅速提拉罐体，离开患部（似中医闪罐法）。作用：清热、消炎、止痛。要领：闪罐部位要准确，力度适中，主要治疗部位每次闪罐10次左右为宜。

⑥叩罐法：在和罐过程中，大部分自然加入叩罐法，即用罐口在患部叩击10次左右。作用：如同按摩的击叩法、打法和棒击疗法，有疏通经络、调和气血的作用。要领：力量要适度，骨骼处勿叩。如下图：

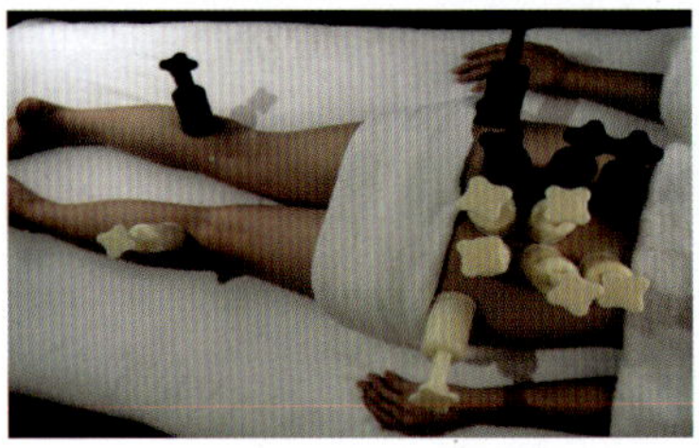

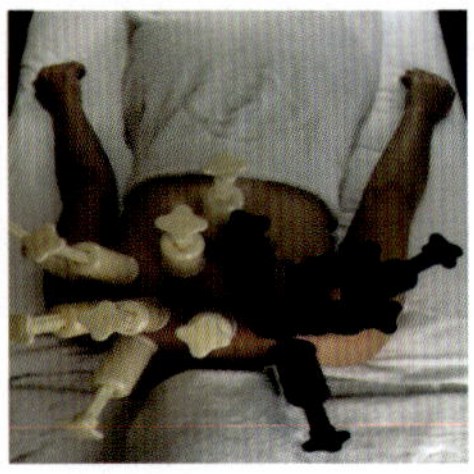

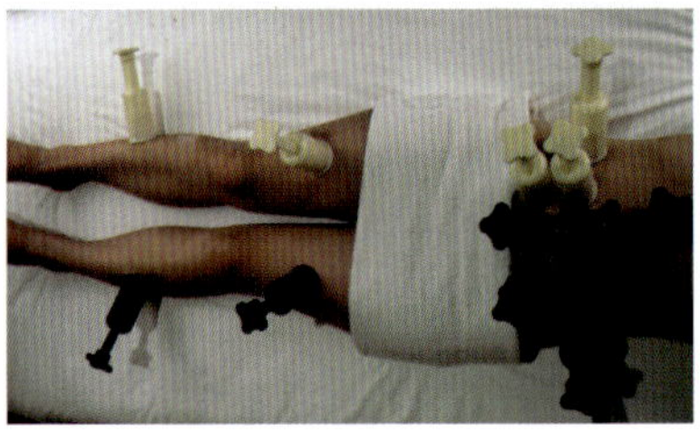

【禁忌症】

1．皮肤病及皮肤损伤者，包括：湿疹、脓肿、蜂窝组织炎、溃疡性皮肤病、烫伤、烧伤等。

2．有感染性疾病者，如骨髓炎、骨结核、化脓性关节炎、丹毒等。

3．严重心脑血管病、急性十二指肠溃疡、急性腹痛等疾病的急性发作期。

4．有开放性损伤者、血液病及出血倾向者，如恶性贫血、紫斑病、体内有金属固物等治疗后易引起出血者。

5．极度疲劳、醉酒神志不清者，饥饿过度及饭后半小时之内的患者。

6．经期或临产的妇女。

【案例分享】

鑫蓝日化机构分享：

2017年7月28日，黄女士，新顾客。40年来头一回做身体疏通，身体最不舒服，肩颈痛并伴便秘问题被困扰多年。建议先调理肩颈，舒服有效了再调便秘，于是就趴床上开始用柔嘉安康灸品牌肩颈三灸疗法技术＋六合理疗罐升阳平衡调理技术，当时做完背感觉舒服了，“富贵包”小了，顾客感觉肩颈像卸了一块石头！顾客姐姐特别高兴！当场就又定下了之后的疗程的调理项目。

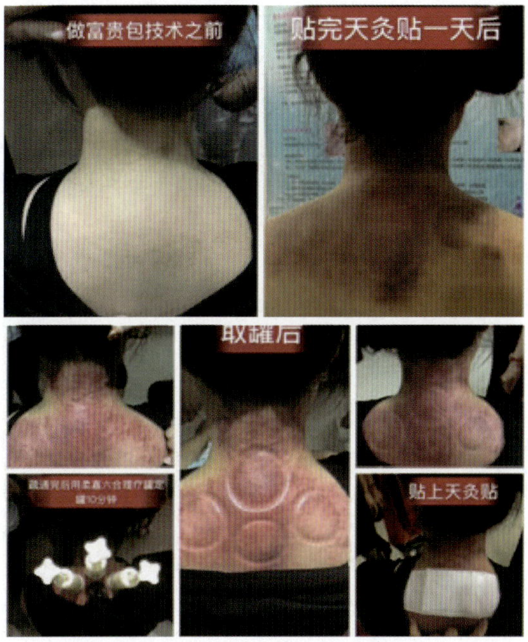

柔嘉七窍养生亚健康调理技术

【技术原理】

人体有七窍，七窍即目、鼻、舌、口、肛门、耳、尿道；人体脏腑健康与七窍密切相连。

《灵枢•脉度》：“五脏常内阅于上七窍也。故肺气通于鼻，肺和则鼻能知臭香矣；心气通于舌，心和则舌能知五味矣；肝气通于目，肝和则目能辨五色矣；脾气通于口，脾和则口能知五谷矣；肾气通于耳，肾和则耳能闻五音矣。五脏不和，则七窍不通。”

《寿世传真》：“耳乃精窍，目乃神窍，口鼻乃气窍”。五脏的精气分别通达于七窍，五脏有病，往往从七窍的变化中反映出来。

《现代简明新中医概论》中的“七窍”说明：①目：目在面上部眼眶窝内，左右各一，为视觉器官，包括眼球和眼副器两个部分。眼目有病可以影响其他脏腑，其他脏腑有病也能影响到眼目。如：青光眼可引起头疼，肝火盛可引起目赤肿痛。所以眼目也是脏腑病变的反应部位。因此，有人说目是肝之苗。②鼻：鼻在面部中央，分外鼻、鼻腔、鼻旁窦三部分。鼻为嗅觉器官。主嗅觉，又是呼吸的门户，还能对吸入的空气起净化，湿润和加温作用。也可辅助发音。鼻有病可影响肺和其他器官，肺有病也能影响到鼻。所以说，鼻是肺之苗。③舌：舌位于口腔内底部，是味觉器官。还具有协助咀嚼，吞咽和辅助发音的作用。舌质鲜红为热甚，心火上炎，舌尖赤红，舌红而出血，是热积伤心。从舌质可以看出心病，所以有人说，舌为心之苗。④口：口是消化管道的开口。它有咀嚼和吞咽的功能。口唇内含丰富的微细血管，一般呈红色。当机体缺氧时口唇发紫称为发绀。脾虚口唇发白，唇焦而干为脾有热积。口为脾之苗。⑤耳：耳在头颅两侧，耳是听觉器官，主听。脑病反应在耳上，所以，耳为脑之苗，或谓脑开窍于耳。如：脑萎缩可见耳背、耳聋，头火盛可见耳鸣。⑥肛门：肛门是胃肠消化道的排泄口。它主要功能是排便。胰热可出现肛门刺痒，大便干燥，胰虚便会脱肛。所以胰开窍于肛门，也谓肛门是胰之苗。⑦尿道：尿道是排尿的最后一段管道。肾，膀胱有热可引起尿道有烧灼感。这就是肾开窍于尿道的佐证。尿道是肾之苗。

柔嘉科研组根据七窍对应脏腑原理推出七窍养生理念：调体质、调温度、调气血、纯中药古法养生；气血主健康；温度定生死体质延寿命。该技术定位：来自专业中医健康养生品牌；顶级中草药配方，专业传统养生；健康、环保、绿色、安全、简单有效。

【适宜人群】

脏腑对应七窍引起的亚健康状态相关人群。

【作用功效】

通经络、调气血、调温度，结合人体七窍相对应的五脏六腑，调节脏腑功能改善七窍亚健康状态。

【调理方法】

1．七窍养生之：艾眼灸 先清洗眼部肌肤。

用明目原液做眼球按摩，排出眼部毒素，激活眼部循环。贴明目舒缓眼贴。用五行旋磁灸罐结合十三味五元艾绒做眼睛艾灸。

2．七窍养生之：（鼻、耳朵、口唇保养）蒸脸仪结合产品使用；脸部净化组合（脸部净化液、出水芙蓉凝露、出水芙蓉乳液）；作用：熏蒸眼睛、脸部、嘴巴、鼻子和耳朵，调节呼吸系统，促进血液循环，快速渗透、深层净化、促进吸收。同时为眼睛、鼻子、耳朵和口唇保养。

3．七窍养生之：尿道（幸福密语组合）；效果：中药植物精华提取物配合生物活性因子，从根源入手，排宫、清阴、养卵巢，调理与滋养相结合，有效提高性生活质量。使用方便，效果持久。分三期疗法：①动情期，提高性欲，滋润收缩阴道，改善子宫收缩力；②排卵期，防止卵巢早衰，提高生育力，抗衰老；③黄体期，促进女性荷尔蒙的分泌，提高细胞活力，促进新陈代谢，维持子宫的正常功能。

【注意事项】

七窍养生之：①艾眼灸：眼睛不要随意睁开，旋磁罐要放到安全线上；②脸部净化组合：随时注意温度，离仪器5～10厘米 为佳，嘴、眼最好是以一张一闭较适宜；③尿道（幸福密语组合）：女性来月经期间不能用，月经过后三天才使用。

【案例分享】

雅丽中里康安灸艾灸馆分享：

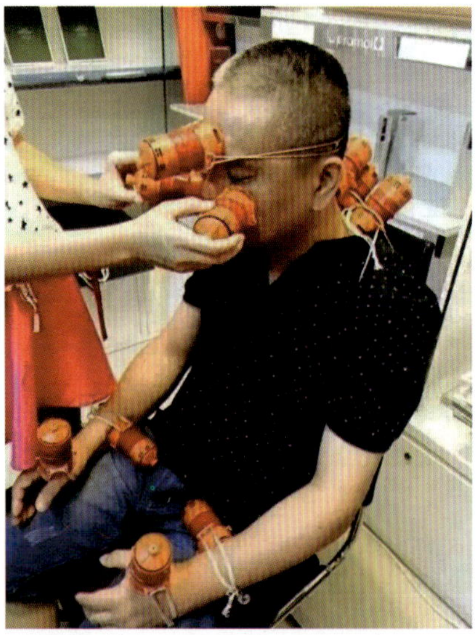

张先生，46岁、人民教师。多年教学让他患上了职业病，不仅经常感到眼睛干涩，还口干舌燥。2017年6月，接触到艾灸养生这一方法，抱着试一试的态度他选择了该技术，蒸脸仪结合产品使用。他第一次灸完感觉就非常好，立马又预约了几次，2个月过去了，张先生现在是见人就眉开眼笑。他气色红润，整个人看上去年轻了好几岁。

柔嘉远红外旋磁灸《二十四节气养生灸》亚健康调理技术

【技术原理】

“阴阳四时者，万物之终始也，生死之本也，逆之灾害生，从之则苛疾不起，是谓道也。”这清楚地说明了人在养生中要以四季阴阳为根本。

有关人士指出，二十四节气不仅是指导农业生产的“圣经”，也是指导人们养生、保健的秘宝。这是因为，人与自然界是统一的整体，人的生命活动也必然与二十四节气紧密相连。一年四季的变化随时影响着人体，二十四节气的变化不一，也必定会引起人的生理和心理机能不断地发生更替。因此，非常有必要依从二十四节气的要求，进行养生保健。依据如下：

1．人体经络与二十四节气

人体十二经络在一年里面的一进一出，恰好对应着二十四个节气。经络上有365个穴位，而自然界一年有365天，这也是人体与自然相联系的一个表现。我们知道每隔四年的二月份就会润一日，那么全年就变成366天，而人体也相应每四年出现一次膏肓穴，这个膏肓穴就叫作第366穴。在人患病的过程中，如果生病四年都还没有痊愈，那就会危及生命，这就是古语所说的“病入膏肓”。在治疗的过程中，膏肓穴出现的这一天也是很关键的，如果利用二月份润日这一天，通过膏肓穴对人体进行调整则可有效治疗与调节疾病。

人体又是如何与二十四节气对应的呢?人体有十二经脉，阴经通于脏，阳经通于腑，十二经脉和十二脏腑结合起来，形成二十四经脉与二十四节气相吻合、相对应的关系。对应关系：

足厥阴肝经——肝脏——惊蛰、春分；足少阳胆经——胆腑——清明、谷雨；手厥阴心包经——心脏、大脑——立夏、小满；手少阴心经——心脏——芒种、夏至；手太阳小肠——经小肠腑——小暑、大暑；足太阴脾经——脾脏——立秋、处暑；足阳明胃经——胃腑——白露、秋分；手太阴肺经——肺脏——寒露、霜降；手阳明大肠经——肠腑——立冬、小雪；足少阴肾经——肾脏——大雪、冬至；足太阳膀胱经——膀胱腑——小寒、大寒；手少阳三焦经——六腑之和——立春、雨水。

2．人体脊柱与二十四节气

脊柱是人体最大的能量传输中心，通过神经系统的传递，可与人体五脏六腑相通。人体的脊柱由颈椎7节，胸椎12节，腰椎5节，共24节椎体组成，恰与一年二十四个节气相吻合。

据《黄帝内经》所载，人体每一个器官的能量，都是由特定的脊椎位置所控制，与大自然二十四个节气所对应。这种巧合正是体现了“人为小宇宙、天地为大宇宙”之观点。常人的脊柱内的炁机，冬至从第5节腰椎开始，每个节气上移一个椎体，一年内完成一次脊柱整体炁机变化，这正符合地球绕太阳运转一周轨迹的炁机变化原理。

颈椎

第一颈椎——大雪——头、耳、鼻、喉、脸，头痛、失眠、眼疾、记忆减退、眩晕。

第二颈椎——小雪——喉、舌、声带、口，昏眩、耳鸣、扁桃腺炎、腮腺炎、直肠炎。

第三颈椎——立冬——咽、颊、肩，咽喉炎、颈、肩酸痛、呼吸困难、痤疮、湿疹。

第四颈椎——霜降——颈部肌肉、臂，肩酸痛、牙痛、甲状腺。

第五颈椎——寒露——手肘、食道、气管，气管炎、咽喉炎、手臂酸痛上臂或手腕痛、甲状炎、五十肩、拇指酸麻痛。

第六颈椎——秋分——甲状腺、手腕肌、拇指，上臂或手腕痛、甲状炎、五十肩、姆指酸麻痛。

第七颈椎——白露——甲状腺、中指、肱肌，甲状炎、手臂外侧、中指、肱、无名指酸麻痛。

胸椎

第一胸椎——处暑——心脏、气管、食道、前臂，心脏病、气管炎、气喘、手腕痛、胸痛、手臂内侧酸麻痛。

第二胸椎——立秋——心脏、气管、食道、背肌，食道炎、胸痛、手臂内侧酸麻痛、血压、心跳不规律。

第三胸椎——大暑——肺、支气管、食道、胸腔，支气管炎、肺炎、食道炎、肋膜炎。

第四胸椎——小暑——肺、食道、乳房，乳腺炎、慢性胃症。

第五胸椎——夏至——肝、胆、胃、脾，肝炎、胆囊炎、低血压、胃炎、面疱。

第六胸椎——芒种——胰、胃、胆，肝炎、胃炎、胆囊炎、胃胀、食欲不振。

第七胸椎——小满——肾、胰、十二指肠，胃溃疡、糖尿病、十二指肠炎、扁桃腺炎。

第八胸椎——立夏——肝、胃、胰、肾、小肠，小肠炎、头痛、便秘、风湿。

第九胸椎——谷雨——小肠、肾上腺，肾上炎、过敏、频尿、湿疹、膀胱炎、排尿困难、不孕、下腹痛。

第十胸椎——清明——肾、盲肠、大肠，肾炎、水肿、痛风、不孕、输尿管炎、带状疱疹、静脉曲张。

第十一胸椎——春分——肾、大肠、输尿管，肾炎、输尿管炎、大肠炎、性无能、痤疮、痢疾、水肿、牛皮癣。

第十二胸椎——惊蛰——肾、大肠、淋巴、输尿管、膀胱，膀胱炎、不孕、生殖器疾病、风湿关节炎、输尿管炎。

腰椎

第一腰椎——雨水——大肠、输尿管、股四头肌、大腿前侧，大腿痛、便秘、尿床、疝气。

第二腰椎——立春——卵巢、输卵管、肾、

膀胱、外阴、大腿内侧，月经不调、子宫卵巢炎、小产、大腿中段酸麻痛、便秘。

第三腰椎——大寒——生殖器、下腰、坐骨神经，月经不调、生殖器疾病、水肿、坐骨神经痛、血压不正常。

第四腰椎——小寒——前列腺、下腰、坐骨神经，下腰痛、小腿痛、坐骨神经痛、前列腺障碍。

第五腰椎——冬至——子宫、膀胱、直肠、足，膀胱障碍、小腿至足踝酸麻痛、痔疮、尿酸。

荐椎与骶椎

荐椎——直肠、肛门、大腿后侧、前列腺、脊椎弯曲，髋骨关节炎、臀部痛、前列腺炎、踝骨痛。

骶椎——直肠、肛门、痔疮、瘙痒症、肛门炎。

3. 传承发展中国古老的二十四节气灸

二十四节气灸的意义，根据中医“天人合一”思想，“天”的变化自然影响人体，而节气对人体影响有两个方面：

（1）由于节气前后气候变化比较大，一个人如果有旧患或宿疾，他的适应能力和机体抵抗力就弱，往往会在这个时候发病或病情加重。据医学统计：心脏病、中风、哮喘等疾病多发于节气前后和半夜。因为当外界气候条件的变化超过身体的应变能力时，人就会发病。这正是《黄帝内经》所讲的“邪之所腠，其气必虚”。

（2）由于宇宙能量在节气前后变化较大，如果我们在这个时候运用一些特殊的方法进行干预，把宇宙能量转化为我所用将起到事半功倍的作用。节气灸就是在中医理论指导下成功地把宇宙能量转化为我所用的典范。通过做节气灸不但可以起到最佳的治疗效果，还可以调节机体免疫力、提高抗病能力。这样，当外界环境及气候等因素发生变化时，人就不容易生病，正如《黄帝内经》中所说的“正气存内，邪不可干”。

二十四节气灸的作用：“节气灸”是在特定的时令节气，选择具有强壮作用的腧穴进行艾灸，以温壮元阳，激发经气，调动机体潜能，提高机体抗病与应变能力。“节气灸”为我国历代医家及百姓所喜闻乐见并沿用至今，在传统防病保健领域里占有特殊的地位。

（1）扶正祛邪：用以预防治疗感冒、体虚易感、慢性气管炎、过敏性鼻炎、哮喘、荨麻疹等呼吸系统疾病及过敏性疾病；

（2）助阳祛寒：用以治疗胃寒、胃胀、胃痛、腹胀、腹泻等脾胃病及颈肩腰腿疼痛、畏寒、手脚寒凉、风湿、类风湿、骨性关节病等；

（3）疏肝理气：用以治疗失眠、易怒、焦虑、抑郁等；

（4）扶阳固本，强身健体，调整五脏正气，增强身体抗病能力。

三伏灸、三九灸

三伏天和三九天灸治，根据《内经》“春夏养阳，秋冬养阴；夏养三伏，冬补三九”。前者乃“冬病夏治”，后者乃“夏病冬治”之理。

三伏灸在最热的季节，三九灸在最冷的季节；三伏灸在每年夏季最热的三伏天，顺应大自然阳热降伏收藏的力量，以艾灸的阳热之力补充人体阳气；三九灸在每年冬季最冷的三九天，顺应大自然阳热萌动上升的力量，以艾灸的阳热之力来补充人体阳根，帮助人体阳气源源不断的升华。

三伏灸是三九灸的延续和加强；二者互为始终、相互加强、相互补充；二者都是扶助正气、调节人体免疫机能，达到增强人体抗病能力的作

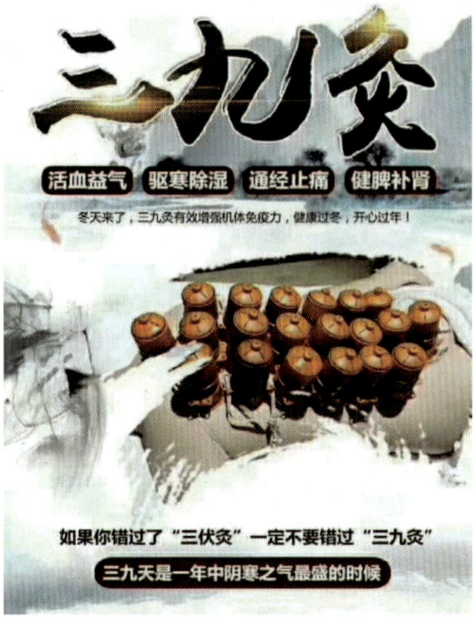

用；二者出发点基本相同，但灸养的目的不同，《内经》指出："春夏养阳，秋冬养阴"，春夏不可伤中下之阳，秋冬不可伤中上之阴。夏养三伏、冬补三九，"三九灸"与"三伏灸"相配合，能显著提高人体抵抗力。

根据二十四节气养生原理与流传至今的二十四节气灸的中医科学，柔嘉艾灸开发出二十四节气养生灸专项技术。

【作用功效】

根据节气对应脏腑，可针对性强调理脏腑功能的亚健康状态。

【适应人群】

亚健康人群以及慢性病及某些疑难症疾的康复调理。老年人心血管问题的预防，康复调理，儿童成长发育的健康调理。如过敏症：过敏性鼻炎，慢性支气管炎，哮喘，湿疹，荨麻疹等；妇科男科慢性炎症；长期脾胃不和，气滞血瘀，肾阴阳虚；风湿性关节炎，长期痛经月经不调；长期失眠，头痛，头晕；三高症，肥胖等症的康复调理；预防并发症。

【技术特色】

艾灸＋天灸：远红外旋磁雷火灸+液体灸+本草能量热膜灸+天灸贴

【技术应用】

二十四节气经络部位穴位灸

（一）技术操作：

1．每节气一瓶油5毫升，点揉穴位，按摩对应部位到发热、推相应经络。

2．各季能量油滚动、能量瓶底加强穴位和经络。

3．各节气相应反射区部位或阿是穴敷本草能量热膜，进行热膜灸约20分钟取下。

4．按照各节气相应经络取穴，专利阵法施灸。

5．各节气相应反射区部位或阿是穴贴天灸贴。

（二）各节气调理方案

1．立春（立春油）：主调肝，养阳。

重点配穴：督脉：大椎、命门、肺俞、肝俞；任脉：关元、神阙、中脘、太冲。

专利阵法：旋磁天王灸，远红外旋磁雷火灸；灸第二腰椎。

推经络：主推：肝经；辅助：胆经、肾经。

配合调理：肝胆套+肾部套+天灸贴+九窝清青组合（天灸）。

2．雨水（雨水油）：主调脾，祛湿。

重点配穴：督脉：大椎、肾俞、肝俞；任脉：期门、关元、神阙。

专利阵法：旋磁肠胃调理灸，远红外旋磁雷火灸；灸第一腰椎。

推经络：主推：脾经；辅助：胃经，肾经。

配合调理：脾胃套+排寒套+肾部套+天灸贴。

3．惊蛰（惊蛰油）：主调体质。

重点配穴：督脉：大椎、肝俞、肾俞；任脉：合谷、太冲、关元、神阙、中脘。

专利阵法：旋磁工字灸 ，远红外旋磁雷火灸；灸第十二胸椎。

推经络：主推：膀胱经。

配合调理：气血双补套+夹脊畅悦组合（天灸）。

4．春分（春分油）：主调阴阳。

重点配穴：督脉：大椎、肝俞、命门、脾俞；任脉：关元、神阙、中脘、膻中、太冲。

专利阵法：旋磁工字灸或旋磁滋阴除烦灸，远红外旋磁雷火灸；灸第十一胸椎。

推经络：主推：肾经；辅助：督脉或任脉。

配合调理：阴虚、阳虚体质套+肾部套+夹脊畅悦组合。

5．清明（清明油）：养肝护阳。

重点配穴：督脉：大椎、至阳、命门；任脉：鬼哭穴、足三里、合谷、关元、神阙。

专利阵法：旋磁三阳开泰，远红外旋磁雷火灸；灸第十胸椎。

推经络：主推：肝经；辅助：胆经。

配合调理：肝胆套+肾部套+天灸贴+九窝清青组合（天灸）。

6．谷雨（谷雨油）：主调肝脾，祛湿。

重点配穴：督脉：大椎、百会、命门、心俞；任脉：关元、神阙、神门。

专利阵法：旋磁肠胃调理灸，远红外旋磁雷火灸；灸第九胸椎。

推经络：主推：脾经；辅助：肝经、胆经、肾经。

配合调理：肝胆套+脾胃套+肾部套+缝隙修护组合（天灸）。

7. 立夏（立夏油）：主调心。

重点配穴：督脉：大椎、心俞、肾俞；任脉：关元、神阙、膻中。

专利阵法：旋磁乾坤灸 ，远红外旋磁雷火灸；灸第八胸椎。

推经络：主推：心经；辅助：心包经、肾经。

配合调理：心肺套+头面通经+九窝清青组合（天灸）。

8. 小满（小满油）：主调脾胃，清热祛湿。

重点配穴：督脉：大椎、肾俞；任脉：关元、神阙、足三里。

专利阵法：旋磁肠胃调理灸，旋磁滋阴除烦灸，远红外旋磁雷火灸；第七胸椎。

推经络：主推：脾经；辅助：胃经、大肠经。

配合调理：脾胃套（或体三浊）+肾部套+淋巴免疫套+九窝清青组合（天灸）。

9. 芒种（芒种油）：主调心神。

重点配穴：督脉：大椎、脾俞、心俞、命门；任脉：神阙、关元、足三里。

专利阵法：旋磁三阳开泰灸，远红外旋磁雷火灸；第六胸椎。

推经络：主推：心经；辅助：心包经、膀胱经。

配合调理：心肺套（或气血双补套）+头面通经套+肾部套+夹脊畅悦组合（天灸）。

10. 夏至（夏至油）：主调肾脾胃排寒湿。

重点配穴：督脉：大椎、至阳、命门；任脉：膻中、关元、神阙、巨阙。

专利阵法：旋磁双龙戏珠灸，远红外旋磁雷火灸；第五胸椎。

推经络：主推：脾经；辅助：胃经、肾经、胆经。

配合调理：脾胃套+四大排寒+肾部套+天灸贴。

11. 小暑（小暑油）：主调心阳护胃肠。

重点配穴：督脉：大椎、肾俞、心俞；任脉：神阙、关元、膻中、涌泉、合谷。

专利阵法：旋磁固本培元灸，旋磁肠胃调理灸，远红外旋磁雷火灸；第四胸椎。

推经络：督脉、心经、小肠经、胃经、大肠经。

配合调理：心肺套+体三浊+肾部套+夹脊畅悦组合（天灸）。

12. 大暑（大暑油）：主调肾脾胃。

重点配穴：督脉：大椎、肾俞、心俞；任脉：神阙、关元、膻中、涌泉、合谷。

专利阵法：旋磁生理康复灸，远红外旋磁雷火灸；灸第三胸椎。

推经络：主推：肾经；辅助：脾经、胃经。

配合调理：脾胃套+肾部套+缝隙修护组合（天灸）。

13. 立秋（立秋油）：主调肺。

重点配穴：督脉：大椎、肾俞、脾俞；任脉：关元、神阙、中脘、章门、太白。

专利阵法：旋磁五行肺气灸，旋磁除烦滋阴灸，远红外旋磁雷火灸；第二胸椎。

推经络：主推：肺经；辅助：大肠经、脾经、肾经。

配合调理：清肺套（或心肺套）+肾部套+脾胃套+九窝清青组合（天灸）。

14. 处暑（处暑油）：主调脑肺脾 滋阴清暑湿热。

重点配穴：督脉：大椎、肾俞、心俞；任脉：神阙、关元、膻中、涌泉、合谷。

专利阵法：旋磁除烦滋阴灸，旋磁肠胃调理灸，远红外旋磁雷火灸；第一胸椎。

推经络：主推：肺经；辅助：大肠经、胃经、脾经。

配合调理：清肺套+头面通经套+脾胃套+天灸贴（根据体质配：阴虚体质套）。

15. 白露（白露油）：主调心肝脾胃，防燥滋阴。

重点配穴：督脉：大椎、肺腧、肾俞、脾俞；任脉：关元、神阙、足三里、中府。

专利阵法：旋磁三阳开泰，远红外旋磁雷火灸；第七颈椎。

推经络：主推：心经；辅助：肝经、脾经、胃经。

配合调理：肝胆套+脾胃套+肾部套+九窝清青组合（天灸）（根据体质配：阴虚体质套）。

16．秋分：主调肺，祛寒燥。

重点配穴：督脉：大椎、肺腧、大肠俞、肾俞；任脉：关元、神阙、天枢、足三里、合谷。

专利阵法：旋磁五行肺气灸，旋磁除烦滋阴灸，远红外旋磁雷火灸；第六颈椎。

推经络：主推：肺经；辅助：大肠经、脾经、肾经。

配合调理：清肺套（或心肺套）+四大排寒套+肾部套+九窝清青组合（根据体质配：阴虚体质套）。

17．寒露：主调肺，祛寒护关节。

重点配穴：督脉：大椎、肺腧、肾俞、八髎；任脉：神阙、关元、太渊、足三里。

专利阵法：旋磁五行肺气灸，旋磁腰椎调理灸，远红外旋磁雷火灸；第五颈椎。

推经络：主推：膀胱经；辅助：肺经、胆经、肾经。

配合调理：清肺套（或心肺套）+四大排寒+脾胃套+缝隙修护组合（天灸）。

18．霜降（霜降油）：主调肺，清郁火。

重点配穴：督脉：大椎、脾俞、肾俞；任脉：涌泉、关元、神阙、膻中。

专利阵法：旋磁五行肺气灸，旋磁坐骨神经灸，远红外雷火灸；第四颈椎 。

推经络：主推：肺经；辅助：肝经、胆经。

配合调理：清肺套（或心肺套）+肝胆套+体三浊+肾部套+九窝清青组合（天灸）。

19．立冬（立冬油）：主调肾。

重点配穴：督脉：大椎、肾俞、京门；任脉：涌泉、神阙、关元。

专利阵法：旋磁生理康复灸，远红外旋磁雷火灸；第三颈椎。

推经络：主推：肾经；辅助：膀胱经、胆经。

配合调理：气血双补套+肾部套+天灸贴（天灸）。

20．小雪（小雪油）：主调肾，防寒祛内火。

重点配穴：督脉：大椎、至阳、肾俞、心俞；任脉：涌泉、关元、神阙、膻中。

专利阵法：旋磁生理康复灸，旋磁除烦滋阴灸，远红外旋磁雷火灸；第二颈椎。

推经络：主推：膀胱经；辅助：肾经、脾经、胃经。

配合套盒：肾部套+四大排寒+体三浊（或脾胃套）+缝隙修护组合。

21．大雪（大雪油）：主调肺肾。

重点配穴：督脉：大椎、至阳、肾俞、心俞；任脉：涌泉、关元、神阙、膻中。

专利阵法：旋磁五行肺气灸，旋磁生理康复灸，远红外旋磁雷火灸；第一颈椎。

推经络：主推：肾经；辅助：肺经、大肠经。

配合套盒：肾部套+心肺套+脾胃套+天灸贴。

22．冬至（冬至油）：主调胃，养阳。

重点配穴：督脉：大椎、肾俞、脾俞；任脉：太溪、关元、神阙。

专利阵法：旋磁肠胃调理灸，旋磁双龙戏珠灸，远红外旋磁雷火灸；第五腰椎。

推经络：主推：胃经；辅助：脾经、肾经。

配合套盒：肾部套+脾胃套+天灸贴（根据体质可配阳虚体质套）。

23．小寒（小寒）：主调肾，防寒。

重点配穴：督脉：大椎、肾俞、心俞；任脉：神阙、关元、膻中。

专利阵法：旋磁固本培元灸，旋磁三阳开泰灸，远红外旋磁雷火灸；第四腰椎。

推经络：主推：肾经；辅助：膀胱经、肝经、胆经。

配合调理：肾部套+四大排寒+脾胃套+缝隙修护组合（天灸）。

24．大寒（大寒）：主调肝脾肾。

重点配穴：督脉：大椎、肾俞、心俞；任脉：神阙、关元。

专利阵法：旋磁天王灸，远红外旋磁雷火灸；第三腰椎。

推经络：主推：肝经；辅助：胆经、脾经、肾经 。

配合调理：肾部套+肝胆套+脾胃套+天灸贴。

【注意事项】

柔嘉艾灸的二十四节气灸技术就是根据《黄帝内经》的理论，对脏腑、气血经行应季艾灸调理。以达到“未病先治”“既病防变”的目的。同时，把普通的艾灸养生上升到慢性病，疑难症疾的康复调理。遵循：柔嘉艾灸——来自自然，取之自然，顺应自然，回归自然的养生法。为亚健康调理提供最绿色、最安全、最有效、最持久的亚健康调理法。二十四节气养生必须坚持，并根据二十四节气调整饮食、情绪、睡眠及生活起居，定能达事半功倍的效果。

【案例分享】

御容堂优秀美容院分享：

张女士，33岁。自幼身体就比较虚弱，每到换季的时候就容易浑身乏力，腰酸背痛，旧疾缠身，2016年11月，路过美容院就走进去试了试。店长了解了她的情况后，推荐二十四节气养生灸，按照节气时间对应灸了一年，2017年11月，经过调理，整个人的精神状态就好起来了。

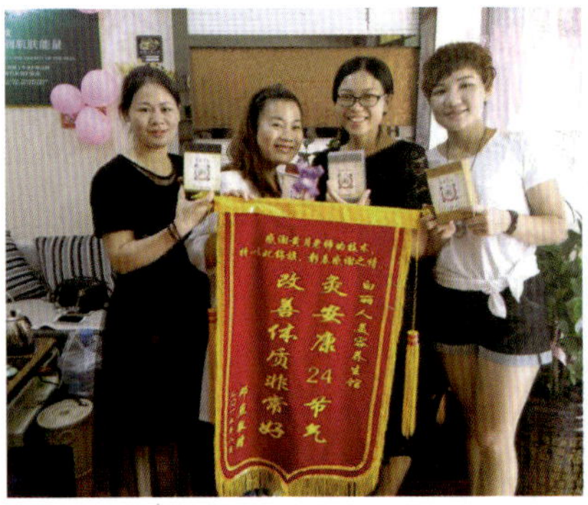

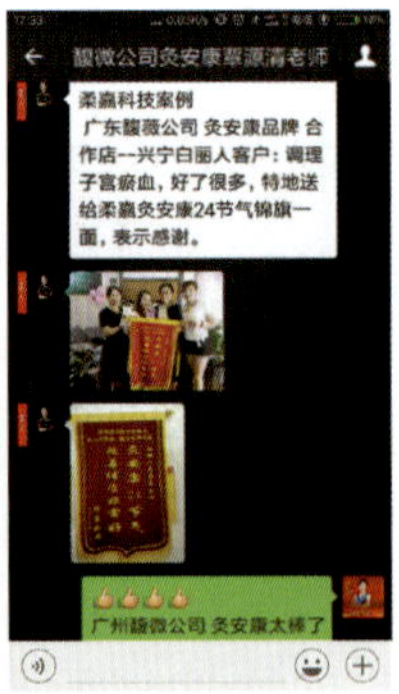

柔嘉远红外旋磁艾灸《艾灸蒸骨肝胆调养》亚健康调理技术

【技术原理】

中医理论指出，肝主“疏泄”，主要调畅人体的气机，使人体内气血通畅，营养得以濡润，代谢产物得以排出。肝功能下降，则肝气郁滞，经脉不通，气血不畅；面部皮肤得不到气血濡润，新陈代谢缓慢，逐渐枯槁成斑。而郁结之肝气横逆犯脾，使脾之运化功能失常，气血生化乏源。久而久之，可导致相关脏腑功能整体下降。特别是脾对气血的统摄作用和肝对气血的贮藏作用失常，往往直接引起女性月经周期、经量、经色、经质的异常改变，诱发内分泌失调等系列症状出现。 柔嘉远红外旋磁灸《艾灸蒸骨肝胆调养》亚健康调理技术，借鉴传统中药浴、熏、蒸，采用现代远红外透皮吸收力强和中药汽化装置，使中医外治的中药粉剂产生富含中药离子的蒸汽流，利用蒸汽流透蒸作用，舒张肌体毛孔，使毛细血管网放开，中药有效成分渗透关节组织，机体内邪外出，达到疏通经络，化瘀散结，促进邪毒排出，活络关节，强化脏腑机能的良好效果。远红外旋磁艾灸疗可平泄温补，达阴阳平衡，同时，保健旋磁疗的作用，加速体内大量难以排出的重金属物质的排出，净化血液，大大减轻肝胆的负担，强化了各脏腑功能；再配合特质足灸拔毒贴，将毒邪从肝胆排出要穴涌泉穴，顺利排出。此技术聚焦增强肝胆功能，预防疾病，康复慢性疾病，减轻药物及有害物质对肝胆的侵蚀，效果目标清晰。操作简单，易复制，便于普及。

【作用功效】

功效

散结：通三焦、淋巴瘀毒、增生结节、筋肉酸痛；扶阳：舒肝利胆、强肾助阳、平衡线轴、精力充沛；化瘀：清血毒、排血瘀、通瘀堵；祛湿拔骨毒：深层祛湿，骨缝拔毒，改善风、湿、热寒、痛证。

作用：

能刺激损坏的肝细胞再生；增加肝脏的血液循环，保持肝脏气血通畅，调畅人体的气机，使人体内气血通畅，营养得以濡润，代谢产物得以排出；从而达到了保肝解毒的目的，能有效地防止酒精性脂肪肝的形成；预防各种肝胆疾病，康复调理各种慢性疾病。

【适宜人群】

长期脑力工作者，缺少运动，思想压力大；腰酸背痛，颈椎增生，膝关节痛，怕风畏冷，经常性头痛，失眠，心烦者；脱发，白发，近期发现头发越来越干枯稀疏无光泽，头皮屑过多；口臭，口腔溃疡，脸上背上长痘，便秘；女性月经不调，手脚四肢及腹冷，长斑，皮肤干燥脱屑；肥胖，腹大，长期减肥无效者；面色发黄，肝胆不适；亚健康人群，早衰人群；各种慢性疾病；酒精肝、脂肪肝、胆囊炎、眼睛干涩、近视、记忆力减退、乳腺增生等。

【调理方法】

1．足浴：艾瑶足浴泡足

2．排邪调养蒸骨油：开穴：肝胆湿热：丰隆、解溪、太冲、曲泉、肝俞穴。肝胆排瘀毒：合谷、内关、足三里、肝俞穴、三阴交、期门、阴陵泉。推敲肝胆经。

3．活络霜：双腿部按揉搓热，加强蒸骨油的吸收，加热促舒活代谢。

4．足灸贴：贴涌泉穴，拔出代谢的邪毒。

5．腿足蒸骨艾灸桶：根据症状的轻重，在体内，骨内病灶处产生80大卡“体内骨发热效应”对病灶进行“蒸、煮”蒸出骨内的风、湿、寒、邪、毒、并快速溶解附着在骨关节的瘀毒。

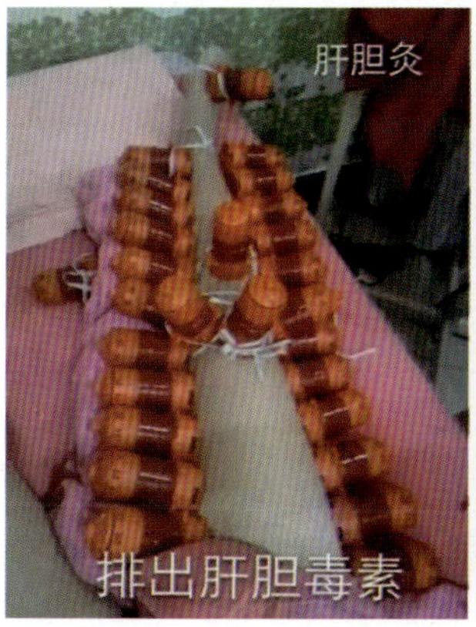

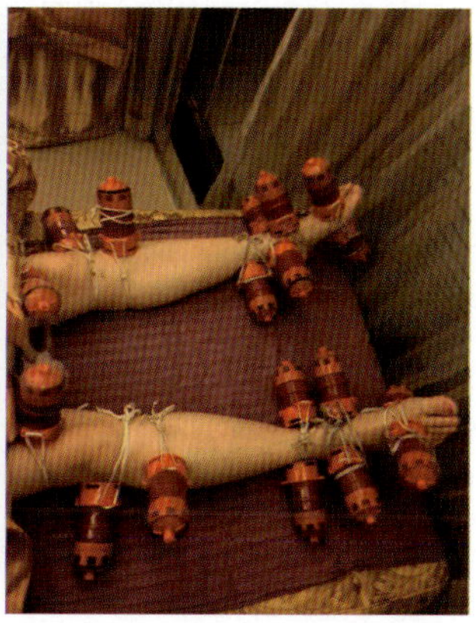

6．柔嘉远红外旋磁艾灸疗灸法：配穴：太冲、阳陵泉、涌泉。阵法：旋磁天王灸和旋磁三阳开泰灸。

7．调养疗程：

普通调养：10次为一小疗程，30次为一大疗程。第一小疗程：2～3天调理一次；第二小疗程：2～5天调理一次；第三小疗程：5～7天调理一次；根据身体调理的情况，以后可以维持7天一次。持之以恒，保持健康少得疾病。

慢性病康复：10次为一小疗程，50次为一大疗程。第一小疗程可隔天一次；第二小疗程，2～3天一次；第三小疗程，保持3天一次；第四小疗程，根据身体恢复情况可5天一次；第五小疗程，可维持5～7天一次。长期坚持才能有意想不到的惊喜。

【注意事项】

①注意饮食配合：每日按时合理饮食，勿暴饮暴食。以新鲜蔬菜和水果，富含蛋白质的食物，对肝有益的酸性食物为主；②少食不洁食物，不酗酒，戒烟；③适当加强运动，如走步、慢跑等；④减轻压力，放松心情，保持乐观情绪；⑤保证充足良好睡眠；⑥配合柔嘉艾灸家居养生，天灸贴，缝隙组合贴，夹脊畅悦组合贴，九窝清青组合，以保持每日对淋巴、关节、脊柱的保养以及经络的畅通。从而减轻肝胆负担，加强五脏六腑的功能。

【案例分享】

柔嘉企业本韵加盟商巴马机构分享：

张师傅，男，30岁出头，阴囊潮湿有好多年了，又痒又痛，在医院吃了很多药，一直未改善，通过调理师三天的调理，睡眠睡得特别好，阴囊潮湿的症状也好多了，轻松了好多，继续调理了一个疗程，现在基本不用喝药了，后续坚持进行柔嘉蒸骨肝胆排毒灸调理，整个人精气神好了许多。传统艾灸养生对人身体的不适症状改善效果非常好。

柔嘉艾耳灸亚健康调理技术

柔嘉艾灸是一款创新专利艾灸养生产品。传承五千年中医养生文化，将古代传统灸疗技术发展创新与中草药油调理，并融合现代养生技术，让身体的亚健康状态快速改善，保持生命的自然健康活力。

秉承《黄帝内经》中提到“圣人不治已病，治未病；不治已乱，治未乱……”最终达到不病而治，不治而愈。“上医治未病”的最高养生境界。

听力敏锐是人体生命力旺盛的外在体现。当人体处于亚健康或疾病状态下，听觉往往会出现异常。当人体处于疲劳、虚弱、病态、紧张或压力的状态下，会产生听力下降，异常听觉，严重甚至会出现失聪。随着年龄的增长，人体机能衰退，也会造成听力下降。耳是人体各脏腑器官的缩影，人体各脏器、各部位与耳部皆有集中反映点，脏腑组织有病必然反映于耳，因此，通过耳灸养生日常保健养耳很重要！

柔嘉艾耳灸亚健康调理技术，针对人体的生理特征及健康养生需求，所做的耳部艾灸调理特色技术。耳部的健康和我们生活质量息息相关，一旦出现问题，会影响的全身心的健康。但往往又是被人们所忽视的器官。柔嘉艾耳灸，通过耳部穴位艾灸，及时解决耳部出现的问题，调理身体亚健康问题。

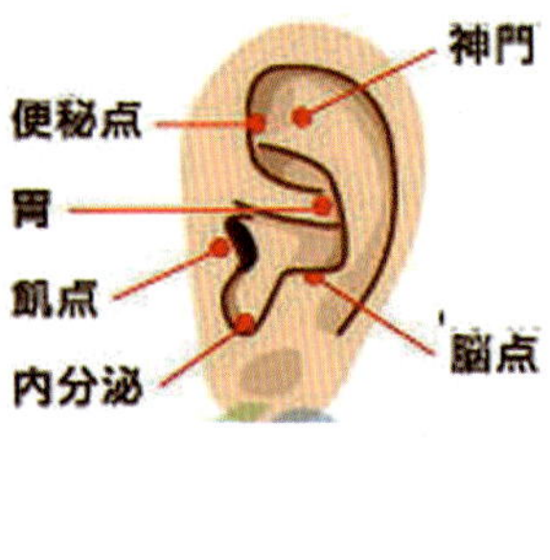

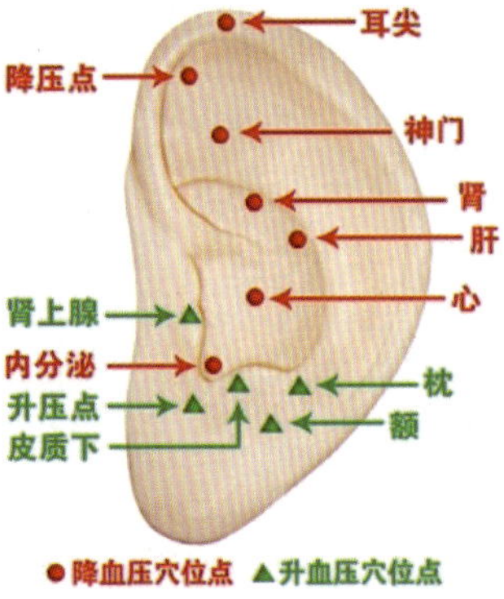

【原理】

中医“生物全息理论”认为人体的“耳、手、脚”等凸出部位都是人的缩影，包含人体的全部生理信息及遗传信息；人身上的所有器官（心、肝、脾、肺、肾、胆、胃、小肠、大肠、膀胱、三焦）在耳朵上都能找到相对应的穴位。它们都在耳、手、脚中有规律的排列，得到全面反映。艾灸此处，等于给全身做了一次大保健。

艾灸双耳治疗能温经散寒、温养五脏、运行气血，尤其适宜虚寒证和痹痛证，长期施灸可延缓衰老，但不适合耳部有炎症或损伤者，如张景岳曾说：“火衰者十居七八，火盛者只有之耳”。

人的耳郭是独立而重要的生物全息场，集中了耳穴约二百个。艾灸双耳不仅可以治疗阳痿还可以进行保健养生及治病，简便实用，易于操作，比起艾灸大椎、神阙、气海、关元、肾俞、足三里等传统保健穴位来说，尽管不能取而代之，却有异曲同工之妙，且能“一石数鸟”，事半功倍。

若能长期坚持“艾灸耳窍”不仅可预防听力下降，还可预防治疗调理全身性疾病如：《黄帝内经》讲道心主神明，故艾灸耳穴的心穴，会有效调整睡眠的功能。故“心”穴可以用于治疗失眠、神经官能症、癔症等；又如治疗脱发，藏象学说认为“肾其华在发”，故可取耳穴的“肾”穴来治疗脱发，又治疗皮肤病等等。艾灸耳窍能醒脑开窍、每次的艾灸“耳窍”后都会使我们立刻有神清气爽的身心感受，针对头痛、头晕、精神不佳、神疲乏力等能解除和缓解一天的疲劳。因此这种行之有效艾灸耳窍法，操作方便，安全，易行，不求医在家就可达到保健康复。

【适合人群】

所有亚健康人群。

【功效】

1. 艾灸双耳温经散寒、温养五脏、运行气血。

2. 快速缓解消除失眠、肝胆火旺、阴虚火旺等影响的耳鸣、内耳痛、流脓等症。

3. 改善耳鸣、中耳炎，耳朵嗡嗡症状。

4. 调气血，祛除身体湿气、寒气。

5. 改善咽喉肿痛、减少甲亢，甲减症状。

6. 打通淋巴系统，预防淋巴癌。

7. 预防老年痴呆，心脑疾病的发生。

8. 长期坚持艾灸耳窍，预防听力下降，还可预防治疗调理全身性疾病。

【调理方法】

（一）手法操作

1. 展油按摩：

（1）按揉耳垂：双手的拇指、食指同时按摩耳垂。先将耳垂揉捏、搓热，然后向下拉耳垂15～20次。使之发热发烫。

（2）摩耳轮：以食指贴耳郭内层，拇指贴耳郭外层，不分凹凸，相对揉捏。如发现痛点或结带不舒服处，适度多揉捏。做2～5分钟。

（3）按耳窝：先按压外耳道开口边的凹陷处按压15～20次，再按压上边凹陷处按压15～20次，同样来回摩擦按压15～20次。

（4）推耳后：用两手中指指面，分别置于两耳后，沿翳风、耳后、颅息向下来回各推擦15～20次。

（5）拔双耳：两食指伸直，分别伸入两而孔，旋转180°，反复三次后，立即拔出，耳中啪啪鸣响，拔3～6次。

（6）按摩全耳：双手掌摩擦发热后，向后按摩耳正面，再向前反折按摩背面，反复按摩5～6次。

2. 开穴：耳和髎、风池、耳门、听宫、听会、神门、翳风。

（二）艾灸温玉疏通。耳前部，耳后部上下疏通。

（三）远红外旋磁艾灸：

1. 柔嘉耳灸疗仪。

2. 配穴：太冲、侠溪、丘墟、中诸、听宫、劳宫。

实证：加丰隆、偏历；

虚证：加肾俞、关元、太溪、足三里、神阙。

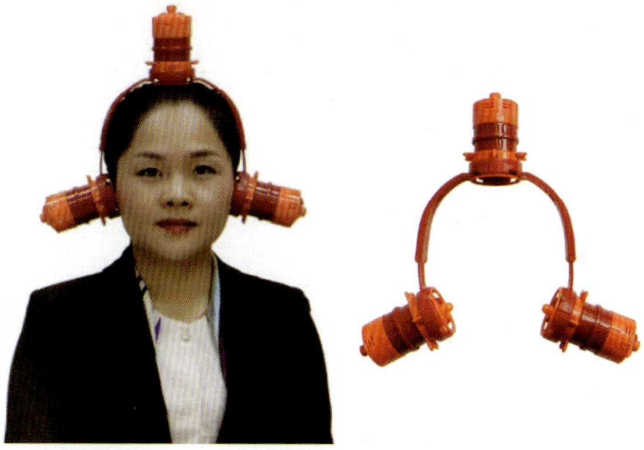

柔嘉专利十八阵法：旋磁滋阴除烦灸。

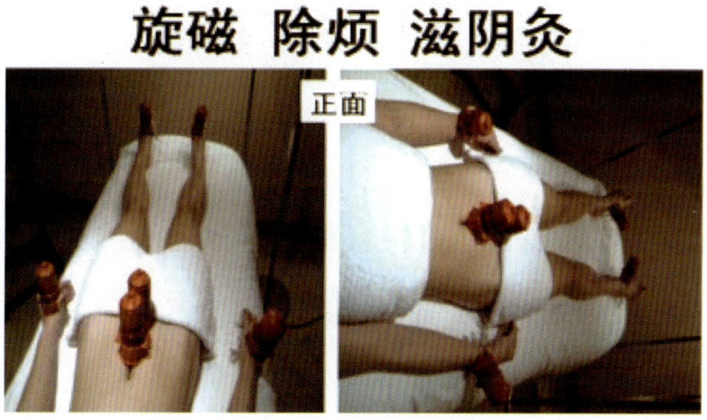

（四）天灸：大椎、肾俞、阳池穴。

【注意事项】

1. 艾灸前对症找准穴位、部位以保证效果。长期坚持才能收到预期效果。

2. 灸后千万不要用湿毛巾擦拭耳朵。

3. 选择质量好的艾柱，以免伤耳。

4. 注意温度适宜，以免烫伤。

5. 耳部有炎症或损伤忌灸。

6. 严重心脏病和严重贫血者慎灸。妊娠期禁灸。

【日常保健建议】

1. 减轻压力，保持充足睡眠，避免过度劳累。

2. 远离噪声污染，远离药物伤害。

3. 注意饮食，尽量清淡。实证患者：忌食酸辣等刺激性及煎炸食物；虚证患者：可多吃滋阴的食物，如牡蛎、鸭蛋等。

4. 保持乐观情绪，多参加户外活动，放松心情。

【结束语】

耳部疾病常常被人们忽视，如果出现耳鸣、耳聋等现象，应该及时调理治疗，延误治疗严重者可造成全身性疾病。

柔嘉耳灸疗法，通过十二经脉艾灸调理原理，解决耳鸣、耳聋等听觉异常，听力下降的症状。由于，“耳，宗脉之所聚也，十二经脉皆通于耳”所以通过耳灸，减轻五脏六腑功能，安全绿色调理亚健康，预防疾病的发生。

柔嘉皮肤湿疹随身灸调理技术

【技术原理】

从中医角度来看，湿疹的根本原因是人体正气不足、不能抵御寒湿的侵袭，久而久之，寒湿淤积在体内，无力运化排出。轻者，寒湿停留在皮肤和腠理中，就表现为皮肤湿疹；重者，寒湿侵入血脉、脏腑、骨骼，就表现为各种风湿性疾病和类风湿疾病了。而且，湿疹并非就是湿气重，更准确地说，是体内气机紊乱，导致体内的津液输布不均。因此，从表面上看湿疹只是皮肤病，而实际上是全身的抵抗力下降，治疗必须固本培元才有可能根治。

【适应人群】

热毒型湿疹者、湿热型湿疹者、血虚型湿疹者、湿阻型湿疹者。

【作用功效】

温通经络、活血散结、清热除湿。

【调理方法】

主穴：阿是穴（患处）、肺俞穴、曲池穴（泄风清热）、血海穴（和营止痒）、合谷穴（疏风止痒），临证加减配穴。每个穴位艾灸15～20分钟，每天早晚各1次，连续艾灸3天后，可以暂停1天而后继续施灸。艾灸应遵循基本原则：先少后多、先上后下、先阳后阴、循序渐进、切不可急功近利。湿疹根据发病机理不一样，我们大致可以分为四类：

1. 热毒型

湿疹：发病急，病程短，局部皮损初起，皮肤锨红潮热，轻度肿胀，继而粟疹成片或水疮密集，渗液流津，瘙痒难忍，抓破后有痛感。

伴随症状：伴身热口渴，大便秘结，小便短赤。

增加配穴：膈俞、大椎。

2. 湿热型

湿疹：起病较缓，局部皮损多为丘疹，丘疱疹及小水疱，皮肤轻度潮红，瘙痒不休，抓破后糜烂渗出液较多。

伴随症状：伴有身倦微热，纳呆乏味，大便不干或溏，小便短涩。

增加配穴：阳陵泉、太冲。

3. 血虚型

湿疹：病情迁延反复，瘙痒无度，皮肤干燥脱屑，粗糙发裂，局部糜烂流少量黄水，皮损多呈对称性分布，皮损处有结血痂、鳞屑。

伴随症状：大便秘结，小便黄少。

增加配穴：膈俞、足三里。

4. 湿阻型

湿疹：病程日久，缠绵不已，皮肤粗糙肥厚，伴明显瘙痒，局部皮损处搔痕、糜烂，抓后津水淋漓，渗液浸淫，皮疹色暗，泛发全身或局部。

伴随症状：重乏力，胸闷纳呆，大便溏薄，小便清长。

增加配穴：阴陵泉、神阙。

【注意事项】

女性三期（孕期、哺乳期及月经期）忌做：湿疹在灸的过程中很容易病情反复，有可能越灸越重，这多是排病表现，是蓄积体内的寒湿之毒由内向外排的过程，所以一定不能半途而废，坚持灸下去一定能去根儿。如果有湿疹的部位有脓水渗出的，可以先涂一点橄榄油在皮肤上，使皮肤比较滋润一点再艾灸，以免干裂。施灸期间饮食清淡，忌辛辣刺激的食物，忌用热水烫洗。

【工具使用方法】

具体操作步骤见下图：

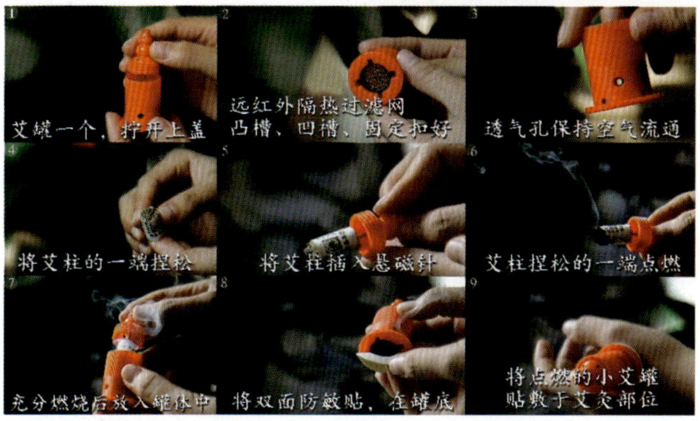

【案例分享】

柔嘉企业式颜公司分享：

王某，女，30岁，广东湛江人。2018年3月，前往我公司咨询艾灸养生疗法，经询问，多年来前往各大医院皮肤科就诊，尝试完所有药膏，湿疹仍未见明显好转，苦恼多年。经我公司专家会诊后，确诊为湿热型湿疹，并开出如上艾灸调理方案。王女士日常工作繁忙，专家建议使用天天艾（随身灸工具），自己在家里根据调理方案操作，经3疗程后，曾经红肿、溃疡的皮肤开始结痂、愈合。不久后，在微信上告诉我们结果，并拍下现在的皮肤情况来佐证。

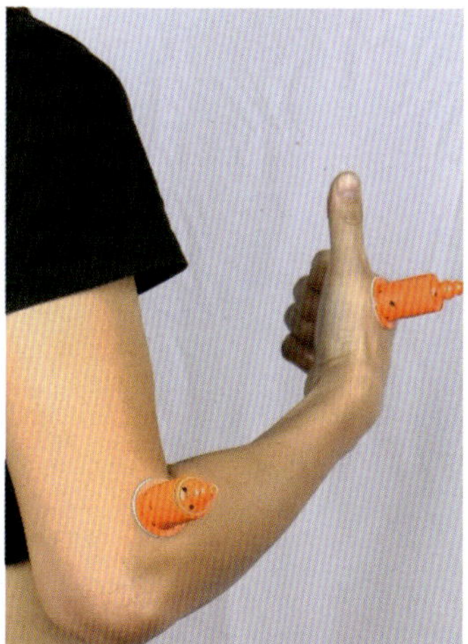

柔嘉睡眠艾灸调理亚健康调理技术

柔嘉企业艾灸品牌是一款创新专利艾灸养生产品。传承五千年中医养生文化，将古代传统灸疗技术发展创新与中草药油调理，并融合现代养生技术，让身体的亚健康状态快速改善，保持生命的自然健康活力。

秉承《黄帝内经》中提到“圣人不治已病，治未病；不治已乱，治未乱……”最终达到不病而治，不治而愈。“上医治未病”的最高养生境界。

中国睡眠研究会研究数据显示：我国70%以上人群睡眠不足，61%的半年内出现过睡眠障碍，20%～30%患有失眠症，17%与失眠长相厮守。健康睡眠忽然之间升华为远离慢病的不二法门。

中医养生学名著之一《养生三要》里说：“安寝乃人生最乐”。在人类生命过程中，大约有三分之一的时间是“终生伴侣”。中医学历来重视睡眠科学，认为“眠食二者为养生之要务，能眠者，能食，能生长”。因此睡眠中的保健同样重要。

睡眠不足对人体的伤害：

1. 眼部疾病：肝开窍于目，过了晚上12点不睡易引起肝虚，出现视力模糊、老花眼、迎风流泪等症状，还会形成青光眼、白内障、眼底动脉硬化、视网膜病变等眼疾。（所以眼睛有问题，一般就是肝有问题而引起的）

2. 出血症状：肝有藏血、调节血液的功能，过子时不睡，会造成肝血不足，还会引起吐血、流鼻血、皮下出血、牙龈出血、眼底出血、耳出血等出血症状。

3. 肝胆方面疾病：子时胆要更替胆汁，胆经旺时人若不睡，胆汁更替不利，过浓而结晶成石，久之即得胆结石。久之，易形成肝硬化，肝癌。

4. 情志方面的疾病：过子时不睡易耗伤胆气，《黄帝内经》讲“气以壮胆”，胆气一虚人就容易惴惴不安，多疑、胆怯，久之则形成抑郁症、焦虑症等情志方面问题，甚至厌世、自杀。现在青少年患抑郁症甚至自杀者越来越多，大都是因经常熬夜伤了肝胆气。（所以抑郁症、焦虑症等不能单单寻找心理因素，心理异常往往来自生理失衡）

5. 心血管系统疾病：过子时不睡觉，可引起肝血不足。由于心主一身之血脉，肝的储藏和调节血液的功能受损，会造成心脏供血不足，从而引起心脏病、高血压等心脑血管疾病。

6．肺脏方面：过子时不睡觉，无法滋阴潜阳，肝阴亏损，引起肝火过盛而灼肺，出现干咳或咳嗽、咳痰血等木火刑金的症状，还易导致牛皮癣等各种皮肤病。

7．肾脏方面：亥、子、丑时（21点～3点）为一天的冬季。春生夏长秋收冬藏，冬季应肾，肾主藏精，肝肾同源，过子时不睡觉易耗伤肝气、肾气，从而容易引起骨质疏松、糖尿病、肾衰竭、不孕不育等疾病，严重的还会影响下一代。

8．习惯性流产：女性习惯性流产多数是男性的原因，这些男性大部分睡觉时间超过零点，伤肝太重。肝在五行里属木，木性不强，精子如同弱势的种子，扎根力弱，胎儿极容易滑落。

柔嘉《睡眠调整亚健康调理技术》针对睡眠养生，提高睡眠质量，通过充足、高效的睡眠达到调理亚健康，保养性命，补气养精调神，防衰的目的，提高人类生存质量的一项全新的艾灸调理项目。

【原理】

清．李渔《笠翁文集》中云："养生之诀，当以睡眠居先。睡能还精，睡能养气，睡能健脾益胃，睡能坚骨强筋。"

中医理论认为：人体的生物钟应当顺应大自然的规律。健康的睡眠不仅有赖于正常的作息时间规律，更应顺应四季变化，适应四季生、长、收、藏。的规律。一般来说；春夏季节适宜晚睡早起，每天需要睡5～7小时；秋季适宜早睡早起，每天需要睡7～8小时；冬季则适宜早睡晚起，每天需睡8～9小时。人类应该尽量规律睡眠时间，因为晚上9时到次日凌晨3时是人体细胞生长最快，也是人类生长荷尔蒙分泌的时间，错过了这段睡眠的"黄金时段"，就会影响细胞的新陈代谢，从而加速衰老。

中医睡眠机制是：阴气盛则寐（入眠），阳气盛则寤（醒来）。所以夜晚应该在子时（21～23点）以前上床。在子时进入最佳睡眠状态。因为按照《黄帝内经》睡眠理论，夜半子时为阴阳大会，水火交泰之际，称为"合阴"，是一天中阴气最重要的时候，阴主静，所以夜半应长眠。

中医认为：午睡是必须的，就是阴阳交换期间，子午线交换，督脉和任脉交换。中午不休息，就会导致阴阳不均，气血不调畅，十二经络都会有障碍，使身体感到难受。

睡眠是平衡人体阴阳的重要手段，更是缓解疲劳，走出亚健康的养生第一良方。因此保证健康睡眠要从阴阳调理开始。

调理睡眠：①养心阴；因为人在睡觉后，心脏仍在辛苦工作，在五脏中，心脏最辛苦，所以适当补益心阴，有益健康。②促进心肾相交：心肾相交意味着水火相济，对阴阳相合有促进作用，阴阳合抱，睡眠才能达到最佳境界。③调理阴虚：清肝火，调肾阴。古人云："肝火上扰神明，而不寐。"

【适合人群】

亚健康人群。工作压力过大，精神紧张，心情烦躁、忧郁者，老年人，更年期，神经衰弱，轻、中度的肺、肝、肾疾病患者。

【调理功效】

1．改善失眠多梦，减轻压力，振奋精神。解决：头晕脑胀，注意力不集中，记忆力减退，情绪烦躁，抑郁，神经衰弱等症。

2．改善心脾两虚，心悸、胸闷，脾胃虚弱，倦怠乏力，食欲不振等症。

3．调整体内阴阳平衡。

4．减少药物安眠对身体的伤害。

5．美容养颜，抗衰老。

6．提高人体免疫力，预防减轻冠心病、高血压、中风、糖尿病、乳腺癌多种疾病的发生。

【调理方法】

（一）手法调理：

柔嘉头面通经艾药油。调油：头部舒活按摩精油5ml+开穴舒缓中药油3ml+头部气血引导药油1ml+淋巴畅通药油1ml，调和备用。

1．面部：清洁面部热毛巾敷面，至微红。面部展油：手法按摩面部，指捋，掌揉，拳指揉，掌安抚。九线淋巴排毒手法，做2～3遍。面部开穴：印堂、阳白、攒竹、鱼腰、丝竹空、睛明、瞳子髎、承泣、四白、迎香、地仓、承浆、颊车、翳风、太阳穴等。艾灸玉石温面通经络：从额头→眼周→面颊。

2．头部、头部十一经疏通（太极玉石）：从耳前听宫、听会穴向下到颈前淋巴，耳后医风穴向下到耳后淋巴 紧挨发际线顺势向下至颈淋巴 推到位 一侧五线，正中一线。头部开穴 梳理（头刷）从前向后顺序按压2～3遍，头皮梳理。通过多个刷齿的按压刺激头部的所有穴位发挥治疗作用，通过梳理头皮，打通头部经络，舒缓情绪，放松神经。手法按摩，安抚，搓热。淋巴疏通：第一次最好排透，出痧。五条线：耳后淋巴2条，颈前淋巴2条 颈后淋巴（大椎）。排寒祛风能量膜15g，30°温水调，上膜，包保鲜膜（上颈后部和颈前部）

（二）柔嘉远红外旋磁艾灸

1．头部配穴位：百会穴、睛明、印堂、当阳、迎香、通天。下肢：阴陵泉、足三里、三阴交、涌泉。

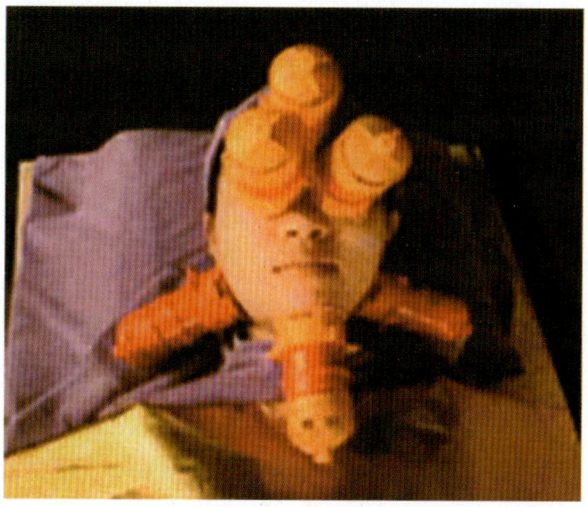

柔嘉专利阵法：常用除烦滋阴灸（正面）肩颈飞行灸（背面）法。见下图。

2．根据《黄帝内经》五行五脏，总结出失眠致五脏失和，选取配穴的解决方法。

（1）肝瘀气滞型：调通任脉，配穴中脘、天枢、关元、肝俞、期门、足三里，涌泉。

（2）心脾两虚型：百会、神门、三阴交、足三里、脾俞、心俞、涌泉。

（3）阴虚火旺型：百会、印堂、神门、心俞、肾俞、神阙、三阴交、太溪。

旋磁 肩颈 飞行灸

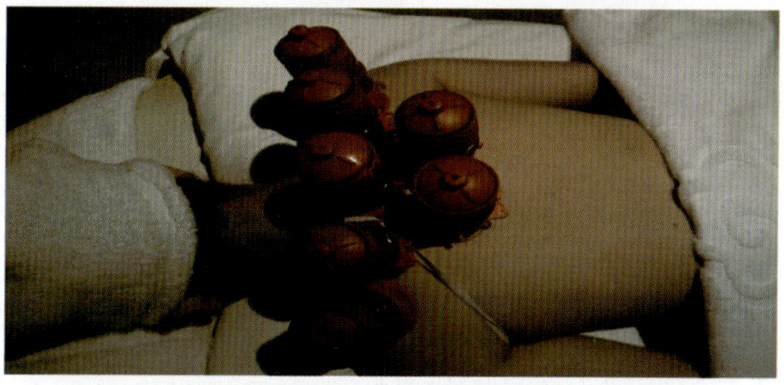

此灸法对肩颈受寒引起的颈椎僵硬，肩周炎、怕冷、怕寒、颈腔炎、肿痛手麻、头晕、头痛、失眠、烦躁等症状有很好的调理效果。

旋磁 除烦 滋阴灸

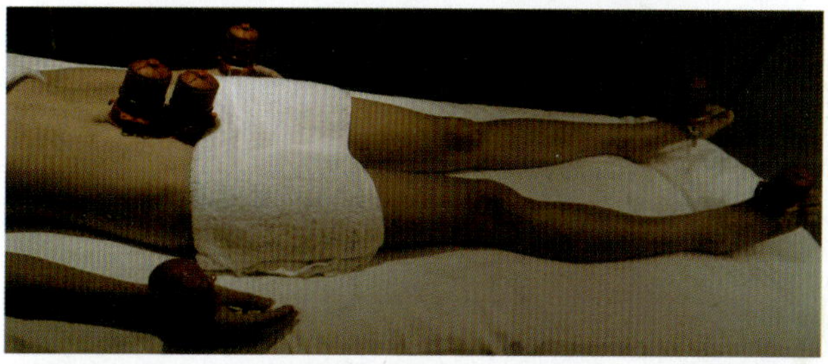

此灸法主要针对因青春发育期间和长期上火的患者，有滋阴降火，安神调理的功能，同时对因上火出现的失眠、多梦、烦躁、易怒，都有很好的滋阴调理功能，被称为神奇的降火灸。

（4）心肾不交型：心俞、肝俞、胆俞、肾俞、内关、神门、阳陵泉、期门、太冲、太溪、通里。

（5）胃气不和型：中脘、胃俞、足三里、丰隆、公孙、厉兑。呕吐者：加内关；头晕者：加印堂、合谷。

柔嘉专利阵法灸：

旋磁 天王灸

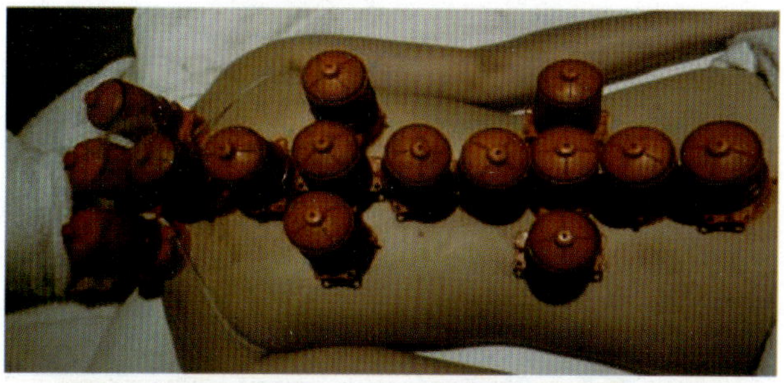

因正气不足内心压抑，无汗，肝胆代谢功能差，口苦，两筋胀痛胀满，眼干涩者，睡眠差多梦，头晕，脑供血不足，有极强的调理效果，效果显著。

（三）天王灸调理：心俞、肾俞。

【注意事项】

1. 找到失眠的原因，对症艾灸调理。

2. 艾灸调理需坚持，最好临睡前做艾灸。

3. 保持良好的生活习惯，保持良好的心情。

4. 保持卧室清洁，远离噪音，避开光线刺激，避免睡前喝茶，饮酒等。

5. 注意饮食，勿食刺激性，辛辣厚味，油腻食物。晚间不易过饱饮食。

【养生建议】

调理睡眠的几款食疗方法：

1. 酸枣仁：主要是通过调节人体脏腑气血功能来明显改善睡眠状况。

搭配桂圆、百合、茯苓、枸杞、小麦，制成桂圆百合枣仁茶。

具有养肝、宁心、安神的功效。

2. 莲子心：能补益脾胃、养心安神。尤其是莲子心，具有清心除烦，强心安神，交通心肾

功能。

3. 百合：能养阴清肺，清心安神，用于睡眠多梦、精神恍惚。

用莲子和百合两者结合起来煮粥，对治疗失眠多梦效果更佳。

取莲子心适量水煎，放少许盐睡前服，对眩晕、心悸、失眠多梦者疗效显著。

4. 核桃：每晚睡前吃几粒核桃仁，能安神益智，纳气平喘。

5. 小米：除供食用，入药有清热、清渴、滋阴、补脾肾、和肠胃、利小便、治水泻等功效。其功用在于健脾、和胃、安眠。小米粥有安神之效。

6. 牛奶：睡前一杯热牛奶，催眠效果尤为明显，半小时后即可入睡。

【结束语】

睡眠是人类生命活动中的必须过程，这种规律性的自我保护对人的身心健康有着极其重要的作用。古往今来，善养生者尤其注重睡眠。没有良好的睡眠，就没有健康的人生。在养生学里，睡眠是一个非常关键的问题，也是解决人体亚健康，预防疾病，长寿的重点。柔嘉艾灸调理亚健康从睡眠做起！

净舒臻养亚健康调理技术

【原 理】

此项技术主要是通过2大定制（60度恒温衣、双控恒温秘药木熏蒸桶）、7大产品（适时区分；阶段浸泡 ）、4大管理（特定时间）完美搭配把增加疗效，蒸汽熏蒸透皮给药，改善身体气血循环，利于疏通乳腺经络，促进乳汁分泌。在熏蒸发汗时增强体质，促进维生素D的合成和钙的补充吸收、避免因怀孕引起的疏松、头晕目眩、腰酸背痛、抽筋等症状；更好地提高自身的营养吸收，从而实现增加体内缺失的营养成分，使乳汁充盈，并且驱除体内寒毒，改善妊娠纹、减少增多的赘肉、避免皮肤松弛、增强肌肤的光洁度和弹性；避免哺乳期最易患的乳腺炎、乳腺小叶增生等；有效根除产后常见的风湿性关节炎、肩周炎、手脚麻木；改善或清除面部沉积的黑色素（俗称蝴蝶斑）；通过100天4次发汗来调理、塑身、就能使体形基本恢复至孕前水平。排毒、清理肌肤毒素、美化肌肤；真正有效针对性预防和根除产后风等诸多病症。

【适应症】

产后风、月痨、月家痨、月奸病、月中伤、干耳病、浑身怕冷、怕风、出虚汗、关节疼痛，是瘀血内阻，产后元气亏虚，气血无力，气滞血虚的表现；或产后百脉空虚，易感外邪，寒邪乘虚入体，血为寒凝，以导致恶露不畅，留而成瘀；或复因产前即有气郁血滞，以致瘀血内阻；或因产后余血浊液生瘀滞，或胞衣残留或感染邪毒，均可导致瘀血内阻，败血为患。

【使用方法】

一、100天内4大阶段发汗调理及效果：

1. 满月发汗：产后30～32天。效果：排出体内风寒湿邪；为产妇恢复身体打下基础。

2. 康复发汗：产后42～45天。效果：调整修复产妇在生产过程中产生的经络损伤，疏通经络，活血化瘀，预防月子病。

3．固本发汗：产后60天。效果：有助于身体更好地恢复，消除颈肩腰背酸痛。

4．关门发汗：产后100天。效果：筋骨屏障闭合，确保在合骨缝时将体内残留风寒湿邪余毒排出体外。

二、操作流程：

（一）发汗衣服+汗蒸桶+蒸汽锅+产品+毛巾；将草本油（温源、温舒、舒缓、舒清）加到净舒平衡草本粉中，5分钟后和净舒平衡调配液一起放入蒸气锅中煮（25分钟）。

（二）背腰臀部

①取1颗艾姜油观音圣手展油从小圈到大圈；②推内外膀胱经到承扶各1遍，从上往下，从下往上来回推；③点穴：命门、肾俞、腰阳关、八髎、环跳、秩边、承扶、长强；④加强拨承扶、环跳、尾椎、八髎区；⑤拇指重叠拨内膀胱经；⑥一手跪推一手掌辅助推；⑦手肘放于臂部，另一手放于手臂上从长强推到中焦，安抚腰部；⑧双手大鱼际推臀部（收紧定型）；⑨从下往上推臀部外侧胆经、膀胱经，双手提拉安抚臀部髋骨；⑩打太极（双手掌平放于环跳穴向内打圈 ）；⑪右手手掌放于长强处震颤；⑫点穴承扶、委中、承山、三阴交、昆仑、太溪、涌泉安抚结束。

（三）腹部

①取1颗艾姜油观音圣手展油从小圈到大圈；②双手从腹部滑至腰部点案命门拉回；③腹部点穴：神阙、气海、关元、中极、归来；④打大“8”字，小“8”字；⑤打拍子（双手中指、食指、无名指同时放在卵巢处，向内向外同时打拍子）；⑥双手重叠呈碗状放在小腹部一提一拉；⑦左手继续腹部呈碗状一提一拉，右手拇指放在耻骨联合打圈；⑧右手掌放在会阴处震颤；⑨双手掌平放于腹部打太极。

【禁忌症】

①有严重心脑血管疾病（尤其带有心脏起搏器患者），肝肾功能不全者；②孕妇的腹部，腰骶部及月经正常的妇女月经期间；③有传染性皮肤病或皮肤有破损者；④血小板减少性紫癜，白血病及血友病等出血性疾病及有出血倾向者；⑤急性外伤性骨折，严重水肿者；⑥婴幼儿；⑦精神紧张，过饥过饱及饮酒后者等。

小儿洗灸亚健康调理技术

【原　理】

小儿洗灸是集古法中药洗浴、药线灸为一体的中医创新技术。古法中药洗浴根据中医理论，利用中药药理效应、药水热效应、洗浴机械效应，达到疏通腠理、行气活血、祛风散寒、清热渗湿、杀毒辟秽作用。药线灸利用药理效应及温热效应达到扶阳固脱，升阳举陷、扶正祛邪，调和气血，调和阴阳。两者结合，平泻平补、祛邪扶正、阴阳平和、预防疾病。

【功　效】

人体经中药洗浴发汗排毒、温热解理后，疏通腠理、行气活血、祛风散寒、清热渗湿、杀毒辟秽，迅速阻断发病环节，诸病由汗而解。洗浴完毕后，用秘制灸条，根据五行生克原理及穴位、经络、脏腑关系，以雀啄法灸身体腧穴，扶阳固脱，升阳举陷，扶正祛邪，调和气血，活血逐痹，调和阴阳，促进康复。

【适应症】

小儿湿疹、荨麻疹、黄疸、风寒感冒、咳嗽、腹泻、腹痛、夜啼、消化不良等。

【调理方法】

将一竹条板置于木盆上，儿童平卧竹板上，将药水加入盆内，待水温降至适宜温度 ，用特制药包（蛋白、银镯子、艾叶）蘸药水轻滚、揉擦、洗浴全身。洗的过程中，不断加药水使温度基本保持稳定，按先腹部后背部，先头面部再下肢顺序洗浴，洗中要安全翻滚儿童身体，保持较快的动作频率。洗完后，用特制药线灸，采用雀啄法灸百会、大椎、中脘、神阙、关元、肺俞、脾俞、肾俞、足三里、涌泉穴位，达到温经通络、行气活血、调和气血目的。

【注意事项】

①施术者双手要保持清洁，勤修指甲，手法

适度；②调理环境安静，室温适宜；③调理一般在饭前或饭后一个小时，调理完后避风寒；④每个施术完毕，设备要进行严格消毒；⑤疗程和时间：每天1次，3天为一疗程。对病症轻微者，洗1～2个周期，对症状较重者，要洗2～5个周期。一疗程结束后可休息1～2天，观察并评价其疗效。

【禁忌症】

①有传染性皮肤病或皮肤有破损；②血小板减少性紫癜，白血病及血友病等出血性疾病及有出血倾向；③急性外伤性骨折、严重水肿；④危急重症、高热40度以上、肺炎、急性哮喘等；⑤中药过敏者。

鲜天麻养生药膳调理技术

【技术来源】

新鲜药材是传统中医药实践的起点，“神农尝百草，一日遇七十毒”，说明人们最早应用草药治病，都是采用鲜草药，随采随用；也正是遍尝了各种鲜草，发现了许多能治疗疾病的中草药。鲜药材，主要是指新鲜植物类中草药的自然汁及其鲜活的动物或昆虫类药品。鲜药材按季节采收后，立刻用榨汁或低温冷藏等办法进行保鲜处理，然后将鲜药配入药方当中。

自秦汉开始，历代名医和医书都有将鲜药用于治疗的记载。如《黄帝内经》中注明“药有生者优良”，《神农本草经》认为“生者尤良”。近代四大名医：孔伯华、汪逢春、施今墨、萧龙友也常将鲜药用于日常养生和治疗方面。

【基本原理】

《本草纲目》中提出：“天麻性甘、辛、温、无毒，久服益气力，长阴肥健，轻身增年等。”《中国药典2015年版》天麻的功能主治：息风止痉，平抑肝阳，祛风通络。用于小儿惊风、癫痫抽搐、破伤风、头痛眩晕、手足不遂、肢体麻木、风湿痹痛。

天麻在临床应用主要有如下几个方面：

1．平肝息风：天麻质润多汁，能养血息风，可治疗血虚肝风内动的头痛、眩晕，亦可用于小儿惊风、癫痫、破伤风。

2．祛风止痛：用于风痰引起的眩晕、偏正头痛、肢体麻木、半身不遂。

3．助阳气、通血脉：天麻不仅能治风定惊，而且还有助阳气、通血脉的作用，可用于五劳七伤，久服益气力。

天麻主要有效成分为天麻素，天麻素本身具有特殊的气味，俗称“马尿臭”或“鸡屎臭”。传统的天麻加工方式为蒸煮后干燥保持，需要服用时需要浸润软化，切片加工后再煎煮。而天麻素为水溶性且易挥发，多次高温水煮的过程会导致天麻素大量损失。

新鲜天麻未经加工，能最大程度保留有效成分及大量的水分，所以饱满多浆、嚼之发脆，比干天麻更具口感。通过快速加热快速冷却的方式，可最大程度地去除异味，保留口感，将天麻有效成分损耗降到最低。

【操作方法】

将新鲜天麻洗净去皮，切2mm薄片。快速焯水后快速过水冷却，蘸蜂蜜服用，每日15～60g；也可浸泡在蜂蜜中长期保存。

【适应症】

头风头疼：新鲜天麻30g，淮山30g，白萝卜250g，三样合用，可平肝潜阳，清肝息风。

高血压：新鲜天麻和枸杞、大枣长期服用，有明目、补肾、降血压功效。

失眠、记忆力减退：新鲜天麻50g，椰汁和红糖适量，能通血脉，安神益智。

老年痴呆：长期服用，天麻素对治疗老年痴呆有很好效果。

其他鲜天麻药膳应用举例

1．鲜天麻煮鸡蛋

原料：鲜天麻60g，鸡蛋3个，水1000g。功效：治疗头痛目眩。

制作方法：先将鲜天麻切片焯水，放锅内煮水30分钟，打入鸡蛋煮熟后即可食用。

2．鲜天麻肉片汤

原料：鲜天麻60g，猪肉适量。功效：滋补潜阳，平肝息风。适用于肝阳上亢或风痰上扰之眩晕，头痛等症。也用于高血压、耳源性眩晕等。制作方法：猪肉切片做汤，鲜天麻切片焯水后共煮。

3. 鲜天麻茶

原料：鲜天麻20g，白菊花2g，枸杞3g，大枣2枚。功效：去肝火、明目、补肾，防治高血压。（备注：只有鲜天麻才能泡茶，干天麻泡茶无此效果）制作方法：鲜天麻切片，与白菊花、枸杞、大枣一同泡水10分钟即可饮用。

【注意事项】对天麻过敏者慎用；加工中焯水和过水时间不宜太长，以30秒内为宜；糖尿病患者可将蜂蜜换成橙汁共同服用。

【产品图片】

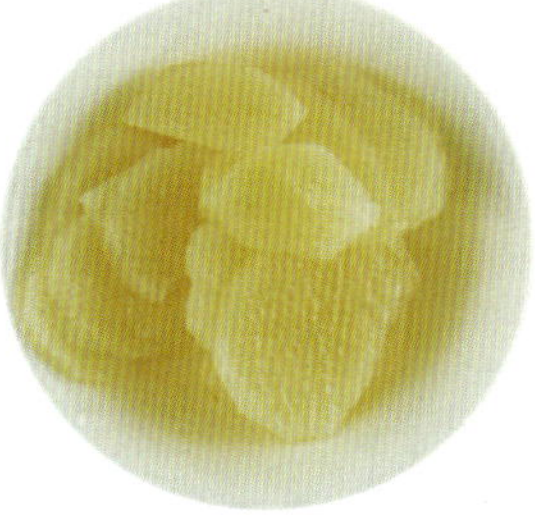

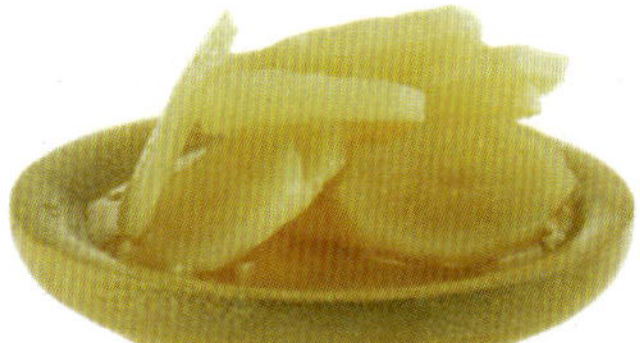

【相关资料】

1. 郝近大，鲜药的食疗应用，鲜药的研究与应用，2005：629-631.

2. 张勇，天麻及其成分对神经系统的作用，国际中医中药杂志，2006，28（05）：268-271.

3. 孙晓芳，天麻及其制剂神经保护机制的研究进展，中国中药杂志，2004，29（04）：292-295.

七扇门热场效应理疗贴亚健康调理技术

七扇门——热场效应理疗贴是河南虹林健康科技有限公司自主研发的一款属于医疗器械的理疗产品，广泛用于调理腰肌劳损、风湿疼痛、消除疲劳等症状。

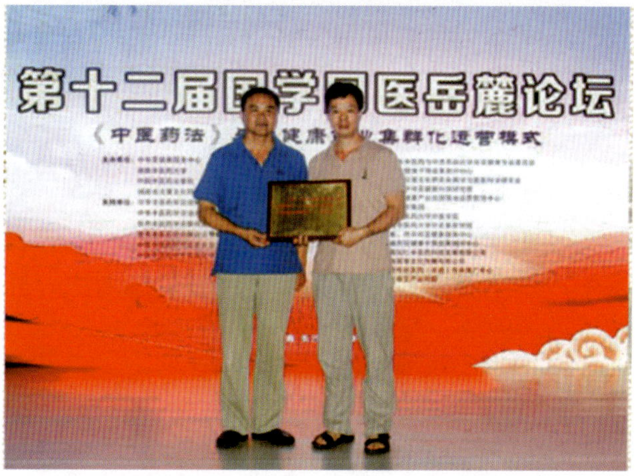

入选2018年度“百项亚健康中医调理技术”授牌仪式

【技术原理】

七扇门热场效应理疗贴是虹林科技研发的以纯物理“暖体疗法”为核心的科技专利产品，集热场效应生物磁学效应，场效应远红外光学效应，负离子场效应，频谱共振等离子隧道效应理论的应用。从工艺角度利用纳米功能材料做成母粒进行制丝获得功能纤维，并通过表面处理而成的热场效应保健产品，此帖在人体体温的激发下，释放出热量，有序的缓释身体不适部位，在自身能量及能量材料的协同作用下，产生强烈的热效应，使贴处深层温度进一步升高，快速激活身体细胞，调解神经系统，激活内分泌，促进血液循环，镇痛消炎，通经活络，活血化瘀，扩张血管，刺激神经，缓解疲劳，有明显的抗病健体功效。本产品另一大特点就是因其具有储能和释缓能量的作用，使不适部位在两到五天内遇热自身还会产生温热效应。连续的温热效应为患者缓解了身体的疼痛不适。虹林科技的宗旨：让患

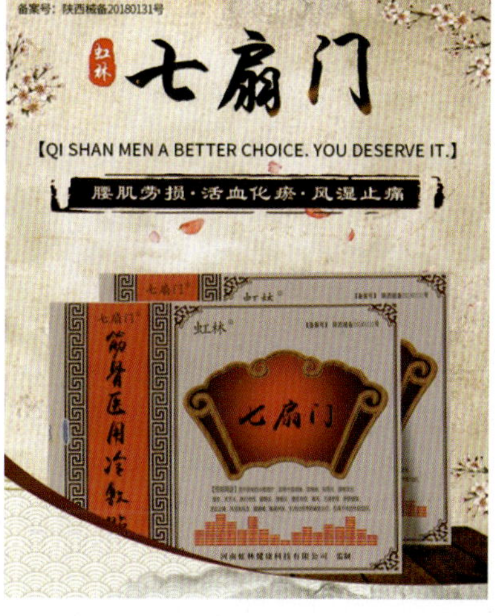

者在不受痛苦、没有副作用中缓解不适等症状。（本产品重复使用50～80次左右）

【适应症状】

各种颈椎不适症状、关节疼痛、肩部不适；腰肌劳损、腰椎间盘不适、筋骨疼痛、腿疼、坐骨神经痛、陈旧性跌打损伤、肌肉疼痛；身体畏寒怕冷、下腹部寒冷、腰部寒冷；乳腺增生、乳腺不适、肿块、身体局部的疲劳等症状。

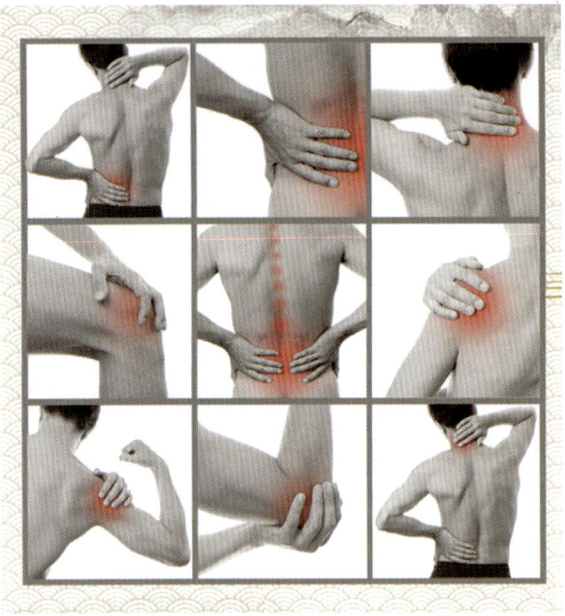

【作用功效】

通经活络、温阳散寒、活血化瘀、缓解疲劳。

【使用方法】

七扇门理疗贴用喷壶均匀喷湿本产品，紧贴在调理部位，用靠背或枕头垫压结实，一般三至五分即可，经过多次使用，可以根据身体部位差异调整时间。用后皮肤有灼热感觉，属正常情况，绝不会损伤皮肤，过敏体质除外，灼热太强烈时，要立刻取下，不要过分坚持，取下后，身体部位的灼热感还要持续半小时左右。如果有受不住的感觉，一定不要用冷水冷敷或冲洗，以免身体受损，解决方法：①用手轻轻拍打；②到通风处透风；③用扇子扇，半小时后自然缓解，随后身体会很舒服很轻松。调节身体要循序渐进。由于产品的释缓原理，贴处2～5天内还会产生温热效应。症状严重时可每天使用，轻者可间断使用。本产品在使用中，有些病人局部体验不到热度，是正常现象，坚持使用多次后慢慢会有热的感觉，多次使用局部会慢慢好转，这是某些患者局部血流不通引起的。

【禁忌症】

正在接受针灸拔罐刮痧处，洗澡后20分钟内；任何原因引起的出血，溃疡等处；眼睛、口唇及生殖器黏膜腋下；严重皮肤过敏者；孕妇；年老体弱及心血管病人严禁独自使用，体内有心脏起搏器。

【注意事项】

未开封前本品长期有效，开封后可使用50～80次左右，严禁洗涤和喷水过多，否则会影响使用次数。储存方法：使用过七扇门理疗贴在晾干后，将绒面对叠，放入塑料袋内，放于儿童不易触摸的地方，以免造成伤害。特别强调缩短使用时间的人群：心脏病、高血压、心脏部位、全身嫩肉处，应循序渐进，根据身体接受情况适当增加时间。

妆点一生防脱育发亚健康调理技术

【技术原理】

据世界卫生组织调查显示，我国有90%以上的成年人存在头皮亚健康问题，而在这些群体中，脱发的发病率达到50%以上。目前，工作压力大、熬夜、染发和不良的饮食习惯等使脱发的群众越来越趋向于年轻化，脱发问题严重地影响着人们的生活质量。因此，及时预防和治疗脱发显得尤为重要。

脱发的病因多而复杂，其根本是毛囊毛乳头的受损引起的毛发生长功能抑制。化学物品的使用、激素分泌紊乱、病原体感染、机体营养不良和新陈代谢异常等均可诱发毛囊毛乳头的改变，其中最常见的是新陈代谢异常，具体表现为头皮油脂分泌异常。当头皮油脂分泌失衡时，多余的油脂会堵塞毛囊，导致头皮毛孔呼吸受到阻碍，破坏头皮的微生态环境平衡，引起脱发。若不加以防治，更会引发菌群、代谢的失衡，病情会加重为重度脱发，甚至是永久性脱发。

妆点一生根据《本草从新》和《神农本草经》等古方原理，精选侧柏叶、北艾、何首乌和当归等具有活血行气、乌须发和生发等功效的中草药，辅以各种名贵草本植物进行提取，制成妆点一生防脱育发液。该育发液可通过平衡头皮水油，激活毛母细胞分裂，促进头部血液循环，起到防脱育发的作用。此外使用牛角梳结合调理，更能疏通经络，滋养头皮，增强美发护发的功效。

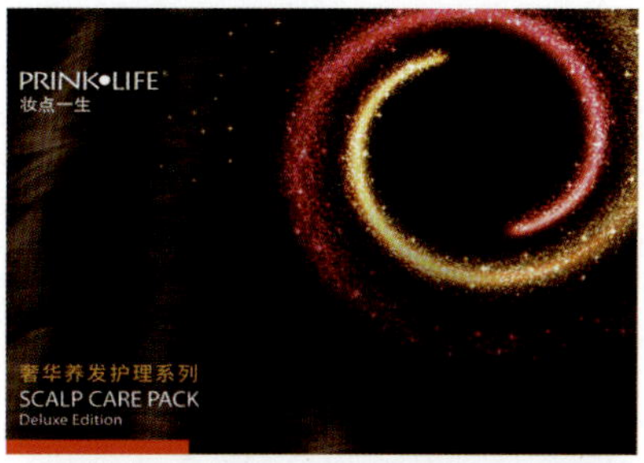

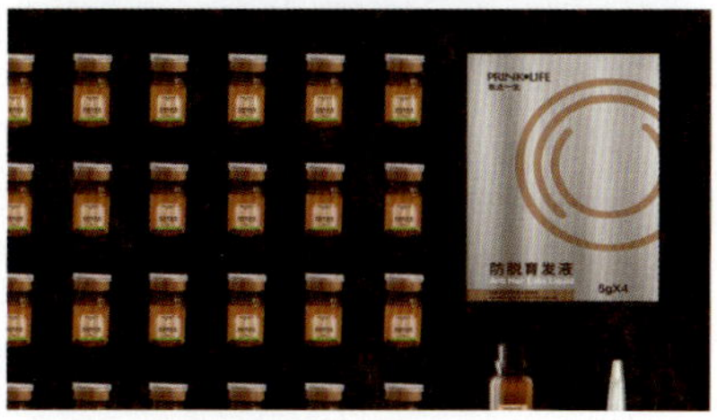

【适应症状】

产后脱发、溢性脱发、雄秃、遗传性脱发、神经性脱发。

【作用功效】

调理头皮出现的问题，恢复头发正常的生长功能，促进新生发的生长。

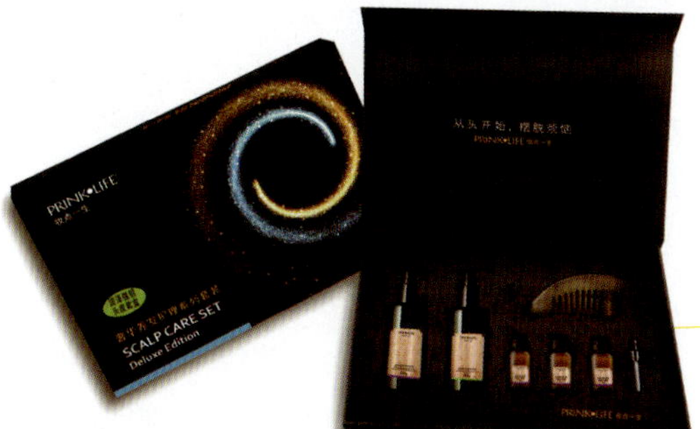

【调理方法】

手法调理：

1．迷迭香发根洁净液，按压两下涂抹在百会穴进行打沫，使洁净液泡沫丰富深层清洁头皮。

2．打沫：用氨基酸强韧洁净液调理头皮，压两下涂抹在百会穴进行打沫，使洁净液泡沫丰富，达到头皮平衡状态。

3．头部经络进行按摩洗发（从前额发际线内向百会穴搓洗，从后脑发际线内向百会穴搓洗，分六条线进行）

牦牛牛角梳操作方法：

1．手指腹，对头部面部穴位进行点穴，打圈按摩，舒缓头皮，促进吸收。

2．疏通：牛角梳疏通头部经络，促进头部血液循环，促进防脱育发液的吸收。

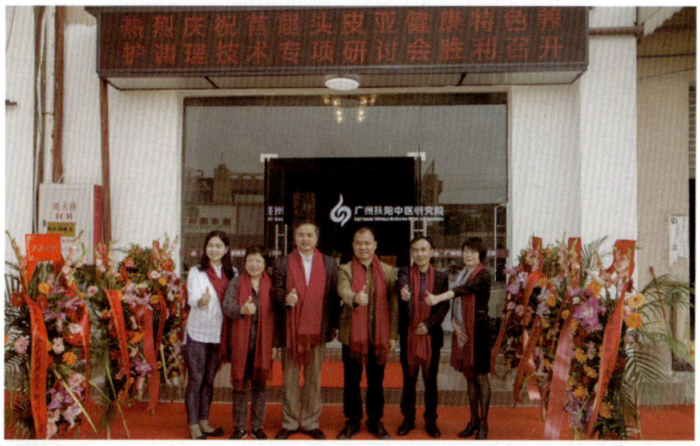

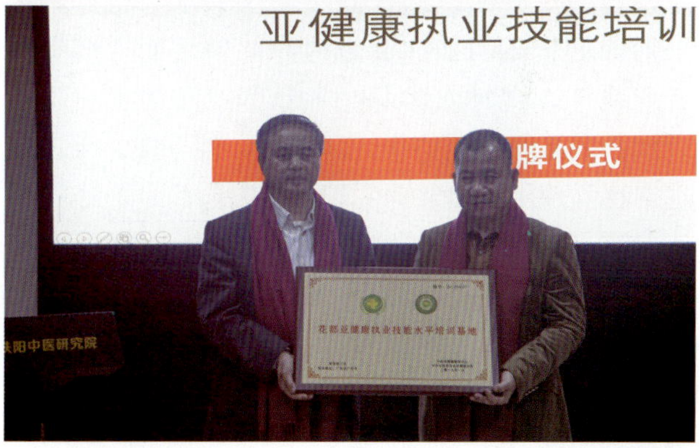

注意事项：

头皮部如有外伤，破损及感染时，暂停使用；如不慎入眼，请立即用清水冲洗；孕妇及头面部做过重大手术的顾客不宜做。

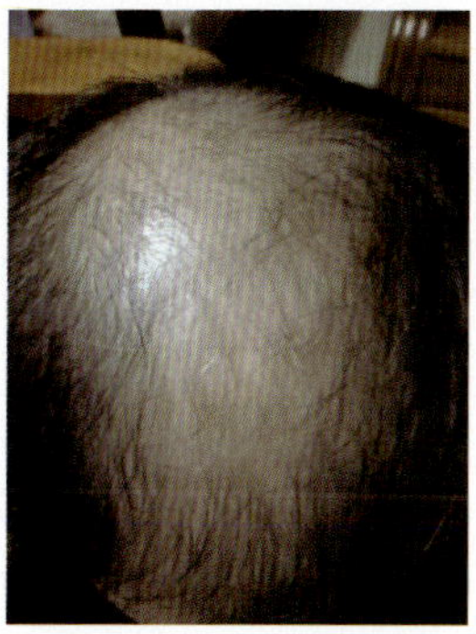

【案例分享】

案例1：徐先生。地址：广州市，年龄45岁。症状：秃顶。患者描述，最近几年头顶掉发严重，最后导致头顶没有头发头皮外显，面对自己的形象从心底很难接受，使用多种方法没有任何效果。自从用了妆点一生防脱育发液六月余，头顶部头发散在长出，目前继续使用中。

案例2：符女士。地址：海南省三亚市，年龄33岁。患者描述：自从生完孩子，可能生活上改变，出现掉发，越来越多，后续加上工作，掉发严重，洗头时头发成把地掉。一次经朋友介绍用头皮清洁液配合防脱育发液，大概五个月，掉发明显减轻，而且头皮有细短新发长出。目前正在使用中。

生姜微发酵护胃药膳疗法

【技术来源】

一直以来，中医药界都有使用新鲜药材的传统，自秦汉开始，历代名医和医书都有将鲜药用于治疗的记载。如《黄帝内经》中注明“药有生者优良”，《神农本草经》认为“生者尤良”。近代四大名医：孔伯华、汪逢春、施今墨、萧龙友也常将鲜药用于日常养生和治疗方面。

据《中药大辞典》载：姜，性辛温，含有呢啶酸、谷氨酸、天门冬氨酸、甘氨酸等多种氨基酸。有散寒、止呕、开痰、治疗感冒风寒、喘咳、腹泻、解半夏、天南星及鱼蟹、鸟兽内毒等诸多药用功效。

这只是姜的一方面。在我们的日常生活中，姜几乎是无处不在的。居家佐餐，食馆厨房，无姜不能成席，缺姜不能开宴。炒肉、炖鸡、烹鱼，姜是必备佐料，腌制咸菜，姜更是必不可少。

【基本原理】

生姜一般是作为食物香料，用于去腥、提味，但在亚洲国家的传统医学里，生姜也作为胃肠道保护剂使用。胃肠道是人体最主要的消化吸收器官。现阶段胃肠道疾病预防和治疗的难点在于相关药物需要长期服用，但毒副作用不易控制。作为食品的生姜，经过微发酵超微粉碎以后，可以很好地对胃肠道起到保护作用。

【操作方法】

将新鲜生姜洗净，利用粉碎机粉碎，放置在45度恒温空间发酵1～2天。然后75度干燥箱干燥，干燥后的生姜粉利用超微粉碎机超微粉碎处理。处理以后的微发酵生姜粉可以取1～2g泡水饮用，也可浸泡在蜂蜜中食用。

【适应症状】

幽门螺旋杆菌感染：生姜粉泡水早上起床后2g直接饮用。消化不良症状：生姜粉和L-阿拉伯糖混合服用，有改善胃肠道蠕动功效。慢性胃炎：生姜粉配合蜂蜜食用。

【注意事项】

对生姜过敏者慎用；晚上不宜食用。

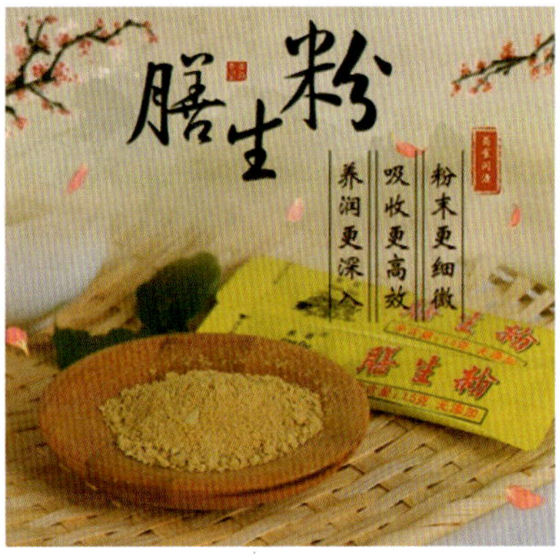

【案例分享】

慢性胃炎：孙女士，中年。1992年做过一次宫外孕手术，在此之前做过剖宫产，自宫外孕手术以后，脾阳虚胃弱，伴有严重胃寒，即使温性的水果也敢吃，身体无力，容易疲劳，免疫力差，睡眠不好，身体消瘦。于2018年3月3日服用小黄姜超微粉（商品名：膳生粉），服用20多天后，2018年4月9日再次服用，感觉胃不再那么凉；2018年5月21再服用，身体健康状况明显增强。2018年8月11日，患者再次表示感谢并反馈自己喝膳生粉几个月以来的身体变化：胃凉、胃肠不舒服症状明显缓解，体重增加9斤，体质明显增强。以前早起腿脚乏力，运动更加乏力的症状几乎消失，睡眠质量有所提高。

桩功推拿技术

【技术原理】

《黄帝内经》载：“提挈天地，把握阴阳呼吸精气，独立守神，肌肉若一；”《医宗金鉴·正骨心法要旨》载：“巧生于内，手随心转，法从手出，使患者不知其苦；”《圣济总录》载：“可按可摩，时兼而用，斡旋气机，周流荣卫，宣摇百关。”《易经洗髓经》载：“拆之不散、撞之不开、推拉不动。”

施术者经过自身修习桩功从而使体内真气充足、气血充盈，当内在真气达到一定程度时，通过运用专业推拿手法，将这种内在的、本能的、自然的正能量渗透作用于受术者，使其达到阴阳平衡、经络通畅、气血充足，从而极大改善体质。这种推拿方法即为桩功推拿。

这种功法既能疏通经络，调和气血，使阴阳相交，水火既济，又能助长精神，锻炼形骸，增加力气，加强各脏器、器官以至细胞的功能，同时使全身肌肉得到惰力性的体育锻炼。

【适应症】

常见经络病调理：肩周炎、网球肘、腱鞘炎、退行性膝关节炎、踝关节扭伤、颈椎病、腰椎病等。

【作用功效】

平衡阴阳，畅通经络，行气养血。

【调理方法】

将桩功中的意、气、力、行融入操作手法中，通过桩功者之手，将内在的、本能的、自然的能量之力放大渗透作用到人身体病灶部位，使他人身体达到阴阳平衡、经络畅通、气血充足，从而改善亚健康的推拿技术。

【技术要领】

调理师自身强身，调息，养心，增加手法的力量和技巧，内气外放，强大磁场，呼吸自然、气沉丹田、以桩姿站立双手作用于人体，通过对应推拿手法沿人体经络走向，不断释放自然本能的能量，并使这种能量渗透、传递。虚则补之、实则泻之、温补通泻、汗和散清等手法根据人体需求灵活变换。

【技术技巧】

意气力行协调统一，轻而不浮，重而不滞，刚柔并济；轻重缓急，纵横顺逆，随机而动，随心而发，随势而变。

【技术特点】

静中求动，下盘像“树桩”那样静止不动，在不动中修炼内脏气息的调动，锻炼劲力增长，全身“松而不懈，紧而不僵”，内气饱满，元气充盈。

【桩功术式】

①桩功推拿之禅静摇摆术；②桩功推拿的立体式圆运动手法；③桩功推拿的立体弹放式手法；④桩功推拿的立体经络理筋术；⑤桩功推拿的抖功；⑥桩功推拿的最高表现形式——桩式周天经络顺通术。

特种刮痧疗法

李湘授 徐莉亚 卢凡

摘要：刮痧疗法，是中国传统医学外治法之典型代表，是当今中医临床的实用技能，且适宜广泛推广。该技术目前业已被公费医疗、医疗保险纳入中医特色外治项目，受到医务人员和患者的普遍欢迎。

拯救之法，妙者刮痧。刮痧用于治病保健、康复纠亚、激潜治未病，疗效颇佳。刮痧流传千年，亦重新盛行于当今，欲唤起全民刮痧之势潮。为此，提高刮痧之疗效，安全有效操作实属要事。

穴、区、带，是特种刮痧疗法经近三十年集国内外临床应用及带教之总结，其安全有效，易学易懂易推广，口碑相传。现将特种刮痧疗法简要介绍如下。

（一）特种刮痧疗法之新、奇、特

新：①构思新：以沪上针灸名家“华氏（华延龄）针灸三绝”为蓝本，注重整体调节观。②形式新：以38帧板块优化组合面世，解决记大量针灸穴位的难题，以搭积木式组方刮治。③内容新：走出了两点一线的针灸式刮痧法，创造性地以穴、区、带特种刮痧疗法面世，弘扬皮部论，注重面的刺激。

奇：①组方奇：特种刮痧以“华氏针灸三绝”为蓝本，板块优化组合为基石；以任督二脉为轴心之中轴疗法；三焦定位为准则，充分发挥背俞穴腹募穴为激发点；弘扬四肢为经络之根理论，重用四肢肘膝关节以下五腧穴能治全身疾病之优势。②运板奇：刮、揉、点、按、挑、敲、拍、摩、弹拨，特种刮痧运板手法风格各异，板压为基石；徐、疾、轻、重，刮痧之灵魂，板压为准绳。板压只需“入木三分”，轻重不得，轻则少效，重则一伤肌肤，二伤正气，三则对疾病康复不利，应诫之。特种刮痧强调穴位具有方向性，注重贴骨刮；倡导督脉特殊运板法，且总结运板三结合：力与技巧之完美结合；手与板之亲密结合；手、眼、板、心之紧密协调相结合。③疗效奇：特种刮痧针对日益增多的慢性病、疑难病，如：老年慢性支气管炎、强直性脊柱炎、腰椎间盘突出症、痛风、乳腺癌手术后的上肢淋巴水肿等，其独特的治疗方式（整体疗法）和临证谨遵禁忌症而带来的安全显著的疗效，受到广大医务人员及民众的认可和支持。

特：特种刮痧以“华氏针灸三绝”为蓝本，创造性地开拓出38帧板块优化组合，走出了单纯二点一线的刮痧形式，注重穴、区、带之联合共振效应，并配以独特的运板手法、技巧，注重正确运板驾驭力，使力产生板压，板压导出良性板感，板感决定疗效。疗效是刮痧之试金石，故板感是特种刮痧临床取效之关键要素。特种刮痧崇尚整体疗法，顾及脾胃为先机，擅用人体一高速“佗脊刮”，且注重贴骨刮，提出难治性疾病运板之必遵。

（二）特种刮痧法将人体分成四大部，七分部，共38帧板块结构

特种刮痧疗法之四大部

第一大部：头面部：1分部：头部（四神延、颞三片、维风双带、项丛刮）；2分部：面部（印太三步刮、目周刮、鼻旁刮、承风刮）。

第二大部：项背腰骶部：3分部：项背部（项丛刮、项三带、项五带、肩胛上环、肩胛下环、佗脊刮）；4分部：腰骶部（培元刮、骶丛刮、骶髂刮）。

第三大部：颈前胸腹部：5分部：颈前胸部（颌带刮、颈前刮、天突刮、膻中刮、前肋隙刮、后肋隙刮）；6分部：腹部（三脘刮、天元刮、腹部五带刮）。

第四大部：四肢部：7分部四肢部：上肢部（肩前带、肩后带、肘窝刮、灵神刮）；下肢部（膝病八部赶蟾刮、挑鹤顶、髌周刮、犊鼻一点四向挑、委中三带、踝周刮、足弓刮、弹拨金门、敲足趾）。

特种刮痧疗法之七分部

1. 头部

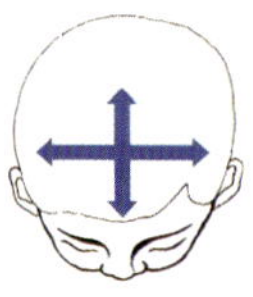

四神延

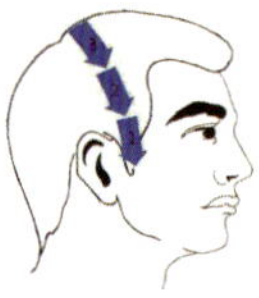

颞三片

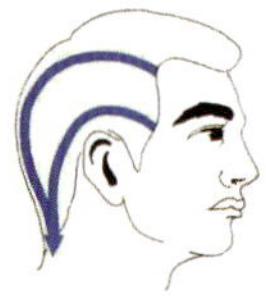

维风双带

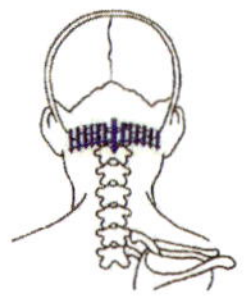

项丛刮

2. 面部

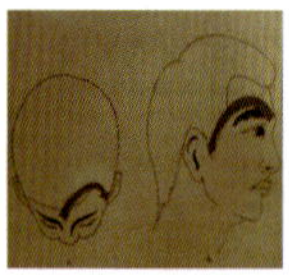

印太三步刮

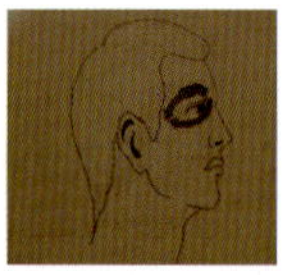

目周刮

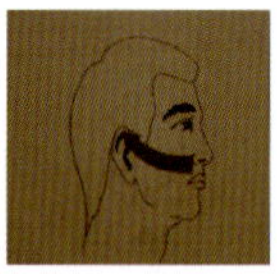

鼻旁刮

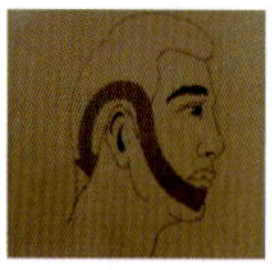

承风刮

3. 项背部

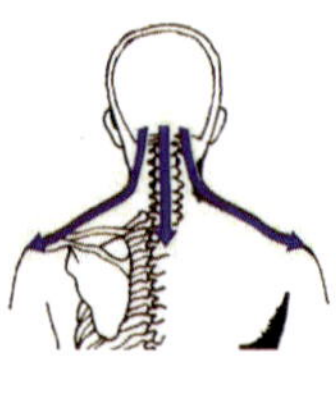

项三带

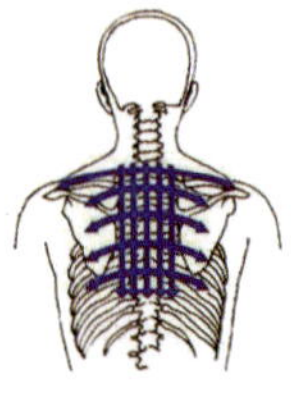

肩胛环

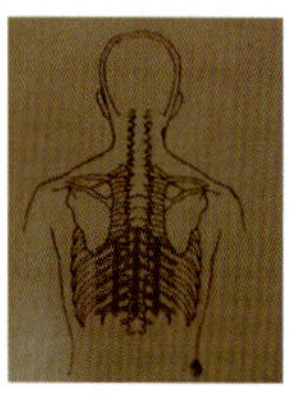

肩胛下环

4. 腰骶部

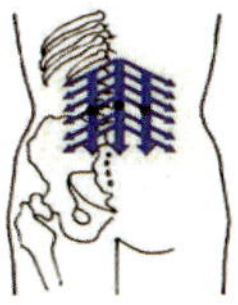
培元刮

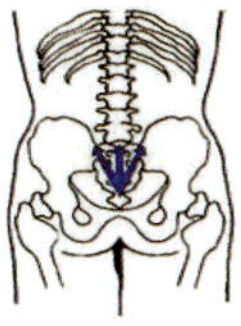
骶丛刮

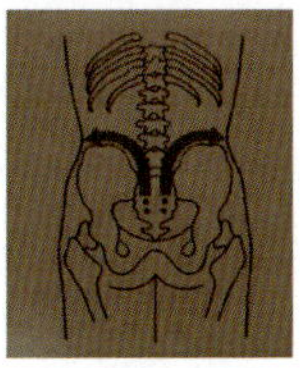
骶骼刮

5. 颈前胸腹部

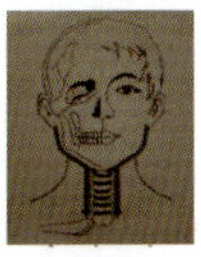
颌带刮

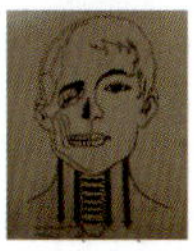
颈前刮

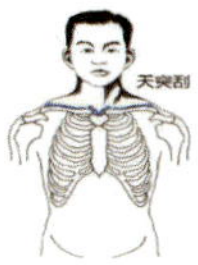
天突刮

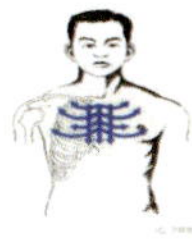
膻中刮

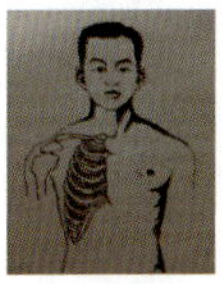
肋隙刮

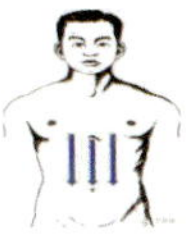
三脘刮

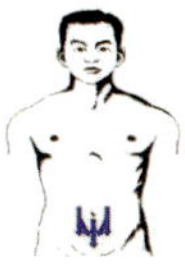
天元刮

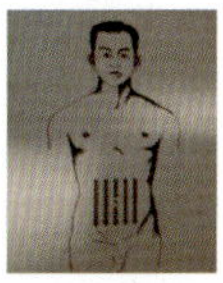
腹部五带刮

6. 上肢部

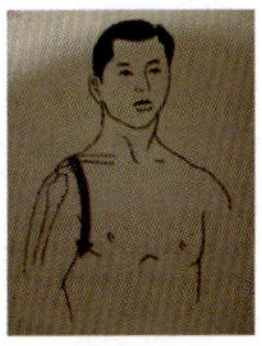
肩前带

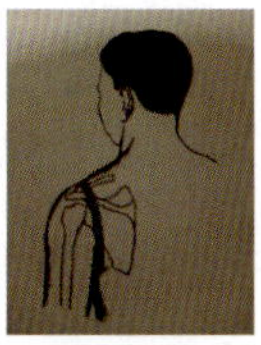
肩后带

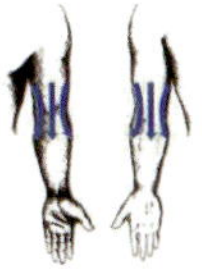
肘窝刮

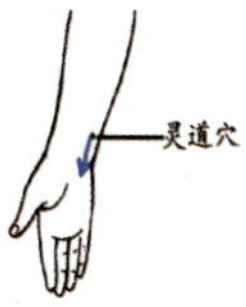

灵神刮

7. 下肢部

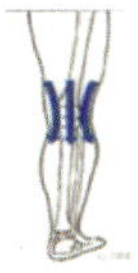
委中三带

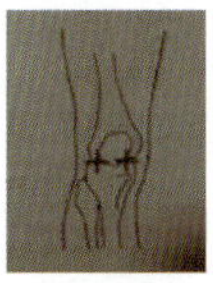
犊鼻一点四向挑

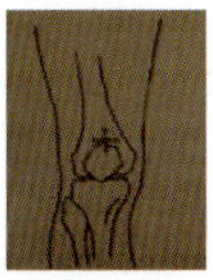
挑鹤顶

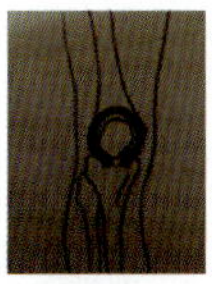
髌周刮

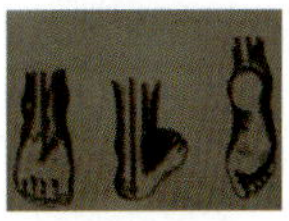
踝周刮

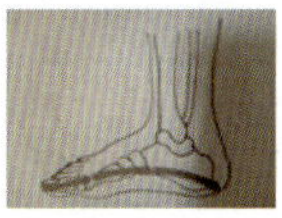
足弓刮

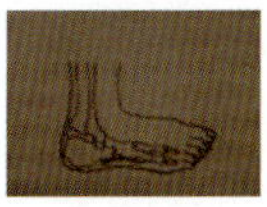
弹拨金门

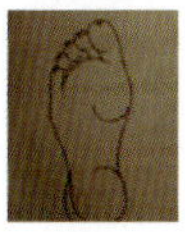
敲足趾

特种刮痧在“继承传统不泥古，开拓创新不离源”的思想指导下，经过近三十年的临床治疗和带教，不断总结创新，已由粗浅、直观、单一的民间经验刮法逐渐向具有中医理论（特种刮痧理论八大基石另述）为指导的专业医学领域发展，又配有特殊造型之刮痧板，符合人体不同部位运板之需求，取得理想接触面，以达到更好疗效。一板多用（见实物），适应病种增加，在实践中，特种刮痧已全面涉及治疗、保健、康复、纠亚、激潜治未病等范畴，并为消除疲劳、减肥、养颜美容等领域提供了不同的运板刮拭方法。

（三）穴、区、带 特种刮痧法

穴——以穴位为中心，不可离之太偏，刮拭距离面尽量拉长，以穴为根！

区——穴周之压痛点，阳性反应物，运板刮拭之，可提高治疗效果，以区为助也！

带——带者，刮拭距离面尽量拉长也！系“宁失其穴，勿失其经”之尊崇也，是刮痧过程中遵循“经络所过，主治所及”之原则，更进一步发挥特刮之穴、区、带的联合共振效应，体现了循经刮痧，中医之整体观念，强调少而精之取配穴，更进一步体现特种刮痧以穴为根，以区为助，以带为统综合运板施刮原则，从中西医学角度，科学解释了刮痧为何安全有效的关键道理，充实了刮痧理论，为临床中医外治法提供了新的诊疗思路，以带为统。

穴、区、带特种刮痧疗法，以穴为根，以区为助，以带为统，以三焦定位为准则，以辨证施刮为魂，以运板手法为契机。刮痧之要，尽在运板手法技巧，知乎此，则刮痧之道尽矣！

今得杨金生博导，王莹莹博士赐助，得《痧症文献整理与刮痧现代研究》一书，终日书不离手，恭读先贤对刮痧之遗训后兴奋不已（因老朽学识之浅薄，敬读过的祖贤遗训有限），夜夜思考，彻夜难眠，夜半常常以特种刮痧38帧图谱敬对祖贤遗训，书读尚未过半，竟有诸图和祖贤遗训相符，将与遗训中相符图形恭敬显示如下，敬请诸贤雅正。

（四）参考文献

以下摘要皆取自《痧症文献整理与刮痧现代

研究》，对祖宗遗训配图，实乃管见也。

1. 《华佗神方》：刮痧方法 51页：“在背心自上而下刮之。始轻后重，俟刮之痧点起块乃止”（杨金生：“但古代医家对刮痧的具体手法、时间以及疗程很少记载”。）——配特种刮痧板块之肩胛环。

李湘授：“祖辈先贤未留下图形，晚辈以肩胛上、下环图配之，用于临床，疗效甚佳。”

向华佗神方三顿首，敬畏之，谢之。

2. 《瘟痧要编》卷四：刮痧法 645页：“背脊项骨上下及胸胁两肩背臂之痧，用钱蘸香油刮之；头额腿上痧用棉纱线或麻线蘸香油刮之；大小腹软肉内痧，用食盐以手擦之。”——配特种刮痧板块之项三带、项五带、肩胛环、膻中刮、头部刮、面部美容刮、三脘刮、腹部五带刮、天元刮。

3. 《新定刮痧法》：645页：“脖项后当中洼处刮一道，脖项后两旁左右大筋上各刮一道”——配特种刮痧板块之项三带；“前身两肩下肋上软肉缝中各斜刮一道，两肋软缝中左右各刮三道”——配特种刮痧板块之肋隙刮；“左右肩靠着肩井软肉处各刮一道”——配特种刮痧板块之项三带；“背脊骨两旁竖刮自项下至腰各刮一道”——配特种刮痧板块之佗脊刮；“背后肋肋软缝中左右各刮三道”——配特种刮痧板块之肋隙刮。“以上皆用铜钱蘸盐水刮之。”“一切痧症唯或麻刮臂弯”——配特种刮痧板块之肘窝刮，“专治眩晕恶心痧。若非痧症，刮之亦不红紧。”松峰曰：“前刮痧法出《痧症玉衡》书，新定刮痧法乃屡用而屡效者并录之，以备择用”。 宋、元之际，民间已广泛流传用汤匙、铜钱蘸水或油刮背，（即特种刮痧板块之肩胛上下环），以治疗腹痛等症的方法和经验。

4. 《急救痧症全集》卷上：景岳刮痧案 425页：“余忽忆先年曾得秘传刮痧法，乃择一光滑细口磁碗，别用热汤一钟，入香油一二匙，却将碗口蘸油汤内，令其暖而且滑，乃两手覆执其碗于病者背心，轻轻向下刮之，以渐加重，碗干而寒，则再浸再刮……愈后细穷其义，盖以五脏之系咸附于背，故向下刮之，则邪气亦随而降。凡毒气上行则逆，下行则顺，改逆为顺，所以得愈。”（指出刮痧必需由上而下之道也，今亦遵之之故也）。“虽近有两臂刮痧之法，亦能治痛，然毒深病急者，非治背不可也。”——此语奠定了刮痧必刮背部之经典，故晚辈以肩胛上、下环图示，为特种刮痧整体疗法之必尊，为治诸疾之效法也。

（五）临床杂症治验举隅

1. 腰椎间盘突出症：

患者，女，61岁，退休职员，1994年8月21日就诊。

病史：卧床5 日，不能坐，亦不能久站，走几分钟腰腿便疼痛难忍。近3日夜不能寐，腰痛若折，腿痛如割，纳呆消瘦，病情加重，左下肢肌肉萎缩，伴尿失禁。外院诊断为腰椎间盘突出症，经针灸、理疗、牵引、中西药治疗少效。

检查：痛苦面容，曲卧于床，不能转侧。腰部生理弧度消失，疼痛沿臀部向下经大腿后侧面、小腿后外侧至足背、足跟呈放射性灼痛，患肢肌张力降低，肌肉萎缩。

组方：颞三片、项丛刮、佗脊刮、培元刮、骶丛刮、委中三带，阳陵泉、足三里、解溪、昆仑、内关、合谷，分两组，每星期2次刮痧，刮后嘱饮温开水一大杯。

手法：泻骶丛、委中、阳陵泉、解溪、昆仑；补佗脊、足三里、内关、太溪。

首诊半小时后，疼痛缓解，当夜入睡。

疗效：四诊后全身出现一种轻松舒适感觉，当夜患肢汗出，凌晨4时许，由老伴扶下床先走后坐，一直可以坐到天明。治疗月余，患者能正常行走，跳老年迪斯科。半年后，一切恢复正常。

2. 脑梗：

患者，男，58岁，印度尼西亚籍。于讲授特种刮痧课程中由家属抬入会场。

病史：患者平素体胖，3月某日睡前觉右肢麻木，晨醒觉左右上肢无力，进餐中叉落，嘴向右侧歪斜，语噎，急送医院。经查，确诊为脑血栓形成，入院治疗。出院后呈右侧瘫痪，今由家人抬来，于会场进行特种刮痧治疗。

组方：四神延（全头刮）、项丛刮、项三

带、肩胛刮、培元刮、骶丛刮、膻中刮、三脘刮、天元刮，曲池、手三里、外关、合谷、内关、委中三带、丰隆、足三里、阳陵泉、三阴交、悬钟、太冲、太溪等。

疗效：刮后半小时，喝温水一杯，在翻译和家人的帮助下下床，和翻译沟通可按口令动作，遂扶其双手倒退行步，患者跟着向前起步，在一、二、一的口令中，绕场半圈；之后改为一手相扶，患者仍能在口令中向前行走；继又脱手，只扶其背部，患者继续绕场行走半圈，会场掌声大作，赞誉不已。嘱家属以保健刮善其后。

3．哮喘：

患者，男，11岁，1994年11月2日就诊，其母陪同而来。

病史：平素易感冒，反复发作阵发性哮喘9年余，好发于春秋季节。发作时呼吸困难明显，影响学习。来诊诉：昨夜哮喘发作，感胸闷、呼吸困难，不能平卧而赴某医院急诊，对症处理效微来诊。

查体：体温38℃，气急状；叩诊，两肺高清音；心率118次/分，律齐，呼气延长，两肺哮喘音，少许湿啰音。

组方：四神延、项丛刮、肩胛环（大杼、风门、肺俞）、肾俞、骶丛刮、天突、膻中，中府、尺泽、内关、鱼际、足三里、太冲、太溪，分两组交替施刮，每星期2次。

手法：补肾俞、骶丛、足三里、太溪；泻大椎、大杼、风门、尺泽。余穴平补平泻手法。

疗效：刮后患儿第一句话："妈妈，我胸口一块大石头被医生搬掉了。"一跃而起。三诊后，诸症安，改为平补平泻手法巩固疗效。廿诊后，体质明显改善，偶有感冒亦不会发作喘症。随访3年，很少感冒。

4、乳房肿块：

韩某，女，63岁，2018年4月2日初诊。

病史：2007年右乳外下部肿瘤，医院诊断为乳腺癌，手术切除右乳外下部肿块后化验为良性。

主诉：左侧乳房肿块二年，触诊左乳内上部凸出一硬块如核桃大小，外下部亦有一小硬块如黄豆大小，二肿块皆质硬且不活动，乳房皮肤未呈现橘皮样变，左乳头呈内缩状，乳头无溢液。

组方：项丛刮、项三带、肩胛环（天宗穴及乳房背部对应区加强刮）、培元刮、骶丛刮、膻中刮，筑宾、下巨虚、丰隆、公孙。

手法：首诊发现左背部心俞、膈俞穴处边界分明的硬结，于此处刮痧并消灶处理，刮至左胸灵墟神藏穴处，左乳头附近奇痒，刮至乳根、期门穴附近，乳根、期门穴有刺痛感。二、三诊如法刮痧，刮后在肩井、天宗、乳根、期门穴处加拔火罐。

疗效：三诊后2018年5月8日，经黄浦区中心医院彩超诊断，左乳性肿块（左乳内上部肿块56*30mm，左乳外下部肿块25*15mm）；四诊如法刮痧后发现左背部心俞、膈俞附近硬结现软，左乳头由内缩转为凸起。八诊后2018年6月1日，经中山医院彩超诊断，左乳内上部肿块44*30mm，左乳外下部肿块23*14mm，二肿块均明显缩小。继续医院检查并随访中。

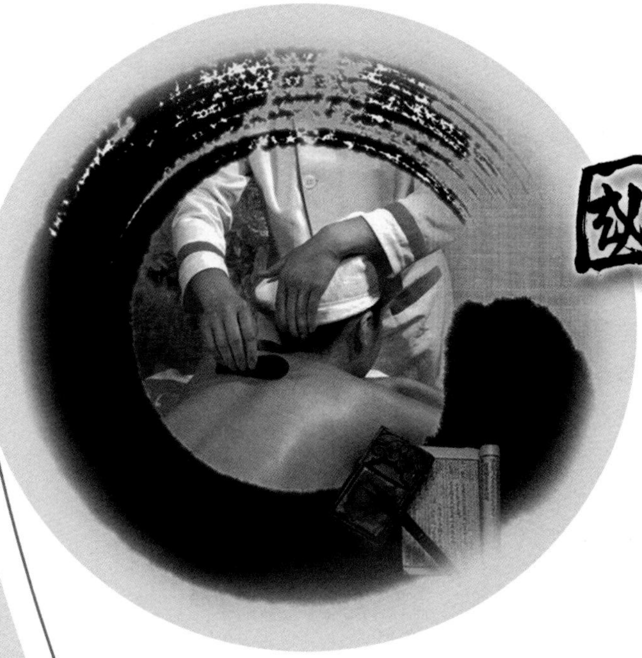

國醫年鑒

GUOYI NIANJIAN

2019

中医药教育与文化

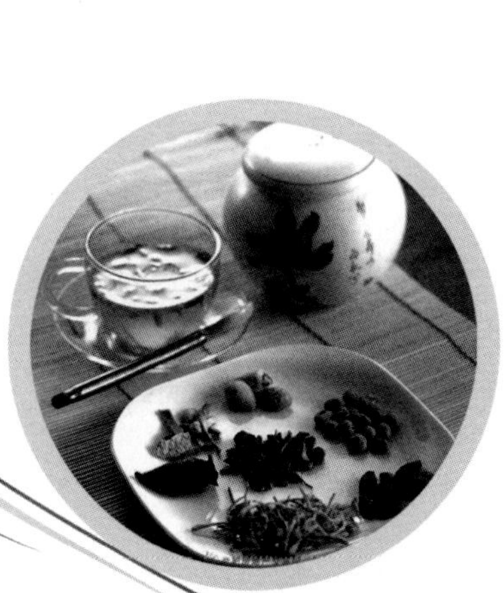

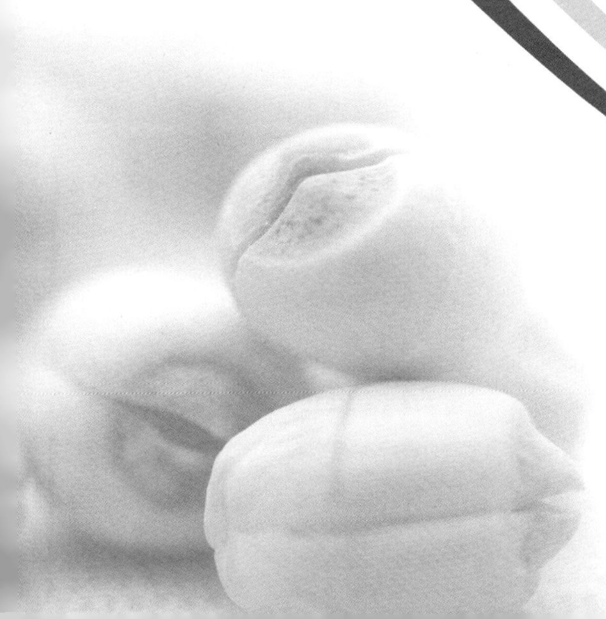

教　育

中医传承人可通过单招上大学

河南省连续实施针灸推拿专科专业面向中医传承人单独考试招生，中医传承人可通过单招上大学。

2018年，河南省教育厅、省中医管理局联合下发《关于做好2018年面向中医传承人实施针灸推拿专科专业单独考试招生工作的通知》。2018年，该省继续面向中医传承人实施针灸推拿专科专业单独考试招生，由河南中医药大学承担招生和培养任务，计划招生40人左右。

本次单独招生面向中医医疗工作者、中医学术传承人进行。报考者户籍须在河南省并符合该省普通高考报名条件，同时还要具备下列专业技术能力条件之一：具有执业医师资格证（含助理）、乡村医生执业证、传统医学师承出师证书、传统医学医术确有专长证书的基层中医从业人员；国医大师、全国名中医、全国老中医药专家学术经验继承工作指导老师以及河南中医事业终身成就奖、省级名中医、全国优秀中医临床人才、全国基层名老中医药专家传承工作室指导老师的传承人，并签订师承关系合同且经县级以上公证机构公证；从事中医医疗工作、确有中医诊疗专长，且具有中医药专业高级职称或开办有医疗机构的医疗人员的跟师子女。

据河南省中医管理局科研教育处处长马高峰介绍，2014年，河南省对全省中医人才分布情况进行摸排调查，发现基层中医人才严重匮乏。为使基层中医人才在较短时间内得到有益补充，根据《国务院关于深化考试招生制度改革的实施意见》和《中医药发展战略规划纲要（2016—2030年）》《中华人民共和国中医药法》等的精神，2017年，河南省面向中医传承人在全国率先实施针灸推拿专科专业单独考试招生，计划招生40人左右，有150余名考生报名。该专业学生将经过3年专科教育和2年助理全科医生培训，毕业并通过相关执业资格认证后，即可走上工作岗位，在基层发挥中医全科医生的作用，服务百姓健康。

本次单独招生由河南中医药大学组织命题和考试，考试时间定于2018年4月1日。欲报考者须于2018年3月6日前登陆河南中医药大学招生网站进行登记。考试总分500分，分笔试和面试。笔试包括语文、中医基础理论两个科目，采取闭卷考试，每科满分150分。面试以中国传统文化、中医基础理论与中医思维能力为主要内容，采取随机抽题问答、专家提问评价的方式进行，满分200分。拟录取的考生名单经省招办审批后由河南中医药大学发放录取通知书，已被录取的考生不得参加2018年普通高校其他考试招生。

河南中医药大学根据针灸推拿专业人才培养目标，结合中医传承人学生的特点，采取全日制上课与师承教育相结合的培养方式。课程设置在参考针灸推拿本科生课程的基础上，更加注重临床实践技能的培养。考生入学后单独编班，除不能跨校转学外，其他待遇与参加普通高考招生录取的学生相同。

据悉，河南省正在向有关部门申请面向中医传承人实施针灸推拿本科专业单独考试招生。

中国中医科学院加强高层次人才培养

中国中医科学院继续教育工作总结交流暨第六批全国老中医药专家学术经验继承工作拜师大会日前在京召开。会议对该院在人才培养方面的工作提出进一步要求。

会议对中国中医科学院近五年来继续教育情况进行梳理和总结。五年来，该院培养了一批传承团队和优秀中医药人才，形成了一批传承成果，探索了多种行之有效的中医药学术传承方法，建立健全了中国中医科学院继续教育分级管理制度。

会议强调，今后，中国中医科学院要以扩大高层次人才队伍规模和提升能力为抓手，大力培养各级各类中医药人才。要准确把握新形势新任务新考验，增强做好中医药传承与创新“百千万”人才工程的使命感责任感。要坚持“岐黄工程”的原则和理念，深化中医药传承教育和继续教育，加强高层次人才的培养。要完善政策机制研究，加强组织领导、落实重点任务、建立评估机制和营造良好环境。

随后，举办了第六批全国老中医药专家学术经验继承工作拜师仪式，有 33 位国医大师、院士、全国名中医等专家成为指导老师，66 名学科骨干成为继承人。

臣字门学术流派收徒大会召开

2018 年 3 月 25 日，“臣字门学术流派”第六代嫡系传人徐济臣（徐荣谦）第二次开山收徒暨第七代授医名大会在京召开。

“臣字门学术流派”创立于十八世纪末是中医儿科界学派之一，至今已相传六代，历经 200 多年，谱系清楚，独具特色，学术经验得到广泛运用与发展。尤其是第五代传人刘弼臣还创立了中医儿科“调肺学派”。

“臣字门学术流派”为第七代传人“授医名”是刘弼臣全国名老中医药专家传承工作室和徐荣谦全国名老中医药专家传承工作室进行室站建设和人才培养的重大举措。同时也是促进名老中医学术思想整理、挖掘，中医药优秀传承人才培养的创新举措。为中医学术流派发展与中医传承工作提供了良好的借鉴经验。（黄博明）

构建中医药教育教学质保体系

郭宏伟 黑龙江中医药大学

黑龙江中医药大学实施全面质量管理，使内部质量保证与外部质量监控相统一。

学校根据管理学的能级理论，将教育教学质量内部保证的管理机构建成能级管理系统，形成决策层、管理层、执行层和操作层控制结构，同时外部质量监控体系为内部质量保证体系提供政策和决策的依据，构成了一个完整的“内外统一，共评共管”的教育教学质量保障模式与能级管理结构体系。

黑龙江中医药大学坚持“以学生为中心”的教育理念，以“全面质量管理”为核心，以内部质量保证为主体、外部质量监控为手段，构建内部保证与外部监控相统一的教学质量保障体系，实施教育教学全过程的质量监控，进行质量信息储备、管理与利用，积极推进质量改进，有效提高中医药人才培养质量。

内部：四位一体，建立管理体系

学校在中医药质量文化观的指引下，遵循质量形成规律，从“学校、教学单位、教研室”三级出发，发挥“学生、教学督导、教学管理干部”的主体作用，对中医药人才培养质量进行全过程测定，建立“评教”“评学”“评管”“督导监控”四位一体的教学质量保证体系，从学校内部来保证教育教学质量。

学校形成了由学校主要领导、主管教学工作的副校长、教学指导委员会、高教研究与教学质量评估中心、教学督导组、教务处、各院部、学生管理部门、招生就业部门构成的质量管理组织体系，分工负责，各司其职，齐抓共管，保证教育教学质量评估工作的常态运行。不断加大质量管理投入，设立专门机构和专职人员负责教学质量管理，保障教育教学质量建设条件，推进全校教学质量建设与质量改进。

学校建立健全了《教学质量监测工作条例》《教师教学质量评价办法》《教学督导工作规程》等一系列教学质量监控管理制度。同时，加强教学质量监控与自我评估，采取内外结合的质量监控方式，开展常规的教学检查和各主要教学环节的质量监控，实施评教、评学、评管、督导四位一体的质量监控。通过常规教学检查、教学评估、专项评估、教学督导监控等方式，准确把握和改进教学过程中存在的问题，加强了教学质量管理，促进了学校教学管理工作的科学化、规范化。

学校还建立《教师教学优质奖评选办法》《专业技术职务聘任工作方案》等激励政策，调动广大教师的教学积极性；重视学生的学习状态与效果评价，发挥学生学习模范的示范作用，激发学生的学习兴趣，引导学生自主学习；通过教学质量监控，促进了教风与学风建设，激发了教与学的积极性，进一步形成人人关心教学质量的良好氛围。近 3 年学校教师获全国中医药类及省级教学竞赛一等奖 2 项、二等奖 9 项、三等奖 12 项，教师的课堂教学评价优秀率达到 97%以上，61 名教师获教学优质奖。300 名学生获“学习模范”称号，毕业生质量显著提高，执业医师通过率不断提升。

外部：为完善教学计划提供依据

学校根据管理学的能级理论，将教育教学质量内部保证的管理机构建成能级管理系统，形成决策层、管理层、执行层和操作层控制结构，同时外部质量监控体系为内部质量保证体系提供政策和决策的依据，构成了一个完整的“内外统一，共评共管”的教育教学质量保障模式与能级管理结构体系。

中医药高等教育要健康发展，必须坚持立德树人根本任务，以社会需求为导向，着力培养能够满足经济社会发展和中医药事业发展需求的高素质专门人才。

学校建立外部质量监控体系，根据社会需求不断完善教学计划，改革课程内容和课程体系，重构质量目标和标准。通过多渠道、多种方法来延伸外部质量监控。一是政府和行业主管部门对学校人才培养的评估认证与指导；二是社会公众（家长、毕业生、用人单位）对学校教育教学改革与发展的意见与建议；三是社会舆论和新闻媒体对学校的舆论监督；四是社会中介机构（第三方）开展毕业生社会需求与培养质量跟踪调查和评估。

学校不仅致力于为中医药事业培养高素质人才，也努力帮助学生更好地就业创业，实现自身发展和人生价值。构建了校院两级管理、学校统筹安排、相关部门协作、学院主体落实的就业工作管理体制和运行机制。定期发布《本科毕业生就业质量报告》，建立“就业—招生—培养”联动机制。注重用人单位对学校教学质量的评价，通过问卷调查、实地走访、座谈交流、第三方“用人单位评价”等方式，了解用人单位对毕业生的评价与要求，为学校修订各专业的教学计划、人才方案提供依据。近几年，学校本科初次就业率均高于全省平均初次就业率，荣获教育部颁发的“2015 年度全国毕业生就业典型经验高校”称号。

统一：共评共管，形成机制

学校以“内外统一，共评共管”的思想为指导，坚持实施全员质量监控，使监控从单纯的监督、检查、评价，向导向、激励、改进方向发展，推动和促进了学校的进步和发展。评教、评学、评管、督导监控四位一体，有机结合，综合推进，既体现从严治教、从严治学、从严治管，又对全面提高教学质量形成了基本保证。同时，外部质量监控体系也起到了不可替代的作用，学校内涵建设不断加强，社会的声誉不断地提升，人才培养质量显著提高。

学校重视教学质量信息的储存和使用，建立质量信息统计、分析、反馈机制。建立了常态的教学质量信息采集制度，通过教学管理干部听课、教学督导工作、学生评教、聘请学生教学信息员、生源质量和毕业生跟踪调查等方式收集各种教学信息，并广泛收集统计政府和行业主管部门、用人单位、毕业生、学生家长等的意见和建议，形成较完善的教学信息收集网络，保证教学质量信息的真实性、有效性和及时性。

学校自 2011 年起对年度教学质量基本状态数据信息进行分析，深入剖析存在的问题，形成学校年度的本科教学质量报告。通过对教师教学质量、教学运行、毕业论文质量、试卷质量、教学环境、教学设施等教学信息进行分析，形成相关的教学质量信息分析简报，为规范教学管理、进行教学改革、修订人才培养方案等提供依据，推动学校教学质量的改进和提升。学校还建立了常态的教学质量信息反馈机制，形成了较完善的教学信息反馈体系。

在内部保证与外部监控的共同作用下，学校教学管理工作日趋科学化、规范化，本科教学管理工作得到了提升，学校的办学条件得到了改善，师资得到了优化，青年教师爱岗敬业的积极性不断提高，老教师的传、帮、带作用得到了发挥，教师、学生和督导员融为一体，形成了以质量求生存、以质量谋发展的良好态势；在外部质量监控的监督下，学校积极改革中医药人才培养方案，调整教学内容，提高学生的终生学习能力、独立思考能力、广泛适应能力，努力培养社会需要的高素质、复合型的中医药人才。

学校承担的黑龙江省教育科研课题《内部保证与外部监控相统一的教育教学质量保障体系构建的研究与实践》获得了国家级教学成果二等奖，编著出版中医药行业第一本《质量与生命——论中医药高等教育质量的保障》。学校高教研究与教学质量评估中心 2005 年被中国高教学会授予“首届全国优秀高等教育研究机构”，2017 年再次被评为全国优秀高等教育研究机构。教育教学质量保障体系建设的创新与实践，取得了较好的校果，在同行业院校内得到了广泛推广和应用。（郭宏伟）

中医药院校纷纷开设新专业——中医养生学、健康服务类专业成热门

2018 年中医药报讯 据澎湃新闻报道，我国的医药卫生事业，正在实现由“以治病为中心”向“以健康为中心”的伟大转变。在此背景下，一批中医药院校纷纷开设了新专业。

澎湃新闻统计发现，2015—2017 年，这些新增专业主要集中在中医康复学（5 年制，医学）、中医养生学（5 年制，医学）、健康服务与管理（4 年制，管理学）等。

比如，继 2016 年南京中医药大学、成都中医药大学率先增设新专业“中医养生学”后，2017 年就有江西中医药大学等 4 所中医药院校新设了该专业。

而自 2016 年开始，共有 12 所院校新增“健康服务与管理”专业，也有 4 所院校新增“中医康复学”专业。

“过去我们是以疾病治疗为中心，中医人才培养模式也是围绕着中医学专业。但 2016 年后，卫生体系开始转变为以健康为中心，提供全生命周期的健康服务，这与中医以预防为主的‘治未病’理念合辙。” 南京中医药大学教务处处长吴启南说，这两年兴起的中医康复学、养生学等专业，就是这一思路的体现。

此外，“二孩政策”放开后，妇产科、儿科医生出现紧缺。河南中医药大学等高校也相继新增了“中医儿科学”等专业。南京中医药大学今年还新设了中医学（妇产科学）、护理学（助产学）两个专业方向。

面对人工智能在医疗领域应用的前景，医学影像学以及医学信息工程、大数据技术等也是最近几年中医药院校新增较多的专业，南京医科大学今年还专门成立了医学影像学院。（陈卓）

周氏针灸传人周怀明收徒

2016 年 7 月 28 日周氏针灸被周口市人民政府公布为周口市非物质文化遗产，传统医药类《重点技术保护项目》。该项目根据《中华人民共和国非物质文化遗产法》和《国务院办公厅关于加强非物质文化遗产保护工作的意见》及《河南省非物质文化遗产保护条例》的规定，按照（周政[2016] 45 号文件）精神，对被列入的非物质文化遗产项目，以“保护为主、抢救第一、合理利用、传承发展”的工作方针开展了传承传播活动。

2018 年 6 月 20 日，由郸城县针灸研究所、郸城县针灸学会主办的周口市非物质文化遗产（周氏针灸）传人周怀明传习针灸技术拜师典礼在郸城县神针中医馆举行，周怀明收孙玉丰等 20 名弟子为徒。

周氏针灸传承拜师活动按照中国传统的拜师收徒仪式进行，郸城中医疑难病研究院院长单玉丽担任周氏针灸传习拜师见证人。周氏针灸传人周怀明向 20 名徒弟颁布了师训，严格要求弟子要“明志、明德、明理、明术、明法、明业”，规定弟子要遵纪守法、勤求古训、博采众方、精益求精，并向弟子颁发了拜师证。按规定弟子能达到独立开展业务，准予出师，由周氏针灸传习所颁发出师证书。

中国首套中医养生保健常用技术规范培训教材即将出版

2018 年，从长沙中国亚健康总部基地召开的“《中医养生保健常用技术（第一批）》系列教材编撰研讨会”获悉，针对中医养生保健行业实际，专门为适应中医养生保健从业人员技术培训需要设计、编撰的国内第一套权威的规范培训教材即将由中国中医药出版社出版。

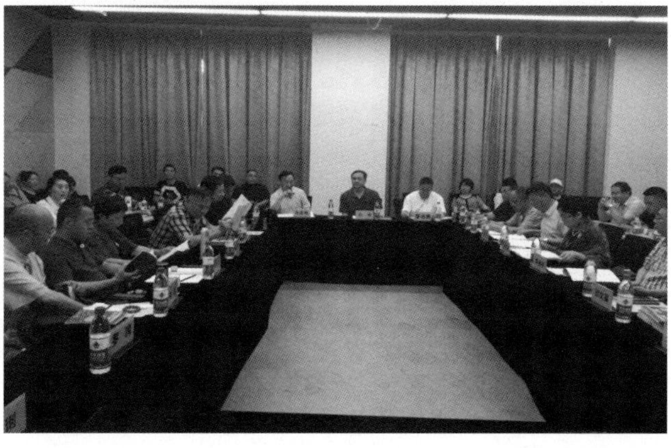

研讨会现场

近年来，中医养生保健服务市场发展迅速，但由于准入门槛低、从业人员素质参差不齐、缺乏统一的服务技术规范等原因，导致中医养生保健服务质量堪忧，乱象环生，一些服务技师缺乏相应的专业知识，客人哪里不适就按哪里，痧色越深越好，拔罐数量越多越好，很容易出现危险。比如背痛有可能是由冠心病或心绞痛导致，推拿不当也会有生命危险；肺部有炎症时，经常会伴随肺泡的损伤或肺部有体液潴留，此时拔火罐，会使胸腔内压力发生急剧变化，导致肺表面肺大泡破裂，从而发生自发性气胸。

为有效指导中医养生保健服务机构开展技术服务，统一常用中医养生保健技术的操作标准，2014 年国家中医药管理局医政司即委托中和亚健康服务中心牵头组织湖南中医药大学、广州中医药大学、北京中医药大学等高校专家开展中医养生保健常用技术规范化研究课题，制定了《中医养生保健常用技术（第一批）》操作规范，该规范共包括推拿、艾灸、砭术、刮痧、拔罐 5 大类 23 小项。以该规范为大纲，中和亚健康服务中心联合中国中医

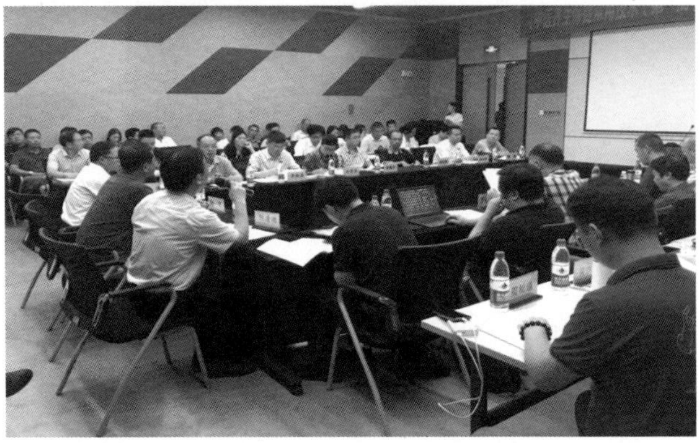

湖南中医药大学副校长何清湖教授发言

药出版社、湖南中医药大学、北京中医药大学、广州中医药大学、湖南医药学院、安徽中医药高等专科学校、湖北中医药高等专科学校等单位，拟统一编撰《中医养生保健常用技术（第一批）》系列教材。该教材将由儿童推拿保健技术、成人按摩保健技术、拔罐类中医养生保健技术、砭术保健技术、艾灸中医养生保健技术、刮痧中医养生保健技术六个部分构成，预计将于近期由中国中医药出版社出版。该系列教材的出版，将为养生保健行业从业人员技术培训提供基本依据，对规范养生保健服务市场的运作，提升中医养生保健行业技术服务的安全性、有效性、专业性具有重要意义。

“《中医养生保健常用技术（第一批）》系列教材编撰研讨会”于 7 月 12 日在长沙举行，会议由中国中医药出版社、中和亚健康服务中心、湖南中医药大学联合主办，由中国亚健康产业总部基地运营管理中心、富智中和集团承办，来自中医药主管部门、中医药学会、中医药高校、中医养生保健服务业的专家与企业代表一百余人参加了此次会议，就教材的编撰方案、编撰形式和教材的适用性等议题进行了热烈讨论。

中医治未病特色诊疗技术培训班在长沙举办

2018 年 7 月 28 日，中医治未病特色诊疗技术临床应用（第一期）培训班在湖南省长沙市望城区中国亚健康产业总部基地召开，本次培训由中华中医药学会主办，中华中医药学会治未病分会、中和亚健康服务中心承办。

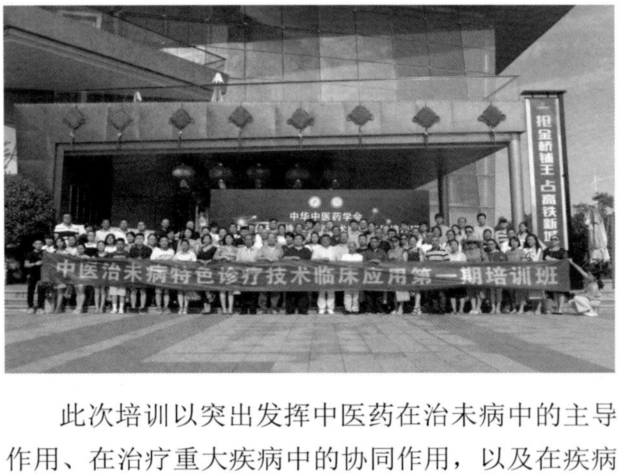

此次培训以突出发挥中医药在治未病中的主导作用、在治疗重大疾病中的协同作用，以及在疾病康复过程中的核心作用，更好地服务于中医药人才培训和继续教育工作，满足地方医疗机构治未病工作的开展为核心，与来自全国近 200 余名医务工作者、健康产业从业人员等就中医治未病特色诊疗技术进行了探讨与交流。会上，各种中医治未病特色诊疗技术异彩纷呈，原定 100 人的培训班来了近 200 人，可谓火爆长沙！

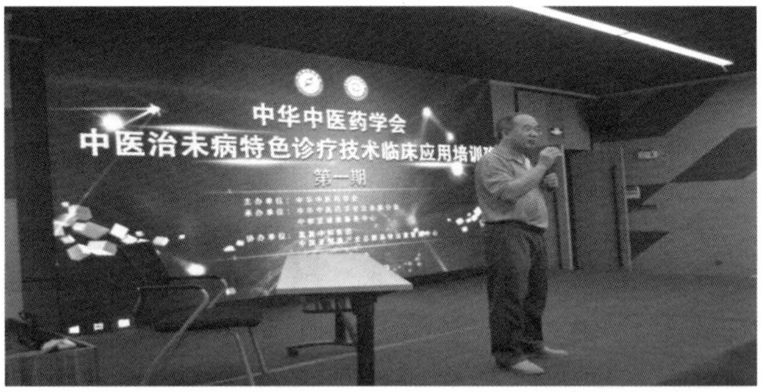

中华中医药学会治未病分会秘书长刘富林莅临现场，并做开场致辞，充分肯定了本次培训班的价值，鼓励更多专业、有效、实用的技术持有者参与进来，动员更多医务工作者关注并参与到中医特色治未病特色诊疗技术的学习中，全面提高中医治未病服务水平，丰富基层治未病服务体系。

本次培训班特邀湖南省中医药大学第二附属医院毛以林教授、全国名老中医贾跃进教授和鹤州医派掌门人彭进教授带来分别带来《重新认识糖尿病》《五位一体、调治失眠》和《鹤州医派中医儿科特色诊疗技术》专题讲座，三位专家毫无保留地为大家分享自己的科研临床成果，深入浅出地分析了相关专题的致病因素及调治机理，并以实际临床案例指出在治未病思想指导下整体调治的思路及方法，受到了培训学员的广泛好评。

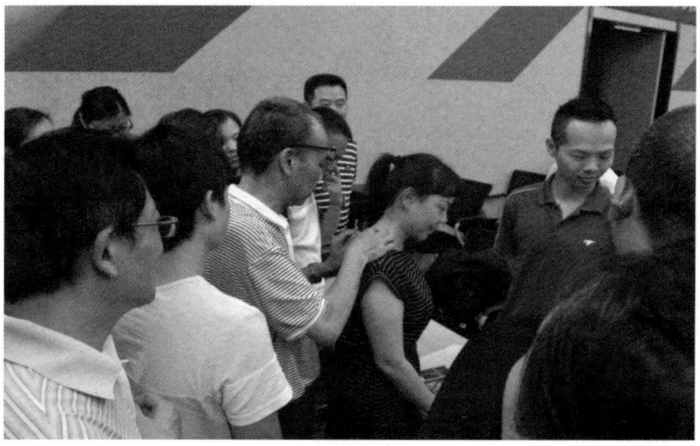

来自福建畲族被业界誉为“中国痛风王”的畲族医学第八代传人邱文卿医师，以生动的现场病例教学，为大家传授神奇的畲族静针止痛技法结合“痛风三宝”治疗痛风的应用。

中国中医科学院张冀东博士为大家带来了国家中医药行业重大专项科研成果“中医数字式红外热成像诊断技术”，并详细介绍了该项技术作为一种全新的功能影像技术，可以获得人体连续、动态的红外热辐射信息，表现的是寒热、反映的是功能、突出的是整体，与中医整体观的高度吻合性。在重大疾病早期预警筛查、人体功能状态测评及干预效果评价方面的突出优势。并依托全国亚健康红外测评协作网实现了覆盖全国的中医数字式红外热成像远程诊断服务体系。

在两天两晚的培训中，学员们学习了《陈氏蜂疗三联法》《智能体感测评技术》《扶阳罐温刮温灸技术》《儿童开穴闭穴经络穴位贴敷调理技术 》《中和特色正脊平衡疗法》等十余项可适用于治未病中心开展的特色诊疗技术和服务项目。以这些技术和服务项目为基础，在治未病中心里面，可以打造多个基于中医治未病特色诊疗技术的亚专科。

本次培训获得了圆满成功，学员纷纷表示希望能够持续开展技术培训，尤其是针对各地区域因环境、饮食等原因导致的疾病在治未病思想理论指导下加以防治，更好地满足地方医疗机构治未病工作的开展。

文　化

中医中药中国行 2018 年中医药健康文化大型主题活动开幕

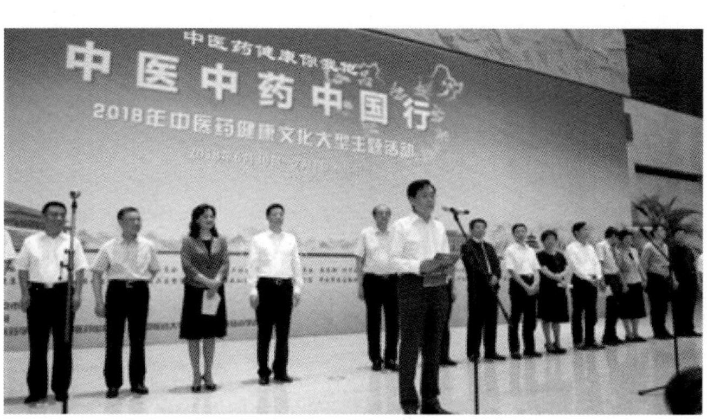

何维宣布中医中药中国行——2018 年中医药健康文化大型主题活动开幕

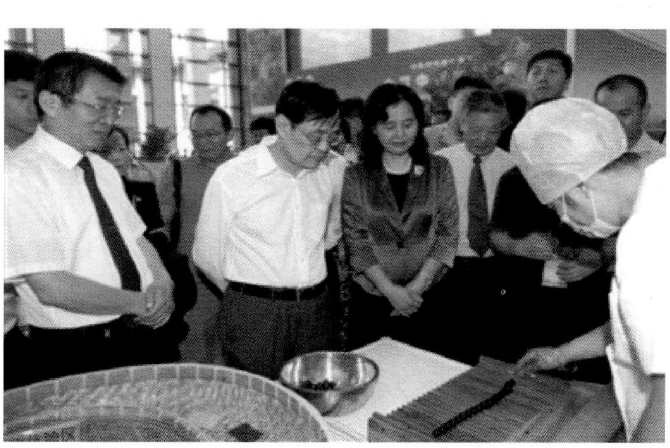

何维（左二）、余艳红（左三）、于文明（左一）观看蜜丸制作过程

“中医中药中国行——2018 年中医药健康文化大型主题活动开幕。”6 月 30 日上午，在中国国家博物馆，随着全国政协副主席、农工党中央常务副主席何维的一声宣布，作为中医中药中国行第三阶段活动——中医药健康文化推进行动的一部分，2018 年中医药健康文化大型主题活动从北京到全国各省会城市、地级市同期启动。

国家卫生健康委员会党组成员，国家中医药管理局党组书记、副局长余艳红主持开幕式，国家中医药管理局局长于文明、北京市政府副秘书长陈蓓讲话。全国人大常委会法律工作委员会原副主任委员洪虎，全国政协教科卫体委员会驻会副主任丛兵，中央军委后勤保障部卫生局副局长季建华，国家中医药管理局副局长马建中、王志勇、闫树江，中医中药中国行组委会成员单位有关负责人等出席开幕式。本次活动由中医中药中国行组委会、北京市人民政府主办。

于文明表示，十余年来，中医中药中国行作为宣传中华优秀传统文化的重要窗口，普及中医药健康知识的重要平台，提高全民健康素养的重要抓手，已成为深受老百姓欢迎的活动品牌。要深入学习贯彻习近平新时代中国特色社会主义思想和党的十九大精神，深入学习贯彻习近平总书记发展中医药的新思想新论断新要求，持续深化中医中药中国行的活动内涵，不断创新中医中药中国行的表达方式，建立健全中医中药中国行的长效机制，努力实现中医药健康养生文化的创造性转化、创新性发展，让中医药更好地为人民健康服务。

开幕式上，国医大师王琦代表中医药专家发言。在北京举办的本次主题活动以《中医药法》实施一周年为契机，以“中医药健康你我他”为主题，为期两天，包括中医药事业发展和文化展览展示、健康咨询、传统保健操演示、互动体验、健康讲座、科普资料发放等一系列中医药健康惠民活动，受到群众欢迎。共有百余名来自三甲中医医院的副主任以上中医师现场为群众提供中医健康咨询服务，并为部分环卫工人、交警等开设健康咨询专场。展览展示区重点展现了改革开放以来中医药事业的发展成就，《中医药法》及其配套文件的相关内容和实施一周年的成果等。

同期启动的中医药健康文化知识大赛，以“生活处处有中医”为主题，是围绕中医药核心价值理念、《黄帝内经》等中医药经典以及《中国公民中医养生保健素养》等内容举办的全国性知识大赛，通过全国海选、省内选拔、区域复赛、全国决赛四个阶段，12 月份将在北京决出获胜者。

中医中药中国行——中医药健康文化推进行动于 2017 年 7 月 1 日启动。除中医药健康文化大型主题活动和中医药健康文化知识大赛外，今年还将组织中医药健康文化精品遴选，推进中医药文化进校园活动等。

《中国国家形象全球调查报告 2016—2017》发布中医药成为中国文化主要代表元素

2018 年 1 月 5 日，由中国外文局对外传播研究中心联合知名调查机构共同完成的《中国国家形象全球调查报告 2016—2017》在京发布。中医药在中国文化代表元素中位居第二。

报告显示，47%海外受访者认为“中医药”是中国文化的代表元素，占比位居第二，第一为中餐（52%），第三是武术（44%）。

国内外民众对中国文化代表元素的看法存在一定差异。在孔儒思想、文化典籍、曲艺杂技等传统文化方面，海外受访者对其作为中国文化代表元素的认可度明显低于国内受访者，而在中国产品、科技发明等元素方面则要高于国内受访者。

中医药文化在调查中获得好评。三成海外受访者接触过中医药文化。发展中国家的接触比例高于发达国家。在接触过中医药文化的人群中，64%的受访者给出好评，这一比例在发展中国家达到

73%，在海外老年群体中达到 70%。

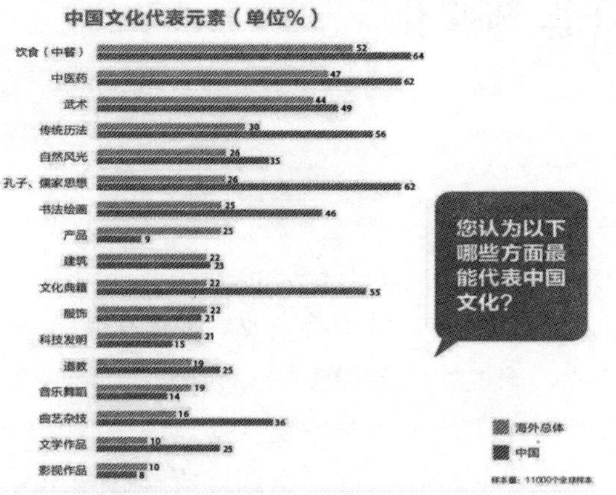

（图片来源：中国外文局对外传播研究中心）

本次调查显示，中国整体形象好感度稳中有升，内政外交表现受好评，历史悠久、充满魅力的东方大国和全球发展的贡献者成为中国最突出的国家形象。“一带一路”倡议赢得普遍点赞；中国经济的国际影响力获得公认，未来发展赢得海外信心，受访者预期中国即将成为全球第一大经济体；中餐、中医药、中国高铁等中国文化与科技元素继续成为国家形象亮点。

在海外受访者期望通过中国媒体来了解的内容中，中国科技（38%）和文化（37%）的比重占到最多。

相比较而言，海外年轻群体对中国娱乐和教育信息更感兴趣，年长群体则对中国历史和民生信息抱有更大兴趣。

据了解，本次调查在全球 22 个国家开展，涵盖了亚洲、欧洲、北美洲、南美洲、大洋洲、非洲等不同区域的民众。访问样本共计 1.1 万个，每个国家 500 个样本。本次调查遵循定量研究方法，采用在线问卷填答的方式，通过 Lightspeed Research 全球样本库进行数据收集，并严格执行在线调查的国际标准。为保证每个国家抽样的代表性，受访者样本覆盖 18～65 岁的当地居民，男女比例各占一半。

《江苏省中医药文化建设发展行动计划（2017—2020 年）》印发二级以上中医院设中医药文化管理科室

2018 年 1 月 18 日，中国中医药报迅（记者秦宇龙），日前，江苏省中医药局印发《江苏省中医药文化建设发展行动计划（2017—2020 年）》，提出全省二级以上中医医院、中西医结合医院原则上应设立独立的中医药文化职能管理科室。

计划明确，该省将着力健全中医药文化建设工作管理体系。全省二级以上中医医院、中西医结合医院原则上应设立独立的中医药文化职能管理科室，并配备专职管理人员，确保中医药文化建设任务落实到位。

计划强调，将持续开展中医中药中国行——中医药健康文化推进行动，并以此为契机，打造中医药健康文化推进平台。江苏省将围绕中医药健康文化推进行动开展“岐黄校园行”活动、中医药健康巡讲专项活动、中医药进边防活动等多项文化宣传活动。促进中医药家庭小药箱进万家，鼓励中医机构与有资质的企业合作，生产中医药家庭小药箱（内含常用中药产品、简易中医保健小工具等），免费发放，使市民在中医药文化发展中拥有更多获得感。

另外，计划还对加强中医药文化人才队伍建设、加强中医药文化研究与保护、推进中医药文化宣传教育基地建设等重点工作做了详细部署。

在健康服务中传承中医药文化

陈永灿 马凤岐 浙江省中医药研究院

•中医药的健康理念早已扎根民间，已成为中华民族的文化基因。中医药的不断演变和完善是在人民群众生产生活过程中得到传承和发展的，它不是僵化的，而是活态的，与时俱进的。

•在内容上、手段上、方法上、渠道上大力创新，找准中医药健康养生文化与时代的对接点、与受众的共鸣点，让古老的中医药在保持本意和精华的基础上，融合现代健康理念，适应现代生活需要，从而实现文化价值和实用价值的统一。

中医药健康服务是指运用中医药理念、方法、技术维护和增进人民群众身心健康的活动，主要包括中医药养生保健、医疗康复服务，涉及健康养老、健康文化、健康旅游等相关服务。在我国经济从高速度发展迈向高质量发展、医药卫生体制改革强力推进的背景下，中医药与健康服务业的发展得到广泛关注与高度重视，相关学者也将目光聚焦到中医药健康服务模式的研究上。我们对此也进行了思考与研究，提出应构建文化传承和产业发展相融合的中医药健康服务模式。

把脉时代气息 拟定模式方向

近年来，随着社会经济的快速发展，人们的生存环境和生活方式发生了前所未有的变化，人们的健康意识不断增强，对健康的需求也由单一的疾病治疗模式转向预防、保健、治疗、康复相结合的模式；同时由于生活水平的不断提高，人们对物质的基本需求得到了满足，而对精神层面文化享受的需求则在日益增长。就中医药本身而言，除具备医疗优势外，其在预防保健、康复养生等也有着独特的经验。同时中医药文化底蕴深厚，人文特色明显，注重人文关怀，更能满足当今人民的健康需求。

中医药是我国独特的卫生资源、潜力巨大的经济资源、具有原创优势的科技资源、优秀的文化资源、重要的生态资源。因此，大力发展中医药健康服务业，对落实我国创新驱动战略，弘扬民族优秀文化，加快经济转型升级，促进产业绿色发展，推动建设健康中国具有重大意义。要发展中医药健康服务业，研究中医药健康服务的模式非常必要。

研究中医药健康服务模式要体现中医药的行业特点、技术优势，要以中医药健康理念为引领，不断诠释中医药既是医药科学技术又是优秀民族文化的内涵，将技术与文化融为一体的中医药健康服务业正是不同于其他健康服务业的一个标签。有鉴于此，我们提出构建融合文化传承和产业发展的中医药健康服务模式，设想将中医药文化传承和中医药健康服务深度结合，无缝对接，重点在于中医药文化在中医药健康服务产业发展中的渗透，使产业不论是内在的核心理念还是外在的形象设计都透露出中医药文化的气息。

紧扣中医特色 阐述模式依托

融合文化传承和产业发展的中医药健康服务模式应当以中医药为文化依托，以健康服务业为文化载体，充分发挥中医药的文化特色，助力中医药健康服务业的发展。

体现中医药具有技术与文化的双重属性

中医药根植于中国传统文化的沃土，传承至今已有几千年的历史。中国传统文化是中医理论形成的文化基础，中医先贤们以其中的哲学思想和思维方式去探索生命的来龙去脉，去发现疾病的前因后果，进而以此为指导去诊治疾病，并将其验之于临床，形成了一套独具特色和魅力的生命认知体系。在这个过程中，中医药已经被深深打上了传统文化的烙印，因此可以说，她是医学技术与传统文化的结晶，具有技术与文化的双重属性。

中医药的技术属性主要体现在“三个作用”上，即在治未病中的主导作用、在治疗重大疾病中的协同作用，以及在疾病康复过程中的核心作用。主导治未病，就是坚持预防为主，运用中医养生保健技术，如按摩、拔罐、刮痧、导引、药浴、食养等，防病于未然，在疾病预防控制方面发挥骨干作用。协同治疗重大疾病，则是根据中医理论进行辨证施治，突出中医诊疗特色，与西医临床协作，联合攻关。在疾病康复过程中的核心作用，即充分发挥中医康复技术的特色，使中医药成为疾病康复的首选和重要手段。这为服务模式的研究提供了技术基础。

“治未病”思想可以认为是一种文化思想，中医学从一开始关注的就是人体的整个生命状态，而不是仅仅局限于对疾病发生时的认识，其对人体非疾病时的状态同样关注，注重未病先防，以及疾病恢复期的康复调理。不论是预防保健，还是康复养生，中医药在这些方面的内容都相当丰富。这为服务模式的研究提供了文化基础。

医学研究的对象是人，在临床的医疗诊治过程中，不能只有机器的冰冷，而缺乏了人的温度。同样，在进行预防保健和康复养生的健康服务时，也要让大家感受到人的温度，体会到人文情怀。文化的作用是以文化人，对象也是人，因此中医药文化特有的人文特色也是模式所依托的一个重点。中医学在诊治疾病时，看到的是疾病状态下的人，关注更多的是人的感受和体验，注重在治疗疾病的时候给予人文关怀，给人一种亲切感，使病人乐于接受。这是以人为本的人本精神的集中体现。在中医药健康服务模式中融入人文关怀，不仅可以提高中医药健康服务的质量，而且还能够提升人们在接受健康服务时的直观感受，使其体验到一种宾至如归的感觉，从而达到满足人们精神需求的目的。

体现中医药的活态传承

中医药在绵延几千年的发展历程中，已经如春雨润物般深入到广大民众的血液之中，这主要体现在人们日常生活中衣食住行等各个方面的点点滴滴。许多我们耳熟能详的养生谚语，其中都蕴含着深刻的中医养生智慧，诸如“春捂秋冻”“若要身体安，三分饥与寒”“冬吃萝卜夏吃姜”等等，这些充分体现了中医药文化对于人们日常生活的渗透和影响。中医药的健康理念早已扎根民间，已成为中华民族的文化基因。中医药的不断演变和完善是在人民群众生产生活过程中得到传承和发展的，它不是僵化的，而是活态的，与时俱进的。因此，将中医药的文化元素融合到中医药健康服务模式之中，让中医药健康服务走进千家万户，不仅群众基础好，覆盖面广，百姓容易接受，同时也能够激发他们的兴趣，调动其参与的积极性。

体现人在文化展示中的主体性

文化的主体是人，人既是文化的欣赏者，又是文化的体现者。中医药文化的体现，不仅要有外在的形象设计，而且还要重视人在其中的主体性。结合到融入文化传承和产业发展的中医药健康服务模式上，一方面，产业的形象设计中要加入中医药文化的各种元素，使其能够在外观上营造出一种浓厚的中医药文化氛围，使参与者有切身体会，并乐在其中。另一方面，也是更重要的一点，就是中医药文化的内涵和精神，则需要由人来体现，需要通过中医药健康服务从业人员在对服务对象进行服务时表现出来。这就要求产业中的员工能够接受中医药文化知识的培训，提高中医药文化素养，通过服务时的一言一行来体现中医药文化的内涵和精神，使服务对象不仅能在感官上感受到中医药文化的氛围，更重要的是从内心感受到中医药文化的精神。

融入文化理念 构想模式形态

我们认为在融合文化传承和产业发展的模式下，中医药可以和旅游业相结合，可以和种植业相结合，可以和养老业相结合，可以和保健业相结合等等，结合的形态可以多种多样，但最根本的是在结合过程中要体现出中医药文化的特色，将中医药文化的核心理念、形象设计以及行为规范都融入产业发展中去，使其从外在到内在都可以让民众感受到中医药文化的韵味。具体模式可以创意创新，形态多样，各具特点，初步设想分成以下 3 类。

综合产业园区模式

综合产业园区要进行前瞻设计，园区占地面积较多，产业规模档次较高，中医药健康服务内容较为全面，形成的产值较大。园区设计要融入中医药文化因子，需要有展示中医药文化的大型场馆，如文化博物馆、文化传播中心、文化广场、文化走廊等。园区中医药健康服务要素齐全，如中医药健康服务体验区、休闲度假区、中药种植观赏区、中医药修学区、中医形神调理区、养生旅游区、中医体检咨询区、中医养老区、饮食药膳区、健康产品销售区等，形成一个文化韵味浓厚，各种产业聚合，综合功能广泛的大型中医药健康服务平台。

如磐安江南药镇。磐安县隶属浙江省金华市，是中国药材之乡、国家生态县、省重点生态功能区，森林覆盖率高达 80.1%，得天独厚的自然条件十分适宜中药材生长，被誉为“天然的中药材资源宝库”。磐安江南药镇以此为基础，集旅游、农业、养老、传播、保健、餐饮等产业为一体，并融入中医药文化元素，形成了总体空间布局为“一带一路四区多点”的综合产业园区。在发展产业的同时，对中医药文化进行了传播。

特色养生服务模式

特色养生服务一般占地面积较少，可提供的中医药健康服务范围相对较小，服务品种较为单一，可以是一种，也可以数种相加，然自身特色鲜明，专业特长突出。在设计服务项目时，既要显示与其相关的中医药文化源流，适当点缀文化小品，更要充分展示中医药精湛的服务技术，令消费者满意的健康产品。特色养生服务模式的项目有许多，如按摩松身系列、拔罐刮痧系列、运动拳操系列、静坐站桩系列、中药沐浴系列等，形成一个以养生保健为主要内容，有文化氛围，专业性较强，服务周到的小型中医药健康服务实体。

如安吉浙江圣氏 167 养生馆。安吉县隶属浙江省湖州市，是著名的“中国竹乡”，以“中国大竹海”而闻名。养生馆专注打造竹文化养生品牌，进行生产、销售，突出特色养生；开设养生药膳餐厅，开展食疗养生；同时将竹健康文化与环境教育相结合，大力发展竹子生态旅游，可谓特色养生服务模式的一个例子。

历史文化弘扬模式

与综合产业园区和特色养生服务模式不同的是，历史文化弘扬模式必须依托我国现存的中医药历史遗迹或非物质文化传统医药遗产，在发掘保护的基础上进行扩充和拓展，建设中医药文化主题公园，更好地整理利用文化，传承传播文化。以中医药文化古迹遗产为基点进行辐射，设计相关中医药健康服务项目，争取专项经费资助，带动相关项目投资，要与旅游、农业、信息、媒体等行业紧密合作，开发相关服务产品，促进经济发展。历史文化弘扬场所可以是一个点，也可以几个点连成一条线或数个点组成一个群，形成一个以中医药文化保护为基础，中医药健康服务为主体，文化传承和产业发展同步推进的独特中医药健康服务基地。

如义乌中华养生丹溪文化园。义乌市隶属浙江省金华市，是元代著名医学家朱丹溪的故里。中华养生丹溪文化园是按照江南园林风格进行开发建造的养生文化园，以弘扬丹溪文化、传承中华国粹为主要指导思想，其中建有丹溪药王谷、中医养生药膳餐厅、丹溪文化馆等，使游客在赏玩的同时感受到浓厚的中医药文化的气息。

结合当前形势 探讨模式价值

让中医药健康的养生智慧、健康理念、知识方法生动起来，能够彰显时代价值，释放文化魅力，影响人们生活，提升健康素养，要在内容上、手段上、方法上、渠道上大力创新，找准中医药健康养生文化与时代的对接点、与受众的共鸣点，让古老的中医药在保持本意和精华的基础上，融合现代健康理念，适应现代生活需要，从而实现文化价值和实用价值的统一。

构建融合文化传承和产业发展的中医药健康服务模式，响应了政府发展中医药健康服务业的号召，可以为中医药健康服务业的相关政策在具体实施时提供指导帮助，有助于这些政策的落实。

在社会效益方面，服务模式以中医药健康服务内容为基础，以中医药文化传承为主线，充分将中医药文化融入产业发展中，使民众在享用中医药健康服务时无形中受到中医药文化的熏陶，从而增强对中医药的认可和信任度，有助于中医药文化的弘扬和中医药事业的发展。另外，开展中医药健康服务，公民参与其中，既满足了精神层面的需求，也增长了中医药的文化知识，对中医药可以有一个更广泛的了解，因此也有助于人民健康需求的满足和公民健康素质的提高。同时，这也为中医药健康养生文化“双创”的实现提供了切实可行的方法，做到与时代对接，与受众共鸣。

在经济效益方面，构建融合文化传承和产业发展的中医药健康服务模式，以文化为先导，以实体为依托，在传播中医药文化的同时，也可以带动民众的消费，有助于开发新的经济增长点，引导经济增长新趋势，形成经济发展新业态可以促进我国产业转型升级，推动经济健康发展。

通过对当今中医药健康服务形势的分析，结合中医药独有的文化特色，我们提出了构建融合文化传承和产业发展的中医药健康服务模式。该模式强调要将中医药文化的核心价值融入中医药健康服务产业的发展宗旨、环境设计以及行为规范之中，争取做到在发展壮大中医药健康产业的同时，使得中医药文化也能得到发掘、保护、展示、利用和传播，在健康服务中传承中医药文化，于文化熏陶中壮大中医药产业。从而达到中医药文化与健康服务产业相辅相成、共同发展的目的。（陈永灿　马凤岐）

万人艾灸挑战世界纪录在河南中医药大学诞生　新的世界纪录产生

春华秋实，艾草葳蕤，岐黄之道，护卫苍生。适逢河南中医药大学 60 年华诞，2018 年 9 月 16 日上午，由河南中医药大学、中和亚健康服务中心等主办，河南中医药大学第三附属医院、柔嘉企业等承办的“灸养中华、传承国粹”第二届万人艾灸挑战世界纪录盛大活动在河南中医药大学隆重举行。

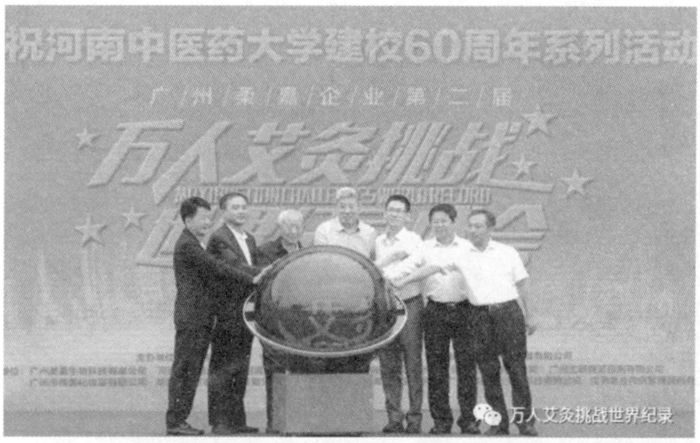

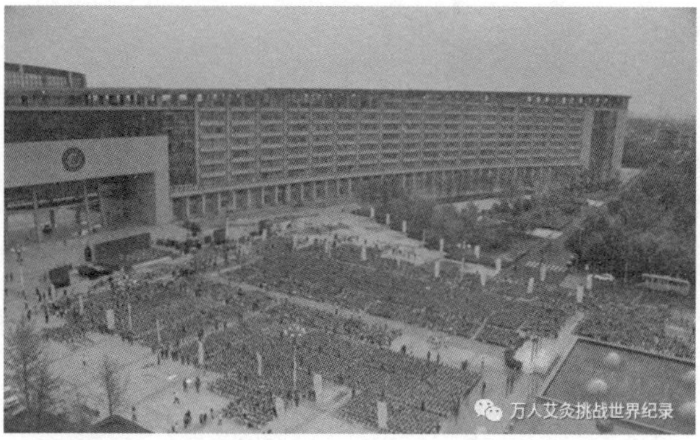

此次挑战活动主会场设在河南中医药大学龙子湖校区，同时在湖南中医药大学和安徽芜湖医药卫生学校设立两个分会场。

国医大师张磊教授、河南中医药大学党委副书记郭德欣、副校长徐江雁，河南中医药大学第三附属医院党委书记周运峰、院长张大伟，国家中医药管理局机关服务局原局长、中和亚健康服务中心创建主任孙涛，柔嘉企业董事长沈敬国出席活动。国家中医药管理局原副局长、全国保健服务标准化技术委员会专家委员会主任李大宁，中国中医药报社副社长兼副总编辑罗会斌等嘉宾应邀出席。

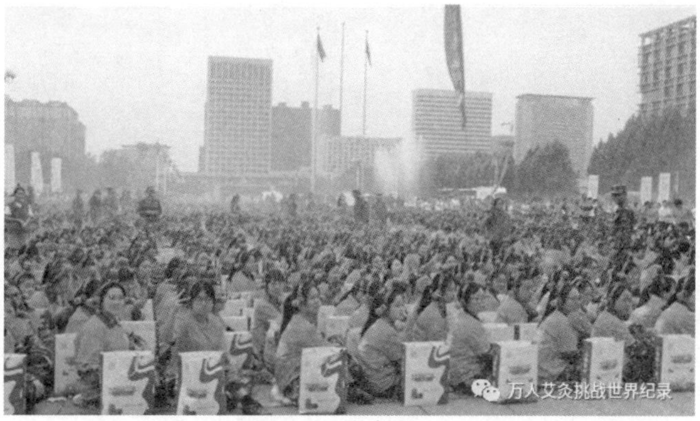

国医大师张磊教授致辞祝贺并题字“艾灸理深，承古拓新”，并预祝挑战圆满成功。

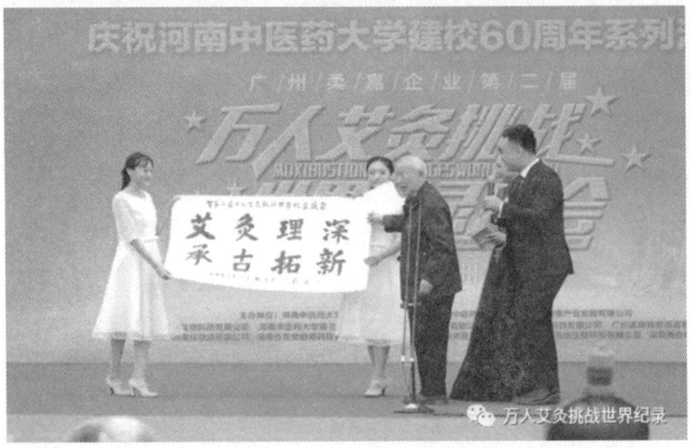

活动现场，在世界纪录认证官的见证下，艾灸挑战者统一着装，矩阵而坐，向最大规模现场艾灸活动世界纪录发起挑战。由“护艾使者”集体朗诵《亚健康宣言》后，在场领导和嘉宾共同启动了第二届万人艾灸世界纪录挑战活动。

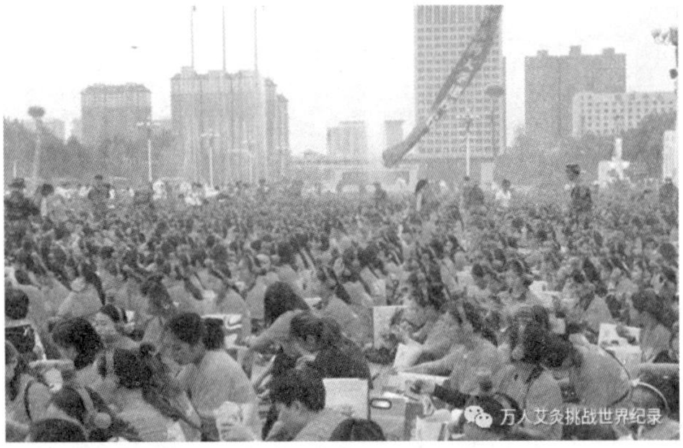

在现场全体挑战者及媒体记者的见证下和认证官的查验后，世界纪录认证官上台宣布，三个会场挑战者共计 12635 名，第二届万人艾灸活动挑战成功，新的世界纪录产生！

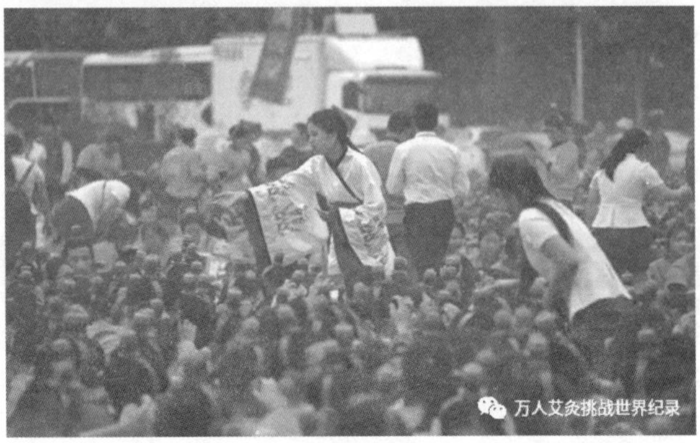

千年以来，中华民族用艾灸保健治病已成为亘古不变的传统并融进了炎黄子孙的血脉中，源远流长。万人艾灸旨在继承和弘扬我国传统中医药文化，传递“情系万家，健康中国”健康理念，为促进中医药国际化，开展中医药合作，更好地服务于“一带一路”建设，把中医药打造成中外人文交流、民心相通的名片，“讲好中医药故事，唱响中医药声音”，以中医药文化建设高质量推进中医药事业发展高质量。（来源：河南健康网）

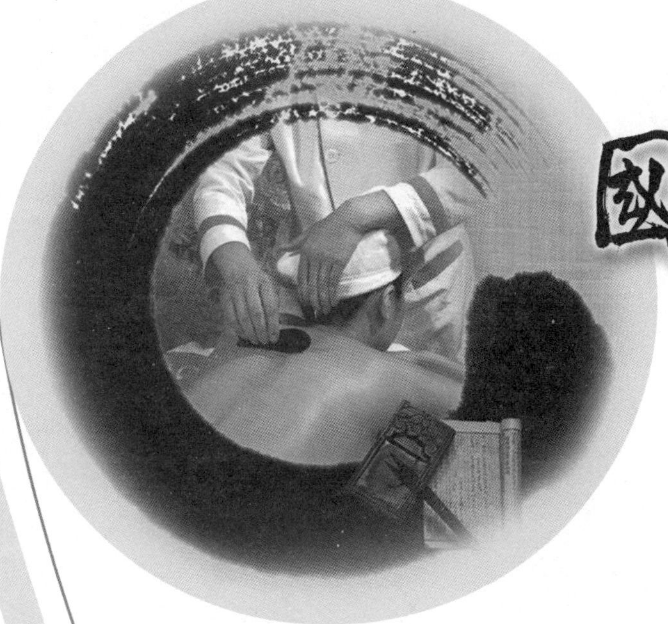

國醫年鉴

GUOYI NIANJIAN

2019

年度成果

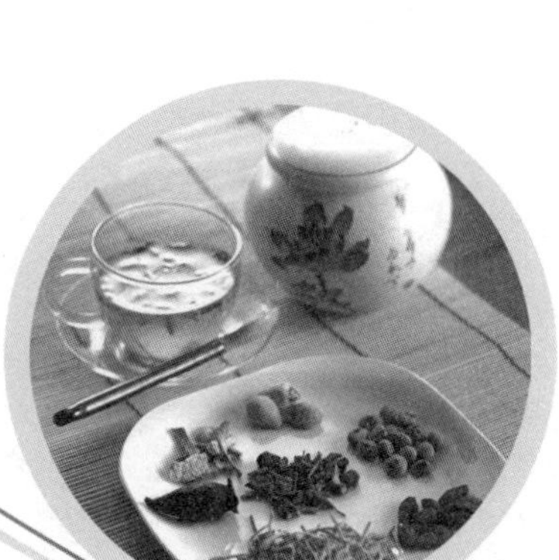

规 范

国家中医药健康旅游示范基地名单公示

2018 年 3 月 13 日，国家旅游局、国家中医药管理局对第一批国家中医药健康旅游示范基地创建单位名单进行公示。

据悉，此次示范基地创建工作经过组织征集、材料核查、专家评审等环节，拟确定北京昌平中医药文化博览园、北京潭柘寺中医药健康旅游产业园、中国医学科学院药用植物园等 73 家单位为第一批国家中医药健康旅游示范基地创建单位，并予以公示，公示期为 3 月 13～19 日。

中华中医药学会发布首个传统医药非遗标准

2018 年，中华中医药学会发布《古本易筋经十二势导引法技术规范》。该规范是中华中医药学会首个传统医药非遗项目团体标准。

古本易筋经十二势导引法是中医导引学经典，通过伸筋拔骨、吐故纳新、守中和合，达到强筋壮骨，固摄精气，濡养脏腑，涵养心性的效果。

2014 年，古本易筋经十二势导引法成为我国首个中医导引学非物质文化遗产代表性项目。

该规范对古本易筋经十二势导引法的定义、基本步态、手形及各导引势动作要领等进行规范，并根据“三因制宜”原则，对各类人群在不同季节、不同地域习练提出合理的指导意见，有助于今后更为广泛的传习、应用。

规范的制定旨在推动中医非药物疗法在治未病和慢病康复中的应用，强化国家非物质文化遗产传承与保护，丰富中医健康管理干预技术理论与方法，提高慢性疾病人群的生活质量。（华中医）

云南发布“冻干三七”中药饮片炮制规范

2018 年，云南省食品药品监管局发布三七（冻干）、三七粒（冻干）、三七粉（冻干）、三七切片（冻干）4 个中药饮片炮制规范。本次炮制规范修订后，相关标准较以前颁布的“冻干三七”质量标准有较大幅度提升，三七（冻干）系列饮片应用了以三七总皂苷为对照的组分含量测定方法，增加了重金属及有害元素和农药残留量等检查项目。

据介绍，“冻干三七”是三七干燥的新方法，是真空低温冷冻干燥技术用于三七干燥的科研成果。炮制规范的公布实施有助于提高三七系列产品的质量和安全性，促进文山州以三七为主的生物医药大健康产业可持续发展。（李江映）

福建成立中医健康管理联盟

2018 年 4 月 13 日，福建省成立全国首个省级中医健康管理联盟，为各级中医健康管理中心提供建设规范、人才培养、评价体系等交流平台。

据福建省中医药大学校长李灿东介绍，该联盟由 70 余家企事业单位及社会团体组成，将依托福建中医药大学等成员单位优势，共同研究中医“治未病”思想与现代健康管理学相结合的理论体系，提升中医健康状态辨识和干预方法的技术研发水平。

和目前大多数医联体的双向转诊不同，该联盟将依托学校和医院的专家资源成立中医健康管理团队，利用互联网为基层机构提供技术指导和支撑，同时规范中医健康管理市场行为。数字福建中医健康管理大数据研究所同期成立。

中药药源性肝损伤临床评价将有指导原则

我国药品监管机构首次组织起草中药安全性临床评价指导原则

2018 年，国家药品审评中心组织召开《中药药源性肝损伤临床评价指导原则（草案）》专家审议会，这是我国药品监管机构首次组织起草中药安全性临床评价指导原则。中国中医科学院院长张伯礼院士、中国中西医结合学会会长陈香美院士等专家参加会议。

张伯礼指出，制定中药安全性临床评价指导原则是一项非常严谨的科学工作，该指导原则的起草对于规范和加强中药的安全性监管具有里程碑意义。陈香美认为，当今时代需要出台一些科学规范的中药安全性临床评价指导原则，这是以科学精神去发展中药。解放军第 302 医院中西医结合中心主任、全军中医药研究所所长肖小河代表起草组汇报指导原则的主要内容，并和与会专家讨论指导原则中的具体技术内容。

与会专家表示，该指导原则的制定有助于完善药品风险评价体系，加强对中药药源性损害风险防控的意识，提高临床上对中药肝损伤风险信号的辨识能力，对推动中医药的科学发展具有十分重要的意义。与会专家一致同意该指导原则进一步修改完善后可上报国家药品监督管理局发布，并建议起草组专家根据社会反馈、科学进展和监管需要及时做好该指导原则的更新维护。

据悉，药审中心还将围绕中药药源性损害的其他方面，如心脏毒性、生殖毒性和神经毒性等，逐步开展相应临床技术评价标准的起草工作。（国药文）

国家药监局发文指导中药肝损伤评价

2018 年 6 月 19 日，国家药品监督管理局发布《中药药源性肝损伤临床评价技术指导原则》，为中药产品全生命周期（临床前、临床试验期间、上市后）的肝损伤风险识别和评估提供指导。

《原则》提到，因果关系评估是中药药源性肝损伤临床评价的关键，也是中药药源性肝损伤风险防控的基础。在《原则》中，中药药源性肝损伤因果关系评估包括三个层级：肝损伤与药物的关系；肝损伤与中药的关系；肝损伤与某种中药的关系。

《原则》指出中药药源性肝损伤的风险因素较

为复杂，应从药物和机体及其相互作用等方面分析，特别是特异质型肝损伤应考虑免疫、代谢、遗传等机体因素的影响，以便更有针对性地获取肝损伤风险因素信息，建议将中药肝损伤分为药物因素、机体因素、临床用药因素及其他因素四个方面考虑。

58 项中医治未病团体标准发布

中华中医药学会 2018 年发布 58 项中医治未病团体标准，包括中医治未病标准化工作指南、中医治未病术语、中医治未病服务规范、中医治未病技术操作规范、中医治未病实践指南等。此次发布的标准中，中医治未病技术操作规范所占比例最多，内容不仅包含艾灸、熏洗、针刺、拔罐等常见中医技术，而且包含项七针、高血压保健按摩操、春分秋分穴位贴敷干预尪痹等特色中医技术。

西红花质量等级团体标准实施

2018 年 11 月 15 日，《西红花质量等级》团体标准新闻发布会在京举办。

发布会上，中国食品药品检定研究院中药民族药检定所所长马双成介绍，《西红花质量等级》是行业内首个以“质量等级”区分药材饮片“商品规格”的标准。该标准规定了西红花的性状、浸出物、含量测定、质量等级划分和检验方法，增加了苦番红花素、西红花苷 I、西红花苷Ⅱ的含量作为西红花等级标准的划分依据。

该标准由中国中药协会组织相关单位共同制定，已于 2018 年 7 月 20 日发布，于 2018 年 10 月 20 日实施。中国中药协会会长房书亭、国医大师金世元等出席发布会。

科 研

2018 年度“康缘杯”中华中医药学会科学技术奖

获奖项目名单

一等奖 7 项

201801-01 JC-22 痰湿体质治未病系列研究及在国家公共卫生服务和慢病防控中的应用

完成单位：北京中医药大学 中国科学院北京基因组研究所 云南大学 中国人民解放军空军总医院

完成人员：王琦 王济 李玲孺 王前飞 李英帅 肖春杰 董静 倪诚 朱燕波 郑燕飞 骆斌 张妍 杨玲玲 钱彦方 侯淑涓

201801-02 LC-53 国医大师张学文脑病痰瘀毒损理论体系构建与临床验证

完成单位：陕西中医药大学

完成人员：闫咏梅 张学文 张慧 王亚丽 第五永长 周海哲 张琪 王斌 徐冰 贾妮 白黎明 严亚锋 刘燕妮 李军 范文涛

201801-03 ZY-26 无公害中药材精细栽培关键技术与应用

完成单位：中国中医科学院中药研究所 中国医学科学院药用植物研究所 南京农业大学 盛实百

草药业有限公司 上海市药材有限公司 深圳津村药业有限公司 文山苗乡三七股份有限公司 澳门大学中药质量研究国家重点实验室 四川川村中药材有限公司 成都恩威投资（集团）有限公司

完成人员：陈士林 李西文 魏建和 李刚 郭巧生 徐江 董林林 刘玉德 杨成民 魏富刚 梁重恒 李琦 沈奇 叶萌 向丽

201801-04 ZY-19 中药破壁饮片创新开发关键技术研究及产业化应用

完成单位：广东省中山市中智药业集团有限公司 广东省中山市中智中药饮片有限公司

完成人员：成金乐 赖智填 邓雯 彭丽华 陈金梅 陈勇军 徐吉银 乔卫林 马宏亮 陈炜璇 唐琳 梁燕玲 郑夏生 朱丹烨 李武毅

201801-05 JC-20 紫朱软膏治疗糖尿病足的研究与推广应用

完成单位：上海中医药大学附属曙光医院

完成人员：柳国斌 韩强 胡啸明 李西林 李文惠 杨晓 奚九一 王丽翔 张磊 闫少庆 杨婷 毛丽萍

201801-06 JC-23 动脉粥样硬化性疾病进展的机制及基于中医“治未病”思想的中医药防治

完成单位：辽宁中医药大学

完成人员：朱爱松 张艳 陈文娜 吴景东 宫丽鸿 张冰冰 李佳 王梅 孙鑫 张小卿

201801-07 LC-59 晁恩祥国医大师肺系病诊疗学术思想整理与挖掘

完成单位：中日友好医院

完成人员：张洪春 李颖 王辛秋 陈燕 杨道文 韩春生 韩桂玲 李得民 疏欣扬 张纾难 晁恩祥

二等奖 18 项

201802-01 ZY-15 中药加工炮制一体化与组方配伍关键技术体系构建及其产业化示范完成单位：浙江中医药大学 南京中医药大学 浙江中医药大学中药饮片有限公司 南京海昌中药集团有限公司

完成人员：曹岗 蔡皓 傅惠英 蔡宝昌 寿旗扬 刘晓 葛卫红 秦昆明 裴科 段煜

201802-02 LC-60 温经通络法外治肿瘤并发症关键技术的创建与推广应用

完成单位：中日友好医院 首都医科大学附属北京中医医院 中国中医药科技开发交流中心 北京中医药大学第三附属医院 北京中医药大学 广州中医药大学第一附属医院 中国医学科学院肿瘤医院

完成人员：贾立群 李佩文 杨国旺 邓博 娄彦妮 崔慧娟 范劲松 李仝 吴清 叶小卫

201802-03 LC-57 含重金属成分的祛腐生肌药临床应用的安全性及疗效评价的示范性研究

完成单位：中国中医科学院中药研究所 北京中医药大学第三附属医院 健民药业集团股份有限公司

完成人员：李建荣 彭博 裴晓华 徐胜 王春晖 徐启华 贺蓉 路艳丽 黄志军 赵刚

201802-04 LC-03 中医药在辅助生育技术中的临床应用与研究

完成单位：北京中医药大学

完成人员：金哲 贡欣 刘艳霞 王树玉 鲁秋丹 周丽颖 苏慧 张莉嘉 于妍妍 徐彩

201802-05 ZY-02 中药生制饮片临床区分使用依据

完成单位：辽宁中医药大学

完成人员：贾天柱 许枬 史辑 才谦 张振秋 李群 窦志英 陈晓霞 单国顺 刘鸣昊

201802-06 JC-06 2 型糖尿病并发症“虚、瘀”病机实质及中医药干预的系列研究

完成单位：湖南中医药大学 湖南省中医药研究院

完成人员：秦裕辉 喻嵘 王宇红 吴勇军 孟盼 张秀丽 成细华 王实强 李若存 张熙

201802-07 LC-05 中西医结合治疗女性更年期综合征研究与推广体系的建设

完成单位：北京协和医院 浙江省嘉兴市妇幼保健院 辽宁省锦州市妇婴医院 广西壮族自治区妇幼保健院

完成人员：孙爱军 高丽虹 郑婷萍 刘泽星 董晗 莫琳玲 董大伦 蒋建发 王子毅 薛薇

201802-08 ZY-18 以榛花为君药的新药复方榛花舒肝胶囊的研发及产业化

完成单位：长春中医药大学 吉林省食品检验所 吉林省七星山药业有限公司

完成人员：南征 孙佳明 南劲松 南红梅 张茁 吴楠 杜延佳 李志成 李晶峰

201802-09 JC-02 张仲景合方系列研究

完成单位：北京中医药大学 中央民族大学 承德医学院

完成人员：贾春华 庞宗然 郭玉成 李静华 黄启福 李守拙

201802-10 LC-58 以碟脉灵苦碟子注射液为示范的中成药上市后安全性证据体评价

完成单位：中国中医科学院中医临床基础医学研究所 北京中医药大学东方医院 中国人民大学统计学院 中国人民解放军海军总医院 通化华夏药业有限责任公司

完成人员：廖星 张允岭 支英杰 王连心 邹敬韬 庄严 王志飞 阎博华 陈宝鑫 易丹辉

201802-11 JC-15 中医药调控母胎免疫耐受与排斥关键技术及应用

完成单位：山东省医学科学院基础医学研究所

完成人员：李霞 王东梅 马瑞萍 王云霞 黑国真 魏然 张振 赵霖 赖楠楠 郭强

201802-12 ZY-23 中药五味子饮片生产质量关键技术体系构建及推广应用

完成单位：南京中医药大学 香港浸会大学中医药学院 吉林敖东世航药业股份有限公司 南京中山制药有限公司 吉林敖东延边药业股份有限公司

完成人员：陆兔林 李林 殷放宙 季德 禹志领 许家胜 成俊 张科卫 严国俊 许金国

201802-13 ZY-14 面向中药提取分离节能减排的特种膜技术集成体系创建与应用

完成单位：南京中医药大学 江苏久吾高科技股份有限公司 太极集团重庆涪陵制药厂有限公司 通药制药集团股份有限公司

完成人员：朱华旭 郭立玮 李博 杨积衡 秦少容 彭文博 秦郁文 李晨阳 冯天炯 赵士明

201802-14 LC-49 小儿咳嗽变异性哮喘（哮咳）创新理论体系与规范化诊治指南

完成单位：长春中医药大学附属医院

完成人员：冯晓纯 朱浩宇 段晓征 孙丽平 樊慧 崔庆科 冯金花 王锐 林双竹 刘健

201802-15 JC-10 当归补血汤协同肌源性干细胞移植促受体造血重建的研究应用

完成单位：天津中医药大学

完成人员：汪涛 王晓玲 窦昊颖 冯莉 王丽帆 刘志强 张美英

201802-16 ZY-17 中药上市后质量与药效再评价核心关键技术研究及应用

完成单位：中山大学

完成人员：苏薇薇 李沛波 王永刚 刘宏 姚宏亮

201802-17 LC-13 胃癌前病变的中医辨证规律及基础研究

完成单位：天津市中医药研究院附属医院

完成人员：刘华一 王秀娟 王蓉 李桂珍 杨阔 杨柳 侯荣慧 张滨 李明

201802-18 KP-03 《马王堆古汉养生大讲堂》

完成单位：湖南中医药大学

完成人员：何清湖 周兴 刘朝圣 陈洪 谭同来 魏一苇

三等奖 33 项

201803-01 ZY-25 山银花的作用评价、质量控制与产业链策划实施

完成单位：西南大学 重庆医药高等专科学校 重庆市农业研究院 重庆市中医院

完成人员：徐晓玉 张继芬 陈怡 陈伟海 薛强 庞有伦 唐清 刘杨

201803-02 LC-12 中风及中风后抑郁针刺与康复治疗方法的应用研究

完成单位：河北省中医院 河北医科大学第一医院 河北省沧州中西医结合医院 河北医科大学

完成人员：王艳君 邢军 张丽华 张振伟 薛维华 赵亚萍 安向平

201803-03 LC-23 慢性疲劳综合征负性情绪中枢机制与诊疗方案

完成单位：上海中医药大学附属岳阳中西医结合医院

完成人员：张振贤 黄瑶 陈若宏 陈敏 吴丽丽

夏翔 张敏 蔡之幸

201803-04 LC-43 中医芳香疗法防治上呼吸道感染的应用研究

完成单位：云南中医学院

完成人员：熊磊 解宇环 陈柏君 王进进 明溪 赵毅 马云淑 聂坚

201803-05 LC-37 益气活血、寒热平调法对溃疡性结肠炎的影响及机制研究

完成单位：辽宁中医药大学

完成人员：柳越冬 陶弘武 刘佃温 田振国 孟宪生 金岩 赵仑 于永铎

201803-06 LC-36 酸甘生津法论治干燥综合征的临床及作用机制的系列研究

完成单位：上海中医药大学附属龙华医院

完成人员：陈湘君 顾军花 茅建春 苏励 邓予新 周珺 陈晓云 田雨

201803-07 LC-29 基于中医证候动态评价的陆氏针灸治疗缺血性中风病的转化研究

完成单位：上海中医药大学附属龙华医院 广东省中医院 复旦大学医学神经生物学国家重点实验室 复旦大学附属华山医院

完成人员：裴建 傅勤慧 黄燕 郭景春 贾杰 郭建文 汪军 宋毅

201803-08 LC-09 基于临床辨证的化痰祛瘀方改善 Wilson 病学习记忆的神经再生研究

完成单位：安徽中医药大学第一附属医院 安徽省立医院

完成人员：韩辉 吴丽敏 杨文明 郑明翠 王艳昕 张娟 李良勇 徐磊

201803-09 JC-04 音乐电针与脉冲电针干预抑郁症的机制研究

完成单位：北京中医药大学

完成人员：李志刚 莫雨平 姚海江 宋洪涛 唐银杉 李昱颉 邓晓丰 许安萍

201803-10 LC-14 化浊解毒法改善糖脂代谢紊乱及胰岛素抵抗的机制研究

完成单位：天津中医药大学第一附属医院

完成人员：吴深涛 章清华 王斌 周静 王世伟 闫冬雪 节阳华 周祥

201803-11 LC-45 支气管哮喘（哮病）中医药诊治数据挖掘和辨证治疗研究

完成单位：安徽中医药大学第一附属医院 安徽医科大学第二附属医院 安徽中医药大学第二附属医院

完成人员：李泽庚 张念志 方向明 朱慧志 童佳兵 王传博 鹿林 杨程

201803-12 ZY-11 平性药药性本质及其调节机体平衡科学内涵研究

完成单位：广西中医药大学

完成人员：邓家刚 郝二伟 覃洁萍 秦华珍 冯旭 杜正彩 孙冰 杨柯

201803-13 LC-34 健脾清化方防治 2 型糖尿病的临床疗效和机制

完成单位：上海中医药大学附属曙光医院

完成人员：陆灏 陶枫 李俊燕 陈清光 徐隽斐 杨雪蓉 沈远东 姚政

201803-14 JC-05 芪参益气滴丸对心肌保护的作用途径及机制研究

完成单位：天津中医药大学 天士力医药集团股份有限公司

完成人员：郭利平 闫凯境 樊官伟 任明 张磊 王怡 李岩 孙晓

201803-15 LC-42 祛瘀清热法调控 IUD 出血副反应子宫血管重塑及宫内缓控释给药应用

完成单位：山东中医药大学附属医院 辽宁省计划生育科学研究院

完成人员：师伟 杨立群 徐丽 曹广尚 王信 梁娜 刘金星 李文明

201803-16 LC-22 益气健脾法在慢性阻塞性肺疾病稳定期的优化方案

完成单位：浙江中医药大学附属第一医院 浙江省杭州市中医院 浙江省中西医结合医院

完成人员：王真 杨珺超 季聪华 楼雅芳 徐俭朴 洪辉华 陈瑞琳

201803-17 LC-16 调督安神解郁法针灸治疗抑郁症及其躯体化症状的机制研究与临床应用

完成单位：上海市中医医院 香港大学

完成人员：徐世芬 Lixing Lao 徐建 佘燕玲 尹

平 殷萱 董波 曹燕

201803-18 ZY-22 中药复方养荣润肠舒对慢传输型便秘大鼠的治疗作用机理研究

完成单位：辽宁中医药大学附属三院

完成人员：张虹玺 王莉 于永铎 隋楠 陈萌 庄继 刘士君 刘铁龙

201803-19 LC-51 醒脑开窍法干预脑病的疗效评价及脑功能研究

完成单位：承德医学院 深圳市宝安区人民医院

完成人员：杨志新 陈尚杰 何颖娜 苏占辉 许倩 杨浩勃 李姣莹 贾新燕

201803-20 LC-52 运用金针拨骨法制器以正之治疗三踝骨折的临床应用及推广

完成单位：中国中医科学院望京医院 广东省中医院珠海医院 北京中医药大学第三附属医院 河北省沧州中西医结合医院

完成人员：成永忠 温建民 程灏 赵勇 蔡静怡 唐上德 郭盛君 赵建勇

201803-21 ZY-26 道地药材玉竹关键栽培技术及种质评价研究

完成单位：湖南中医药大学

完成人员：刘塔斯 曾晓艳 龚力民 肖岚 杨先国 李钟 林丽美 刘应蛟

201803-22 JC-07 针灸对功能性胃肠病脑-肠互动异常的调节机制与临床应用

完成单位：湖南中医药大学 湖南省浏阳市中医医院

完成人员：常小荣 蒋学余 张国山 钟欢 谭静 刘密 刘未艾 刘迈兰

201803-23 JC-19 基于禀赋概念的“五态人”与中风发病相关性

完成单位：河南中医药大学第一附属医院 中国中医科学院中医临床基础医学研究所

完成人员：刘向哲 王永炎 王新志 李燕梅 王忠 王彦华 杨海燕 杨国防

201803-24 LC-10 可调式脊柱外固定器对胸腰椎压缩骨折椎体高度和椎管内占位骨块的影响

完成单位：江苏省苏州市中医医院

完成人员：孟祥奇 马奇翰 姜宏 韩松 陈金飞 刘锦涛 何樟宁 高锋

201803-25 ZY-10 民族医药创新与产业化技术平台的建设

完成单位：广西中医药大学

完成人员：朱华 蒋才武 林辰 卢汝梅 吴林 姜建萍 秦华珍 蔡毅

201803-26 ZY-06 基于毒-效-证三要素的有毒中药（何首乌）毒效机制研究与应用

完成单位：陕西中医药大学 成都中医药大学 陕西紫光辰济药业有限公司 西安岳达生物科技股份有限公司

完成人员：卫培峰 张琪 丁维俊 缪峰 张晓梅 张天 高峰 焦晨莉

201803-27 JC-03 基于气机升降研究旋覆代赭汤治疗反流性食管炎作用机制及临床应用

完成单位：天津中医药大学

完成人员：袁红霞 杨幼新 赵强 田晶晶 唐丽明 马艳 卓玉珍 代二庆

201803-28 JC-16 针刺干预脑梗死脑血管舒缩机能及新生的分子机制研究

完成单位：天津中医药大学第一附属医院

完成人员：杜元灏 李晶 孙冬玮 徐彦龙 石磊

201803-29 KP-07 《长白山养生文化》系列丛书：完成单位：吉林省中医药学会

完成人员：朱桂祯 艾长山；

201803-30 KP-11 《扫“忙”养生书》

完成单位：中国中医科学院

完成人员：樊新荣

201803-31 KP-05 《脑卒中防治一点通》

完成单位：河南中医药大学

完成人员：崔书克 李龙传

201803-32 KP-02 《糖尿病中西医专家答疑》

完成单位：北京中医药大学

完成人员：柳红芳 于秀辰 王犁 刘尚建 刘美静

201803-33 KP-01 《实用中医保健丛书》

完成单位：安徽中医药大学第一附属医院

完成人员：刘健 王欢 张珊珊 王东 徐桂琴 汪元 王亿平

北京科技奖揭晓北京中医药大学排名第一

2018年2月5日，2017年北京市科学技术奖揭晓，这是北京科技领域最高荣誉，共195项成果获奖，其中一等奖22项，二等奖51项，三等奖122项。北京市共有18所高校获奖，获奖总数为43项。北京中医药大学获得一等奖1项，二等奖2项，三等奖1项，获奖数排名第一。

其中，北京中医药大学等单位完成的《中药生产过程控制可靠性工程理论与关键技术应用》获一等奖。该项目首创中药生产过程控制可靠性工程理论，研制出适用于中药多成分多变量的生产过程分析方法验证体系；建立了基于中药功效指标的在线检测技术，实现中药多原料组方的浓度、粒度、水分和密度等8个质量指标的生产过程在线检测。

该成果实现了中药水针剂、片剂、酒剂、丸剂和配方颗粒的示范性生产过程控制，提升了安宫牛黄丸、国公酒等产品品质，推动了北京传统中药企业产业技术升级换代。

北京中医药大学的《基于阿尔茨海默病的中药新药临床试验关键技术及其应用》《“肝主疏泄”的科学内涵及临床基础研究》获二等奖，北京中医药大学东方医院的《青石止痒软膏治疗神经性皮炎、湿疹的临床应用研究》获三等奖。另外，首都医科大学附属北京中医医院的《贺氏火针疗法及临床应用研究》获三等奖。

陈竺获2018年舍贝里奖

瑞典皇家科学院2018年宣布，将2018年舍贝里奖授予中国科学院院士、上海交通大学医学院附属瑞金医院终身教授陈竺，法国巴黎巴斯德研究所安娜·德尚，法国巴黎法兰西学院于克·德戴，表彰三位科学家“阐明急性早幼粒细胞白血病的分子机理并开创革命性疗法”。

急性早幼粒细胞白血病曾经是最致命的癌症类型之一。三位科学家开创出可以不用化疗的新疗法，采用全反式维甲酸和三氧化二砷（俗称砒霜）实施综合治疗，90%的患者在接受此疗法后可被治愈。

使用砷剂的理念起源于传统医药，在该疗法中为科学实验加以证实。获奖者揭示了导致此种疾病的分子机理，从而使其科学治疗成为可能。他们识别了该型白血病细胞中的一种特异基因突变，并对其错误蛋白质加以摧毁，从而阻断了导致病人死亡的过程。该疗法使得癌症细胞失去自我更新能力而被清除。在许多国家，此种联合疗法已成为急性早幼粒细胞白血病的首选治疗。

企业家本特·舍贝里2016年捐献20亿瑞典克朗（约合2.5亿美元）创立舍贝里基金会，用于推动癌症、健康和环境领域的科学研究。舍贝里基金会资助的舍贝里奖由瑞典皇家科学院颁发。每年奖金总规模为100万美元。

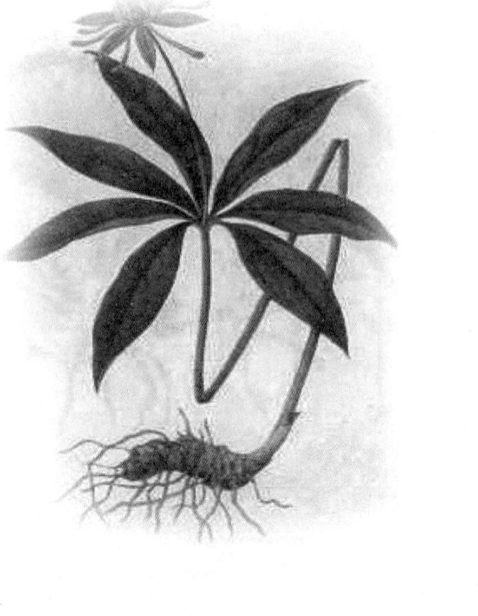

著作·论著

2018 年度“杏林杯”中华中医药学会学术著作奖

获奖著作名单

一等奖 5 部

201801-01 LC-31《清宫膏方精华》：陈可冀 刘玥 吴宝金 李艳彦 李斌；201801-02 LC-27《当代名老中医典型医案集》：贺兴东 姚乃礼 翁维良 孙光荣 徐春波；201801-03 LC-33《脉络论》：吴以岭 贾振华 杨跃进 魏聪 袁国强；201801-04 JC-13《中医微创入路解剖彩色图谱》：吴汉卿 吴军瑞 吴军尚 周友龙 邵水金；201801-05 ZY-03《广西海洋药物》：邓家刚 施学丽 黄克南 郝二伟 廖冬燕。

二等奖 10 部

201802-01 LC-13《邓铁涛论治冠心病》：张敏州 郭力恒 王磊 任毅 周袁申；201802-02 LC-15《实用中西医结合不孕不育诊疗学》：程泾；201802-03 LC-18《中国肛肠病诊治彩色图谱大全》：于永铎 尹玲慧 隋楠 刘铁龙 陈萌；201802-04 LC-24《当代中医皮肤科临床家丛书（第一辑）》：杨志波 王畅 唐雪勇 曾碧君 汪海珍；201802-05 LC-22《糖尿病中医防治标准（草案）》：仝小林 倪青 王佳 宋军 刘文科；201802-06 LC-17《穴位埋线疗法》：杨才德 雒成林 包金莲 严兴科 王念宏；201802-07 JC-11《中医医政史略》：李灿东 王思成 杨朝阳 陈榕虎 王尊旺；201802-08 JC-02《中医妇产科辞典》：马大正；201802-09 ZY-02《维吾尔药用植物 DNA 条形码集》：李晓瑾 樊丛照 王果平 阿依别克·热合木都拉 朱军；201802-10 ZY-04《方药量效关系研究系列丛书》：傅延龄 张林 宋佳 徐晓玉 仝小林。

三等奖 30 部

201803-01 LC-01《当代中医皮肤科临床家丛书》第 2 辑·李秀敏：段行武 陈曦 夏梦 李建红；201803-02 LC-02《血液病中医名词术语整理与诠释》：陈信义 侯丽 董青 许亚梅 马薇；201803-03 LC-04《骨科疑难病例分析与点评》：王平 李远栋 刘爱峰 张君涛 王为民；201803-04 LC-05《妇科名家诊治多囊卵巢综合征临证经验》：韩延华 胡国华 肖承悰；201803-05 LC-07《糖尿病饮食与运动疗法》：方朝晖 赵进东 周世华 管玉香 费爱华；201803-06 LC-08《上海市基层中医药适宜技术操作指南》：吴耀持 张蓉 张峻峰 李艳 黄承飞；201803-07 LC-09《清太医院医家研究》：杨叔禹；201803-08 LC-10《李济仁痹证研究传承集》：李艳；201803-09 LC-11《妊娠期中西药物用药禁忌》：杜惠兰 马惠荣 闫华 宋翠淼 魏影非；201803-10 LC-14《中华钩活术治疗颈胸椎退变性及软组织疾病》：魏玉锁；201803-11 LC-16《全国名老中医王晖学术经验撷英》：王晖 陈霞波 王建康 周开龚文波；201803-12 LC-19《房定亚治疗风湿病传真》：周彩云 马芳 唐今扬 李斌 王鑫；201803-13 LC-21《心血管疾病中医药研究进展》：刘红旭 尚菊菊 周琦 田静峰 褚福永；201803-14 LC-23《现代针灸病谱》：杜元灏；201803-15 LC-25《皮肤性病科专病中医临床诊治》：陈达灿 范瑞强 禤国维 欧阳恒 李红毅；201803-16 LC-28《谭远超接骨疗伤经验——四肢创伤篇》：聂伟志 隋显玉 杨永军 周纪平 周立波；201803-17 LC-29《骨伤康复系列丛书》：刘波 虞亚明 沈海 张鑫 刘辉；201803-18 LC-30《毛德西方药心悟》：毛德西；201803-19 LC-32《性传播疾病——中医治疗 500

案解读》：韩世荣 闫小宁；201803-20 JC-01 《医案类聚》：盛增秀 陈勇毅 竹剑平 王英 江凌圳；201803-21 JC-03 《<伤寒论>方治疗优势病证规律研究》：宋俊生 刘毅 李孟魁 熊俊 高岑；201803-22 JC-04 《中国近代中医药期刊汇编》（含《提要卷》和《索引卷》）：段逸山 任宏丽 王有朋；201803-23 JC-05 《中医名家成才规律鉴略》：赵宗辽 张晓萍 李亚军；201803-24 JC-06 《针灸诊治枢要》：王富春 李铁 周丹 哈丽娟 于波；201803-25 JC-07 《<医钞类编>校注》：崔为 王姝琛 陈曦 李萍 史双文；201803-26 JC-08 《龙江医派创始人高仲山学术经验集》：姜德友 高雪 常佳怡 常存库 张福利；201803-27 JC-10 《脾脏象理论现代研究——从脾论治相关病证》：王彩霞 崔家鹏 秦微 于漫；201803-28 JC-12 《针灸学基本概念术语通典（上、下册）》：赵京生 杨峰 李素云 张树剑；201803-29 JC-14 《运气学说的研究与评述》：邢玉瑞 刘力 呼兴华 田丙坤 乔文彪；201803-30 ZY-01 《中国壮药志》：朱华 滕建北 黄汉儒 黄海滨 谢凤凤。

《新编中医临床学科丛书》发布

2018 年，《新编中医临床学科丛书》新书发布会在云南昆明举行。

该丛书有中医心病学、中医肝胆病学等 28 个分册，1000 余万字。丛书各分册分总论和各论进行编写，总论部分包括学科概念与研究范畴、学科学术发展源流等内容；各论部分包括各科常见证候和疾病论治的内容，常见疾病论治从概念、病因病机、辨病等方面加以介绍。中医养生学、中医康复学等分册，则按专科特点与规律进行编写。

丛书由科学出版社出版，云南省中医医院名誉院长秦国政任总主编，全国 200 余名中医专家历时 3 年完成，以期更好地适用于中、初级中医临床、教学工作者和在校中医类各专业本科生、研究生参考使用。

韩文版《中药材鉴定图典》出版

2018 年，香港浸会大学中医药学院赵中振教授和陈虎彪教授共同主编的《中药材鉴定图典》（韩文版）在韩国出版。

《中药材鉴定图典》共收录 429 种常用中药材，将传统的中药经验鉴别进行系统总结，对经验术语加以现代科学的诠释。编者结合自己几十年调查与实践经验，根据不同药材进行专业取舍，将文字描述与图片相结合，并辅以特写与局部解剖，图文并茂、深入浅出地呈现药材与饮片的鉴别特征。

《中药材鉴定图典》目前已经出版了中文简体字版、中文繁体字版、日文版、英文版。俄语版、越语版所在国的专家正在翻译中。（赵中振）

《实用中国回医药学》出版发行

张建青教授编著的《实用中国回医药学》一书在青海省西宁市举行首发仪式。该书 2018 年 2 月由中医古籍出版社出版。

中国民族医药学会回医药分会副会长、青海省回医药研究会会长张建青教授历时 5 年，广泛收集回医药相关文献与著作，对大量文献进行分析整理，将自己的临床经验和传统医学知识融汇于回医药学的研究之中，编撰出这部 60 多万字的《实用中国回医药学》。全书内容分为回医药学史、回医药基础理论、病因学等 9 章，书末附有回医药文化研究。

本书全面、系统地阐述了回医药基础理论、临床实践和现代研究的基本内容，是一部阐述回医药学形成与发展、医疗与药学，以及继承与创新等学术思想的应世之作。

该书的出版弥补了回医药学理论与临床实际应用方面的不足，为培养和指导回医药医务工作者提供了很有价值的、实用性很强的文献参考资料，对回医药学的进一步研究与发掘、继承与发展具有积极意义。（单守庆）

《中医藏象辨证学》出版发行

《中医藏象辨证学》首发式暨中医文化专家论坛 2018 年在江苏省南京市举办。

《中医藏象辨证学》为构建中医藏象辨证理论体系的研究专著，对中医辨证理论寻根溯本，以五脏为中心建立藏象系统的辨证理论，对中医辨证的理论、思维模式与辨证原则进行了深入探究。全国中医药高等学校教学名师、南京中医药大学教授吴承玉担任该书主编，国医大师王琦教授担任主审。

论坛上，与会专家围绕人工智能与中医变革、易经文化研究等话题研讨。中国人民政治协商会议全国委员会教科文卫体委员会副主任张连珍，国医大师王琦、邹燕勤等出席论坛。（孙鹏程）

《陕西道地药材》出版发行

2018 年，由陕西省著名民间中医、西安市劳动模范毛水龙领衔主编的《陕西道地药材》，由西安交通大学出版社出版发行。

该书是中国秦岭本草丛书的第三部，全书 110 余万字，收录了陕西产道地药材中药材 566 种及同一植物的不同药用部位 327 种共 893 味，植物、动物、矿物彩色图及药用部位图 950 幅，所收录的中药材均为《中华人民共和国药典》一部的中药材，并对国家药典中的个别中药材的品种基源、性味归经等不足之处进行了补充。

编著者及他的团队在 5 年多时间里，深入秦巴山区等中药材产区，实地考察，采集标本，核对每一味药的性味，经过近两年的校对编辑成书。

专家们在出版发行座谈会上表示，该书将陕西道地中药材产地、采集加工等翔实记述，填补了陕西道地药材图文并茂的空白。此外，秦岭本草丛书前两部《秦岭七药》和《太白山本草》均已出版发行，受到业内人士的肯定和好评。

《本草纲目全本图典》典藏版出版发行

融入现代研究成果，收载万余幅基原动物、植物、矿物、菌物和相关药材、饮片等的原色图片。

2018 年 11 月，《本草纲目全本图典》典藏版出版发行。在新书发布会上，《本草纲目》研究者、中国中医科学院研究员郑金生评价此书："它了却了原著插图不精的遗憾，可以最大限度地发挥'以图鉴药'的作用，代表着目前这一研究领域的最高水平。"

《本草纲目全本图典》全套共二十册，由人民卫生出版社组织，中国中医科学院中药研究所、中国医学科学院药用植物研究所、李时珍医药集团有限公司、北京悦读无限文化发展有限公司等单位的医药专家和学者200余人，通过文字点校、野外考察、本草考证等，历经16年时间收集分析、研究整理而成。中国中医科学院院长、中国工程院院士张伯礼作序，人民卫生出版社出版发行。

此书主编、中国中医科学院中药研究所所长陈士林介绍，在保留原著文字和墨线图的基础上，此书融入现代研究成果和图像资料，收载了万余幅基原动物、植物、矿物、菌物和相关药材、饮片等的原色图片。“专家学者深入中草药生长环境和产区，收集了近10万幅药用动物、植物、矿物等相关照片，才有了书中的万余幅原色图片。”陈士林说。

《本草纲目全本图典》以美国国会图书馆藏本《本草纲目》（金陵版）为底本进行校勘，对1000余种药物进行了详细考证研究，依据多年野外调研实物发现，参照权威论著等考证观点，探明了原著所载药物的基原和分布，将原著记载的大部分中药确定至物种水平并列出拉丁名，对500余种药物进行了物种DNA研究并附有基因鉴定序列，并参照现行《中华人民共和国药典》论述其现代应用情况。

李时珍是我国伟大的医药学家，今年是李时珍诞辰500周年。他编写的《本草纲目》全书约190万字，载药1892种，附图1000余幅。这部书系统地总结了我国明朝中期以前药物学的巨大成就，对药物学的发展起到了巨大作用。

“《本草纲目全本图典》填补了《本草纲目》研究史上的多项空白，能使广大读者领略中草药的独特魅力。”张伯礼在序中评述，“同时也是对医圣先哲最好的致敬，能更好地传承他们的学术思想，更是对21世纪中医药学领域的一份最新总结。”

陈士林表示，李时珍和《本草纲目》在世界科学史上具有极其重要的地位。《本草纲目全本图典》让国内外学者和中医药爱好者对《本草纲目》有了更直观、更清晰的理解和认识，这也正是此书一经出版发行立刻引起国际关注的原因。

本书顾问、中国工程院院士、中国医学科学院药用植物研究所名誉所长肖培根称此书是“《本草纲目》现代研究的集大成者”“当代中医药研究史上的特典。”人民卫生出版社有限公司董事长、党委书记郝阳说：“本书出版会为‘一带一路’倡议，弘扬中医药文化，实现中华民族伟大复兴起到积极作用。”

“我们希望把李时珍和《本草纲目》更好地推广到全世界，服务于全人类。”陈士林说。

合作交流

我国积极与中东欧国家开展中医药合作

2018年4月13日，由国家中医药管理局主办、四川省中医药管理局承办的对中东欧国家中医药合作协作组第一次会议在成都市召开。

中东欧国家是我国“一带一路”倡议下重要合作伙伴，中医药在双方合作中占有重要地位。上海中医药大学附属曙光医院等协作组单位已成功在海外开办多个中医中心，中医药服务在当地受到欢迎。会议讨论并初步通过了《国家中医药管理局对中东欧国家中医药合作协作组章程》。会议透露，今年四川省中医药管理局将通过开展“驻蓉外交官走进中医药”等活动为中医药多元化合作搭建广阔的平台。国家中医药管理局国际合作司、外交部欧洲司相关领导，北京、上海、四川等地的12个协作组单位及四川省外事侨务办相关负责人参会。

马建中赴苏浙赣调研乡村中医药服务工作

2018 年，国家中医药管理局副局长马建中率调研组分别前往江苏、浙江、江西等地，就贯彻落实乡村振兴战略，加强乡村中医药服务进行调研。

在江苏仪征大仪中心卫生院，马建中详细了解该地区区域医疗中心建设工作，对相邻乡镇、行政村将基层医疗卫生机构集中设置的做法给予充分肯定，并要求注重体现中医诊疗特点，充分发挥中医药特色优势。在浙江淳安临歧镇，马建中深入田间地头，查看山茱萸、覆盆子、前胡等中药材种植情况，对该乡镇贯彻“绿水青山就是金山银山”精神，种植药材脱贫致富，打造“中药名镇”的做法给予高度评价。在江西宜春天宝乡尖草坪卫生所，马建中与该所负责人深入交流，详细询问中医药技术方法应用、中药材采购等情况，并勉励他深入学习研究、传承发展中医药技术，为当地百姓提供优质的中医药服务。

在调研座谈过程中，马建中强调，各地要认真贯彻中央实施乡村振兴战略的重大决策，充分认识发展乡村中医药的重大意义，将乡村中医药服务摆在基层中医药服务能力提升更加突出的位置，重点抓好农村中医药人才培养、中医馆建设等重点工作，助力“健康乡村”建设。要切实抓好《中医药法》的贯彻实施，促进相关部门职责落实，注重发挥中医药“五种资源”优势，总结推广中药材种植、智慧医疗等好的工作经验，不断拓宽基层中医药服务领域，助力“美丽乡村”建设和健康扶贫，让基层群众有更多的获得感。（居文）

多国专家齐聚波兰探讨中西医结合

据新华社波兰克拉科夫电 为期两天的中西医合作研讨会 2018 年 9 月 18 日在波兰南部城市克拉科夫举行，来自波兰、中国和美国的中医学者出席。研讨会由波兰雅盖隆大学医学院和波兰克拉科夫孔子学院主办，主题为探讨中医西医协同治疗的可能。

美国加州大学洛杉矶分校东西医学中心和结合医学合作中心主任许家杰在介绍了中医针灸和中西医结合治疗现状。许家杰说，他从事中西医结合研究已有 20 多年，他认为中西医不应该对立，而应该相互补充和借鉴。 中国中医科学院中医临床基础医学研究所副教授赵静表示，国际社会对于中医的关注度和接受度逐渐提高，中国也在大力推进中医走出去，但中医的推广不能心急，应先让普通民众感受到中医的疗效，再推进医疗机构和研究机构合作，进而获得各国政府认可。（石中玉）

中国—东盟深化传统医药合作交流

2018 年，第五届中国—东盟传统医药论坛在广西南宁举办。本届论坛以“深化传统医药合作·搭建东盟交流平台”为主题，旨在服务“一带一路”建设，进一步深化中国和东盟国家传统医药领域交流合作。本届论坛将落实第四届论坛发表的《中国—东盟传统医药交流与合作倡议书》具体内容，就共同编制《中国——东盟药用植物保护技术指南》达成共识。会上，柬埔寨、老挝、马来西亚等 7 国卫生部官员以传统医药发展为题，分别做了主旨演讲。论坛设立了“药用植物园建设与传统医药发展”

和“传统手法交流合作”两个分论坛，同期还举办了中国—东盟传统医药论坛成果展。

论坛由国家卫生健康委员会、国家中医药管理局、国家民族事务委员会、广西壮族自治区人民政府主办。来自中国、俄罗斯和东盟国家传统医药领域官员、专家学者、代表共计 140 多人出席论坛。

余艳红调研粤澳合作中医药科技产业园

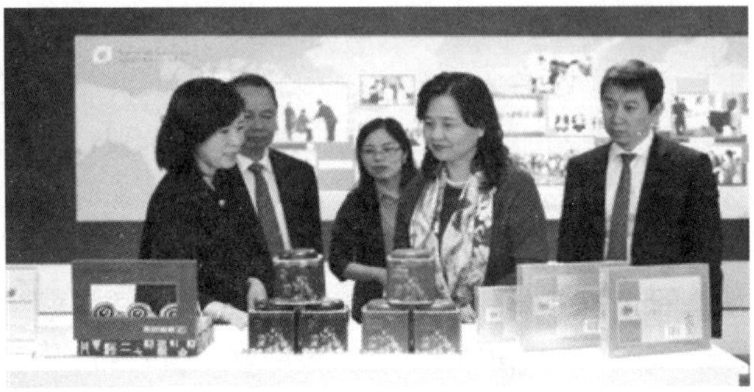

为落实习近平总书记视察粤澳合作中医药科技产业园重要指示精神，2018 年 10 月 28 日，国家卫生健康委党组成员、国家中医药管理局党组书记余艳红一行赴产业园进行考察调研。

在产业园董事长吕红的陪同下，余艳红参观了产业园传统医药国际交流合作平台、GMP 中试生产大楼以及研发检测大楼，详细了解产业园建设进展以及运营情况。余艳红高度赞扬了产业园近年来在推动中药产品在葡语国家注册、开展中医药国际培训等方面取得的显著成效，表示国家中医药管理局将认真贯彻落实习近平总书记视察产业园重要指示精神，从促进澳门经济适度多元发展、推进“一国两制”行稳致远的高度，充分发挥中医药“五种资源”优势，协调相关部委将产业园建设成为国家级科技创新平台和产业孵化中心，提高产业园的自主创新能力和核心竞争能力。

国家中医药管理局港澳台办公室和广东省中医药局相关负责同志陪同调研。

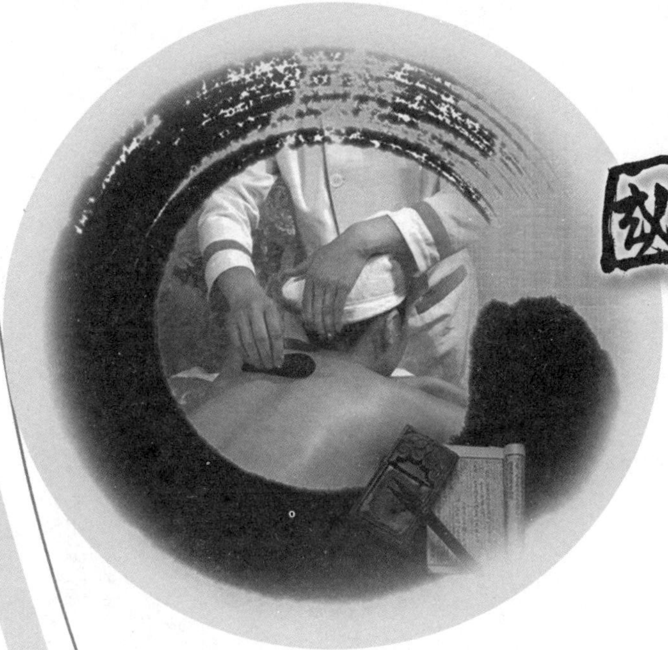

特 色 医 案

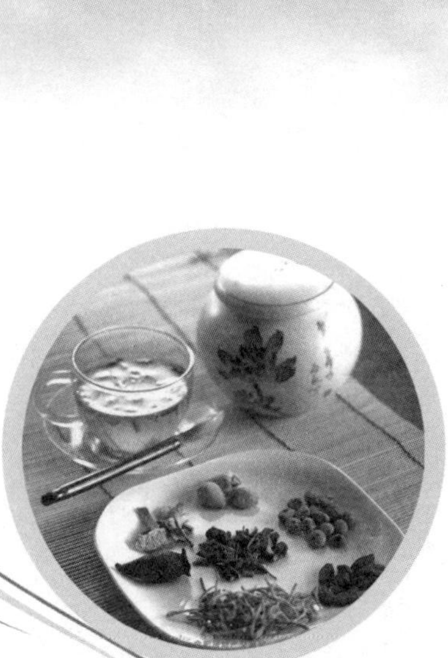

杨光福先生特色医案选

雄安新区容城县中医医院内科　陈铁龙

杨光福教授系河北大学附属医院二级正高职，主任中医师，硕士研究生导师。曾获河北省“首届名中医”暨 “白求恩式好医生”，保定市“首届名中医”，“十大名中医”暨“十大终身著名名中医”等荣誉称号。河北省老中医药学术经验继承工作指导老师（第五批）。杏林悬壶近 40 年，博采众长，衷中参西，发表论文 70 余篇；著作 6 部；获国家发明专利 5 项；获厅、市级科研成果奖 6 项。首倡“辨经论治、随症配穴”针治脑卒中；“化瘀除湿、通经活络”法治疗缺血性卒中；“平阳除湿、通经活络”法治疗出血性卒中；“个体化分型脱水”治疗脑卒中；自拟丹红系列配方治疗缺血性卒中；天龙系列配方治疗出血性卒中；通滞系列配方治疗短暂性脑缺血发作；定晕系列配方治疗眩晕病；调脂系列配方治疗血脂异常；降压系列配方治疗高血压病；消栓通经胶囊治疗脑卒中偏瘫及益智解语胶囊治疗脑卒中失语均有较好疗效。首创治未病（亚健康）调养功法（6 套）；首倡“三元学说”暨“三元平衡学说”调治亚健康之机理探究和系列配方研制等。师古不泥古，形成诊疗及调养疾病的独立思维体系。李占京系河北省第五批老中医药专家学术经验继承人，有幸随师侍诊，受益匪浅，不揣浅陋，现将杨老师临床运用的实践体会撷要如下，以飨同道。

一、肺占位咳血案

患者张某，男，68 岁，农民。2018 年 6 月 8 日初诊。

主诉：咳嗽间作 6 个月，咯血 1 月。半年前外感后咳嗽，咳黏痰，量多。在本村卫生室治疗（具体药物不详），症状时轻时重。一月前咳嗽加重，痰中带血，经输液治疗无效，遂来我科诊治。症见：身体消瘦，乏力，活动发憋，咳嗽，咯黏痰，量多，痰中带血，纳呆，二便可，舌老红苔黄腻，脉大。肺 CT 示：右肺有不规则肿物，考虑肺癌？建议患者去上级医院诊治明确诊断，患者家属考虑家庭经济情况，要求对症治疗。患者既往有气管炎病史，易外感。查体神清合作，两肺可闻及散在干鸣音，右肺下野可闻及湿啰音。心脏无异常，肝脾未触及。

中医诊断：咳血（痰热蕴肺，热伤血络证）。

西医诊断：肺占位（肺癌？）。

治法：清热解毒，化痰止咳。

方药：百部 15 克，紫苑 15 克，白前 12 克，前胡 12 克，橘皮 15 克，桔梗 12 克，款冬花 15 克，仙鹤草 30 克，黄芩 15 克，黄连 10 克，栀子 15 克，甘草 6 克，姜半夏 10 克。

用法：每日一剂，水煎取汁 400ML，分早晚 2 次温服。

二诊，患者服药 7d 后复诊，自述服上方 1～2 剂后咳嗽明显减轻，咳血止，精神好转。效不更方，原方续服巩固疗效。

按语：患者既往有气管炎病史，伏痰积聚于肺部，适值外感，入里化热，痰热蕴肺，故肺失宣发肃降，出现咳嗽，咳痰症状。火热灼伤肺络，故痰中带血。舌质红苔黄腻是为佐证。因患者家庭生活拮据，采用中药对症治疗。据此，杨老师以化痰止咳，清热解毒为治则，方用止嗽散合黄连解毒汤加减治疗。紫苑、百部止咳化痰；桔梗味苦辛，善于开宣肺气；白前味辛甘，长于降气化痰，二者协同，一宣一降，以复肺气之宣降；款冬花、前胡止咳；橘皮、半夏长于化痰；黄芩、黄连、栀子、蒲公英清热解毒。药证相合，效如桴鼓。

二、突发性高血压病

患者谢某，女，17 岁，学生。2018 年 7 月 3 日初诊。

主诉：眩晕、头疼 7 天。患者 7 天前体检时测 BP200/110mmH 克，稍有头晕，头疼。无恶心、呕吐。未影响日常生活学习，而后每次测血压均明显高于正常，最高达 BP220/120mmH 克 ，经人介绍前来就诊。症见：头晕，头疼，舌淡红苔薄白，脉弦。既往体健，否认高血压病史。

实验室检查：B 超肾动脉、肾上腺、肾实质未见异常。血查肾素—血管紧张素—醛固酮未见异常。尿常规未见异常。

中医诊断：眩晕病（肝阳上亢证）。

西医诊断：高血压。

治法：平抑肝阳，熄风定眩。

方药：天麻 12 克，钩藤 15（后下），决明子 15 克，杜仲 15 克，怀牛膝 15 克，夜交藤 30 克，栀子 10 克，桑寄生 15 克，茯神 15 克，益母草 15 克，夏枯草 15 克，菊花 12 克，罗布麻 15 克，生龙骨 30 克（先煎），生牡蛎 30 克（先煎）。

用法：每日一剂，水煎取汁 400ml，早晚分 2 次温服。

调护：调畅情志，定时睡眠。避免进食辛辣刺激之品。

7 月 16 日复诊，药证当合，头晕、头疼明显减轻，仍述 BP130/80mmH 克 左右，偶有头晕，原方继服，以巩固疗效。

按语：本例患者为少年女性，突发头晕、头疼。无高血压病史。但 BP200/100mmH 克 ，系平素精神紧张，肝阳亢盛，化风上扰清窍所致头晕、头疼。杨老师以平抑肝阳，熄风定眩为治则，方用天麻钩藤饮加减治疗。天麻、钩藤平肝熄风；栀子、夏枯草、菊花、决明子、罗布麻清抑肝阳；杜仲、桑寄生补益肝肾以治本；牛膝引火下行；夜交藤、茯神宁心安神；龙骨、牡蛎重镇潜阳，治疗肝阳上亢。诸药合用，对精神紧张引起的突发性高血压症（眩晕）有较好效果。现代药理研究：杜仲浸剂能使高血压患者血压降低，改善头晕症状；桑寄生有减慢心率及降压作用；决明子有降血压作用；罗布麻有强心利尿、降血压作用。

李占京体会临床高血压症用中医药调治疗效很好，并非要终身服药。即《伤寒论》云：观其脉症，知犯何逆，随证治之。

三、久病入络之瘀血眩晕

患者王某，男，67 岁，农民。2018 年 7 月 6 日初诊。

主诉：头晕间作 10 余年，加重半年。患者头晕时轻时重，曾在不同医院诊治，服中西药物，效果欠佳，慕名前来就诊。见前医曾用镇肝熄风、滋阴熄风、化痰熄风等药物，症状无明显改善。刻症：头晕，上腹痞胀，右胁不适，失眠，纳可，二便可，舌暗红裂纹苔薄白，脉弦。

既往有慢性胃炎病史 20 余年，失眠病史 15 年。否认高血压病史。

中医诊断：眩晕病（瘀血阻络证）。

西医诊断：短暂性脑缺血发作。

治法：活血化瘀，化湿健脾。

方药：柴胡 10 克，枳实 10 克，白芍 15 克，当归 12 克，黄精 30 克，茯神 15 克，远志 12 克，姜半夏 10 克，川芎 30 克，丹参 15 克，红花 12 克，甘草 6 克。

用法：每日一剂，水煎取汁 400mL，早晚分 2 次温服。

调护：调畅情志，定时睡眠。避免进食辛辣刺激之品。

7 月 13 日复诊，头晕明显减轻，上腹痞胀好转，睡眠时间延长。效不更方，原方继服。

按语：经云："诸风掉眩，皆属于肝"。肝风内动引起头晕、视物旋转。故应从肝论治，前医用镇肝熄风、滋阴熄风等方药，效果不佳。杨老师考虑久病入络，瘀血阻滞，又因本患者有上腹痞胀之症，方用血府逐瘀汤合二陈汤加减治疗。柴胡、枳实疏肝理气；白芍养血柔肝；川芎、丹参、红花活血化瘀；陈皮、半夏化湿健脾；黄精补脾益气；远志宁心安神。诸药合用，切中病机，效如桴鼓。《医林改错》："叶氏《指南》有久病入络之说，徐氏非之，不知入络即血瘀也"。久病入络，血脉不通，形成瘀血，瘀血阻滞，不通则痛，故头晕、头痛。杨老师认为眩晕多血瘀，供血不足所致，故用血府逐瘀汤加味治疗，常获佳效。治病只有切中病机，才能达到一剂知，二剂已的效果。

四、芍药木瓜汤加味治疗颈椎病

患者吕某，女，37岁。2018年7月25日初诊。

主诉：项背僵硬、右手麻木间作5年，加重半年。患者项背僵硬、右手麻木间作5年。作CT检查示：颈椎间盘突出。曾采取针灸按摩治疗，症状时轻时重，经人介绍前来就诊。刻症：项背僵硬，右手麻木，畏寒，舌淡红苔薄白，脉弦紧。

中医诊断：项痹症（风寒湿痹阻，瘀血阻络证）。

西医诊断：颈椎病。

治法：祛风散寒，活血化瘀，通络止痛。

方药：白芍50克，木瓜30克，葛根15克，羌活15克，川芎15克，桑枝30克，桂枝15克，伸筋草30克，透骨草15克，地龙15克，鸡血藤30克，丝瓜络30克，甘草6克。

用法：每日一剂，水煎取汁400mL，早晚分2次温服。

调护：避风寒，枕头高矮适中。避免长期伏案工作。

8月3日复诊，项背僵硬好转，右手麻木明显减轻，药证当合，原方继服。调护同前。

按语：颈椎病，现代人的职业病，与长期伏案工作、使用手机、电脑使用时间过长有关。在中国传统医学中并无“颈椎病”的病名，但其症状近似中医的“痹症”“项强”“眩晕”等描述。《黄帝内经·素问》中，对痹症有如下描述：“风寒湿三气杂至，合而为痹也。”《杂病源流犀烛》中：“颈项强痛，肝肾膀胱病也，三经受风寒湿邪。”说明颈椎病系风寒湿邪伤及筋脉经络所致。杨老师针对病因病机，选用芍药木瓜汤加味治疗。芍药、甘草酸甘化阴，养血柔筋，治疗筋脉拘挛不舒；木瓜平肝舒筋，治疗湿痹拘挛；葛根，羌活祛风寒、通经络；透骨草、伸筋草、丝瓜络通经活络，改善项背僵硬；桂枝温阳祛风；鸡血藤、川芎活血化瘀；地龙逐瘀通络。诸药合用，效果斐然。杨老师的经验：脊柱疾病可用芍药木瓜汤加味治疗，颈椎病加葛根、羌活；胸椎病可加狗脊、羌活；腰椎病可加桑寄生、怀牛膝治疗。方中芍药用量要大，效果才好。

五、三金鱼脑石胶囊治胆石症

患者柴某，女，64岁，农民，雄安新区安新县济世堂家属。2018年6月22日初诊。

主诉：右上腹胀痛伴呕吐5日。患者5日前无明显诱因出现右胁下及上腹部胀痛，伴恶心、呕吐，呕吐物为胃内容物，饮食减少，大便秘结。患者于2018年6月21日B超显示胆囊大小正常，壁厚0.3cm，欠光滑，其内可见一强回声斑，其后伴声影，随体位改变而移动，大小约1.9×0.8cm。诊为慢性胆囊炎伴胆石症前来就诊。刻症同前，舌淡红苔薄白微黄，脉弦硬。要求中医药治疗。B超显示胆囊炎伴胆石症。

中医诊断：胁痛（湿热结聚，积久结石）。

西医诊断：慢性胆囊炎伴胆石症。

治则：清泻湿热，利胆溶石。

方药：自拟三金鱼脑石胶囊，每次5粒（0.5克/粒），每日4次，30天为一疗程，停药3～5天，继服下一疗程。

2018年8月10日复诊，患者服药一个月余，于2018年8月9日在雄安新区安新中医院复查B超显示胆囊壁欠光滑，其内无异常回声。于2018年8月10日再次复查B超未查到胆囊内回声光团，证实患者原有的胆囊内1.9×0.8cm结石消失，且无不适主诉，追问患者近一月未出现右胁及上腹疼痛，即无排石表现。证明患者胆囊结石溶化掉了。

按语：本案为胆囊炎伴胆石症，属中医“胆胀”“胁胀”“黄疸”等症范畴。病机为胆腑湿热互结，凝聚结石，治宜清泻湿热，利胆化石。杨老师总结并遵循“三维一体疗法”调治胆石症，即采用排（溶）石、体位与叩击、饮食调摄相互配合之综合疗法，每每获取良效。方中鸡内金、海金沙、郁金、鱼脑石均有化石溶石作用。本案表明：患者胆囊结石的消失，是三金鱼脑石胶囊化石溶石作用的疗效结果。

杨光福教授调治石淋病验案举隅

撰稿：河北以岭国医堂　杨　初
审定：河北大学附属医院 杨光福

杨光福系河北大学附属医院二级教授，主任中医师，硕士研究生导师。省、市级中医药薪火传承指导老师，河北省首届名中医暨白求恩式好医生，保定市十大名中医暨十大终身著名名中医。笔者有幸跟随杨光福教授左右侍诊，受益匪浅。杨光福教授研究总结“四维一体疗法”，即排（溶）石、多量饮水、体位与运动，食物调摄之疗法，调治石淋病获取满意疗效，兹举隅验案，供同道分享参考。

一、四维一体疗法简介

1. 自拟排（溶）尿结石方

金琥鱼脑石胶囊

处方组成：鱼脑石 30 克，琥珀粉 20 克，海金砂 20 克，肾精子 10 克，冬葵子 10 克，蟋蟀 10 克。

使用方法：上药经炮制后共极细末装胶囊，每粒 0.5 克，每日 4 次，每次 5 粒，30 天为一疗程，停药 3～5 天，继服下一疗程。

适应症：肾及输尿管结石，横径大于 0.8 厘米者；膀胱结石，横径大于 1.0 厘米者。

2. 金威溶尿石汤方

处方组成：金钱草 30 克，威灵仙 15 克，海金沙 15 克，黄花菜 30 克，百合 30 克，山慈姑 10 克，葛根 15 克，蛹虫草 15 克，白茅根 30 克，车前子 15 克，滑石 30 克，马鞭草 15 克，冬葵子 12 克，甘草梢 10 克。

使用方法：每日 1 剂，水煎服。30 剂为一疗程，停药 3～5 天，继服下一疗程。

适应症 肾及输尿管结石，横径大于 0.8 厘米；膀胱结石，横径大于 1.0 厘米。

3. 金威排尿石汤

处方组成：金钱 30 克，威灵仙 15 克，海金沙 15 克，枳壳 30 克，木香 15 克，乌药 12 克，黄精 30 克，生大黄 6 克，白茅根 30，车前子 15 克，滑石 30 克，甘草梢 10 克。

使用方法：每日 1 剂，水煎服。30 剂为一疗程，停药 3～5 天，继服下一疗程。

适应症：肾及输尿管结石，横径小于 0.8 厘米；膀胱结石，横径小于 1.0 厘米。

二、注意事项

多量饮水，肾功能正常者，每日饮温开水量 3000～5000mL。体位及运动，肾结石小于 0.8 厘米需要排石者，左肾结石右侧卧位，右肾结石左侧卧位，垫高臀部，握拳叩击肾区，叩击力量以患者可忍耐为度。每日 2～3 次，每次 10～20 分钟。输尿管结石横经小于 0.8 厘米，左侧输尿管结石作左下肢跳绳或蹦楼梯运动，右侧输尿管结石同然；膀胱结石横径小于 1.0 厘米，作双下肢跳绳或蹦楼梯运动，每日运动 1～2 次，每次 20～30 分钟。运动强度据自身体质而定，避免运动量过大。饮食调摄，如患尿酸盐结石者，不宜饮酒，忌食海鲜虾蟹等；草酸盐结石忌食菠菜、番茄、菠菜、草莓、甜菜、巧克力、动物内脏、黄豆制品等；患磷酸盐结石者不宜吃黄豆制品、动物内脏、海鲜、煲汤、少食牛奶及乳制品、巧克力、浓茶、芝麻酱、蛋黄、香菇、菠菜、虾皮、萝卜、可可、芹菜、土豆等，并应酸化尿液，以利于磷酸盐的溶解；患碳酸盐结石者，不宜吃菠菜、芫荽、苋菜，香蕉、橘子或柿子、全麦片、全麦、麸皮等。碱性尿有利于磷酸钙、磷酸氨镁、草酸钙结石形成；酸性尿内易形成尿酸结石和胱氨酸结石。

三、验案举隅

金琥鱼脑石胶囊治验肾石症

患者：靳某，男，62 岁，职员。地址：保定市竞秀区大场。 初诊日期：2015 年 05 月 20 日。

主诉：左侧腰腹胀痛 5 天来诊。

患者缘于5天前无明显诱因突发左侧腰腹部胀痛，伴恶心，小便频，量不多，大便溏泻。化验尿常规可见红细胞，血尿酸高。拍腹部X线平片显示双侧肾区、输尿管及膀胱区未见阳性结石影，B超检查显示左肾下极可见一大小约1.0×0.8厘米强回声团，其后伴声影，随体位改变移动。诊为左肾结石症，拒绝手术，要求服中药治疗，舌质淡红苔白，脉弦滑。

既往有左侧输尿管结石病史3年，经服药后排出。

查体：神清合作，营养中等。左肾区叩击痛，右肾区无叩击痛。

西医诊断：肾结石（尿酸盐结石）。

中医诊断：石淋病（湿热结聚，积久成石）。治宜清热利水，溶石通淋。选方金琥鱼脑石胶囊，每次5粒，每日4次，空腹服。30天为一程，停服药3～5天，继服下一疗程。

2015年06月22日复诊，患者服药一个疗程，复查B超显示两侧肾区、输尿管、膀胱区未见异常回声，且无不适症状。追问患者，自述近一个多月来未出现左侧腹部疼痛发作，提示左肾结石溶解后排出。嘱其注意饮食调摄以防再发。

按语：本例为左肾结石症，属中医“石淋病”范畴。病机为肾内湿热互结，凝聚为石。治宜清热利水，化石通淋。选方金琥鱼脑石胶囊服用一个疗程，经B超复查双肾区、输尿管、膀胱区内未见强回声团，追问患者，自述近30天来未出现左侧腹部疼痛发作，此例左肾内结石消除，为金琥鱼脑石胶囊溶石通淋作用之疗效结果，诸多验案表明，此方尤其对尿酸盐结石疗效尤佳。

金威排尿石汤治验输尿管结石案

患者：张某，男，50岁，工人。地址：河北农业大学农场三分场。

初诊日期2010年08月10日。

主诉：左侧腹病伴尿频2天。

患者缘于2天前活动时突然发作左侧腹部剧烈疼痛，伴有恶心呕吐、尿频涩痛，尿量少，腹泻，持续约1小时后逐渐缓解，到本市某医院查B超发现左输尿管末端入膀胱处可见一强回声团，大小约0.4×0.6厘米，后伴声影。诊为左输尿管末端结石。要求服中药治疗。刻症：目前无不适主诉，舌淡红苔薄白，脉弦滑。既往体健。查体神清合作，左下腹深压痛，无反跳痛及肌紧张。

西医诊断：左输尿管末端结石。

中医诊断：石淋病（湿热蕴结，积久结石）。

治宜清热利水，通淋排石。选方金威排尿石汤：金钱草30克，威灵仙15克，海金沙15克，枳壳30克，木香15克，乌药12克，黄精30克，生大黄6克（后下），白茅根30克，车前子15克，滑石30克，甘草梢10克。每日1剂，水煎早晚2次空腹分服。大量饮水，每天饮水量3000～5000毫升，并做左下肢跳跃运动，每日2～3次，每次20～30分钟。

2010年08月17日复诊，服药5剂后排尿时阻塞感，遂即通畅，排出尿石1粒，大少0.4×0.5厘米。复查B超提示左输尿管末端及膀胱区未见结石影。证实左侧输尿管末端结石已排出。嘱其注意饮食调摄以防再发。

按：本例患者诊为左侧输尿管末端结石，属于中医学“石淋病”范畴。杨光福教授总结并遵循“四维一体疗法”调治石淋病，即采用排（溶）石、大量饮水、体位与运动、食物调摄四维一体，相互配合之综合疗法，每每获取良效。杨初采用杨光福教授自拟方金威排尿石汤治疗，服药5剂后复查B超提示左输尿管末端及膀胱区未见结石影。方中金钱草味苦性寒，入膀胱、肾经。善清膀胱湿热而利尿排石；威灵仙性温辛散，通经达络而止痛通淋以排石，二药同为君药；马鞭草、车前子、萹蓄、瞿麦利水通淋而促进结石排出，同为臣药；黄芪、枳壳、乌药、生大黄（后下）补气行气，调解输尿管及膀胱功能，同为佐药；甘草调和药性为使药。此方共奏清热利水，通淋排石之功能。本案表明金威排尿石汤有排石功效。

金威溶尿石汤治验肾结石

初诊日期：2018年05月20日。

患者：崔某，男，43岁，职员。

主诉：左侧腰腹胀痛2天来诊。患者缘于2天前无明显诱因出现左侧腰腹部胀痛，伴恶心呕吐，呕出物为胃内容物，大便溏泻。尿常规可见红细胞，血尿酸高。腹平片未显示双侧肾区、输尿管及膀胱区阳性结石影。B超显示左肾下极可见一大小约1.0×0.8 厘米强回声团，其后伴声影，随体位改变移动。诊为左肾结石症来诊，舌质淡红苔薄白，脉弦。要求服中药治疗。

既往体健。查体神清合作，左肾区叩击痛，右肾区无叩击痛。

初步诊断：西医诊断：肾结石症。中医诊断：石淋病（湿热内蕴，积聚成石）。

治宜清热利水，溶石排石。选方金威溶尿石汤加减：金钱草30克，威灵仙15克，海金沙15克，鸡内金15克，黄花菜15克，百合30克，山慈姑10克，葛根15克，蛹虫草15克，白茅根30克，滑石30克，马鞭草15克，冬葵子12克，黄精15克，车前子15克，乌药15，木香12克，生大黄6克（后下），甘草10克。取药15剂，每日1剂，水煎服。30剂为一疗程，停服药3～5天，继服下一疗程。同时多量饮水，叩击左侧肾区。复诊，患者服药第 12 剂时有发作，左侧腹痛，向下放射，查体脐旁左下侧深压痛，B超显示左侧输尿管末端强回声团，伴声影，大小约0.4×0.6厘米。嘱其继续服药观察。再取15剂，每日1剂，水煎服。每天大量饮水，并作左下肢跳绳运动。2018年06月21日第二次复诊，患者无不适主诉，查体左下腹无压痛。复查B超提示双肾区、输尿管及膀胱区未见强回光团。提示左肾结石溶化排出。嘱其注意饮食调摄以防再发。

按语：本例为左肾结石症，属中医学“石淋病”范畴。其病机为湿热互结，凝聚为石。治宜清热利水，溶石排石。选方服用金威溶尿石汤30剂，左肾内结石1.0×0.8厘米由肾内溶化变小后排至左侧输尿管远端，大小约0.4×0.6厘米，未感觉有排石反应，但B超复查双肾区、输尿管、膀胱区内未见结石影。此案表明患者左肾内结石症，溶石排石的全过程，表明金威溶尿石汤有溶化结石，排石通淋的作用，疗效较好。

作者简介：杨初（1984——），男，河北保定人，硕士。主攻中医中药的应用及健康产业发展与研究。

龚振岭先生常山医案医话

河北省中医药科学院　曹东义

正定县74岁的老中医龚振岭先生，1995年获得石家庄市第一届名中医称号，他早年曾任教于该县第一中学，业余时间自学中医，有很深的体会。1977年，国家恢复高考，他和自己的学生们一起走上考场，进入“河北新医大学”中医系之后，学校要对这些新入校的学生“再摸底考试”。龚振岭就在宿舍里，支起小黑板，为同学们“辅导”考试要点。

他一直担任大班的“学习委员”，那个时候，他有三个子女。有一次，他说：“来晚了，三儿拽着我的自行车，不让我回来。”他那个时候每周骑自行车回家。后来，他在正定县担任过卫生局主管中医的副局长，那个时候，正是习近平总书记在正定任领导的时候，他是习近平总书记的属下。

在任上，他参加了很多有意义的学术活动，他珍藏的一个照片，是他和路志正先生、吕炳奎局长、董建华教授在一起参加会议的珍贵记录。

退休后，龚振岭先生在大佛寺边上，开了一家中医小诊所，不忘初心，继续为人民服务。下面是他治疗的几个典型病例，供大家参考。

一、类风湿

这是一位患类风湿病十年的患者，已持续低烧五个月，长期病痛的折磨，已使患者精疲力尽，本案将分两部分，记述他的治疗过程。

1. 退热

至某，女，52岁，藁城县人。2016年11月2日初诊。患者低热，已持续五个月，每日下午4到

5点，开始发热，在38度左右，只有肌注药物和用退热栓才可消退。现咳嗽。吐白痰少而且黏稠。形寒肢冷，周身痛无定处，关节尤甚，疲劳乏力，动则心慌气短，因不能行走，靠轮椅活动，情绪不宁，性高气急，夜寐不安。患者面色微黄，舌淡，苔白细腻，脉弱无力。类风湿因子115。急则治标，宣肺，止咳，退热，药用麻黄10克，半夏25克，云苓30克，陈皮10克，防风10克，海风藤30克，生地40克，炒白芍30克，白蒺藜30克，山萸肉30克，枸杞子30克，柴胡10克，苍术15克，细辛10克，麦冬30克，甘草6克，服药七剂。

2016年11月9日，二诊。

咳嗽吐痰缓解，肢体疼痛，气急，乏力，低烧不退。脉弱，苔白，药如下，炒白芍60克，麻黄10克，附子15克，细辛10克，海风藤30克，络石藤30克，鸡血藤30克，防风10克，川芎30克，黄芪40克，当归10克，甘草6克，服七副。

2016年，11月15日，三诊。

患者面带笑容迎诊，自述低烧服至三副已退，疼痛明显好转，仍疲乏气短，但此以前要轻快许多，上方加桑枝18克，黄芪50克，黄精30克，服两周。

致此，低热再无复发。

2. 治疗类风湿，从轮椅到双拐，到直立行走三部曲。

患者2012年因居处潮湿，始患类风湿，查类风湿因子33，到2014年为58.7，2015年为98，2016年8月为100.6，血沉82，可看出类风湿病的逐渐加重过程，这其中，曾多次去北京，省市医院，住院及门诊治疗。2015年底，因不能行走，坐上轮椅。

2016年11月22日，四诊。

患者明显腰膝酸软，治法以温肾散寒，益气养阴，祛风通络，壮腰健肾。15日方，去黄精、生地，加寄生30克，川断10克，杜仲10克，服药七副。

2016年11月30日，五诊。

服药后，腰膝酸软缓解，关节疼痛好转。手足无力，小小钢针，也拿不起来。查血沉79，类风湿因子130。调整药物黄芪70克，附子30克，炒白芍60克，麻黄10克，当归10克，细辛10克，防风10克，海风藤30克，络石藤30克，鸡血藤30克，党参30克，熟地15克，甘草6克。

2016年12月6日，六诊。

患者关节疼痛，大为缓解。自觉气短，口渴便秘，舌质转红，苔白，脉弱，方药改为益气养阴，散寒祛风。药用黄芪70克，附子30克，炒白芍60克，生地15克，当归10克，黄精30克，菟丝子10克，山萸肉30克，枸杞子30克，炙甘草30克，服药七副。

2016年12月13日，七诊。

患者肢冷，关节肿痛，大便干燥，乏力开始恢复。药为麻黄10克，附子30克，细辛30克，生地40克，炒白芍60克，山萸肉30克，元参30克，甘草10克，七副。

2016年12月20日，八诊。

患者已脱离轮椅，在有人扶助下，可步行走几步，已经有力，病情开始好转。药物调整为黄芪70克，附子30克，炒白芍60克，当归10克，麻黄10克，黄精30克，山萸肉30克，枸杞子30克，党参30克，川芎10克。

2017年1月4日，患者已能架双拐行走，手可包饺子，浑身都不在难受。有咳嗽感冒，药物如下：黄芪70克，炒白芍100克，麻黄20克，附子20克，半夏10克，苏叶10克，桑叶10克，当归10克，沙参15克，麦冬15克，山萸肉30克，枸杞子30克，炙甘草30克，由轮椅转为架拐。

2017年1月12日，九诊。

患者周身疼痛，时有汗出，调整药物如下：黄芪70克，炒白芍100克，麻黄10克，附子10克，苏叶10克，桑叶10克，当归10克，鸡血藤30克，沙参15克，麦冬15克，山萸肉30克，枸杞子30克，炙甘草30克，两次服用20余副。体力恢复，去掉双拐。因膝关节骨质增生，功能退行，做手术治疗，术前查血沉58，类风湿因子42.9。术前后，中药一直未停，主要药物有黄芪、炒白芍、麻黄、附子、细辛、山萸肉、枸杞子、党参、当归、炙甘草等加减，服用到10月底，11月1日，复查，类风湿因子34.6，血沉27。彻底完成了由轮椅到双拐，由用双拐到正常行走的转变。

二、不孕症案

赵某，女，30岁，正定县人。结婚八年不育，男方静夜常规无异常，不得已，做试管婴儿。取卵子四个，三年以来，每年做一次，均失败。最后一个，冰冻期限将至，吃了三年药物不详。2010年10月14日，求中医治疗。患者自述，畏寒肢冷，尤以腰部和少腹部如坠冰窖之中，此乃肾阳大虚也。面色无华，精神不振，舌淡苔白，脉沉迟。补益气血，温肾阳，壮腰肾为治，药用黄芪40克，云苓30克，炒白术10克，寄生30克，川断15克，杜仲15克，小茴香30克，当归10克，肉桂15克，附子15克，细辛6克，甘草6克。2017年10月20日，二诊，服上药以后，腰部、腹部冷感缓解，脸色转红润，腰酸，也明显缓解。2017年10月27日三诊，无明显体征，继续服药，以调理身体，方药不变，因时间紧迫，及卵子保存期到时，医院通知手术，结果一举成功。试想在冰天雪地下什么种子可以发芽？真乃万物生长，依靠阳光，此后她顺产一女婴。

三、黄疸

梦某花，女，54岁，藁城县人。患者2017年9月8日，在县医院检查，转氨酶1444，转肽酶933，总胆红素79.9，甘油三酯4.29，乙肝抗体$^{+}$，丙肝$^{-}$，彩超肝胆脾肾胰均无异常，诊为脂肪肝。吃药十余日，药物不详，一诊前肝功复查，转氨酶1169，转肽酶844，总胆红素281。

2017年9月21日，一诊。

患者自觉，肝区不适，疲劳乏力，食欲不佳，小便发黄，大便正常，诊为黄疸，治宜健脾化湿，利胆退黄。药用云苓30克，白茅根30克，炒山楂10克，赤白芍各30克，干姜10克，茵陈30克，半夏15克，苍白术各15克，郁金30克，内金30克，三棱30克，文术30克，黄芪30克，当归10克，炙甘草10克，五副。

2017年9月28日二诊。

患者目黄、身黄，饮食不入，恶心口黏，小便深黄，大便正常，张口即觉寒气袭人，此重寒湿也。上方倍干姜，加附子30克，砂仁10克，川楝子15克，元胡15克，服五副。

2017年10月3日三诊。

至今病情全面好转，化验转氨酶277，转肽酶164，总胆红素137，指标大幅度下降，原方不动，拿十副。2017年10月18日，四诊，化验，转氨酶55，转肽酶36，总胆红素42，甘油三酯、饮食正常，小便微黄，再服十副，一共服用三十余副恢复正常。

四、自闭症

刘某怡，女，八岁，正定人。该女四岁时，因惊吓出现精神异常，后经北京儿童研究所，诊为自闭症，攻击性，治疗几年效果不佳。求治中医。2017年7月19日，一诊，祖母代述，近年以来，从多地求医，疗效不好，而且愈发严重。每日早晨起床，喊叫几声，既咬人抓人，不拘是谁，如抓咬不到，开始自残，撞墙撞地，其父被抓得满身伤痕，家中无人幸免！一日之内，发作无常，家人生活在极度恐慌之中。查患儿，语声低微，面色淡黄，舌质淡红，苔白而厚，脉细，药用镇心安神，清心泻下为治。处方，柴胡5克，龙骨10克，牡蛎10克，麦冬10克，百合6克，酸枣仁10克，远志10克，合欢花6克，夜交藤10克，黄连5克，大黄20克，甘草6克，服一周。2017年7月29日二诊，晨起情绪稍微稳定，便下干硬屎块。方中大黄减为4克，余药不变，连服两周。2017年8月20日三诊，病情出现转折，晨起，偶叫两声，后哭10余分钟，不再咬人、抓人和自残。治以开窍化痰法，药用半夏10克，云苓15克，陈皮10克，竹茹10克，枳实10克，远志10克，菖蒲10克，合欢花10克，栀子10克，瓜蒌10克，山萸肉10克。2017年8月27日四诊，患儿情绪明显好转，一日之中，偶发几次，一次仅三五秒钟，喊叫两声。原方加郁金10克，继服。2017年9月3日五诊。因大便偏干，加大黄10克，服一周。2017年9月10日六诊，病情稳定，发作几乎停止，原方加龙骨30克，共用21副。2017年10月11日，七诊，发作完全停止，继服以巩固疗效。

八岁小儿，连服药4月，实属不宜，先治其标，以控制发作，后治其本，以化痰，真是，百病生于痰也。

当归芍药散加味治疗巧克力囊肿探讨

河北医科大学附属哈励逊国际和平医院　马秀文

当归芍药散出自张仲景《金匮要略》“妇人病”篇：“妇人腹中诸疾，当归芍药散主之；妇人腹中绞痛，当归芍药散主之”，该方为中医调理肝脾、治疗妇人疾病第一方。

巧克力囊肿又名卵巢子宫内膜异位囊肿，是最常见的子宫内膜异位症之一。子宫内膜异位症属中医“血瘕”的范畴。近现代中医专家共识[1]认为：子宫内膜异位症的异位内膜实质为“离经之血”，瘀积日久而成癥积，基本病理以“血瘀”为主，其发病虽较复杂，但以正气虚弱、血气失调、痰瘀互结为关键，主要病机特点为“瘀、虚、痰”。子宫内膜异位症者，其离经之血，或瘀结于组织器官，或逆流于胞宫之外，或蕴结于肠膜脉络肌肉之间，积成血瘕。唐容川有“须知痰水之壅由瘀血使然，但去瘀血，则痰水自消”“瘀血既久，化为痰水”之说[2]。《黄帝内经》云：“汁沫与血相搏，则并合凝聚不得散，而积成矣”[3]，是本病病机概括之言。

胞宫为奇恒之府，平时藏而不泻，月经期泻而不藏。子宫内膜具有的摄胎、载胎、纳胎、养胎的功能，类似土载万物。脾为后天之本，位中焦，属土，乃气血生化之源，气机升降之枢；肝主藏血，属木，主疏泄、主调理情志，为女子之“先天”；土得木则疏、木得土以养。治疗异位之子宫内膜更需疏土为要，疏土肝木为工，因此调理肝脾当为第一大法要。

当归芍药散，乃医圣仲景千年名方，为后世妇科诸多方剂之母，《金匮要略》妇人三篇，奠定了“和调肝脾”在妇科疾病中重要的位置。 当归芍药散，具有疏肝健脾、活血化瘀、化痰去湿、行气通络、散结止痛之功，可改善盆腔局部的血液循环，影响血管生长因子的活性，抑制局部病灶生成，促使局部炎症、瘀血的吸收、粘连的松解，恢复内异症患者的内分泌及免疫调节，降低血清 CA125 指标。笔者应用该方治疗子宫内膜异位症，发煌古意，临床效果满意。

验案举隅

任某某、女，32 岁，河北省衡水市冀州区徐庄农民，2013 年 8 月 9 日初诊。

主诉：痛经 5 年，经期腹痛、腰痛，影响饮食睡眠，彻夜难安，VAS 疼痛评分（疼痛视觉评分系统）10 分，行经第 3 天疼痛些许缓解，伴见下肢乏力，右下肢憋胀疼痛，小腹胀满下坠，手足关节僵痛。平素喜暖畏寒，胃脘痞满，月经后期，40～60 天一周期，白带不多，大便初硬后溏。近 3 个月时发低热，下午 2 点始发，体温 37.4°C，次晨渐渐恢复，发热则关节疼痛加重。诊见：形体肥胖、面色暗滞、舌淡胖苔白，脉软滑。既往：剖宫产 1 次、阑尾切除术 1 次、背部脂肪瘤切除 1 次。

超声提示（超声号 2013090451）：双侧卵巢巧克力囊肿，左侧 43×29 ㎜，右侧 73×63 ㎜。血清 CA125：593U/ml、CA199：109 U/ml。省医院及北京妇产医院均建议手术治疗。

辨证：肝郁脾虚、痰湿瘀热内结

治法：调理肝脾、化痰瘀、畅气机、散结通络

方药：柴胡 15 克，枳壳 12 克，当归 10 克，白芍 10 克，川芎 8 克，茯苓 15 克，泽泻 10 克，白术 10 克，香附 10 克，元胡 15 克，浙贝母 12 克，甘草 10 克，桑寄生 15 克，川牛膝 12 克，秦艽 12 克，银花藤 15 克，独活 5 克，10 剂，水煎服，每日一剂。

2013 年 8 月 23 日诉：8 月 20 日月经来潮，疼痛减轻，追诉评分（VAS）6 分。低热基本未发，唯月经第二天始体温 37.2°C，持续至今，仍有右下肢胀痛、活动加重，手足关节僵好转。舌脉同前。

上方调整，加强去湿热之力：

加半夏 10 克，炒黄芩 10 克，杏仁 10 克，薏米

15 克，莪术 6 克，泽兰 10 克，厚朴 10 克，合成为柴胡剂合当归芍药散加杏朴苓法。5 副。

2013 年 8 月 30 日，上药一副热退，体温恢复。下肢胀痛减轻，右髋关节活动好转。大便较前爽快。近日见足软无力，头角发紧，耳闷不清，舌脉变化不著。仍宗首诊处方，加升麻 10 克，白蒺藜 10 克，桔梗 10 克，太子参 15 克，佐以益气升阳除湿法立。

2013 年 9 月 12 日，低热未发，下肢胀痛仍在，程度减轻，手僵大减，偶有腹胀胃痞，大便黏或不爽不尽。仍以调肝脾化痰瘀畅气机为法，当归芍药散佐入四逆散、失笑散、丹参饮、封髓丹。

柴胡 15 克，枳壳 12 克，当归 10 克，白芍 10 克，川芎 8 克，茯苓 15 克，泽泻 10 克，白术 10 克，香附 10 克，元胡 15 克，浙贝母 12 克，甘草 10 克，桑寄生 15 克，川牛膝 12 克，刘寄奴 6 克，五灵脂 10 克，蒲黄 6 克，艾叶 2 克，红花 10 克，丹参 15 克，檀香 4 克，砂仁 5 克，蒲公英 15 克，盐黄柏 5 克。

后期，每月 7～10 副，基本守方 6 个月，痛经消失、下肢胀痛未发，手足关节自如，体重下降 4 公斤。

2014 年 12 月 12 日：复查超声（超声号 20141212258）：左侧卵巢 20×22 mm，右侧附件区囊性回声 58×52 mm，提示右侧巧囊。血清 CA125：169 U/ml，CA199：32 U/ml。

探析：本案患者当属痰湿体质，“脾为生痰之源”，病痰者脾病。“肝主藏血”，全身血液贮藏、调节隶属于肝。该患者因多次手术史加重气血瘀滞病情，且患者时时恐惧再发疾病，谈刀色变，终无宁日，肝之疏泄功能更为瘀滞，导致肝难以燮理三焦代谢通道，痰瘀互结之体复加情志因素，使气血水代谢日益障碍，终致气血逆乱、发为“血瘕”。

现代医学对子宫内膜异位症的病因及发病机制仍未能全面解答，认为与炎症、自身免疫、手术、流产、经血倒流、受虐及精神创伤等因素相关[4]，雌激素代谢紊乱是内异症的主要原因[5]，对于判断卵巢子宫内膜异位囊肿（巧囊），血清 CA125 的敏感性要高于 CA199[6]。本病属现代妇科四大难治症之一，其西医治疗原则以手术治疗为主，但复发异位症难以解决，对抗疼痛多辅以激素孕三烯酮口服，又存在激素副作用及疗效差的弊端。

中医药治疗本病已被广泛接受，如：尤昭玲氏以“补益正气、活血化瘀、软坚散结”为基础，党参、黄芪、白术、鸡血藤、忍冬藤、络石藤、三棱、鬼箭羽、土鳖虫、土贝母、虎杖、连翘、泽泻、灵芝、红景天、绞股蓝、雪莲花、三七花等主方[1]，疗效肯定。作者在临床中应用当归芍药散加味治疗子宫内膜异位症之痛经疗效颇佳，“加味当归芍药散治疗子宫内膜异位症临床研究”[7]课题提示：子宫内膜异位症者中医辨证分型属肝脾失调者 52%，病机夹有痰瘀互结者达 96%，通过调理肝脾，实现五脏功能协调，三焦通利，代谢通达，痰瘀逸散，囊肿消减，CA125 指标迅速下降。

参考文献：

[1] 王肖，尤昭玲.浅析尤昭玲教授对子宫内膜异位症的认识及中医治疗特色[J]. 中华中医药杂志（原中国医药学报），2014（29）：2457-2640.

[2]冯杰，陈捷.子宫内膜异位症中西医发病机制的研究进展[J].中国医药指南，2013，11（3）：38-39.

[3] 徐慧军.从血瘀肾虚痰湿论治子宫内膜异位症[J].光明中医， 2010，25（9）：1547-1548.

[4]冷金花.重视慢性盆腔疼痛的诊治[J].中国实用妇科与产科杂志，2013，29（3）：161-163.

[5]钟颖，黄紫蓉.子宫内膜异位症与避孕[J].中国实用妇科与产科杂志，2013，29（7）：550-552.

[6] 李海燕，杨志玲.血清 CA125 和 CA199 在卵巢子宫内膜异位囊肿中的应用价值比较[J]. 现代医药卫生杂志，2014，30（17）：2644.

[7]马秀文，等. 加味当归芍药散治疗子宫内膜异位症痛经 100 例观察[J].医学信息，2015，8（32）：306.

张雨更快速治骨折特色医案选录

河北省衡水市冀州区　张媚娥

张雨更，男，63岁，河北省衡水市冀州区小寨乡南小魏村人，赤脚医生、乡医。张雨更同志自幼酷爱中医，喜欢推敲钻研事理关联；幼时受家庭环境影响，祖上口传心授，学习接骨要点；16岁从医以来，自学与进修相结合，勤学不辍；扎实的基础知识、丰富的临床经验，加之对祖传骨伤秘本的钻研，使得他从医以来在治疗骨折方面疗效颇为突出。经张雨更大量临床接骨病例总结，其治疗骨折存在以下特点：①骨痂生长快速，一般情况下用药三天内断骨长住，三周至五周达到临床治愈；②对陈旧性骨折、粉碎性骨折、多处骨折、骨质疏松患者骨折等复杂情况愈合效果极为明显；③对于粉碎性骨折，用药后可使离位5厘米以内的游离性碎骨长回原位；④最难长的股骨颈骨折，不手术、愈合快，可避免常规治疗愈合期长造成的股骨头坏死。

下面就择取几个临床病案：

一、多处骨折病例

寇某，男，44岁，货车司机。患者在钢材装车过程中被钢材砸压全身，致18块骨骼不同程度的骨折，事故现场在天津静海，就近入院抢救生命，但医生认为恢复站立无望。半月后出院由家属带患者于2016年7月7日来治疗。

主诉：多处骨折，疼痛难忍，只能仰卧，睡眠不安，大小便不畅。

诊断：病人面色苍白，舌质淡、苔薄白；脉虚芤，自汗；血压170 mmHg /110 mmHg；多处骨折（锁骨、肩胛骨各1处，肋骨10处、腰椎横突4处，髋骨2处）。证属骨折兼气虚、血瘀。

治疗：通过服用补中益气丸培补正气，内服【接骨汤】【接骨散】，通经活络，活血化瘀，外敷【接骨膏】局部疏通气血，结合使用接骨续筋达到断骨再生的效果。

处方：晨服补中益气丸2丸/日，内服【接骨汤】（每日1副，2次/日，7日为1疗程）、【接骨散】（每次1包，2次/日）；外敷【速效接骨膏Ⅰ号】7天为1疗程。

第一疗程结束后疼痛消失，第二疗程开始，改用【速效接骨膏Ⅱ号】，继续内服【接骨汤】【接骨散】。共计治疗5周可自由活动，再服补中益气丸两周告愈，后继续从事货运工作。

医嘱：①忌食生冷和接触寒凉，注意保暖；②禁忌海鲜等水产品摄入；③愈合之前严禁拍片检查，避免光辐射烧灼未生长成成熟的骨痂；④禁用激素类药品；⑤戒烟限酒，禁止刺激性食物摄入，少食肥甘厚味；⑥严禁房事。

小结：①这一病例的特殊性是多处骨折（锁骨、肩胛骨各1处、肋骨10处、腰椎横突4处、髋骨2处），其中腰椎横突四块离位，用药后完全长好，离位碎骨均已自动复位，体现了这一方法的显著特点。该病例无一处手术固定，完全靠药物的力量治愈，让一个不可能站起来的人站起来了，而且还未落任何后遗症，两个月后又回到工作岗位。②此患者为骨折兼有气虚体征，故治疗全程加服补中益气丸。治病必求于本，外治与内治相结合，效果显著。

二、陈旧性骨折病例

李某，男，43岁，河北省衡水市冀州区温馨家园居民。因车祸造成左股骨骨折，左胫骨中段及腓骨近、远端共四处骨折。2011年8月在医院手术，左股骨行钢板固定术，胫骨用外固定支架，腓骨两处髓内钉固定，因术后一年零三个月骨痂几乎未长，多方求医无效。按照当时医院治疗方式需做二次清创手术，费用约10万元，且不能保证骨痂能够长好，患者及家庭无力支付高额费用，且考虑手术并非万全之策，遂来我处就诊。

诊断：2012年12月13日初次就诊，观察X光片显示，股骨内侧、腓骨内侧少量骨痂生成，胫骨未见骨痂生长痕迹，骨折线清晰可见。脉见左脉沉细、右脉虚芤无力，舌质淡白、苔白黏腻，问询病人在医院大夫指导下大量服食骨肉汤致使体胖气虚，骨痂不生长。病人左小腿呈僵死黑色。病人证属体胖气虚、经脉瘀阻、骨髓遭受破坏。

治疗：外敷【速效接骨膏】、内服【接骨汤】【接骨散】结合使用，活血化瘀、去瘀生新、疏通经络，达到断骨再生。

处方：给予外敷【速效接骨膏Ⅰ号】1周，【速效接骨膏Ⅱ号】5周，同时结合内服【接骨汤】【接骨散】、补中益气丸，饮食方面大量摄入蔬菜。治疗两周后小腿明显长出粉嫩色皮肤，现明显好转迹象；共经治疗6周，拍片检查骨折线高度模糊。因来诊前愈合期过长，肢体活动功能高度退化，已造成骨肉粘连、肢体僵直，经功能锻炼1月后回岗工作。

医嘱：同上。小结：①此病例为多处陈旧性骨折，由于病人听从大量服食骨肉汤之建议，过量摄入肥甘厚味，导致体胖气虚，致使骨痂不生长。此例在准确辨证的基础上，给以补中益气丸，同时以饮食调理，大量摄入蔬菜以疏通气血。运用秘方特效接骨系列中药的同时进行体质调理，使得秘方特效接骨药能够发挥较好作用。②此病例骨折后手术治疗，钢板固定和髓内钉固定对骨干、经络和气血均有破坏作用，尤其髓内钉，众所周知，肾主骨生髓，骨髓有造血作用，是骨痂生长的来源，生长的气机被破坏，自然造成骨痂不长。

三、脊椎压缩性骨折病例

张某，男，71岁，衡水市冀州区小寨乡北小魏村人。骨折原因：从房顶坠落，造成脊椎骨折。

诊断：2015年9月23日来诊，X片显示腰1、胸11压缩性骨折，胸12椎体纵裂性骨折。询问病人无其他病史及不适，体质较健壮。

治疗：外敷【速效接骨膏Ⅱ号】，同时内服【接骨汤】【接骨散】，7天为1疗程。用药1疗程后疼痛感及不适完全消失，患者要求下床活动，考虑过早活动可能造成脊柱侧弯，嘱其再卧床两周，继续依上方治疗。共治疗3周后开始功能锻炼，3天后完全恢复正常，三月后随访无后遗症，正常参加农田劳作。

医嘱：同上。小结：①脊椎压缩性骨折是一种脊椎变形性骨折，脊柱部位神经诸多。如手术治疗存在较大风险，且恢复期长，几乎一年半不能正常活动，愈后腰部活动功能严重退化，手术费用约3万元以上。运用中药接骨治疗是很简单的事情，恢复期短，风险小，愈后良好。②此病例治疗一周后患者疼痛感消失，但决不能立即下床活动，如不注意易造成脊柱侧弯、脊椎压迫神经等不良后果。

四、股骨颈骨折病例

尚某，男，60岁，衡水市冀州区徐家庄乡狄家庄村人，农民。因与摩托车相撞，至左股骨颈骨折，2015年6月8日来诊。

诊断：望面色暗黑无华，脉见左脉沉濡，右脉沉细，四肢厥冷；询问病人一年前患胃癌行切除术。

治疗：予【加味四逆汤】（1剂/日，上午、下午分两次温服）两周，同时外敷【速效接骨膏Ⅱ号】、内服【接骨散】；7天为1疗程。治疗5周后病人开始下床活动进行功能锻炼，停止用药，拍X光片显示骨折线已模糊，已达临床治愈，无任何后遗症。

医嘱：同上。小结：①本病例为股骨颈骨折，股骨颈是全身骨骼中最难恢复的部位，因此易发生股骨头坏死，这是因为股骨腔内的供血向上逆行的原因，经现代治疗方式治疗的股骨颈骨折能完全恢复健康的很少，资料研究显示仅占半数，因骨折造成的股骨头坏死又占半数。这一部位的断骨难恢复的主要原因是现代治疗方式下恢复期长、供血少所导致，本方法骨痂生长快，愈合期短，避免了上述股骨头坏死情况。②本病例为阳虚体质，身体阳虚是阻碍骨痂生长的重要原因，所以治疗前期处以加味四逆汤。此患者经治5周时间，便可随意活动，至今已三年有余，随访无任何局部不适的症状，经常参加农田劳动。

五、粉碎性骨折碎骨自动归位病例

张某，男，23岁，石家庄人。因与出租车相撞致左腿胫腓骨粉碎性骨折，在石家庄某骨科医院手术治疗后四个月，未见骨痂生长迹象，花费9万元。2015年4月9日来诊。

诊断：X片左腿胫腓骨中段粉碎性骨折，左腿胫骨有两块一厘米大小的碎骨离位约四厘米远。无其他病史。

治疗：内服【接骨汤】【接骨散】，外敷【接骨膏】

用药治疗两周，病人自述“一股热流从断处通过”，三周时开始弃拐行走，40 天时行走正常，返回医院拍片，医生不相信，不同意拍 X 光片。等到 50 天拍片显示，骨痂完全长好，而且离位的碎骨都已自动归位。

医嘱：同上。小结：此病例明显特征是离位碎骨用药后可以自动复位。

六、老年骨质疏松髌骨骨折病例

曹某，男，85 岁，电话：0318*****78，衡水市冀州区小寨乡北小位村人，因滑倒摔伤。

病人自诉：因病人年事已高，躲避车辆时缓慢跪倒在地，感到疼痛。分别经四位正骨医师按摩复位，均诊断为筋腱损伤；按摩后病情未见好转，疼痛愈加严重。

2015 年 2 月 3 日来诊。

诊断：X 光片显示：左胫骨平台纵裂约 10 厘米长，左髌骨呈粉碎性两处横断骨折；骨质疏松严重。

治疗：无须任何固定，内服【接骨汤】【接骨散】，外敷【接骨膏】。治疗 17 天可以下床活动，共用药三周告愈。由于骨痂愈合快，所以无各种功能退化等后遗症。曹老先生是一位退休老医生，逢人就说；我干了一辈子医生，没听说过有这等快速治骨折的药物。

小结：①本病例摔伤时既未遭遇猛烈外力撞击，也未严重跌扑坠地，仅是缓慢跪地致使骨折严重，可见病人骨质疏松较为严重；X 光片也显示病人骨质疏松这一体质特征。②这是一例老年人骨折，具有一定的代表性。本病例明显特点：病人年高体弱、骨质疏松严重，治疗过程中并未见愈合期明显延长，用药后仅 17 天即可下床自由活动，三周告愈。

七、陈旧性（六年）骨痂不长病例

金某某，男，48 岁，江苏省海安县曲塘镇人。胫、腓骨骨折 6 年骨痂不长，钢板固定，曾经做过两次清创术，骨痂仍然不长，多处求医无效，2015 年 8 月 26 日就诊。

诊断：X 片显示右腿胫腓骨远端 1/3 处横断性骨折，部分黑斑。肤色为绛红色。推断骨腔内已有瘀血坏死但不太严重。因病程较长，接诊时有所顾虑，考虑如不接诊病人将面临截肢厄运，决定试治。

治疗：内服【接骨汤】【接骨散】，外敷【接骨膏】，治疗 2 周后病腿肤色开始转为嫩红色，肤色逐渐变浅。继续治疗共 7 周。两个月后拍片，骨痂完全长好。

小结：这是一例六年骨痂不长、做过 2 次清创手术的陈旧性骨折病例。①病人骨折后六年骨痂不长，病程很长，骨腔内已初步形成瘀血点，用药后通过活血化瘀、气血疏通，仅治疗 7 周，在较短时间内骨痂形成，证明此方法对多年陈旧性骨折，效果较为明显。②有些医生认为，对于骨痂长期不长病例，施行清创手术后，可以恢复骨痂生长，但此病例行钢板固定手术一次、清创手术 2 次，期间六年并未生长，而使用中药后骨痂再生，表明采用特效中医药接骨在治疗骨折时更具有明显优势。

八、拇指粉碎性骨折

杨某某，男 52 岁，衡水市冀州区杨孔五村人。在工作中被对辊挤压造成左拇指开放性、粉碎性骨折。

病人自诉：当时因事故拇指被压扁，拇指背面皮肤和指甲缺如，事故后立即入院手术，经五根钢针固定。创面外敷包扎处理。院方意见，拟一周后实施患指腹壁皮下埋藏再植术（将拇指埋入腹部皮肤内，以嫁接腹部皮肤至患指，长好后再取出患指）。钢针固定术已花费 6 千元，埋藏术需再准备 3 万元，但不确保手术成功。

诊断：病人于 2015 年 11 月 5 日就诊。见患指以 5 根钢针固定，皮肤和指甲缺如，有外敷外伤药。

治疗：和患者协商去除钢针固定，保证一个月长好，否则给予赔偿一万元。患者同意后去掉钢针，全程内服【接骨汤】【接骨散】；外敷【生肌散】7 天，伤口愈合；再外敷【接骨膏】3 周，共计治疗 4 周，拇指断骨恢复，活动自如。

小结：①此病例为拇指粉碎性骨折，已被挤压成扁状。用特效接骨药治疗，疗程同其他类型骨折愈合期相当，与医院治疗方式比较，其疗效有保证、治疗简单（不用大量复杂手术）、花费极少。②治疗过程中，考虑钢针双重影响：一是钢针固定破坏大量骨髓，按照中医理论精生髓、髓生骨，钢针的存在会影响骨痂生长；二是异物植入也影响骨痂生长；所以劝服病人取出钢针、配合治疗，并许诺治不好2倍赔偿，也是基于对疗效有把握做出的承诺。医患配合，效果理想。

九、石膏寒凉致骨痂不长

张某某，女，43岁，衡水市冀州区管道里镇大张村人，右手尺、桡骨中段骨折。

病人自述：骨折后先后在县医院，省医院两次打石膏治疗，七个月未见骨痂生长。

诊断：2014年11月5日来诊，X光片显示右手尺、桡骨中段横断性骨折。问诊得知整条右臂都有冷疼的感觉，已知是打石膏受了寒凉。

治疗：考虑石膏寒凉原因致使骨痂不长，让患者拆掉石膏，再温经散寒，活血通络等方法治疗，其母是村医，恐去掉石膏后治不好，当场写下治好保证书，承诺治不好加倍退款。去除石膏采用夹板固定，以中药熏洗、艾灸等方式温经散寒，内服【接骨汤】【接骨散】、外敷【接骨膏】。治疗两周后手臂伸屈不再疼痛，断骨已长住，去除夹板；又治疗两周而告愈。病家撕掉协议时说了很多感谢的话和赞美的语言。

小结：这是一例很明显的打石膏受寒凉的病案，本例辨证准确，及时采取相应措施，在此基础上治疗发挥了接骨药的良好效果。

十、幼童骨折，3天长好

郭某某，男，4岁，衡水市区人，右尺、桡骨中段横断性骨折。

诊断：2017年5月3日来诊，X光片显示尺、桡骨中段横断性骨折，无其他症状。

治疗：外敷【接骨膏】加固板固定；用药三天，断骨已经长好，家长带患儿来换药时不敢相信，怕断骨再错位迟迟不敢松手，检查后再三保证长好了，让其松手，松手后经左右转动、屈伸手臂、抓其奶奶的手很有力量，问有无疼痛，幼童说不疼。在场的人都很吃惊，都说“神了”，后又贴了两帖特效接骨膏而告痊愈。

小结：这是一例幼儿骨折代表性病例，较常见。

以上择取各种类型骨折部分代表性病例简要介绍，充分表明应用特效中医药骨折的上述特点。

康立志运用灵龟八法等特色病例

石家庄康立志　张媚娥

康立志，男，74岁，河北省石家庄市北翟营村人。16岁开始自学中医，从五运六气、《黄帝内经》《难经》等经典切入学习，数年如一日坚持阅读经典，汲取智慧。他提出“疾病是人体脏腑经络紊乱的表现形式”，“天人相应、人体是个小宇宙”等观点；完全遵从经典，运用灵龟八法针灸“通经接气、营调虚实”，结合五运六气配以“六淫方”用药，针药并用，达到彻底调理经络通畅、脏腑功能正常，从而使得病症自行消失的目的。

运用灵龟八法针灸，选取八脉交会八穴，实则泻之，虚则补之，通经接气，营调虚实。根据《素问》《至真要大论》“诸气在泉，风淫于内，治以辛凉，佐以苦，以甘缓之，以辛散之。热淫于内，治以咸寒，佐以甘苦，以酸收之，以苦发之。湿淫于内，治以苦热，佐以酸淡，以苦燥之，以淡泄之。火淫于内，治以咸冷，佐以苦辛，以酸收之，以苦发之。燥淫于内，治以苦温，佐以甘辛，以苦下之。寒淫于内，治以甘热，佐以苦辛，以咸泻之，以辛润之，以苦坚之。”开发六淫方，分别治疗风、热、湿、火、燥、寒六气淫盛所致疾病。

现择取他治疗的几个特色病例：

病例一、尿毒症病例

肖某某，男，74岁，尿毒症，湖南长沙浏阳市人。8月20日就诊。患者自述：头晕，浑身无力，不思进食，夜间不能入睡。血压高，各项指标详见下表。

诊断：脉象缓，洪，按指有力。诊断为脾湿严重、全身经脉紊乱。肌酐 1157，尿素氮 27.86。

治疗：用灵龟八法针灸，四组全用；配合调理脾胃湿气之药，以及调理肝胆、肺、大肠中药。十天后肌酐降到 567，二十天后降到 324，五十天后降到 217，八十天后降到 124 全身一切症状全部消失，痊愈。

小结：西医所讲的尿毒症，其根本在于脏腑经络的紊乱。本例以针通经接气，以药营调虚实，将脏腑经络全部调理正常，症状即会自行消失。

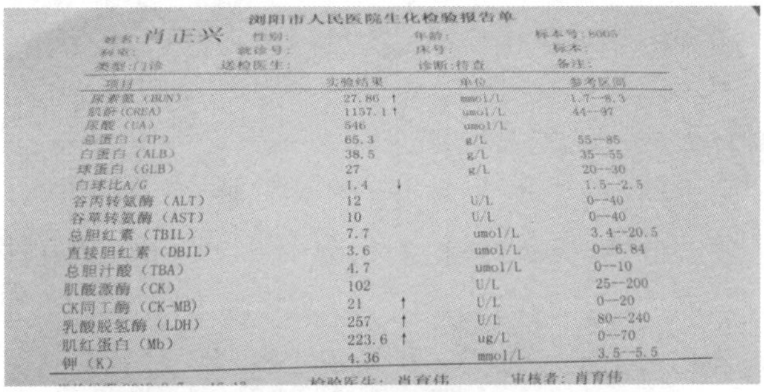

浏阳市人民医院生化检验报告单

姓名：肖正兴 性别： 年龄： 标本号：8005
科室： 就诊号： 床号： 标本：
类型：门诊 送检医生： 诊断：待查 备注：

项目	实验结果		单位	参考区间
尿素氮（BUN）	27.86	↑	mmol/L	1.7--8.3
肌酐（CREA）	1157.1	↑	umol/L	44--97
尿酸（UA）	546		umol/L	
总蛋白（TP）	65.3		g/L	55--85
白蛋白（ALB）	38.5		g/L	35--55
球蛋白（GLB）	27		g/L	20--30
白球比A/G	1.4	↓		1.5--2.5
谷丙转氨酶（ALT）	12		U/L	0--40
谷草转氨酶（AST）	10		U/L	0--40
总胆红素（TBIL）	7.7		umol/L	3.4--20.5
直接胆红素（DBIL）	3.6		umol/L	0--6.84
总胆汁酸（TBA）	4.7		umol/L	0--10
肌酸激酶（CK）	102		U/L	25--200
CK同工酶（CK-MB）	21	↑	U/L	0--20
乳酸脱氢酶（LDH）	257	↑	U/L	80--240
肌红蛋白（Mb）	223.6	↑	ug/L	0--70
钾（K）	4.36		mmol/L	3.5--5.5

检验医生：肖育伟 审核者：肖育伟

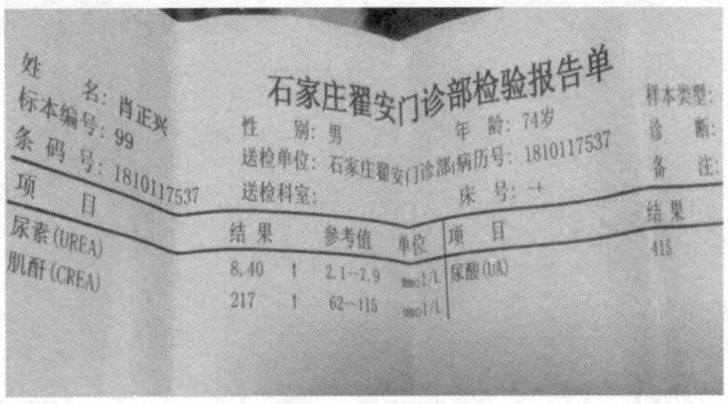

石家庄翟安门诊部检验报告单

姓名：肖正兴 性别：男 年龄：74岁 样本类型：
标本编号：99 送检单位：石家庄翟安门诊部 病历号：1810117537 诊断：
条码号：1810117537 送检科室： 床号：-+ 备注：

项目	结果		参考值	单位
尿素(UREA)	8.40	↑	2.1--7.9	mmol/L
肌酐(CREA)	217	↑	62--115	umol/L

项目	结果
尿酸(UA)	415

病例二、食道癌患者病例

李某某，女，64 岁，河南省叶县邓李乡杓树王村人，食道癌。患者一般情况：9 月 16 日就诊。病人做过化疗，头发极少，且发白，胃脘疼痛。不思饮食，夜间失眠。右前胸疼痛，右上肢及肩疼痛。

诊断：右手关脉缓，寸脉微短，左手关脉弦。脾胃，肺大肠，肝胆三脏三腑六个经脉紊乱造成的食道癌。

治疗：针药并用。针灸用灵龟八法公孙、内关；照海、列缺；足临泣、外关；三组以通经络。药用湿淫、燥淫、风淫三方并用，治疗 20 天后各种病情大有好传。40 天后病症全部消失，70 天后身体舒适，动作轻快有力，入睡很快早上睡不醒，长出了一头黑发！100 天后病痊愈，快乐回家！

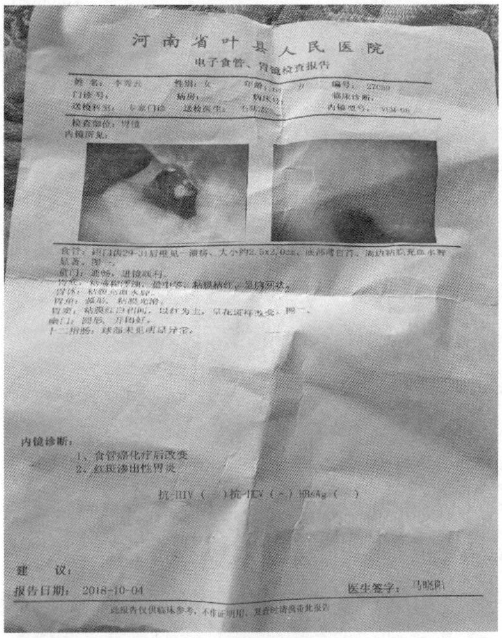

河南省叶县人民医院

电子食管、胃镜检查报告

检查部位：胃镜

内镜所见：

内镜诊断：

1、食管癌化疗后改变

2、红斑渗出性胃炎

建 议：

报告日期：2018-10-04 医生签字：马晓阳

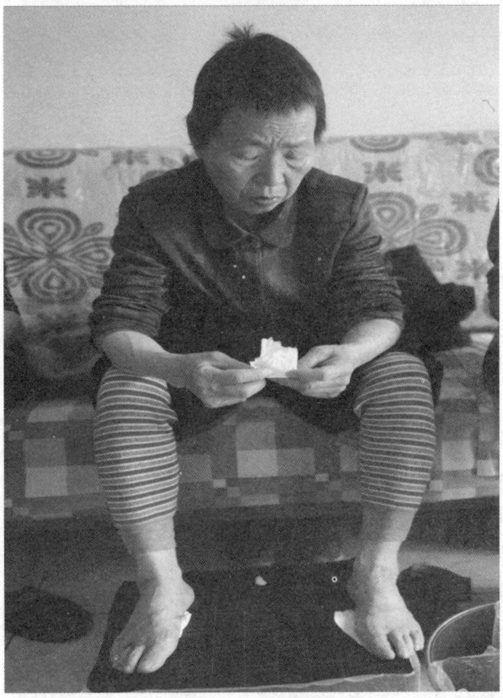

病例三、心脏早搏、浮肿患者病例

张某某，性别，女，年龄 50 岁。河北省石家庄市人。就诊时间：2018 年 5 月 6 日。患者主诉：①心脏早搏，经常在中午和傍晚时间发作，每次发半小时左右，用药物（稳心颗粒）没有明显效果。早搏时间常伴有心动过速的症状，心率每分钟最高达 100 次左右。血压压差达 40 毫米汞柱，轻微运动后也会出现上述症状。②腿部浮肿：症状持续2年多时间，每天中午后开时发肿，腿部沉重，傍晚开时加重，到凌晨减轻，每天的肿胀都加重，腿部越来越粗，皮肤发亮。③肩部：有颈椎突出病史，经骨科中医复位。每日肩部沉重，僵硬，似背一个铁板，经常头晕、发蒙，大椎严重突出。

诊断：明显心脏早搏，脉象右沉细而微，是脾湿现象；寸脉微短是肺脉；左手脉弦是肝脉。脾胃湿气盛，肺和大肠二经气滞，左手肝脉风气内动，三脏、三腑明显紊乱。

治疗方法：针药并用。

针灸用灵龟八法三组。一组公孙、内关，二组照海、列缺，三组临泣、外关，按时开穴。

药物治疗：一脾胃湿气盛六淫方用湿淫之方；肺大肠气滞用燥淫之方；肝胆风气内动用风淫于内之方。

治疗后效果非常好！病情日日减轻。20天后各种现象的病症减半，60天后病情好转80%，80天后各种症状全部消失，脏腑经络全部恢复正常而痊愈。

病例四、糖尿病、脑血栓患者病例

寇某某，男，45岁，河北省冀州人。就诊时间：2018年5月23日。患者主诉：曾遭受车祸严重伤害。糖尿病7年，打胰岛素3年；2011年以来两次脑栓，轻微脑梗。症状：左手左腿麻木胀痛，左手麻而无力，左腿沉重无力，左手胳膊麻凉明显，双脚皮肤色紫。

诊断：右手脉象缓而滑，左手脉沉细浮长，是多脏腑多经络严重紊乱造成的病症。必须把多个脏腑全部调理正常。把12经络全部疏通，病必痊愈！

治疗方法：用灵龟八法，四组交替使用，重点是脾胃、肺和大肠，其他经络一并调整。药用湿淫于内之法和燥淫于内之法，两法并用，治疗10天后一切病症都有缓解，足部肤色变浅开始恢复正常；30天后各种不适，明显减轻，60天后脏腑、经络全部恢复正常。一切病症自然消除，70天疾病痊愈。血压、血糖正常，未再服西药。随访90天身体健康，无复发现象。

小结：上述病例经过治疗均已痊愈，现代医疗治不了的疾病在这里得到完全康复。运用灵龟八法针灸在同一开穴时间，所有人针相同的穴位，不同疾病均能治愈。效果之神奇为之称叹，这就是《黄帝内经》《难经》的真谛！通经接气，营调虚实，一法治尽天下病。雷公：气最重要。借用佛经说法：是根本究竟法，无二法门法，至高无上法，一真法界法，如来藏法，万法归一，一即一切。一切即一。

李春江临床验案三则

汝州市寄料镇中医诊所　李春江

小承气汤证

秦某，男，2岁。反复高烧多日，乡下、城里医生反复治疗多日不见效果，路遇我，望舌质红、舌苔厚腻，一摸孩子肚子尤其热。孩子厌食。处方：大黄5克，川朴3克，枳实5克，一副，患儿父母回家急煎，8点饮下三匙，10点从39度逐渐退到38度、37度，从此病愈。

保和丸证

李某，男，3岁。2007年8月15日，发烧，一摸手心脚心热于手背脚背，肚子特热。处方：保和丸一丸（9克），让患儿一口一口吃下，1小时后体温从38.5度降至36.8度。平时凡遇见小儿食积发热就开“保和丸一至二丸”，2小时内不退烧，加白术3克或苍术3克，往往效若桴鼓，随手而愈。

大青龙汤证

李某，男，28岁。1995年12月3日，锄草时身上出汗，脱掉衣服继续干活。第二天，凌晨3点左右，发高热39度，说“胡话”。处方麻黄10克，桂枝10克，杏仁10克，甘草10克，生石膏50克，生姜10克，大枣10克。1副水煎，服下500毫升，热退，不说胡话。30分钟后又发热说胡话。第二煎又服下，汗出，热退，心静。40分钟后又热起，讲胡话。第三煎又服下，患者说这一下汗出到了足底足面，“行了”“行了”，汗出遍体，一下子病愈。这一病例使我验证了“千金方”中说的“汗出遍体，病才能愈”的道理。

王永久面、舌、足三步诊疗

河北省中医药科学院 张培红 武宁 整理

王永久，男，1958年5月出生，中共党员，退休公务员，大专学历。河北省保定市阜平县人。自幼跟父亲、奶奶学中医基础、推拿、组方，20岁拜国家气功协会理事高玉才学中医气功诊疗，先后曾拜多位僧道民间隐医为师学习医术，研读《黄帝内经》，探讨各种疑难杂症，小有技艺，1987年开始独立接诊，工作之余救治过不少人。2009年万应诊疗传人李建平老师收为入室弟子，传承足反射疗法。

医学渊源：足反射疗法上古之时称万应诊疗，是中医的重要组成部分。源于《黄帝内经・灵枢》经络和腧穴中记载：按跷可治痹病……。是中国武医悼悟出来的，经逐步发展和完善后，世代单传，代代口传。很少有人知道，属于中医上医的重要组成部分，但从无完整的资料记载。这门技术是从哪年成型的，本人才疏学浅，没有找到相关记载，但在《史记》中看到“上古之时，医有俞附，治病不以汤液醴酒、镵石跷引，案杌毒熨，一拨见病之应。”隋代巢元方在《诸病源候论》和唐代孙思邈《千金方》中讲按摩时提到有足部按摩，晋唐时期主要在宫廷里应用。唐代以后，国内基本失传，流入日美德等国，得到一定的发展。1988年华裔日籍人传承回中国。

机理：遵循中医五行理论。①促进血液循环，排出堵塞物。②神经反射作用，引起修复反应。③络传导，打通经络。④调平阴阳，平衡五脏功能状态。

作用：①补：强脑提神，强心调律，健脾助运，益肾壮阳。②泄：通便畅府，利尿散毒。③温：温阳止痛，温经通脉。④清：清火解毒，清热泻火，消化湿热。⑤消：消积散结，消食导滞，散结消疾，消肿化瘀。⑥散：解表宣邪，舒肝解郁。⑦和：平衡阴阳，协调持降。⑧欲：控汗，止血，固精，缩尿。⑨缓：缓解急进，缓经舒挛。⑩镇：安神，平喘，降压，镇痛。

人除了外界突发性的创伤外，自身发病都有个量变质变的过程，在这个过程中自己完全可以把控，多数是自己忽视了，任何病在发病早期都没有身体不适的感觉，发展到一定程度，才有不舒服的感觉，到医院去检查，当代先进医学注重数据，在指标没有突破临界状态前是无法判断的，等到数据显示病情，已经晚了。本法可弥补医学的不足，早发现早处理。本法分三部分：①诊断。人在发病前期量变过程中，足反射区点按就不舒服了，根据疼痛程度就可判断病情的轻重缓急，内脏功能下降5%以上，点按足反射区就有反映了，可查未病。②保健。把疼痛区按摩的不疼了，发病趋势就得到扼制，发病率会降低。③调理。对风寒湿热引起的各种痹症，特别是神经疼痛症有很好的缓解作用。对医学上比较棘手的疑难病也有一定的作用。

本法不受设备和场所的限制，也不受年龄、性别、种族、文化程度的限制，简单易学易复制，人人可为。可快速复制到很多家庭，减少疾病发生率。本法不能代替现代医学，也不能保证人不生病，但普及使用后，可使井喷的慢病发病率下降70%以上。在中医文化长廊中，是值得载入史册，发扬光大的学科之一。在人类历史时空长廊节点上，是拯救人类健康危机的有效方法之一。中医的根在民间，中医的本身是教化人不生病，不是得了病再去治疗。人有病了才去问医，犹如渴而穿井，斗面铸锥，不亦晚乎？上医看病八大境遇，道、德、术、理、智、思、学、技。医道可以包含医德，医德可以包含医术，医术可以包含医理，医学医技皆末也。为医者当遵医道，秉医德，方为仁心。上医看病流程推—罐—沙—灸—针—敷—药，前六步走完无效方用药攻之，或病情严重，诸法并用。而当代医者，首推药，诱发了很多药源性疾病。中药分三品，上品为食，中品为药，下品为毒，能用上品，不用中品，能用中品，不用下品，非用下品不可时，都很慎重。本人提倡查未病，治未病，非药物无损伤疗法。初病和已患慢性病，以理疗和食疗为主，药疗为辅。大病危重病人以药疗为主，理疗食疗为辅，减少非抢救过程的药物副反应。

2015 年 6 月，在恩师指导下，开始创立适用诊断方法，恩师取名“三诊宝典”。这个诊断方法，是把传统中医与传承各派的优点综合在一起，通过望面、舌、足反射区点按，三效合一，综合分析，在不使用任何医学设备，不参考任何医学指标的前提下，直接判断疾病的一种诊断方法，本法可提前三到五年预警多种慢性病。望面分神、色、形三个层面。神，代表元气；色，五脏六腑色相；形，是以指斑、点、痘、痣来判断内脏微循环，中医称外有斑，内有瘀，内脏微循环不好是发病的前兆。望舌，观舌体舌形舌苔舌质，定体质阴阳寒热湿。分析面舌可能会出现问题的足反射区，直接点按，根据疼痛的轻重程度，判断可能会发生或已经发生的疾病的轻重缓急。查出问题后，按摩疼痛反射区，消除疾病或扼制疾病的进一步恶化，降低疾病风险。

本诊断方法，历时一年，2016 年 6 月成型，验证一年，屡试屡验，2017 年 6 月正式印刷，图正面，面、舌、左右足底、足内外侧、足背，七张图拼筹而成，文字标注位置；图背面，三诊应用介绍。

带徒课程设置：学员班：未病诊断方法，常规保健按摩。弟子班：未病诊断、慢性病调理、特殊病的医理手法、最适应食疗法。入室弟子班：在弟子班中选 18 铁骑，密授心法和内功。得心法才能游刃有余，带功理疗，事半功倍。普及后不设掌门，设一名护法。

案一：张某，女，76 岁，河北邯郸人。患三叉神经痛 28 年，邯郸—石家庄—北京连年跑医院，本人痛苦不堪，给整个家庭造成灾难，先左脸后右脸，第 18 个年头，在北京一家医院药物封闭，左脸不疼了，但左脸部失去知觉，第 20 个年头右脸三叉神经痛，儿女带她四处求医。2017 年 10 月 28 日经朋友介绍找我调理，连续 5 天，右脸三叉神经就不痛了，老人要回家，我只好指导她自己做，调理其他残留问题。至今未复发。

案二：韩某，女，40 岁，某成教校长。面部太阳穴有 1.5 厘米大的斑，在美容院每月消费 2 万，几年斑去不掉，足有大块脚垫，肝区剧痛，走路疼痛得像小脚女人一样。医院体检，各项指标正常，找不到发病原因。2014 年秋季找我调理，断断续续三个月，脸部太阳穴斑没有了，脚垫基本不长了，至今未复发。

案三：李某，男，57 岁，河北农大员工。患三叉神经痛，医院治疗半年无果。2015 年 9 月经朋友介绍找我调理，经初诊，患血糖高、血压高、脂肪肝、酒精肝、坐骨神经痛。前两周以三叉神经镇痛和平衡五脏为主，经 28 天调理，三叉神经、坐骨神经都不痛了，至今未犯过。

案四：张某，高阳人，17 岁，高一学生。神经性头疼两年，多次就医，做脑 CT 找不到原因，滥用镇静止痛药，导致学习成绩下降。医院还诊断有阑尾炎，每周给液近一年，建议手术。2014 年 12 月经我的客户介绍找我就治。头疼，三次按摩后没有犯过。阑尾和回盲瓣足底诊断，轻微疼，十二指肠剧痛，三次理疗后建议配合使用食药用菌保健食品三个月，隔一月来复查理疗一次，痊愈到现在无复发。

案五：高某，男，55 岁，阜平县北果园乡北果园村人。患眼底水肿，在石家庄某医院做过激光手术，半年后复发，得知邻村一个患同样病的人，先后做了六次手术，最后眼睛没保住，就决定不去医院了。2011 年找我就诊，一只眼睛水汪汪，当时是伏天，穿厚袜，高帮鞋。心脉数，肝脉沉，肾脉无力。足底，心肝肾区眼区一触剧疼。自述，心电图查心动过速，肝功指标多项有问题，双腿膝以下冰凉。我采用足底理疗，十天双脚微热，眼睛出水减少有了亮光，心动较正常。继续十天，眼底不在出水，心跳感觉正常，双脚不在冷。我建议服用灵芝生物制剂，巩固半年，而后到医院复查，各项指标正常，至今无不适。

案六：李某，男，43 岁，蠡县百尺镇北界河人。毕业于石家庄某医学院，中西医结合医师。患髋关节积液，先后在保定和北京同仁堂中医院治疗，效果不明显，后来就回家自己调养。为验证我学的医术，2011 年 6 月，我到蠡县义诊。遇他，随后找我诊断，我看他两腿发沉，腰胯异常，脸部肾肝区暗黑，就直接查他的足部腰胯膝关节区，诊断为髋关节有大量积液，治疗不及时，后期可能会导致股骨头坏死。他点头。我问他有没有去医院看过，他不告诉我，让我去他家帮他治疗，到他家我才知道他是大夫，且去保定和北京看过。我决定给他做一周的足反射治疗，看看进展。一周后，面部肝肾区颜色变淡，双腿有力了，胯部不在疼痛。我建议他服用食药菌类生物制剂，修复内脏功能。他很高兴就服用四个月。期间我曾去看过他三次，每次去都要做几次足疗。四个月后他去北京复查，各项指标都正常了。至今没有用过一粒药。也未复发。

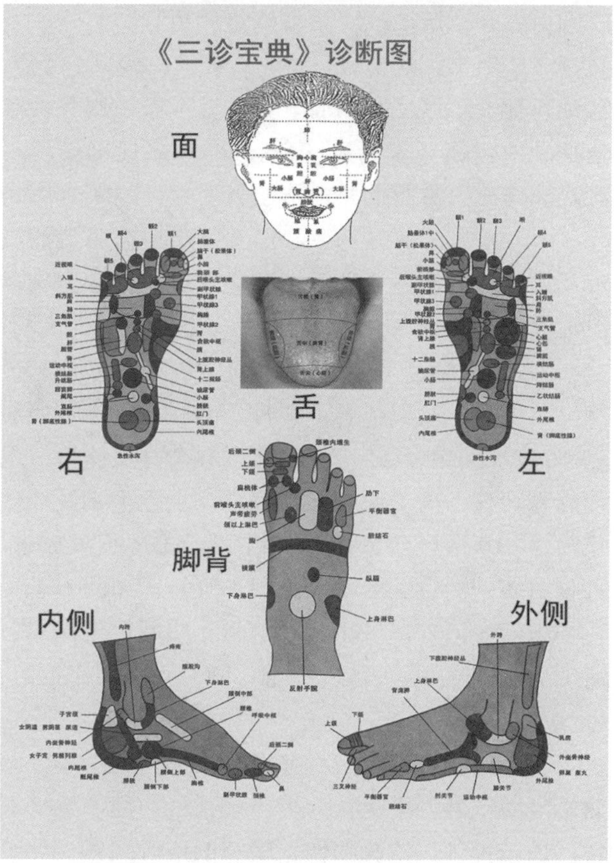

附：三诊图及应用介绍

河洛回生系统涂药圈新法疗特色医案选（肺癌）

石家庄市福妙堂传统门诊部：刘淑香 马文毅 李小川
河北省中医药科学院 王红霞（整理）

“河洛回生”系统涂药圈疗新法，是民间老中医刘淑香根据多年临床实践经验形成的一种特殊外治疗法，它包含了现代人体彩绘艺术、中医“内外相关”理论及《河图》《洛书》等深奥的哲学原理，与历代中医“内病外治”的技术相一致。

其方法是根据病情需要，在体表选取适当的部位，采用独特的中草药，经过加工炮制而制成内外圈用两种不同的药液，先用毛笔蘸取外圈药液画外圈起到固定病灶范围的作用，再用毛刷蘸取内圈药，与外圈间距 2 厘米顺时针方向旋转涂药，最后中间留下直径为 1 厘米的圆心作为病邪的出口。一次连续画 5 遍，带药 8 小时洗掉。1 天 1 次，15 天为一疗程。

其特点是：药力通过刺激机体穴位通过经络传导的作用，将五脏潜伏毒邪提于皮肤之外，故而圈药时皮肤有部分糜烂粗糙症状，继圈即愈，不留疤痕；部分药力经二便通过排泄作用，使藏于六腑的邪毒从二便而出，圈药 1～2 天，膀胱、前列腺内潜伏的“癌症”被冲刷出来，玉茎阴囊肿烂，如有血脓外渗及疼痛为正常，继圈即愈。部分药力平衡脏气，调和五脏之气、逐渐恢复健康。

经几十年实践观察，发现其对肺、鼻咽、直肠、宫颈、食道等癌症和脑瘤、类风湿、糖尿病等疑难杂症及亚健康（未病），有很好的通瘀提毒作用，对晚期癌症有独特的止疼作用。

由于本方法的特殊性，需要每次根据患者的皮疹及排毒反应观察判断病情变化及调整治疗方案，现选取一肺癌病例介绍如下：

患者，刘某，男，64岁，于2018年3月3日就诊。主诉：发现肺癌1个月，出现咳嗽伴咳痰加重10余天。现病史：患者缘于1个月前体检发现肺癌骨转移，由于患者年龄偏高，未行手术及放化疗治疗，10余天前患者因“感冒”后出现咳嗽加重，且咳白痰、喘息、活动后胸闷、气短，遂就诊于我科要求保守治疗。现主症：咳嗽、咳吐白痰喘息、活动后胸闷气短、腰痛、饮食、睡眠可、二便正常、舌红苔白、脉弦。

辨证分析：患者因“肺癌”当属祖国医学“肺癌”辨病范畴，中医认为多由于正气内虚，感受邪毒，情志怫郁，饮食损伤，宿有旧疾等因素，使脏腑功能失调，气血津液运行失常，产生气滞，血瘀，痰凝、湿浊、热毒等病理变化，蕴结于脏腑组织，相互搏结，日久渐积而成的一类恶性疾病，病理属性总属本虚标实。多是因虚而得病，因虚而致实，是一种全身属虚，局部属实的疾病。舌红苔薄白，脉弦。均为气虚不足，癌毒内蕴之象，四诊合参，纵观舌、脉、症本病当属中医肺癌、气虚不足，癌毒内蕴证辨病辨证范畴，病性属虚实夹杂，病位在肺，患者病情深重，预后不良。

治疗方案：系统涂药圈疗+五行香灸，治疗记录：第一个疗程，方案为基础圈（见下图）：症状咳嗽、气短好转；夜间睡眠可，期间出现排毒反应：咳痰、流清鼻涕，后背有凉气外冒感，局部皮肤红疹明显，颈下出水泡，后颈部有散在疙瘩，但随之皮疹结痂脱皮。香灸过程中，灸烤腰部八髎时有热感至膝盖，腰部痛点酸痛，腿有麻感，有时会出现腰部有热气外散，头圈有凉气外出，左腿外侧冒风。第二疗程，方案改为肺圈（见下图），胸闷、气短，肋胁疼痛逐渐减轻，仍有排毒反应，表现在涂药部位全身发红、两肩胛部位可见散在红疹、全身刺痒厉害，间断性打喷嚏、流眼泪、咳痰增多。通过香灸腰痛及双膝关节胀痛得到缓解。随着治疗的进行偶有双下肢及腰部乏力，但右肋阵痛消失，全身刺痒也缓解。香灸过程中大椎脖颈处湿寒厉害，香灸委中穴时，下肢麻木缓解。第三个疗程，方案改为披肩圈（见下图）：患者精神状态较前进一步好转，腰部酸胀好转，仍有全身乏力，但逐渐缓解，排毒继续间断出现：打喷嚏、流鼻涕，吐黏痰，但逐渐缓解。

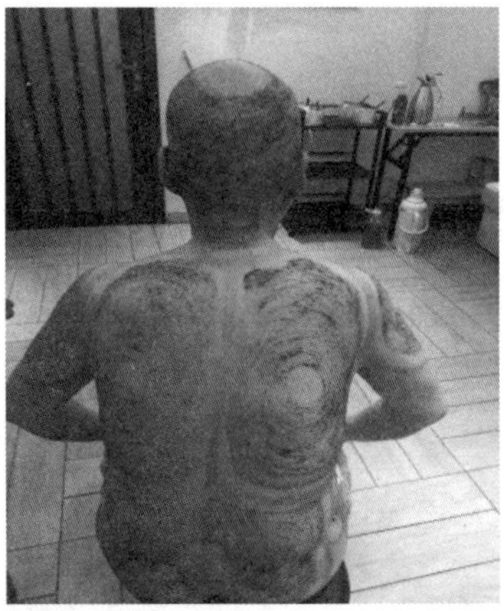

总之，本患者给予河洛回生系统涂药圈疗新法整体调理，第一个疗程15次后咳嗽咳痰减轻，第二个疗程随着治疗次数的增多，体内瘀毒逐渐外出，治疗30次复查结果显示左侧锁骨上淋巴结缩小（由22.8mm减至15mm），且腰痛等躯体不适症状逐渐减轻，故继续治疗15天，咳嗽基本消失，身体无任何不适。总之本方法对本患者的病情起到一定的控制与治疗作用。

膝关节滑膜炎的针灸治疗

山西省洪洞县中医医院针灸科　蔡晓刚

蔡晓刚，男，1969年2月生，山西省洪洞人。主治中医师；执业医师；中国针灸学会会员。

一、概述

膝关节滑膜炎是指当膝关节受外在性和内在性因素影响时引起滑膜功能异常，导致关节液无法正常生成和吸收从而出现关节肿胀、疼痛，活动加重，休息后缓解，久不活动有僵硬感的一种无菌性炎症表现。其发病与增龄、关节磨损、肥胖、遗传、内分泌紊乱、细胞因子等多种因素有关[1]。治疗方法中医西医各有所长，疗效良莠不齐。若治疗不彻底或错过最佳治疗期，炎症逐渐转化为慢性期，反复积液会导致滑膜肥厚、粘连，影响到关节的功能问题，不但医生头疼，患者也很苦难。

二、病因病机

膝关节滑膜炎早在《黄帝内经》中就有论述，在《灵枢·经脉篇》中胃足阳明之脉的所生病就载有“膝膑肿痛”症。其他各篇也有类似的描述。此后医籍将其列入“痹”“痛风”“鹤膝风”“历节风”等病门中讨论。

俗话说“人老腿先老”，这里的“腿”实指“膝”。膝为筋之会，筋为肝所主，肝肾同源，为先天之本。脾胃为后天之本，为三焦之枢纽，乾阳下降，坤阴升腾正常与否与脾胃功能有着直接的关系。

先天禀赋不足，后天调理不当，不科学、不健康的生活习惯、饮食结构、静止或运动方式，使膝关节长期处于“亚健康”状态，久而久之致经络受损，气血凝滞，筋膜失养，出现“血不利则为水（瘀）”“气不行则为热”“经络不通（荣）则为痛”的包括膝关节积液、肿胀、疼痛、行动不便等等一系列相关表现。

三、诊断标准（结合临床经验）

①膝关节可见明显肿胀、扪之患部发热，活动受限；②检查发现膝关节屈伸活动受限，下蹲困难并伴有疼痛，关节周围可有局限性压疼点，浮髌试验阳性；③彩超探查可见关节腔内有液性暗区，核磁共振检查较为准确。

四、针灸方法

伏兔、足三里、三阴交、血海。急性期加太冲；巩固期加天枢。

令患者取舒适仰卧位，腘窝部下垫约4厘米厚的枕垫。充分暴露所选穴位处，医者用押手食指力量适中地按压穴位并用碘伏消毒。

选用规格为0.30毫米×50毫米（太冲穴选0.30毫米×25毫米）一次性使用无菌针灸针按（天枢）伏兔→足三里（太冲）→三阴交→血海的顺序直刺35～45毫米（太冲穴直刺20毫米），按针刺顺序施以高频率（≥120次/分钟）、小幅度（≤90°）捻转手法各1分钟，以（天枢）伏兔、足三里穴针感向足部、三阴交、血海穴针感向腹股沟部方向传导为佳。除天枢和太冲穴外将一中间有小米粒大小眼硬纸片由其余各穴针灸针尾部套入并平放于局部皮肤上（预防艾段燃烧时艾灰跌落烫伤患者皮肤），将针灸针尾部由2毫米长的艾段中心插入（针灸针尾部上端与艾段上端持平），用线香由艾段下端点燃，令其自燃至艾灰时去除，再如前法换另一艾段（当患者述灼痛时随时将艾段去除），如此温针灸3壮后，按血海→三阴交→（太冲）→足三里→伏兔（天枢）顺序起针。

每周针灸5天每天一次，两周一个疗程。

五、穴法释义

足阳明胃经多气多血，刺激胃经上的足三里具有理三焦、调脾胃、补中气、通经活络、疏风化湿、扶正祛邪的作用。伏兔穴能加强气血的运行，濡养经络，减轻疼痛。天枢穴是大肠之募穴，是阳明脉气所发，位于脐旁两寸，恰为人身之中点，如天地交合之际，升降清浊之枢纽。刺激天枢既能补后天之气又能间接地充养先天元气，使人的气机上下沟通，升降沉浮调顺。与伏兔、足三里共同强化胃经气血的正常运行。三阴交为足太阴脾经穴，因脾、肝、肾三阴经交汇于此故名。于此处针灸可以调和气血、通经活络、健脾和胃、消谷化食、宁心安神、消除水肿。脾经所生之血在血海穴处聚集，针灸具有化血为气、运化脾血、活血化瘀、生血养血、利血凉血、引血归经的功效。太冲为少气多血之厥阴经的原穴。膝关节滑膜炎急性期选用太冲穴针刺具有调理气血、平肝熄风、镇静镇痛、引肝经的水湿风气在此向下的作用。急性期一过即可停止使用。

六、创新

膝疾取天枢

从“意象”思维方法来讲，腹与腰相对应腹为阴、腰为阳；膝髌与腘窝相应对腘窝为阴、膝髌为阳。腹腰部位于人体上下之中点，膝髌腘窝部位于下肢上下之中点，既然腰部问题可以取位于腘窝部、足太阳膀胱经的委中（“腰背委中求”），膝髌部有问题完全可以取位于腹部、足阳明胃经的天枢穴。故而笔者提出“膝疾取天枢”。

舍近求远

对于膝关节滑膜炎的选穴大凡不外乎鹤顶、犊鼻、膝眼、阳陵泉、足三里、三阴交、血海、阴陵泉等穴位，采取或针、或灸、或刺络（拔罐）放血、或电针、或小针刀、或穴位封闭等方法。

笔者临床实践发现针灸这些穴位治疗膝关节滑膜炎效果并不理想。如果施术时操作不当极有可能是密闭的关节腔被破坏，诱发医源性不良后果！如果遇到“老牌”膝骨关节炎患者的话，由于膝关节的严重变形，像鹤顶、犊鼻、膝眼这些穴位处针刺根本就扎不进去。弃阳陵，取三里既然“膝为筋之会”“阳陵泉为八会穴之筋会”。为啥治疗膝关节滑膜炎却放弃阳陵泉而取足三里？

笔者多年临床体会是在治疗膝关节滑膜炎时，阳陵泉的效果确实不如足三里。可能与膝关节滑膜炎为“本虚标实”之证，阳陵泉擅长通络止痛、舒利关节，偏于“泻”有关。

本方法治疗膝关节滑膜炎符合《灵枢·官能》“先得其道，稀而疏之”之旨，患者接受治疗时痛苦小、不抽水、不注射、不吃药、不敷药，不会产生任何后遗症和毒副作用，是一种简便、快捷、安全、效高、易学、易用，便于推广运用的中医适宜技术。

七、注意事项

针尾上装裹的艾段，一定要装好，以免燃烧时艾团和火星落下，造成烧伤。点燃艾绒时，应先从下端点燃，这样可使热力直接向下辐射和传导，增强治疗效果。如有艾火落下，可随即将艾火吹向地下，或直接熄灭。同时嘱咐患者不要更动体位，以免针尾上装裹的艾段一起落下，加重烧伤，同时也为了防止造成弯针事故，减少患部负重，禁止久站、久行、久蹲、频繁上下楼梯及按揉刺激。

八、病案

张某，女，24岁。2013年9月3日初诊。主诉：右膝周、腘窝部肿胀疼痛、发热1月余。

吹空调后发现右膝周、腘窝部肿胀疼痛、发热，就诊于霍州矿务局医院抽取关节内液体镜检：脓球（＋＋＋＋），浑浊，血沉32毫米/小时，血常规、抗链球菌溶血素O试验、类风湿因子（－），按滑膜炎给予每周一次关节穿刺抽液并注射醋酸氢化可的松、绷带加压外包扎，口服滑膜炎颗粒、布洛芬缓释胶囊，静脉点滴克林霉素注射液。经一个多月治疗效果不满意，经介绍来我处就诊。刻诊：患者行走需人搀扶，舌淡红苔薄白，脉沉细数。右膝关节肿胀，下蹲困难约有110度并伴有膑周疼痛，浮髌试验阳性，扪之有发热感，B超示：右膝关节内可及液性暗区，较深处2.8厘米。西医诊断：膝关节滑膜炎；中医诊断：气虚寒湿型膝膑肿痛。选取天枢、伏兔、足三里、三阴交、血海采用前述方法温针灸治疗。9月4日二诊查髌骨上缘及膝内侧肿胀已明显减轻，髌骨可见，效果明显，守上方每日一次共针灸10次痊愈。期间9月7日下蹲约90度，患者可自行行走但仍有跛行，自述双下肢较平时出汗多（为黏性汗）以脚掌部为著；9月10日除自觉患部发酸外已无其他不适，行走、下蹲正常，肿胀、疼痛、发热、出汗消失。患者在采取本方法治疗时嘱患者停止其他一切中西医治疗方法。减少患部负重，禁止久站、久行、久蹲、频繁上下楼梯及按揉刺激。可以缓慢骑自行车，但禁止骑自行车上坡。

参考文献

[1] 王梅，于长隆.老年骨关节炎[J].中国临床康复，2002，6：25-27.

曹东义主任中医师医案选释

淄博市绿芸堂诊所　姬领会
河北省中医药科学院　王红霞

曹东义教授精研经典，理论知识丰富，著书立作，对推动中医事业的发展做出显著的贡献。他拜国医大师朱良春、邓铁涛为师，传承他们宝贵的学术思想，曹东义教授临床经验颇为丰富，对临床杂病的治疗更是效如桴鼓，朱良春先生说：经典是基础，师传是关键。师传是学习过程中的一个重要的关键。我们有幸成为曹东义教授的弟子，在研读恩师学术著作吸取其学术思想营养的同时，并悉心解读其临床医案，启迪思维开阔思路，收益颇丰，现取其一例分享如下：

原病案：患者，王某某，男，52岁中风。

初诊：1994年6月2日。左侧偏瘫（血栓）8个月，现症麻木、沉重，左半身汗出，身凉，纳可，便自调，舌紫暗，苔厚稍黄，脉沉滑，有痰。处方：黄芪30克，当归12克，川芎10克，桃仁10克，红花10克，地龙10克，木瓜10克，怀牛膝20克，茯苓15克，泽泻10克，桑枝10克，丝瓜络10克，竹茹10克，天麻10克（先下），半夏15克 。

二诊：1994年7月9日。脑血栓后遗症，药后症无明显变化，舌淡红苔薄白，脉弦滑。拟化瘀通络之法。处方：炙麻黄6克，菖蒲10克，远志10克，熟地30克，黄芪40克，葛根20克，地龙15克，川芎12克，赤芍15克，白芍15克，丹参20克，土鳖虫10克，桑枝12克，川牛膝15克，天麻10克，僵蚕10克，白芥子8克，胆南星8克，蜈蚣（煅）8克。

三诊：1994年7月17日。药后症见好转，无不适，舌淡苔白，脉沉弦。处方：炙麻黄8克，菖蒲12克，远志10克，熟地30克，黄芪60克，葛根20克，地龙15克，川芎12克，当归15克，枸杞15克，白芍15克，丹参20克，土鳖虫10克，木瓜10克，怀牛膝20克，天麻10克，蜈蚣2条，鸡血藤15克，竹茹10克，白芥子10克。

四诊：1994年7月25日。药后手麻，肢烦减少，面麻如前，乏力，纳少，舌暗苔白厚，脉弦滑。处方：白芷15克，防风10克，白芍30克，胆南星10克，黄芪60克，当归15克，地龙10克，乌梢蛇15克，全蝎5克，白蒺藜15克，山萸肉20克，葛根20克，巴戟天15克，肉苁蓉15克，怀牛膝30克，防己12克。

电针灸11次，大艾条 2支。

五诊：1994年8月21日。左半身不遂，左面及左上肢麻木，拘挛不适，舌暗苔白，脉沉弦。拟化瘀通络之法。处方：生晒参15克，鹿角霜30克，山萸肉20克，水蛭10克，蜈蚣10克，僵蚕15克，全蝎15克，土鳖虫15克，节菖蒲15克，炙麻黄10克，地龙15克，杜仲10克，山药15克，白芥子10克，天麻10克，共为细末，装胶囊服。

六诊：1994年8月27日。面部麻木，外治方，中风后遗症。处方：麻黄15克，桂枝15克，防风20克，羌活30克，独活20克，炙乳香20克，制没药20克，松节15克，木瓜15克，川牛膝20克，怀牛膝20克，川芎15克，红花10克，赤芍15克，白芍15克，丹参15克，川椒15克，艾叶15克，二剂，水泡，蒸后外敷。

七诊：1994年9月24日。口渴，饮水多4天，伴头晕，胸中烦，小便次多，舌淡苔白，脉迟（56次/分）寸滑。拟化气行水之法。处方：茯苓15克，泽泻15克，猪苓10克，白术15克，桂枝10克，花粉10克，葛根30克，芦根15克，石斛10克，桔梗6克，生甘草6克，五味子10克。

八诊：1994年11月4日。缺血性中风后遗症，拟益气活血化瘀之法。处方：鹿角片 10克，生晒参10克，黄芪20克，当归10， 川芎10克，桃仁

10克，红花10克，天麻10克， 全虫10克，土鳖虫10克，地龙10克，白芍20克，水蛭10克，共为细末，装胶囊服。

九诊：1994年12月16日。口角溃疡，二便自调。处方：黄连10克，半夏15克，生甘草10克，苍术10克，白术10克，葛根20克，厚朴10克，花粉10克，白芷10克，黄芪30克，当归15克，川牛膝15克，生地15克，茯苓15克，二剂。

另外，五倍子5克，黄连10克，细辛10克，为末外用。

【曹老师评按】

本例患者给我留下深刻的印象，并且由于为他诊治而结下深厚的友谊，他的子女、儿媳、孙子有病都来诊治。

回看这些诊治过程，有很多值得总结的地方。患者身高1.8米左右，平素健康有力，是单位的骨干职工，多年分居家属在农村，因此生活难有规律。51岁的时候突然发病，立即送医院急救，虽然竭尽全力，仍然留下难以消失的后遗症，左半身活动困难。单位将其家属接来照顾他的生活，70多岁的老父亲前来探视，他接受不了自己生活如此突然的变故，经常泪流满面，求治的心情自不待言。

一开始用补阳还五汤加减，后来用小续命汤与活血化瘀相结合，加用滋补肝肾，填精益髓，兼清郁热，虽然有一定效果，体力逐渐恢复，但是废用的肢体一直得不到恢复，面部的麻木感觉也时轻时重，至今20多年之后，患者已经75岁，还是半身不遂。

然而，这个患者经过药物治疗，心理疏导，逐渐接受了“康复”治疗，有的时候不是为了完全治愈，能够带病生存，重新回归社会和家庭，也是康复的重要目的。患者逐渐接受了这些理念，开始走出去，不再躲避同事和工友，拖着不太灵活的身躯，满身大汗，行走在省城的便道上，逐渐开始锻炼，渐行渐远，有的时候达到10公里左右，他的布鞋几天就换一双，坚持不拄拐，脚一拉一拉地顽强行走，很远就可以听到他行动的声音。后来，他购买了小三轮车，经常骑着这个小三轮车到处活动。

由于坚持不懈的康复锻炼，以及后来坚持服用胶囊，补肝肾、强筋骨，他至今仍然顽强而快乐地生活着，而同期患病的有些病友，有的早已离开人间，有的不出屋，不下楼，已经多年了。

由此可见，坚强的心理，与强壮的身体一样，都是非常可贵的。

【姬领会】

都说医患关系很难处理好，其实，关键是看你用心还是不用心，谁都有没有治好病的时候，不过，只要实意对病人，以心换心，人心都是肉长的，医患关系一定会很好。看看更多的民间中医，基本没有谁被患者捅刺的情况（也许是我信息太少的缘故），其中缘由，我就不多说了。

我尊敬的老师曹东义先生用其仁心对待患者，不但很好的“经营”着医患关系，而且，还把一个对生命失去信心、见人都感到羞涩的患者之心给改变过来了，心病还需心来医，由此可见曹东义先生对病人付出了多少心血！

有人说“没有治不好的病，只有治不好病的医生”，听起来好像没问题，但是，这个就和理论上的“真空”一样，仅仅存在于理论上，从古到今，找一个100%治好病的大夫出来？（如果抬杠的话，就会说某某某，治好了一个感冒，之后，死了，一辈子治好了一个病，100%）。临床上，病在时刻变化着，在治疗的过程当中饮食、情绪、气候、居住环境、工作和生活压力等因素都能导致病的变化，不好把握，即使是住院患者，有时候病情都难以把握；更有，有些病是不可逆的，比如一些衰老性病变、脊髓神经彻底损伤性疾病等，所以，医生也有治不好的病，是正常的，不过水平有高低，一般来说，治愈率高的，医生水平就高，治愈率低的，水平就低。

当然，没有治愈不等于没有疗效，也就是我们平常说的“见效”。这个患者，虽然没有治愈，但是很见效，这点，看就诊时的记录就能知道。

慢性病，治疗的时间就应较长，在治疗的过程中，曹东义先生还是针对中风患者治病求本，用天麻、菖蒲、远志等治脑，以半夏、南星等祛痰，以黄芪、当归、白芍等补益气血，再加用活血化瘀等药物来进行治疗，本应治愈，但由于其他原因，只能“收效”。

看了这个病案，至少有三点很值得我们借鉴：

①葛根的应用，很有高妙。我们知道葛根具有解肌退热、生津止渴、升阳止泻、通经活络、解酒毒的作用，临床治疗“项紧”效果不错，不管是中医上的受寒受热所致，还是西医认为的脑血栓、脑出血、高血压所致，都能起到一定的作用。我们知道“紧”则致颈部的气血流通不畅，葛根缓解之后，可以畅通气血。中风患者，病位在头，更多地表现在肢体，而脖子就是中间的枢纽；还有，人体从饮食物吸收的营养物质和水液，也是通过脖子上达于头部的，一旦脖子出现了郁堵，则头部的气血供应就会受到影响，故而，只要是头部的病变，加用葛根来治疗，一定会增效。这也是我的临床经验之一。②外用腾药或散剂，直达病所，内外结合，相得益彰。所以临床上遇到能外用治疗的病症，就需考虑应用。③峻猛昂贵之品，做成散剂装于胶囊中服用，出于仁心，能减轻患者负担；出于仁术，散着散也，通经活络，效果不错。

【王红霞】

今天读着曹老师病案的治疗经过，治疗过程虽然充满了中医辨证论治的智慧，但更加吸引我们的是曹老师自己评语的第一句话：“本例患者给我留下深刻的印象，并且由于为他诊治而结下深厚的友谊，他的子女、儿媳、孙子有病都来诊治。”。不由让人记起这样的一句话：“有时，去治愈；常常，去帮助；总是，去安慰。”。

这是在纽约东北部的撒拉纳克湖畔长眠着一位名不见经传的特鲁多医生的墓志铭“To Cure Sometimes， To Relieve Often， To Comfort Always.”。这句话久久流传于人间，激励着一代又一代的行医人。

在中国古代也有类似的说法："世有愚者，读方三年，便谓天下无病可治；及治病三年，乃知天下无方可用"。

这些给了我们这样的启示：医学是有局限性的。这种局限既来自每个生命现象个体的复杂性和不确定性，也说明医生是人而不是神的特性，还揭示了医学作为科学的发展性、延伸性和非万能性。所以，我们必须接受医学不能治愈一切疾病，也不能治愈每一个病人的现实。我们只能要求治好越来越多的病人。同时向医生提出更高的要求，医生的神圣职责就是帮助病人、温暖病人。帮助，是尽可能地减少患者的痛苦，减少家人的负担，不论是肉体上的还是精神上的。作为一名医生，我们应该帮助患者及家人，增强他们面对困难、克服困难的勇气；尽可能地站在他们的角度为他们考虑，去帮助他们，不论是专业上或是物质上。总是去安慰，为医生在病人面前的那个界面上展现出关爱、友善、良好的感知。如果医生在疾病面前都无能为力了，那安慰应该是起码的作为。

曹老师的这个患者 20 年后也没有治愈，但在得到曹老师的帮助与安慰下，在得病 20 年后还生活的很快乐，并且还与曹老师建立了很深的友谊，这就是作为医生的成功，是我们后背值得学习之处。

良好的医患关系是心理治疗成功的基本保证。

纵观曹老师的按语，记载了患者得病后的思想变化及行为方式，很容易想到这位患者同时患有脑卒中后抑郁，是脑血管意外的常见并发症之一，其表现为情绪低落，自责自罪，兴趣减低，对疾病的恢复失去信心！抑郁状态能延长疾病的恢复，降低患者的生活质量，增加病死率！以往临床医生只注重患者的躯体症状，而忽视了患者的心理障碍！心理障碍对疾病的恢复有极大的影响。

随着医学模式由生物模式向生物—心理—社会模式的转变，心理障碍的治疗日益受到重视！1993 年，在英国爱丁堡世界医学教育高峰会议上，专家们提出：“21 世纪所期望的医师应该是一个耐心的倾听者、细心的观察者、敏锐的交谈者、有效的治疗者”。提出了“以病人为中心”，从整体性出发去认识、治疗患者的模式，要求医生不仅要了解疾病，还要了解患者心理、人格特征、社会因素、个体差异，只有与患者建立和谐、平等、相互依赖的平等关系，才能实现治病救人的目的

《灵枢·师传》云：“人之情，莫不恶死而乐生，告之以其败，语之以其善，导之以其所便，开之以其所苦。虽有道之人，岂有不听者乎”。临床医生应重视心理疏导治疗，建立良好的医患关系，取得患者的信任，向其讲明所患疾病的病因、病性、发病机制及预后，使患者减轻或放下思想包袱。曹老

师正是及时给予患者心理疏导，才让患者坚定了康复的信心，加强自我锻炼。最终直到 20 年后还快乐的生活着。

可见心理治疗是医学科学不可缺少的一个重要手段。医学心理学认为，疾病的发生发展过程伴随着心理的改变与异常。如果医生仅给患者以物理或化学方法治疗，那只能解除生理上的异常，达不到最佳治疗效果。必须在治疗生理异常的同时配合心理干预，调节好患者的心理，使之达到身心合一，方能收到最佳疗效。

中医刮痧拔罐同调多种病症

何安宁

现如今，各种各样的慢性病越来越多，尤其是一些身患多病的中老年人，常因药物成分、性味、用途各有特点而产生顾此失彼、相互矛盾的问题，特别是慢性病、疑难病者，由于长年累月同时服用几种药品，以致药物毒副作用损害肝肾与胃肠，污染体内环境，导致人体免疫力和抗病能力越来越差，直到人体正气被彻底耗损，邪气有余而不尽天年。那么，能否找到一种可以多病同治又无任何毒副作用的绿色环保、安全有效的治疗途径呢？答案是肯定的。只要遵循中医“以人为本，辨证论治”思路，就可以同时调理身上许多毛病，避免在肚子里开药铺，减少层出不穷的医源性和药源性疾病。中医调理是运用多种方法唤醒人体自愈力，帮助病人恢复健康。多年来运用中医刮痧、拔罐等方法帮助许多身患多病的患者得到改善，使多病得以同步调治。这里分享几例，供同道们参考。

一、病例分享

病例 1：杨女士，42 岁。病情：2012 年出现口腔溃疡（医院诊断为口腔扁平苔癣），在温州各大医院医治 2 年无效，2014 年 8 月去上海九院看专家，吃复方绞股蓝胶囊至今，两耳听力下降，左侧腰痛，慢性荨麻疹 10 多年，颈肩酸痛，右肘关节胀痛，右膝关节酸痛，冬天手脚冰凉，便溏、完谷不化多年，甲状腺结节，双侧乳腺增生，子宫颈多个纳囊，右脚跟底痛。

病因病机：本病与内伤七情、外感湿热、脏腑失调，气血不和等多方面因素有关。病位在口腔，病变脏腑主要涉及心、肝、脾胃、肾等。形成湿热缠积、阳虚生内寒，阴虚生内热、气滞血瘀、气血不足等病理变化，致使热毒熏蒸口腔黏膜、局部气血不畅，肌肤失养，而产生口腔黏膜病理变化。心与小肠相表里，若小肠经不通浊气、浊水污染血液，影响心脏功能，会出现头痛、胸闷、心慌等许多症状。肺与大肠相表里，若大肠经不通，浊气、浊水、浊血污染肺部，除了呼吸道症状，还会引起许多皮肤问题，如面部色素，荨麻疹等。心，为君主之官，心主神明，主血脉，心统管人的精神思维和意识状态及全身气血循环。所以，不管是人不顺应自然变化而发病，还是七情内伤而致病，都与一身之主的心藏有着密切关系，所谓：百病从心生也。“痛则不通”“痛则不荣”，无论是“不通”还是“不荣”，其实都是血脉循环问题。当血脉不通，局部自然出现瘀滞，就会产生疼痛。《素问·至真要大论》说：“诸痛痒疮，皆属于心”。痛、痒、疮，其实都是人体血脉瘀堵发出的一种求救信号，是一种意识状态的表现。脾，主运化，主肌肉，脾生痰湿，脾胃为后天之本，气血化生之源。长时间坐着，思虑过度、饮食不节，直接伤害脾胃，导致气血生化无源，影响脾主运化和造血、免疫功能。肾，藏精，主水液、主纳气，主骨生髓，在体为骨，其华在发。由于肾虚，患者出现颈椎骨质增生，腰椎间盘突出，肘关节痛，膝关节痛，右足跟底痛。

调理方法：运用刮痧加拔罐先通后补方案，以补法、平补平泻手法为主。疏通肩背督脉与膀胱经，振奋阳气。补刮任脉膻中穴宽胸理气解郁，上中下脘、神阙穴，脾经腹结、大横、大包，健脾祛湿，胃经乳中、乳根、天枢穴强健脾胃。补刮肺经、心包和心经，振奋心气，滋阴润肺。平补平泻调理手三阳经瘀堵部位：改善疼痛多年肘关节炎；大肠、三焦与小肠经，大肠经多气多血，可增强消化吸收功能，补益气血；三焦经通调水道、协调五脏六腑功能；小肠经分清泌浊功能正常，减少毒素污染气血津液及脏腑。通调肝胆脾胃经。颈肩背腰及左肘关节、右膝关节疼痛部位拔罐 10 分钟。经过 20 次刮痧、拔罐，右肘关节，病人肤色不均，皮肤粗糙，额头至双眼色泽偏黄，两颊下面至下巴色泽偏红和心慌气短明显改善。头部太阳穴、颈肩部、左腰、左膝关节疼痛改善，两耳朵边痘痘消失了，口腔扁平苔癣溃疡面缩小了，皮肤没有发红发痒了。

病例 2：余先生，58 岁。从 1994 年冬天开始，手脚冰凉、神疲乏力、头晕，近年来出现颈肩背腰酸痛、双臂发麻、十指发胀发紧，晨僵，拿牙刷都吃力，双臂外侧皮肤出现粗糙，发干发痒，且食欲不振，饭后上腹部饱胀不适，有时打嗝，大便时稀时干。医院诊断：颈椎病、慢性浅表性胃炎。体检显示血脂偏高。接受刮痧、拔罐 15 次调理，各种症状改善。

病例 3：黄先生 8 年前因注射流感疫苗，注射部位发痒，后出现越来越多的浅红色疹块，泛发全身、奇痒难忍，曾多次看专家门诊，土方、偏方都用过，不见好转，且神疲乏力、偏胖、纳差，颈肩痛、腰痛。后用刮痧、拔罐调理 25 次，皮肤瘙痒改善，食欲增加，疲劳、颈肩腰痛消失了，体重由 79 公斤降至 74 公斤，折磨他 5 年的皮肤顽症自然痊愈。

二、刮痧、拔罐

作用机理《 黄帝内经》强调："经脉者，行气血，营阴阳、处百病，决死生，不可不通。"经络对疾病的防治作用至关重要，它是人体上的系统软件（躯体为硬件），就像电脑，如果软件系统出现故障，硬件主机就无法运行。经络也是病源传导出入的门户。刮痧可直接作用于体表特定经络穴位，能整合和调节全身与患处组织细胞的生化反应与信息能量，从而发挥像互联网那样快速敏捷的传导感应。刮痧既可刮穴位，又可刮经络和皮部，是点（穴位）、面（皮部）、线（经络）相结合的防病治病方法。其物理和温热作用，能刺激毛孔开泄，宣泄病气，把阻滞经络的气滞血瘀呈现于体表，通过出痧排出毒素，起到自体溶血、刺激自身免疫力和抗病能力的功效。拔罐法是利用负压吸引力形成深度引动与强力疏忽经络，吸拔出体内深层浊气、浊水、浊血、具有超强排毒作用。并且随着对负压吸引力度的适当把握形成对人体局部与整体的负压调节功能，从而发挥负压医学的养生治病作用机理。罐疗的这种负压作用具有无可替代的医学价值与临床治疗效果。

三、拔罐法四种特殊作用

经过十几年的亲身经历见证人体生命神奇自愈力与众多案例积累，我将拔罐疗法分大四类。①初级基础罐法：即常用阿是罐法，哪里痛拨哪里，大家都在运用这种罐法改善疲劳，减轻症状。②刺络排瘀罐法：格消毒后，针刺局部瘀堵穴位拔罐吸出瘀血，适合局部消瘀排毒止痛。③整体调理罐法：活运用罐法补泻结合，通经活血化瘀，调理脏腑功能，平衡阴阳。④特种根治罐法：拔罐疗法的升级版！突破常规局限，完全颠覆人们过去对拔罐法的认识，特种罐法合理运用拔罐时的负压吸引力量，可以将体内的风寒湿热邪、痰湿、瘀血等各种各样的代谢废物及病理产物彻底拔出来，能够清洁净化体内大环境，能够清洁局部病变小环境，达到内外兼修，标本兼治的良好效果。从源头上根治许多皮肤病、慢性病、疑难病、早期肿瘤、癌症。

四、真空罐疗法四大独特治病保健作用

一是拔罐时罐内所产生的负压吸引力可以把周围气血吸引到病灶局部，通过选择拔罐部位的经络穴位和调整拔罐方法、时间、力度等综合方案，达到以通为补，泻实补虚的功效。

二是能把体内各种垃圾吸拔出来，达到去瘀血火毒、去污水浊气、去风寒湿邪，去腐生新，气血流通，流水不腐，户枢不蠹，化腐朽为神奇的功效，人体内水分约占体重 70%，红色血液约占体重 8%，其余 60%多的水分布散在身体淋巴管、肌肉组织、五脏六腑等全身各部位组织细胞中及其间隙，这就是中医所说的津液。所以，人体新陈代谢会产生大量浊气、浊水、浊垢、浊血。人体全身经脉气血通畅，气血流通体自康。

三是通过拔罐可调整体内失衡的负压，人体通过负压与外界相互联系，保持动态平衡；人体内五脏六腑及各个组织器官通过负压维持各自的正常位置和正常功能以及相对协调平衡。如果体内某器官出现负压不平衡，就会出现下垂或者移位等问题，例如胃下垂、子宫脱垂、疝气、脱肛等，拔罐可以调整其负压，使其逐渐恢复正常的平衡，回归属于自己的正常位置。达到以通为治、以通为健的功效。

四是罐内形成的负压缺氧环境可使皮肤局部细菌病毒因缺氧而死亡（无须用药杀菌，而是改变细菌病毒的生存环境，使其自身灭亡）。拔罐的以上作用主要是由于操作方法不同就会有不同的效果，这里主要介绍三种方法，其一常用拔罐：就是人们用得最多的一种方法，其次是刺络拔罐，适合局部消瘀排毒止痛。其三是特种拔罐，它来源于普通拔罐，而又大大不同于普通拔罐。具有留罐持续时间长，吸拔力度大，每天需要重复上罐的特点。能将五脏六腑、血管肌肤等深层组织细胞中各种污垢、浊液、浊气，即西医所说的脂质斑块、高血脂、高尿酸等其他方法无法清理的代谢病理废物彻底吸拔出来，从源头上根治皮肤病及多种疑难杂症。

清代名医费伯雄说：“天下本无神奇之法，只有平淡之法，平淡至极乃为神奇。”刮痧拔罐等疗法是平凡而又伟大的非药物自然疗法，世界上几乎所有的真理与惊人奇迹，都出自平凡的事物之中，所以人们常说：“平凡之中见伟大！”简便的刮痧拔罐法有着非凡的疗效和顽强生命力，在崇尚绿色自然的今天，中医学将为人类健康作出更大贡献。

闫吉强皮肤科特色医案

河北医科大学第三医院　陈　鹏　整理审定

一、脱发

贾某：男、29 岁 职业：化工染色。脱发、情绪烦躁、消化不好。曾在其他医院调理，无效。于 2017 年 12 月 2 日找我咨询、调理。

主诉：脱发近半年，情绪烦躁、消化不好，吃饭后不到半小时就去大便。

脉象：右：寸迟滑弦涩、关迟滑弦涩、尺沉弦涩。左：寸长弦滑涩、关长弦滑涩、尺沉长弦涩。

舌象：舌苔淡白、有裂纹浅沟。

症状：头后脑勺左上方约 3×3cm 面积秃发。（见图片 2017 年 12 月 2 日）

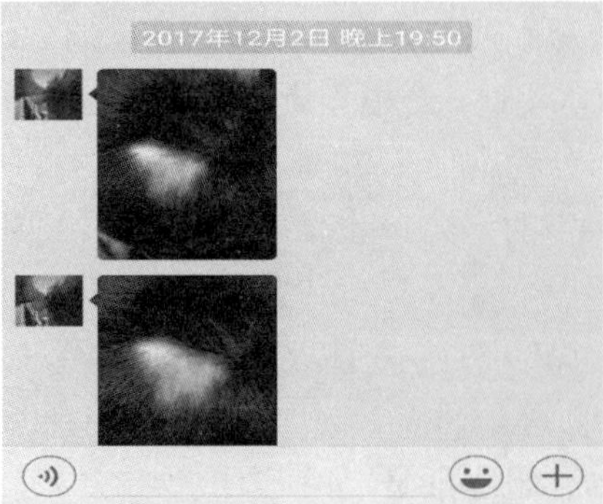

中医辨证：宗气虚、心阳虚、肝阳上亢。

治则与治法：健脾提宗气，平肝阳上亢兼补肾阴阳。

方药：沙参 20 克，当归 12 克，白术 18 克，白芍 18 克，黄芪 30 克，麦冬 30 克，百合 15 克，知母 20 克，升麻 10 克，柴胡 12 克，枳壳 12 克，陈皮 12 克，焦三仙（各）12 克，　天冬 18 克，生地 30 克，元参 30 克，巴戟天 15 克，官桂 5 克，云苓 15 克，山药 20 克，何首乌 30 克，合欢皮 15 克，香附 12，甘草 10 克，侧柏叶 20 克，杏仁 15 克。

水煎服 5 副，2 天 1 副，共吃 10 天。以上为第一个疗程用药，下个月再进行第二个疗程。

[按语] 患者主要是因宗气虚，津液不足，毛发失养导致的脱发。按照“肺主皮毛，肾主骨生髓，其华在发”的原理，进行补肾阴、肾阳。又因其工作环境是化工企业，故用杏仁润肺生津，杏仁又能解铅等重金属之毒。在此可解化工有毒之元素。又用“四逆散”疏肝理气，故情绪不再烦躁。中医认为：肝主藏血、主藏魂、主情绪。又认为“发为血

之余”。由于疏肝补肾之法得当，故出现情绪好转，开始长绒毛的现象。

2017 年 12 月 31 日进行第二个疗程治疗。

变化与效果：（见图片 2017 年 12 月 31 日）

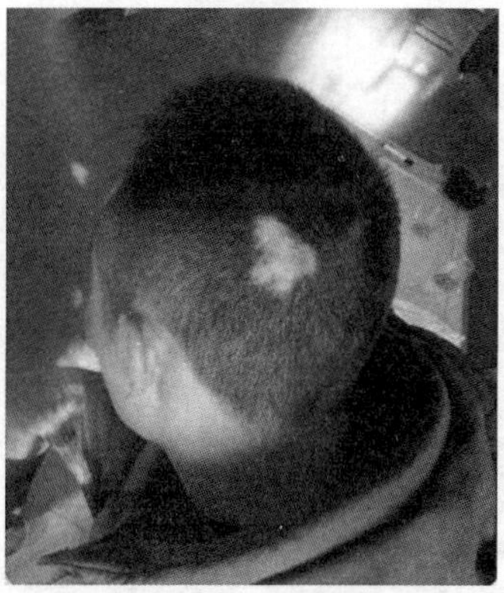

经过第一疗程的治疗与调理，情绪趋于稳定、烦躁心理不见，吃饭后短时间去大便的现象没有了，体力较前大有改善，脱发处头发开始生长，有新绒毛出现。

本人调理脱发是按“3 步走”即 3 个疗程分阶段进行的。并且长期实践中总结出了人的头发一个完整的代谢周期是：90 天。所以一个月吃 5 剂药为一个疗程，下个月再吃 5 剂药为第 2 个疗程，第三个月再吃 5 剂药为第三个疗程。一般脱发患者，经过这 3 个疗程治疗，不用调理了，会自动长出头发了，且身体体能、肾功能、性功能等整体状况全面好转，人也显得年轻许多。这里特别解释一下头发的完整代谢周期为何是 90 天？公式解释如下：9(肺主皮毛，卦，兑，用数为 9)，6（肾主骨生髓，其华于发。卦，坎，用数为 6)。头发与肺肾关系密切，所以二者相加，又因“地五天六”的理论，根据肺主皮毛，肺为华盖，天之象也，所以乘以 6，这就是公式的由来。

2017 年 12 月 31 日

脉象：右：寸弦涩、关沉、尺沉、左：寸洪弦、关洪弦、尺洪弦。

舌象：苔淡白、口气稍重。

症状：脱发面积小，约 2.5×2.5cm，有绒毛出现。

中医辨证：宗气虚，胃夹湿热火，故口气稍重，肝阳上亢。

治则与知法：健脾提宗气，稍加芳香醒脾，除秽之品，如佩兰、丁香、荷叶、白芷。

方药：沙参 20 克， 白术 18 克，白芍 20 克，麦冬 20 克，肉豆蔻 6 克，巴戟天 15 克，柴胡 12 克，枳壳 12 克，合欢皮 15 克，香附 12 克，云苓 20 克，远志 10 克，白芷 10 克，党参 15 克，黄芪 30 克，炙草 15 克，升麻 10 克，当归 12 克，陈皮 12 克，丁香 6 克，熟地 20 克，山药 20 克，杏仁 15 克，荷叶 15 克，何首乌 30 克，防风 12 克，侧柏叶 20 克，黄精 30 克。水煎服 5 副。

2018 年 1 月 28 日效果。

经过第二个疗程的调理，口气问题解决了，头发继续生长（见图片 时间 2018 年 1 月 28 日）。其后，春节，停止吃药。

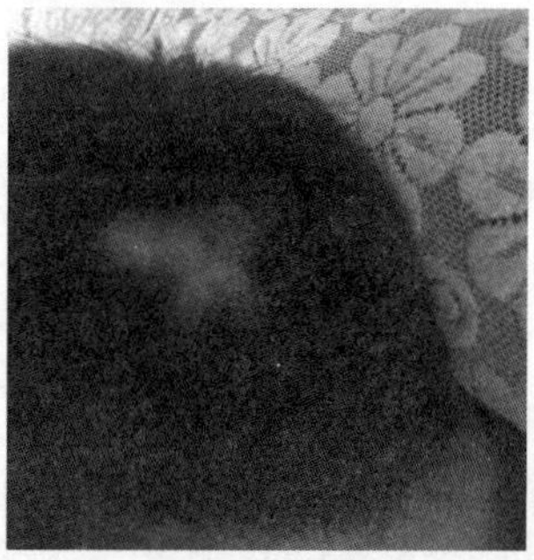

2018 年 3 月 5 日进行了第 3 个疗程。

脉象：右：寸弦滑、关弦滑、尺迟弦滑，左：寸弦涩、关长弦滑、尺长弦滑。

舌象：苔白、厚、腻。

症状：脸色显淡黄绿，脱发面积与 1 月 28 日差不多。

主诉：由于春节走亲访友，大鱼大肉吃的多，自感疲乏，食欲不佳，再吃肉恶心，消化不好。

中医辨证：胆胃不合，脾失健运，肾阳不足，肾精亏虚。

治则与治法：温胆、利胆、消食积、健脾胃、补肾精、壮肾阳。

方药：陈皮 12 克，云苓 15 克，枳壳 12 克，竹茹 10 克， 茵陈 30 克，地骨皮 18 克，黄精 30 克，郁金 15 克，党参 15 克，升麻 10 克，柴胡 12 克，当归 12 克，官桂 5 克，元参 30 克，巴戟天 20 克，仙灵脾 15 克，知母 15 克，山药 20 克，木香 10 克，丁香 5 克，荷叶 15 克，焦三仙（各）15 克，黄柏 20 克，何首乌 30 克，葛根 15 克，杜仲 15 克，川断 15 克，甘草 10 克，侧柏叶 20 克，荷叶 15 克。注：治疗脱发必用侧柏叶，鲜品更好，50～60 克。水煎服 5 副。

[按语] 经曰：凡十一脏，取决于胆也。胆为奇恒之腑，胆汁的正常储存和排泄，对食物的分解与消化至关作用。消化吸收不好，必然营气不足，进而宗气不足，虚象环生，且对肉类的消化更为明显。最新研究表明：焦三仙解肉积之毒，葛根解酒积之毒，荷叶升清阳且有降甘油三酯的功能，杜仲、川断补肾气，巴戟天、仙灵脾壮肾阳，元参、黄精补肾精。

疗效：经过第 3 个疗程的调理且每个疗程都必须用侧柏叶（鲜品更好），现在饭量很好，吃肉能消化，体力大增，心情愉悦，肾功能、性功能良好。脱发面积只剩下 1×1.5cm，中间已长出绒毛，估计再过半个月即可全部长出。（见图片，时间：2018 年 3 月 30 日）

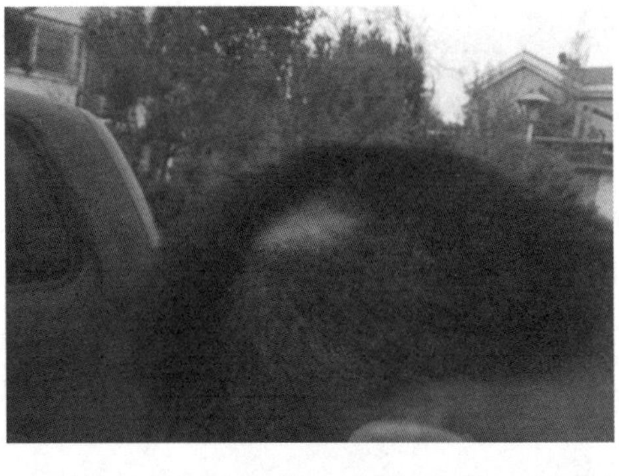

3 个疗程已进行完毕，无须吃药，只是时间问题了。治疗期间由于横跨春节，患者自行停药了一段时间，真正治疗时间 3.5 个月左右，不但长出了头发，还把身体功能整体调好了，从卫气、营气（宗气）、肾功能、性功能都全面加强。

二、玫瑰糠疹病例

孙某：女 23 岁 辽宁省人。主诉与诊断：2017 年 12 月初，一次火锅晚餐后，去送客人候车，由于穿衣少在外时间长（室内温度 26℃以上，室外温度-20℃），回到家后皮肤红痒、脱屑发病了，发病部位脖子一圈，红稍肿、痛、痒，皮疹为覆有糠状鳞屑的玫瑰色的斑疹；两手腕内外关穴处环手一圈有之；两乳房环乳头一圈有之；腹股沟及外阴处均有之；均有薄薄白色皮屑，奇痒难忍。遗憾的是她当时没有用手机留存图片。到 2017 年 12 月 27 日，找我咨询，这是啥病？前期经过 20 多天的中医治疗，效果不明显。我手机的微信聊天记录时间是 2017 年 12 月 27 日。

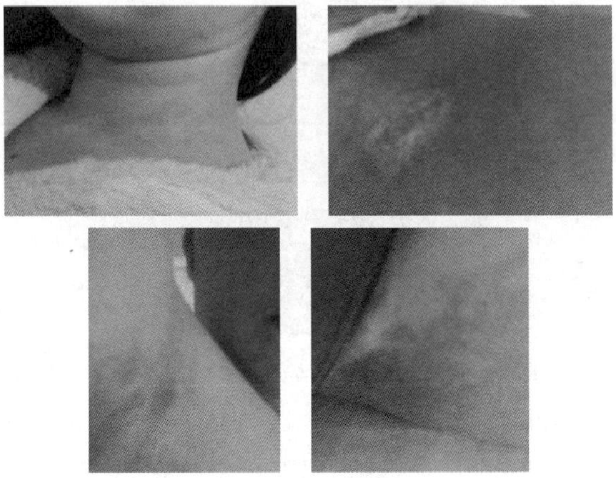

通过分析：诊断为玫瑰糠疹，是比较严重的。该病多发于炎热的夏天，孙某却发病在寒冬，一般的病变部位好发于四肢、前胸或后背较多。孙某却发病在“带脉”上，带脉隶属于胆经（足少阳经），肝胆互为表里，是一个系统，乳头及外阴属肝经（足厥阴经）。中医常讲：久病及肝肾，孙某一开始病症就到厥阴经了，而且脱屑严重，并且红肿痒，说明血热血毒严重。又加上患者原有白癜风（发病部位也在外阴及腹股沟处，头部也有）。说明皮肤卫气不固（西医叫免疫力低下），康复起来肯定慢些。

患者因尚未结婚，害怕将来皮肤留下斑痕，且治疗了近一个月，效果不明显，皮损、脱屑、红肿持续不好。由于走路摩擦腹股沟患处，造成破损、出血、出水，害怕发生病变或感染，心情非常着急。我一方面进行心理疏导，一方面从中医的机理原理、注意事项进行讲解。同时给予我研制的外用《爽舒粉》进行治疗。

治则：止痒、凉血、解毒、安神、健脾，疏肝解瘀为主。

方药：茅根 30 克，鸡冠花 15 克，大青叶 15 克，丹皮 20 克， 黄芪 30 克，白术 15 克，防风 15 克，白芍 20 克，当归 12 克，双花 20 克，连翘 20 克，蒲公英 20 克，地丁 20 克，板蓝根 20 克，黄芩 20 克，元参 30 克，木贼 12 克，桑皮 12 克，琥珀 20 克，茵陈 15 克，天花粉 20 克，野菊花 20 克，白鲜皮 20 克，乳香 18 克，没药 18 克，元胡 15 克，甘草 10 克，苍耳子 15 克，三棱 15 克，莪术 15 克，水煎服 5 副。

以上为基础方，稍做调整，历时 3 个大疗程。春节期间患者没有吃药，停药 1 个月左右。

疗效与预后：2018 年 4 月 1 日止，病情已得到控制，疗效逐步稳定好转，表现在痒、脱屑、红肿、皮损面积等方面上。治疗初期就考虑到了整体治疗，例假无影响和冲击。腹股沟及外阴部位极易造成泌尿系统感染，会后果严重。因辨证施治到位，未出现不良后果。

创新与发明、挖掘与求证：通过系统的治疗，有两点是现教材上没有的。

（一）何谓“带脉”？中医教材上带脉只有一条（脐部），这种说法不太完整。带脉在结构和行走方向上，不同于其他经脉，带脉的结构是环状的，形似腰带如环，所以名为带脉。它隶属于足少阳胆经。人身体上，主要带脉就有十九条之多。分布在脖子、头部、胁部、脐部、两胳膊及两大腿上。又因肝与胆互为表里，是一个系统。带脉出了问题，肝胆系统也就有了问题。通过经络表现出来的症状来诊断疾病是十分正确的，故古人讲：“证候不明，愚人迷路；经络不明，盲子夜行”。孙某发病的部位充分证明了人体带脉不是一条，而是十九条之多，也证明了腑病可传脏，脏病可传腑，脏腑同病，易出危症。表里互为影响的机理；也证明了疾病一开始如果表现在厥阴经上，说明外邪严重，也说明患者正气虚损。

（二）玫瑰糠疹覆有糠皮状鳞屑，实际上是皮损的一种，牛皮癣的脱屑也是皮损的一种。但是牛皮癣时间久了，可导致肥厚多层结痂，而玫瑰糠疹是薄薄的一层皮损。虽然都属于皮损皮燥，玫瑰糠疹既有热燥也有凉燥；牛皮癣则大多是凉燥。本人经过长期的实践总结出的治疗“燥”的药物非常有效。它能快速止痒、润燥，修复被病毒、真菌、炎症导致的皮肤损伤，杀灭病毒、真菌。而且对各种疾病导致的肺病干咳有效，起到润燥化痰的作用。包括肺癌患者后期出现的痰难咳、津液亏损、咯血等均有疗效。一种纯中药既能治皮肤病的痒燥，又能对肺癌及其他肺病的干咳、咯血、痰瘀有辅助疗效，真乃一物多用。关于“燥”的论述，本届我的论文上有详细论述。这些疗效实属本人多年用药心得，此核心技术可转让或技术合作。

三、牛皮癣（银屑病）

齐某：男 75 岁，职业：退休干部。牛皮癣的高级阶段，牛皮癣型红皮症，并已累及关节处。1980 年患上此病，系理发时被传染的，至今已有 38 年。右侧耳聋，曾在山东省立医院、齐鲁医院等多家大医院看过西医，均未治疗见效。曾想放弃治疗。于 2017 年 12 月 8 日由患者儿子联系我治疗。（见图片时间 2017.12.8）

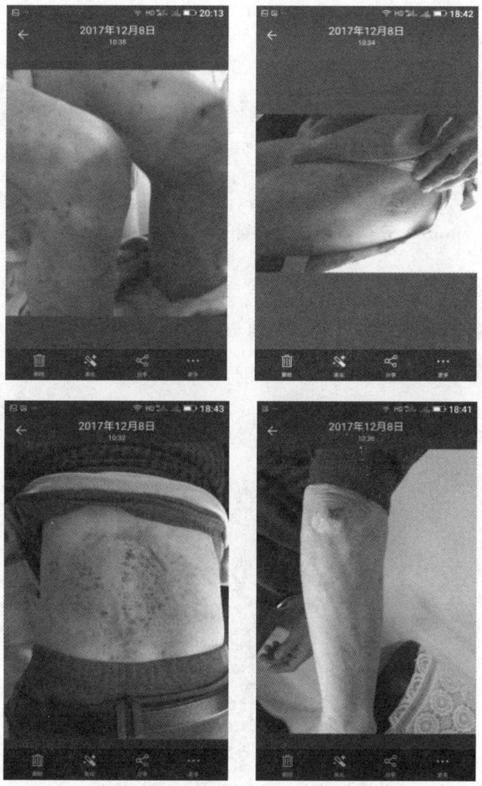

症状：如图片所示。由于病史漫长已达 38 年，现已发展到牛皮癣型红皮症阶段，并累计关节、后背，腰区肥厚性红皮性斑疹，两肘弯处有之，大腿外侧有之。耳后、头发里边均有红斑破损，后腰最严重（此处系督脉、肾区、命门、带脉的 4 部结合处），痒最重、肥厚增生、结痂严重。

主诉：奇痒难忍，大便干燥，夜里严重影响睡眠，常挠抓破出血。

脉象：右：寸弦滑黏、关弦滑黏、尺沉涩，左：寸弦滑黏、关弦黏、尺弦黏涩。

舌象：体稍肥厚、中后部苔白腻，两侧紫红

中医辨证：血热、血毒、血瘀严重，津液不足，且肝经湿热瘀阻严重，故耳聋、痰瘀也较重。

治则：凉血清热解毒、采用托疮生肌、托里排脓、由内而外的治法，增补津液。

方药：苦参 30 克，当归 12 克，苍术 15 克，白鲜皮 20 克，生地 30 克， 麦冬 30 克，元参 30 克，黄柏 20 克，地肤子 20 克，双花 20 克，连翘 20 克，野菊花 15 克，蛇床子 20 克，蝉衣 10 克，土茯苓 30 克，天花粉 30 克，竹叶 15 克，木贼 12 克，桑白皮 12 克，板蓝根 20 克，龙胆草 20 克，路路通 15 克，没药 15 克，乳香 15 克，大贝 15 克，泽泻 10 克，白茅根 30 克，重楼 20 克，夜交藤 15 克，黄芪 30 克，皂针 15 克，甘草 10 克，水煎服 8 副。

并以此为基础方，后来又稍加调整。经过两个疗程的调理，共吃了 16 剂药。由于老人思想封建，春节至今没有吃药，并未出现反弹，也没抹西药药膏。期间给老人用了《爽肤粉》。成分均是纯中药，由滑石、冰片、樟脑、枯矾等组成。

变化与效果：见图片。

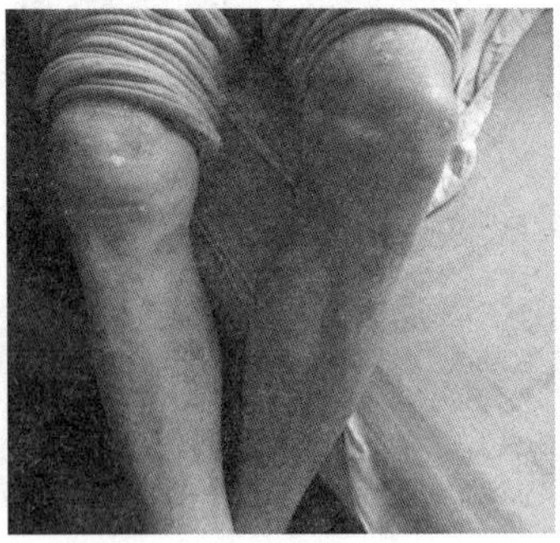

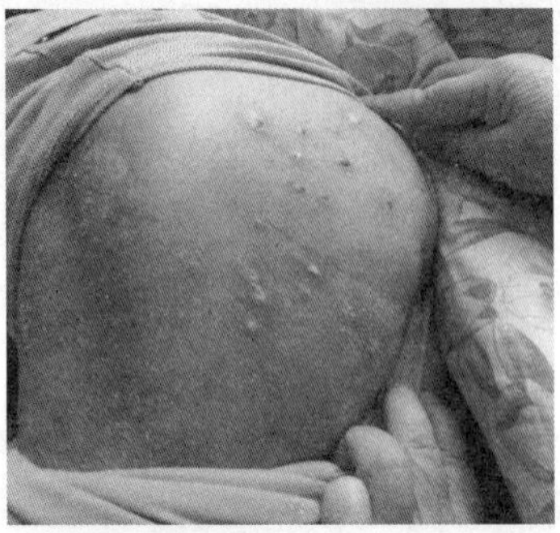

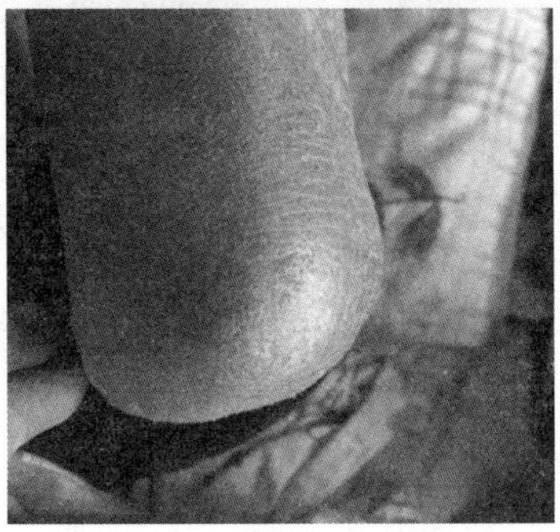

到 2018 年 1 月 29 日，耳后、两胳膊肘处的牛皮癣型红斑已消失了，历时 52 天，只剩后腰有时痒，全身其他地方不痒了。大便干结好转，耳聋减轻，皮损处的颜色由鲜红变成淡红了，结痂变薄了。

预后：老人看到疗效，准备再作调理，直至痊愈。

[按语]

银屑病是国内外、中医界、西医界公认的一种高难度系数的皮肤病。业内流传一句话：内科不治喘，外科不治癣。病因复杂病史漫长，有人甚至终身都治但也不痊愈。长期激素治疗更是后患无穷，后遗症严重。特别是对肾功能的损害更是不可逆的。本人治该病的突破点有以下几点：

（一）致病源主要是真菌感染。真菌异常顽固，不易清除干净，内衣、毛巾、被单等处常是其“根据地”。由于“根据地”的长期存在给其繁殖提供了“温床”，也给“交叉感染”提供了条件。这是该病易反弹，反复的原因之一。比如说：一个银屑病患者通过治疗，本来已非常见效了，他的被单、枕巾是在阴雨潮湿天洗的，虽然放了大量的洗衣粉，没有经过通风、阳光暴晒的情况下阴干的，这样洗过的内衣、内裤、枕巾、被单还不如不洗呢。

用高倍显微镜放大观察，阴湿条件下，真菌的繁殖是惊人的。试想，人穿上或睡在“真菌窝”里会怎么样？能不交叉感染吗？所以，我总结出：牛皮癣患者的衣服一定在太阳好的天气洗，洗完拿到太阳下透风暴晒，这是方便易行、行之有效的消灭细菌、真菌的办法之一。

（二）治病的方向一定从里向外。西医治疗皮肤病正好相反，有的光治“墙皮”，根本不考虑五脏六腑的情况，不从整体上把握。也就是说根本就不治“基础”。一代皮外科泰斗——赵炳南老先生曾经说过：“作为一名皮外科医生，一定要牢记皮肤病多是形于外而发于内的”。本人在长期的实践中系统地总结出一套行之有效的纯中药治疗方法，从调理患者的不正常的脏腑与经络入手，由内向外治。里面好了，外皮自然会好。

（其他图片还有：田某（女）、贾某（男）均系多年疑难皮肤病，经调理均在逐步康复中）。

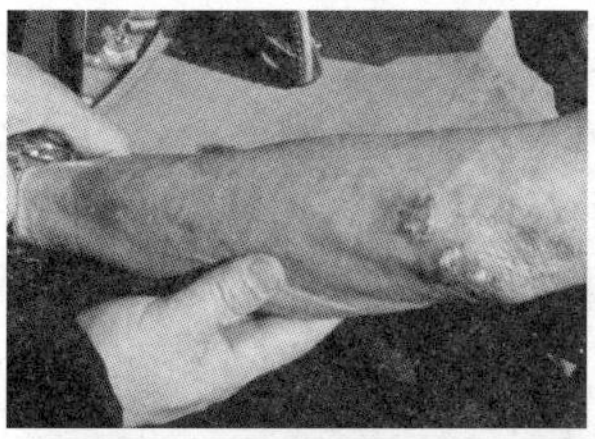
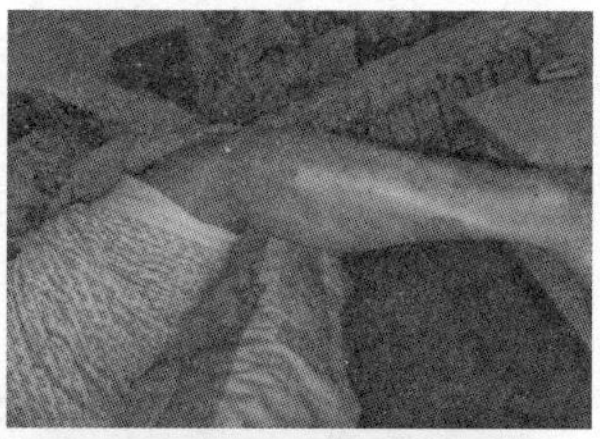
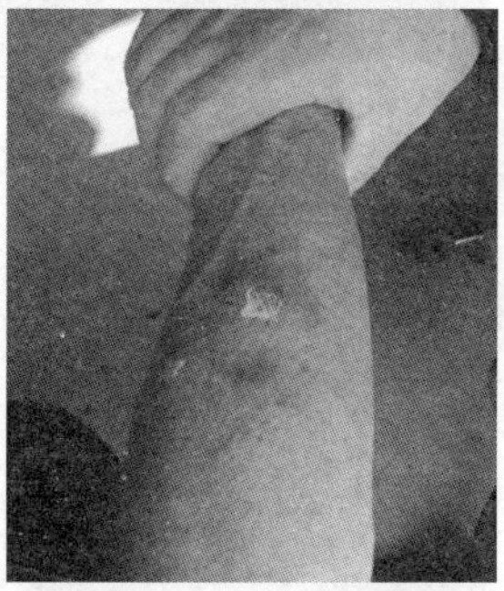
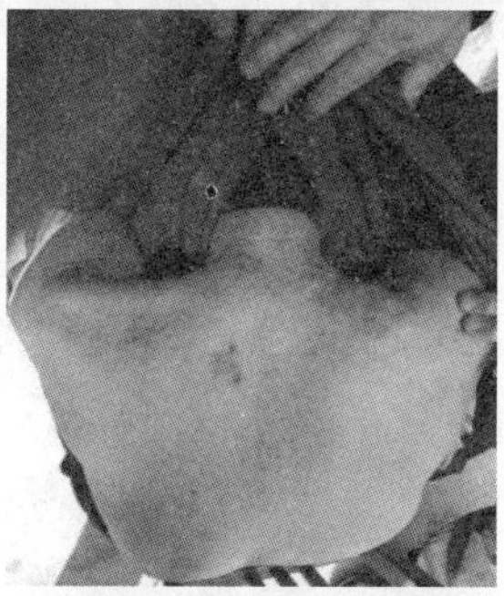
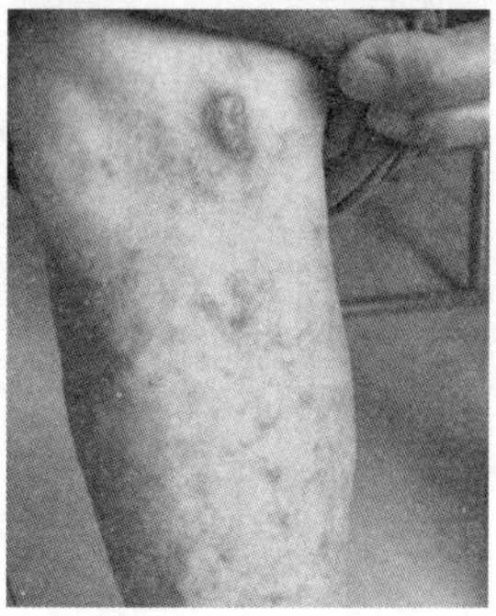
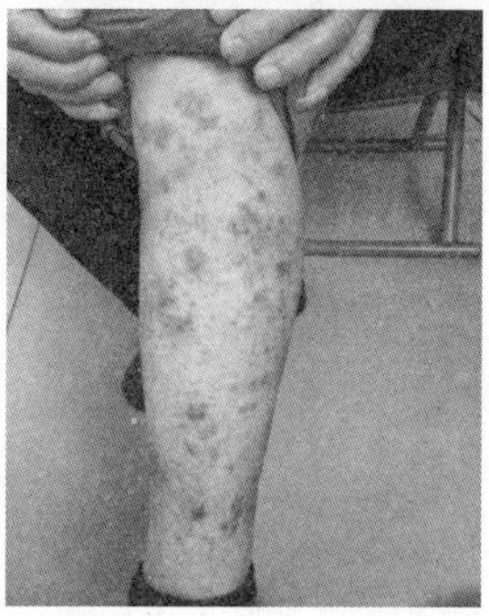
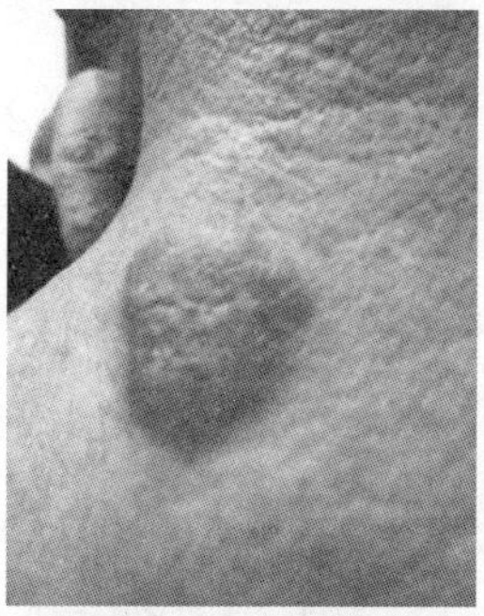
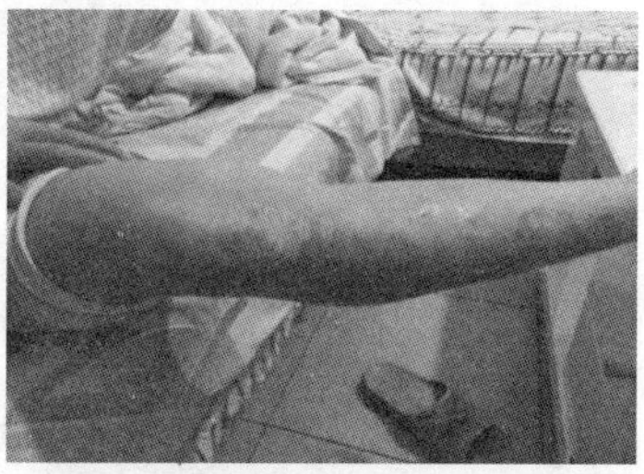
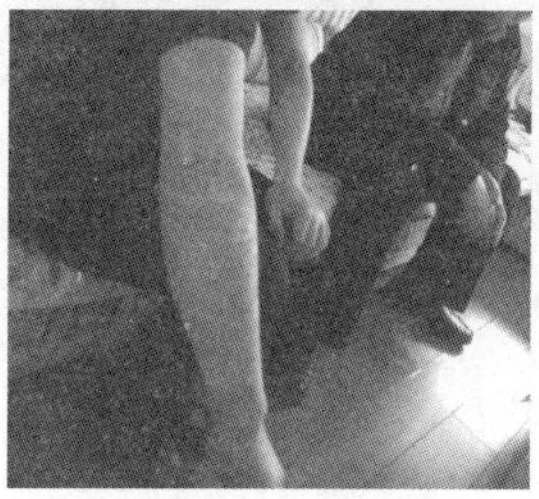
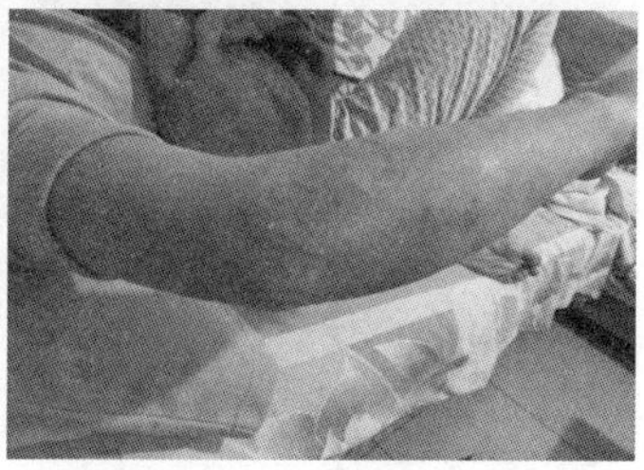

（三）必须用上“导管用药”。在《第八届全国名老中医临床技术高峰论坛大会》上，做学术报告时，我就讲许多大夫治疗皮肤病时，虽然药用了不少，为何没达到“病变部位”？就是没用上“导管用药”即木贼、桑白皮二味中药，用上它药力就能达“病变部位”了。

（四）银屑病是能治愈的。病史长的，年龄老的慢些，用过激素的也慢。治疗过程中，包括正确、科学的中药调理，合理的饮食（不能吃鹅肉、马肉、辛辣、海鲜、黄瓜等）、清洁衣物的穿戴（要穿纯棉的、不要穿化纤的、阴湿天不洗衣服，避免真菌滋生、防止交叉感染等）。若严重的皮肤病不治疗，后期必然是严重真菌感染，血液里存在大量真菌栓子，易梗阻血液系统，皮肤瘀阻肥厚增生，必然产生毒素，易变他病。造成皮损面积增大，深度增厚，易引起复合感染。

马京雪临床诊治特色病例

河北医科大学第三医院　曹晓芸 整理审定

1. 田某，男，14 岁，宁晋县北鱼台村人。2018 年 12 月 16 日诊。主诉喑哑一周。患者于受凉后出现喑哑伴轻微流涕，后流涕消失，喑哑依旧，无咳嗽、咽痛。曾于医院耳鼻喉科检查咽部充血，其他无异常。自发病来饮食、大小便、精神无异常。刻诊舌尖红，右寸脉、关脉动数。初诊：喑哑，风热外感。

生甘草 3 克，升麻 6 克，麻黄 6 克，石膏 30 克，开金锁 15 克，桔梗 6 克，桑白皮 10 克。7 剂，水冲服。

按：此病例是一名学生，为风热外感所致喑哑。咽喉乃肺胃之门户，道家谓虎贲之门也。升麻乃阳明太阴专药，能宣散时气毒疠，有利咽解毒之效。麻黄，肺家专药，能开肺闭，升麻与麻黄相配是麻黄升麻汤的主药，条文中有“咽喉不利”之说，故用之。桔梗与甘草为桔梗甘草汤，有利咽解毒之效。石膏、开金锁、桑白皮，以清肺热。

2. 王某，女，40 岁，宁晋县素邱村人。2018 年 7 月 29 日初诊。主诉白带多，色黄，半年余。患者半年前无明显诱因出现白带增多，色黄，无腹痛，发热。自发病来饮食、大小便、精神无异常。刻诊患者体形较胖，舌苔黄腻，舌尖红，脉沉滑，左脉较右脉小。初诊带下证，脾虚湿盛，湿热下注。

白术 30 克，苍术 15 克，黄柏 15 克，党参 15 克，炙甘草 10 克，黄芪 30 克，当归 10 克，柴胡 5 克，升麻 5 克，陈皮 3 克，五剂，水煎服。

8 月 3 日，二诊，诉服药后白带减少，月经二月未来。

白术 30 克，黄柏 10 克，炙甘草 10 克，党参 15 克，当归 30 克，熟地 30 克，川芎 15 克，白芍 15 克，茜草 15 克，乌贼骨 20 克，柴胡 15 克。五剂，水煎服。

按：这个病例是中年女性，白带增多常见于阴道炎，盆腔炎等妇科疾病。中医认为白带为水湿下注而成，“诸湿肿满皆属于脾”，当从脾论治，燥湿健脾是大法，故用二妙散合补中益气汤治之。二诊患者诉月经两月未来，故而合用四物汤和四乌贼一芦茹丸变化用之。

3. 马某，男，50 岁，宁晋县北鱼台村人。2018 年 7 月 8 日诊。主诉下肢浮肿一周。一周前无明显诱因出现下肢浮肿，无心悸、恶心、呕吐、小便不利。发病以来饮食正常，精神正常，大便溏。既往长期大量饮酒，每日必 500ml 以上。刻诊舌暗红，苔腻，脉躁涩，右脉大于左脉，左关脉稍浮弦。初诊：水肿，酒湿内蕴。

茯苓 10 克，泽泻 10 克，薏苡仁 15 克，赤芍 10 克，葶苈子 10 克，桂枝 2 克。三剂，水冲服。

按：这个病例长期大量饮酒史，并且在体检时发现转氨酶严重增高，超声检查并无异常，近日出现下肢可凹性水肿，水肿与肝脏损害是否有关？限于条件不能确诊，经云，“其下者，引而竭之”，又云“诸湿肿满皆属于脾”，故予以利湿健脾之茯苓、泽泻、薏苡仁。肺为水之上源，又土得金则固，故以葶苈子助肺气肃降，以调水道。血不利则为水，又肝藏血而主疏泄，水液代谢与肝之疏泄密切相关，故以赤芍、桂枝活血而助肝之疏泄。

4. 张某，女，50 岁，宁晋县北鱼台村人。2018 年 2 月 24 日诊。主诉口咸，伴咽部不适、有痰一年有余。其余无异常。刻诊右脉弱而短、尺浮，左关弦、寸尺微数。舌瘦小，齿痕，苔黄厚腻。初诊：肾水上犯。

炙甘草 10 克，茯苓 10 克，半夏 15 克，党参 15 克，元参 20 克，麦冬 15 克，五味子（捣）10 克，桔梗 10 克，陈皮 5 克，柴胡 10 克，当归 10 克。五剂，水煎服。

3 月 1 日二诊，诉症状减轻。刻诊右脉细弱。

炙甘草10克，茯苓10克，干姜5克，半夏15克，党参15克，元参20克，麦冬15克，五味子（捣）10克，桔梗10克，陈皮5克，柴胡10克，当归10克。五剂，水煎服。

3月6日三诊。症状持续存在，夜间睡眠不佳。右脉细弱，左寸关大，舌尖红。

炙甘草10克，砂仁（捣）10克，黄柏10克，半夏10克，党参15克，熟地黄30克，麦冬15克，五味子（捣）10克，天花粉15克，茯神10克。五剂，水煎服。

3月11日，四诊。右脉细弱，右尺尤著。

炙甘草10克，砂仁（捣）10克，黄柏15克，半夏10克，党参15克，熟地黄90克，麦冬15克，五味子（捣）10克，天花粉15克，茯神10克，巴戟天30克。五剂，水煎服。

3月18日，五诊，症状好转。脉细弱，左寸稍数。

炙甘草10克，砂仁（捣）10克，黄柏10克，半夏10克，党参15克，熟地黄90克，麦冬15克，五味子（捣）10克，山药30克，茯神10克，巴戟天30克。五剂，水煎服。

按：此病例以口咸伴有咽部不适、有痰就诊，舌苔黄厚而腻，我认为此病例是土虚不能封藏肾水导致肾水上犯，一二诊以化痰健脾，滋阴疏肝之法治疗，在舌苔黄厚腻消退后加大滋阴补肾之力，经过治疗症状减轻，但未全部消失而停药，最近支付医药费时诉症状比服药前减轻，但未消失，嘱其平日多食黑豆、白山药进行食疗。

5．王某，女，40岁，宁晋县素邱村人。2018年4月9日诊。主诉心悸、气短数月。数月前无明显诱因出现心悸，气短，伴有心情抑郁，剑突下空虚感，心电图检查无异常，无下肢水肿、咳嗽、咳痰、恶心、呕吐。自发病来饮食不佳，大便溏薄，小便正常。初诊：神经官能症，心脾气虚。

党参15克，麦冬10克，五味子（捣）10克，仙鹤草50克，熟地黄30克，仙灵脾15克，桂枝5克，炙甘草5克，陈皮10克，黄芪30克，炒白术15克。七剂，水煎服。

4月16日，二诊，诉症状减轻。

党参15克，麦冬10克，五味子（捣）10克，仙鹤草50克，熟地黄30克，仙灵脾15克，陈皮10克，黄芪30克，炒白术15克，桂枝10克，炙甘草10克，莪术5克。七剂，水煎服。

4月23日三诊，服药后症状好转，夜间睡眠不佳。

党参15克，麦冬10克，五味子（捣）10克，仙鹤草50克，熟地黄30克，仙灵脾15克，桂枝10克，炙甘草10克，陈皮10克，黄芪30克，半夏15克，茯神15克。七剂，水煎服。

按：这是个“虚损”患者，由虚到损是一个慢性过程，治疗这样的患者需要长时间的服药，这个患者用生脉散加黄芪仙鹤草益气养阴，熟地黄、仙灵脾补肾气，桂枝、甘草温通心阳，白术健脾益气。加减治疗两个月，症状基本消失而停药。在这个病例的治疗过程中充分体会到了师父曹东义先生说的“治虚容易，治损难”的经验之谈。这样的病例在西医学中称为“心脏神经官能症”，而中医认为这样的病例也是有可能导致恶性事件的，所以这样的病例不能掉以轻心，需要积极帮助患者树立战胜疾病的信心，鼓励患者坚持服药治疗。

6．贾某，女，39岁，宁晋县素邱村人。2018年4月2日诊。诉月经过多。每次月经持续8～9天，量多，月经后白带多，伴有头昏、乏力。刻诊舌淡白，齿痕舌，双尺脉沉弱，右关脉沉细，左右寸数。初诊：月经过多，中气虚弱。

白术30克，熟地黄30克，黄芪10克，党参10克，柴胡5克，升麻5克，炙甘草5克，麦冬10克，五味子（捣）5克，当归10克，陈皮10克。五剂，水煎服。

4月9日二诊，脉短。

白术30克，熟地黄30克，黄芪10克，党参10克，柴胡5克，升麻5克，炙甘草5克，麦冬10克，五味子（捣）5克，当归15克，陈皮10克，仙灵脾15克。

4月16日三诊，诉服药后身体有憋胀感，脉涩。

柴胡15克，赤芍15克，白术15克，茯苓10克，当归15克，生地黄20克，川芎15克，仙灵脾15克，炙甘草10克，半夏10克，五剂，水煎服。

4月23日，四诊，诉服药后症状好转。双尺脉细数而沉。

柴胡10克，赤芍15克，白术10克，茯苓10克，当归15克，喘嗽15克，熟地黄30克，仙灵脾15克，炙甘草10克，麦冬15。五剂，水煎服。

按：此患者是由于中气虚弱导致的月经过多，及经后白带多，一二诊以健脾益气，滋阴养血法治之，服药后患者诉月经期明显缩短，而在服药后出现周身憋胀感可能是服药后气血充盛，周流不及所致，改用疏肝理气法善后。

7．贾某，男，49岁，宁晋县素邱村人。2018年7月30日诊。睾丸疼痛一周。一周前无明显诱因出现睾丸疼痛、红肿，经静脉点滴抗生素红肿消退，疼痛依旧。刻诊：脉数，苔黄厚。初诊：睾丸炎，肝经实热。

柴胡10克，荔枝核（捣）15克，橘核（捣）15克，夏枯草30克，黄芩30克，天花粉15克，赤芍15克，当归10克，丹皮10克，生甘草10克。七剂，水煎服。

按：睾丸炎患者经过抗生素治疗后睾丸疼痛依旧。厥阴肝经“绕阴器，抵少腹”，前阴疾病与肝经（肝藏）密切相关，综合证候分析乃是肝经实热，于是用柴胡、荔枝核、橘核疏肝解郁。夏枯草、黄芩、天花粉、赤芍、当归、丹皮、生甘草清热解毒活血。

8．王某，女，45岁，宁晋县素邱村人。2018年6月24日诊。诉腰酸，脚酸数月，伴剑突下空虚感，右脉涩，舌红。

生白术20克，熟地20克，附子3克，怀牛膝10克，麦冬10克，五味子（捣）10克，党参10克，丹参15。七剂，水煎服。

7月2日二诊，诉诸症好转。

生白术20克，熟地黄20克，附子3克，怀牛膝10克，麦冬10克，五味子（捣）10克，党参10克，莪术15克。七剂，水煎服。

按：这是“全真一气汤”治疗的一个病例。该患者诉腰酸、脚酸，心下空虚感，并且舌质红，属于气阴两虚，肾阴虚为主。我用此方的目的不全在于补益，而首重调理气机升降。“全真一气汤”是清代冯楚瞻名方。“凡有生之物，莫不假诸阳气以为生发之根，及其经也，必阳气去而生气始绝。明乎此，则救生者，当知其所重矣”，故其方妙在少量附子，充分体现了“少火生气”经旨，加减运用可以用于很多疾病的治疗。

9．马某，女，17岁，宁晋县北鱼台村人。2018年8月27日诊。诉十余天不大便而没有痛苦数月，刻诊，脉弱而涩。

白术30克，白芍20克，炙甘草3克，杏仁10克。六剂，水冲服。

按：此患者是本家侄女，小姑娘都爱美，平时饮食量少，在学校不爱吃菜，导致大便数日不下而无所苦，待到便时又便干难下，甚为痛苦。经过以上治疗后，诉大便情况已经大为好转。嘱其平时多食蔬菜及粗纤维食物。

10．王某，男，50岁，宁晋县北鱼台村人。2018年12月18日诊。诉左下腹坠胀不适感数月。数月前无明显诱因出现左下腹坠胀感，伴大便急迫感。脉弦，左尺细涩。初诊：肝郁气滞。

柴胡6克，白芍6克，枳壳6克，炙甘草3克，生地黄20克，山萸肉10克，山药10克，骨碎补10克，肉桂3克。七剂，水冲服。

12月25日二诊，诉服药后诸症好转，左脉大涩。

柴胡6克，白芍10克，枳壳6克，炙甘草3克，生地黄20克，山萸肉10克，山药10克，骨碎补10克，肉桂3克。七剂，水冲服。

按：此患者经前列腺超声检查提示“前列腺炎”，左下腹坠胀，肛门坠胀明显，心情抑郁明显。肝气生于左，故而从肝论治。脉象虽然弦，但脉偏沉，故而用四逆散合金匮肾气丸治之。

以上病案中凡是“水冲服”者均为中药配方颗粒，经过一年临床观察，中药配方颗粒效果明显，唯成本高于中药饮片，可以作为中药饮片的补充临床推广应用。

郭晓润论述一指禅推拿+心理疏解化解疼痛

河北中医学院　张相鹏　武　宁　整理

郭晓润，国家注册心理咨询师，国家注册心灵成长讲师，一指禅推拿传承人，灵性推拿研发人，师承心平学创始人王中平先生。

目前在美国及欧洲的一些国家和日本，疼痛诊疗被规定为医院的一项基本医疗服务内容，疼痛诊疗中心和疼痛科遍及各级医院，形成网络。国际疼痛学会成立于1974年5月9日，促进了各国疼痛研究及临床工作的交流，各发达国家均成立了相应的专业机构。我国于1989年成立了“国际疼痛学会中国分会”（CASP）。

从2004年开始，国际疼痛学会决定将每年的10月11日定为“世界镇痛日”。世界卫生组织于2000年就提出“慢性疼痛是一类疾病”。我国卫健委原卫生部关于在《医疗机构诊疗科目名录》卫医发[2007]227号中增加“疼痛科”诊疗科目的通知。

慢性疼痛作为一种病症，已引起全世界的高度重视，世界疼痛学会将疼痛确认为继呼吸、脉搏、体温和血压之后的“人类第5大生命指征”。疼痛困扰着人们的身体，影响着人们的生活质量。

在多年从事身心健康的工作中，我逐渐总结了一套缓解、化解疼痛的方法。这套方法包括中国传统一指禅推拿+心理疏解。心理疏解以中医七情致病和中医十二官的理论为指导，以西医的解剖学和病理学为依托，通过案主身体的感觉和病理变化，解析案主的心理变化和情绪变化，予以针对性的疏解，帮助人们化解身体疼痛屡屡收到明显的效果，在这里做一个总结和分享。

一、疼痛性质的分类

临床上疼痛的性质多种多样，有胀痛、刺痛、冷痛、灼痛、绞痛、坠痛、隐痛、游走疼痛、固定疼痛、遇风疼痛、遇热疼痛、喜温喜按疼痛、怕按拒按疼痛等。

按疼痛的形式分有：钻顶样痛、爆裂样痛、跳动样痛、撕裂样痛、牵拉样痛、压扎样痛等。

中医的虚实疼痛：①虚是不荣则痛，有气虚、血虚、阴虚、阳虚；②实是不通则痛，有气滞、血瘀、寒凝、积滞、风湿热邪阻滞经络等。

常见的几种疼痛：

头痛：是临床上最常见的症状之一，发病率高，人群中几乎90%的人一生中都有头痛发作。

关节疼痛：根据年龄、性别、发作部位、症状特征，一般可以归纳出软组织性、软骨性、骨性和炎症性等原因。

腹痛：多为腹腔内器官病变起，也可为腹腔外器官病变所致，腰背痛是常见的症状，内科、外科、神经科、妇科等疾病均能引起腰背痛。

目前针对疼痛的主流治疗方法：采用神经阻滞疗法、小针刀疗法，推拿按摩疗法，配合药物、超激光照射等治疗方法。

二、一指禅推拿

一指禅推拿疗法为推拿的一种，临床手法操作遵循“循经络，推穴位”的原则，将意气集定于“指”（主要是拇指），施力与经络穴位，激发经气运行，疏通经络，扶正祛邪。

一指禅推拿的特点：①手法柔和深透，柔中寓刚，刚柔相济，特别强调以柔和为贵；②按穴准确，能力透穴位；③指法适于颈项、肩背、胸胁、脘腹、腰臀、四肢等全身各部位。

一指禅推拿的适应证比较广泛，无论内因、外因，或是经络形体疾病，一般都能治疗，尤擅长治疗内科杂病，如头痛、颈肩腰腿疼，胃肠道疾病（如胃脘痛、久泻、便秘等），以及关节痹痛等病症。

三、心理疏解

中医对情志致病有很多论述，比如《素问·阴阳应象大论》说：“怒伤肝”“喜伤心”“思伤脾”“忧伤肺”“恐伤肾”“惊伤胆”。《灵枢·百病始生》说：

"喜怒不节则伤脏，脏伤则病起于阴也。"《黄帝内经》有云："怒则气上，喜则气缓，悲则气消，恐则气下，惊则气'乱'，思则气结。"

西方科学通过对心理压力的研究发现，人们在面对来自工作、社会、家庭、文化的各种事件时，身心都会产生应激反应，在认知、人格特征等因素的作用下，大脑将刺激信号加以转换成为抽象观念，通过神经—内分泌—免疫系统间的相互作用，影响身心健康。

在应激状态下，人会有生理和心理两方面的反应，生理反应主要是肾上腺和自主神经系统（交感神经）兴奋，此时心跳加快，血压升高，肌张力变化等以应对各种刺激。心理上的反应最常见的是焦虑，还有愤怒、内疚、恐惧、抑郁、习得无助等。研究发现，长期处于应激状态容易得高血压、冠心病等，长期的焦虑会导致头晕、头痛、头部、背部不适及麻木、消化不良、胃炎、睡眠障碍等。

随着近代心理学的应用实践，发现心理疏解是缓解应激反应的有效方法。正所谓心病不解，身病难医。《医方考·情志门第二十七》明确说："情志过极，非药可愈，须从情胜。"

四、一指禅推拿+心理疏解化解疼痛案例

1. 后背胸椎关节紊乱引起疼痛+胳膊肘疼痛。

徐某，53 岁。一指禅推拿至 4-5 胸椎部位，疼的立刻从座位上跳起来，触感关节内凹。问他多久了，他回答说 5 年了。于是问他 5 年前为什么事后悔。他回答说，和一个朋友合伙开公司，他主外朋友主内，一次他在外边把钱打到公司账上，回到公司发现人不见了，账上也空了，他找遍了城市也没找到朋友，朋友全家都消失了。

这时他问我说：我都原谅他了啊，后来他朋友回来了，也落魄了，还是我帮他找的工作，为什么病的是我。

我说：原谅了他是你不恨他了，但后悔是你恨自己。

他说：我是恨自己，我干吗要把钱先打到账上，我直接带着钱回来，不就没这事了吗？

他问我怎样能好，我问他这事给他带来的好处是什么。

他说得到了师兄们鼎力相助，也让他从事了新的工作，因为工作的关系，每天接触的都是高僧大德等等。说完我再按 4-5 胸椎，已经不疼了，他让我加大力度再按，也不疼了，他感觉很神奇。

当推拿到左侧肘下心经的时候，他疼的面部抽搐。我问他这里疼多久了，他说也是 5 年。

我说：这里是对朋友辅助支撑的恨，这个恨是恨铁不成钢的那种恨。

他说：是恨他不争气啊。你说要是他和我好好干，公司到今天得开得多好啊。

当他把这个情绪疏解之后，疼痛当时消失。

一年后回访无复发。

2. 常年偏头疼

刘某，女，30 岁。口述头角部位常年疼痛，医药无效。问她和父亲关系怎样，回答说不好。问她原因，说小时候经常被父亲打骂，还把她关在门外。问她被打骂时候的感受，说是羞辱，恨父亲，觉得父亲太不近人情，因为父亲是大学教授，更不能接受，觉得受过教育的人不应该那样对待女儿。在她倾诉了对父亲的情绪之后，让她说说父亲小时候的经历，她大哭起来。说：父亲小时候父母早逝，从小就寄养在亲戚家，干很重的农活，还经常要睡在牲口圈里。后来上学了，学习很好，考上大学，才有了出头之日。情绪倾诉之后，头痛当时消失。

3. 颈椎落枕引起疼痛

陶某，女，27 岁。颈椎落枕无法转头，疼痛难忍，自述起床都很困难。触摸颈肩部紧张，有水肿。问她多久了。她说前天还好好的，昨天就感觉不好了。今天一早起床费了很大的劲才起来。问她："你昨天想改变谁改变不了，很生气又宣泄不出去？"她回答说："昨天就是和我的合作伙伴在一起，为项目的执行方案，我和他发生了很大的争执。我做过很多这样的项目，我知道他的方案根本行不通，但我怎么也说不过他，气得我都想放弃合作了。"我让她把情绪发泄出来。正好她的合作伙伴也在。她面对合作伙伴平静地说了她坚持的原因，对方听了之后，表示愿意尝试按照她的方案进行。这时她的颈部柔软了一些，疼痛有缓解。第二天早晨，她给我打电话再次表示感谢，说已经完全恢复正常，也不疼了。

4. 手腕疼

张某，60 岁。学习一指禅推拿，在给他人推拿过程中手腕疼痛难忍，不能继续推拿。问其 6 年前觉得谁要手腕，给他带来损失。他想了想，说：“工作上有。”让其疏解生气和担心的情绪，当时疼痛消失，继续推拿。

5. 左胸放射疼

胡某，女，70 岁。疼痛已经 2 月有余，自述疼的不是一般的难受，怕不是好病，但见多了医院过度治疗，不敢去医院，说生死由天。我看位置是胸主动脉和肺部的区域，问她：“你 2 个月前为什么事情担心？”她想想说：“那应该是向朋友们给原来的老板担保借钱周转，但现在还有 200 多万不能回款的事。”（因为几个朋友中有着急用钱，但原老板却不着急还。她也知道公司现在现金流紧张，但很怕最后钱要不回来了，因为单身一人生活，又没有个人可以商量怎么解决，更加重了焦虑的心理。）帮她梳理了事件的前因后果，她疏解了一部分紧张情绪，疼痛明显缓解。半月后随访无复发。

6. 腰眼（第三腰椎综合征）痛

翟某，30 岁。腰眼按痛，拒按，问她：“3 年前认为什么不公平。”回忆说：“那时候正怀孕，对一位同事很好，帮助同事做了很多工作，结果同事却向领导告状，说她总是请假不完成工作，领导要解雇她。她觉得很委屈，最后是老公找了领导，拖到她生了孩子，拿了津贴才辞职。”问她：“你是不是得罪同事了？”她先生说：“她平时说话很伤人，经常在不经意间就把人得罪了。”让她把情绪疏解之后，疼痛立刻缓解，让他先生继续推拿腰眼部位，这时说感觉很舒服。

7. 4-5 腰椎疼痛

严某，男，38 岁。给他人推拿时因为哈腰，腰部酸疼，挺不直腰。问他：“你 6 年前是不是因为经济基础和能力不足，有艰难的感觉。是有什么事情发生了变故了吧？”

他回答说：公司在 2012 年出现问题，他承担了所有的债务，导致 2013 年进入人生低谷，妻子将房子卖了之后卷款离婚，还让他背负了一笔贷款的债务，导致进看守所待了 15 天才出来。后来几年内投什么都赔钱，逼得没招了就跑到寺院去静修了。我让他把当年的艰难的情绪释放，他做了释放以后，酸疼感立刻缓解，腰挺直后，疼痛明显缓解。

8. 下腹部疼痛

孙某，男，32 岁。自述记忆中从 8～9 岁下腹部就开始疼痛。做了各种检查，都没查出病因，用了很多种西药无效，看了中医，吃了几个中医开的药，疼痛也没有缓解。我分析是输精管周围的筋膜痉挛导致的。问他：“你小时候和父母在一起会紧张吗？”他说：“我小他在奶奶家长大，父母一年就过年回来一次，每次和父母在一起的日子，很想父母能夸我，但不知为什么，父母总会挑剔我的一些缺点，导致从小在父母面前就很谨慎，但父母一离开就很想念他们。”我让他疏解了童年对父母的紧张和担心之后，当时疼痛缓解。一个月后随访无复发。

9. 胃痛

侯某，女，28 岁。正在行走中，胃部突然刺痛难忍，额头出现大汗。问她：“你 3 年前，对家里长辈说的什么话不能接受，感觉很受刺激。”她说：“那年公公突然说我外面有人，我非常愤怒，但又有口莫辩，公公说的话至今想起来都感觉如鲠在喉。后来在公公的手机里发现了他和家里保姆的暧昧短信，是婆婆拿给我看的，我觉得公公很龌龊。”我让她疏解了对公公的愤怒和羞耻感等情绪，加上足三里穴位按摩，当时疼痛缓解。

10. 4-7 胸椎痛

翁某，男 ，48 岁。4～7 胸椎轻按疼痛难忍，问其在良心上有什么觉得过不去的。

回答说：“良心上过不去的很多，比如对老丈人，就觉得有点过了。老丈人现在住在老年公寓。当年曾经帮着自己带孩子，因为生活习惯、孩子教育等很多方面与老丈人不一致，闹得很不愉快，甚至发生了争吵。”他接着说：“现在想想也是那时年轻气盛。今年想去陪着老人过年，还一直纠结和老人见面说什么好呢。”在情绪缓解之后，按压时感觉疼痛明显缓解。

五、推拿+心理疏解效果总结+思考

经过多年的总结验证发现：①不同的心理和情绪可以导致身体出现不同的感觉，比如：酸的感觉与艰难的心理有关，疼的感觉与担心的心理有关，痛的感觉与生气和恨的心理有关。②不同器官、组织有着不同的信息存储功能：比如：眼睛与看的不平心理有关；嗓子的问题大多与说话不平心有关；肩部的问题与责任担当有关；腰椎的问题与独立支撑的不平衡心理有关；肝脏的疾病与发火、窝囊、压抑有关；心包的疾病与协调摩擦和保护性限制有关。③身体的病理变化与心理变化过程类似：比如：胃堵着痛，心理多堵胃就有多堵。感冒时受到病毒侵犯的难受感觉，与受到他人言语伤害后的心理感觉是类似的。④中医十二官的肝主生发对疏解情绪有很强的指导作用。针对特定心理和情绪，目标明确的疏解，身体的疼痛即刻就能缓解和消失。有些心理专家强调有情绪不能压抑，要宣泄出去，因此给家人和亲友同事带来很多困扰。实际上疏解与宣泄有着本质的不同，疏解是有针对性的说出自己的心结和郁结的情绪，看到自己以往心智太过和不及，瞬间提升心智高度，身体的气血也随之恢复正常。

思考：通过推拿+心理疏解对身体疼痛地化解效果，可以明白，中医七情致病，是建立在对生命客观认识基础之上的理论。生命自有一套系统和程序，调控着人类的健康和心智。疾病不是来折磨人类的，反而是我们客观认识自己、提升心智的桥梁。《黄帝内经》有言：“上医治国、中医治人、下医治病。”中医治人，治的是未病之人，而心理疏解能化解疼痛，恰恰可以阐释中医治人的境界，并非用医药针灸，而是心志情绪的生发。习主席说：“打开华夏智慧宝库的钥匙在中医。”华夏祖先上通天文，下通地理，更通达生命智慧，而研究生命智慧，不能回避身心之间的关系。愿中医界前辈和同事们，多多探索这一领域，开启华夏祖先留下的智慧宝库！

朱大财老中医临床经验选释

河北中医学院　武宁　张相鹏　整理

朱大财是湖北省安陆市中医院的退休老中医，主治中医师，1958 年 4 月学医（拜当地名中医杨淑涛老师）学习中医，1961 年安陆县卫生学校学习 8 个月，1964 年 10 月安陆县卫生局首届中医进修班进修中医 8 个月。先后在当地白店诊所工作 19 年，学验俱丰。1967 年 6 月调孛畈镇医院门诊看中医。1982 年 4 月调安陆市中医院门诊工作至今。工作之中，经常利用各种机会外出学习，不断探索，自强不息。他于 1985 年——1990 年参加光明中医骨伤科函授学习，1993 年经湖南省中医学院主考，中医专科毕业，1991 年 11 月中华中医学会会员，2015 年仲景中医药研究会委员，2017 年 11 月北京华夏中医药《伤寒杂病论》传承工作委员会委员，2018 年 4 月 10 日当选为世界中联一技之长专业委员会第一届理事会理事。

一、乌贼骨与茜草临床妙用

乌贼骨与茜草配伍应用最见于《黄帝内经》，二药配以雀卵、鲍鱼汁治疗血枯闭经，称“四乌鲗骨一藘茹丸”。乌鲗骨、即乌贼骨，又名海螵蛸。藘茹既今之茜草。

乌贼骨《神龙本草经》记载：“主女子赤白漏下，经汁血闭，阴蚀肿痛，寒热癥瘕，无子”。《大明本草》：疗血崩。《本草纲目》：“主女子血枯病，伤肝唾血，下血”。茜草《名医别录》记载：“止血，内崩下血。”《大明本草》“止鼻拱尿血、产后血晕月经不止，带下、被扑损瘀血。”《本草纲目》“通经脉、治骨节风痛、活血行血。”二药相配。既能行血通经，又能止血固经，在临床上应用广泛。张锡纯认为此二药能固涩下焦，为治妇科病之主药。朱大财先生临床应用二药配伍治疗妇科疾病，取得了满意疗效。附如下案例：

案一：闭经

尚某，女，32岁，已婚。2006年3月1日初诊。

患者于3年前口服避孕药后，月经日渐减少至无，现在已经闭经9月余，医院检查，内生殖器未见异常，曾注射黄体酮和服用20余剂调经活血中药无效。自诉形体逐渐肥胖，并感神疲乏力。舌质胖淡红，苔薄白，脉沉细。治以健脾化痰，活血通络。处方：苍术9克，枳实9克，桃仁9克，红花6克，川牛膝12克，茜草6克，乌贼骨15克，泽兰叶9克。7剂，水煎服。

服药5剂后，经水行，色暗红，5日净，一般情况良好。

按：此患者体胖多痰湿，而痰湿由内生，是脾虚之故也。痰湿壅盛，阻滞经脉，故经水不行。枳实理气祛痰，苍术燥湿健脾，桃仁、红花、泽兰叶祛瘀通经，牛膝引药下行。此方重在乌贼骨配茜草以行血通经。

案二，月经过多

乔某，女，29岁，已婚。2007年7月28日初诊。

患月经过多已数年，每月行经10余日方净，诊时正值经期，量多，色红有块，头昏目花，神疲乏力，少腹不适。舌淡苔薄白，脉沉细。因其出血甚急，治以健脾益气，固摄止血。处方：党参18克，黄芪30克，白术15克，炒白芍12克，龙骨、牡蛎各18克，乌贼骨30克，茜草6克，甘草6克。3剂，水煎服。服药3剂，月经净，后以归脾汤调理，诸症悉愈。

按此方宗张锡纯《医学衷中参西录》之固冲汤，专治血崩，方以党参、黄芪、白术、炒白芍补气摄血，以乌贼骨、茜草、龙骨、牡蛎收敛止血。乌贼骨配茜草可明显增加止血作用。

案三，带下

刘某，女，34岁。2009年10月5日初诊。

半年来带下量多，色白如涕，神疲乏力，头晕腰酸。每遇劳累则带下增剧，少腹疼痛绵绵不止，食欲不振。舌苔薄白，脉细弱。辨证为水湿下注冲任，治当健脾除湿，固肠止带。处方：党参15克，焦白术18克，炒白芍30克，龙骨、牡蛎各12克，乌贼骨15克，茜草6克，车前草12克。5剂，水煎服。

服上方5剂后，带下大减，嘱再进5剂，带下止。随访无复发。

按：此方除以党参、白术、炒山药健脾燥湿，以车前子利湿止带外，还用了乌贼骨、茜草、龙骨、牡蛎固涩止带，收到了好的治疗效果。

二、威灵仙新用

威灵仙为毛茛科植物，味辛咸，微苦，有小毒，归膀胱，肝经。功能祛风除湿，通络止痛，消骨梗，散癖积。近年常用于治疗如下疾病。

1. *足跟痛*：本病多因跟骨骨质增生所致，威灵仙益通痹止痛，亦能软化骨刺。用鲜威灵仙5～10克捣乱，用陈醋调呈膏状，先将患足热水浸泡5～10分钟，擦干后敷药纱布包扎。每日换药一次，连用6～7天。

2. *胆结石*：本品可促进胆汁分泌而利胆，并能使奥狄氏括约肌松弛，从而有排石作用。用30克水煎服，每日2剂，疗效较好。

3. *尿路结石*：有人从民间用威灵仙溶液浸疏石头的结果得到启发，用以治疗泌尿结石效果颇好。用本品60～90克加金钱草或白茅根60克，每日一剂煎服，7～14日为一疗程。

4. *急性黄疸型肝炎*：本品具有利胆退黄作用。将威灵仙根烘干研粉，每次9克于1个鸡蛋搅匀素油煎食，每日3次，连服3天为1个疗程。

5. *肿瘤*：近年药理实验证明，本品对食道、胃、皮肤癌及脑肿瘤有较好的效果。治疗食管癌用威灵仙50克，加蜂蜜、醋各半碗，水煎服，每日1剂。若佐猫眼草、制南星、急性子、郁金、山甲等可提高疗效。治脑肿瘤可佐蚤休、木瓜、三七粉等。

6. *流行性腮腺炎*：鲜威灵仙根捣烂，每次用500克加米醋250毫升，浸于密闭玻璃瓶内，3小时取出，用浸液涂患处，每2～3小时1次，用药3～4天。

7. *颈淋巴结结核*：鲜品适量洗净捣烂，取3×3厘米胶布，中央剪直径1.5厘米圆孔，置内关穴或颈淋巴结核处，孔中放威灵仙泥，外敷胶布固定24小时后取出药渣，可见敷处发泡，用消毒针头挑破水泡，引出泡液，消毒敷料包扎。

8. 急性乳腺癌：鲜威灵仙根适量捣碎加入米醋成糊状，贴敷患处，随干随换，1～3 日可愈。

9. 其他：治痔疮肿痛，以威灵仙、防风各 60 克煎水熏洗；治牛皮癣用 30 克煎服，早晚各服 1 次，疗程不限，自制鳞屑脱尽。

三、蜈蚣

蜈蚣治口眼歪斜、肢体麻：蜈蚣 3 条，天南星 10 克，半夏、白芷各 10 克。捋上药研细末，加麝香少许混匀。每日二次，每次 3 克，黄酒送服。

治惊痫：蜈蚣、全蝎各等分。研细末，每次 5 克，每日服两次。治蛇咬：白芷 50 克，雄黄 15 克，蜈蚣 3 条，樟脑 10 克。研细末，以香油敷患处。一日三四次。治阳痿：取蜈蚣（不去头，忌烘烤）18 克，当归、白芍、甘草各 5 克，共研细末，混合均匀，每次 3 克，早晚各一次，空腹服用，以白酒或黄酒送服。治气管炎：蜈蚣 10 克，甘草 15 克，将蜈蚣研细末，用甘草水冲服，每日两次。治乳痈：取蜈蚣两条，全蝎 4 只，烘干，研细末，分两次黄酒送服下。治鸡眼：用蜈蚣粉加冰片 3 克，敷干鸡眼上，无菌纱布覆盖。一胶布封固，数日后可软化脱落。治脱发、斑秃：活蜈蚣 12 条，浸入 200 克豆油中。七天后用棉球蘸取该油涂搽患处，每日两次，连用 7～14 日。治带状疱疹：蜈蚣 10 克研细末，麻油调匀，擦患处，每日三次，3～5 日可痊愈。

四、鸡内金

鸡内金，又名鸡中金，鸡肫皮等。为雉科动物家鸡的砂囊的角质内壁，剥离后洗净晒干、生用或炒用。味甘、性平、有健胃消积、涩精止遗、化结石之功效。

临床以治结石诸症见长。

胃结石：鸡内金粉 10 克，饭前一小时温开水冲服，每日 3 次。胆结石：鸡内金 60 克，鱼脑石 15 克，广郁金 20 克，生大黄 10 克。加工成粉末，装入胶囊，每粒 0.4 克生药，每日服 3 次，每次 6～8 粒，饭后温开水送服。一个月为一个疗程，一般用药 3～4 疗程可获显效。多发性肾结石：鸡内金适量，烘干后研成细末装瓶备用。用时将鸡内金粉 15 克倒入杯内，冲 300 毫升开水，15 分钟后服用。早晨一次服完，然后慢跑步，以助结石排出。泌尿系结石：鸡内金炒黄研为细末，每次 5 克，每日 3 次，淡盐水 300～400 毫升送服。第 3 次可加服山莨菪碱 10 毫克，速尿 20 毫克。或鸡内金焙干研末，每次 10 克，每日 3 次，茶水送服，治输尿管结石。

五、玄参

治老年便秘：玄参 50 克，炒莱菔子（碎）30 克，黄芪、枳实各 15 克，白术 10 克，陈皮 6 克。每日一剂，水煎早晚分服。治鼻血：玄参 30 配麦冬、生地黄、白茅根（鲜）各 30 克。每日一剂，开水浸泡，代茶频饮。治慢性咽炎：玄参 60 克，胖大海、青果、麦冬各 50 克，每次分别取 6 克、5 克、5 克、5 克，开水冲泡，代茶饮，每日 1～2 次。治口腔溃疡：玄参、太子参各 15 克，麦冬、生地、淡竹叶各 10 克，莲子心 6 克，甘草 3 克。每日一剂，水煎早晚分服。治胃火牙痛：玄参 30 克，生石膏（先煎）20 克，牡丹皮、黄连、升麻各 10 克，当归、大黄各 6 克。每日一剂，水煎早晚分服。治慢性前列腺炎：玄参 30 克，草薢、枸杞、车前子（包）各 20 克，土茯苓 15 克，黄柏、石菖蒲、白术、莲子心、丹参、白花蛇舌草、巴戟天、杜仲各 10 克，甘草 5 克。每日一剂，水煎早晚分服。

老中医韩健新先生特色医案

河北省中医药科学院：张培红　武　宁　整理

韩健新先生，1949 年 5 月出生于河北省邢台市内丘县侯家庄乡白草坪村，韩家庄，虽然农耕为家，但也是世代中医。韩先生自幼酷爱岐黄医术，14 岁跟叔父韩璋和兄长韩银魁学习中医，包括基础理论，《医学三字经》《濒湖脉学》《药性歌括四百味》《针灸大成》《黄帝内经》《伤寒论》《金匮要略》《本草纲目》等经典著作。从 1964 年开始任村赤脚医生，1965 年在县半农“半医培训学校”学习一年，1966～1967 年在侯家庄乡卫生院工作，跟李浩、李英凯教授学习中医内科，跟李友蕊教授学习中医妇科，跟名老中医荣淑圣老师学习中医内科和中药学。

韩先生通过自我刻苦学习钻研，勤于临床实践，熟悉地掌握了各种慢性病的诊断和治疗技能，能够独立工作的能力。1967 年底应征参军，任部队卫生员。1971 年退伍后一直从事中医临床工作，在中医院工作时，1992 年河北省中医学院实习生在我院实习时，让其帮助从学院给购买了一套高等教材十几本，我用了三年时间系统自学理论，在临床上受益匪浅。尤其是拜了河北省中医药科学研究院副院长曹东义教授为师以来，通过空中课堂学习了曹老师著作，感悟颇深。实感道术并重，为复兴中医大业献身精神的重要。

从县中医院退休后，在杏林中医堂坐诊。

病案一

高某，女，31 岁，内丘镇东宅阳村人。初诊时间：2013 年 6 月 10 日，主诉：产后腰酸腿疼，心慌气短，神疲体倦，失眠多梦。体格检查：腰无压疼，出虚汗，舌淡红，苔白薄，脉沉细弱。

中医诊断：气血两虚，元气虚损。

治法：滋阴补肾，温阳健脾，益气养血大补元气。

处方：人参 10 克，白术 15 克，当归 10 克，红花 10 克，山药 15 克，茯苓 15 克，黄精 20 克，百合 15 克，枸杞子 20 克，熟地 20 克，龙眼肉 20 克，佛手 15 克，大枣 6 枚，甘草 10 克，黄芪 30 克。7 剂，每日一剂，水煎两次，取汁 300ml。分早晚两次，餐前一小时温服。

复诊：2013 年 6 月 17 日，症状明显好转，心慌气短，出虚汗减轻。未诉，寐可，舌红、苔白，脉细。

处方：继用原处方 7 剂，用法同前。

三诊：患者诉已无症状，嘱其上方继服 5 剂后停药。

心得体会：患者是产后元气虚损，没有得到合理调理扶养，元气未复，久虚致肝肾阴虚，脾肾阳虚，气血两虚，久虚致痨。辨证施治，调和阴阳，温阳健脾，滋阴补肾，益气养血，大补元气，固本祛邪，阴平阳秘，正气内存，邪不可干。

病案二

张某，性别，女，年龄 47 岁，内丘镇新城村人。初诊时间：2016 年 4 月 16 日。主诉：停经两年，常烘热汗出，大便不利黏，失眠多梦，心慌烦躁，体倦乏力。体格检查：面白无华，舌淡、苔白，脉沉细迟弱。

中医诊断：更年期，肝郁，肾阴阳两虚，气血两虚。

治法：舒肝化瘀，滋补肾阴阳，调和气血，逍遥汤加减，加六味加四物汤，加减。

处方：柴胡 12 克，白芍 10 克，陈皮 10 克，半夏 10 克，当归 10 克，木香 10 克，郁金 10 克，党参 20 克，白术 15 克，熟地 15 克，山药 15 克，茯苓 10 克，枸杞 20 克，龙眼肉 20 克，百合 15 克，远志 10 克，牡蛎 15 克，龙骨 10 克，佛手 10 克，黄精 20 克，黄芪 20 克，大枣 10 枚，甘草 10 克。7 剂，每日一剂，水煎两次，取汁 400ml，分早晚两次餐前一小时温服。

复诊：2016 年 4 月 28 日，大便正常，烦躁，烘热汗出，体乏、睡眠明显好转，未诉，时烦，时汗出，舌红、苔白，脉细。

处方：继用原方 7 剂，用法同前。

三诊：患者自述：基本正常，嘱其上方继服 7 剂后停药。

心得体会：因患者体质虚弱，气血阴阳亏虚，久虚致病，致月经早停，出现更年期症状。治以脏腑为目，阴阳互根的治疗原则，故用逍遥汤加减，理气活血化瘀，祛瘀生新，调经养血，加滋阴补肾，温阳健脾，益气养血，用药效法，效如桴鼓。

病案三

侯某，性别，女，年龄 37 岁，内丘县金店镇东文孝村人。初诊：2014 年 8 月 12 日。主诉：腰酸疼，腿沉重无力，白带多，小腹不适，自汗，神疲乏力，失眠，多梦，贫血，四肢不温。体格检查：腰、腹无压痛，面白无华，舌淡、苔白薄，脉弱。

中医诊断：肝肾阴虚，脾肾阳虚，气血两虚。

治法：滋阴补肾，温阳健脾，调和气血，六味地黄汤加八珍汤加减。

处方：山茱萸15克，熟地15克，山药15克，茯苓10克，制黑附子10克，肉桂10克，佛手10克，百合15克，黄精15克，党参20克，白术15克，当归10克，黄芪20克，龙眼肉20克，牡蛎15克，龙骨10克，远志10克，炒枣仁15克，大枣10枚，（切开）甘草10克。7剂，每日一剂，水煎两次，取汁400ml，分早晚两次餐前一小时温服。

复诊：2014年8月9日，上述症状明显好转，未诉：腰腿少有不适。

处方：继用原方7剂，用法同前。

三诊：2014年8月17日，患者自述已无症状，嘱其上方继服7剂后停药。

心得体会：气血同源，阴阳互根，气虚不能生血，血虚无以生气，气虚者阳也亦渐衰，血虚者阴亦也不足，故用六味地黄汤十四物汤加减，加制黑附子、肉桂、佛手、百合、龙眼肉、牡蛎、远志、炒枣仁、大枣安神养心。杂证合治，取得较好效果。

病案四

韩某，性别，男，年龄73岁，内丘县侯家庄乡白草坪人。初诊时间：2015年3月10日。主诉：头晕，目眩，走路不稳，腰酸，腿软无力，食欲不振。体格检查：面色黄瘦，舌淡红、苔白厚腻，脉细弱。

中医诊断：肝肾阴虚，眩晕症。

治法：滋肝补肾，益气养血。六味地黄汤＋四物汤。

处方：山茱萸20克，熟地20克，山药I5克，茯苓15克，丹皮10克，泽泻10克，党参20克，白术15克，川芎10克，菊花I5克，枸杞子20克，桑葚子20克，牡蛎15克，天麻10克，菖蒲10克，女贞子15克，菟丝子15克，甘草10克。7剂，每日一剂，水煎两次，取汁400ml，分早晚两次餐前一小时温服。

复诊：2015年3月17日，症状明显好转，头晕、腰酸腿软减轻，未诉，走路稍有不稳，纳可，舌红，苔白，脉沉细。

处方：继用原方7剂，用法同前。

三诊：患者自诉已无症状，嘱其上方继服7剂后停药。

心得体会：通过四诊合参，辨证施治，肝肾阴虚，久虚致劳，脑是髓之海，脑髓空虚致眩晕。故用方药，滋阴补肾，益气养血，活血化瘀，开窍定眩。

病案五

闫某，性别，男，年龄31岁，住址：内丘镇北程村，初诊时间：2017年3月10日，主诉：失眠多梦，出虚汗，心慌，神疲体倦，乏力。体格检查：面白无华，精神不集中，舌淡、齿痕、苔白，脉虚大。

中医诊断：心肾阳虚，气血两虚，肝肾阴虚。

治法：滋阴补肾，温阳益气养血。六味地黄汤加十全大补汤加减。

处方：山药15克，茯苓15克，山茱萸20克，枸杞子20克，桑椹子20克，女贞子15克，菟丝子15克，龙眼肉20克，百合15克，黄精15克，龙骨15克，牡蛎20克，五味子10克，党参20克，白术20克，大黄芪30克，浮小麦20克，大枣10枚，甘草10克。7剂，每日一剂，水煎两次，取汁300ml，分早晚两次早晚两次餐前一小时温服。

复诊：2017年3月17日，症状明显好转，未诉，睡眠不足，舌红、苔白，脉沉细。

处方：继用上方7剂，用法同前。

三诊：患者自述已无明显症状，嘱其继用原方7剂后停药。

心得体会：虚则补之，肾是先天之本，寓元阴元阳是生命之本，脾是后天之本，是水谷气血生化之源，气血阴阳是虚劳的基本病机，辨证以气血阴阳为纲，五脏证候为目。分别用益气养血滋阴温阳的治疗方药为宜。

病案六

袁某，性别，女，年龄30岁，内丘镇北双流村人。初诊：2018年5月28日。主诉：行两次剖宫产，肥胖，神疲乏力，自汗。体格检查：面白，舌红暗、苔不均薄，脉细。

中医诊断：肝肾阴虚，脾肾阳虚，气血两虚，元气虚损。

治法：滋阴补肾，温阳健脾，大补元气。

处方：人参 10 克，白术 20 克，当归 15 克，黄芪 30 克，山药 15 克，山茱萸 20 克，熟地 20 克，茯苓 15 克，制附子 10 克，肉桂 10 克，党参 20 克，红花 10 克，牡蛎 20 克，龙骨 15 克，黄精 20 克，百合 20 克，枸杞子 30 克，桑葚子 30 克，龙眼肉 30 克，木香 10 克，香附 15 克，大枣 10 枚，甘草 10 克。7 剂，每日一剂，水煎两次，取汁 400ml，分早晚餐前一小时温服。

复诊：2018 年 6 月 5 日，症状明显好转。未诉，舌红、苔白，脉细。

处方：继用原方 7 剂，用法同前。

三诊：患者自诉，已无症状，嘱其继用上方 7 剂后停药。

心得体会：患者剖宫产两次，元气大伤，久虚致病，久病致痨，气血阴阳亏虚，故用大补元气汤加六味加四物，滋阴补肾，温阳健脾，调和气血，大补元气。辨证施治，以效方药，效如桴鼓。

病案七

刘某，性别，男，年龄 48 岁，内丘镇东庞封人。初诊：2018 年 10 月 17 日。主诉：阳痿、早泄、腰酸、眩晕、耳鸣。体格检查：舌红，少津，颧红，脉沉细。

中医诊断：肝肾阴虚。

治法：滋阴补肾，左归饮加减。

处方：左归饮加减，方中以熟地 20 克，枸杞子 30 克，山药 20 克，龟板胶 10 克，菟丝子 20 克，鹿角胶 10 克，牡蛎 20 克，金樱子 20 克，芡实 30 克，莲须 10 克，紫河车 20 克，大枣 5 枚，甘草 10 克。7 剂，每日一剂，水煎两次，取汁 400ml，分早晚餐前一小时温服。

复诊：2018 年 10 月 24 日，自诉，症状明显好转，未诉，舌红、苔薄，脉细。

处方：继用原方 7 剂，用法同前。

三诊：患者自诉，已正常无明显症状，嘱其继用上方 7 剂后停药。

心得体会：腰为肾之府，肾虚失养，故感腰酸，肾阴亏虚，虚火易动，精关不固，则致早泄，肾阴亏乏，髓海不足，脑失濡养，则眩晕，耳鸣。故用左归饮效方加减，取得良好效果。

病案八

马某，性别，女，年龄 41 岁，内丘镇大良村人。初诊：2018 年 9 月 25 日。

主诉：小腹不适，白带多清稀，经量少，胃脘不适，饱满，腰酸疼，腿软无力，胸右侧时有不适，尿频，畏寒肢冷。体格检查：面色微黄，舌淡、苔白，脉弱。

中医诊断：脾肾阳虚。

治法：温肾健脾，右归饮加附子理中汤加减。

处方：附子 10 克，肉桂 10 克，杜仲 15 克，山茱萸 20 克，菟丝子 15 克，鹿角胶 15 克，熟地 15 克，山药 20 克，枸杞子 20 克，当归 10 克，党参 20 克，白术 20 克，薏苡仁 15 克，牡蛎 15 克，芡实 20 克，大枣 10 枚，甘草 10 克。7 剂，每日一剂，水煎两次，取汁 400ml，分早晚餐前一小时温服。

复诊：2018 年 10 月 1 日，主诉，症状明显好转。未诉：舌淡红、苔薄，脉细。

处方：继用原方 7 剂，用法同前。

三诊：自诉：已无症状，嘱其继用上方 7 剂后停药。

心得体会：腰为肾之府，督脉贯脊络肾，而督诸阳，肾阳不足，失于温煦。故腰背酸痛，畏寒肢冷，小便频，命门火衰，脾阳不振，致胃脘不舒。故用右归饮加附子理中汤加减，温阳健脾利湿，辨证施治是关键，巧用效方药，效如桴鼓。

病案九

张某，性别，男，年龄 46 岁，内丘县官庄乡上屯村人。初诊：2018 年 11 月 12 日。主诉：胸闷憋痛，气短，胃胀满，血糖 7 点多，心悸，失眠，神疲乏力。体格检查：面潮红，舌红，少津，苔微黄，脉细数，结代。

中医诊断：胸痹，心阴虚兼心阳虚。

治法：滋阴养心，瓜蒌半夏薤白汤加天王补心丹加减。

处方：生地 20 克，玄参 15 克，麦冬 15 克，天冬10克，人参10克，茯苓15克，五味子10克，当归10克，川芎10克，丹参15克，枣仁15克，柏子仁10克，远志10克，黄芪20克，瓜蒌15克，半夏10克，薤白20克，桔梗10克，甘草6克。7剂，每日一剂，水煎两次，取汁400ml，分早晚餐前一小时温服。

复诊：2018年11月19日，主诉，症状明显好转，未诉，舌红、苔薄，脉细。

处方：继用原方7剂，用法同前。

三诊：自诉，无明显症状，嘱其继用上方7剂后停药。

心得体会：心阴亏虚，心失濡养，心神不宁，故心悸，失眠。胸闷憋痛，是心阳虚，气滞血瘀，故用瓜蒌半夏薤白，宽中下气，通阳化瘀止痛。辨证施治，杂症合治，古方巧用，效如桴鼓。

病案十

闫某，性别，女，年龄45岁，内丘县獐么乡闫白芷村人。初诊：2018年12月6日。主诉：肠胃不好，胃脘饱闷，下蹲憋气，大便溏薄，四肢不温，神倦乏力。体格检查：面色微黄，舌淡、苔白，脉弱。

中医诊断：脾阳虚。

治法：温阳健脾，附子理中汤加减。

处方：人参10克，白术20克，干姜10克，制黑附子10克，肉豆蔻10克，砂仁10克，大枣10枚，甘草6克。7剂，每日一剂，水煎两次，取汁300ml，分早晚餐前一小时温服。

复诊：2018年12月13日，症状明显好转，未诉：舌淡、苔白，脉细。

处方：继用原方5剂，用法同前。

三诊：完全恢复正常，嘱其继用上方三剂后停药。

心得体会：脾气虚弱进一步发展为脾肾阳亏虚，不能运化水谷，故食少，神倦乏力，气虚中寒，寒凝气滞，故胃脘饱满或疼痛，大便溏泄，故用附子理中汤加减，益气健脾，燥湿和中，温中祛寒，效如桴鼓。

巨大胆总管结石排石医案一例

张剑锋　左冬青

胆总管结石是指位于胆总管内的结石，其形成多源于胆囊结石，胆囊内的碎沙物质随着胆汁的排泄，自行排出到胆总管部位滞留堆积黏聚，而形成胆总管结石并造成胆道阻塞。胆总管结石阻塞容易出现腹痛，寒战高热，黄疸三大典型症状，医学上称之为夏科氏三联征，疼痛症状发生在剑突下或右上腹，多为绞痛，呈阵发性发作，或为持续性疼痛阵发性加剧，可向右肩或背部放射，常伴有恶心，呕吐；若胆管下端梗阻完全，胆囊管通畅，胆囊壁尚未纤维化萎缩，表现右上腹有肿大压痛的囊性包块；肝脏呈对称性，弥漫性肿大，压痛；患者表现弛张性高热，肝细胞损害和胆汁瘀滞的表现等一系列中毒性症状。

我们在此例医案中提到的胆总管结石患者，石体大小为19毫米左右，且并发胆囊结石，石体大小约24毫米左右。经过五绝指针疗法治疗累积六个月的时间，患者体质逐渐增强，多方面功能恢复，并将胆囊结石及胆总管结石全部排掉而愈。

患者王某，男，67岁，安徽人，现住江苏昆山。于2001年检查发现并确诊为胃癌，进行了手术治疗，胃部分切除，在检查的同时发现胆囊结石。手术后体质偏差，一点点慢慢调养。

2017年3月份，因出现休克，被120急救车送到昆山市第一人民医院救治，检查并确诊为胆囊炎严重感染，胆总管结阻塞，多脏器功能衰竭。经救治后身体消瘦明显，由50公斤体重下降至40公斤。在医院住院治疗一个月的时间，各项功能检查指标略有好转，因体质太虚弱，医院不予手术取胆总管内的结石，让患者先回家休养，等体质好一些再考虑手术治疗。但是，出院后患者病情并没有那么稳定，不能正常进食，每天只能吃少许小米粥维持身体所需，稍不注意则会出现胸闷现象，继而出现发热情况，发热频繁时，每周约发热 2～3 次，发热程度多在 38 度左右，偶出现高热达 40 多度。考虑到结石阻塞造成胆道系统反复感染，但因体质情况又不能采取手术治疗，患者及家属多方寻医，找寻治疗此种疾病的各类信息。无意间，发现五绝指针疗法治疗结石的相关介绍，仔细浏览相关内容，决意采用五绝指针疗法一试。

2017 年 7 月 8 日，患者乘坐了数小时的高铁到北京，到了北京站下了火车，患者根本无力行走，只能由患者的两个兄弟架出车站，直接打出租车来到了涿州五绝指针保健服务部。

临证见患者体瘦如柴（体重 38 公斤），面色淡黄，巩膜稍黄染，唇色暗红，舌红无苔，脉迟、弦细。叩左上腹胀，深压痛。每天只能喝点小米粥，大便日 2～3 次，大便不成形。

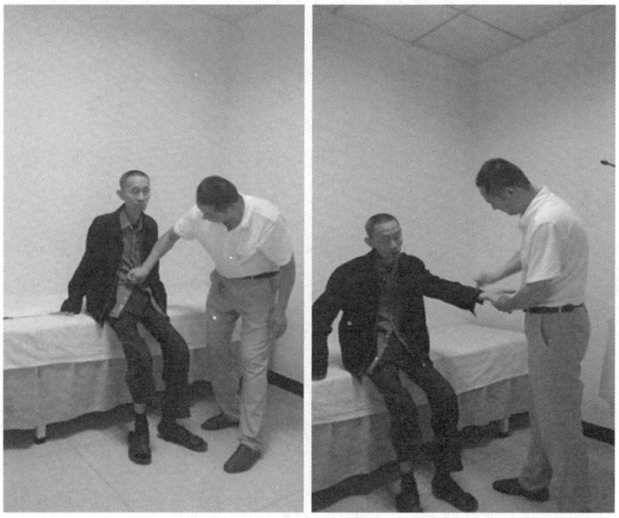

张剑锋医生采用五绝指针疗法为此患者治疗中

经过五绝指针疗法 21 天的调理治疗，饮食量逐渐增加，从进食少量米饭，渐增加食少量豆腐脑，食少量面条，第 6 天早上吃了四个小菜包及豆腐脑。发热频率逐渐减少，配合一些消炎退热药可退热。治疗第 11 天时，洗大便可见到排出的黄褐色及黑色细沙。26 天后，未出现发热表现，饮食量继续增加，并可吃油条，小肉包（小肉包可吃 2～3 个）及肉丸。第 40 天时，体重已增加 2 公斤，一顿饭可吃一个馒头，一碗豆腐脑及一根油条。第五十天时，体重又增加 1 公斤，已经 41 公斤了，可吃一碗面条加肉丸，走路也有力气了。第 71 天时，体重已增加 6 公斤，体重 44 公斤了。第 88 天时，体重 47.5 公斤，饮食正常，走路有力，未出现发热症状。因天气寒冷，回昆山短时间停止治疗。春节期间反馈，患者一切良好。

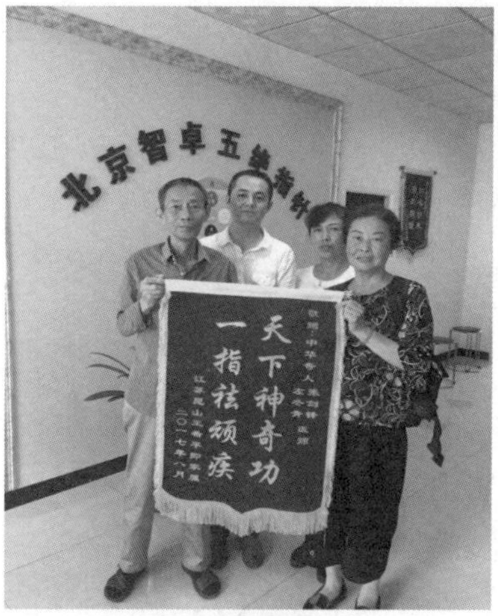

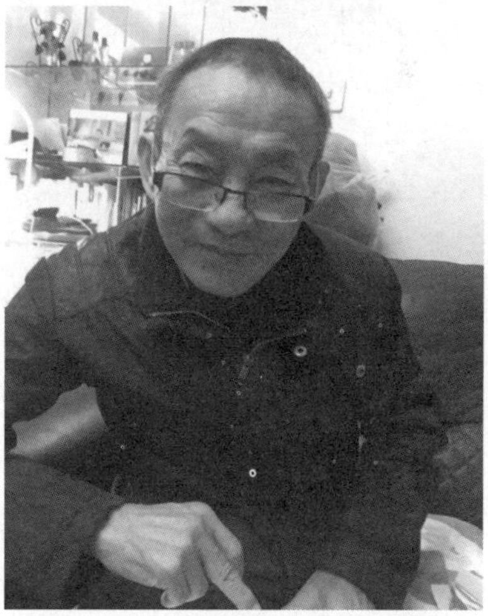

2018 年 3 月，患者开始出现腹泻症状，每日达 4～5 次，严重时呈水样便，并且饮食量逐渐减少，并间断出现发热及胸部闷堵症状，多为低热表现。

2018 年 5 月 17 日腹泻次数增加并出现高热症状，到昆山市第一人民医院检查提示：总胆管中段结石伴扩张，肝内胆管扩张，石体大小约 18×9 毫米；查血白细胞及中性粒红细胞数明显增高，谷丙转氨酶、谷草转氨酶、R-谷氨酰转肽酶、碱性磷酸酶、乳酸脱氢酶、总胆红素、结合胆红素等明显增高，表明为严重的胆道阻塞及胆道感染现象，经过医院十天的消炎退热后，症状及检查指标有所减轻。

2018 年 5 月 27 日复来到涿州采用五绝指针疗法救治，到诊体重 44.5 公斤，面色淡黄，唇红、舌红无苔，体乏无力。经过五绝指针疗法调理治疗两次后，大便次数由每日 5～6 次减为 2～3 次，饮食量稍有增加，并开始食用少量肉食。经过 7 天的调理治疗，饮食量增加，体力稍增强。来诊第八日（2018 年 6 月 3 日），患者复出现低热症状，体温 37.8 摄氏度，身倦无力，继续采用五绝指针疗法调理并辅以消炎退热针药。第九日（2018 年 6 月 4 日），出现血尿及水样大便，经过五绝指针疗法继续治疗 4 天，未出现发热及血尿现象，体力渐恢复。2018 年 6 月 7 日晚，因晚饭食用红薯粥过量，食后即觉腹部饱胀感，也没活动就躺床上睡了，约一个多小时，出现了呕吐症状，饮水也吐，并出现身冷发热证状。次日凌晨 2 点左右，急打电话给五绝指针张剑锋医生，待张医生赶到，患者已进入半昏迷状态，身热如焚，无法语言交流。张医生急用五绝指针疗法调治，并配用消炎退热针药处理，约一小时后汗出热渐退；至早上 6 点多反复出现发热症状，并大便急，失禁。9 点多，体温 39.6 摄氏度，躯干部热甚，四肢不热。用消炎退热针药后一小时，体温达 42 摄氏度，手足始热，稍有汗出，排尿少许，色红黄。中午 14 点体温 39.5 摄氏度，复注射消炎退热针一次。15 时稍有汗出，转到中铁建工集团医院输液治疗，并检查示：肝内胆管扩张，最宽约 15 毫米。胆囊体积缩小，壁厚约 5 毫米，胆总管宽约 20 毫米，其远端见大小约 20×19 毫米的强回声光团，后方伴声影。中铁建工集团医院赵院长亲自接诊，速下病危通知，一级护理并禁食，监测出入量情况，给予消炎抗感染护肝治疗。晚 19 点，体温降至 38 摄氏度。6 月 9 日上午体温 37.1 摄氏度，由中度昏迷状态转为清醒状态。6 月 10 日，体温恢复正常，精神可，每天仍坚持采用五绝指针疗法治疗 1～2 次。6 月 12 日，患者大小便通畅，可进食米汤及稀饭。经过住院六天的治疗，体温恢复正常，仍周身乏力，食欲不佳；化验血常规及肝功、肾功指标基本恢复，但血小板极低（随时有出血的可能性，考虑与使用抗生素有关）。

2018 年 6 月 14 日出院继续到松林店（涿州五绝保健服务部）采用五绝指针疗法调理治疗，停止一切用药，每日采用五绝指针疗法治疗 2 次。至 8 月 13 日，患者身体逐渐恢复，可正常饮食，走路有力，到凌云医院彩超检查未见结石影像及肝胆管扩张情况；为了进一步验证检查结果，8 月 14 日到中铁建工集团医院检查，仍未见结石影像及肝胆管扩张情况，并且血常规及肝功各项指标均恢复正常，患者大悦。

总结：患者因此结石之症，更现肝失疏泄，脾失健运，胃失和降之果，使之气血难以化生，不能濡养脏腑及周身，阳气虚脱，正气不复，造成多脏器功能衰竭，体质急剧下降。通过五绝指针疗法对任督、肝、胆、脾、肾、三焦等多条经脉的调理，以平衡阴阳，化瘀散结，益气养血之法，使阳气以升，正气得复，将患者的脏腑功能逐渐提升，以达碎石排石之效。

相关检查报告：

2017 年 6 月 4 日在昆山第三人民医院彩超报告显示：胆囊大小约 51×24 毫米，胆囊壁毛厚 7 毫米，胆囊结石直径约 24 毫米，改变体位可移动。胆总管上段扩张，内径约 7 毫米，内见絮状回声，胆总管胰头部见强回声光团，后方伴声影，直径约 19 毫米。

2017 年 7 月 5 日在昆山第三人民医院彩超报告显示：肝右叶钙化灶，后方伴声影，直径约 4 毫米。胆总管上段内径 8 毫米，胆囊体积缩小，大小约 40×16 毫米，壁毛厚 6.7 毫米，胆汁透声几乎消失，胆囊内见结石一枚，直径约 24 毫米，后方伴有声影。胆总管上段轻度扩张，胆总管胰头部见约 17 毫米的强回声光团，肝内胆管扩张，宽约 5 毫米。

2017 年 9 月 5 日在保定市第二中心医院凌云分院彩超报告显示：肝内胆管扩张，内径最宽约 16 毫米，肝内钙化灶。胆囊大小约 47×21 毫米，胆囊壁最厚约 8 毫米。胆囊结石，胆囊内见约 20×10

毫米强回声，后方伴声影。胆总管上段内径约 12 毫米，胆总管下段结石，大小约 17 毫米，后方伴声影。右肾多发囊肿，见最大约 19×14 毫米囊性结节。

2017 年 12 月 20 日在昆山第三人民医院彩超报告提示：肝内钙化灶，直径约 5 毫米。胆总管上段内径 11 毫米，胆总管上段轻度扩张，胆总管上段结石，胆总管内见数枚强回声光团，后方伴声影，直径约 18 毫米，胆总管内另见絮状回声，其中一个大小约 11×6 毫米。肝内外胆管扩张，右侧宽约 7.8 毫米，左侧宽约 7.1 毫米。胆囊体积缩小，大小约 44×18 毫米，壁厚 7.5 毫米，胆汁几乎消失。胆囊结石，见一枚直径约 5 毫米强回声，后方伴声影。

2018 年 5 月 17 日在昆山市第一人民医院彩超报告显示：胆囊未探及，总胆管上段内径约 13 毫米，总胆管中段结石，见 18×9 毫米强回声团，肝内胆管扩张内径 7 毫米。

2018 年 6 月 8 日在中铁建工集团医院彩超报告显示：肝内胆管扩张，最宽约 15 毫米。胆囊体积缩小，壁厚约 5 毫米，胆总管宽约 20 毫米，其远端见大小约 20×19 毫米的强回声光团，后方伴声影。右肾多发囊肿，最大约 19×15 毫米。

2018 年 8 月 13 日在保定市第二中心医院凌云分院彩超报告提示：肝内强回声斑 4×5 毫米，肝内及胆外胆管不扩张。胆囊隐约可见，大小约 49×18 毫米，胆囊壁厚 4 毫米，内透声差，未见明显流动胆汁。右肾囊肿最大约 17×12 毫米。

2018 年 8 月 14 日在中铁建工集团医院彩超报告提示：肝内强回声光斑约 5×4 毫米，胆囊壁厚 4 毫米，壁欠光滑，囊腔内未见明显异常回声。肝内外胆管不宽。右肾囊肿约 18×14 毫米。

郭淑红刮痧，拔罐特色医案

河北中医学院　武　宁　整理

一、心脏病

2017 年 1 月，收到了来自加拿大华人卢某的求救电话，卢某 58 岁，执业针灸师和整脊师，广州中医药大学博士生。患有先天性心脏病，2012 年第一次房颤，持续 9 个月，2017 年中秋节做电复律，有早搏跳停现象，一般几分钟停一下，严重时 3 次停一下（左心房肥大，二尖瓣狭窄）房颤，早搏。2017 年一月小寒开始，出现房颤，早搏最严重时心脏跳一下停一下，呼吸困难，不能站立行走。患者口述：在海外如果生命紧急情况出现时，只有进医院保命，他尝试找过较为可靠的中医，不过他们没兴趣接此症，也可能是没把握，风险太大，在无助的情况下，给我打了电话。在我的脑海里立即出现了白求恩国际主义战士，不远万里来到中国……对方的信任和恳求感动了我，于是我在万里之外指导他进行刮痧，拍痧自救……

调理方法：第一天：患者身体非常不适，需要卧床，躺下仍有房颤、早搏。指导对方做法是：刮任脉、左右胸、左手心经、心包经。刮 2 小时。然后用运用特殊手法拍痧，拍痧前胸，患者有好转。

第二天：继续在缺盆、肩井、天池穴附近及腋下部位拍痧。之后，患者躺卧已没有房颤。

第三天：再刮拍任脉、左胸、左肋。之后，情况好转好多，患者可坐立。

第四天：再拍痧左前及侧肋、腋下。之后，虽仍有房颤，早搏消失，但可出外走动了，七天后正常上班。

因先天不足后天失养，当时加拿大处于寒冷季节，我们都知道热胀冷缩的原理，血遇热则行，遇冷则凝，瘀血、痰湿瘀堵在心脏周围给心脏带来负担。加上天气寒冷，令血管收缩循环受阻，所以患者房颤，早搏在寒冬季节发作明显严重。中医认为，经络是运行气血，联系脏腑和体表及全身各部的通道，血管也是管道，刮痧疏通经络，拍痧打通经络，把瘀堵清除，管道畅通无阻，功能改善，所以患者病情明显好转。刮痧，拍痧从轻到重逐渐加力，每次刮及拍痧用 2～4 小时不等。调理后告知对方喝红糖姜水，补充体力。

待患者病情稳定后，于 2017 年 7 月 3 日进行面诊，第一个疗程五天，患者采用坐位刮拭督脉、膀胱经，主要是肩胛骨上焦心脏周围进行探查，经过刮痧探查找到病灶点实施剁痧、拍痧等特殊手法（方法与手法）相配合，中医的整体观念认为，心主循环，可使全身四肢疏通改善微循环。针对心脏周围，心经、心包经及全身进行强通给心脏减压。

痧退进行第二个疗程全身疏通，古人云：有诸内者，必形诸外。人的身体内有了问题，一定会在身体表面显现出来。我们在后背进行刮痧定位病灶点，患者在膏肓穴附近不出痧并伴有结节，我断定有痰湿阻滞经脉，然后定位拔罐祛除痰湿（定罐时间以患者身体承受为度，如能坚持没有不适最少 60 分钟）。共计拔罐 21 次，拔发泡罐吸拔出痰湿（痰湿有如油入面的特性，黏腻不易代谢掉，必须拔之）。《理瀹骈文》凡病有所结聚之处，拔之则病自出，无深入内陷之患，病所经由之处，截之则邪自断，无妄行传变之虞。痰湿黏腻很难祛除，俗话说：千寒易除，一湿难去。自古就有痰湿生怪病之说。痰湿黏腻包裹心脏，影响心脏正常跳动，刮痧活血化瘀探查病灶并施以剁痧化结节拍痧化瘀，再配合拔罐祛除痰湿，恢复心脏的功能，这正是古老刮痧拔罐术给现代人，现代心血管病带来的惊人效果。

结果：时间过去了一年多，据卢某自己说：原来在多伦多一天看 4～5 位患者，工作 4～5 小时，现在广东三九脑科医院工作。每天看病人 10～22 位。工作十几个小时也不觉得累。

注：在该患者膏肓穴找到瘀滞点，膏肓位于人体的背部，当第四胸椎棘突下，左右四指宽处（或左右旁开三寸），肩胛骨内侧，一压即疼。膏肓穴名解：膏，膏脂，油脂也。肓，心脏与膈膜之间也。我们在后背膏肓穴定位，吸拔出像果冻样的物质，果冻样物质通过用手揉搓消失。临床上对聚则成形，化则成气的理解更为深刻。通过吸拔膏肓穴，拔出的果冻像膏似的物质更直观，更能直观理解膏肓穴的含义。我们在临床上不断探索、研究、创新。辨证施治。用刮痧活血化瘀，探查到病灶点，在用剁痧、拍痧等特殊手法快速软坚散结，在配合拔罐祛痰湿效果显著。

二、肺结节，阴影的调理案例

马某，男，61 岁，唐山人。主诉：后背疼痛，B 超显示右肺下叶炎性病变，右肺上叶小结节，当时结节太小。医生告知：每 3～6 个月要做一次体检。3 个月后在检查，待结节长大之后做穿刺活检。患者思想负担沉重压力大，造成体重急剧下降由 160 斤降到 140 斤，2015 年 3 月 26 日来我处做刮痧，拔罐调理。首次调理全身疏通，在第二次全身调理，重点用刮痧探查到病灶点配合拔罐，共计拔了 469 罐，2017 年 4 月 29 日结节消失，体重恢复到 160 斤。

钱某，男，39 岁，左侧股骨头坏死。2010 年 10 月下午找到我（患者拄双拐到我三楼的办公室，来找我调理，我被对方的行动感动了）。走路时髋关节和腹股沟疼痛，夜里加重。痛则不通，不通则痛。我们用刮痧疏通经络找到病灶，根据出痧诊断是寒湿阻滞经脉，造成新鲜的血液供给股骨头的营养失调，造成缺血性股骨头坏死。我们采取刮痧配拔罐祛除痰湿，引血到缺血的股骨头部位。经过 2 个月调理扔掉双拐，至今活动自如。

熊某，男，30 岁，双侧股骨头坏死。生活不能自理（需要靠妻子帮助穿裤子、袜子和鞋），2012 年 7 月，每条腿调理一次后，活动自如。能跑能跳，有影像资料为证。

三、甲状腺肿大伴有结节调理案例

陈某，女，26 岁，辽宁本溪人。三岁时发现甲状腺弥漫肿大，从那时起一直寻医问药，二十几年来病情没有得到控制。2014 年 1 月在沈阳医大彩超发现左侧甲状腺肿大明显加快并伴有结节，医生建议手术，由于父母双双下岗，无法支付手术费用，万般无奈的情况下，网上搜索看到《探秘中国民间医》栏目，2015 年 1 月 4 日来到遵化，经过刮拭颈部，加病灶点拔罐，29 天后明显缩小。

临证体会：目前广大人民群众主动养生的意识相对淡薄。同时受现代医学的影响，古老的医术逐渐淡出大家的视线，而最原始且绿色的刮痧、拔罐方法恰恰是最安全最有效的方法。

人们不了解古老的刮痧术配合拔罐能治疗、预防心脏病的发生。所以我们经过十六年的临床观察、研究，探讨总结出快速软坚散结，活血化瘀，祛除痰湿的方法。刮痧、拍痧、剁痧活血祛瘀配合拔罐祛除痰湿的综合疗法，不仅在调理心脏病的过程中得到很好的效果，还能使癫痫、肺有结节阴影、肝囊肿、甲状腺肿大、胆囊炎等疾病通过调理，收到了满意的效果。希望广大人民群众、医院机构等在临床上进一步推广和应用。希望大家了解并接受刮痧、拔罐，让这一古老医术换发生机，造福百姓。

参考文献：

[1]《吕教授健康法400种病临床医典》.
[2]《中国标准刮痧》，杨金生，王莹莹.
[3]《中国刮痧健康法大全》，王敬，杨金生.

元氏李占京先生痰瘀并治医案

河北省中医药科学院　张培红　武　宁　整理

汪昂谓：“百病皆由痰起。”元氏李占京先生说：诸症怪疾，总不离痰。而痰之化生又广泛涉及肺，脾，肾，肝，三焦诸脏，因而可盘踞凝聚于各个组织器官留伏不去，“变幻百端”产生种种病症。所谓：“脾为生痰之源，肺为贮痰之器”，实则是痰为病本，病为痰标。所以祖国医学有“顽痰怪症”之说，除言其治某些疾病难以速效外，也言其疾病临床怪异。医论虽言痰之源颇多，疾之为病多怪，然究其病理总不离五脏六腑功能失常，气血津液运行不畅所致。此理不明，如盲人夜行。《景岳全书》“见痰休治痰”之旨，也示后医者必须对痰这一病理产物探本求源方达奇效之垂训。愿列举临床疑难杂症责之于痰以论之，乞同道指正。

疑难病多与中医学痰饮，瘀血有关，如中医的哮证，肺胀，中风，癫，狂，心脑血管疾病，各种癌症等无不与痰，瘀有关。近年来中医对瘀血症有了较深的认识，在治疗上有了较大发展，但对于痰证的研究却一直没有大的进展，致使痰证或痰瘀同病仍为当前一些疑难病症治疗中的难题，所以加强对痰证的研究是中医解决疑难病的重要课题。

痰的形成多由脏腑功能失调，气化不利，水液代谢障碍，水液停聚所致。痰分两类，一类是因咳嗽由呼吸道排出，经口吐出的浊液，或从日中吐出的胃中黏液，易被人们察觉，称之为外痰或有形之痰。另一种是滞于脏腑经络，或随气而行，循经络滞于四肢百骸，五官九窍，皮肉血脉，筋骨，这种痰不易被人察觉，故称之为内痰或无形之痰。由此可见，痰无处不到，能形成多种病症，所以痰证能涉及临床各科。痰易与气血相结，有突然发作，变化多端，时隐时现，异乎寻常的表现，也可形成肿块，或松弛柔软，或坚硬如石，临床上有些病症，按一般治疗有时难以其效，用祛痰药常能显效。中老年人体虚、肥胖之人故多痰湿，出现听觉不敏、视物不清、健忘失眠、经常咯吐痰浊、倦怠无力、肢体活动不便等表现，这是脏腑功能低下与痰浊淤滞二者相互作用的结果。

一、外痰的治疗

外痰多与肺、脾、肾有关，但与肺关系最密切。痰贮于肺，故谓“肺为贮痰之器”。痰阻气道会影响肺气的宣通肃降而产生咳嗽、喘息、胸闷、气短等症，所以说痰浊阻肺是肺系各证产生的重要因素，是肺系病日久不愈的根源，是肺系病进一步转化，加重的条件。对外痰的治疗可归纳为7法：

1. 疏风化痰法：以疏风化痰药为主，配合宣肺解表的药物，主治外感咳嗽、咯痰的风痰证。常用的疏风化痰药物有桑叶、牛蒡子、前胡、生姜等。

2. 清热化痰法：以清热化痰药为主，配合清热解毒，宽胸理气的药物，主治以痰多色黄而黏稠为主症的热痰症。常用的清热化痰药物有浙贝、胆星、前胡、射干、马兜铃等。

3. 温化寒痰法：以温化寒痰药合以温补脾肺的药物，主治痰凉背冷，胸脘痞闷的寒痰证。常用的温化寒痰药物有白芥子、苏子、干姜、紫菀、款冬花等。

4. 润肺化痰法：以润肺化痰药合生津养阴，化痰止咳的药物，主治干咳，或咽干口干，咳嗽，痰少不利的燥痰证。常用的润肺化痰药物有瓜蒌、贝母、枇杷叶、紫菀、款冬花、桑白皮等。

5. 燥湿化痰法：以燥湿化痰药为主合以健脾和胃药，治疗以痰多色白，胸脘痞满，食少无力为主症的湿痰症。常用的燥湿化痰药有橘红、半夏、厚朴、茯苓、苍术等。

6. 清化脓痰法：以清化脓痰药合以清热消痈，化瘀散结的药物，治疗咯吐脓痰，或兼有胸痛发热的脓痰证。常用的治脓痰药物有薏苡仁、冬瓜子、桔梗、苇茎、芦根等。

7. 泻肺消痰法：以下气消痰的峻品配以大补元气，补肾纳气的药物，治疗咳喘日久，痰涎壅盛，胸膈满闷，不能平卧的上盛下虚证。常用的泻肺消痰药物有苏子、葶苈子、枳实、莱菔子、厚朴等。

李占京积几十年的临床经验，认为以上外痰相当于肺系疾患如慢性支气管炎，支气管哮喘等较难治愈的疾患，经用祛痰法合以补益肺脾，止咳平喘的药物后，多患者症状可以较快缓解，并逐渐治愈，不易复发。对于难以控制病情发展变化的支气管扩张，阻塞性肺气肿，肺心病等，以祛痰法合以清热解毒或大补元气，补肾纳气，活血强心的药物后，也可控制病情发展，并使其逐渐好转，并治愈。李占京拟一方名参蛤咳喘胶囊治疗支气管哮喘，阻塞性肺气肿，疗效满意，供同道参考指正。

组方：大蛤蚧 2 对，人参 60 克，紫河 100 克，炙冬花 60 克，川贝母 60 克，炒杏仁 60 克，法半夏 60 克，白芥子 60 克，云茯苓 60 克，肥知母 60 克，炙甘草 60 克，百部 30 克，百合 30 克，灵芝 100 克等。上药共为细末装 0 号胶囊，每粒 0.5 克，每服 6 粒一日 2～3 次。

二、内痰的治疗

内痰是指痰作为—种致病的邪气，滞于人体脏腑，经络，皮肉，筋骨等处，形成多种病症。内痰与多个脏腑有关，对内痰的治疗也可归纳为 7 法：

1. 涤痰泻火法：主治痰火上扰证，常见症状有眩晕头痛，胸闷烦躁，失眠多梦，心悸时发时止，受惊易作，或气力超常，不眠不食，精神不衰，或急躁易怒，不避亲疏，有时昏倒吐涎，多兼面红目赤，口干口苦，便秘溲赤，舌红、苔黄腻，脉滑数。

痰火扰心以不寐泛恶为主，或以心悸时发，受惊易作，失眠多梦为主症，治疗当用竹茹、枳实、胆星等清热化痰药，合以黄连、栀子、茯苓、生龙骨、生牡蛎等清心安神之品；若痰热上扰以眩晕头痛、烦躁、不食不寐、气力超常、精神不衰为主症，治疗当以胆南星、浙贝清热化痰，黄芩、栀子泻火除烦，菖蒲、郁金、茯神清心开窍安神，生地、白芍、知母滋阴凉血；痰火扰神之狂证，症见狂躁怒骂，不避亲疏，两目怒视等，用生铁落饮或礞石滚痰丸；痰火扰神之痫证，发作时突然昏倒，口中吐涎，手足抽搐，平时可有急躁易怒，心烦失眠，咯痰不爽等症状，治疗当化痰开窍，清热泻火，方用涤痰汤合龙胆泻肝汤。

2. 燥湿化痰法：主治痰湿内阻所致的胸膈满闷，心痛气短，脘腹胀满，不思饮食，恶心欲吐或泛吐清水痰涎，肠鸣腹泻，或肢体瘫软沉重，困倦乏力，口黏或口干不欲饮，舌苔白腻，脉弦或滑。

痰湿中阻以脘腹痞满，食少纳呆，肢体倦怠，乏力沉重为主症，治疗当燥湿化痰，以半夏、厚朴、陈皮、苍术燥湿化痰，消除痞满，以茯苓、薏苡仁、砂仁淡渗利湿，甘草和胃；痰浊闭阻心阳以胸闷气短，或心前区疼痛为主症，阴雨天发作或加重，当通阳豁痰，以半夏、陈皮燥湿化痰，人参、茯苓、桂枝益气强心，可加桔梗，枳壳增强宣通肺气，化痰宽胸的作用；若形盛体胖，嗜食肥甘，肢体困倦沉重，或以高血脂为主而无明显症状者，当以半夏、陈皮、瓜蒌、胆南星、茯苓、苍术、山楂、薏苡仁、泽泻、栀子清利湿热，化痰祛脂；脾阳亏虚，痰湿内盛者以呕吐心悸，或肢体瘫软，畏寒喜温，肠鸣腹泻为主，可用苓桂术甘汤加半夏、干姜、陈皮等治疗。

3. 熄风化痰法：主治风痰闭阻所致的头晕目眩，胸闷泛恶，甚至呕吐，或肢体震颤，手不能持物，或突然昏倒，口吐涎沫，舌肿大、苔厚腻，脉滑。

风痰上扰以头晕目眩，胸闷恶心为主症，治疗宜用半夏，陈皮燥湿化痰，天麻、竹茹、枳实化痰熄风止眩晕，并降逆止呕，可加白术、茯苓健脾以杜绝生痰之源；以肢体震颤，手不能持物，头晕目眩，甚至头摇不止，口苦口黏为主者为痰热生风，筋脉失约，宜用胆星、浙贝、竹茹清热化痰，羚羊角、钩藤、白芍平肝熄风止颤，可加生地、知母清热养阴；若平素胸闷、眩晕、吐痰，又突然昏倒，神志不清，口吐涎沫，此为风痰闭阻的痫证，宜用定痫丸加减。

4. 理气化痰法：主治痰气郁结所致的胸闷不舒，咽喉有异物感，或沉默痴呆，语无伦次，多疑多虑，喜怒无常，秽语不分，舌苔白腻，脉弦滑。

痰气结于咽喉可见咽中如有物梗阻，吐之不出，咽之不下，中医名梅核气，李占京拟茶剂，名利咽茶。由桔梗、射干、灵仙、蒌皮组成，共为粗末，装入滤纸袋内，当茶饮效佳；痰气郁结，迷蒙心窍以精神抑郁，沉默痴呆，喜怒无常，多疑多虑，语无伦次为主症，宜用柴胡、白芍、白术、茯苓舒肝健脾，半夏、陈皮、胆星、菖蒲、郁金等理气化痰，醒神开窍。

5. 化痰通络法：主治痰湿阻络所致的肢体局部麻木，或关节疼痛，胀满，沉重，肿大，顽痛，屈伸不利，活动不便，舌胖大、苔白腻，脉弦滑。

血虚痰阻经络以肢体局部麻木为主症，宜用黄芪、鸡血藤、当归、赤芍、川芎益气养血活血，白芥子（或豨莶草，胆星）、穿山甲化痰通络；以肢体关节肌肉酸楚、重着、肿胀、疼痛、麻木不仁、关节活动不利为主症者为痰湿阻络，宜用苍术、薏苡仁、半夏、胆南星、白芥子化痰祛湿，羌活、独活、桂枝散风祛寒，当归、川芎活血通脉，海桐皮、萆薢利水祛风通络。

6. 化痰散结法：主治气滞痰凝所致的瘰疬，瘿瘤，痰核，皮下结节等，一般局部不红不肿，不痒不痛，一般全身症状不明显，或兼症不重。李占京曾治一瘿瘤案：

刘某某，女，62 岁，住元氏县南佐镇侯村。

患者近来颈部出现一肿块，发展增大，吃饭不适，有哽咽感，有时疼痛，于 2007 年 4 月 13 日到河北医科大学第二医院（省二院）进行检查。经省二院超声波检查报告，甲状腺右叶体积增大，并现约 3.7×3.2cm 的囊实混合性包块，确诊为甲状腺右叶囊实混合性占位性病变，立即交纳 15000 元押金准备住院手术切除治疗。住院单已开，患者回来后第二天（2007 年 4 月 14 日）求治于余，经余诊脉，脉细、滑弱、舌绛、苔腻，伴有口苦咽干，有糖尿病史，刻诊，脖子右侧人迎处有鸡蛋大肿块疙瘩，压有痛感，患者吞咽不适，声嘶音哑，左侧也有结节。诊断为瘿瘤。

中医学认为，本病多因情志不舒，肝郁气滞，痰湿凝聚所致，肝郁不舒脾失健运痰湿凝聚随肝气上逆凝结于颈部，气滞血瘀则瘿肿如石，阻于气道则声嘶气粗，若郁久化火，灼伤阴津则见烦躁不安，心悸、多汗，若病程日久则耗伤精血，气血双亏。

辨证：肝郁气滞，痰瘀交结。治则：疏肝解郁，化痰消瘀。

方药：柴胡 10 克，黄芩 10 克，白芍 10 克，半夏 10 克，陈皮 15 克，黄药子 15 克，生龙牡各 30 克，天竺黄 6 克，夏枯草 15 克，香附 10 克，川楝子 6 克。水煎服 5 剂，分两次温服。另用自制消瘿散醋调膏外敷，一天一换。嘱其服药期间，情志舒畅，少烦恼，30 剂可治愈。5 月 9 日又来复诊，说明原因，子女们主张手术治疗。其老伴已知糖尿病人开刀后刀口不易愈合，迟迟不做手术。半月后，发现疙瘩不见了，于 5 月 7 日又去省二院检查，超声波所见瘤体缩小为 0.5×0.3cm，二院医生非常惊奇，说这是从医学道理上讲不通的问题，这么大的瘤体，这么短时间消失了，实属罕见，建议谁给治疗还去找谁治去。所 5 月 9 日又来复诊，诊脉后告知瘤体消失，余毒不净，必须接着喝药，方能彻底除根，在上方的基础上加味运用， 患者又服 15 剂断定痊愈。就这样给患者省了 15000 元手术费，并免于手术之苦。随访至今未复发。

7. 化痰逐瘀法：对于痰瘀同病的多种疑难重病，常用治法有以下几种：一是痰瘀阻于脑部出现持续性剧烈头痛，有跳动感、眩晕、健忘、神志不清、妄闻妄见、多言手颤、无诱因出现视力明显下降、视物昏蒙、眼前似有雾感，或突然下肢无力、行走不稳，治疗宜用当归、生地、川芎、赤芍、桃仁、红花活血化瘀，以胆南星、天麻、僵蚕化痰熄风，菖蒲、郁金、全蝎、地龙通络醒脑。二是痰瘀遏阻心胸则胸闷隐痛，或胸骨后痛，可放射至心前区与左上臂，或突发性心绞痛、喜按、心悸气短、端坐呼吸，治疗宜用川芎、丹参、桃仁、赤芍活血化瘀，葶苈子、茯苓化痰，加桂枝、人参、炙甘草益气强心。三是痰瘀阻于胸肺则咳喘痰多，胸中憋闷疼痛、气短，动则加重，治疗宜以葶苈子、苏子、厚朴祛痰宽胸，以当归、赤芍、川芎活血化瘀，以麻黄、杏仁、桔梗、枳壳宣降肺气，以人参、沉香、蛤蚧、胡桃肉等大补元气，补肾纳气。

另外，在治疗痰证时还应掌握三个原则。一是治痰当求生痰之本，标本同治，在祛痰的同时，杜绝生痰之源，祛除已生之痰，使新痰不再滋生，这方是万全之策。二是治痰当需调气，气郁者当合以疏肝理气之药，气虚者当加补气之品，正气充盛，气机顺畅自无生痰之机。三是外痰当需利痰，内痰等重通络，可使滞于体内之痰迅速排出体外，脏腑经络的功能得以恢复，疾病得以较快治愈。

体会

1. “痰随气行，无处不到”，“所感不同，病变百端”；说明了痰邪致病的广泛性，临床须明辨痰源，直捣病所，此景岳“见痰休治痰”，“善治者治其生痰之源”之意。

2. 痰既为湿，其性必重浊：风眩晕头疼，头重久治不愈者，非不可以补虚之剂治之，然此治仍不愈反更加重者，必顽痰死血聚结不散所致，因犯实实之诫故也。因“痰随气升降，无处不到。”再者，湿性黏腻。凡身困低热而体温并不高之见于杂症者，也可责之于痰，概痰浊内伏，遏阻阳气，阳气不伸使然。其特点就是身困重而热不畅。临床不明原因之低热，如不见阴虚，气虚之证者，必以化痰祛湿三仁汤之类方可取效，如妄投滋阴补气方药，只能火上加油。

3. 痰湿内留：溃疡、糜烂、疮久不敛而无气虚阴亏之者也当论治于痰，因痰湿内留，阻碍血行，有形之痰外泄，无形之气内耗，营卫气血难以直达病所故也。痰瘀并举，方能取效。

4. 痰热内蕴：体肥之人，皮胖油垢多者，神志不安者之杂症，辨证时也当多喘及痰，方不失隅。因脾运失职，痰浊充斥肢体者多有肥胖之征，实则肌肉松弛无力，痰热内蕴，阳郁外透方可见油垢明亮。而神志不安者多有“痰迷心窍”之嫌，故抑郁或神志恍惚兼于他证者，也可多论于痰，治之方取奇效。

大柴胡汤治愈成人 still 病 1 例

石家庄市中医院东院区脾胃科 刘金里

患者刘某，女，26 岁，未婚，石家庄市某单位职员，河北枣强县人。患者 2018 年 5 月 30 日无明显诱因出现发热，体温 39℃，四肢酸痛，余无明显不适，就诊于当地诊所，给予静滴抗生素等药物治疗，发热不退。2018 年 6 月 3 日于河北以岭医院住院，查血常规：白细胞 26.89×10^9/L，中性粒细胞百分比 90.9%，血小板 364×10^9/L。电解质 Na131.1mmol/L Cl 93 mmol/L。血沉 88mm/h。生化：谷丙转氨酶 90U/L，谷草转氨酶 47 U/L，ALP221 U/L，γ-克 T171 U/L，尿素氮 2.37 mmol/L，肌酐 38μmol/L。免疫七项：C 反应蛋白 155.8m 克/L。ASO 阴性。北京协和医院骨穿结果：髓系原始细胞比例不高，表型未见明显异常；粒系比例增高，以中幼粒及之后阶段细胞为主，未见分化抗原表达异常，部分细胞表达 CD56；单核细胞表达 CD56；红系和淋巴细胞未见明显异常；请结合临床及其他检查。血培养：无细菌生长。肝胆胰脾 CT 平扫未见明显异常。6 月 6 日查血常规：白细胞 23.21×10^9/L，中性粒细胞百分比 92.7%，血小板 396×10^9/L。6 月 9 日查血常规：白细胞 29.4×10^9/L，中性粒细胞百分比 94.3%，血小板 351×10^9/L。诊断为：成人 still 病，给予泼尼松 10m 克/次，3 次/日口服，骨化三醇 0.25 μ 克/次，2 次/日口服，双氯芬酸钠缓释片 0.1 克/日口服。患者未再发热遂出院，出院后如不服用双氯芬酸钠缓释片，第二天晨起就会出现恶寒发热，体温波动在 38～39℃之间，反复多次。2018 年 7 月 8 日经人介绍求治于余。症见：满月脸，往来寒热，食欲旺盛，口干，睡眠差，大便不爽，舌红苔黄，脉弦数有力。辨证为少阳阳明合病。方选大柴胡汤加减。选用广州一方药业的中药配方颗粒：柴胡 2 袋 ，大黄 1 袋，枳实 1 袋，黄芩 1 袋，半夏 1 袋，白芍 2 袋，大枣 1 袋，生姜 2 袋，茯神 1 袋。7 剂。每日 1 剂，开水冲泡，分早晚 2 次温服。患者服药第三天，停服双氯芬酸钠缓释片，泼尼松 10m 克日口服，骨化三醇同前，未再出现发热。2018 年 7 月 15 日复诊，症见：满月脸，未发热，食欲减退，口干，睡眠较前好转，大便通畅，舌红苔薄黄，脉右寸弦有力。查血常规：白细胞 11.25 $\times10^9$/L，中性粒细胞百分比 59.1%，血小板 175×10^9/L。上方加浙贝 1 袋。继服 7 剂。7 月 22 日患者反馈，停服所有西药，未再出现发热。

大柴胡汤，出自《伤寒论》，为表里双解剂，具有和解少阳，内泻热结之功效。主治少阳阳明合病。往来寒热，胸胁苦满，呕吐不止，郁郁微烦，心下痞硬，或心下满痛，大便不解，或协热下利，舌苔黄，脉弦数有力。临床常用于治疗急慢性胆囊炎、急慢性胰腺炎、胆石症、胃及十二指肠溃疡等属少阳阳明合病者。《医宗金鉴·删补名医方论》卷八对大柴胡汤的方义进行了详解："柴胡证在，又复有里，故立少阳两解法也。以小柴胡汤加枳实，芍药者，仍解其外以和其内也。去参、草者，以里不虚。少加大黄，以泻结热。倍生姜者，因呕不止也。斯方也，柴胡得生姜之倍，解半表之功捷。枳、芍得大黄之少，攻半里之效徐，虽云下之，亦下中之和剂也。"

此患者恶寒发热多日，应用解热镇痛，激素类药物治疗，服药时不再发热，一经停药，再次出现发热，并且出现 Cushin 克综合征。患者往来寒热，大便不爽，舌红苔黄，脉弦数有力，此乃大柴胡汤之明证，故大胆应用大柴胡汤，睡眠差，加上茯神 1 袋。复诊时患者舌红苔薄黄，脉右寸弦有力，加上浙贝清肺热。四诊和参，辨证准确，故能获得良效。时下国人多数认为西医取效快，趋之若鹜，而对于中医则认为是"慢郎中"，只能治一些小病，慢性病。殊不知，中医中药可以治疗急性病，疑难病。中医历经几千年，形成了完善的科学理论体系，为中华民族的繁衍生息做出了巨大贡献，我们要继承发扬中医，进行中医研究，使其更加辉煌。

内丘申合成诊治胸痹经验

河北省中医药科学院 武 宁 张培红 整理

申合成先生，内丘人，生于中医世家，幼承庭训。上学业余时苦学中医之《药性赋》《汤头歌诀》《针灸学》《濒湖脉学》《黄帝内经》《伤寒论》《金匮要略》《千金方》等医学名著。

申先生自述说，1966 年天津医疗队讲课时常去旁听，1967 年自订《中医杂志》《中国针灸》，1971 年跟省二院医疗队中医专家田永淑恩师学习中医，跟心血管专家都本洁教授学防治心脏病。去县医院实习，又参加半农半医培训班，后到北岭卫生院上班。1980 年就读于邢台卫校，又去省二院，北京中医院修，都侧重于心脏病学习与诊治，发表论文二十多篇，参写医书三本。不久前又到西安拜见了国医大师、心血管权威专家雷忠义老教授，请教交流受益匪浅。1984 年在县医院实习时，曾用中西结合及穴注疗法治好一例严重心梗患者——隆尧县西霍村郎增根。此后，该村及周边村的心脏病人多来本处就诊，其效甚好。还有，田永淑恩师将一生之经验效方毫无保留的全部给了本人。

下面是申合成先生诊治胸痹的临证经验医案资料：

1. 郎某某，女，63岁，隆尧县西霍村人。1986年8月10日就诊。主诉：胸痛、胸闷、气短，时轻时发半月。半月来较劳累，昨天午饭后突发胸痛、气短，正好邻居在场，给一小白药片，服后好转。隆尧县医院诊为“冠心病”。自感胸中满闷，有时心慌气短，下肢轻度水肿，纳食尚可。舌淡、大、稍暗，苔白厚，二便正常，脉弦细。

诊断：胸痹，胸阳不宣证。

治以：宣痹通阳，理气活血。

方用：瓜蒌薤白方合丹参饮、生脉饮，加减。

处方：瓜蒌20克，薤白20克，桂枝10克，半夏10克，丹参20克，檀香10克，降香10克，茯苓15克，泽泻12克，车前子12克，党参12克，寸冬10克，五味子6克，炙甘草10克。6剂，水煎服，每日1剂。

二诊：药后，胸痛气短症状消失，下肢水肿亦去大半。效不更方，再服10剂。

三诊：诸症消失，临床治愈，又服10剂，巩固疗效，防复发。

2. 杨某某，男，68岁，内丘县南岭村人。主因：胸闷气短，饭后或活动后加重近一年，于2015年10月18日就诊。近年来，经常胸闷气短，劳累后加重，县中医院诊为“冠心病”，要求中医治疗。观其面色稍暗，口唇轻绀，舌大质，有齿痕，舌色稍暗。纳食差，小便有等待不尽感。冬天手足欠温，胃脘怕凉喜温，着凉则大便溏泻。

诊断：胸痹（脾肾阳虚）

治以：温补心脾肾阳，宣通胸膈气机及活血化瘀通脉。

方用：蒌薤方合附子理中汤，加减。

处方：瓜蒌20克，薤白10克，桂枝10克，半夏10克，红花10克，干姜6克，党参10克，白术12克，炙甘草10克，当归10克，川芎6克，厚朴6克，枳实6克，陈皮6克， 生姜10克，大枣5枚。 6剂，水煎服，每日1剂。

二诊：上药服后，效果很好，唯时有胃酸，上方加海螵蛸10克，继用6剂。

三诊：药后诸症若失，还有轻度气短，上方加茯苓12克，用10剂善其后。

随访药后，痊愈。嘱其少食多餐，注意保暖，忌烟、酒、肉。

3. 乔某某，女，64岁，内丘中丰村。2017年3月14日就诊。主诉：胸闷、气短、脘腹胀满、心悸不宁、双下肢肿。患者六年前，在冀医大二院做心脏“修补术”（患者不知病名），术后情况较好。术前口唇发绀、乏力、下肢浮肿、胸闷气短、腹胀均消失。近半年时有腹胀、下肢肿、心慌气短等，服用一片利尿药即好转（名不详），近日诸症加重，故前来就诊。观其面色，微发绀红、抬肩呼吸、时有心慌气短。心电图表现房颤，后背拘紧不适，时有失眠，双下肢肿，舌大、淡，有齿痕。脉弦细、结代。

诊断：心悸，水肿，腹胀。

西医诊为：心衰，心律不齐。

证为：心肾阳虚，水泛肢肿。治宜，强心，温阳，利尿。

方用：蒌薤方合其武汤，生脉饮加减。

处方：瓜蒌20克，薤白10克，姜黄10克，炙甘草10克，桂枝12克，茯苓20克，赤芍12克，白术20克，附子10克，干姜10克，人参6克，寸冬10克，五味子6克，葶苈子15克，车前子15克， 泽泻12克。7剂，水煎服，日1剂。

二诊：药后诸症均消，唯累后稍有不适。

三诊：患者自诉，好如常人，又取7剂，隔日1剂，巩固疗效，防复发。

4. 谢某某，男，63岁，隆尧县北村人。就诊日期：2015年8月18日。主诉：胸痛胸闷，气喘半天。现病史：患者曾有高血压病史3年，口服硝苯地平片20m克3次/日，控制良好。半年前曾因胸闷，胸痛，住院治疗，诊为“冠心病”。刻诊：面色正常，体态偏胖，口唇微有紫绀、舌暗、苔厚腻。患者自觉胸闷如有物压、气喘、脉涩。

方用：瓜蒌薤白方，二陈汤合方加减。

处方：瓜蒌20克，薤白10克，桂枝10克，半夏10克，丹参20克， 檀香10克，红花6克，川芎12克，陈皮10克，炙甘草10克，桑皮10克，葶苈子 10 克。6 剂，水煎服，每日 1 剂。

方中，瓜蒌、薤白豁痰通脉，丹参、檀香活血止痛，配以行气，解郁及缓急止痛药物。

二诊：服药六天后，胸痛、胸闷消失，喘平。脉弦，舌红、苔厚。自诉身轻有力，自觉病去之八九。守方又服 6 剂。

三诊：诸症消失，疾病全无。又取 7 剂，巩固疗效，防其复发。嘱其调情志，慎起居调养之，随访一年无复发。

5. 郎某某，男，63 岁，隆尧县西霍村人。1983 年冬在内丘县医院住院。本人在医院实习。患者病时大汗，心痛连背，有压榨感，兼有胸闷气喘，呼吸短促，每次发作急需舌下含硝酸甘油，纳食差，表情痛苦，日发一至三次不等，脉弦细，舌大、淡、色暗、有齿痕、苔白厚腻。

诊断：胸痹。(胸阳不宣，寒凝气滞，血瘀)

处方：全瓜蒌 30 克，薤白 15 克，半夏 15 克，桂枝 15 克，细辛 10 克，姜黄 10 克，人参 10 克，寸冬 10 克，五味子 8 克，桑皮 12 克，葶苈子 15 克，丹参 20 克，陈皮 10 克，檀香 20 克，红花 10 克，降香 15 克，当归 12 克，赤芍 12 克，川芎 10 克，元胡 10 克，附子 10 克，生姜 10 克，大枣三枚。 6 剂，水煎服，每日 1 剂，二次分服。

治以：宣痹止痛，宽胸理气，温通胸阳之方。

同时伍用，穴注疗法。取生脉饮针剂、丹参针剂。取穴：内关、膻中、心俞、肺俞、中脘、足三里，用 5ml 针管抽取药液，每穴注入 0.5～2ml，诸穴交替使用。每天治疗一至二次，稳定后每天治疗一次。第二天病即减轻，三天后偶有轻发作，时间亦短，五天后没有再犯，食欲好转，心情宽松，住院十三天，带药回家，后又来复诊取药。共用中药 36 剂，以后未复发。

实践发现：生脉饮是最好的强心剂，再加桑皮、葶苈子，舒畅肺气，效果更好。肺顺则心健，“肺朝百脉”故也。后遇胸痹，肺心病，心衰病人，必多用此桑皮、葶苈子，本人称之为，“生脉强心五味饮”。瓜蒌薤白方、丹参饮方，更是先贤常用之效方，临床活用疗效非凡。

贾英杰特色医案选录

河北省中医药科学院 武 宁 张培红 整理

贾英杰，字晚梓，号梓之堂主，河北隆尧人。自幼学习中医，后拜师于河南中医学院博士生导师王付为师，悬壶问世 20 载，自幼受中华传统文化熏陶，酷爱中医药学。现开办“梓之堂中医馆”。贾先生传承并发扬中医药文化，以“救死扶伤”及减轻解除病难疾痛为己任，潜心钻研中医药理论及实践，精读《黄帝内经》《神农本草经》《伤寒杂病论》《千金方》《易经》，并精研各家医说，善以中华传统文化阐释现代医学病理，并且运用传统中医学五运六气理论，天人合一理论，根据阴阳六经辨证，脏腑辨证，八纲辨证等，在病情诊断，病理论证以及治法上有独特论解，对治疗当今环境下形成的脑血管病、肿瘤、糖尿病、痛风、类风湿、重症肌无力、虚劳虚损、男性病的阳痿早泄、死精、少精，以及妇科、儿科疾病和老年人疾病等都有研究。其在师传方的基础上，实践总结及改进治疗原发性癫痫、肾病综合征、哮喘、口腔溃疡、鼻炎，以及牛皮癣等皮肤病，以及骨质增生、腰椎间盘突出，还有不孕不育、婴幼儿积食等 300 多个经验方，经贾先生多年实践配制出专病专治的药丸，有老咳喘药丸、肾虚丸、不孕不育症药丸，疗效肯定。

下面是贾英杰先生的一部分医案：

一、遗精

王某，28 岁，近日劳累过度，不自主的龟头黏，有精溢出，患者深知其害，怕加重成阳痿，随找于我处。细问患者，早年不节制，经常手淫，过早结交女朋友，肾精消耗过多，阴阳两亏，症见遗精早泄，体质日衰而经常流鼻涕，怕冷，肾亏之极，脑力不足而睡不踏实，梦多。其实这样下去会出现记忆力下降，老百姓讲话丢三落四，西医说神经衰弱，再时间长就是抑郁症。方法就是补肾之阴阳。

脉细弱偏数，舌淡嫩红苔薄白。

知母6克，黄柏6克，杜仲10克，川断10克，熟地10克，山药10克，山茱萸10克，枸杞10克，狗脊10克，砂仁5克，五味子10克，五倍子10克，紫河车12克，鹿角胶12克，炙甘草5克，破故纸10克。10剂。

二诊，服药期间无遗精，继用上方，加龙骨，牡蛎，20剂，三诊，服药后情况甚好，一个月没有遗精，性生活也稍有好转。

病属慢性，宜服丸药。

上方加减配丸药一料。

心得体会：本案肾亏，舌、脉有火有虚，先微去相火，其实这早泄、遗精，一开始都有虚火，也叫相火，为什么向外遗，这其实应了老百姓的那句话“不怕外部来造反，就怕里火往外反”，这种情况都是有火有虚，这就叫先“平定内乱，再兴国安邦”，就是先去火再补。这就是有的病人反映说“怎么吃了性生活不好转”，不好转是还没有到时，到补的时候一般就用丸药，也就是戡乱要猛，用汤药。乱后治理时要稳，要缓。我经常说治病与治国一样，不然怎么会有“不为良相，便为良医”。

二、腰疼，胃疼

康某，52岁，光棍一人。长年干建筑类的活，很辛苦，胃疼已20多年，烧心、反酸常有，一般都服用西药，胃友、西咪替丁、复方铝酸铋片、奥美拉唑等等，一直维持治疗。近几年病势有所发展，腰酸腰疼、胃疼、大便干结，几天一次，大便变黑，腿累无力。患者甚是担心，怕是胃癌，边有其侄子作陪，到县医院做了全面检查，检查结果：胃、十二指肠溃疡、大便有潜血、腰椎间盘突出，西医医生建议住院医疗，输液。患者说，我不输液，我看到输液的水，就感觉全身冷。我以前在乡下门诊每次输液都过敏，全身哆嗦。县医院医生只好开药，除了治胃的药，又加了治腰疼的药，有骨刺胶囊、骨质增生丸，还有一些止痛的药，并且在县医院还做了“穴位注射”，患者说不知道是什么药，反正是几针药水打在腰里疼痛的部位半小时后，腰疼明显好转，轻松很多。患者回来口服两天药后胃疼加重，腰依然疼痛。无奈，诉于其侄，想找一中医大夫，平素我与其侄相识，求治我处。时下：患者面色暗黄，疲惫苍老，眼神抑郁，口干不欲饮水，手摸上去凉而干瘪，纳差，眠沉睡而梦多，怕冷、怕热，经常流清水鼻涕。

脉：沉弦而细，舌：舌质淡白，有红点，苔白微腻。

分析：从患者的身世看，患者饱经沧桑，食不果腹，劳累过度，气血、阴阳、津液都已不足，年轻还可抗衡，随着年龄大而衰老，已无力抗衡，病症加速，这其实也是大多数人得病的根本原因，长期吃西药，又如房屋漏雨，只加瓦补漏，一直加瓦，几年以后，房墙老化，再加上房顶太重，瞬间倒塌。这就是有的病人说，我一直吃这药，为什么突然加重了呢！为什么成了癌症了呢！原因就是只加瓦，不用一根立柱顶住，而中医的治疗思路是边加瓦边用立柱，不会突然倒塌。

继续分析病人，病人手凉，问其说脚冰凉，怕累，再从面色、舌、脉上分析，阳虚无疑，舌上红点，胃疼，且瘀血无疑，肾主二便，再加上腰酸腰疼，腰为肾之府，肾虚无疑。治疗大法就是先温阳，调其正气出来，正气足，邪走之。温肾阳，暖脾胃，化血瘀。

附子10克，肉桂10克，杜仲12克，川断12克，肉苁蓉15克，鹿角胶10克，阿胶10克，当归12克，荆芥炭10克，生地炭15克，熟地炭15克，白芍15克，丹参15克，鸡血藤20克，炙甘草10克，火麻仁15克，枳壳10克。上方加减服用40剂，后来加人参、黄芪、白术，益气补中。现病人感觉像换了一个人。

有些药按部就班治一段时间，是完全可以治愈。在这治疗期间，也感谢其侄子经济资助，生活上的照顾。在治病期间家属起决定性的作用，病人有病了，就是想快速好，没有主意，完全听家属的，有的家属不重视，有的怕花钱，有的带着病人今天找张医生，明天找王医生，简单的病治来治去治复杂了。中医治慢性病都需要一个过程，一段时间，如果一治就好，那恐怕就是上面“穴位注射”，无非就是止痛药、麻药、激素药，合在一起，立刻见效，切记切记，千万不要那样治，就像上面这个病人，如果几次“穴位注射”，这样的体质恐怕会更加虚弱，会把胃癌诱发出来，强直性脊柱炎诱发出来，到那时恐怕“医圣”再世，也无力回天。且活且珍惜，且活且积德，为其侄“德”福报苍生而感谢！

三、子宫肌瘤

张某，女，42岁，隆尧县城人。患者近一年来，月经紊乱，经期延长，切量多有块，最近两三个月，经量特多，以至于全身乏力，二便异常，心情烦躁，眠浅梦多，少腹右边用手摸到一硬块，按之微疼。到县医院做B超：子宫肌瘤，建议手术。患者在饭店打工，不想做手术，故而辗转求医，来之我处。

脉：弦滑细数，舌：红苔白腻。

处方：柴胡10克，黄芩10克，枳壳10克，炙甘草8克，木香10克，香附10克，青皮10克，陈皮10克，桂枝10克，茯苓10克，桃仁10克，赤芍10，克丹皮10克，三棱8克，莪术8克，益母草16克。

上方加减共服三个月，月经恢复正常，少腹肿块消失，经B超显示子宫肌瘤已不存在。

按：此患者子宫肌瘤瘀血阻络，血不归经，治疗时不能只止血，像江河拥堵，不能只建坝挡水，挡不住，要把江河疏通，要“通因通用法”，我用疏肝调气机，活血化瘀法。有四逆散梳理气机（经方大师河南中医学院王付教授经常用的），青陈皮、二香都是调理气机的，疏通一下，实在疏不动的配上桂枝茯苓丸，再加上三棱、莪术，这个医案提现了“蚂蚁啃骨头”的方法，最终拿下。患者说感谢我。我说我感谢你吧，感谢你，舍不得花钱做手术；感谢你，怕不能挣钱耽误时间不做手术感谢你，边吃中药边上班。患者家境困难，我也没有用什么名贵的中药。在治疗期间我始终坚信，只要思路对，就应该有效果，果不其然。

四、咳嗽

贾某，男，4岁。初诊：阵阵呛咳，喉间痰鸣，病由感冒而起，历经半年未愈，迭服中西药物，疗效欠佳。西药抗生素、镇咳剂。中药小二清肺、蛇胆川贝、枇杷膏等服之甚多，又曾服中药汤剂益气健脾，咳嗽时家长总是要求多喝水，感觉喝水祛火治咳嗽。近日咳嗽增重，纳食减少，面色暗滞，指纹色红，脉象滑数，舌淡红苔白腻。此乃肺寒饮郁热，就是火包寒。当时外寒引动内饮，寒饮当时没有化开，再加上过度寒凉之药，过度饮水，是寒饮始终没有化开，时间一长而化热，就像冰箱里面的东西，时间长了也会发酸。肺失宣降，上逆而咳。

处方：桂枝15克，白芍15克，炙甘草10克，生姜10克，大枣3个，厚朴15克，杏仁15克，苏子10克，前胡12克，枇杷叶9克，芦根10克，鲜茅根30克。6剂，水煎服，日一剂，一天三次，一剂药煎120毫升，一次40克，饭后服。

二诊：服上方3剂，咳嗽全止，喉间已无痰声，继续喝完6剂。已痊愈，不处方。

按：小儿感冒咳嗽本可一剂而治愈，奈何迁延半年，大概皆是感于西医的炎症，而频用寒凉之剂，强与喝水，多食水果而加重，或是家长不知，听任患儿恣食冷饮雪糕，致肺中寒饮加重，郁热被遏，不得宣散，故久咳不已。《内经》形寒饮上冷则伤肺，咳嗽之症，肺之痰也，患咳者，勿令受冷冽刺激，勿恣食冷饮食物，勿服寒凉之药。《伤寒论》病痰饮者，当以温药和之，故用桂枝、生姜、厚朴、杏仁、苏子之温而化其饮，除其咳嗽之根，用白芍、枇杷叶、芦根、白茅根清其热，任何一种病都是寒热在一起杂糅，炙甘草、大枣微补其虚，时间长了肯定伤肺气。这种情况用小青龙汤加石膏也可以，但我感觉就有点药重病轻，再说三四岁小孩，恐怕喝不了，那药太难喝，中药这东西，喝不到肚子里，是不可能治好病的。

五、崩漏医案

王某，女，49岁，隆尧北小河村人。患者月经多淋漓多日，近日反而增大，小腹隐隐作痛、腰酸、全身乏力，其在饭店打工，感觉工作不是太累，B超未显示异常，口服西医止血，未有效果，故来我处，患者感觉没有其他不适。

脉：缓无力，尺脉沉，舌：淡苔白。

辨证：气血两虚，肾阳虚；治法：益气养血，温肾止血。

人参10克，茯苓12克，白术10克，炙甘草10克，黄芪24克，当归炭15克，炒枣仁30克，生地炭15克，阿胶珠10克，仙鹤草12克，黄芩炭10克，炮姜炭克，藕节炭5个，山茱萸炭12克，菟丝子10克，桑寄生12克，棕榈炭15克。6剂，水煎服。

二诊：经已净，腹痛止，头胀不清，纳不香，睡眠差，脉寸浮，关尺俱沉，舌淡红苔薄白。

上方血止，而身体本虚，少有温补，则下虚上火，故而微调其体质。

处方：生地12克，山茱萸10克，沙元子10克，杜仲10克，桑寄生9克，石决明18克，菊花12克，黑豆皮18克，白蒺藜12克，夜交藤18克，合欢皮10克，陈皮12克，半夏9克，炙甘草10克，砂仁10克。6剂，服上方痊愈，不处方。

按：根据所学的知识，综合判断分析，辨证论治，总能达到预期效果，中医就是不要见血止血，止不住，你要找出血的原因，这位患者就是气血两虚不能固摄血，就是弱，管不住，就像家里太穷，孩子们必须出去谋生。所以就只有补气补血，血就止住了。

胡定邦老师治疗过敏性唇炎一例

北京中医药大学第二临床医学院　汤怡婷　陈玉鹏

胡定邦老师，首都国医名师，全国第一批师承人员，享受国务院政府津贴。长期从事温病学教学，科研工作，继承并发扬了温病学术思想。在临床上采取辨证、辨病、辨药、辨体质的四辨方法。尤其对各种炎症、痛症、过敏性疾病有自己的独特见解。对头痛、颈肩背痛、腰腿痛、关节痛、痛风、荨麻疹、湿疹、痤疮等也有自己的诊治方法，临床中也积累了丰富的经验。笔者有幸从胡老师学习和侍诊，受益匪浅。现介绍胡老师治疗过敏性唇炎病案一例及相关经验。

一、病机与治则

过敏性唇炎是最常见的口唇炎疾病，是具有过敏体质人在受到气候，光照，接触口红，刺激性物质，药物等多种因素的影响下，发生在口唇部位的脱皮、瘙痒、红肿，严重的导致水疱、糜烂、渗液、结痂等过敏性反应，糜烂面上多盖有黄棕色血痂，容易感染化脓而形成溃疡。严重者口唇灼热刺痛，影响进食和说话，且呈现反复发作，迁延不愈，发病周期渐渐缩短等特征。本病属中医“唇风”范畴，风为阳邪，其性开泄，易袭阳位，口唇属头面部易受风邪侵袭，唇风多因胃经湿热，营卫不和，外感风邪，风湿热三者相搏而成。病位在脾胃，因脾主肌肉，开窍于口，其华在唇；口唇为足阳明胃经循行部位“还出挟口，环唇”。红肿、灼痛是火热之象；口唇干裂脱屑，状若无皮为风盛过燥，津液损伤。胡老师治疗过敏性唇炎以固表祛风，滋阴凉血为大法，临床中常应用黄芪桂枝五物汤合五皮五藤饮加减治疗。黄芪桂枝五物汤出自《金匮要略》“血痹阴阳俱微，寸口关上微，尺中小紧，外证身体不仁，如风痹状，黄芪桂枝五物汤主之”，桂枝助阳化气，芍药养血敛阴，姜、枣补益脾气和荣卫，黄芪益气固表，协力驱风，亦取其“治风先治血，血行风自灭”之意。

胡老师认为黄芪桂枝五物汤偏温，故用赤芍易白芍，加强活血凉血之功，同时应用五皮五藤饮以加大祛风之功。五皮五藤饮为京城名医，皮肤科专家赵炳南教授治疗皮肤病的经验方，由牡丹皮、海桐皮、白鲜皮、桑白皮、地骨皮、青风藤、天仙藤、首乌藤、钩藤、海风藤组成。五皮通络，治疗久病入络，入络难除之疾；五藤行经，通气血，祛风湿。

二、病案举例

患者女，27岁，2018年9月23日初诊。唇部反复化脓结黄痂半年余，曾于天津医科大学总医院就诊，诊断为“皮肤过敏”，给红霉素软膏，氯雷他定药物治疗，症状无减轻，1月前就诊于北京协和医院皮肤科，诊断为“口周皮炎”，给予依巴斯汀片，硼酸洗液湿敷，复方多粘菌素 B 软膏涂抹患处，自觉无减轻，无效果，此病有季节性变化，寒冷干燥季节好发，既往无饮酒等不良习惯，过敏体质，芒果过敏，5 月查血清过敏原特异性抗体 I 克 E，尘螨 5 级过敏；8 月 31 日查血显示：嗜酸性粒细胞百分比 8.2↑，既往过敏性鼻炎史；母亲过敏体质。刻下症见：双唇脱屑，有痂皮口角湿润潮红，上覆薄痂，无咬痕，色素沉着，口角无疼痛张口无受限，张口度 3 横指，口内其他黏膜无异常，手足心热，二便可，舌苔薄白，舌尖红，脉弦细。

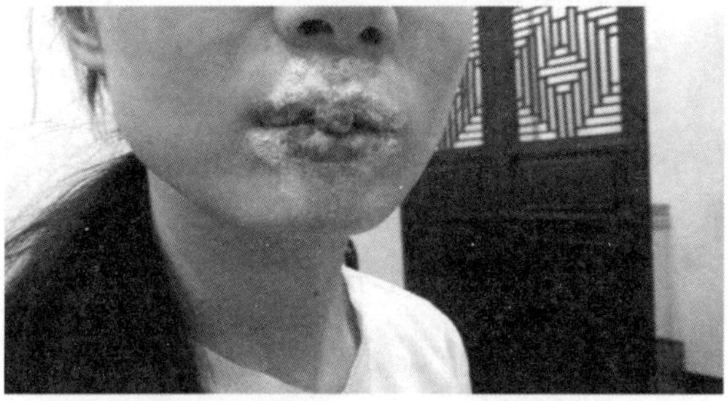

辨证分析：患者青年女性，工作压力较大，日气化火，阴虚生内热，故表现为手心脚心热。感受风燥邪气，故表现为唇部反复化脓结痂、瘙痒，并且于寒冷季节加重，故处黄芪桂枝五物汤合五皮五藤饮加减。处方：生黄芪 30 克，桂枝 10 克，赤芍 15 克，白芍 15 克，生甘草 10 克，大枣 20 克，黄芩 10 克，蜜桑白皮 15 克，海桐皮 15 克，白鲜皮 15 克，牡丹皮 10 克，地骨皮 15 克，钩藤 12 克，首乌藤 15 克，生地黄 30 克，百合 20 克，茜草 12 克，紫草 15 克，乌梅 15 克，炒槐花 15 克，穿山龙 15 克，连翘 12 克，21 剂水煎服。2018 年 10 月 14 日复诊：唇部黄痂脱落，未化脓，瘙痒减轻，继服中药巩固。

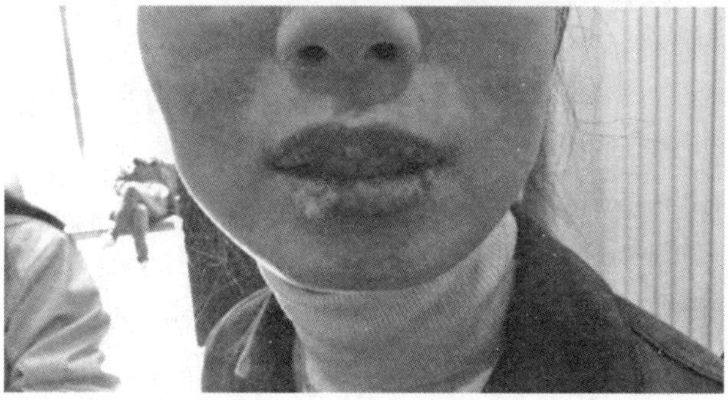

三、讨论

胡定邦老师治疗本病时除用五皮五藤饮合黄芪桂枝汤外，常加入生地黄、百合等药，因过敏性唇炎多由火热之邪作祟，故用其清热凉血，同时胡老创“滋阴活血”理论，在应用活血药时加滋阴药，滋补津液，可增强活血功效。

胡老师常用络石藤、鸡血藤取代五皮五藤饮中的天仙藤、青风藤，因天仙藤含马兜铃酸，可引起肾脏损害等不良反应。青风藤味辛苦，而络石藤性微寒，善治风湿挟有热象，更契合本病风湿热相搏的病机，鸡血藤活血兼能养血。治疗病程日久的过敏性皮肤病时，可用石榴皮替代牡丹皮，石榴皮味酸，可敛疮拔毒。

在治疗过敏性疾病时胡老师有自己独到心得，对药物的认识不仅在中医角度非常独到，亦结合了西医理论认识疾病，如治疗过敏性荨麻疹时，用桂枝麻黄各半汤或黄芪桂枝五物汤为主方，联合抗过敏药物的应用，茜草、紫草不仅可活血，且有抗过敏作用，防己、秦艽、徐长卿祛风湿兼有抗过敏的作用，现代药理研究乌梅、槐花、穿山龙具有较好的抗过敏作用。

治疗过敏性鼻炎，过敏性哮喘时，常配合使用枳实、厚朴、木香等行气药，肺主一身之气，加用理气行气之药，通调一身气机，利于肺气的宣发肃降；枳实、厚朴、木香等药理气宽中，主要作用于脾胃，根据手太阴肺经经络循行“肺手太阴之脉，起于中焦，下络大肠，还循胃口”，亦可治疗肺系的哮喘与鼻炎疾病。现代药理研究证明了这类行气药可松开支气管平滑肌，治疗支气管痉挛，有抗过敏的功效。

曹传龙临证特色医案选

河北省中医药科学院 武 宁 张培红 整理

曹传龙，安徽民间中医，长期以中医特色为民众解除病困，有丰富的临床经验，下面是他行医治病的几个医疗案例，提供给大家参考。

案一、输卵管阻塞不孕症。

徐某，女，32岁，在杭州打工。经朋友介绍于2018年5月28日和我微信联系。患者为继发性不孕症，在杭州大医院久治无效。经西医检查：输卵管一侧不通，慢性盆腔炎、盆腔粘连、阴道炎，人流次数多，月经有血块，带下夹有血丝，时而阴痒，腰酸疼，黑眼圈很重，头晕，失眠多梦。治以活血清热，育肾通络，以通促孕之法。处方如下：当归15克，川芎5克，大血藤20克，败酱草15克，盐菟丝子20克，制女贞子20克，三枝10克，莪术10克，续断20克，桑寄生15克，土鳖虫10克，大黄3克，益母草20克，制香附15克，丹参20克，鸡血藤20克，石菖蒲5克，路路通30克。上方经服两个月怀孕。

按：输卵管阻塞是女性不孕尤其是继发性不孕的重要原因之一，多因盆腔慢性炎症导致输卵管腔粘连、僵硬，或受周围疤痕组织的牵拉，扭曲或闭塞，使输卵管丧失其输送精子、卵子、孕卵的生理功能而导致不孕。本病可见于中医的不孕，月经不调，痛经带下，妇人腹中痛，癥瘕，妇人痃癖等病证中。而《女科经纶》所出指的：“夫痃癖癥瘕，不外气之所聚，血之所凝，故治法不过破血行气。”对输卵管阻塞性不孕的病机和治疗有所启迪。中医认为，输卵管阻塞的形成，主要是肝郁气滞，瘀血阻络，不能摄精成孕。引起血瘀的原因很多，如人流不慎伤及脏腑、经络，使气血运行不畅而为血瘀；或因产后摄生不慎而感受寒邪，血遇寒凝而成瘀；或不慎感受了热邪，血受热灼而为瘀；或因情志不遂，肝气郁结，气滞血瘀；或因不洁性交，感染邪毒而为瘀。最终是，瘀阻冲任，胞脉、胞宫，不能摄精成孕。本案患者因多次人流，致病菌感染而引起输卵管发炎，使输卵管粘连不通，不通则不能运输精卵成孕。方中当归、川芎、大血藤、败酱、三棱、莪术、土鳖虫、大黄、益母草、丹参、鸡血藤、路路通、香附理气活血清热，菟丝子、女贞子、续断、桑寄生育肾补肾，石菖蒲芳香通窍。

案二、男性肾亏不育症。

曹某，男，30岁，打工者。经朋友介绍于2015年5月26日和我微信联系，自述是肾亏虚不育，经多方中西医治疗无效，前妻因其不育而离异，现又结婚两年其妻不孕，甚是发愁。症见腰酸痛，浑身乏力没劲，性欲差，既怕冷又怕热。西医检查：精子稀少。治以补肾益精之法。处方如下：盐杜仲20克，续断20克，丹参10克，桑寄生15克，枸杞子15克，淫羊藿15克，乌药10克，山药30克，小茴香5克，制女贞子20克，盐补骨脂15克，盐菟丝子20克，鸡血藤20克，熟地黄10克，盐车前子10克，金樱子10克。上方经服三个月，其妻怀孕而生一女婴。

按：男性不育属于中医学“不育”病症的范畴。正如清代《秘本种子金丹》中所说：“疾病之关于胎孕者，男子则在精，女子则在血，无非不足而然。凡男子不足则有精滑、精清、精冷，或临事不坚，或流而不射，或梦遗频数，或便浊淋涩，或好女色以致阴虚，阴虚则腰肾痛惫，或好男风以致阳极，阳极则亢而亡阴，或过于强固，强固则胜败不洽，或素患阴疝，阴疝则肝肾乖离。此外，或以阳衰，阳衰则多寒；或以阴虚，阴虚则多热，是皆男子之病，不得尽诿妇人也。倘得其源而医治之，则事无不济矣。”中医认为，肾主藏精，又主发育与生殖。一旦肾虚而出现性功能障碍，精少就难以为嗣。本案患者就是因肾虚而不育。方中杜仲、续断、枸杞子、淫羊藿、补骨脂、菟丝子、小茴香、乌药温阳补肾，桑寄生、熟地黄、山药、女贞子、车前子滋阴补肾，丹参、鸡血藤养血补血，金樱子涩精补肾。

案三、痛经一案

周某，女，38 岁，2017 年 6 月 17 日初诊。患有痛经多年，经多方求治不见好转，且有逐年加重趋势。该患者以往好多年在餐馆做事，经常洗菜洗碗，且晚上多是睡在一楼潮湿之处，久而久之，不仅患有痛经，而且又特别怕冷，在炎热夏季不能吹风扇见空调否则感到寒冷入骨。月经来之前四肢关节胀痛，便秘，疲劳，饮食一般。脉沉紧，舌苔白腻，舌质淡暗红。中医辨为寒湿凝滞证，治以温经散寒，活血止痛之法。处方如下：干姜 20 克，桂枝 15 克，甘草 10 克，制附子 15 克，黄芪 20 克，鸡血藤 20 克，肉桂 10 克，防风 15 克，小茴香 10 克。经服上方两个多月病情基本上痊愈，嘱其平时注意保暖，忌生冷。

按：该患者由于久处湿地，致寒湿或寒邪客于冲任，胞中，血为寒凝运行不畅通，不通则痛，而发为痛经。正如《景岳全书》所云：“若寒滞于经，或因外寒所逆，或素日不慎寒凉，以致凝结不行，则留聚为寒而无虚者，须去其寒。”方中干姜、桂枝、制附子、肉桂、小茴香温经散寒，鸡血藤活血通经，黄芪益气温阳，防风胜湿止痛，甘草调和诸药。

案四、不安腿综合征

李某，女，8 岁。2018 年 10 月 6 日初诊。十几天前，该小孩因感冒在其附近诊所打针输液，很快痊愈，然随即出现两腿不停地抖动现象，她的父母吓坏了，赶紧带到医院看看，经医院神经科诊断为不安腿综合征。经西药治疗无效，而来找中医调治。诊见患孩除了两腿不停地抖动外，别无不适。脉弦，苔薄白，舌淡红。此乃肝血不足，筋脉失养所致。治以柔肝养血，缓急舒筋之法。处方如下：白芍 20 克，甘草 10 克，二剂。

上方喝完，病情痊愈，小孩活动如常。

按：中医讲，肝藏血，主筋。肝血不足，筋脉失养，而致两腿经脉抖动不适。方中虽只有白芍、甘草两味，但白芍味酸，甘草味甘，二药相伍则有酸甘化阴，柔肝和脾，滋阴养血，缓急舒筋之功用，善治血脉不利所致的拘急疼痛之症。该小孩可能因西药伤了肝，致使肝血不足经脉失养而出现了两腿抖动不安之症；而芍药甘草汤是缓急之剂，故服后见效神速。

案五、小孩感冒咳嗽

金某，女，3 岁。2018 年 2 月 6 日初诊。该患孩由于体质差，近一年来经常感冒，不断地打针输液，雾化治疗，可是病情依旧反反复复，最近几天有加重趋势，诊时喘咳，鼻塞流清鼻涕，喉咙有痰，纳呆，水也难喝进，一家人惊恐不安。中医辨为体虚外感咳嗽，治以益气解表，化痰止咳。处方如下：麻黄 2 克，桂枝 3 克，甘草 5 克，细辛 2 克，柴胡 5 克，制半夏 3 克，款冬花 5 克，紫菀 5 克，桑白皮 5 克，麦芽 10 克，黄芪 5 克，党参 5 克。

经服上方五剂病情痊愈，咳止，饮食恢复正常，不哭不闹，玩耍如常。

按：该患孩素来脾虚，饮食差，致使体质一直也差，所以时常感冒。中医讲，脾为肺之母，肺主气而脾益气，肺所主之气来源于脾。脾运的强弱就决定了肺气的盛衰，肺虚之因关乎脾虚，而肺虚之后脾气更虚，此乃五行学说中所谓的子令母虚，或子盗母气是也。从生理特征而言，小儿“脾常不足”，中州薄弱，运化失健，水谷难化精微，脾之化源匮乏，母难养子，终致肺脾两虚。肺虚卫表不固而致咳喘，脾虚不运纳食呆少。方中麻黄、桂枝、细辛、柴胡温阳解表，甘草、制半夏、款冬花、紫菀、桑白皮化痰止咳，黄芪、党参补益肺气，麦芽消食和中。

案六，不育

马某，男，30 岁。患者结婚四年，性生活正常，其妻妇科检查无异常，至今未育。他经西医检查：精液不液化，活动力差。此乃肾虚血瘀所致，治以补肾益精，补血活血生精之法。处方如下：桃仁 10 克，鸡血藤 20 克，熟地黄 10 克，当归 30 克，白芍 12 克，丹参 15 克，川芎 10 克，黄芪 15 克，淫羊藿 15 克，盐菟丝子 15 克，枸杞子 15 克。上方经服半年，其妻怀孕。

按：精液异常包括量少，活动力差，精液不液化，畸形精子等，其发病以肾虚多见，且肾虚每多夹有瘀滞，而呈现出肾虚血瘀之证，其治疗应以补肾益精，补血活血生精为原则。方中淫羊藿、菟丝子、枸杞子补肾，促进精子再生力，配黄芪益气补血而精生，提高精子活动能力。诸药配合，切中肾虚血瘀所致之畸形精子症不育的发病机制，所以疗效满意。

董恩雷临床针灸特色医案

河北省中医药科学院　武　宁　张培红　整理

董恩雷，男，汉族，生于1987年8月15日中秋节出生于河北省石家庄市鹿泉区上寨乡梁庄。自幼深爱医学，12岁时偶然去自家土坯墙内发现两箱医学古书秘籍，经父亲告之是爷爷在世时行医所用所写。因为种种原因家庭衰败和现实的残酷直至12岁才让这些书重见天日，从此开始悉心钻研。16岁那年父亲突然得了瘫痪，在父亲的引领下用这些医术为父亲针灸治疗，在父亲好转后，17岁参军到了甘肃，报的军医，结果被选为侦察兵。不幸的是在种种训练中，患上了疑难重病，无奈之下回到了家乡，从此开始悉心研究爷爷的古书秘籍。其中包括明代针灸学家杨继周的名著《针灸大成》《脉经》《祝由科》《寿世保元》《万病回春》等。我发誓一定要把医术学好，完成爷爷遗志，将它发扬光大。于是带着这些古医书离开了家乡，开始了慢慢地求医治病之路。

历时数年，拜访过很多民间医学前辈，并去北京森寿堂和炎黄针灸学校学习毕业，取得针灸、按摩等资格证书。曾拜平山县武术协会副主席李金岩为师，习武来强身健体，将其养生精髓融入医学，并用古医书里的方法将自己的病奇迹治愈。并在鹿泉市中医院医师薛会立的指导下对医学更是精进一层。经岁月沧桑，自己的刻苦研习和自身对疾病的切身体验，终于把爷爷留下的古医书秘籍参悟透彻，将爷爷留下的医术方法重新整理编制创建了独具特色的“董家心意针”针法。这些内容，申报了“中医药传统知识保护”项目，2015年被曹东义老师收入《杏林寻宝保护中医》一书中。数年来治愈了无数偏瘫、口眼歪斜等疑难疾病患者，至今来自各地的患者在诊室门口排队等候治疗。得到了大家的赞扬和认可，特此希望将它流传于世造福人类。近日听了河北省中医药科学院副院长曹东义教授在燕赵名师讲堂讲的课，并与曹老师信息来往，深深受到曹老师的影响。听师一席话胜读十年书，深感自己学识薄浅，在曹老师的指点和引领下有幸在各位同仁前辈面前班门弄斧，将自己多年探索实践中几个特效治疗案例献上，以供各位同仁参阅。

一、半身不遂

王志和，男，64岁。病史：一个月前突感头晕一侧身体麻木无知觉，送往省医院治疗，诊断为半身不遂脑梗死，血压低，嘴角流涎，一侧肌张力无，不能自理，治疗一个月出院。

初诊：2014年1月7日，坐轮椅而来，不能自理，小便失禁，面色苍白，大便微稀，说话无力，血压偏低，脉搏沉细紧涩，舌苔白厚，饮食稀少，目无神光呆滞，左侧没有知觉。

辨证：气血亏损导致阳气不生，寒湿瘀滞经络伤及众穴至百会，导致脑髓供血不足产生眩晕，局部脑梗死。

心意针治疗

方法：上肢：肩髃、臂臑、曲池穴、手三里、下廉、外关、合谷、后溪。下肢：环跳、殷门、足三里、委中、承山、上巨虚、阳辅、行间、昆仑。头部：风池、百会、风府、头维、上星。背部：肾俞、天宗。配合阿是穴道、曲池、外关、环跳、足三里用烧山火法，其他穴道用弹针法，每20分钟捻转行针一次，一共三次，最后一次令患者双眼闭合心无杂念吸气吐纳启针。皆为补阳顺气调和气血，阳气升瘀血散。经过一次治疗患者手脚有微微波动之意，脸色稍显血色，脉搏有所好转，血压平稳。用此法连续治疗5次后，患者可以扶着走路。

复诊：2014年1月11日依前法又连续4次，烧山火法弃之，单用旋转呼气弹针法治疗。患者基本可以自理，患侧稍显无力。

复诊：2014年1月17日依前法巩固治疗6天患者已痊愈，随访未再复发。

二、严重半身不遂

刘会霞，女，32岁，鹿泉区上寨乡北寨村人士。病史：据患者家属介绍，患者有一天突然不舒服，昏迷不省人事，送往省二院进行抢救治疗。经医院诊断，血压正常，心电图正常，影像怀疑结核性脑膜炎，连续抽脊髓液3～4次，在院治疗将近3个月，一直处于昏迷状态，家人已准备后事。后用尽一切办法，终于醒来，但是不能下床走路，身体一侧知觉丧失，卧床不起，口角有些歪斜，说话语无伦次，嬉笑无常。家人几乎很伤心绝望，并把病例送往北京查看，此时医疗费将近30万。之后决定出院。经亲属介绍，来此就医。

初诊：2016年2月1日 望：抬着进来，口角有些歪斜，身体左侧没有知觉，嬉笑无偿。查看检查影像，右脑蛛网膜下有核桃大白影。闻：说话少吐字不清无力。问：大便正常，小便有些黄，月经一月未来，子宫内有巧克力囊肿，心情消极，恐惧担心治不好。切：诊其脉左手心脉浮缓，肝脉浮迟，肾脉沉细，右手肺脉浮细，脾脉浮迟，命门脉沉细。并测量血压正常，体温正常，血糖正常。

辨证：正虚络空，痰湿侵袭，瘀滞六经，以致晕厥不醒。

治法：疏经通络，化痰祛湿，补阳还正。

心意针治疗方法

令患者侧躺，穴常规消毒后选：肩髃、曲池、环跳、足三里，针柄加药艾点火，让温度顺针进入经脉通达腠理驱寒治瘀，随后上肢：天宗、肩贞、肩髃、臂臑、手三里、下廉、外关、合谷透后溪。下肢：殷门、委中、承山、上巨虚、阳辅、行间、昆仑、解溪。头部：风池、百会、头维、上星。留针30分钟，将以燃烧尽药艾取下，上肢针法拇指向前食指向后右手操作，针向右转两圈行针。下肢针法食指向前拇指向后向左旋转两圈，头部针法同上肢针法相同。20分钟后在依前法行针一次，10分钟后，用弹针法每针令患者闭目口吸鼻出深呼弹针三遍，在依前法行针完毕，然后起针。休息5分钟用心意针复刺法：令患者平躺，针刺上肢：尺泽、郄门、内关，心意针穴。下肢：阴陵泉、三阴交、血海、足五里。面部：攒竹、丝竹空、瞳子髎、水沟、迎香、地仓透颊车，留针15分钟食指向前拇指向后向左旋转一圈半，下肢拇指向前食指向后，针向右转一圈半行针。面部同上肢针法，15分钟后用弹针法每针令患者闭目口吸鼻出深呼弹针三遍起针。休息5分钟，令患者坐姿，针灸头部：风府、哑门，健侧风池，心意针两穴，留针15分钟平补平泻再过15分钟弹针起针。针灸1次后手脚明显平躺能抬30厘米高，手指微动。

配合中药处方：黄芪30克，党参25克，鸡血藤30克，桑寄生15克，当归12克，地龙9克，川芎12克，枸杞子12克，伸筋草6克，丹参12克，天麻3克，牛膝15克，山萸肉10克，红花6克，远志10克，石菖蒲10克，全蝎3克，赤芍9克，威灵仙10克，姜半夏9克，木瓜5克，甘草5克。水煎服日服2至3次。

复诊：1016年2月10日患者针灸10次，并喝中药，症状好转，患者可以奇迹下地一拐一拐走路，患侧手可以完成戴眼镜的动作，大便有些干。

按前处方不变，加肉苁蓉30克，茯苓12克，又开10剂，水煎服，日服2至3次。

复诊：2016年2月20日又以前法针灸10日，并服上处方中药不变，患者可以奇迹不协调跑步口眼歪斜已痊愈。

复诊：2016年3月1日依前法又针灸10日，喝上处方中药不变，起跳动作和手恢复自如，奇迹痊愈，跑步走路跳跃都已正常，月经正常。

三、脑出血半身不遂

任荣喜，男，52岁，河北省石家庄小宋楼村人士。病史：因得第二次脑出血半身不遂，右手不能动，不能说话，只能吃流食，舌头不能动，右腿站不稳，没力气，生活不能自理。

初诊：2014年9月6日

四诊所见：望：二人架托着来，面色黄黑，目无精光，嘴角流涎，张嘴无力，舌头卷缩不能伸出，患侧手脚不能动。闻：声音微弱难以出声。问：脑出血第二次犯病，大便干少，小便黄，饮食流食消化不好，患侧手脚不能动，血压正常，血糖正常，无其他病史。切：左手心脉沉细，肝脉沉迟，肾脉沉弱，右手肺脉浮缓，脾脉沉细，命门脉沉细。

辨证：风寒侵入经脉，导致气机不畅，难以运血，又侵入脏腑，导致身体虚寒，督脉受损上瘀脑海，瘀阻至破，以致瘫痪。

治法：疏通筋脉，调理气机，气催血动，疏散瘀血，补阳驱寒，气血调和其病自愈。

心意针治疗方法

令患者侧躺，穴位常规消毒后选：肩髃、曲池、环跳、足三里，针柄加药艾点火，让温度顺针进入经脉通达腠理驱寒治瘀，随后上肢：天宗、肩贞、肩髃、臂臑、手三里、下廉、外关、合谷透后溪。下肢：伏兔、阴市、殷门、委中、承山、上巨虚、阳辅、行间、昆仑、解溪。头部：风池、百会、头维、上星、四神聪。留针 30 分钟，将以燃烧尽药艾取下，上肢针法拇指向后食指向前右手操作，针向左转一圈行针。下肢针法食指向后拇指向前向右旋转一圈，头部针法同上肢针法相同。20 分钟后在依前法行针一次，10 分钟后，用弹针法每针令患者闭目口吸鼻出深呼弹针三遍，在依前法行针完毕，然后起针。休息 5 分钟用心意针复刺法：令患者平躺，针刺上肢：天泉、尺泽、郗门、内关、大陵，心意针穴。下肢：箕门、公孙、京骨、阴陵泉、三阴交、血海、足五里。面部：水沟、迎香、地仓透颊车，留针 15 分钟食指向前拇指向后向左旋转一圈半，下肢拇指向前食指向后，针向右转一圈半行针，面部同上肢针法。15 分钟后用弹针法，每针令患者闭目口吸鼻出深呼弹针三遍起针。休息 5 分钟，令患者坐姿，针灸头部：风府、哑门，健侧风池，心意针两穴，留针 15 分钟平补平泻再过 15 分钟弹针起针。最后：金津、玉液，针刺 5 分深行针 5 分钟放血。

复诊：2014 年 9 月 15 日按此针法已连针 9 次可以下地走路手可以回复知觉但无力，舌头可以伸出，可以放声简单说话，吃饭可以吃其他东西了。

复诊：2014 年 9 月 25 日按此针法又针灸 10 次走路基本稳定，说话流利了很多，手回复很好力气也大了很多，吃饭基本正常。

复诊：2014 年 10 月 6 日按此针法又巩固 11 次，基本恢复正常不可思议，追访至今没有复发。

四、脑梗半身不遂 1 年患者

冯景书，女，62 岁，河北省鹿泉区铜冶镇上寨乡长河村人士。病史：患半身不遂脑梗死后遗症将近一年左右，当地医院说就是这个样子了，脑梗死都会留后遗症的，结果患侧左手就不能自理，不能屈伸拿东西，左侧腿无力，走路东倒西歪。

初诊：2015 年 5 月 2 日，四诊所见：望：面色苍白，左手不能自理，走路无力，东倒西歪，目光有神，舌苔微白，自汗。闻：说话正常。问：大便正常，小便白清，饮食正常，担心自己不会康复，焦虑烦恼，失眠，健忘。切：左手心脉细小，肝脉浮大，肾脉沉缓，右手肺脉浮缓，脾脉平和，命门脉沉缓。

辨证：血虚表热，肾寒心虚，风中经络，病长日久，血脉不通，脑海瘀阻，日久落残。

治法：补血滋肾，调和荣卫，疏通脉络，久瘀自除，其病自康。

心意针治疗方法

患者侧躺，穴常规消毒后选：随后上肢：肩髃、曲池、天宗、肩贞、臂臑、手三里、下廉、外关、合谷透后溪。下肢：环跳、足三里、殷门、委中、承山、上巨虚、阳辅、行间、昆仑、解溪。头部：风池、百会、头维、上星。留针 30 分钟，上肢针法拇指向前食指向后右手操作，针向右转两圈行针，下肢针法食指向前拇指向后向左旋转两圈，头部针法同上肢针法相同。20 分钟后在依前法行针一次，10 分钟后，在依前法行针完毕，然后起针。休息 5 分钟用心意针复刺法：令患者平躺，针刺上肢：尺泽、郗门、内关，心意针穴，下肢阴陵泉、三阴交、血海、足五里。面部：攒竹、丝竹空、瞳子髎、水沟、迎香、地仓透颊车，留针 15 分钟食指向前拇指向后向左旋转一圈半，下肢拇指向前食指向后，针向右转一圈半行针。面部同上肢针法，15 分钟后起针。息 5 分钟，令患者坐姿，针灸头部：风府、哑门，健侧风池，心意针两穴，留针 15 分钟平补平泻再过 15 分起针。休息 5 分钟，令患者趴下，针刺肾俞，气海俞，关元俞，留针 20 分钟，拇指向前是指向后向右旋转右侧穴道针，左侧相反旋转。在隔 10 分钟依前法行针后起针。休息 5 分钟用针筋法，拉开患者患侧手臂，用手触摸患者患侧拘禁之筋点刺旋转，让酸胀麻放射手掌指关节，一一针刺。当日效果，腿稍显有力，手指反应只能紧握不能伸张。

复诊：2015 年 5 月 12 日依前法针灸 10 次，左手可以投到鼻子的高度，拇指、食指、中指可以伸屈了，小指、无名指无知觉，腿走路正常了很多，自汗停止，精神好多了，睡眠可以。

复诊：2015 年 5 月 22 日依前法又针灸 10 次，五个手指奇迹回复，患指可以梳头做饭，走路正常。

复诊：2015 年 6 月 5 日依前法巩固针灸 13 次，患者彻底痊愈，追访至今未复发。

五、脑梗 3 次半身不遂

韩建利，男，50 岁，河北省石家庄市山尹村人士。病史：半身不遂脑梗死 3 次，这次犯病后，左手不能动，手指没知觉，左腿不灵活，没力气，有一点口眼歪斜。患者感觉犯三次了，可能治不好了。结果来到董恩雷大夫这里，给董大夫开着玩笑说：“如果我的手今天能动了，明天就给你送锦旗。”经过董大夫的治疗，结果奇迹出现了，没想到真能动了，最终痊愈了，特送锦旗以表恩情。

初诊：2014 年 8 月 4 日。四诊所见：望：面色可以，嘴角流涎，舌苔黄 ，走路不稳，一侧手不能自理。闻：说话稍显不利。问：大便正常，小便黄，犯病三次。切：左手脉心脉平和，肝脉沉涩，肾脉沉缓，右手脉肺脉，浮缓，脾脉沉细，命门平和。

辨证：风寒入络，侵袭正气，病久体衰，导致气血瘀滞，上达脑髓，以致瘫痪。

治法：扶阳提正，调气运血，散寒祛湿，气催血动其瘀自散，病可安康。

心意针治疗方法

令患者侧躺，穴常规消毒后选：肩髃、曲池、环跳、足三里，针柄加药艾点火，让温度顺针进入经脉通达腠理驱寒治瘀，随后上肢：天宗、肩贞、肩髃、臂臑、手三里、下廉、外关、合谷透后溪，下肢：殷门、委中、承山、上巨虚、阳辅、行间、昆仑、解溪。头部：风池、百会、头维、上星。留针 30 分钟，将以燃烧尽药艾取下，上肢针法拇指向前食指向后右手操作，针向右转两圈行针。下肢针法食指向前拇指向后向左旋转两圈。头部针法同上肢针法相同。20 分钟后在依前法行针一次，10 分钟后，用弹针法每针令患者闭目口吸鼻出深呼弹针三遍，在依前法行针完毕，然后起针。休息 5 分钟用心意针复刺法：令患者平躺，针刺上肢：尺泽、郗门、内关，心意针穴，下肢阴陵泉、三阴交、血海、足五里。面部：攒竹、丝竹空、瞳子髎、水沟、迎香、地仓透颊车，留针 15 分钟。食指向前拇指向后向左旋转一圈半，下肢拇趾向前二拇趾向后，针向右转一圈半行针。面部同上肢针法，15 分钟后用弹针法每针令患者闭目口吸鼻出深呼弹针三遍起针。休息 5 分钟，令患者坐姿，针灸头部：风府、哑门，健侧风池，心意针两穴，留针 15 分钟平补平泻再过 15 分钟弹针起针。

复诊：2014 年 8 月 14 日患者已针灸 10 次，腿明显正常许多，手能握不能伸精神很好。

复诊：2014 年 8 月 15 日针灸这天，患者突然 5 个手指奇迹的可以伸开。

复诊：2014 年 8 月 24 日按上针法又针灸 10 次，患者的手可以梳头，有力屈伸，腿无大碍。

复诊：2014 年 9 月 3 日按上针法巩固 8 天，患者基本痊愈。

针灸对治疗不孕不育症临床技术运用

郸城县针灸研究所　　周怀明
郸城中医疑难病研究院　　单玉丽
郸城县神针中医馆　　周久惠

【摘要】 现在不孕不育症是一种常见病症，一般说来，育龄夫妇结婚后，未采取避孕措施，且性生活正常，一年以上女方未受孕者称为“不孕症”，而“不育症”则是指育龄夫妇结婚后女方虽妊娠，但均因自然流产、早产或死产而未能获得活婴者。男女任何一方的生育功能异常均可导致不孕不育。不孕不育的治疗一直是医学界一道难题，虽然方法很多，但多数是采用单纯的西医疗法或是中西医结合法，效果并不明显。因为不孕不育产生的原因有多种，盲目的治疗或是只治表面，都不能从根本上解决问题。

针灸治疗不孕不育症的诊疗源远流长，《素问·骨空论》已有“不孕”的论述，书云：“督脉者、此生病、其女子不孕”。关于不孕症的病因，《针灸甲乙经·妇人杂病》篇认为女子不孕为血在内有关：“女子绝子，血在内不下，关元主之”。《辨证录·求嗣》则主张调理任督带脉，书云：“妇人有腰酸背楚，胸中胀闷，腹内生瘕，日日思寝，朝朝欲卧，百计求子，不能如愿，人以腰肾之虚，谁知任、督之困乎。夫任脉行于前，督脉行于后，然皆从带脉上下而行也。故任督脉虚，而带脉坠于前后，虽受男子之精，必多小产。况任督之间有疝瘕之症，则外多障碍，胎胞缩入于疝瘕之内，往往精不能施。”关于不孕不育症的针灸治疗。

【关键词】 针灸疗法　治疗不孕不育症　技术运用

一、技术优势：

针灸是中医传统疗法，是祖国医学的宝贵遗产之一，治疗不孕不育症，疗效显著，特别对特发性少精症、黄体功能不全性不孕、排卵障碍性不孕等功能性不孕不育症针灸治疗有独特的优势。

①方法简单，成本低，无毒副作用；②针灸通过调节阴阳平衡，能双向调节和加强脏腑功能，与药物配合使用能提高药物的吸收，加强药性的发挥，减轻药物的可能的毒副作用。

理论依据：依照《素问·上古天真论》说：“女子七岁，肾气盛，齿更发长，二七而天癸至，任脉通，太冲脉盛，月事以时下，故有子，丈夫八岁，肾气实，发长齿更，二八肾气盛，天癸至，精气溢泻，阴阳和，故能有子。”说明肾气盛实，真阴充足，任脉通，太冲脉盛，女子月经能正常来潮，男子能射出正常的精液，选择“的候”，阴阳交合，才能孕育有子，而无子在于血气劳伤，阴阳不和，正如《诸病源候论·无子候》所云：“然妇人挟疾无子，皆由劳伤血气，冷热不调，而受风寒，客于子宫，致使胞内生病，或月经涩闭，或崩血带下，致阴阳之气不和，经血之行乖候，故无子也”。说明不孕不育是由于冲任病变、脏腑功能失调所致，针灸治疗不孕不育症有效就在于疏通经脉，平衡脏腑阴阳，调节冲任气血。

二、针灸治疗：

（一）整体观念：

人体是一个统一的整体，是以脏腑为中心的有机整体，脏腑之间在生理上相互协调，相互促进，共同维持机体内外环境的相对恒定，在病理上相互影响，任何一脏发生病变，都可能影响其他脏腑的功能。而临床上不孕不育病人病因多样，病机错综复杂多变，因此针灸治疗不孕不育需要有整体的观念。

（二）针刺取穴：

1. 主穴：关元、三阴交、大赫、肾俞、足三里。

①主穴经脉特点：《灵枢·五音五味》云：任脉“起于胞中”；杨玄操注《难经》曰：“任者妊也，此是人之生养之本”，因此任脉主持人之胞胎以及生殖功能，可治不孕症。足三阴经循行经小腹，通过中极、关元的交会关系，与任脉相连；肾脏产生的物质“天癸”，与生殖功能相关；肝经循行环阴器，因此足三阴经也与人之生殖功能相关。现代医学认为，腰 1～2 发出的交感神经下行分成卵巢神经丛和骶前神经丛，而骶 2 ～ 4 发出的副交感神经加入骨盆神经丛，这些神经丛支配影响盆腔内生殖器的活动，因此腰骶部膀胱经可治疗不孕不育症。所以根据中医脏腑经络学说和现代生殖中枢的神经局部解剖原理，主穴集中在任脉、足三阴经及膀胱经。②主穴部位特点：生殖功能与肾气及冲任脉功能关系密切，关元是任脉与足三阴经的交会穴，于足三阴经之会三阴交相合，最能发挥任脉为阴脉之海，渗灌诸阴的功用，《千金翼方》云：“针关元主妇人无子”；《医学入门》载：三阴交主“妇人月水不调，久不成孕”，大赫穴是肾经与冲脉的交会穴，有益肾固冲之效，肾俞、次髎温肾助阳；《医学入门》载：肾俞“主诸虚，令人有子”，足三里健脾调气血。因此主穴以腰骶部、小腹部、下肢阴面及背俞穴为主，可以达到疏通经脉，调节冲任气血，补肾疏肝健脾，提高生育功能的目的。

2. 针刺配穴：根据中医辨证论治原则，作个性化配穴。

①肾虚：头晕耳鸣，腰膝酸软，神疲乏力，小便清长，或腹冷肢寒，性欲淡漠，小便频数或不禁，苔白润，脉迟或尺脉无力；或心悸失眠，皮肤干燥，面色萎黄，舌淡苔薄白脉沉细。治疗原则：补肾填精，配穴：阳虚：气海、中极、命门；阴虚：太溪（双）、照海（双）。②脾虚：主要症状：身倦乏力，饮食减少，面色无华，口唇淡白，腹胀，纳呆，大便稀溏，舌淡苔白，脉弱无力。治疗原则：补脾益气，配穴：手三里（双）、脾俞（双）、中脘、天枢（双）；加丰隆（双）、阴陵泉（双）。③肝气郁结：主要证候：婚后不孕不育，精神抑郁，寡言少欢，或性情急躁易怒，胸胁胀满不适时易叹息，嗳气不舒，甚或阳痿，早泄，舌淡苔白，舌边尖红，脉弦细。治疗原则：疏肝解郁，配穴：阳陵泉（双）、太冲（双）、内关（双）、合谷（双）。④血瘀：主要证候：婚后不孕不育，舌黯或有瘀斑，苔薄白，脉涩或弦紧，治疗原则：活血化瘀。配穴：上 s（双）、血海（双）、肝俞（双）。⑤湿热：主要证候：婚后不孕不育，口苦乏味，小便黄赤、频数，甚或尿痛，舌质红，苔黄腻，脉滑数。治疗原则：清利湿热，配穴：阴陵泉（双）、丰隆（双）、内庭（双）、行间（双）。⑥虚热内扰：主要证候：婚久不育，口苦口干，心烦梦多，眠差，手足心热，尿黄短赤，会阴不适，舌红苔少，或有裂纹，脉弦细数，治疗原则：滋阴清热，配穴：太溪（双）、照海（双）。

3. 论病配穴：①男性不育：少精症不育：取穴：命门、气海；精液不液化症之不育：取穴：阴陵泉（双）、丰隆（双）、神阙；精索静脉曲张性不育：取穴，血海（双）、太冲（双）；免疫性不育：取穴：太冲（双）、太溪（双）；性功能障碍性不育：取穴，会阴、中极。②女性不孕：结合月经周期进行配穴。经后期：取穴：太溪（双）、照海（双）；排卵期：取穴：太冲（双）、血海（双）、内关（双）；黄体期：取穴：气海、血海（双）；月经期：取穴：合谷（双）、太冲（双）、涌泉（双）。

三、针刺操作：

1. 针刺：①针感：《内经》云：“刺之要，气至而有效”。要求针刺有酸麻胀痛的感觉，“得气即可”，但不强求针感传到会阴部。②补泻：根据病人的虚实寒热采用相应的补泻手法。③时间：留针 25 分钟/次，2 次/周。

2. 艾灸：①对寒证、虚证、瘀证患者，以灸法为宜，以求温阳祛寒，补虚散瘀之效。如《灸法秘传》曰：“女子不孕：当灸中极为要”，《类经图翼》载：“神阙：妇人血冷不受胎者，灸此永不脱胎”；又曰：治“不孕”，灸关元“七壮至百壮，或三百壮”。②对有的穴位如神阙禁针，可采用灸法，是谓“针所不为，灸之所宜”；③可悬灸，隔姜灸，隔盐灸等。

3. 药敷：①陈术健脾膏敷神阙：神厥穴（肚脐）有回阳固脱、运阳健脾功效，皮肤最薄且皮下无脂肪，有丰富的血管和神经末梢，药物能迅速进入血液循环，充分及时发挥药效，陈术健脾膏以传统中医理论为依据，取藿香正气丸和保和丸之意，茯苓、白术、木香、黄芩、苍术、山楂来健脾祛湿。陈术健脾膏敷神厥穴有药物和穴位的共同作用，能提高脾胃功能，加快食物、药物吸收，对临床治疗有提速的效果。②双柏散瘀膏敷八髎穴治疗性腺炎症所致不育；敷阿是穴治疗痛证、炎症。

四、典型病例：

梁某某，女，28 岁。2012 年 2 月就诊于郸城县针灸研究所，主诉：结婚 7 年，孕而未育，现病史：患者性生活正常，月经量少，色黯，经期小腹坠痛。经北京某医院检查诊断为：双侧输卵管不通。2012 年经人介绍到郸城县针灸研究所采用针灸治疗，中医辨证是：肝气不舒，瘀血阻络证。针灸取穴：子气海穴、三阴交（双）、太溪（双）、太冲宫穴（右）、（双）。针刺子宫穴、气海穴时使针感向阴部放射。针刺三阴交穴时使针感向足部放射，针刺其他穴位时也要产生胀感。针刺得气后除太冲穴外，其他穴位均运用温针灸法，针刺治疗每天 3 次，12 次为一疗程，患者在治疗期间要保持心情舒畅，注意经期卫生，并回避性生活。共治疗了 3 个月经周期，在针灸治疗第 4 个月经周期月经干净后做输卵管造影检查正常，双侧输 卵管通畅。患者于 2012 年 7 月怀孕。2013 年 5 月生育一男婴。2015 年生育一女婴。

五、讨论：

针灸治疗不孕症。不孕不育虽然不是什么疾病，但是给人们的生活造成了很大的困扰，治疗的方法有很多，医院的医生有好多，有中医治疗法，还有西医治疗法等等。针灸治疗不孕不育是建立在“气”的理论之上，而“气”能够沿着身体的特定通道贯穿全身。针灸通过用细小的针沿着通道刺激某些穴位的方式，来尽量平衡人体内的“气”，从而保持健康。在以中草药配合针灸疗法治疗不孕不育历史悠久。古人针灸治疗不孕不育涉及任脉、肾经、脾经、胃经、膀胱经、督脉、肝经和大肠经，其中任脉是针灸治疗不孕症的不二选择；中极、关元、然谷、水道、三阴交、子宫、阴廉、商丘、阴交、石门是针灸治疗不孕不育最常选用的穴位。但针灸只是在过去短短的几十年才获得医学界的承认和患者及群众认可。

曹东义主任中医师医案选释

石家庄市中医院　王秀民

病案一

原病案：患者陈和平，男，60 岁。初诊：2017 年 2 月 2 日，体胖，纳可，能寐，二便调，舌暗苔白脉沉弦。查血压 180/90mmHg。

处方：半夏 15 克，天麻 10 克，白术 15 克，百合 15 克，桑叶 12 克，生地 15 克，玄参 15 克，丹参 30 克，泽兰 30 克，牡蛎 30 克，香附 30 克，郁金 15 克，川怀牛膝各 15 克，夏枯草 15 克，7 剂，水煎服。

二诊：2017 年 2 月 11 日，2 月 2 日药后证情如前，口干，纳可，便可，舌淡苔白脉沉。查血压 180/90mmHg。2 月 2 日方，加珍珠母，7 剂，水煎服。

三诊：2017 年 2 月 19 日，11 月 2 日药后证情平稳，纳寐可，便调，舌淡苔白脉滑。查血压 160/100mmHg。2 月 11 日方加白芍，7 剂，水煎服。

四诊：2017 年 3 月 5 日，腰疼，乏力，耳鸣，早醒，肾虚，口干，纳可，手足温，二便调，舌淡苔白脉沉。查血压 150/90mmHg。

处方：百合 15 克，生地 20 克，夏枯草 15 克，珍珠母 30 克，炒山药 10 克，山萸肉 15 克，半夏 15 克，白芍 30 克，川牛膝 15 克，黄精 15 克，香附 30 克，丹参 30 克，泽兰 30 克，牡蛎 30 克，生白术 15 克。

病案分析：西医中的高血压，属于中医学中“中风，眩晕，头痛”，而中风中属于内风疾病范畴。《黄帝内经·素问·至真要大论》讲，“诸风掉眩，皆属于肝”，风气通于肝，所以把内风都归到肝风的范围。鉴于患者，高血压多年，素体肥胖，为痰湿体质，痰湿容易引起气机阻滞；且从生理特点上讲“肝为刚脏，体阴用阳”，喜条达，恶抑郁。曹老师考虑本案病机为肝风夹痰，肝郁气滞，因此采用了化痰息风，滋阴潜阳的治法。清代著名医家徐灵胎说，“师其法而不泥其方”，曹老师遣方择药始终遵循“法随证立，方从法出，方以药成”的原则，临床经验丰富，理论功底深厚，有妙悟岐黄的功力，实在令学生佩服。从本方的组成来看，半夏，天麻作为君药，半夏擅长于燥湿化痰，和胃降逆，燥湿化痰是治本的，天麻擅长于平息肝风，《本草纲目》中讲到天麻是治疗眩晕的神药，因此，半夏和天麻联用起到化痰息风作用。臣药有三组，白术能够健脾益气祛湿，中医讲“脾为生痰之源”，有利于从根本上治疗痰湿；香附，郁金入肝经，行气解郁，体现了肝脏喜条达，恶抑郁的生理特点，也体现出“治痰先治气，气顺痰自消”的原则；牡蛎，夏枯草能够平肝阳，清肝火；佐药有两组，百合，桑叶，生地，玄参，丹参，泽兰，都入肝经，因为肝气郁滞往往会化火上攻，这一组药起到清热凉血，滋阴涵阳的功效，用药充分考虑了肝脏体阴用阳的生理特点；川怀牛膝，一方面可以滋补肝肾，另一方面可以引血（热）下行，兼作使药。四诊用药，主证是肾虚，因此用药以滋补肝肾为主，这是考虑到肝肾同源的原因。

病案二

原病案：患者谷和平，男，61岁，初诊：2017年2月11日，手足温，纳可，便调，少寐易醒，舌淡苔白脉沉。既往：心肌病，心房纤颤。

处方：党参15克，麦冬10克，五味子15克，桂枝15克，白芍15克，丹参 30克，泽兰30克，川怀牛膝各15克，香附30克，百合15克，熟地15克，珍珠母30克，7剂，水煎服。

二诊：2017年2月18日，手足温，2月11日药后仍同上，舌淡苔白脉沉。既往：心肌病，心房纤颤。处方：原方加鸡血藤15克，7剂，水煎服。

三诊：2017年2月26日，手温足凉，2月18日药后，证见好转，腿部抽筋，时有憋胀，纳可，便调，舌淡苔白脉结代。既往：心肌病，房颤。处方：2月18日方加炒白术15克， 7剂，水煎服。

四诊：2017年3月5日，2月26日药后，症情好转，仍腿胀不适，纳可，便1～2次，少寐难入睡，舌淡苔白脉结代。既往：心肌病，房颤。处方：2月26日方去麦冬、五味子，加附子、干姜，七剂，水煎服。

五诊：3月5日，3月12日，药后证见好转，经针灸后便溏，腿胀好转，少寐入睡难好转，泡脚已停，舌淡苔白脉沉时结代。处方：3月5日方，去白术、川怀牛膝，加山药、茯苓，7剂，水煎服。

六诊：3月12日，3月19日药后，证见好转，体力增加，前列腺病，纳可，舌淡苔白脉沉细。处方：3月12日方，加泽泻、白术，7剂，水煎服。

七诊：3月19日药后证情平稳，前列腺大，舌淡苔白脉沉。处方：3月19日方，加石韦，7剂，水煎服。

病案分析：中医遣方择药的关键在于辨证论治，既往心肌病，房颤，依据中医脏腑辨证，病位在心，从舌象脉象看，舌淡苔白脉沉提示病位在里且为虚损的脉象，少寐易醒，提示心阴虚，综合判断本案病机为属于心阴虚引起的血不养心。方义分析，党参、麦冬、五味子，是生脉散的基本结构，为君药，滋补心阴；臣药有三组，桂枝、白芍配伍，是仲景擅长的配伍结构，在表调和营卫，在内调和阴阳，属于典型的双向调节的配伍组合；丹参、泽兰、川怀牛膝入心经，具有活血通经的功效，能够疏通血脉，针对血不养心的病机，对症用药，其中丹参是中心治疗冠心病的要药，有“一位丹参散，功同四物汤”的美誉；百合、熟地同样入心经，滋阴养血；佐药为香附和珍珠母，香附为气中血药，针对本方众多的滋阴药，起到通补的效果，能够补而不滞；珍珠母同样可以入心经，有养心安神的功效。全方配伍药性平和，适合久服。鸡血藤，入心经，有养血活血的功效。从三诊，四诊后症因脉治变化情况看，舌淡苔白脉结代，手温足凉，腿抽筋，不适而胀，便溏等提示心阳虚，脾阳虚，因此去麦冬、五味子等阴柔之品，加入附子、干姜用于回阳救逆；加入茯苓、泽泻、白术能够健脾祛湿。

病案三

原病案：患者王其武，男，76岁。初诊：2017年2月2日，气短喘促，自汗多，以胸口阴部为主，纳可，便可，手足温，少寐易醒，舌淡、苔白、脉沉。既往：慢性阻塞性肺气肿。

处方：百合15克，桑叶12克，生地15克，枇杷叶12克，焦三仙15克，元参15克，沙参15克，麦冬15克，牡蛎30克，牛蒡子15克，百部15克，五味子15克，乌梅10克，鸡内金15克，炒白术15克。10剂，水煎服。

二诊：2017年2月19日，2月2日药后，纳增，喘促减轻，尿频自汗仍多，以晨起为主，口干，手足温，舌暗有裂、苔白、脉沉滑。处方：2月2日方去牛蒡子、白术，加半夏、白芍、川牛膝、苏子、茯苓。14剂，水煎服。

病案分析：患者高龄男性，病程较长，既往慢性阻塞性肺气肿，按照中医脏腑辨证，病位在肺，气短喘促，自汗多可以判断出是肺阴虚的证候表现，结合舌象脉象表现，可以将病因病机概括为由肺阴虚导致的肺气上逆引起气短喘促，肺阴虚导致自汗多，虚火扰心，造成少寐易醒。治法当滋补肺阴，止咳平喘。方义分析，百合、桑叶为君药，入肺经，润肺止咳，臣药为枇杷叶、沙参、麦冬、生地、元参、牛蒡子、百部滋补肺阴，润肺止咳；佐药有两组，五味子、乌梅、牡蛎收敛肺气，收敛止咳，主要是考虑到本病患者病程较长，长期气短喘促容易引起肺气耗散；炒白术、鸡内金、焦三仙益气健脾，培土生金，中医讲“脾为生痰之源，肺为储痰之器”。二诊方，主要考虑到尿频自汗，因此方中增加了燥湿化痰，降逆平喘，健脾渗湿的药物，而牛蒡子、白术药性偏燥，患者出现口干表现，因此不用。

病案四

原病案：患者，彭靖国，男，76岁。初诊：2017年2月2日，口干，有痰不多，纳寐可便调，手足心热，舌深红有裂、苔少，脉滑弦。既往白细胞增高，持续至今。

处方：百合15克，生地15克，元参15克，白芍15克，沙参15克，麦冬15克，桑叶12克，枇杷叶12克，炒白术15克，香附30克，川怀牛膝各15克，鸡内金15克，焦三仙15克。7剂，水煎服。

二诊：2017年2月10日，2月2日药后，便已畅，纳可，口干，痰少，手足心热，舌暗红裂、苔少，左边厚腻，脉滑。处方：2月2日方加郁金、三棱、莪术。8剂，水煎服。

病案分析：西医诊断为白细胞升高证。从中医症因脉治情况看，口干，手足心热反映有内火，阴虚火旺；舌深红、有裂、苔少，是阴虚的舌相，脉滑弦，是阴虚有痰的脉象，阴虚火旺炼液成痰，所以有痰不多。因此，从舌象脉象等辨证要点判断，本病患者阴虚火旺，病位在肺。因此，曹老师根据滋阴润肺的治疗思路，补中有清。方义分析：君药是百合，如肺，心二经，滋阴润肺；臣药为白芍、麦冬、沙参、桑叶、枇杷叶和百合有协同增效功能，滋养肺阴；佐药有四组，生地、玄参滋阴清火；川怀牛膝，滋补肝肾，也可引火下行；香附入血分，为气中血药，也能入肺经，使全方补而不滞；炒白术、鸡内金、焦三仙健脾益气，能够从根本上治疗生痰之源。二诊方加郁金、三棱、莪术，三味药都是血中气药，有活血行气止痛的功效。

病案五

原病案：患者付秀果，女，47岁。初诊：2017年3月1日，头晕耳鸣一年余，手足温，便可，纳可，心烦，少寐，月经量少，舌淡、苔白，脉沉细。

处方：百合15克，生地15克，元参15克，桑叶12克，丹参15克，白芍30克，川牛膝15克，生白术15克，香附30克，珍珠母30克，夏枯草15克，牛蒡子15克，泽兰30克，7剂，水煎服。

二诊：2017年3月16日，3月1日药后，明显好转，便已畅，手足温，少寐心烦好转，舌淡、苔白、脉沉。

处方：3月1日方加黄精。7剂，水煎服。

三诊：3月23日，头晕耳鸣，3月16日药后，病情好转，入静则鸣，心烦好转，白天自觉手足温，大便不畅，舌淡苔白脉沉。

处方：3 月 16 日方去黄精，生地，牛蒡子加量。

病案分析：朱丹溪说“阳常有余，阴常不足”，曹老师擅长运用百合，生地等滋阴药物。本病患者，头晕耳鸣，心烦少寐，具有明显的阴虚症状，血不养心导致心烦少寐，阴血不能上荣头面造成头晕耳鸣，结合舌象脉象，更加印证了阴虚血少的基础病机，此外，阴虚血少往往会伴有血瘀气滞和阴虚火旺的症状，从脏腑辨证的角度分析，病位在心。方义分析，君药是百合，入心经，滋补心阴；臣药为生地、白芍、丹参、泽兰都能入心经，协同百合滋阴养血；佐药有四组，桑叶、牛蒡子质润，入肺经，肝经，能够疏风清热，针对阴虚火旺的病机也能防止子病及母（肝为心之母）；川牛膝滋补肝肾，也可引火下行；香附入血分，为气中血药，也能入心经，使全方补而不滞；生白术、鸡内金、焦三仙健脾益气，珍珠母宁心安神。二诊方加黄精，入心肝肺肾四经，质润，增加全方的养阴力量。三诊去黄精，是考虑到黄精比较资腻，容易影响脾胃功能，生地、牛蒡子加量也是增加全方养阴清热的力量。

从肝论治心悸胸痹医案举隅

任丘市中医院　张海涛

心悸是指病人自觉心中悸动，惊惕不安，甚则不能自主的一种病证，临床一般多呈阵发性发作，每因情志波动或劳累过度而诱发，常伴有胸闷，气短，失眠，健忘，眩晕，耳鸣等症状。心悸病位在胸，除从心论治之外，还应该注意到足厥阴肝经布于胸胁，有一些病例还应该兼顾到从肝论治的特点。《四圣心源》指出：“五脏皆有精，悉受之于肾，五脏皆有神，悉受之于心，五脏皆有血，悉受之于肝”。认识到了肝血亏虚，木郁化火，扰乱心神。肝胆枢机不利，疏泄失常，木郁克土，导致肝脾两虚，一则肝胆瘀滞，木郁化火，肝胆火旺，母病及子；二则脾虚失运，气血生化乏源，致肝血虚弱，心失所养，终致心肝阴虚火旺，失养心血而发心悸。故在治疗上应以清疏肝气，养血宁心，安神定悸为基本治则。

胸痹是指以胸部闷痛，甚则胸痛彻背，喘息不得卧为主症的一种疾病。轻者仅感胸闷如窒，呼吸欠畅，重者则有胸痛，严重者心痛彻背，背痛彻胸。笔者认为本病常因情志失调，饮食不慎而致脾胃受伤，运化失调，肝失疏泄，致肝脾肾功能失调，心失血养，胸阳不振，气血运行不畅，心脉痹阻，发为胸痹心痛。故治疗胸痹在顾护心脏气阴的同时，尤其注重调肝脏之气血阴阳，以复其常。兹略举数例验案，以供同道参考，谬误之处，望不吝赐教。

1．王某，女，68 岁。2018 年 6 月 7 日初诊

主诉：劳累后心悸 10 个月。

现病史：病人于 10 个月前因劳累后感心悸，气短，胸闷乏力，身体困重，查肝功能无异常，B 超提示慢性胆囊炎，心电图提示偶发室性早搏，多次服用中西药物，疗效不明显。刻诊形体消瘦，面色苍白无华，心悸气短，乏力，胸闷，动辄心悸加重，食纳减少，精神不振。舌淡红，苔白腻，脉沉弦细时有结代。

诊断：心悸（肝郁气滞，心气亏虚）

治法：疏肝理气，益气宁心，安神定悸。

处方：小柴胡汤合养心汤加减。

柴胡 15 克，黄芩 10 克，党参 15 克，麦冬 10 克，五味子 10 克，柏子仁 15 克，薄荷[后下] 6 克，茯苓 30 克，玫瑰花 10 克，陈皮 10 克，炙黄芪 30 克，焦三仙各 15 克，甘松 6 克，炙甘草 15 克。7 剂，水煎服。

二诊：2018 年 6 月 16 日。服药后气短，心悸，乏力，胸闷明显减轻，饮食增加，体力健强，眠安。舌淡红、苔薄白，脉弦细结代。上方加半夏 10 克，枳实 10 克。7 剂，水煎服。

三诊：2018 年 6 月 24 日。精神较前好转，体力增加，心悸，胸闷气短已明显减少，饮食及睡眠正常。舌淡红，苔薄白，脉弦细。处方：柴胡 10 克，黄芩 10 克，党参 15 克，麦冬 10 克，五味子 10 克，薄荷后下 6 克，茯苓 20 克，柏子仁 10 克，玫瑰花 10 克，炙黄芪 30 克，炙甘草 10 克，生牡蛎先煎 30 克。14 剂，水煎服。

2．赵某，男，66 岁。2018 年 1 月 18 日初诊

主诉：心悸气短 6 年，加重 1 周。

现病史：患者 6 年前出现心悸气短等症状，于某医院诊断为“冠心病”，平素服用通心络胶囊，病情稳定。1 年前易患感冒，每年感冒次数较多，且每次感冒迁延难愈。近日感冒后出现心悸，气短，遂来诊。刻诊：夜晚心悸，胸闷，自汗出，头晕，自觉腰骶部发凉，口干，大便溏秘不调。舌质暗，苔白腻，脉弦细无力。

诊断：心悸（气阴两虚，心神不宁）。

治法：益气养阴，宁心安神。

处方：生脉散，丹参饮合小柴胡汤加减。

党参 20 克，麦冬 10 克，五味子 10 克，柴胡 15 克，黄芩 10 克，桂枝 15 克，生龙牡先煎各 30 克，丹参 20 克，檀香后下 10 克，砂仁后下 6 克，炒白术 10 克，干姜 12 克，炒酸枣仁 30 克，酒黄精 10 克，陈皮 10 克，炙甘草 10 克。10 剂，水煎服。

二诊：2018 年 1 月 29 日。患者自觉全身有冷感，夜间睡觉时心慌，口渴喜饮。舌暗苔黄腻，脉弦滑。处方：上方去砂仁、白术、酸枣仁，加葛根 30 克，红花 10 克，桂枝 15 克，生龙牡先煎各 30 克，附子先煎 6 克，细辛 3 克，炙甘草 10 克。10 剂，水煎服。

三诊：2018 年 2 月 13 日。服上方后，自觉时有心慌，腰膝酸困，心烦，脘腹胀满，睡眠欠佳。舌淡白滑，苔白润，脉细缓。处方：党参 30 克，麦冬 10 克，五味子 10 克，陈皮 10 克，柴胡 15 克，黄芩 6 克，桂枝 20 克，茯苓 20 克，紫苏梗 15，檀香后下 6，炒白术 10 克，干姜 10 克，生龙牡先煎各 30 克，附子先煎 6 克，炒酸枣仁 30 克，火麻仁 20 克，阿胶烊化 10 克，炙甘草 10 克。10 剂，水煎服。

四诊：2018 年 2 月 24 日。心慌，腿软明显减轻，脘腹胀满稍有改善，头昏多梦，时有头痛，眼中干涩，后背冷痛，大便时溏，小便清长。舌质暗，苔腻厚黄，脉细滑。处方：党参 30 克，麦冬 10 克，五味子 10 克，陈皮 10 克，柴胡 15 克，黄芩 10 克，桂枝 15 克，茯苓 20 克，枸杞子 15，炒白术 10 克，干姜 10 克，生龙牡先煎各 30 克，附子先煎 6 克，炒酸枣仁 30 克，火麻仁 20 克，阿胶烊化 10 克，川芎 10 克，炙甘草 10 克。10 剂，水煎服。

五诊：2018 年 3 月 9 日。心悸明显改善，头昏减轻。仍感觉头晕，头痛，眼睛干涩，小便清长，大便稀溏。舌暗苔白厚，脉细缓。处方：党参 30 克，麦冬 10 克，五味子 10 克，陈皮 10 克，茯苓 30 克，炙甘草 10 克，柴胡 10 克，黄芩 10 克，桂枝 15 克，炒白术 10 克，附子先煎 6 克，干姜 10 克，枸杞子 15 克，菊花 10 克，生姜 10 克。10 剂，水煎服。

六诊：2018 年 3 月 20 日。心悸未作，头晕偶发，食纳尚可，大便略溏，舌暗淡苔白，脉缓。改汤剂为丸剂，处方：琥珀 120 克，丹参 120 克，炙黄芪 240 克，柏子仁 120 克，桂枝 90 克，炒白术 90 克，党参 180 克，茯苓 90 克，陈皮 60 克，远志 120 克，甘松 45 克，炙甘草 45 克，大枣肉 90 克。上诸药共为细末，糊泛为丸，每服 10 克，日二服，米汤送下。以收全功。

3．王某，女，62 岁。2017 年 4 月 3 日初诊

主诉：心悸胸闷 20 天。

现病史：患者近 20 天来每遇劳累后心悸胸闷发作，休息后缓解，症状日渐加重，遂来诊。症见：心悸，胸胁满闷，口干，口苦，食欲不振，畏食生冷，二便调。舌红，苔黄腻，脉弦数。

诊断：心悸（心胆郁热）。

治法：疏泄少阳，宽胸理气，养心安神。

处方：小柴胡汤，桂甘龙牡汤合丹参饮加味。

柴胡 15 克，黄芩 10 克，党参 15 克，炙甘草 10 克，麦冬 10 克，生龙骨 30 克，生牡蛎 30 克，陈皮 10 克，丹参 20 克，檀香后下 10 克，砂仁后下 10 克，桂枝 15 克，青蒿 15 克，黄芩 10 克，苦参 10 克，栀子 10 克。7 剂，水煎服。

二诊：2017 年 4 月 11 日。服上方，心慌止，胸痛无发作，近 2 天劳累致心慌轻微发作，伴口苦。

舌红，苔厚腻，脉数。上方加牡丹皮12克。10剂，水煎服。

4．谢某，女，12岁。2016年6月23日初诊

主诉：心悸胸闷15天。

初诊：发病因于感冒后出现心慌胸闷，伴心烦口渴，喜冷饮，到某医院治疗。心脏彩超提示：右心室扩大，三尖瓣房侧收缩期有中量返流，返流面积8.13cm²。血常规：WBC $1.2\times10^{9/L}$。因患者情绪烦躁，易怒，给予改善心脏功能及镇静药物，未见明显效果，不能正常生活、学习，经人介绍遂来诊。现心烦，胸闷，烦躁易怒，渴喜冷饮，少腹时感轻微疼痛。舌红、苔白腻，脉弦数。

诊断：心悸（心肝火旺）。

治法：疏肝泻热，宁神定悸。

处方：蒿芩清胆汤合生脉散加减。

党参10克，麦冬6克，五味子6克，茯苓20克，陈皮15克，柴胡12克，黄芩10克，竹茹30克，丹皮12克，栀子12克，法半夏8克，竹叶12克，淡豆豉9克，炙甘草6克。6剂，水煎服。

二诊：2016年6月29日。服上方心慌，心烦消失，偶发胸闷，舌红、苔白，脉弦数。上方去竹叶，淡豆豉加瓜蒌10克，黄连6克，干姜6克。10剂，水煎服。

两月之后随访，患者服上方后诸症若失，未服它药，未见不适。嘱其节饮食，调寒温，慎起居。

5．陈某，男，62岁。2018年11月10日初诊

主诉：间断性心胸憋闷困痛五年余，加重1月余。

初诊：病人于5年前出现胸部憋闷不舒，气短乏力，时有心悸。心电图提示心肌缺血，频发室性早搏。生化检测：甘油三酯：4.92mmol/L。症状间断出现，每次发作时服胺碘酮症状能缓解。此次劳累后上述症状明显加重，夜间睡眠不佳，服胺碘酮无效，遂来诊。现症：心胸憋闷不舒，甚则自感胸部闷痛，气短乏力，时有心悸，烦躁易怒，夜间睡眠不佳，唇色偏暗。舌暗、苔黄腻，脉弦细结代。

诊断：胸痹（肝火扰心）。

治法：疏肝泻热，益气养阴安神。

处方：小柴胡汤，龙胆泻肝汤合生脉散加减。

柴胡15克，黄芩10克，党参15克，麦冬10克，五味子10克，茯苓30克，栀子10克，陈皮10克，莲子心10克，玉竹15克，竹茹15克，龙胆10克，泽泻6克，法半夏10克，炙甘草10克。7剂，水煎服。

医嘱：饮食宜清淡，忌食辛辣生冷等物。

二诊：2018年11月18日。病人服上方7剂后，自觉精神好转，胸闷痛略减轻，仍时感心悸。舌淡红，苔白腻，脉弦结代。

处方：上方加牡丹皮12克，生龙牡各15克。10剂，水煎服。

三诊：2018年11月29日。病人目前精神尚可，胸闷痛明显减轻，心悸好转，稍感乏力。自诉2天来大便溏薄，日行二次，无腹痛。舌淡红、苔薄白，脉弦细。处方：柴胡15克，黄芩10克，党参15克，茯苓30克，炒白术10克，陈皮10克，连子心10克，玉竹15克，党参15克，生龙牡（先煎）各15克，竹茹15克，炙甘草10克，生姜10克，大枣5枚。10剂，水煎服。

四诊：2018年12月11日。病人精神较好，胸部闷痛，气短症状消失，未见早搏，纳食尚可，口干涩，大便不成形，日1次。舌淡红、苔薄微黄，脉弦。处方：二诊方加百合15克，浮小麦30克。15剂，水煎服。

6．李某，女，71岁。2017年12月7日初诊

主诉：心悸，胸闷5年余。

初诊：患者5年前因情志不遂，出现心悸胸闷，服用地奥心血康等药物后，症状有所改善并长期维持。近日因劳累症状加重，遂来诊。现症：心悸，胸闷，食欲不振，胃脘痞闷不舒，时感乏力，精神欠佳，夜寐不安。舌暗红、苔薄黄，脉弦缓。

诊断：胸痹（肝气瘀滞，气阴两虚）。

治法：疏肝理气，益气养阴。

处方：柴胡疏肝散合生脉散加减。

柴胡15克，赤芍15克，炒枳壳15克，川芎15克，木香10克，党参20克，麦冬10克，五味子10克，丹参20克，延胡索15克，陈皮10克，炙甘草10克。7剂，水煎服。

二诊：2017年12月14日。服上方诸症减轻，饮食精神好转。舌暗红、苔薄黄，脉缓和有力。守上方继服 7 剂。

三诊：2017 年 12 月 23 日。病情稳定，唯昨晚胃脘灼热不适持续一个半小时，稍后缓解。舌淡红苔薄黄，脉弦缓。处方：上方加焦三仙各 10 克，煅瓦楞子 30 克。10 剂，水煎服。

四诊：2018 年 1 月 6 日。病情稳定，活动后微有心悸，余无特殊不适。舌暗苔黄润，脉弦缓。处方：柴胡 15 克，赤芍 10 克，炒枳壳 15 克，川芎 15 克，木香 10 克，党参 10 克，麦冬 10 克，五味子 10 克，丹参 20 克，酒黄精 15 克，茯苓 20 克，陈皮 10 克，大枣 10 枚克，生姜 6 片，炙甘草 10 克。15 剂，水煎服。

经随访，患者服用四诊方后未在服用其他药物，诸症未作，已能生活自理。

7．夏某，男，55 岁。2016 年 1 月 2 日初诊

主诉：胸闷两年。

初诊：2014 年因工作压力大，劳作较重，出现早搏。2015 年 8 月出现汗出，心悸，胸闷，早搏等症状，经吸氧，服用倍他乐克治疗后症状好转，劳累或生气后仍时有胸闷，早搏。刻诊：胸脘部痞闷，睡眠不佳，口干，神疲乏力，腰背酸困痛，时发胃痛，食纳尚可，二便正常。舌红，苔黄腻，脉弦略紧。

诊断：胸痹（胸阳不振）。

治法：益气温阳，宽胸理气，养心安神。

处方：生脉散合柴胡桂枝汤加减。

党参 20 克，麦冬 10 克，五味子 10 克，柴胡 15 克，黄芩 12 克，木香 10 克，桂枝 15 克，赤芍 15 克，茯苓 30 克，清半夏 10 克，全瓜蒌 30 克，干姜 6 克，生龙牡[先煎]各 30 克，生姜 10 克，大枣 12 枚克，炙甘草 10 克。10 剂，水煎服。

二诊：2016 年 1 月 12 日。胸脘痞闷不舒大为减轻，早搏明显减少。舌红、苔黄腻，脉弦细。处方上方全瓜蒌改为 15 克，加炒酸枣仁 20 克。10 剂，水煎服。

三诊：2016 年 1 月 23 日。早搏未作，胸脘痞满闷痛发作 1 次，背痛时发，饮食尚可，大便不爽。舌红、苔黄厚，脉弦细无力。处方：党参 20 克，麦冬 10 克，五味子 10 克，醋柴胡 15 克，黄芩 12 克，木香 10 克，桂枝 15 克，赤芍 15 克，茯苓 30 克，清半夏 10 克，全瓜蒌 10 克，郁金 15 克，石菖蒲 10 克，白蔻仁[后下] 10 克，生姜 10 克，大枣 12 枚克，炙甘草 10 克。10 剂，水煎服。

后经随访，患者胸闷痛心悸症状未作。

8．李某，女，64 岁。2018 年 11 月 18 日初诊

主诉：心前区闷痛 10 余年。

现病史：10 年前出现心前区闷痛症状，近日发作频繁，每遇深夜发作。平素口服复方丹参片，丹参滴丸即可缓解，近日加重遂来我院就诊。诊见：心悸，时发早搏，心前区闷痛，一般发作于凌晨 1～2 点左右，劳累或生气时易发作。伴有右侧头痛频作，遇冷易发作，面色淡白，神情倦怠，口干喜热饮。舌红、苔白腻，脉沉细弦涩。

诊断：胸痹（阴阳两虚，气滞血瘀）。

治法：益气养阴，温阳散寒，疏肝理气，活血止痛。

处方：生脉散，麻黄附子细辛汤合逍遥散加减。

党参 20 克，麦冬 10 克，五味子 10 克，麻黄 6 克，附子 3 克，细辛 4 克，柴胡 15 克，当归 15 克，桂枝 15 克，桃仁 10 克，红花 10 克，丹参 20 克，柴胡 12 克，茯苓 15 克，干姜 12 克，白芷 6 克，炙甘草 10 克。10 剂，日一剂，水煎服。

二诊：2018 年 11 月 28 日。症状较前略有改善，凌晨时发心悸，胸闷。舌红苔腻，脉沉细弦涩。处方：上方桂枝改为 25 克，加苦参 15 克，葛根 30 克。10 剂，日一剂，水煎服。

三诊：2018 年 12 月 9 日。时发心悸，头胀，腿软，平素大便干，小便黄。舌红、苔黄腻，脉沉细涩。处方：二诊方加玉竹 15 克，火麻仁 20 克，阿胶[烊化] 10 克，白术 40 克。15 剂，日一剂，水煎服。

四诊：2018 年 12 月 26 日。患者心悸症状改善，大便通畅，睡眠改善，时觉气短乏力。舌红、苔白，脉细涩。处方：二诊方加龙眼肉 15 克，枳实 10 克。10 剂。日一剂，水煎服。

五诊：2019 年 1 月 7 日。时发心前区闷痛，自觉双腿发软。舌红、苔黄腻，脉沉细。处方：党参 20 克，麦冬 10 克，五味子 10 克，柴胡 15 克，川芎 15 克，桂枝 15 克，当归 10 克，红花 10 克，丹参 20 克，熟地黄 15 克，桑寄生 15 克，龙眼肉 15 克，炙甘草 10 克。陈皮 10 克。10 剂，日一剂，水煎服。

六诊：2019 年 1 月 18 日。心前区闷痛未见发作，下肢酸困，口干苦减轻。舌红、苔白，脉沉缓。改服柏子养心丸每次一丸，每日二次以滋养气血，养心安神。

国医大师卢芳治疗三叉神经痛经验

哈尔滨市中医医院　孙　奇
哈尔滨市卢医堂　　卢天蛟

三叉神经痛是现代医学病名，根据发病部位和发作性疼痛特点，相似于祖国医学的“面游风”“齿槽风”“厥头痛”等病名。运用中医中药治疗之前，必须首先对疾病有明确的诊断。古云：“巅顶之上，惟风可到”。因此，可以认定本病主要病邪是风邪。

综观《灵枢・经脉篇》对十二经循行及对三阳经证候的记载，临床上三叉神经痛以第二、三支多发与这个循行规律是大致吻合的。也证明三叉神经痛与经络受邪的观点是基本一致的。

临床治疗三叉神经痛，遵循这一原则：新病，由外邪引起者，以疏风为主；久病，由痰火血瘀所致者，以清热、涤痰、活血为主。

通过病例分析，患风火型三叉神经痛的占全部病例的 68%，风寒型约占 9%左右。血瘀型三叉神经痛为风火型和风寒型的延续，久治不愈形成血瘀。

一、风火型

风火引起的三叉神经痛有以下特点：疼痛畏惧风热刺激，疼痛呈现火烧或电击样，多在明显板击点。可伴有面红目赤，五心烦热，口燥唇裂，心烦易怒，大便秘结，小便黄等。此型舌诊特别重要，舌边尖色红，舌质干少津，舌苔黄 腻等热证舌象，脉象多见弦滑或略数。

风火型治疗法则以疏风泄热为主，佐以活络止痛。

基本处方：川芎 30 克，生石膏 50 克 ，菊花 15 克，水牛角 25 克，胆星 10 克，一支疼痛加蔓荆子 50 克，二支疼痛加薄荷 15 克，三支疼痛加黄连 15 克，一、二、三支联合疼痛加柴胡 15 克。

服用本方多在四剂至十二剂获效，若服至十二剂仍无效者，可把川芎每剂改为 50 克再服四剂，仍毫无疗效，可考虑按血瘀型治疗。

验案：吴某，女，50 岁，于 2017 年 7 月 7 日初诊。三年前，因精神严重创伤，于当夜左侧上、下颌部突然电击样剧烈疼痛，呈阵发性，每半小时左右发作一次，每次持续 30 秒钟左右，疼痛发作时含漱凉水自觉舒服。曾怀疑牙病，拔掉左侧四颗上下磨牙，但疼痛无任何缓解，每因洗漱、说话、吃饭均可诱发，因此长期不能洗脸、说话，不能安静饮食。服苯妥英纳无明显疗效。经常应用盐酸哌替啶维持。曾用无水酒精封闭缓解两个月后又疼痛复发，而且发作时间延长，缓解期亦愈益缩短。近一年来，疼痛无缓解，彻底不能入睡，因而来我院诊治。

刻诊：呈痛苦表情，步入诊室，不能回答问话，口角不时流涎，舌边尖红，舌面前 1/3 处有一粟粒大溃疡，伴便秘溲赤，口苦心烦。脉象沉滑，神经系统检查无阳性体征（无三叉神经运动及感觉障碍）。

西医诊断：原发性三叉神经痛；左Ⅱ、Ⅲ支。

中医诊断：齿槽风（风火型）。

处方：川芎 30 克 ，生石膏 50 克，水牛角 25 克，菊花 15 克 ，柴胡 15 克，山栀子 15 克，胆星 10 克，薄荷 15 克，黄连 10 克。

服上两剂疼痛豁然消失，唯有麻木感。继续服前方两剂后，麻木感也消失。停药观察九年，从未复发。

二、风寒型

其临床特点为三叉神经痛加寒的症状。风寒型的发病特点是多在冬秋季节发病，疼痛多由风冷刺激诱发，疼痛发作时畏惧寒冷，疼痛性质多呈挚痛。可伴有面色皖白，手足不温，大便稀溏，小溲清长，舌质淡嫩，舌苔薄白，脉象沉迟等。

风寒型治疗法则以温经散寒为主，佐以活络止痛。

基本处方：荜茇50克，细辛5克，川芎30克，炙川乌10克，苍耳子15克，若一支疼痛加防风25克，二支疼痛加高良姜15克，三支疼痛加藁本15克，一、二、三支联合疼痛加白芷50克，恶心、纳呆加半夏15克，身畏风寒加羌活25克。

验案：高某，女，48岁，于2016年2月19日初诊。于15年前，出现无原因的右下颌部阵发性隐痛，常因洗脸时用手揉擦面部时引起疼痛发作，以后逐年加重，发病季节多在冬季，每年发作1～2个月，口服苯妥英纳可以逐渐缓解。于今年11月份以来剧烈疼痛难以忍受，每隔3～5分钟疼痛一次，每次数秒钟，呈牵挚样痛，用无水酒精封闭和口服苯妥英纳、针灸等疗法都无明显疗效而来我院诊治。

刻诊：呈痛苦表情，除头戴棉帽外，整个面部用围巾厚厚包裹，掀开围巾有恐怖感，家属代诉病史，其痛畏惧风冷刺激，查其舌体淡嫩，舌苔薄白，脉象沉迟，二便皆无热象，神经系统检查面部无感觉及运动障碍。

西医诊断：原发性三叉神经痛（右二、三支）。

中医诊断：齿槽风（风寒型）。

处方：荜茇**50**克，细辛5克，川芎30克，炙川乌15克，藁本15克，苍耳子15克，服上方6剂，疼痛有所减轻，夜间能安然入睡，又服六剂，症状基本消失，追访至1979年12月，因在冷库工作时间过长而复发，但疼痛程度较轻，病人自己按原方服四剂，疼痛消失。

三、血瘀型

血瘀型约占33%，其临床特点是三叉神经痛加血瘀的症状。如疼痛部位固定，疼痛的性质呈刀割样或针刺样，疼痛的时间往往是日轻夜重。病人的舌诊比较特异，表现于舌质紫暗，有瘀斑或瘀点，也可有目环黯黑或肌肤甲错等血瘀征象。病人最主要血瘀特异现象，就是疼痛发作时喜欢自己揉搓面部，往往因为长期反复揉搓，疼痛部位皮肤粗糙或流血结痂。本型多数由于风寒型或风火型多年不愈，痛久入络所致。因此，血瘀型另一个特点，多为病史较长。

血瘀型的治疗法则，应是活血通经，化瘀止痛，但应注意以下三点：

（一）活血当分寒热

血瘀一证，无论病程久暂，没有不偏寒或偏火的，与风寒或风火型比较，只不过是主要矛盾不在于寒或火，而在于以血瘀为主症而已。因此，在治疗用药上，应当区分兼有寒证或热证。若兼热证，多由于血瘀化热所致，治宜凉血活血，如大黄、丹皮、炙水蛭、丹参等酌情选用；若血瘀兼有寒证者，治宜温经活血，常用吴茱萸、乳香、没药、红花之品。

（二）活血勿忘治气

祖国医学认为气与血是对立而又统一的关系，在人体运行当中，气与血是相辅相成的。例如，气行则血行，气滞则血凝，气虚则血濇，气陷则血脱等。三叉神经痛所见的血瘀型，也不例外，亦应该是活血先治气。一是应用行气活血药，例如川芎、姜黄之属，适用于气滞而无气虚象的病例；二是补气活血药，例如黄芪、人参之属，适用于气虚痛而无气滞的病例。

（三）活血宜辨虚实

活血药可有补血活血和破血活血之分，补血活血药，例如当归、丹参、白芍等补血活血药，是活血而不伤正，适用于血瘀兼有血虚象者；破血活血药，例如穿山甲、炙水蛭、皂角刺等破血活血药，有活血破坚之功，适用于血瘀而无血虚象者。

血瘀型者，治宜活血通经。

基本处方：川芎30克，地龙15克，僵蚕15克，蜈蚣3条，炙水蛭15克，全蝎5克。

若一支疼痛偏热者加蔓荆子50克，偏寒者加荜茇50克；二支疼痛偏热者加薄荷15克，偏寒者加高良姜15克；三支疼痛偏热者加黄连5克，偏寒者加藁本15克；一、二、三支联合疼痛偏热者加柴胡25克，偏寒者加白芷50克。舌有瘀斑加穿山甲15克，舌苔薄黄加胆星10克，兼气郁加姜黄25克，兼气虚加黄芪50克。

临床体会，血瘀型比上述风热型、风寒型为难治，若服至六剂以上无明显好转者，可将川芎每剂用量改为75克，并嘱患者坚持服药四周方能显效。

验案：马某，男，66岁，2015年5月4日初诊。右下颌及齿龈刀割样剧痛，反复发作二十多年。病于二十多年前，右下磨齿阵发性疼痛，每因吃饭和饮水时诱发，每次疼痛瞬间即逝，曾疑牙疾，拔掉两颗磨牙而疼痛依旧，以后诊断“原发性三叉神经痛”，曾长期服用苯妥英钠可以得到缓解。近十年来，苯妥英钠疗效不显著，且有齿龈增生，遵医嘱停服此药。先后曾用无水酒精封闭七次，行三次神经根切断术等都没有得到根治。于半年前疼痛又发，除右下颌及齿龈疼痛外，又波及耳前，呈刀割样剧痛，每次疼痛持续3到5分钟，每日发作数十次，夜间经常疼醒，每次疼痛时，需用手揉搓面部可减轻疼痛。

刻诊：病人极度消瘦，满面胡须，右下颌部约手掌大血痂，环目黯黑，舌质紫暗，舌苔薄黄，脉沉滑。颅神经检查无阳性体征。

西医诊断：原发性三叉神经痛（右1支）。

中医诊断：齿槽风（血瘀型）。

处方：川芎50克，地龙15克，全蝎15克，僵蚕25克，黄连15克，胆星10克，炙水蛭15克。服上方八剂，疼痛稍有缓解，黄苔已祛，原方减去胆星，又服八剂，夜间能安然入睡，疼痛瞬间即逝，但病人每次服药后三十分钟左右，疼痛加重，呈顶钻感，约一个小时 后疼痛明显减轻，生活可以自理，饮食皆可忍受。分析服药后稍有加重，恐为病重药轻，原方将川芎改为50克，服两剂疼痛顿止，病人无一点疼痛感觉，也无须揉搓面部，追访三年没复发。临床体会，血瘀型与上二型比较，疗程长，疗效差。

国医大师雷忠义胸痹痰瘀互结理论的提出和50年发展历程

陕西省中医医院雷忠义国医大师研究所　陈金锋

近几年，当痰瘀互结论被中医界看重并普遍关注时，当专家们对痰瘀互结论的“源”与“流”争论不休时，国医大师雷忠义教授从20世纪60年代后期就开始发现这个问题，投入研究已 50 年了！当很多知名专家团队纷纷用治疗痰瘀互结证的中药丹蒌片进行科研攻关时，却不知道雷忠义教授就是丹蒌片的研发人！丹蒌片公司吉林康乃尔制药有限公司知道这个来龙去脉，直接称呼雷忠义教授为“丹蒌片之父”。的确，丹蒌片这几年火了，从2000年获得国药准字号上市，关于丹蒌片的研究近 10几年获得了 10 余项国家科技攻关项目，北京广安门医院王阶教授和他的团队用此药参与研究，还获得了国家科技进步二等奖。上海第二军医大学吴宗贵教授带领他的团队做丹蒌片参与的相关研究得出结论 ：丹蒌片有明显的治疗动脉粥样硬化消斑减斑的作用。难怪吴宗贵教授曾说：陕西省中医医院对痰瘀互结证和丹蒌片的研究具有里程碑的作用。丹蒌片的研究在国内引起风风火火的热潮，目前中国知网上关于痰瘀互结证和丹蒌片的研究达200余篇。丹蒌片2015年被载入《中国药典》，2014年、2016年被胡盛寿、陈可冀、高润霖、葛均波等四大心血管领域权威院士联合推荐为《中西医结合I期心脏康复专家共识》，近来又被《中西医结合专家共识》指定为冠心病、心梗、PCI 围手术期、冠脉搭桥、高脂血症、动脉硬化等临床中医辨证为痰瘀互结证的唯一中成药。

那么，当初国医大师雷忠义教授是怎样想到这一点的？早在20世纪60年代，他被单位派送去北京学习，在北京西苑医院学习期间，有幸跟随名老中医郭士魁先生上门诊，和陈可冀院士（当时是教学秘书）、翁维良院长（当时是住院医师）等学习，当时郭老团队主张胸痹心痛病治疗活血化瘀为主，盛行自制方冠心Ⅱ号方（丹参、赤芍、红花、川芎、降香）、血府逐瘀汤等。同期，还跟随名老中医赵锡武老先生上门诊，赵老是经方派，力主痰湿可致胸痹心痛病发生，治法多用祛痰宣痹通阳，常选用瓜蒌薤白白酒汤、瓜蒌薤白半夏汤、枳实薤白桂枝汤等方剂。两位大师也为治疗方向意见相驳，常常争论。在这个启发下，雷老就在临床反复观察，的确部分胸痹心痛病患者 既表现有“痛”也表现有“闷”的症状，单用活血化瘀之法，选用冠心Ⅱ号方，疗效并不理想，痛的症状消失了，闷的症状没解决。正符合“湿性重着粘腻”的特征。他探索的提出胸痹心痛痰瘀互结证的想法，这一想法被当时任陕西省中医研究所的米伯让院长认可和赞同。

六十年代中晚期他尝试用秦伯未先生的胸痛方治疗心梗后重度心绞痛、憋闷难忍频发的病人。这是一个单位的领导干部，当时处在一个特殊历史时期，不能外出，一位朋友约他登门送医，原方由人参、丹参、生地、麦冬、桂枝、木香、阿胶、三七、郁金、血竭、藏红花组成。因为病人胸闷突出，又加瓜蒌、薤白，因眠差、心悸烦躁不安，又加枣仁、茯神、龙齿。最初三副药效果很好，病情显著好转，病家很高兴，要求继服三副。病情继续好转。第三次当他赴病家家访时，见庭院内有白帐和花圈，病家门口有白色的对联，他十分惊恐，胆战心惊，心想自己是不是闯祸了。后来听家属说患者突然发病是因当晚洗完澡，倾倒一大盆洗澡水时，因过累跌赴，急送医院抢救，不治身亡，后经尸检，解剖发现心脏破裂，死亡原因为用力过猛心脏破裂。此事雷老当时颇为惋惜。虚惊一场，提醒此类病病情危险，预后恶劣，心脏科医生责任重大，治疗要更加小心谨慎。

但是并没有减弱他继续研究他对痰瘀互结证的研究，20 世纪 70 年代初，他和他的医疗组（陕西省中医研究所内科心血管管病研究组）进行临床观察，收集胸痹心痛病痰瘀互结证病例，用自己创立的加味瓜蒌薤白汤治疗，方剂组成：瓜蒌一两，薤白五钱，丹参五钱，赤芍五钱，红花五钱，川芍五钱，降香五钱，每日一剂加水煎成 400 毫升，早晚各服 200 毫升。经过几年观察，于 1974 年于《陕西新医药》发表了“加味瓜蒌薤白汤治疗冠心病心绞痛 44 例小结”。中国知网可查：陕西省中医医院心血管病学组.加味瓜蒌薤白汤治疗冠心病心绞痛 44 例小结[J].陕西新医药，1974（01）：16-18. 之后，继续观察，1979 年在太原全国学术会议交流“加味瓜蒌薤白汤治疗冠心病心绞痛 97 例”。被很多专家认可，鼓励继续研究。

20 世纪 80 年代，由他牵头，组织西安市内 5 家著名医院（陕西省中医医院、原西安医科大学第一附属医院、第二附属医院、西京医院、唐都医院）心内科联合观察，于 1983 年在《陕西中医》上发表“加味瓜蒌薤白汤治疗冠心病心绞痛 104 例”一文。中国知网可查：雷忠义，苏亚秦，吴亚兰，王莎萍，孙毓明，加味瓜蒌薤白汤治疗冠心病心绞痛 104 例[J].陕西中医，1983（04）：23.

从此加味瓜蒌薤白汤治疗冠心病心绞痛痰瘀互结证倍受重视，他自己和他的团队也依据实践向兄弟省市同行专家请教、学习、探讨，病证结合，提出痰瘀互结是胸痹心痛的主要病机、证型，获得支持，又经反复临床验证。加味瓜蒌薤白汤后改名为舒心Ⅱ号，向省级卫生科技部门申报课题——“胸痹痰瘀互结证及对证药品舒心Ⅱ号的研究”，确定临床和基础科研方案， 进行基础和临床研究，1987 年获批。进过几年研究，这个研究证实舒心Ⅱ号对胸痹痰瘀互结证确实有效。后生产为院内制剂。

20 世纪 90 年代，经陕西省中医医院院领导决定，把舒心Ⅱ号方 170 万元转卖给了长春盖普药业有限公司进行生产，商品名为舒心片。后因种种原因，该药企出现内部管理腐败，没有继续生产，于 1998 年又 500 万二次转卖给吉林康乃尔药业公司，2000 年经原卫生部国家药品食品监督管理局审定为国药准字号，药名丹蒌片。当然，在 20 世纪 90 年代这个关键时期，李连达院士和他的团队在对该药的基础药理实验做了很大帮助。期间，雷老和他的团队也做了大量的临床和基础研究。[1]刘建峰，郭五保，吴玉华，李富贤，党秋萍.HPLC法测定舒心片中葛根素含量[J].西北药学杂志，2000（05）：199. [2]张琼，苗青，崔天红，雷忠义.舒心片治疗冠心病心绞痛的临床研究[J].浙江中西医结合杂志，2000（08）：6-8. [3]雷忠义. 胸痹痰瘀互结证型与应用舒心片治疗的临床研究[A]. 中国中西医结合学会心血管病专业委员会.第六次全国中西医结合心血管会学术会议论文汇编[C].中国中西医结合学会心血管病专业委员会，2002：2.

丹蒌片的研究与应用点燃了痰瘀互结的燎原盛火。在痰瘀互结的研究历程中，国医大师雷忠义先生整整走了50年，他虽然已退休25年了，可他对痰瘀互结的研究时刻没有停止，他在近十几年的临床摸索中，又根据痰瘀可以化火提出痰瘀毒互结理论，又根据痰瘀毒互结伤气阴，“风性善行而数变”，提出痰瘀毒化风理论。经过临床应用验证，此说法成立且有效！

当然，关于痰瘀互结证的认识，以前古医籍偶有涉及，未做具体认识和深入讨论，也没有专病专方。如：《黄帝内经》对痰瘀相关的认识应该就是雏形。《灵枢·百病始生》中说：“汁沫与血相抟”；《内经》中 “心痹者，脉不通”，“血实者宜决之”创立的活血化瘀治法。《伤寒杂病论》首先提出了“瘀血”“痰饮”病名。《金匮要略·胸痹心痛短气病脉证治》提出“阳微阴弦”，即“胸痹而痛”，并创建了栝楼薤白汤等化痰宣痹通阳的效方，创胸痹治“痰”论之先河。《金匮要略·水气病篇》创造性地提出了水气病分气分、 水分、血分之说，所言“血不利则为水”，为后世“从血治水”奠定了理论基础。晋《肘后备急方》多次用活血化瘀药治疗卒心痛。唐《千金方》中用前胡汤治疗“胸中逆气心痛彻背少气不得食”。宋《太平圣惠方》“胸痹疼痛、痰逆于胸、心膈不利”的描述，均为“痰”论的发展。元· 朱丹溪明确提出了“痰挟瘀血，遂成窠囊” ，标志着痰瘀互结的初步认识。清《继自堂医案》中曰：“此病不惟痰浊，且有瘀血交阻膈间，方用全瓜蒌、薤白、旋覆花、桃仁、红花、瓦楞子、玄胡末、合二陈汤”，实为痰瘀互结论的初步治疗方。近代冉雪峰也认为，冠心病心绞痛辨证多属于痰热交阻，兼有瘀血。搜集古医籍文献，历代医家偶有论及，但都认识很浅，没有系统进行研究，没有把痰瘀互结聚焦在胸痹心痛病痰瘀互结证上。可能，也就雷老首次进行几十年的系统研究，并理法方药形成完整体系。也解答了目前关于痰瘀互结证“源”与“流”的问题。

自2000年后，他开始新的思索，在临床和科研工作中，他发现冠心病痰瘀互结症患者，日久可能会发展成痰瘀化热成毒，于是，他提出痰瘀毒互结证，治法给予清热解毒、祛痰活血化瘀，方药选用自己拟定的丹曲方，之后由他所带的学术传承人武雪萍、范虹、于小勇、刘超峰、陈金锋等做了大量的临床研究和基础研究，目前已趋成熟。

2012年以后，他从临床总结，发现快速心律失常和中医“风性善行而数变”相近似，于是产生联想，在治疗冠心病心律失常时，在化痰活血、清热解毒的基础上，加入了祛风之剂。用此理论指导，曾治愈几例恶性心律失常患者。从此，他的痰瘀互结理论发展为“痰瘀毒互结”和“痰瘀毒风互结”阶段。

他在痰瘀互结的研究中历练了近半个世纪，现在可谓关于痰瘀毒风互结“理法方药”俱全一整套理论。最新版本科教材把痰瘀互结证纳入胸痹心痛病辨证当中，痰瘀互结和丹蒌片也相继被载入《国家药典》《冠心病合理硬要指南》丹蒌片的研究已趋成熟。他的丹曲方、雷氏养心活血汤、雷氏丹蒌心水方、雷氏丹蒌心悸方正在研究和开发当中，期待为痰瘀毒风理论体系的发展增添奇光异彩！

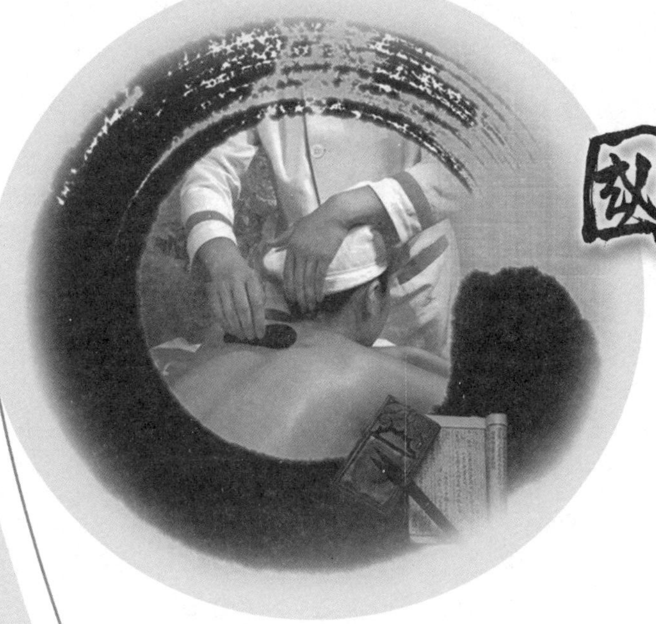

国醫年鉴

GUOYI NIANJIAN

2019

传统医药非物质文化遗产

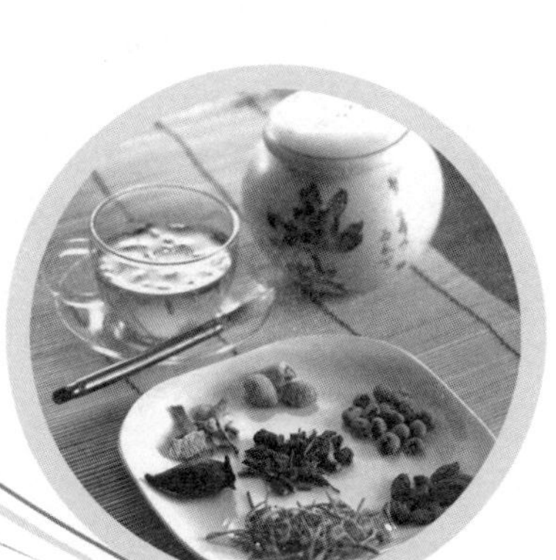

中医正骨疗法（宫廷正骨）

类别：传统医药　**公布时间**：2008（第二批）

申报地区或单位：北京市护国寺中医医院

中医正骨疗法又名“伤科”或“骨伤科”。在古代农业社会，骨伤的发病率很高，是一种常见病和多发病；而当时医疗条件很差，农村边寨交通闭塞，一旦发生骨折，求治十分困难，于是实践出真知，需求出人才，一些大一点的村落和城镇，几乎都会出现一两个医治骨伤的土医生和土办法，正骨疗法成为我国分布广泛、流派纷呈的一种中医疗法。

中医正骨疗法的特点，表现在三个方面。一是对骨的生理和骨伤病理按中医理论有独到的认识，二是手法的妙用，三是药物的特色，这三点结合在一起常常形成一种独特的疗法和某个著名的流派。随着社会的发展和学术交流的广泛深入，中医骨伤疗法有一种趋同倾向，但某些著名伤科专家和著名伤科流派的地域特色、手法特色和用药特色依然存在，与西医骨伤科相比较，中国正骨疗法仍有其独特的优势。

宫廷正骨是以清代上驷院绰班处正骨科为基础，针对跌打损伤等骨科疾患，以手法治疗为主，辅以中医中药及中医器具的纯中医治疗体系。通过五代宫廷御医及现代医师的不断继承和发展，形成了独有的学术流派。

宫廷正骨的主要手法特点是“机触于外，巧生于内，手随心转，法从手出”。法之所施，重而不滞，轻而不浮，“使患者不知其苦，方称为手法也”。宫廷正骨手法在治疗骨折方面，强调“正、整、接、实”的治疗思想；在治疗筋伤方面，最主要的特点是“轻、柔、透、巧”。

宫廷正骨体系中所使用的实物分为内服中药类（如跌打紫金丹、健骨止疼丸等）、外用中药类（如骨科熥药、跌打万应膏等）和外用器械类（如元书纸排子）。

清末御医夏锡五传人、北京中医药大学附属护国寺中医医院吴定寰教授继承并发扬了宫廷正骨的学术思想及文化精髓，广泛结合临床实际，取得了良好的临床疗效和社会效益。欲使这一传统中医疗法冲破单线、单薄的家族传承链条而发扬光大，必须加以保护。

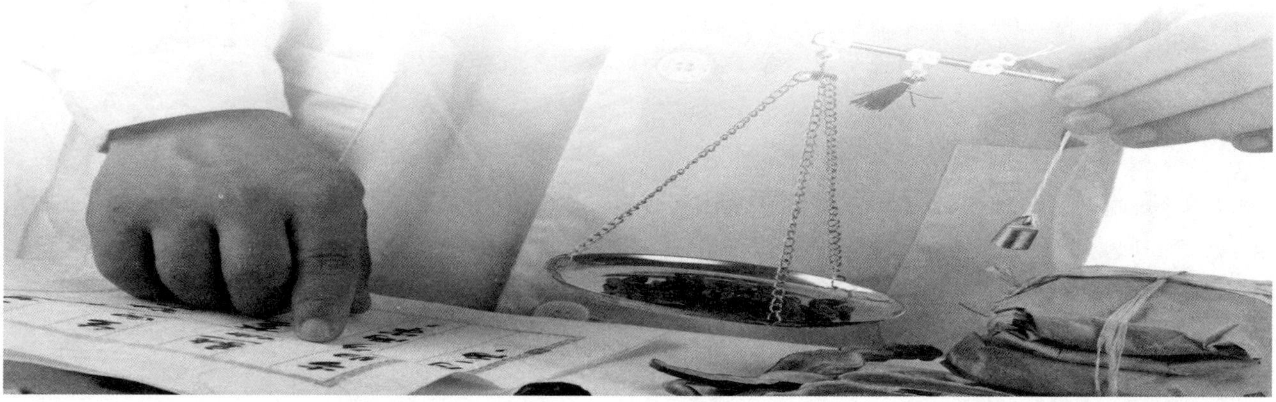

中医生命与疾病认知方法

类别： 传统医药 **公布时间：** 2006（第一批）

申报地区或单位： 中国中医科学院

中医对生命与疾病的认知是基于中华民族传统文化产生的认识人体生命现象和疾病规律的一种医学知识。中医生命与疾病的知识起源于传说中的远古黄帝、岐伯时代，以《黄帝内经》为标志的中医生命与疾病知识体系的形成至今已有两千多年的历史。中医生命与疾病知识主要包括阴阳、五行、脏象、经络、疾病与证候、病因病机、辨证、治则治法、五运六气等内容。

中医学运用阴阳对立统一的观念来阐述人体生命活动，以及人与自然、社会等外界环境之间相互依存的关系。阴阳平衡是维持和保证人体生命活动的基础，阴阳失调则导致疾病的发生变化。中医学运用五行学说阐述人体与自然界、人体各部分之间的联系以及疾病发生发展的机理，并用以指导疾病的治疗。脏象是人体重要的生命现象，主要包括五脏、六腑、奇恒之腑以及精、气、血、津液的生理功能和病理变化。经络是人体气血运行的通道，有联络全身的作用。经络系统包括十二经脉、奇经八脉以及络脉等，是中医诊断和治疗疾病的基础，也是针灸、推拿等疗法的重要理论依据。病因是研究疾病发生原因和条件的学说，包括外感六淫、内伤七情和饮食劳倦等。病机学说是研究疾病发生发展规律的学说。辨证论治是运用望、闻、问、切等方法诊察疾病，将诊察结果加以分析、综合得出结论，确立治疗的原则。治则治法是治疗疾病必须遵守的基本原则与方法，是中医在长期临床实践中总结出的治疗规律，主要有调整阴阳、扶正祛邪、标本缓急，以及因人、因时、因地制宜等。五运六气是研究、探索自然界天文、气象、物候变化对人体健康和疾病影响的系统知识。

对疾病、证候的认识，中医学有着独特的理论与方法。中医学认为，疾病的发生是正邪消长的表现。《黄帝内经》提出“正气存内，邪不可干”，“邪之所凑，其气必虚”的疾病观。《伤寒杂病论》等早期文献中记载了大量对疾病的认识，隋代的《诸病源候论》中记载了67门1720种病证。

中医生命与疾病的认知是构成中医学知识的核心，对中医养生、诊法、疗法、方剂、中药、针灸及临床实践的各个环节发挥指导作用。但是，受西方医学的影响，能够理解和传承这一知识的人日渐减少，面临保存与发展的困境，亟待得到尊重保护和发展。

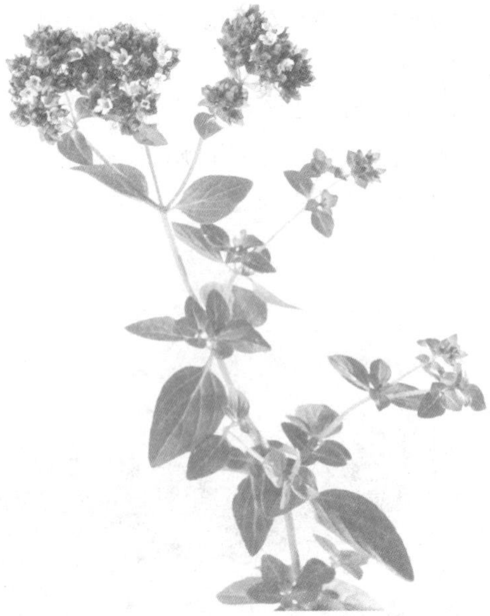

中医传统制剂方法

类别：传统医药　**公布时间**：2006（第一批）
申报地区或单位：中国中医科学院

中医传统制剂是在中医药理论指导下，以中药为原料，加工制成具有一定规格、可直接用于防病、治病的药品。最具代表性的传统剂型有丸、散、膏、丹。千百年来，中医传统制剂在历代医家的医疗实践中，积累了丰富的经验，形成了独特的制剂技术，是祖国传统医学宝库中重要组成部分。

远在夏禹时代，祖先们由酿酒而发现了酒的作用，并制成药酒，同时发现了曲剂。至商代，汤剂已广泛应用。东汉时期对制药理论和制备法则已有认识，指出“药性有宜丸者，宜散者，宜水煎者，宜酒渍者，亦有一物兼宜者，亦有不宜入汤酒者，并随药性，不得违越”。强调根据药性选择剂型。张仲景在汤、丸、散、膏、酒的基础上，又创制了坐剂、导剂、洗剂、滴耳剂、糖浆剂及脏器制剂等十余种剂型。而且制备方法较完备，用法用量、适应症明确。晋代葛洪创造了利用药物本身的黏合力制丸，以及铅硬膏、蜡丸、浓缩丸、锭、条、灸等剂型。金元时期发明丸剂包衣、明代则有“朱砂为衣”的新工艺。明代李时珍是集大成者，总结了16世纪以前药物制剂的方法，记录了四十余种药物剂型。

现代科学技术的进步，中药新剂型、新工艺、新技术不断涌现，丰富了中药制剂的剂型。但是，传统的制剂技术受到了前所未有的挑战和冲击，除汤剂仍然是中医临床首选剂型外，“丸、散、膏”仍被广泛使用，有些传统剂型和技术已经失传或正在被淘汰，其中不乏传统技术。因此，有必要对其进行保护，以实现继承和发展。

中医诊法

类别：传统医药　**公布时间**：2006（第一批）
申报地区或单位：中国中医科学院

中医诊法是中医学的组成部分。中医诊法是以中医理论为指导，主要运用“四诊”的方法诊察疾病，探求病因、病位、病性及病势，辨别证候，对疾病作出诊断，为治疗提供依据。中医学在长期医疗实践中形成了一套完备的诊断疾病的理论、方法、技术以及实物，体现了鲜明的中国传统文化和地域特征。

中医诊法有着悠久的历史。战国时期名医秦越人（扁鹊）擅长“切脉、望色、听声、写形，言病之所在”。《黄帝内经》根据阴阳五行、脏象经络理论，对诸多诊法作了具体描述，并阐述其综合运用的原则，在方法上奠定了“四诊”基础。西晋王叔和撰集《脉经》，承前启后，确立中医脉诊的方法，历代医家在临床实践中不断继承完善着中医的诊法，形成了大量有关诊法的典籍，如宋代的《三因极一病证方论》、明代《敖氏伤寒金镜录》、清代的《望诊遵经》等，累积存世的诊法著作有近百种。

望诊是医生运用视觉，观察病人身体有关部位及其分泌和排泄物等以了解病情的诊断方法。包括望舌、望神、望色、望五官、望形态、望络脉等。其中望舌即舌诊，指观察病人舌质和舌苔变化，以判定病情、推测预后，是望诊的重要内容。

闻诊是医生通过听病人声音、嗅其气味以了解病情的诊断方法。听声音指通过声音了解病人语言、呼吸、咳嗽、呕吐、呃逆等声音变化；嗅气味则是凭嗅觉嗅病人口气、体气和排泄物等异常气味。

问诊是医生对病人或陪诊人进行系统而有针对性询问，是全面了解病情的一种诊断方法。

切诊是医生运用手的触觉，对病人寸口脉及体表特定的部位进行触摸、按压、体验，从而了解病情的一种诊断方法。主要包括切寸口脉和按诊两部分。寸口是人体脏腑气血交会之处，独取寸口的方法，在汉代成书的《八十一难经》中就已经形成。

中医诊法是中医学独具特色的诊断疾病的方法，其潜在的科技与人文文化内涵，随着医学科学的发展和中外文化的广泛交流，发挥着越来越大的作用。但是，受西方医学的影响，中医诊法的应用日渐萎缩。

中药炮制技术

类别： 传统医药 **公布时间：** 2006（第一批）

申报地区或单位： 中国中医科学院

中药炮制是指在中医理论的指导下，按中医用药要求将中药材加工成中药饮片的传统方法和技术，古时又称“炮炙”“修事”“修治”。药物经炮制后，不仅可以提高药效、降低药物的毒副作用，而且方便存储，是中医临床用药的必备工序。几千年以来，不仅积累了丰富的炮制方法与技术，而且也形成了一套传统的炮制加工工具。炮制是中药传统制药技术的集中体现和核心，“饮片入药，生熟异治”是中药的鲜明特色和一大优势。中药饮片炮制技术是中国所特有的，是中国几千年传统文化的结晶，是中华文化的瑰宝。

中药炮制历史久远。相传起源于神农时代，汉代的《神农本草经》、梁代陶弘景的《本草经集注》对中药炮制已有详细的记述。东汉张仲景的《伤寒杂病论》记述了一百余种药物的炮制。南北朝时期雷的炮制专著《雷公炮炙论》记载了300种药物的炮制方法与技术。唐代的《新修本草》是中国的第一部国家药典，标示有药物炮制的方法，是炮制技术受到政府保护的开端。明代李时珍的《本草纲目》设有炮制专项，缪希雍的《炮炙大法》，总结中药炮制大法17种。清代张睿的《修事指南》，详细记载了232种炮制方法。

目前，全国专门从事炮制工作的只有近百人。中药炮制技术处于萎缩的濒危状况。由于“现代”

用药方法趋于"常规化"，传统的"一方一法"的用药模式已不复存在，许多特殊而又可产生特效的传统炮制技术逐渐被遗忘。现存为数不多的身怀绝技的炮制老药工对于自己经过长期工作总结出来的炮制方法秘而不宣，传统的炮制技术面临衰退甚至失传的局面。相关部门对炮制技术的继承和保护还不够重视，在继承和保护方面未采取具体措施，所以，中药的炮制技术亟待得到保护。

平氏浸膏制作技艺

类别：传统医药　**公布时间：**2014（第四批）

申报地区或单位：吉林省长春市九台区

2014年12月3日。中华人民共和国国务院公布《平氏浸膏》列入国家级非物质文化遗产代表性项目与保护名录。

2015年6月13日。在省城长春文庙广场召开的全省非物质文化遗产展示大会上，吉林省文化厅副厅长张辰源，吉林省社会科学院民族所所长、吉林省非物质文化遗产保护工作组副组长朱立春亲自为《平氏浸膏》第七代传承人，中医名家吴淑琴颁发国家级非物质文化遗产牌匾。

对于《平氏浸膏》的传承人。我和丈夫刘洪吉百感交集，却又万分高兴。这是值得隆重庆祝的日子，永远都值得铭记的日子，更是平氏医家医德医术传承历史上光辉的日子。

这正是：

逢盛世医林奇葩重生异彩，得甘霖平氏浸膏再放瑰香。

据平氏老辈人讲："平氏家族，祖籍江浙，世代从医"。祖传医术精湛、实用。尤擅治疗：肺癌、肝癌等多种肿瘤（属中医"积证"范畴）、结核病（属中医"痨病"范畴）、骨病（包括现代所称骨质增生等系列骨退行性病变），久负盛名。

平氏医家用药道地，制法精良，以浸膏剂见常，故民间习惯以"平氏浸膏"称谓。实乃涵容平氏医家历代临症治疗"积证""痨病"、骨病、妇科、呼吸系统、心脑血管等各类疾病积累的医术、医药、制剂技法之精华总称。是平氏历代人士研习岐黄之术，施药祛病，济世救人的心血结晶所成，传承至今已超过三百年历史，祖上曾有奉谕为皇族诊病疗疾之经历，因把脉精准，论病辨证，恰中症结，依法施治，胸有成竹，遣方投药，效如桴鼓，荣得赏赐。

因时光久远，历代年事更迭，家谱散失，现仅可追溯至上九代宗祖，于今的当代与后继传人。

第一代：平顺德，1802年出生于浙江，承祖业行医于世。

第二代：平世杰， 1825年出生于山东济南府，幼读私塾，禀受中华传统文化教育，后继承祖上医术，尤擅治疗各种积证、肺病、骨病。

第三代：平殿臣，1850年生人，幼承家学，资质聪颖，刻苦钻研，拜读医史典籍，把祖上传授的治疗方药《平氏消积浸膏》《平氏化痨浸膏》《平氏强骨浸膏》（内服），《平氏药膏》（外敷）等各类系列方药与制药技艺完整的掌握传承下来。

第四代：平亚东，1879年出生，幼承庭训，伶俐好学，子袭父业，医道精熟。

第五代：平安逸，1896年出生，在家规的严教中读经学医，侍诊于侧，得父辈亲授，与家父同操祖业。

第六代：平永才，1924年出生，继承家学，因故早逝。

第七代：吴淑琴，1951年出生，系平安逸外孙女。刘洪吉，1949 年出生，与吴淑琴为夫妻。均由专业院校毕业，得外祖父平安逸真传，全面继承平氏医药、医术、技艺。

第八代：刘兰香，1973年出生；刘宸隆，1976年出生，均毕业于长春中医学院（现长春中医药大学），系刘洪吉、吴淑琴夫妻之子女，全面继承平氏医药、医术、技艺。

第九代：刘佳旺、刘佳鑫系刘宸隆之子，均学业优秀，受家庭环境、执业氛围熏陶，对中医药兴趣浓厚，显露天赋，立志习医。

平氏家族对族内每一位从医者都要强调注意医德修养，牢记被后世尊为“药王”的隋唐医药学家——孙思邈告诫的名言：“若有疾厄来求救者，不得问其贵贱贫富，长幼妍媸，怨亲善友，华夷愚智，普同一等，皆如至亲之想，亦不得瞻前顾后，自虑吉凶，护惜生命。见彼苦恼，若己有之，深心凄怆，勿避崄巇，昼夜寒暑，饥渴疲劳，一心赴救”。

更要切记：“作为一名郎中，举止要检点，仪泰要端正，不得道说是非，议论人物，炫耀声名，訾毁诸医，自矜己德，偶然治瘥一病，则昂头戴面而有自许之貌，为天下无双，此医人之膏肓也”。虚心学习“药王”的思想品德，大医精诚之精神，供奉“药王”已成为平氏医家历代必持之传统。其中尚有一段鲜为人知的历史渊源。

平氏家族，几代单传，子嗣稀疏。

到了于今上数第三代传人平安逸时，其女儿平永芬婚后生下长女吴淑琴（既笔者本人）。听家中老人讲，我自幼聪明伶俐，活泼可爱，成天在老爷平安逸膝下嬉戏，被视如掌上明珠一般，深得宠爱。及至懂事时，表现出对中医药的浓厚兴趣，时常抓起一味味中药材向老爷询问有什么作用，告知一遍即能记住，显露出极好的天赋，在我上小学时已能将中药四百味熟读背诵，看到老爷给人诊脉瞧病，常在一旁细心观察，待病人走后向老爷发问，专注的好奇心和求知欲望让大人们另眼相看。尽管如此，老爷并未有培养我这个外孙女的学医之心（直到他的生命到了最后两年，才把精湛的医术传给了外孙女）。

2000年4月22日，我们作为正式代表出席了在北京国际会议中心召开的“国际传统医药大会（北京2000）”。

这是世界卫生组织（WHO）与中国国家中医药管理局联合主办的第二届国际传统医药大会。（第一届于1991年在北京国际会议中心召开），来自英国、意大利、美国、法国、俄罗斯、日本、新加坡等43个国家和地区的2480多名专家、学者和有关政府官员出席了这次盛会。

早在这次大会的筹备过程中，于 1999 年 5 月26日，我们首先收到了国家卫生部副部长、兼国家中医药管理局局长朱庆生教授寄来的邀请我们出席这届大会的专函。

接到朱庆生副部长的邀请函，我们非常高兴。随后，大会学术委员会发来专函，通知我们准备在大会上做有关中医药治疗肿瘤方面的学术演讲。

2000年1月20日，大会学术委员会再次向我们发来专函：“我们非常荣幸地通知您，经国际传统医药大会（北京2000）学术委员会审查，您提交的学术报告已初定在本届大会上做演讲，时间是12分钟，望您做好充分准备”。

紧接着于2000年3月13日，我们又收到了国家中医药管理局国际合作司司长、国际传统医药大会（北京2000）组织委员会秘书长沈志祥教授诚挚的邀请专函，热烈欢迎我们莅临这次国际传统医药学盛会。

近几年，“平氏浸膏”被指定代表国家非物质文化遗产医药类项目出席并参展了国家、省、市级历次非遗展会。从2011年起连续参展每年一届的“北京国际文化产业创意博览会”，所到之处均受到主办方和广大观众的高度关注，大受欢迎，赢得赞誉。并被央视邀请坐客新闻直播间，谈中医药文化技艺保护、传承、发展、应用。谈“平氏浸膏”在肿瘤、骨病、痨病和治未病方面的防治优势。

2017年6月10日，第六届中国成都国际非物质文化遗产节（简称“非遗节”）在位于成都的全球规模最大的“国际非物质文化遗产博览园”隆重召开。

“非遗节”是党中央、国务院正式批准的国家级、国际性文化节会活动，是联合国教科文组织参与主办的国际社会唯一以非遗为主题的文化节，是国内唯一的联合国教科文组织参与主办的文化节，自2007年以来，成都被认定是定点举办之地。

充分彰显了联合国教科文组织、世界各国和中国政府在非遗保护传承实践中取得的成果。同时第六届非遗节作为2017年中国首个“文化和自然遗产日”全国非遗主场活动，大力开展了《保护非物质文化遗产公约》和《非物质文化遗产法》的传播推广。特别设置了“一带一路”国家传统手工艺展，邀请来自亚洲、欧洲、非洲的15个国家和地区的27个项目参展，展示了人类非物质文化遗产的多姿多彩和不同文化的非物质文化遗产的个性和魅力。

《平氏浸膏》传承人作为中国非物质文化遗产医药类代表出席了此届盛会。在这个国际平台上，平氏浸膏一经亮相便以深邃的中医药文化内涵和实际医疗效果，受到了与会者和广大群众高度关注。

许多患有多年腰腿痛、骨质增生、骨退行性关节炎、风湿性关节炎的病人当场试用“平氏浸膏外用膏”之后，第二天即见到了良好的疗效，家住成都市温江区的一位70多岁老人，因骨质增生、腰腿疼痛已经一年多不能下地活动了，用了“平氏外用膏”3天后在家人的引领下能自己走进展馆，述说患病医病经历，众人见了称奇。患病者说：“病了这么多年，药没少用，还真没见过这么管用的药，真是‘灵丹妙药’现世了。”

历年来，国家和人民、社会、学术界给了我许多荣誉，我工作的单位被评定为“贡献吉林十佳功勋单位”“群众信得过单位”，经民主选举我被选聘为“世界中医药学会联合会、中国传统医药非物质文化遗产产业联盟理事会理事，中国民族医药学会治未病分会常务理事，吉林省非物质文化遗产保护协会副会长等职务”。

在美国召开的首届世界传统医药大会上，我们的科研成果、学术报告荣获“对人类突出贡献优秀成果奖、生命力杯金奖”。

“平氏浸膏”代表国家级医药类非物质文化遗产项目出席、参加的国际、国内各级历次非遗博览会荣获技艺展示，优秀成果等多项金奖。

金风送爽，彩旗飘扬，锣鼓喧天。2018年9月13日由文化和旅游部主办的第五届中国非物质文化遗产博览会在泉城济南隆重召开。

由国家主管机构精心遴选，指定邀请的北京同仁堂、杭州胡庆余堂、广东潘高寿药业、京都达仁堂，吉林平氏浸膏、天津义德成闻药及枇杷露、龟龄集、定坤丹等十四个国家级非遗中医药代表性项目、传承数百年的中医药老字号药局在中医药展区集中亮相展出。

作为《平氏浸膏》的传承人，组委会落实给我的任务是结合自身项目，现场为观众演讲中医药文化知识，解惑答疑，展示历代传承独门中医药技艺。

博大精深的中医药文化内涵使很多观众听得入了迷，纷纷围在讲台周围迟迟不愿离去，一再询问养生、保健、祛病、强身之道，闻讯前来寻医求诊的人们挤满了整个展区，会场指挥负责官员调动特勤、保安和志愿者维护场面秩序，疏通人流，切实保护非物质文化遗产传承人和广大观众的人身安全。

经我诊过脉的观众与患病者纷纷跷起拇指，赞不绝口：“真是太准确了，太神奇了，仅凭三个手指把脉就把五脏六腑全摸透了，什么体征、什么病态说得分毫不差，不愧是国家级非物质文化遗产医药类代表性项目的传承人！”

作为医药界代表与全国知名同道，曾三次在北京人民大会堂同党和国家领导人、卫生部门高层领导共进晚宴。

在第四届中国非物质文化遗产博览会期间，（2016.9）应央视邀请做客央视新闻直播间，谈中医治未病理论，养生保健、防治肿瘤、骨病等疾病优势，谈中医药古法技艺活态保护传承，谈“平氏浸膏”合理利用、创新发展。

每期固定向中央领导、各部委、人大、政协、省、市各级政府领导赠阅的一级期刊《吉林画报》以“无欲无求苍生大医——记药坛奇葩平氏浸膏”连续做非遗专题报道（2011年7月，2015年6月，

2017年1月刊，2017年7月刊）。

由吉林省社会科学界联合会、吉林省名人研究会主办出版的《吉林名人》期刊以封面人物进行报道。

薪火相传，医道延续。我们的子女在自幼闻百草药香，受中医药文化熏陶的环境中成长，接受家庭启蒙和指导性教育，走上学医、行医之路，均从长春中医学院毕业，再经北京中医药大学进修学习，基本全面继承“平氏浸膏”医家、医术、技艺，取得执业注册医师资格多年，现在准备进高级职称。皆从事临床和药物研究工作。

儿子刘宸隆现已被法定为“平氏浸膏”第八代代表性传承人，经组织多年考验，被民主党派“九三学社”吉林省委吸收为社员。

女儿刘兰香继取得注册执业医师资格后，又考取了注册执业药师资格，系“平氏浸膏”传承人之一，为合理利用，传承发展平氏医术、技艺和中医药事业奠定了良好基础。

2017年7月1日，由全国人大常委会表决通过，我国首部为传统中医药振兴而制定的国家法律——《中华人民共和国中医药法》正式颁布实施。该法的问世为继承和弘扬中医药，促进中医药事业健康发展提供了有力的法律支撑。

这部酝酿了33年，承载几代人太多期待的中医药法让中医界人心沸腾，一个中医药蓬勃发展时代到来了。作为“平氏浸膏”的传承人我们深感欣慰，平氏老一辈人企盼的，继承者追求的不但实现了，而且预示着必将有飞跃的创新发展。

学无止境，业务精勤。行有目标，造福生民。我们心中的宏伟目标是在关东大地上建成“中医药文化科技产业园”。

我们与家人将遵循祖训，把握住中医药发展最为有利的历史机遇，矢志不渝地走在振兴中医药的大道上。

针　灸

类别：传统医药　**公布时间：**2006（第一批）
申报地区或单位：中国中医科学院

针灸是我国古代劳动人民创造的一种独特的医疗方法，有着悠久的历史。几千年来，人们利用金属针具或艾炷、艾卷，在人体特定的部位进针施灸，用以治疗疾病，解除病痛，并由此创立了独具特色的人体经络腧穴理论，成为中国医学的一枝奇葩，在世界上享有盛誉。

针灸由“针”和“灸”构成，是中医学的重要组成部分之一，其内容包括针灸理论、腧穴、针灸技术以及相关器具，在形成、应用和发展的过程中，具有鲜明的中华民族文化与地域特征，是基于中华民族文化和科学传统产生的宝贵遗产。

早在新石器时代，人们就用“砭石”砭刺人体的某一部位治疗疾病。《山海经》说：“有石如玉，可以为针”，是关于石针的早期记载。灸疗的产生是在火的发现和应用后形成的，秦汉时期的《黄帝内经》说：“藏寒生满病，其治宜灸”，便是指灸术，其中详细描述了九针的形制，并大量记述了针灸的理论与技术。春秋战国时期，针灸疗法已经相当成熟，出现了不少精通针灸的医生，《史记》记载的扁鹊就是其中的代表人物之一。扁鹊被誉为“中华医祖”，他起死回生的神奇针术以及救死扶伤的动人事迹为后人世代传颂，至今在河北内丘等地还保留有纪念扁鹊的鹊王庙、鹊王祠以及各种民间传统祭祀活动。在湖南长沙马王堆汉墓出土的《足臂十一脉灸经》和《阴阳十一脉灸经》、湖北江陵张家山汉墓出土的《脉书》中均记载有经脉的循行与主病。从四川绵阳双包山西汉墓出土的一具黑漆小型木质人形，其体表正背面标有纵横方向的经脉路径，是我国迄今发现的最早的人体经脉模型实物。

到了隋唐时期，针灸学发展成为专门学科，针灸著作倍增，内容丰富多彩，针灸被正式列入国家的医学教育课程，在太医署专设有针博士、针助教、针师、针工和针生等职衔。北宋时期，医官王惟一考订腧穴主治，统一腧穴定位，撰著《铜人腧穴针灸图经》一书颁行全国，并铸造了造型逼真、构造精巧的教学工具——铜人模型，对针灸学术发展起了极大的推动和促进作用。明清以降，针灸理论继往开来，技术和器具不断改进，流派纷争，名家辈出，佳作不断，针灸疗法取得了更大的发展。

针灸在长期的医疗实践中，形成了由十四经脉、奇经八脉、十五别络、十二经别、十二经筋、十二皮部以及孙络、浮络等组成的经络理论，以及 361 个腧穴以及经外奇穴等腧穴与腧穴主病的知识，发现了人体特定部位之间特定联系的规律，创造了经络学说，并由此产生了一套治疗疾病的方法体系。

由于针灸疗法具有独特的优势，有广泛的适应症，疗效迅速显著，操作方法简便易行，医疗费用经济，极少副作用，远在唐代，中国针灸就已传播到日本、朝鲜、印度、阿拉伯等国家和地区，并在他国开花结果，繁衍出一些具有异域特色的针灸医学。到目前为止，针灸已经传播到世界一百四十多个国家和地区，为保障全人类的生命健康发挥了巨大的作用。

针灸是在中国历代特定的自然与社会环境中生长起来的科学文化知识，蕴含着中华民族特有的精神、思维和文化精华，蕴涵着大量的实践观察、知识体系和技术技艺，凝聚着中华民族强大的生命力与创造力，是中华民族智慧的结晶，也是全人类文明的瑰宝，应该受到更好的保护与利用。

胡庆余堂中药文化

类别：传统医药　**公布时间：**2006（第一批）
申报地区或单位：浙江省杭州市

“江南药王”胡庆余堂，是“红顶商人”胡雪岩在 1874 年（清同治十三年）创建的药铺，地处杭州清河坊。从南宋建都临安（今杭州）到明、清两代，清河坊一带形成了一条“药铺”长廊。其中如南宋的保和堂、明朝的朱养心膏药店；晚清的“六大家”胡庆余堂、叶种德堂、方回春堂等。胡庆余堂全面继承了南宋官方制定的《太平惠民和剂局方》制药技艺和行业规范。从这一意义上讲，杭州是“古代中医药典”的发迹之地，而胡庆余堂则秉承了这一良好的传统。

胡庆余堂所保存下来的传统商贸习俗内容极其丰富。

“戒欺”文化。“戒欺”是胡庆余堂的店训，由胡雪岩亲笔写就。一百三十余年来，胡庆余堂始终恪守“戒欺”原则，秉承中国传统伦理道德和中医药文化，形成了以“戒欺”为内涵特色的经商理念和店规。这种理念具有超越企业层面、倡导社会公德的特征。

胡庆余堂保存了一批民间的古方、秘方。企业内身怀绝技、熟练掌握中药手工技艺的老药工至今仍然健在，这都是社会的巨大财富。

由于现代技术影响、气候变化、环境污染以及强势文化的冲击等因素，胡庆余堂的传统正在受到威胁，有的甚至到了濒危状态。为此，胡庆余堂投入了一定的人力物力，制订了一个切实可行的保护计划。

鹤年堂中医药养生文化

类别：传统医药　**公布时间：**2008（第二批）

申报地区或单位：北京鹤年堂医药有限责任公司

中医学是中国古代社会形成的人体生命之学和人类健康之学，它不仅是一方一药、一技一招的简单积累，而是一种关乎人体生命健康的知识体系。这个知识体系具有深厚的传统文化背景。它以独特的哲学思维、系统的基础理论、丰富的科学内涵和鲜明的人文色彩屹立于世界医学之林。它既是中国传统文化的活化形态之一，又是传统文化的巨大发展空间。例如恬淡以真的养生之道，冲和中庸的治疗法则，清心内守的性命理念，以人为本的医道准绳，诚信无欺的行业规范，始终贯彻于中医药理论与实践的各个方面，成为一切中医药人物、著作、文物、事业的灵魂，也成为今天中医药企事业引以为自豪的优良传统和敬业精神。

鹤年堂创建于明代嘉靖年间，先后由曹萨飒、王圣一、刘一峰等世医家族传承，是北京医药行业现存历史最悠久的老字号。

鹤年堂是中国传统医药的传承者和弘扬者，数百年坚持“生身以养寿为先，养身以却病为急”的理念，形成了以“调元气，养太和”为文化内涵的鹤年堂中医药养生文化。包括“和者鹤寿”的天年观，“阴阳之律，性命之本”的认知观，“终身养生不辍，整体平衡不偏”的整体观，“生命无养，逆之于体”的“天道鹤年”观，“生命无调，体自弱衰”的“人道鹤年”观和“未病常调、将病预调、已病医调”的“以调求和”之法，“节、律、神、和”四字诀的“以神求和”之法及形养术、神养术、药护术、食养术、按摩术等。鹤年堂饮片的传统炮制技术誉满京城，《西鹤年堂参茸醪醴丸散膏丹价目表》中记有694种药品，技艺独特，传承至今，堪称中医药养生宝库。

鹤年堂中医药养生文化充分体现了中华民族传统文化的杰出创造力和旺盛的生命力，也是数百年来祖国中医药曲折发展的历史缩影。鹤年堂中医药养生文化有着数百年的实践基础，是现代生活方式下人们实现健康长寿的有效手段，对提高全民健康水平、构建和谐社会有着重要的现实意义。

近年来中医药的发展受到西医西药的冲击，保护、发展鹤年堂传统中医药养生文化是弘扬中医药文化的当务之急。

藏医药（甘孜州南派藏医药）

类别：传统医药　**公布时间**：2006（第一批）
申报地区或单位：四川省甘孜藏族自治州

藏医药有近两千三百余年的历史，是藏族人民通过长期的实践，不断积累完善而形成的具有完整理论体系、独特治疗方法和浓郁民族特色的医药学体系。在历史上藏医药形成南北两派，甘孜州是藏医药的发祥地之一，南派藏医药的故乡。

历史上把以康巴为中心的藏医药称为南派藏医药。康巴地区包括四川甘孜州、云南迪庆州、西藏昌都市及青海玉树州，总面积 55 万平方公里。

藏医药学到公元 12 至 15 世纪，产生了以向巴郎加扎桑为代表的北派藏医药和以宿喀娘尼多吉为代表的南派藏医药。南派藏医药经过杰巴泽翁、释迦汪秋、五世达赖喇嘛、达姆门然巴洛桑曲批等藏医药学家的继承和发展，一直到司都确吉迥列，南北派藏医药学才逐渐合而为一，而南派藏医药一度成为藏医药中坚力量，领导了整个藏医药学的继承、发扬。以嘉央青则江布等为杰出代表的 19 世纪初南派藏医药学家，使藏医药有了空前的发展。

藏医药学是藏族文化的重要组成部分，对研究藏族社会的发展具有极其重要的价值。同时，对保护人们的健康起着重要的作用。

随着环境恶化对人体健康带来的危害、化学药物的毒副作用及其在治疗疾病过程中面临的无奈，人类越来越认识到藏医药对健康保健的重要作用。现代科学更进一步证实了藏医药学对人类健康保健、疾病预防的科学价值。

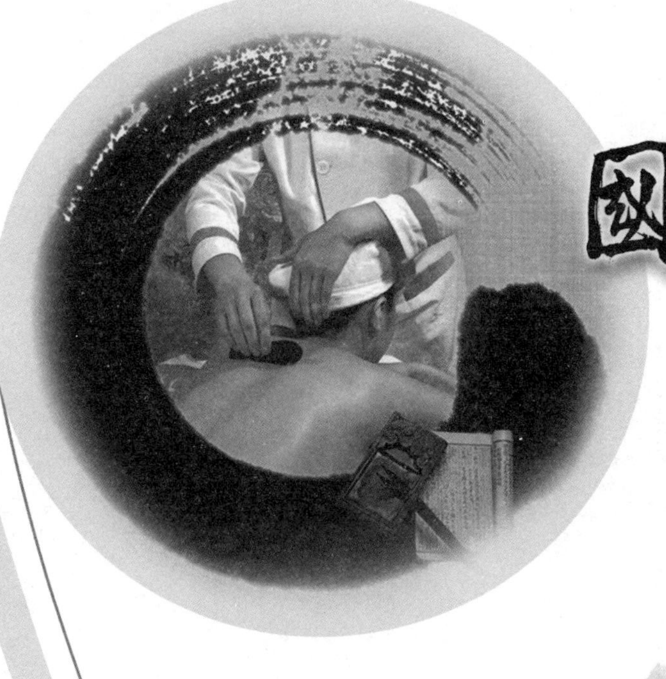

國醫年鉴

GUOYI NIANJIAN

2019

百家学说

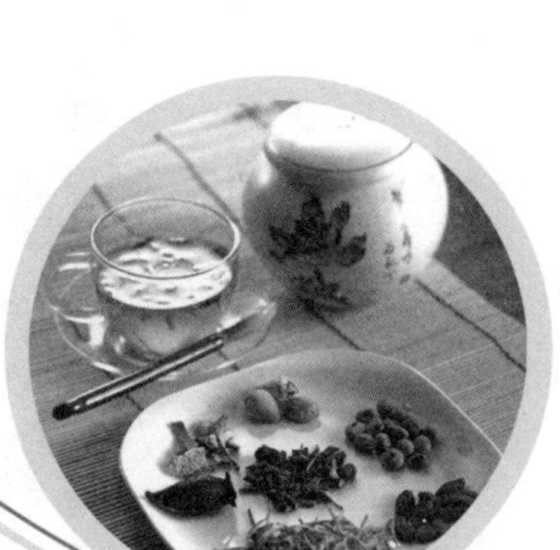

中医急救的家庭应用

上饶市伟庭教育咨询有限公司　许烜彰

急症须急医，有些急症没有得到及时救治患者则痛苦不堪，比如急性肠炎、高烧、扭伤、流血不止等。有些急症若得不到及时救治患者可能失去生命，比如心脏疾病、中风、呕血。当人出现危急的情况，人们一般选择打120等待西医的救治，但是有许多的生命就在黄金三分钟内死亡，救护车还未到达，病人就永远离开了，生命是经不起等待的，中医急救可以争取这宝贵的黄金时间。患者一般发病是在家里，家中有人会中医急救，可以立马施救，而不是焦急无助地等待西医。因此中医急救确实为家庭必备良方。我们就以下七种疾病讨论中医急救的家庭应用。

一、急性肠炎

（一）中医急救

急性肠炎治疗采用手太阴肺经少商穴、手阳明大肠经商阳穴、手太阳小肠经少泽穴点刺放血后，一般情况立即止泻，大约 2～3 小时痊愈。中医理论上，急性肠胃炎是“呕吐”“霍乱”“泄泻”的范畴，患者脾胃功能失调，湿邪中阻，久而生热，湿热并有泄泻，阴阳失衡，混淆清浊。浊气应下降的不下降，反而逆上，引发呕吐。

（二）西医急救

西医主要是采取消炎、杀菌、止泻、补液和解痉等治疗方法，如应用奥美拉唑、克拉霉素、阿莫西林等药物治疗。

（三）中西医对比

由于泻、腹胀等需一定时间缓解，经西药止泻治疗，在药物起作用之前，患者仍有较大的不适。有些药物是通过抑制细菌活动消除症状，一旦停药又发生反弹，因此止泻后还需要服药3天。服用药物对于身体有一定的副作用，比如造成正常菌失调。中医针灸点刺放血用不到一分钟，在相应穴位点刺放血即可，不适感立即得到缓解，在半小时内即止泻。

二、高烧

（一）中医急救

首先在拇指甲旁少商穴点刺放血，其次在手食指甲旁商阳穴点刺放血，接下来在脚食指甲旁厉兑穴点刺放血。若还发烧则在大椎穴点刺放血。放血后 1～5 分钟退烧。还可采用在合谷穴、曲池穴、大椎穴刮痧，同样速度非常快，大约 15 分钟内退烧。（放血的退烧效果比刮痧快）

（二）西医急救

解热镇痛抗炎药：阿司匹林、对乙酰氨基酚、布洛芬等。抗生素或抗病毒的药物。一般至少几个小时才能退烧，还可能随着血药浓度衰减发生反弹。

（三）中西医对比

服用退烧药有副作用。抗生素或抗病毒的药物，普遍是对胃肠道有刺激作用，像安乃近、氨基比林的副作用就更为明显，可能会引起虚脱，甚至发生休克，有过敏体质的孩子会产生药疹、荨麻疹，危及患儿生命。中医只需短针一支，在拇指少商穴食指商阳穴放血即可，严重者还可在大椎点刺放血。就算未备放血，在上述穴道采用刮痧或推揉手法也可及时退烧，可应急使用。

三、扭伤

（一）中医急救

脚扭伤第一时间按承山穴，然谷穴，若未好转则按压金门穴与丘墟穴，再以阳陵泉补充，一般3～5分钟，当场见效，休息半天至一天痊愈。手扭伤在手三里或上廉穴点穴或扎针，之后休息半天至一天。

（二）西医急救

先冷敷，24 小时后，破裂血管流血停止，可用热敷。按揉扭伤局部。24 小时后，内服些云南白药、跌打丸等。如扭伤伤到骨头，则需要保持原有姿势，等待医护人员进行进一步处理。

（三）中西医对比

西医采用表层手法对扭伤部位进行相应急救，治标不治本，需要较长恢复时间，效果比中医差且见效慢。而中医急救则是立竿见影，下针即见效，从内部疏通受伤部位的血液，避免瘀血，缓解病人的痛苦，简单快捷，为人们提供更好的健康保障，人们稍加学习就能掌握。

四、流血不止

（一）中医急救

在出血部位的近心端上一寸处扎针，若仍流血，继续往上一寸扎针直到止血，以此类推，一般立即止血。

（二）西医急救

对伤口进行清创消毒处理，必要时进行缝合，然后加压包扎。四肢动脉损伤出血的话，要用橡胶带在出血的近端（靠心脏近的方向），捆住，以血流停止为准，并及时送往医院，但 1 小时必须松开 5 分钟左右，静脉出血就用干净毛巾压住即可止血。并立即送医院。

（三）中西医对比

西医处理流血时对医疗器材有较高要求，如止血带绑定；酒精消毒等，且操作复杂繁琐，患者在处理过程中仍会出现流血过多的情况。而中医止血具备立竿见影的效果，可以有效避免患者失血过多的情况，第一时间减轻患者的苦痛，操作简单，医疗器材依赖性低等优势。

五、呕血

（一）中医急救

在公孙穴与内关穴扎针或放血（以公孙为主，内关为辅）。公孙下针，血快速止住。

（二）西医急救

找出原因、明确诊断、判断失血量后，结合病情迅速处理，如输血、补液、止血或手术治疗。服用止血药。

（三）中西医对比

止血药是通过收缩血管及使血液凝固等方法止血的。多量的使用可以使体内的凝血因子减少，形成大量的血栓，严重者可以出现 DIC，甚至危及生命。非药物针灸治疗较西医更可靠，更见效，突出表现在公孙、内关穴下针，对治疗呕血效果十分显著。

六、中风（分为脑血管出血及脑血管阻塞）

（一）中医急救

1. 脑血管出血的急救方法

首先在劳宫穴点刺放血；再在涌泉穴扎针或点刺放血均可及督脉百会穴点刺放血；接下来在十宣穴点刺放血，若患者还未清醒，继续在气端穴放血，一般情况下，患者都能恢复清醒。

2. 脑梗（脑血管阻塞）

首先在少泽穴点刺放血，接下来在十宣穴点刺放血，若患者还未清醒，继续在气端穴放血，一般情况下，患者都能恢复清醒。

（二）西医急救

目前已开展的有颅内外动脉搭桥术、大网膜颅内移植术、椎动脉减压术、动脉内膜切除术等。药物治疗：可选用促进神经代谢药物，如脑复康、胞磷胆碱、脑活素、R-氨酪酸、辅酶 Q10、维生素 B 类、维生素 E 及扩张血管药物等。

（三）中西医对比

中风患者发病急猛，若采用西医进行手术或服药速度缓慢，并且在家庭中尚不具备自行手术的条件与能力，服用药物消化吸收的时间较长，与中医针灸急救相比时效性相形见绌。并且西医的救治大多会留下后遗症，药物对身体有较大的副作用。中风的中医急救可以让患者很大程度上免于后遗症，为后续治疗提供保障。且中医急救可以在最快的时间（发现有发病迹象的时候）用很方便的方法（用三棱针或其他尖锐的替代品在相应的穴位点刺放血）对患者展开救治。中医急救的要求条件比西医低，且急救方法容易掌握，对家人的文化程度基本无要求，人人可学，人人可行。

七、心脏疾病（如心肌梗死、心肌炎、心绞痛、晕厥、气血混乱、心律不齐等）

心血管疾病是人类的头号杀手，早已成为现代社会发病率、致残率最高的疾病。众所周知，目前我国存在着大量的心血管疾病高危人群。如果不采取有效的措施，心血管疾病的患病率还会进一步增长。而且，心脑血管疾病的发生还出现了明显的年轻化，老年人心脑血管疾病的发生率和死亡率也大幅增加。因此，急救就显得尤其重要。

（一）中医急救

首先在手少阴心经少冲穴点刺放血（本穴有起死回生之功），其次在足阳明胃经厉兑穴点刺放血（本穴治疗任何心脏病效果非常好），若是昏迷可在所有井穴放血，接下来若还是没醒来，可扎足少阴肾经涌泉穴及在少府穴及人中穴点刺放血（少府穴为心脏病急救大穴）。

一般情况下，以上方法均能第一时间抢救心脏病患者，若患者已清醒（一般患者这个时候双手双脚非常冰冷），此时可以拨打 120 急救，或者请有经验的中医师继续急救，中医师急救时可下针关元穴、鸠尾穴、天突穴扎针，若是有吐血的情况在公孙穴、内关穴扎针（在此情况下，患者还是非常痛苦的，此时扎针的位置可以先拔针，依患者情况继续扎针）。

（二）西医急救

缓解心绞痛：常用的药物有硝酸甘油、硝酸异山梨酯、亚硝酸异戊酯、双嘧达莫、胺碘酮等。

（三）中西医对比

在家突发心脏疾病，用西医方法救治一般采用服用救心丸，药物要经过胃部消化，血液吸收才起作用，再者，若患者为第一次发病，家中可能未备心脏病的药物，若家人不懂中医急救，唯一能做的就是求救等待，往往患者在黄金时间中痛苦死去。但是中医可以在最快的时间用很方便的方法对患者展开急救，为生命赢取时间。由此可见，对于心肌梗死的紧急治疗西医确实没有中医针灸时效性高、可操作性强。

结语

经过一系列的急病急症的中西医治疗对比，发现中医具有比较西医完全高的时效性与可操作性。中医针灸急救知识使我们能在黄金时间内对我们家人进行急救，且救治效果明显。而西医在面对急症时，操作复杂技术难，速度明显比中医慢，且伴有副作用。因此中医急救迫切需要得以发扬与传播，在中国，在世界遍地开花，使更多的家庭与人们获益。

宇泉罐诊罐疗的发明与应用

宇泉罐诊罐疗科技开发研究所　李德武

拔罐疗法是民间疗法的精华，是中医治疗学的重要组成部分。宇泉罐诊罐疗是李玉泉老师在继承中华传统医学文化的基础上加以发明创新的诊断和治疗方法，是一种独创的、有中国特色的，并且易学易会、简便易行的诊、治疾病方法，分为拔罐诊断（罐诊）和拔罐治疗（罐疗）两大部分。

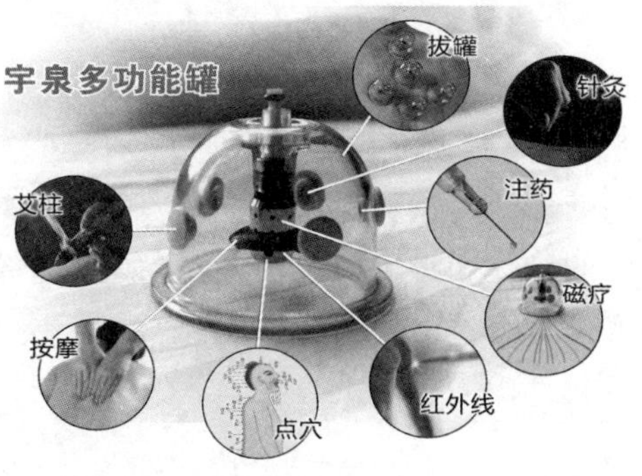

宇泉多功能专利罐具

一、宇泉罐诊

李玉泉先生发明的宇泉拔罐诊断法是根据中医学的理论体系，结合生物全息论，创新性运用拔罐方法诊察病情，判断病症，辨别证候的诊断方法。

宇泉拔罐诊断又叫“全息背穴诊断法”，在人体背部选择五脏六腑功能定位区叩罐，只需五分钟，获取人体、生理、病理的信息从而对人体的体质类型，健康状况，疾病部位与性质做出判断，即可查出五脏六腑的病因与病情的轻重，对占位性病变亦可查出位置及体积大小，以起到早期诊断，早期预防，早期治疗的最佳效果。

操作方法：

1. 按照图一在人体背部选择五脏六腑功能定位区

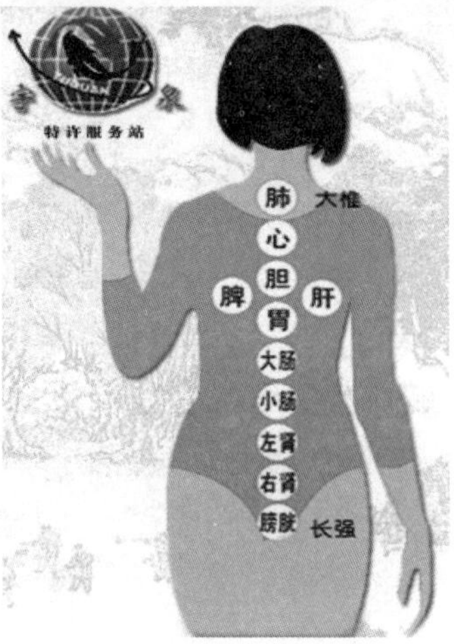

图一：罐诊人体背部功能定位区示意图

2. 按照图二在相应区域进行拔罐

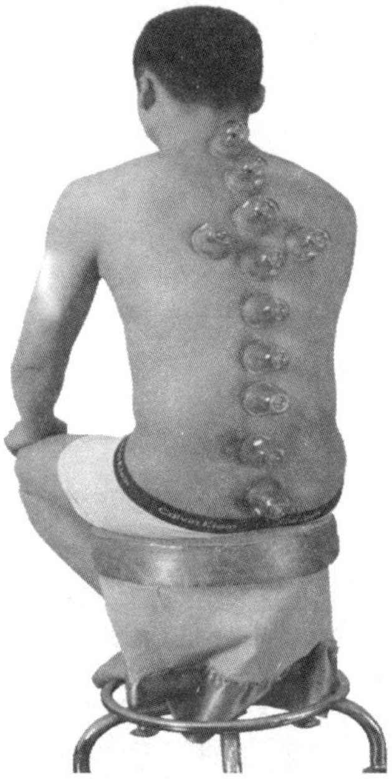

图二：罐诊操作示意图

3. 根据拔罐后灌印进行诊断

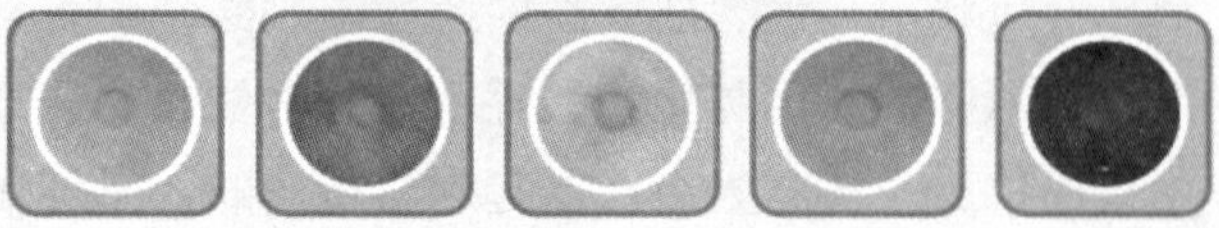

宇泉罐诊标准的五种颜色

罐印健康色：

粉红色，表示该脏腑功能反射区的功能正常，为健康的颜色。罐诊五分钟后，起罐后罐印快速恢复到正常皮肤的颜色为功能正常，表示五脏六腑功能区精气充足，脏腑未伤。

罐印非健康色：

（一）红色：表示该脏腑功能反射区的功能不健康，为热证、炎症。

【热证】中医认为阳偏胜则为热，常指发热、口渴、舌红、便秘。

【炎症】西医认为机体组织受损伤时所发生的一系列保护性应答典型特征，如：红肿、热痛和功能障碍。

（二）白色：表示该脏腑功能反射区的功能不健康，为虚证、供血不足。

【虚证】中医认为正气不足为虚证，常指精神萎靡，身疲乏力、心悸气短、自汗等。

【供血不足】西医认为是供血不足引起的一些功能障碍性疾病，如：脑供血不足、心肌缺血等。

（三）青色：表示该脏腑功能反射区的功能不健康，为寒证、风湿。

【寒证】中医认为阴偏胜则为寒，常指脏腑寒象、身寒肢冷、呕吐清水、下利清谷。

【风湿】西医认为是免疫系统疾病引起的，如：肌肉、关节疼痛等。

（四）紫色：表示该脏腑功能反射区的功能不健康，为实证、瘀阻、病程已久。

【实证】中医认为邪气盛则为实，常指发热、肿痛、气血瘀滞、经络不通等。

【瘀阻】西医认为主要是血液循环受阻引起的，如：脑血稠、血脂高、梗死。

二、宇泉罐疗

1. 宇泉罐疗药物渗透法的创新：打破了口服药物传统——拔罐之后可根据需要，将药物直接注入罐内作用于相应腧穴部位，在负压作用下，局部血管扩张，血液循环加速，从而使药物得到充分吸收，直达病灶，并可避免口服药物给人体胃肠等脏腑功能带来的副作用。罐体注药还可以避免针剂注射带来的心理恐惧与交叉感染。具有注药不破皮的特点，可起到内病外治的作用。

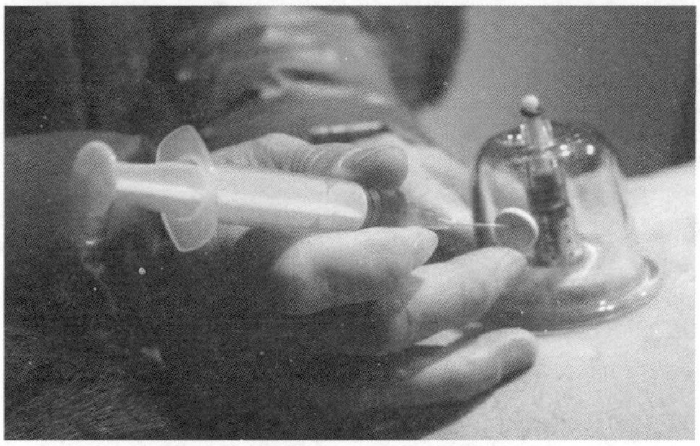

2. 宇泉罐疗脉冲玄针法的创新：改变了传统针灸的方法，拔罐之后将针灸针从罐侧备用孔插入，与可以放射远红外线的磁柱接触摩擦，可切割磁力线、改变磁场，从而达到疏通经络、疏通脉络的针灸功效，而且针不入体，人人能针灸，操作安全、方便、便于家庭普及使用。

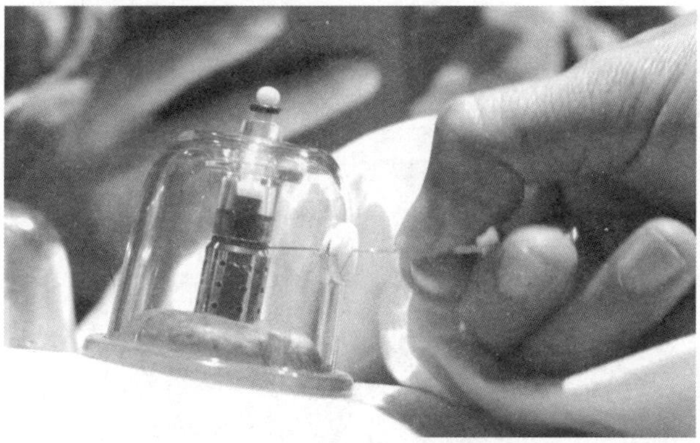

3. 宇泉罐灸法的创新：解决了千百年来拔罐宜泻不宜补的难题，拔罐同时，施以罐灸，做到了罐灸同达、一罐多穴、一罐多灸的双重效果，通过调整罐灸的高度、角度、温度就能调理不同疾病，如肿瘤患者实施罐灸时能泻，气血双亏者实施罐灸时能补，阴阳失调者实施罐灸时能平补平泻。

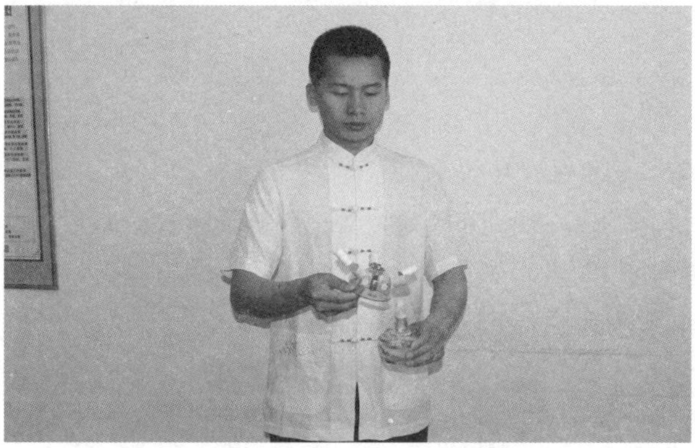

4. 宇泉罐疗全息调理法的创新：是把单独的拔罐、针灸、点穴、按摩、罐灸、药疗、磁疗等方法有机地结合在一起，针对不同的病症实施全方位的综合调理，以达到活血、化瘀、消炎、止疼、散结及靶向治疗的效果。

宇泉罐诊罐疗，是在传统拔罐疗法的基础上发展起来的创新技术，是养生保健领域的一种新理念和新方法，改进了传统的拔罐疗法，使单一的拔罐具有了拔罐、灸疗、针疗、磁疗、注药渗透、点穴等综合治疗功能，并进一步开发出具有诊断疾病功能的宇泉罐诊罐疗仪。

经过数十年的临床实践和发展创新，宇泉罐诊罐疗学已形成了一整套相对完善的诊疗体系，涵盖了独特的宇泉罐具、宇泉罐诊罐疗理论、宇泉罐诊罐疗技术培训以及宇泉罐诊罐疗临床实践等多个方面，为中医的继承和发展走出了一条新路。

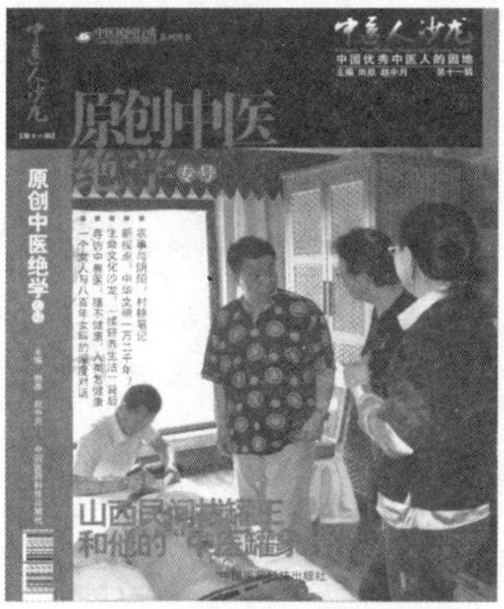

原创中医绝学

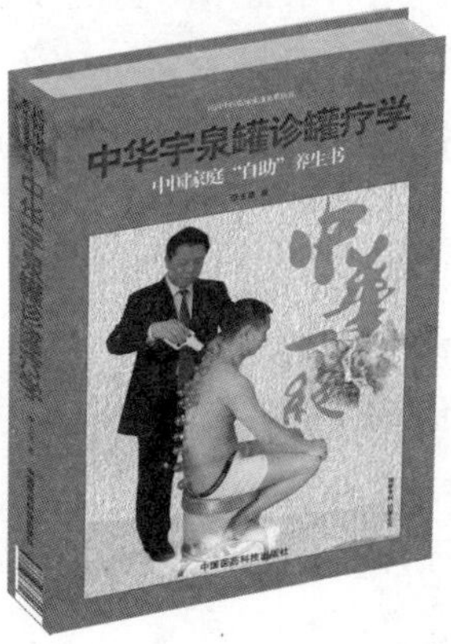

中华宇泉罐诊罐疗学

探索科学保健之路是强国、富民大计

单守宽

人生下来就在“五行”之中，有“阴阳”之分。在人体结构中，每只手有五根手指，脸有五官，内有五脏，每只脚有五根脚趾，还有五脏六腑。在医学上研究人体五行，用“金、木、水、火、土”来代表整个人体五行研究病理自古有之。我们今天为什么不能继续“加深、探索、创新”发展呢？这不是迷信，是科学，是探索科学保健方法的有效途径。

一、人体分“阴阳”有科学原理

人体整体从神阙穴开始分界，上者为阳、下者为阴，双手一掐腰，便是整体二分之一。这和混沌宇宙初分没有什么两样，下者为阴是常年双脚接地，接地气为寒，寒为阴，地下“阴气”潮气太多，双脚的经络排毒量又相当低，据此理论，经络不通、腰腿痛、妇科寒、关节痛的患者因此而致病。光靠西药点滴输液不行，因为注水是阴性，我研究是以阳克阴，打通经络、排除阴寒方为上策，既能快速康复又能节约很多治疗药费。这样的古医学疗法有益于强国富民，为民众之常用。

二、阳的部位疗法

首先应从过盛的上焦火入手。神阙穴以上为阳，上焦火为阳。所有肝硬化、癌症系列，都为上焦火盛而引起，再加上没有杀毒特效药，光做化疗、放疗是不行的。必须以阳养阳、治阳，阳治虚火，阳治阴寒，阳外内治食积、寒积。排除五毒：①火毒；②病毒；③阴毒；④血毒；⑤药毒。这是古老中医学功能，遵此医道在患者病理上讲阴阳，不但不迷信，而且在医理上是切实可行的。

三、身心健康之奥秘

人体有阴阳，自然界天地也有阴阳。人与外界阴阳和谐才能不生病。所以选择居室，摆放家具，都要符合与自然界和谐相处。如果因为天气、地理影响到人体阴阳失衡，可以采取药物或其他治疗手段调整。古人药王孙思邈说过，不懂易何言太医。光懂得医学理论及草药功能不行，要懂得草药的用量制作方法，特别是古代制药方法极为重要，草药的阴阳更为关键。这样的研究能科学地提高中医学术，又能壮大中国医学队伍。人们不用到处找名医，全国培训出的名医祖国到处都有，何愁人们就医难？

四、心理学的重要性

作为一个高级医生，必须懂得心理学，这样不用药也能治好病，不要像西医那样各科分得那样清楚，让一个患者跑了多少腿，花了多少挂号费，真的还不如培训一个全科大夫省时省钱方便。我在研究病理过程中，治病没有分科，要分时间是从头到脚一起治，叫天、人、地疗法，有的不超过二次，有的一次康复，有好多事实可以说明。日常人们饮食有规律性的时间节律，一个人光顾工作忘了按时进餐，会出现各种疾病，有的出现胃痛（因为狼吞虎咽），截气压食，时间一长会有病变出现。被忽视的日常不良习惯引起健康问题，如果缺乏医学知识，很容易被迷信误导，导致心理压力加重身体不适。我到患者家治病，先破除他们非科学的错误观念，再做思想工作，消除不良心理暗示，心情开朗舒畅了，病就自然好几分，再有针对地用中药，那么就根治了。

五、对本草纲目的深研

阅读古代《本草纲目》，药草名称没有问题，对过去古方药用量和配方需要更新应用思想。如在那个当时社会才多少人口，大自然的药量采集不完，有一大批都是生长几十年的没人采，而大自然环境无污染、无腐蚀、更没有化肥农药一说。现在就不同。

（一）现在的塑料制品在制作和燃烧后使空气中含有大量有毒气体，医师们再拿老方子为现代患者用药怎么能叫对症下药呢？

（二）世界产生核导弹、核辐射、核激光伤害健康，且能导致药物无效。

（三）水被化学垃圾污染，不但药材不健康，人体需要的食用水也被污染了，植物生长的水源同样被污染，大自然带毒食品太多。

（四）更有无良商家在药中掺假，卖过期药品，私自提高药物价格，草菅人命，丧尽天良。我在行医中感觉中药比西药便宜很多，就应该提倡中药。民间有句古语叫“偏方治大病”。

六、最能节约资金治好病的措施

中国人大多数人因为经济关系和祖先留下来的习惯，小病不关心，中病不去治，到了非治不可才去医院，此时，不是晚期就是末期，要不就是癌细胞扩散。明知治不好非治不可。大夫、家属全知无能为力还得继续治，结果人财两空。也有很多去不起大医院无钱在家等死，靠补贴合作医疗治病都不是办法，就是十家帮一家，靠那么几户合作医疗的资金还不是全完了吗？你想治一个重症患者都得几十万靠社会募捐也难支撑。我告诉大家，全国应在预防上下功夫。我院研究十六种预防肝炎、糖尿病、癌系列病毒的花草。小地块能种花也能种药。有针对性地当茶喝，不用天天喝，四五天喝一天便可。现在全院学生继续在深研创新突破发展创益。我们计划采取以下方式改良药用植物，提高防治能力，降低医药费用：

（一）有的嫁接，有的授粉栽培。

（二）种在大棚内防病毒和空气污染。

（三）培育出降糖药草、降低高血脂药草、降尿蛋白药草和稳压药草。

（四）培育出杀菌的药草以毒攻毒的。

（五）培育治疗风毒药草。

（六）培育治疗大肠杆菌药草、疏通经筋药草。

我院为缓解全国特困户经济水平正在积极推广、创建公益性质的老年康乐研究中心，学术研究医疗水平方面我们已具备一定基础，望见到此文的有识、有志者，前来加盟和资助支持下一步研究并合作，为解决糖尿病、癌症等危害人民健康问题，为富国强民而共同努力。

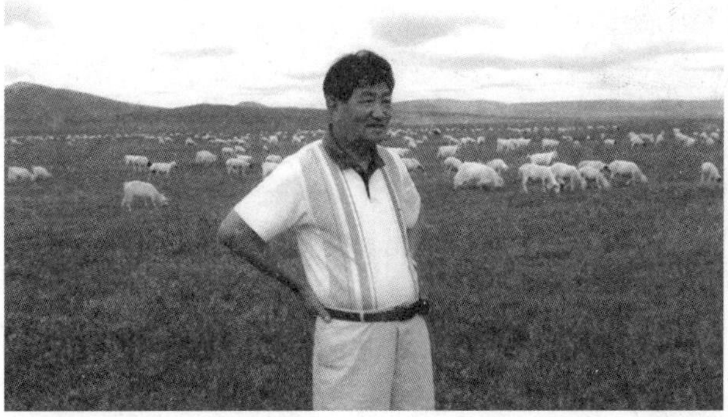

八卦指针点穴疗法

河北省廊坊市和春堂　黄旭升

世间万物都受阴阳五行生克制化，人也不例外，故《黄帝内经》有：“阴阳者，天地之道也，万物之纲纪，变化之父母，生杀之本始。”就是说，阴阳五行生克是主宰万物生化之权的。

《周易·系辞》有：“原始及终，故知生死说。阴阳交合，物之始，阴阳分离，物之终，合则生，离则死。”现代医学也认识到，人之所以生病，以至死亡，或发生其他伤事，凶灾之事，都是阴阳五行生克制化在起作用，八卦就是根据阴阳五行生克变化的规律，预测和诊断以及治疗人体疾病的。

古代指针点穴法，早于针灸一千多年，后来以《黄帝内经》《针灸大成》《难经》等为理论基础，用经络穴位来调节脏腑经络气血的运行，达到调理全身疾病的目的。古代指针点穴法为秘传，全程口授，很多宝贵的经验随时间丢失，以至于传流至今很少有人知晓。

笔者在传承了祖辈诊断、治疗以及预防疾病的基础上，经过二十多年的研究及探索，四处走访，总结出了一套八卦指针点穴疗法，简称八卦点穴法。通过医者的手、指、掌、肘等部位直接点按患者身体的经络穴位，同时以意领气，以气灌指，以指代针，八卦指针，意气相和，意至气至，对症相求，以去其疾。这套八卦点穴法以“人体正面六八四十八个穴位，背面八八六十四个穴位，头部按摩八法等”为纲领，再配合八卦诊疗和中医理论的基础上，总结出了一些特效穴位和一些特殊手法，在治疗“颈椎病引起的头疼眩晕，肩周炎引起的胳膊不能抬起，膝关节疼痛引起的上、下楼疼痛和蹲起困难，足跟骨刺引起的走路疼痛等”方面，有着立竿见影的疗效，尤其是疼痛方面，可以“一分钟见效，三分钟止痛，十分钟活动自如”。

八卦指针点穴疗法包括：八卦指针点穴、八卦指针柔性平衡正骨（无痛正骨）、推拿（五行推拿法、顺筋推拿法）、八卦指针对抗力疗法、八卦指针舒筋疗法、八卦指针舒筋罐疗法。

八卦指针点穴疗法，有它独特的治疗风格和技术特点，是现代医学界治疗疑、难、杂、急、怪等疾病的捷径。这种疗法最大的特点是不扎针，不吃药，更不用做手术。通过手诊，了解病症，就能治好病。

一、《八卦指针点穴疗法》操作和治疗原理

笔者自幼习武，酷爱武术，得到武林界老师傅指点，将武术技击点穴进行整理总结，转化为治疗中的点穴，并且提出八卦指针点穴要领：点穴方向、点穴力道、点穴时间、点穴位置很重要的特有性。在八卦指针点穴疗法中，独创“顺筋推拿法”“五行推拿法”、柔性平衡正骨（正骨时肌肉不疼）。八卦指针点穴疗法对抗力疗法，是利用肌肉和骨骼运动的反作用力，肌肉韧带的正常位牵拉，使缩小的骨缝恢复，让挛缩的肌肉韧带舒展而达到治疗功效。八卦指针点穴疗法中的舒筋疗法，也就是动态舒筋，固定一个点，让远端骨骼和肌肉运动，使痉挛的肌肉和韧带松解，张力下降，而达到治疗效果。八卦指针点穴疗法中的舒筋罐疗法，是利用普通的罐拔在肌肉和韧带的特定位置，运动远端的肌肉和韧带，使痉挛的肌肉和韧带松弛，张力下降，而起到治疗作用。

笔者从事按摩点穴工作24年多，体会到按摩点穴不是那么容易学到手的。从表面上看，谁都长了两只手，谁都会做按摩。其实，这按摩里面，变化可大了！咱们的按摩手法有多少种？为什么有那么多种按摩手法呢？各种不同的手法，“力”是不一样的。今天和大家共同探讨的，就是一个“力”的概念。按摩手法就是“力”作用人体上，咱们就研究人体对按摩力有什么样的反馈，这个很重要。反馈有两种，一种是“生物物理”作用，另一种是“生物化学”作用。按摩的手法，抓住了生物物理作用，可以治疗一系列的疾病；如果抓住了生物化学作用，治疗范围就更要扩大。关于生物力的物理反应，大家都有研究，少数学者进入了生物化学的研究。运动系统由骨、骨连接、骨骼肌三种器官组成。生物物理作用：比如人体疼痛疾病，绝大多数都有肌肉的痉挛，肌肉张力增高，深筋膜产生疼痛；肌张力增高，血流量减少，就会产生怕冷、无力、肌肉萎缩；肌肉痉挛，肌张力增高，骨和小关节就会发生错位或者变形，压迫神经，产生麻木、感觉异常或者瘫痪。八卦指针点穴疗法就可以解决以上三种问题。生物化学作用：八卦指针点穴按摩，可以使人体内的内啡肽增加，作用如同吗啡，可以麻醉止痛；可以使人体内白细胞增加，消炎、消肿；可以使人体内肾上腺素分泌和其他激素增加，调理全身疾病。

二、《八卦指针点穴疗法》包括6项技术

1. 八卦指针点穴（特效穴位、快速止痛）。

2. 八卦指针柔性平衡正骨（轻柔、安全、无暴力）。

3. 推拿（五行推拿法、顺筋推拿法）。

4. 八卦指针对抗力疗法。

5. 八卦指针舒筋疗法。

6. 八卦指针舒筋罐疗法（一到三分钟止痛）。

三、本手法特点与优点

1. 安全：不暴力、不用药物、纯绿色手法调理疾患。

2. 速效：快速缓解各部位疼痛。一分钟见效，三分钟止痛，十到十五分钟恢复功能。

3. 省力：巧用自身力量，让患者自己运动达到治疗效果。男女均可学习。

4. 易学：现场面对面教学，简单易学。改变以往的理论讲课学习，零基础都可以参加学习，手法简单明了，看看记住就能学会。

5. 疗效稳定。通过八卦指针点穴疗法调理好的疾病，疗效稳定，反复率极低，或者不反复。

四、医案列举

案一：颈椎病（脊髓型颈椎病）

某男，54 岁，于 2018 年 4 月 25 日初诊。

主诉：颈椎肌肉和双肩肌肉僵硬感，伴随疲劳感十余年，偶尔头晕，双眼视物疲劳感。最近一年多经常头晕，如醉酒的感觉，胸闷气短，心慌，双臂麻木，双脚走路有踩棉花感觉。

现病史：患者十多年前，劳累时就会出现颈椎和肩部肌肉僵硬感，伴有疲乏、酸痛，偶尔有头晕，视物疲劳感，经过按摩可以缓解。十几年时间里，口服药物，按摩推拿，正骨，小针刀调理，只能得到暂时缓解。最近一年多，颈椎肌肉酸痛，按摩后不能得到满意缓解，随之又出现了胸闷心慌，头晕症状加重，偶尔伴有恶心。双臂经常麻木，白天重，晚上休息后减轻。而且出现了双腿无力，走路时有踩棉花的感觉，还曾两次摔倒，摔倒时意识正常。无过敏史，无外伤史，饮食正常，大小便正常。多处求医无效，前来就诊。

查体：神志清，呼吸、心跳、血压、脉搏均在正常范围，颈椎生理曲度变直，颈椎肌肉和肩部肌肉僵硬（斜方肌），颈部肌群其他肌肉也伴有轻度僵硬，双肩胛骨之间疼痛。双臂肌肉张力正常，双下肢肌张力偏低，其他均正常。

MRI 检查：颈椎生理曲度存在，颈 5、6 椎体缘脂肪抑制像上呈片状高信号。颈 4/5 椎间盘轻度向后局限性膨隆，硬膜囊前缘稍受压。颈 5/6 椎间盘向后局限性膨隆，硬膜囊前缘受压。颈 3/4 左侧，颈 4/5 右侧，颈 5/6 双侧钩突肥大，相应椎间孔变窄。颈 5/6 水平脊髓可见斑片状 T1 稍长 T2 信号，平颈 3 水平项背皮下可见类圆形 T1 长 T2 信号。印象：（1）颈椎 MR 平扫未见骨折、脱位征象。（2）颈椎退行性骨性关节病。①颈 5/6 椎间盘后突出；②颈 4/5 椎间盘轻度后突出；③颈椎管狭窄症Ⅱ°；④颈 5、6 椎体终板骨软骨炎；⑤颈 5/6 水平脊髓缺血变性。（3）平颈 3 水平项背皮下异常信号，请结合临床相关检查。

处理方法：①运用八卦指针点穴疗法的顺筋推拿法，放松颈部斜方肌等颈部肌肉群和肩部肌肉群，肌肉张力下降，肌肉痉挛缓解；肌肉张力下降，血液循环增加，改善局部供血。②运用八卦指针点穴疗法的八卦点穴法全身点穴，使体内内啡肽增加，抑制疼痛；再局部点按肩井穴、风池穴、风府穴、脑空穴、缺盆穴、百会穴、太阳穴、重阳穴、曲池穴、内关穴、外关穴、外合谷穴等，使其气血畅通，通则不痛。③运用八卦指针点穴疗法的柔性平衡正骨，使小关节复位，受压迫的神经根和脊髓得到缓解，消除神经压迫症状。

按：经过八卦指针点穴疗法治疗，当天缓解颈肩部症状，头晕、视物不清等症状消失，走路踩棉花症状有所缓解。第三天手臂麻木症状消失，走路踩棉花症状基本消失。连续调理十五天，所有症状消失，临床治愈。医嘱患者改变不良习惯，适当功能锻炼，防止复发。

案二：腰椎间盘突出

某女，25 岁，于 2018 年 8 月 18 日初诊。

主诉：腰部疼痛两年多，左腿放射状疼痛五个月，咳嗽时加重。

病史：两年前怀孕时出现腰痛、腰酸累感，左腿隐隐的放射状疼痛，生产后左腿放射状疼痛消失，腰疼减轻。五个月前，起床后腰疼加剧，行走困难，不能过度弯腰，腰骶部疼痛，两侧环跳穴处疼痛，左侧环跳穴疼痛重，左腿后面放射状疼痛到小腿，大笑时和咳嗽时放射痛加重。无过敏史，无外伤史，饮食正常，大小便正常。输液、口服止痛药、按摩无效，前来就诊。

查体：神志清晰，呼吸、脉搏、血压、体温均正常。腰椎曲度正常，无侧弯。腰部左侧竖脊肌僵硬，伴有疼痛。L5/S1 处压痛，按压时放射到小腿后部。两侧环跳穴压痛，左侧重，伴有腿后部放射。腰骶部压痛，腿后延膀胱经压痛，至小腿。左腿直腿抬高试验 50°（+），左腿直腿抬高试验（—）。

MRI 检查：腰椎生理弯曲存在，L5/S1 椎间盘于 T2WI 上信号减低，椎间盘向后局限性膨隆，硬膜囊前缘受压，双侧椎间孔变窄。脊髓圆锥信号未见异常。印象：腰 5/骶 1 椎间盘后突出，继发双侧椎间孔狭窄。

处理方法：①运用八卦指针点穴疗法的顺筋推拿法，放松腰部竖脊肌和臀部等肌肉群，推八髎，两侧臀部推八卦法，顺筋推拿腿部肌肉至小腿，延膀胱经经络为主。顺筋推拿：柔和、渗透，无暴力，使痉挛紧张的肌肉松弛，肌肉和深筋膜张力下降，缓解疼痛。②运用八卦指针点穴疗法的八卦点穴法，点按：带脉穴、八髎穴、环跳穴、承扶穴、委中穴、承山穴等，做到调节神经。③运用八卦指针点穴疗法的舒筋疗法，疏通小腿部疼痛。④运用八卦指针点穴疗法的舒筋罐疗法，定点定位消除腰部和臀部疼痛。

按：经过八卦指针点穴疗法调理，当场缓解腰部和臀部疼痛，腿后部放射症状消失。连续调理一个月，配合后期锻炼增加腰臀部肌肉韧带力量，至今没反复。

笔者行医 24 年多，免费手法调理 19 年，运用自创的八卦指针点穴疗法，六项技术综合应用，准确点穴、顺筋推拿、柔性平衡正骨为中心指导思想，在治疗骨痛疾病上疗效显著，尤其在治疗颈椎病、腰椎病、膝关节疾病上，更是手到病痛除，反复率低，得到患者的好评。

医者仁心，运用爱心网络免费传递技术 4 年多，使数千人受益。开班办学，得到全国各地几千学生的认可和好评。继承祖业，造福众生。

治疗脑梗死经验方解析及典型案例

湖南省宁远县蒋氏中医诊所　蒋合群

“溶栓醒脑方”对于脑梗及脑梗后遗症具有明显的疗效。脑梗，中医称中风，中风后遗症容易造成瘫痪或半身不遂。病程缠绵，难速愈，多与气虚血瘀，阴阳失调，痰浊痹阻有关。《内经》曰：四肢者，诸阳之本也。从临床治疗过程中分析，半身不遂患者，肢体功能低下，肢体的运动与“筋”有关，肝主筋。《内经》注：食气入胃，精藏于肝，淫气于筋，筋的柔顺与伸屈有赖于肝血。肝血不能濡养诸筋，则筋脉失养，瘀阻不畅，肢体运动失衡萎废。从临床辨证施治来看，半身不遂多为瘀血，痰浊阻滞。近代先贤任应秋认为“阳虚血必瘀”，我非常崇信，临床中我常以祛痰溶栓药为主。名老中医赵锡武先生说“血栓非温药不化”，提倡病证相符可用“附子、肉桂、干姜”。在此，提请注意“病证相符”这几个字，如不相符则不能用矣（后面个别病案中会详议）。

笔者从医四十余年，在治疗脑梗及脑梗后遗症的临床过程，略有小成。自拟了一个“溶栓醒脑方”，歌曰：参枣川芎佐钩藤，水蛭三七疏血行，蝎蚕贝草伴蜈蚣，祛瘀溶栓治瘫神。方中丹参，味苦性微寒，归心肝经，活血祛瘀，性善化瘀，通络止痛，血分要药。酸枣仁，味甘性平，养心益肝，安神，醒脑，生津之良药。钩藤，味甘性凉，归肝心包经，息风定惊，清热平肝之功效。现代药理研究，钩藤具有镇静降压，抗心律失常，抑制血小板聚集，降血脂作用。川芎，性温味辛，上行于头，中解郁散结，下达血海，祛瘀解痹，止头痛之良药。水蛭，味咸性平，有小毒，归肝经，逐瘀溶栓，现代药理研究，水蛭具有较强的抗凝血作用，溶栓，稀释血液，可谓血脉之清道夫。三七，味甘性温，入肝经，血分逐瘀止痛，止血而不留瘀。川贝，味苦性甘，止咳化痰而利心肺，散结宽胸。全蝎，味辛性平，息风解痉，通络止痛，中风抽搐，麻木瘫痪，半身不遂有很好的功效。僵蚕，味辛性平，息风散结，治惊痫抽搐，风中经络，口眼歪斜，其效可嘉。蜈蚣，味平性温，为肝经，息风镇痉，通络散结，治肝风内动半身不遂，破伤风有奇效。

近 20 年来，笔者用自拟“溶栓醒脑方”治疗脑梗死 67 例，疗效均为满意。以 CT 或核磁共振检查报告单，证实有不同程度的脑梗死为诊断依据。年龄 36～85 岁，男性患者较女性患者多，高血压者居多，低血压约占四分之一，合并冠心病者，糖尿病者，慢性肾病者均不少见。

现根据不同患者类型，从 67 个病案中列举 8 个，试以说明，悟者自知。

病案一

杨某某，男，65 岁，退休税务干部。1996 年 8 月 2 日，中午在家与客人饮酒，突发言语口齿不清，右侧肢体功能障碍，家属送来就诊，问及有高血压病史，经 CT 检查确诊为脑梗死，舌淡紫绛，舌边现齿痕，舌苔白腻，脉弦沉。

予以自拟“溶栓醒脑方”加味，丹参 30 克，川芎 30 克，钩藤 30 克，枣仁 15 克，三七 15 克，川贝 15 克，水蛭 15 克，全蝎 15 克，僵蚕 15 克，蜈蚣 5 条，桃仁 10 克，红花 10 克，赤白芍各 10 克，甘草 3 克。日一剂，水煎服，上下午各服一次。

二诊，原方增白花蛇一条，十剂，电话追访，患者自诉语言功能正常，肢体功能恢复。嘱其戒酒，改清淡饮食，常用丹参、罗布麻、白菊、钩藤泡水服。

病案二

黄某某，男，53 岁，舜陵镇石板塘村人。其妻代诉，2011 年 11 月，县人民医院诊断为左侧脑梗死，住院治疗，略有好转，曾经永州市一医院，郴州市人民医院数次住院治疗，CT 片均为左侧脑梗。2013 年 10 月 11 日接诊，语言障碍，吐字不佳，双下肢浮肿，乏力，行走不稳，轮椅代步。心悸，气促，诊断为脑梗后遗症，CT 复查，左侧继发脑梗，心电图诊断为轻度心梗，查舌质绛红，有瘀斑，舌苔厚腻微黄少津，脉促弦。

予“溶栓醒脑方”，五皮饮，蛤蚧一对，嘱服十剂。

二诊，双下肢浮肿消失，持拐杖行走，肢体功能略有改善。予“溶栓醒脑方”，三子养亲汤，加蛤蚧一对，十剂。

三诊，家人陪同，自主行走，仍欠稳健，气促减弱，无心悸，继服“溶栓醒脑方”加蛤蚧一对，十剂，现追访语言功能改善，肢体功能趋好，嘱其将“溶栓醒脑方”研细粉，每日服药粉末 20 克，一次 10 克。

案例三

黄某某，女性，36 岁，水市镇大界村人，高血压病史。2014 年 3 月 6 日就诊，脉沉弦，舌体胖，红微紫，苔黄腻，右侧肢体麻木，行走弱显不稳健。CT 提示：左侧脑梗。

予“溶栓醒脑方”10 剂，肢体麻木消失。继服 10 剂，CT 显示：左侧钙化灶。嘱其“丹参罗布麻白菊钩藤泡茶饮”，（血压降至 90－150mmHg 时服降血压药 1 次），患者至今未复发，血压保持正常。

案例四

伍某某，女，49 岁。2013 年 12 月 6 日，头昏乏力数日，今来就诊，门诊值班医师与其测量血压，突发口齿不清，左侧无法站立，急送 CT 室检查。CT 显示：右侧脑梗死，语言障碍、肢体功能障碍，形成急性脑梗死。

予以“溶栓醒脑方”10 剂，第二日能下床行走，语言功能改善，出院再带“溶栓醒脑方”10 剂，至今未复发，能正常劳作。

案例五

龚某某，男，30 岁，中和龚家村人。2014 年 3 月 8 日就诊。因交通事故，广东某医院以外伤性脑出血，经开颅治疗后右侧肢体功能障碍，语言功能基本丧失，外地住院诊疗资料不全。应友人邀请赴患者家，患者躺床上，无法与患者语言沟通，其姐（中学教师）代诉，见此状我建议送郴州人民医院或省湘雅医院治疗，其大姐诉说无资金送省市医院治疗，要求我开几剂中药，如果稍有好转，只有姐妹都出点钱，在家治疗。

予“溶栓醒脑方”加红花、桃仁、三菱、莪术、土鳖虫，告知略有好转，及时打电话告知，再设法替患者治疗。刚过 1 周，友人打电话告知，扶着能下床略走数步，语言亦略有改善。10 剂服完后，叫患者大姐持低保证、医保卡去私立医院住院（因患者住院可报销 75%医疗费用，我与此院院长联系好，我出任该医院内科中医师，处方用药我主诊），这样每月可住院 7～10 天。经一年多治疗，肢体功能完全恢复，语言功能个别发音如数数唯有“八”说不准，凡与“八”同音的字都发音不准。

案例六

周某某，男，53 岁，县中学教务主任。于 2017 年 5 月 12 日，其妻欧阳某某（县卫健委干部）驾车送来就诊。县人民医院、市人民医院均以脑梗死治疗，查 2 年来多家医院 CT、核磁共振报告单显示：左侧大面积脑梗死，无高血压病史，现血压偏低，脉弦细而迟，双下肢乏力不适，不能自主行走，舌质边缘红有齿痕，苔白少津。

予自拟“溶栓醒脑方”，黄芪 50 克、附片 10 克、桂枝 10 克、干姜 10 克、丹参 15 克，10 剂，辅之以针刺风市穴，艾灸神阙、足三里，连续治疗 1 月，右侧下肢功能恢复，右侧上肢功能好转。

案例七

宋某某，35 岁，男。2018 年元月 6 日，下班回家洗澡突然站立不稳，左侧肢体功能障碍。其妻拨通广州花都区医院 120 急救车，花都区中心医院诊断为脑梗死入院治疗，未见好转，其家人要求开中药治疗。从患者微信 CT 报告单显示“右侧脑梗死”。

予自拟“溶栓醒脑方”10 剂，患者服完 3 剂后，能下床移动数步，10 剂服完后能自主迈步在其客厅内行走，再服 10 剂，患者肢体功能恢复，自驾车上下班。

案例八

蒋某某，男，62 岁。2018 年 5 月 11 日求诊，CT 显示：右侧脑梗死。行走不稳，吐字略有语言障碍，予自拟“溶栓醒脑方”7 剂，第三天肢体功能改善，语言功能改善，嘱患者持续服原方 10 剂。

小结：“溶栓醒脑方”对中风及中风后遗症有明显疗效，笔者所诊治的 67 个病例，在服用“溶栓醒脑方”后，大部分都不同程度地恢复或改善语言功能及肢体功能，其中，完全恢复的约为 20%左右，一般下肢功能和语言功能基本恢复的约 70%，上肢功能基本恢复的约占 30%左右。此外，我认为“溶栓醒脑方”对心梗亦有一定疗效。曾有三例心梗病人，因年事已高不愿做人工支架术，予“溶栓醒脑方”加三子养亲汤加蛤蚧一对，连服 2 个月至 12 个月不等，病情均有明显的改善。一例是 2005 年的一个蒋姓患者，当时行走 50 米后气促、心悸，不休息就不能继续行走。服用 10 个月后，症状基本解除。其二是 68 岁的欧姓患者，2015 年 3 月来诊，服用 3 个月，身体基本恢复。其三是 75 岁的柏姓患者，气促、心悸、步履不稳，2017 年 11 月服药后，呼吸心跳均好转，现仍在服药中。案例六中采用赵锡武前辈“血栓非温药不化”案例中的患者，下肢乏力，血压偏低，故用附子、桂枝、干姜、黄芪，适用血栓非温而不化之理。望同仁们在临床实践中，积极探索和改善，提高“溶栓醒脑方”的科学度，更好地服务于病患。

用中医办法消除几种常用药物的副作用

广东省佛山市南海区大沥镇保健服务部　李芳青

近百年全球西医大普及，对解决人类的传染病，急性病等，曾经立过汗马功劳。因为西医是用化学药，也带来了化学药对人类的灾害。例如抗生素，激素药，止痛药，兴奋药等，服药后对人类的副作用，是人所共知的。还有这些化学药，污染了全民的动植物食品，这就使得人们防不胜防了。全民的亚健康人群，很多由此产生，不少的严重疾病也由此产生。给医学提出了的新课题——治疗药源性疾病。

一、形势迫人

据报道，自从西药开始生产，已经有百分之九十的药品被淘汰，而且至今这种淘汰还在不断继续。药品被淘汰的最主要原因就是副作用对身体的伤害。甚至在人类疾病谱中，出现一个新的种类——药源性疾病。原本用来治病的药，结果产生新的疾病。为了人类健康，医学不仅要研究如何对付细菌、病毒，还要研究如何对付药物副作用。现在，世界对中医的关注度越来越高，其中一个原因，是中医属“自然疗法”，很少化学药物污染。

二、中医解决化学药副作用的科学原理

西医产生的问题，西医未能解决，但中医有解决办法，中医的科学原理是：凡是化学药物进入身体，都会使大脑某一部分产生神经递质流通阻塞，更重要的是，这个积聚递质的神经细胞群，丧失了神经递质和信息的传导功能，神经的循环流通阻塞，就影响全身的健康，以致产生全身的疾病。

我的研究：服用激素类药，会在头部百会穴下 3 厘米，左右各 2 厘米的大脑位置阻塞。服用抗生素类药，会在百会穴下 3 厘米，左右各 3 厘米的位置阻塞；服用止痛药，会在百会穴下 2 厘米，左右各 2 厘米位置阻塞，服用兴奋药，会在头顶骨下 0.3 厘米位置阻塞，服药愈多，积障愈大。有了这些大脑递质的积障，神经环路系统就不够通畅了，现在的所谓慢性病、疑难病、甚至是急、重、危病，很多都是这种原因。

大脑是生命的中心，神经环路系统，是生命非常重要的循环系统，近几十年，生理学家研究神经环路系统取得了很大的进步。我非常推崇他们的成就，世界诺贝尔奖评委会，发了很多生理学诺贝尔奖，只是神经递质的研究，就发了几个诺贝尔奖。这件事就足以证明，神经递质和它的环路系统，既有研究价值，更有研究空间。现在西医学还没有消除药物副作用的办法，但是中医开始有办法了。

三、中医的医治办法

中医一个很重要的诊断疾病方法，是用经络诊断，我发现，运用生物电发出和接收功能之后，首先能检查出人的经络活动，穴位是否畅通。进一步能查出大脑神经疾病和人的内分泌疾病。治疗方法：就是用点穴的方法，将这些大脑和内分泌系统的经络穴位打通，就治疗脑脊神经和内分泌器官病症。这种基于中医经络理论的诊断方法，精确度是很高的。有人说："你的生物电检查疾病的方法，大家是不容易学到的。"我认为大家不需要学生物电检查疾病，了解我查出各类疾病的点穴办法，大家依样应用就解决问题了。

现在先重点介绍一组广谱性的，能解除激素、抗生素、止痛药和兴奋药副作用的穴位。就是用十二对穴位，这十二对穴位是"曲差、五处、承光、和髎、内关、阳池、外关、支沟、條口、蠡沟、解溪、中封。"请不要小看这十二对穴位，十多年前我医风湿骨痛疾病，一个都没有医好，十二年前用这十二对穴位点穴，解除西药留下的副作用之后，才医风湿骨痛疾病，就非常顺利了。从此之后，我凡是医内科类疾病，都先用药油点十二对穴位之后才医病，效果同样非常好。也一样顺利（药油是中国生产的驱风油或风油精，各药房有售）。近十二年我医几千病人，都是先点这十二对穴位后，才医其他疾病的。很多病人反映说："李医生你医病最初治疗三天效果特别好。"其实这十二对穴位我点三次以后，解除了人体留下的化学药副作用，已经把疾病医好 30%～50%，其余剩下的 50%～70%的疾病，就看当时的医术水平了。做法是：每天医病前点一次穴位才医病，每天一次，三天共三次为一疗程，请注意，不是点穴愈多愈好的，每一疗程最多不要超过五次。用于医病前点穴的，一个月点一疗程。用于保健点穴的，三个月点一疗程。常吃西药的人，一疗程点五次。一般人一个疗程也要点三次，因为现在食品也有化学药污染。

还有每次点完十二对穴位后，不要增加其他穴位，好像手机用十一个数码后，如果跟着增加几十个数码，就把原来的编码搞乱了，反而打不出去。

有的人经其他中医生治疗一段时间，认为效果不显著，才来找我医，我看他们的中医处方都是对的。在解放初期，我见到很多中医生用这些处方，都是非常有效的，现在为什么效果不显著呢？这是近几十年化学药物副作用污染人体的结果，而不是这些中医水平不高。

其他还有解除癌症化疗药严重伤害人的体质副作用的；大量使用激素药去抢救危重病而产生副作用的；有用激素过量而使骨头坏死变成残疾人的；有大量服用抗生素而使人免疫功能崩溃的；有手术后麻醉药副作用的；有大量使用止痛药使大脑痛觉中枢产生特别疾病的等等，另有专门穴位，以后再介绍。

希望中医生们在推广此疗法时，多做对比应用试验，用"应用科学研究报告"的形式推广，也是大家的发明创造。

江西字门派特色推拿术挖掘整理研究

宜春市传统医药研究所 廖国生

字门伤科推拿医术由江西字门武术拳种衍生而成。有400多年的传承积淀与祖传底蕴，现仍隐于民间内门承传。究其原因：一是推拿部位、方法与传统中医各流派推拿有明显的区别，只见民间口传未见官方文传；二是学术上自身理论体系未形成，临诊案例散乱、技术操作未规范化；三是未得到推拿专家的认证和官方认可，也未被中医推拿典籍和教材所记载，可检索的信息少。目前这一具有明显的地区性、民众性、朴素性、隐蔽性、单传性、口授性、非系统性、非理论性只在特殊范围内知晓、流传的绝技处于不被人发现的消亡与失传之虞，有些已成为老一辈人残缺的记忆。笔者将祖上传承技法做些粗浅的抢救性挖掘整理以飨同道，望同道师友雅正。

一、历史渊源与流行分布

（一）历史渊源

字门推拿术为字门伤科外治法之一，由字门武术衍生而成，而字门武术源于武当内家拳。据考明清之际朴学大师黄宗羲的《王征南墓志铭》中云："有所谓内家者，以静制动；犯者迎手即朴，故别少林为外家。盖起于宋之张三峰……三峰之术，百年以后，流于陕西，而王宗为最著"。清末雍正年间余克让的《袖珍十八法》序载："三峰之后，有王姓讳宗者，盖关中人也，得此技而传之温州陈州同焉，皆前明嘉靖间人。顺治时，有王来咸字征南（1617～1669年）者，以此道最著。有僧耳、僧尾皆僧，余师受业于僧耳，陈翁受业于僧尾焉"。余克让（1665～1735年）为武当内家拳的继承者字门拳先师，清雍正年间从浙江四明传入江西宜春后改称谓字门拳，"吾江右之地， 则自此乃大行其数焉"。宜春高安人氏吴鹤鸣为"余（克让）、陈（文显）首徒也"，清末从高安传入临江民间，"赣江三龙"之一临江拳师郭子龙其字门拳技上乘而威震武林，临江后人为纪念余克让先师的字门功夫，将字门拳改称谓余家拳。杨敏斋（1836～1906年），临江人，晚清著名镖师，得郭子龙内门弟子真传，常押镖往来于赣江、袁河流域，将字门武术和伤科医术传给外甥黄双坤等人，由临江传入袁州民间。据《宜春市志》载：明末清初袁州民间练武者多，尤以南庙武术最盛，"字门拳" 清末民初入袁州，抗日期间宜春人盛行练"字门拳"。黄双坤（1868～1946年），民国伤医，在袁州城内五眼井旁开跌打伤科药铺，晚年收钟家栋为徒传字门推拿术，钟家栋（1888～1951年）则传钟国乔、钟国英再传廖国生。

（二）流行分布

江西字门派伤科推拿术主要流传于江西省西部境内宜春地区全境和萍乡、新余。在宜春相毗邻的吉安，南昌、抚州、九江、上饶、赣州等地和较远的湖南、湖北、安徽、浙江等省也存留着字门派推拿术独门绝技的踪迹。

二、推拿名称与部位

（一）推拿名称

八锁、十二门、十八关、二十四气、五十三度、前身八卦、后身八卦、前身关路、后身关路、八大气门、五关八路、六枝血箭等。

（二）推拿部位

八把半锁：①金锁：位于颈部胸锁乳突肌中段；②还魂锁：位于上臂内侧近腋窝处下三寸部位，另一指肩胛下角外侧；③肚带锁：位于脐旁四寸两侧浮肋以下至少腹部以上即上为吊筋、中为肚带、下为肚角；④下马锁：位于腹股沟中段下三寸偏内侧部位；以上各锁位于身体左右两侧共八个部位称八把锁；⑤半把锁也称"开声锁"， 指穿心锁（中冲穴）、跟腱锁（勾子）、元关锁（关元穴）；⑥总锁（会阴穴）；⑦三沟锁（指上沟人中、中沟还魂、会阴、下沟勾子）。二十四气：①天门：位于前额眉心上；②金锁：位于颈部胸锁乳突肌中段；③心筋：位于前颈部人迎穴位；④井栏：位于肩井穴；⑤大成：位于腋前线锁骨以下部位；⑥后成：位于腋后线至肩胛骨外缘；⑦将台：位于锁骨以下至乳腺以上部位；⑧还魂：位于上臂内侧近腋窝处下三寸部位，另一指肩胛下角外侧；⑨曲尺：位于肘关节屈侧邻近部位；⑩脉筋：位于腕关节屈侧邻近部位；⑪三关：位于肩、肘、腕、带合谷穴四个部位；⑫晒廊：位于两侧肩胛骨之间与棘突间部位；⑬五腑：位于腹部的神厥穴以下中极穴以上部位；⑭背心：位于背部大椎穴以下至阳穴以上部位；⑮肚角：位于脐旁四寸两侧浮肋以下至少腹部以上即上为吊筋、下为肚角、 中为肚带；⑯上马：位于腹股沟中段下三寸偏外侧部位；⑰下马：位于腹股沟中段下三寸偏内侧部位；⑱腿峰：位于大腿中段前侧部位；⑲上了檐：位于大腿中段后侧部位；⑳内弯子：位于膝窝部稍偏上内侧部位也称弯子：㉑外弯子：位于膝窝部稍偏下外侧部位；㉒下了檐：位于小腿中段后侧部位；㉓鞋带：位于踝上横纹线处；㉔勾子：位于足后跟腱部位。

（三）二十四气血所管

一天门所管太阳、少阳、阳明：二金锁所管太阴、少阴、厥阴下通五脏六腑；三心经所管通心肺两家；四井栏所管通左肝右肺经；五大成所管一通肝二通肺三通横心经；六后成所管上通井南后八卦和反背；七将台所管上通指三穴下通气穴；八还魂所管上通五脏六腑下通肚角三焦；九曲池所管上通心经晒梁下通三关指甲；十脉经所管通五脏六腑；十一三关虎口所管通腰背腰眼；十二晒梁所管通心肝两肺；十三五腑所管通大小肠膀胱三焦；十四背心所管通龙骨二十四节与左右花穴，名为盆眩小眼排骨过肚腰子连血路血仓胰连坐马；十五肚角所管上通五脏六腑下通肚肠；十六上马所管上通腰眼通大腿脉根；十七下马所管通脚筋脉根；十八腿风所管通大腿脉根；十九上了檐所管通脚上脉根；二十湾子所管上通上了然下通下了然；二十一弯弯子所管左通气血右通脚底；二十二下了然所管通螺丝骨眼；二十三鞋带所管通五仔脚跟到脚趾甲包括花盘在内；二十四勾子所管通肝肺经螺丝骨与涌泉穴。

三、推拿治法与手法

（一）推拿治法

八把半锁急救推拿法、开声上气还阳推拿法、推宫还阳转手推拿法、点穴扣伤解穴推拿法、二十四气血通推拿法、字门伤科脏腑推拿法等。

（二）推拿手法

手法有：摸、托、拍、擂、滚、切、摇、擦、按、勾、压、推、拿、伸屈、摇摆、推捏、托揉、抖落、弹拿、平扫等；手势有：悬手、蝴蝶手、虎尾手、柳叶手、螃蟹手、托手、复手等；庄把有：站庄、坐庄、后庄、侧庄、马步庄、丁字庄、收庄等。

（三）手法作用

摸法：新旧老伤、肿痛瘀紫、皮粗肉厚、筋腱硬软或骨关节损伤，通过摸皮肤、肌肉、肌腱、筋膜、韧带等便知受伤程度与范围；托法：托法即一手托住患者肢体坠下部分另一手帮助推拿复位，起帮衬作用；擂法：术者紧握拳拳心向外四指第一指关节接触治疗部位有通关开窍舒筋活络作用；拍法也称打法：操作时一手托扶五腑，另一手呈空心拳以中等强度拍击背心，有强心醒脑、缓解肌肉紧张、解除肌肉疲劳作用；滚法：操作时要松肩、沉肘，接触部位要紧贴皮肤用力均匀、轻重适宜，有舒筋活络、行气活血、解筋镇痛作用；切法：操作时小鱼际如切菜一样，动作要领快慢得当，节律强度适中，有疏风散血，提神醒脑作用；摇法：医者或助手固定病人一端，拉住另一端左右、上下摇旋有整复骨错缝筋离槽作用；擦法：用掌在受伤部位上下、左右擦动，有祛风散寒、镇静安神，舒筋活络作用；按法：用拇指指腹的阴劲按动患处即内动外动，有疏通经络、散寒止痛，调和气血作用；勾法：用中指尖勾动经络如勾外心筋，有祛风散寒、降逆止呕、明目止痛作用；压法：用手掌按压掌关节使其复位，有解痉止痛、祛风散寒、行气活血作用。

（四）手法要领

手法的轻重决定患者是否愿意接受推拿治疗。轻手法奏效慢，只能起辅助作用，重手法用力大节奏较快，但患者不容易接受。术者用重手法时要做到出其不意，不等患者叫痛时手法已经结束。遇到患者肌肉痉挛紧张时，手法做到刚柔相济，先用柔和绵软手法待肌肉松弛无痉挛状态时，用刚劲有力的重手法以取速效。要做到以柔克刚、以刚克柔，具体操作时术者须观察患者的动态表情，防止意外事故发生。

（五）手法原则

要因人辨证施治，体质差的患者以轻手法为主，体质好的人则以重手法为主，否则因为肌肉发达难以达到预期疗效；对肿胀瘀紫明显患者用疏导手法，风寒湿痹患者用通经活络手法；重点部位要用重点手法，注意循经络、穴道、部位走向，不能完全按照肌腱走向理论用伤科推拿手法治疗。如反背损伤手法重点在手三阳经和受伤局部，而不是背阔肌或其他肌群；如有肋骨损伤者，以远距离点穴推拿为主：无肋骨损伤手法重点则在损伤局部；手法做到由表及里、力度均匀、持久有力、柔和深透、轻而不浮、重而不滞、指实掌虚、蓄力于掌、发力于指、以意领气、以手调形、发力收力动作要快，做到法使骤然而人不觉。

骨圣宝治疗腰腿痛 210 例疗效报告

江西新余市袁河疑难杂病研究所　廖宣盛

【内容提要】笔者用骨圣宝活血化瘀通络等法治疗腰腿痛 210 例，疗效令人满意

【主题词】腰腿痛/中医药疗法/骨圣宝

腰腿痛系腰痛和腿痛的总称，腰痛分急性和慢性两种。慢性腰痛[1]，中医分：寒湿、湿热、瘀血、肾虚腰痛四类；西医有腰椎间盘突出、膨出，腰椎间盘增生，骨刺、骨质增生、骨质疏松、退行性病变等。压迫坐骨神经痛的部位在脚上，骨关节炎、股骨头缺血坏死，脚也会疼痛，统称腿痛。腰腿痛临症虚实夹杂，证候复杂，诊断标准不一，治疗上方药繁多。笔者临床数十年来用自拟方——骨圣宝，治疗腰腿痛两大类（突出、增生），患者数千例，其中 2006 年治疗腰腿痛患者 210 例，疗效令人满意，现报告如下，请同道斧正。

一、临床资料

腰腿痛常见四型，中医临床辨证时，证候繁多，分型困难，笔者采用西医的化验、物理检查技术进行确诊，分为两大类：①腰椎间盘突出（含膨出）症 127 例，其中男性 53 例，女 74 例；②腰椎骨质增生（含退行性病变）83 例，其中男 15 例，女 68 例；两大类合计 210 例，男 68 例，女 142 例，年龄最小 19 岁，最大 84 岁。

二、治疗方法

骨圣宝（汤剂）每日一剂，分两次煎煮，二次滤液混匀后分两次温服，服药期间禁忌酒、牛肉、牛筋、白鲢鱼、雄鱼、猪血、蘑菇、莲藕等发物。

三、疗效标准

根据各医家通常临床疗效报告分四级称量：

Ⅰ痊愈：治疗症状与疼痛完全消失，活动功能恢复到病前水平。

Ⅱ显效：症状与体征有明显改善，疼痛大部分消失，功能大部分恢复。

Ⅲ好转：症状与体征有所改善，肿痛时隐时现，功能小部分恢复。

Ⅳ无效：症状与体征无改善，10 剂后停止治疗者视为无效。

四、结果与分析

表 1　疗效统计

病型 项目	总例数	Ⅰ	%	Ⅱ	%	Ⅲ	%	Ⅳ	%	男	女
腰椎间盘突出症（膨出）	127	84	66.1	36	28.4	6	4.7	1	0.8	53	74

腰椎骨质增生 （退变）	83	38	45.8	40	48.2	3	3.6	2	2.1	15	68
小计	210	122	58.1	76	36.2	9	4.3	3	1.4	68	142

注：Ⅰ痊愈 Ⅱ显效 Ⅲ好转 Ⅳ无效，从表Ⅰ中可见腰椎间盘突出症显愈94.5%，总有效率99.2%；腰椎骨质增生显愈率94%，总有效率97.6%。

表Ⅱ 年龄统计

病型 项目	例数	30岁前	30-39岁	40-49岁	50-59岁	60-69岁	70-79岁	80岁以上
腰椎间盘突出症（膨出）	127	12 9.4%	39 30.7%	36 28.4%	27 21.3%	97.1%	43.2%	0 0.0%
腰椎骨质增生 （退变）	83	1 1.2%	10 12.0%	24 28.9%	17 20.5%	20 24.2%	10 12.0%	1 1.2%

从表Ⅱ中可见腰椎间盘突出症30-39岁年龄段占30.7%，40-49岁28.3%，50-59岁21.3%，青年人占30.7%，中年人占49.6%，腰椎骨质增生症青年12%，中年49.4%，老年人24.2%；青年人活动多，劳动强度大，所以患突出症的比例大，老年人肾虚的、骨质疏松的多，所以患骨质增生（退变）的比例大。

表Ⅲ 疗程统计

病型 项目	总例	9包以内	10-20包	21-29包	30-39包	40-59包	60包以上
腰椎间盘突出症（膨出）	127	23 18.1%	45 35.4%	23 18.1%	19 15.0%	16 12.6%	10.8%
腰椎骨质增生 （退变）	83	3 3.6%	36 43.3%	19 22.9%	12 14.5%	11 13.3%	22.4%

从表Ⅲ中可见腰椎间盘突出症患者服10-20包药占35.4%，21-29包占18.1%，10-29占53.5%，所以说，服骨圣宝1个月左右，对腰椎间盘突出症大部分是有效的；腰椎骨质增生的10-20包43.3%，21-29包22.9%，10-29包占66.2%，说明骨圣宝对骨质增生的病人疗程更短，起效更快。

五、典型病例

（一）林某，女，53岁，分宜县双林何家陂人。病案号：2006-0006，2006.2.14初诊：2004年闪腰后，经常腰痛，不可弯腰，不可劳动，并胃炎，纳差，经常头晕，髋关节痛，大便一天1～2次，小便一般，2006年2月9日CT示：L4/5椎间盘向后突出约4mm，L5/S1椎间盘向后突出约2mm，L2、3、4、5椎体骨质增生。服骨圣宝27剂疼痛消失，仍可劳动。

（二）林某，女，50岁，新余市沙新路口人。病案号：2006-0007，2006.2.20初诊：双肩周痛，肘关节痛，颈椎痛，头晕痛，抬手反手均痛，腰有时痛，纳平，二便调，血化验：CRP（+），CT示：C2-7椎间盘各椎管后突出0.23-0.21cm，硬膜囊轻度受压变窄（中央型），服骨圣宝21剂，经络导平3次，痊愈。

六、讨论

（一）腰腿痛系一个极为常见病候，并非病名，腰椎骨质增生、骨刺，腰椎间盘突出，退行性病变，坐骨神经痛，髋、膝、踝关节炎，骨关节炎等均有腰腿痛的症状，所含病种繁多，病因病机系气滞血瘀，肝肾亏虚，寒热阻络。

（二）腰腿痛诊断：笔者早年依据脉象、舌苔症状，望、闻、问、切，判定骨质增生（或退变），腰椎间盘突出（或膨出、滑脱），近十年来，主要依据X光、CT、MRI、化验来确诊这两大类腰腿痛和兼并症。

（三）腰腿痛治疗：由于外因（外力、风湿）或腰腿机体内肌肉的牵拉或撕脱、出血、血肿机化，形成刺状或唇样骨质增生，或腰椎间盘突出，滑脱压迫组织周围神经，或湿阻经络而引起腰腿疼痛[1]，骨圣宝以活血化瘀，除湿通络强筋为治法，对腰腿痛对症治疗，同时配伍一些草药，对一些兼并症亦进行治疗，所以疗效可靠、安全。

（四）骨圣宝方义[2]：本药方由防风、全当归、川芎、白术、川牛膝、车前仁、红花、赤芍、蒲公英、白芍、血竭、儿茶等中草药组成。若遇兼并症，则需加药。如冠心病，加丹参。手脚麻木加僵蚕、蜈蚣。头痛加秦艽、全虫；兼糖尿病加玉米棒。兼坐骨神经痛[3]加千斤拔；急性腰痛，加经络导平药物透入；兼痛风，加益母草、路路通、蚕沙、五灵脂、黄柏、苍术；兼高血压加石决明、钩藤、罗布麻叶；兼颈椎病加干葛、水牛角粉；兼跟骨炎加甲珠、绣花针；兼骨炎，加砂仁、厚朴；兼肾虚，加杜仲、狗脊、续断。

主要药物的功能：当归养血活血，川芎行气活血，制乳香、没药祛湿通络，蜈蚣、全蝎、乌梢蛇、僵蚕息风止痉，防风、细辛、独活、羌活、制川乌、制草乌搜风除湿除痹，红花、赤芍、丹参活血化瘀通络，千年健、黄柏、苍术、白术、益母草利湿健脾解毒，核桃、黑芝麻、杜仲强筋骨、补骨肾。

本方总的具有活血行气，除湿化瘀，益肝滋肾，健脾强筋，温阳通络之功效。其中活血化瘀强筋是关键。因为各型腰腿痛总的证候是一个“痛”，通过各种治疗方法，解决了痛，解决了运动障碍，证候消除了，腰腿痛就治好了。

七、煎法与服法

与常规煎药法一样，不过先煎后放要注明，煎煮时该长则长，该短则短，头煎先武火，沸后文火，40 分钟以上，二煎 20 分钟以上，两煎混匀后在巳时和戌时温服，这是中医子午流注，肝肾经络走向为根据，符合时辰药理学原理，对提高药效有保障作用。

八、应用范围

统计表和讨论 4 中列举的疼痛均有效，另外对痛经、外伤腰腿痛亦有效，此方重复性强，应用范围广，疗效卓著。

参考资料

[1] 陶晓华主编，《名医临证经验一风湿病》，人民卫生出版社，2006 年.

[2] 胡熙明主编，《中国中医秘方大全》，文汇出版社，1989 年.

[3] 廖宣盛主编，《中国民间疗法》，黑龙江科技出版社.

笔者简介：廖宣盛，男，副主任药师，执业中医师、全国特色专科专家、新余市袁河疑难杂病研究所所长、新余市中草药协会名誉理事长。从事中医药工作四十余年，对中风腰颈腿肩痛杂病的治疗，经验丰富，成果颇多。

佘氏家传验方秘技专门治疗脑瘫后遗症临床实践和体会

湖南省娄底市娄底平男特殊培训中心　佘平男

【关键词】脑瘫；癫痫；痉挛；佘氏家传验方；自闭症；佘氏点穴

一、脑瘫、癫痫、痉挛、智障之病因分析

脑瘫、癫痫、痉挛、智障主要是大脑神经系病变或发育障碍导致的功能异常，有的是母体内发育不良的先天性病变，有的是在分娩过程中窒息缺氧导致的脑神经元损伤，有的是在婴幼儿阶段发生的后天性病变。因为脑瘫的发病机制各不相同表现为不同脑区受累的特征。脑瘫可分为四种类型：

（一）痉挛型，约 70%～80%的脑瘫患儿属于这种类型。痉挛型主要表现为肌张力“折刀样”增高，患儿双大腿外展困难，膝部屈曲不易伸直，腓肠肌收缩而致跟腱挛缩。行走时成“剪刀状”痉挛性瘫痪步态，足尖着地。

（二）手足徐动型，约10%的患儿属于这种类型。主要病变部位集中在锥体外系，常常表现为四肢、头面部或全身肌肉的“蠕虫样”不自主运动。协同运动能力极差。由于颜面肌肉、舌肌及发声肌肉受累而常伴有语言障碍。

（三）共济失调型：这种类型较少见，主要表现为小脑病变体征，常见眼球震颤，辨距不良，步态不稳、摇晃及意向性震颤等。肌张力偏低，腱反射不亢进。

（四）混合型：兼有两种或两种以上的临床特征， 例如手足徐动型常与痉挛型共同存在。脑性瘫痪患儿常由于较广泛的脑损伤引起，其他神经系统异常者较为常见。例如，25%～80%的患儿伴有智力低下；25%～50%的患儿合并癫痫病。

无论是先天因素引起的大脑受损缺氧还是脑部感染、外伤或颅脑内出血引起的脑瘫，从中医角度来讲都是经络受阻引起认知障碍和运动功能失调。头部是手足阳经的汇聚之所，是人体的指挥部，接收五官对事物的感官刺激信号，经过加工处理形成应激和条件反射，将能量和信息传递给感觉和运动器官，形成语言和行为动作。因此，对脑病患儿的康复治疗的关键是正本清源，疏通经络，打开全身能量通道，对大脑进行针对性的信号强化刺激，逐步实现功能的恢复。

二、儿童脑病的治疗策略

（一）利用祖传点穴手法按摩打通受阻经络。针对患儿不同症状判断经络的受阻部位，在气运行到该部位的时辰，运气点击十二正经和奇经八脉交联的枢纽穴位，在关键节点打通连接脑部和四肢的能量通道。要注意午时不可动头。

（二）服用33味：补益五脏六腑阳经的中草药方剂排出体内的毒素和湿浊之气，补气安神以打通脑部能量通道，激活大脑神经元细胞、恢复大脑的中枢指挥功能。此秘方和点穴结合可以很快增强患儿眼、耳、口、舌、鼻等感觉器官的功能，提高认知能力；并且疏通手足阳经，帮助恢复肢体运动功能。该秘方所用药物虽然平常，但治疗作用大。时间短、见效快（两周至一月内有明显见效)。

（三）康复训练：用五因教学方法进行特殊培训和教学；在初步打开智力后，采用语言强化训练、音乐舞蹈训练、图形文字认知训练和感统训练进一步提高神经肌肉系统的协调性。至少训练3个月，每周5天不能间断。

（四）饮食控制：禁吃一切含有人工添加剂（包括防腐剂、保鲜剂、色素、味精、酱油、生抽等调味剂等添加剂）的食品，要吃全天然的蔬菜、瓜果和肉类食品。尤其在服用中药期间，必须禁服一切西药、麻醉药、保健品，禁吃酸、辣、辛、发性的食品。

（五）通过亲子间天然的情感交流，鼓励父母亲和孩子一起培训，提高患儿对环境的敏感性和感知能力。

三、操作程序

（一）第一周先点穴打通经络，配合康复训练。

（二）第二周开始用中草药调节，补五脏六腑、安神补脑、排除毒素 （1～2 疗程，7～14 副中草药)。配合康复训练。

（三）根据治疗过程中病情变化加减中草药物，继续康复训练。

四、病例列举

举出几个具有代表性的儿童脑瘫和癫痫、痉挛的病例，对比治疗前后的状态。

（一）谢某某，男，5岁。病症：脑瘫、癫痫、痉挛、耳聋症，下身长期需尿不湿，中心招收的第一名脑瘫学生。曾经去市、省医院多次治疗，两次上北京就医。患儿经爷爷、奶奶用婴幼儿车推着，2012年2月14日进入娄底平男特培中心治疗。经过两周的手指点穴及十副中药的治疗后，能用双手扶着栏杆上楼梯，并跟着大人喊一、二、一、二。谢某某爷爷于2012年3月5日呼吁湖南省残联领导支持平男特培中心，希望给予大力的扶持。

（二）陈某某，女，7岁。病症：脑瘫、四肢体畸形、能走几步不能停、两字吐字不清，经过多年康复训练效果甚微，2013年3月5日进入娄底平男特培中心。经过三个月的手指点穴和中药治疗后，双肢基本伸直、语言能沟通、智力基本恢复，可自行来回上学。现在娄底市华达小学就读六年级，数学一般80分左右，语文60多分。2015年9

月 10 日湖南省残联专家和娄底市残联共 5 位领导进驻平男中心视察，亲临娄底市华达小学现场了解学生、调查老师、咨询家长。

（三）李某某，男，9 岁，湖南省怀化市通道侗族。病症：脑瘫、癫痫、无语言、下身长期需尿不湿不能自理。每几分钟双手紧握拳头打自己头部、头撞墙没有痛的感觉，双手 10 个手指头上全是硬茧钉，于 2015 年 7 月 28 日进入娄底平男特培中心治疗。癫痫在两周至一个月内基本控制，两个月后可以哼一至两句歌词并对音乐、运动课产生兴趣，三至四个月能够听指令独力完成感统训练。经过近六个月的中医药和手指点穴治疗，癫痫捶头的现象基本没发作过，手指头上的硬茧钉也软了。2015 年 9 月 8 日湖南省卫生厅中医药管理局领导、专家 6 人及娄底市卫生局中医科领导莅临平男中心，进行对佘平男申请的民间中医药专长绝技项目二审现场核实；患者李某某做现场演示表现出非常好的配合。

（四）汪某某，男，8 岁。经北京医院诊断为脑瘫、遗传性智障患者。据叔叔介绍，父亲晚婚、妈妈是唐氏综合征，患者四肢正常，但满头伤疤、脓疮包凸出，没有语言、不听指令、多动症。2016 年正月十六日来到平男中心，经过一个月的点穴、康复训练和中医药治疗，情绪基本控制。两个月的时候用手拉着父亲指着说出："爸爸、汽车、来了"。六个月治疗后能听懂简单的生活常用词、可以根据指令做动作。现已进入贵州省遵义市特校读书，生活能自理。

（五）马某某，女，3 岁半，新疆乌鲁木齐人。病症：脑瘫、癫痫、右偏瘫。曾在 4 个省级医院及北京各大医院治疗，2017 年 12 月 28 日来到湖南娄底平男中心，中药点穴康复治疗，二周语言发音，手指可弯曲，3 个月自行上楼梯，5 个月自骑独轮车，2019 年庆祝元旦，妈妈上台总结，能认识 100 多个汉字，会认数 1～100，1～10 的加减法，肢体能跳蹦，已恢复 90%。

五、临床体会

儿童脑瘫、癫痫、痉挛是世界医学难题，病因复杂多样，临床表现各异。目前西医没有有效的治疗方法，癫痫、痉挛发作时基本上只有靠镇静类药缓解肌肉紧张挛缩和激素类药物缓解病情、减轻痛苦，但治表不治根，甚至因为药物的毒副作用导致病情转变和加重。脑瘫之病，病在神经、病在经络、病在五脏六腑、病在四肢百骸。佘氏点穴和用药配方的首要是找准病根、釜底抽薪、因人施治。有的患儿病情较轻，只需头部手指点穴和认知强化训练就可以有效开发智力和提高大脑的控制功能，一般不需配置中草药。对语言和运动能力严重障碍的患儿，除了点穴按摩等肢体治疗外， 还必须配合中草药进行治疗，这种综合治疗对脑瘫、癫痫见效更快，成效更稳定。

2008 年本人瘫痪，用家传验方和点穴手法，半年就痊愈，后经过脑瘫、智障儿童临床实践，都有明显的效果。儿童是生长阶段，治疗周期短、恢复快、康复程度高。开业 7 年来，本中心接收和康复训练了 200 多名患儿，包括脑瘫、癫痫、痉挛（肢体畸形）、自闭症、孤独症、唐氏综合征、遗传性智力障碍、脑萎缩等症状。对于智力低下的残疾儿童有效率高达 80%，而且经济负担比较轻，具有巨大的前景和推广价值。

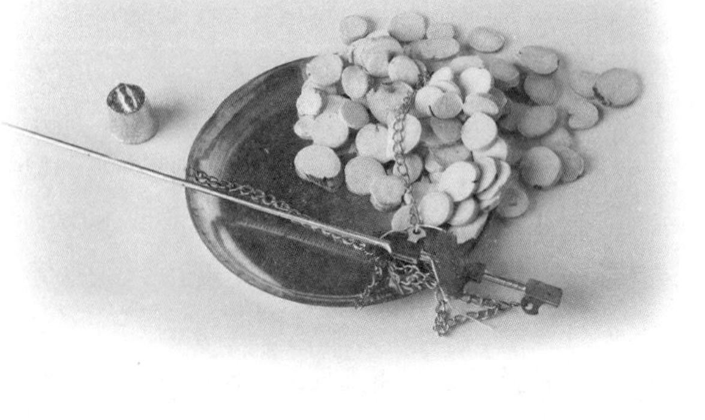

论针罐排毒通经法

沈荣生

一、针罐排毒通经法理论源于《黄帝内经》和《难经》

黄帝与岐伯有一段对话：黄帝怜爱万民，亲养百姓，并向他们征收租税，哀怜百姓生活艰难自给，还不时为疾病所苦，想不采用服毒药和砭石的方法，而是用微针以疏通经脉，调理气血，增强经脉气血的逆顺出入之会，来治疗疾病。针罐排毒通经努力实现《黄帝内经》所想之梦。

二、治疗工具与操作手法

是用传统的刀、针、罐与外用膏、丹、散中药。针用皮肤针（或称七星针）先敲刺表皮，皮厚部位用小手术刀，刺破皮层或病变表皮，再用磁性螺旋抽气罐吸拔，它负压大，口径有大有小，不用酒精火，较安全，不伤皮肤，吸拔 10～15 分钟，将皮层下肌肉间或关节内的瘀血、滞气、积液取出，它不同于放血疗法。然后，再用家传配制的中药膏、丹、散外敷止血、消毒、封住针（刀）口。如此操作，不会发生炎症、溃烂。排出瘀血积液，有益无害，不必害怕。

三、针罐排毒运用了三个结合

（一）针灸法与拔罐法之优点相结合。针罐结合，可以点、线、面结合起综合作用，发挥针灸调气与拔罐排毒的综合效果。

（二）针罐拔毒与中药外敷相结合。内外合治，疗效更好。针罐排毒通经，就是用大禹治水的方法疏导人体气血通畅，而不是堵塞之。把人体病变的留血、积血、败血、恶血、死血、毒血，包括滞气、积水，疏之、泻之、决之。“使毒外出为第一”要法，再外敷膏药。它可以广泛地用于外、内、妇、关节、五官、肿瘤等多种病症的防治，常可收到满意的效果，达到“通则不痛”“通则强身”“通则病愈”的神效。

（三）治外病与治内脏之病相结合。《内经》说：“有诸内，必形诸外”内脏有病，体表必有反应。针罐排毒即可调理体表皮层的湿症、癣症、肿块、疼痛和络脉气血之虚实，还可疏通人体五脏六腑之经脉，包括奇经八脉之气血。民间有打通“任督两脉者，为天下无敌”的说法。针罐排毒不仅可以开通“任、督两脉”还可以打通人体十二正经、奇经八脉。“血脉流畅，病不得生也。”

四、针罐排毒通经法的防治特点

有病祛病，无病防病，还可保健、养生、美容、强身益寿。它的操作：简单、方便、安全、有效、经济、无毒副作用。针罐排毒通经络、调气血，可以根据人体五脏六腑部位的虚实、阴阳证候，可浅可深，罐的压力可大可小，留罐、走罐时间可长可短，达到排病毒、通经络、调气血、使之气脉常通，达到强身健康之目的。

五、诊察人体虚实之方法

是照《内经》所说的“望、闻、问、切”。主要是“望”，望人的精、气、神，望舌苔、望手、足、皮色皮质，望指甲光泽纹路。听病人主诉及病痛部位，可判断哪个脏腑病变，即可针罐下点、走经、取面，排毒通经、调和气血。

六、防治范围

《内经》曰：“经脉者，所以能决死生，处百病，调虚实，不可不通”。人体十二经脉不和，都会生病。五脏与六腑互为表里，互为阴阳。病在阴，调之阳，病在阳，调之阴，即病在肝，调之胆经，病在肾，调之膀胱经，病在脾，调之胃经。难调的是要找到阴阳气血沟通之交接点及阻塞点，一般在四肢末梢与任督两脉处去找寻。针罐疗法，就是循经络，排病毒，调气血，可以开通天道（头），打通地道（足），这不是迷信，不是神话，而是《内经》上的原话。以此达到阴阳和睦，气血平衡，经络流畅。

七、最有疗效的适应症及使用方法

（一）乳腺瘤（癌）

中医认为乳部疾病与经络有着重要的关系，乳晕通肝经，乳房通胃经。乳腺癌病因在于阴阳脏腑失衡、气血两虚、七情内伤、忧郁思虑、肝脾气逆、气滞血瘀形成“积聚”“乳岩”。这是一种全身性疾病，它牵连五脏六腑气血经络，仅仅主治乳房这个局部，切除乳房是伤残性方法，既不治标，又不治本。针罐排毒通经，能保乳，标本兼治，具体方法如下：

1．“四面楚歌”治标。在人体“前、后、上、下”排毒通经。“前”胸通任、冲两脉及乳房；“后”通背后督脉；“上”通天道百会穴，“下”通足底“地道”涌泉穴与足跟（生殖系统反射区）。

2．“十里埋伏”治本。与乳房相连有十条气脉，即肝、胆、脾、胃、冲、任、督、大肠、肾、膀胱气脉。针罐排毒通气，不留点（穴），线（经）、面（乳房）地把体内瘀血，变质的病毒汁，积液等消除干净，才能标本兼治，就是晚期的患者，亦不会癌死。

3．乳房排毒后，用中药膏丹外敷，已溃烂的要用麝香膏药散坚化块，消腐生肌。

（二）头痛

中医认为“头是诸阳之会”，“髓海所在”“五脏六腑气血精华均可上升润养之”，故人体脏腑气血、经络等诸多方面失调与不和以及亏虚，均可出现头痛。神医华佗为曹操治头痛，就有“或用药、或用针、或用灸……”但是曹操患头痛，华佗说：“病根在脑袋中，枉服汤药，不可治疗”，要用麻沸汤麻醉全身，用手术刀开颅取风涎之毒，方可治根。

针罐排毒通脑，去风涎、治头痛，具体方法如下：

1．在头顶百会穴处用小手术刀刺破表皮，用磁罐吸拔，把头颅内气滞血瘀，积涎之毒，拔出体外，颅内压力会立即减少，减轻，气血通畅，头痛、头晕、头昏、头胀会有立竿见影之效，症状即可缓解。

2．疏通足部三阴三阳气脉，在双足末端有肝、脾、肾三阴脉与胆、胃、膀胱三阳脉交接相通，需要打通。

3．在手部大肠经、肺经与胃经之会合穴：合谷穴及手心劳宫穴，排毒通经以开通气血之通道，使头部供血供气充足，头部疾病会缓解。

（三）脑梗

脑梗死、脑卒中、脑中风在我国国民死亡的原因中已居第一位，是长期致残的首位原因。脑梗、心梗、中风的一个共同特点，就是血管突然堵塞，是由于急性血栓形成或其他部位血栓转移，导致局部脑血管闭塞造成的，血栓是血液中的垃圾、污垢，形成的血管“斑块”，人们可怕的是“流动的血栓”。针罐排毒通脑，取血栓，防脑梗、心梗，具体方法如下：

1．打通“天道”在头部百会穴等部位，刺破表皮用磁性拔罐器吸拔 10～15 分钟，拔取血栓（一种很黏稠、紫黑色很厚的瘀血积液），疏通脑部血管使头部供气供血之道通畅。

2．在背后督脉一线，取瘀血积液，打通“督脉气血”使“阳脉之海”毫无阻碍地通到头部。

3．在颈部两侧针罐排毒疏通颈动脉，排除“斑块”瘀阻。此处接近头脑，“斑块”停留，脑梗、中风风险很大。

针罐排毒通经防治多种疑难绝症不列举了。

禁忌者：

1．孕妇、儿童十岁以下

2．晕血与怕血者

3．痴呆、洁癖者

4．化、放疗气血两虚者

5．年老气血两虚者

6．体衰不能站立、行走者

八、项目的技术创新性、先进性和成熟性

针法与拔罐法优点结合，1+1，功效大于 2，点（穴）、线（经）、面（皮肤湿癣、肿瘤）联合操作，功效更大。

罐法从角法进化而来，已有二千多年历史，属传统的非药物疗法，优于药物、刀术，无伤人体脏腑、气血、皮肉功能。祖先留下的医技，要传承好、利用好、发展好。

结合中药膏、丹、散外用，清热解毒、杀菌、止痛、祛腐、消肿、散坚、生肌、收敛更有效，防治范围更广。

九、项目的经济、社会、和生态效益分析

《内经》一书中提出："想不用服毒药，无用砭石（刀术）的方法"，"欲以微针通其经络，调其气血，营其逆顺出入之会来治疗疾病。"

针罐法可实现先贤们的梦想，不用抗生素、激素，不用化瘀活血之汤药。无用刀术，实现治病防病的目的。这是一种利国利民的非药物、非刀术、自然的、绿色的，极大节省社会资源的疗法。

民间有"一法可治百病""因百病用一法"之说。针罐法常通人体保健穴、强壮穴、长寿穴、急救穴，常通人体腧穴、募穴，可达到有病祛病，无病防病，治未病，还可以保健养生、强身益寿，达到防治百病的目的。

中医言补，旨在维持机体阴阳平衡

云南省保山市保山龙马中医院　陶金龙

补是中医治病法之一，分为药补、食补两类。药补多用于纠正人体阴阳气血之偏衰，即借助药功改善人体阴阳、气血、津液和某一脏腑的虚弱状态；以达扶正祛邪之目的；食补则是通过从饮食中摄取营养要素，来维持生理活动、修复机体急、慢性损伤，以提高生存质量为目标。

药补仅为预防和治疗疾病而设，乃权宜之计，应当收效即止，不可滥用。食补是一生之所需，除了养生还适宜于病后康复，故在生命终止前一刻也不能停歇。

补的范围《黄帝内经》指出："虚则补之""损则益之"。这不仅符合中国古代哲学"天之道，损有余，补不足"的思想和宇宙观，而且为人们养生保健指明了方向。

补法的运用，中医学除了本着"气虚益气，血亏补血，阴虚滋阴，阳虚温阳"的原则，又鉴于人体生命是个运动不息的活体，疾病的发生发展变化无穷，所以常常临证据情而变通，或阴阳同调；或气血双补；或育阴涵阳；或扶阳配阴……总之，治疗的目的是为促使阴阳气血失去平衡的状态重归于平衡。

平衡是宇宙万物运动的自然之规，也是人体生命的基本特征。现代平衡原理认为：人体存在着相当于阴阳对立统一的对偶关系，存在着相互依存、相互制约、并在一定条件下相互转化，如内分泌系统的反馈与负反馈；消化系统的吸收与排泄……它们均处于一个相对的动态平衡，从而维持机体的健康状态，而这种平衡状态一旦遭到破坏，机体就要产生疾病。

众所周知，自然界的阳光和雨露，都是植物生长壮大的必备条件。在阴阳学说里，明亮而温热的阳光属阳；阴暗而寒冷的雨露属阴。阴阳协调，应时而现，植物生长欣欣向荣；倘若久旱无雨，长时间见不着太阳，植物的生机不但受到抑制，而且有可能因地面积水烂根而萎谢。

就人体而言，中医学把构成形体和维持生命活动的物质"精"归属于阴；把具有温煦人体和推动各种功能活动的"气"归属于阳。这也是《黄帝内经》说的"生之本，本于阴阳"。人体阴阳相对平衡而协调，是维持健康的重要因素，而两者不能配合、各走一端，就意味着疾病丛生，甚至结束生命。所以《素问·生气通天论》写道："阴平阳秘，精神乃治；阴阳离决，精气乃绝。"

"形不足者，温之以气；精不足者，补之以味"乃是《黄帝内经》给出的进补方针。前者，一般指气虚、阳虚，故宜用甘温、辛温药（如人参、黄芪、白术、炙甘草、附子、细辛、麻黄、桂枝之属）益气升阳，以提高人的生命活力；后者，为针对肾精、肾阴亏虚而言，不惟要用滋养厚味药（如当归、熟地、黄精、首乌、枸杞之类）以填精补血，而且还须用血肉之品（如阿胶、鹿筋、龟甲等等）缓补先天之精。

承前启后，在继承中求发展，乃是中医的本色。后世医家在长期实践中发现，甘温、辛温药物属阳，其性善行多动，进入机体后容易被吸收，故见效快；而滋养厚味药物属阴，性黏滞而流动性差，过量或长期服用，往往滞留于肠道，影响脾胃功能的正常运转，于是总结出“无形之气可以速补，有形之血只宜缓生”的科学之论。此外，有的医家在临床实验中发觉，补气可以起到生血作用，补血一样能够增气，所以又得出“善补阳者必于阴中求阳；补阴者必于阳中求阴”的经验总结。“前人种果后人摘”，中医学就是循着前代医药学家的脚印，一步一步地前进。

中医学的目标和任务，就是要让人体在不同的条件下，保持其阴阳气血的相对平衡。因此，无论摄生还是治病，都在着力于调节促进人体内部的平衡与稳定，并希图在人体内营造一个不易于致病因子生存而有利于健康的环境。“补”只是一种手段，且补的内涵决不限于补品，其“祛邪扶正”和“攻补兼施”法，同样可以起到纠偏救弊、恢复健康的效果。“祛邪扶正”是采取先攻克敌人的堡垒，扫除体内的“垃圾”然后再进行调补。“攻补兼施”系指边打击敌人边建设自身队伍，以求“邪去正安”之效。此种治病方法，尽管带有一定的风险，但它跟那种“杀敌一千，自损八百”的医疗手段，有着本质的区别！

中医进补，很少使用单味药，盖单味药性专而偏激，温阳太过则伤阴；滋阴过甚往往损及阳气。故创立方剂学，既突出了药物的合群之力，又通过药物之间相互协调、相互促进，以增强其补益效果，同时，合理的配方还能降低甚至清除药物的毒、副作用。中医辨证立法、按药物性味功能和归经的方剂组合，不仅在临床治病中起到“增效减毒”、一方治多病的积极效果，而且渗入人们日常生活之后，则大大丰富了“食养”“食疗”和中国饮食文化宝库。

金元四大家之一的张从正写过一篇名为《推原补法非轻说》的论文，从多方面来论证滥用补法的危害。为了便于理解，笔者将其归纳为以下五点：

其一，若外感病邪或外邪未尽而轻用补法，往往助邪为虐，导致变证丛生。

其二，治疗的目的，在于调节机体阴阳气血，使其偏胜偏衰的病理现象解除、让不平衡不稳定状态，重归于平衡和稳定。而方法非止一途，“若夫挟宿食而病者，先除其食，则敌之资粮已焚”——（徐大椿《用药如用兵论》）。也就说，当两军对垒、势均力敌之时，只要能切断对方的补给，敌人就会不战而自溃，我军的实力便得以保存。

其三，张氏认为《内经》“劳者温之”的温，不单指使用热药，而是有“温存”“温和”之内涵。比如天干地燥，田里禾苗面临枯焦，老天突降暴雨，反而对禾苗不利，若能行之以和风细雨，让它“随风潜入夜，润物细无声”，定能起死回生。治虚也一个理，如果一味使用燥烈之剂，势必药让患者承受酷热之毒，到头来，怎么死去也不知情。

其四，人体阴阳气血虚实是对等的，阴虚者阳必亢；邪实者正必虚。所以在治疗过程中损其有余，往往能起到补其不足的效果，即张氏“取其气之偏者，其不胜者自平”之理。

其五，张氏在《汗吐下三法该尽治病诠》一文中写道：“若人无病，粱肉而已；及其有病，当先诛伐有过。病之去也，粱肉补之。”意思很明显，人无病时，粮食、蔬菜、肉类、水果等才是最佳的补品；而生了病则应根据病情采用不同方法先祛其邪，待邪尽方可言补，且凡病后之补。仍以“粱肉”为佳。

结　语

到目前为止，中医常用的治法，有汗、吐、下、和、温、清、消、补八种。但是，除了成熟的中医，很少有人全面掌握，即便理论上通晓，但也未必都能用活。这无疑是祖国医学的一种遗憾！

据我观察，现如今很多人都热衷于“补”，即便受了风寒，可用一碗葱姜汤喝下取汗而解的简单方法，亦被淡忘了。这又是祖国医学的一种失落！

再次重申，中医，食补均有其适应范围和禁忌症，那种不分青红皂白之补，所带来的后果只能是灾患。因此，诚希世人谨之慎之！

不管养生还是病后康复，“食补优于药补”的名句，乃千古不易之真理。为此，我们要像西医之父希波克拉丁说的那样“要使食物成为药物，莫使药物变成食物。”依我看，补虚如此，养生更该如此。

提醒诸君，补法的运用，中医一贯强调因人，因时，因地制宜，即在使用补法时一定要注意人的年龄、体质、季节时令和所处之地理环境。总之，“天之道，损有余，补不足”，求得阴阳气血的相对平衡，补之法便尽善尽美了。

“王铁创点穴疗法”的临床应用

北京王铁创中医药研究院　王铁创

“王铁创点穴疗法”在继承祖传点穴手法的同时创新了以中医点穴调理脊柱疾病的独特疗法，此疗法对调理颈椎病、胸椎病、腰椎病等脊柱疾病及相关脏腑疾病、乳腺疾病、妇科疾病是独树一帜的，其不吃药、不打针、不手术的方式简单有效、易学易用，是国家现有诊疗和康复体系的有效补充，非常符合现代医学所追求的绿色疗法和自然疗法理念。

一、“王铁创点穴疗法”原理

王铁创点穴疗法是根据“华佗夹脊理论”明确指出的五脏六腑的病变会通过经络传输到脊柱两侧的腧穴上，在分析脊椎全息图时，看到脊柱分布着支配内脏的诸多神经，脊柱小关节错位会压迫、刺激到脊髓、脊神经、内脏神经血管，从而出现复杂多样的症状，常见病种为颈椎病、胸椎病、腰椎病等。“王铁创点穴疗法”关键二字在“扶正”，通过运用点穴棒扶正脊柱错位骨关节，以解除错位骨关节对神经的压迫和刺激，从而畅通气血，恢复人体机能。

二、点穴疗法特色

（1）针对症结点入手，找准特定穴位，有效扶正；

（2）倡导调动人的机体自我修复功能；

（3）既传统又科学，安全有效、易学易用、便于传承。

三、适用范围

颈椎病及其引起的相关疾病，胸椎病及其引起的相关疾病，腰椎病及其引起的相关疾病，强直性脊柱炎、股骨头坏死、半月板损伤、脊髓空洞症、心脏疾病、乳腺增生、脑栓塞等。

案例一：多发性纤维瘤调理实录

李某某，女，1995 年出生，广东人，2015 年 1 月调理。

症状：乳房双侧有不规则结节，如多个花生粒大小的结节聚集为较大肿块，不碰都疼痛。

诊断分析：肝郁气滞导致在乳房内凝聚成结，属于多发性纤维肿瘤。

调理方法及效果：运用乳腺点穴康复疗法，取肩胛骨喙突穴下缘动脉静脉交汇处用点穴棒开穴，在瘀结处以点、刮结合的手法拨散结节，肝主藏血主疏泄，脾主运化，后在肝、脾部位进行点穴调理，疏肝理气、运脾化湿使经络畅通，之后使用中草药外敷乳腺、肝、脾 1 小时。调理 3 次后，多处肿块软化并散开，患者反应疼痛减轻。调理 10 次后，前述症状消失。

案例二：调理强直性脊柱炎调理实录

闫 XX，男，1975 年出生，现居深圳。2006 年 3 月调理。

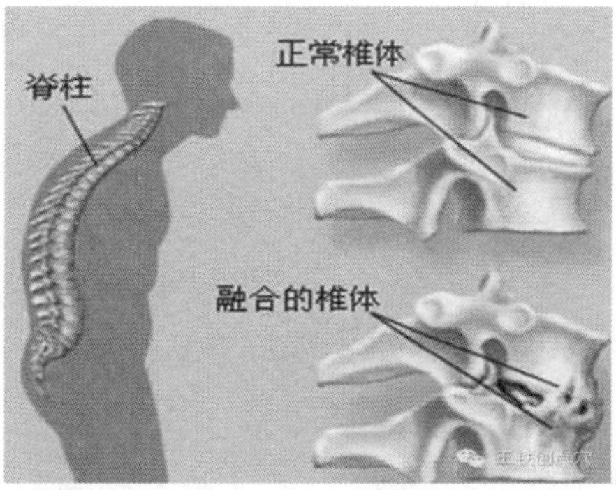

症状：腰背疼痛、肢体僵硬、驼背严重，身体不能前屈后伸，晨僵、失眠盗汗。腰部正常生理弯

曲消失。病史十余年。

诊断分析：胸椎关节韧带粘连严重，为强直性脊柱炎。通常与环境潮湿、强力碰撞和遗传因素有关。

调理方法及效果：运用点穴棒将粘连的胸椎骨关节韧带剥柔拨散，肝主筋、脾主肉、肾主骨，后在肝、脾、肾部位进行点穴调理，之后使用中草药外敷肝、脾、肾 1 小时。3 次后，患者晨僵和失眠盗汗状况缓解。后调整为每两周进行一次点穴及敷药，半年后患者腰背疼痛基本消失，背部能够伸直。2008 年 2 月，根据恢复情况，调整为每月进行一次点穴及敷药。患者脊柱疼痛、肢体僵硬状况消失，失眠盗汗症状消失。脊柱恢复正常生理曲度，能像正常人一样活动、打球等。随诊未复发。

案例三：手无力不能自理调理实录

吴某某，女，1932 年生，福建泉州人，2014 年 11 月调理。

调理前自述：2013 年 8 月的一天在家里做事，突然脑袋一片晕眩人倒在地上，没有知觉，醒来后人已经在医院了，才知道自己轻微脑中风，在医院住了一段时间，人虽然慢慢清醒了，但发现左边手指慢慢地没有知觉了，后来连拳头都握不起来。出院回家后因为左手使不上劲，生活上很多事情都不能自理，起初每周都到医院去做物理治疗，可是手还是一点起色都没有，经过半年的时间，精神面貌很不好，没胃口，人渐渐消瘦。

诊断分析：经检查吴女士胸椎 1 至 6 椎错位压迫手部传输神经和血管，导致其手指没有知觉，从而影响日常生活，应为中风后摔倒所致胸椎错位。

调理方法及效果：运用脊柱点穴手法将患者错位的胸椎骨关节扶正，从而打通被压迫的神经和血管，畅通气血。调理完后，吴女士稍坐休息，约 20 分钟后手有力气，可以握拳了。

调理后自述：调理完后我的手就有力气了而且可以握拳了，这个效果真是让我太吃惊了、太高兴，回去后生活上我也可以自理了，不用麻烦子女一直照顾，我就点了一次，至今都挺好的，让我重新找回了生活的自信。

追踪记录：自 2014 年 11 月调理后，相隔一年多吴女士再次来到调理点复诊，手部症状依旧良好。

案例四：头晕、恶心呕吐、后背疼痛调理案例

房某某，女，天津人，66 岁，2014 年 3 月调理。

调理前自述：1994 年的一天，骑车的路上突然晕倒，摔在马路上，之后就常常头晕、恶心、不敢回头、不敢低头，晕起来就不敢动，一动就会吐，多年后检查说是颈椎错位导致脑部供血不足。经常后背疼痛，疼的时候睡觉都翻不了身，睡眠很不好，到医院拍了一张胸片，说胸椎侧弯得太厉害。直到 2014 年 3 月份遇到王铁创老师，王老师说我这些症状是颈椎和胸椎错位引起的，后面用点穴手法帮我调理，从此头晕、恶心、后背疼痛的症状就慢慢消失了，晚上睡觉也不口干舌燥，睡眠质量也好了。

诊断分析：颈椎错位导致头晕、恶心呕吐，胸椎错位导致后背疼痛不适。

调理方法及效果：运用点穴手法扶正颈椎、胸椎错位的骨关节，以及点穴疏通血栓，调理头部、颈椎，胸椎外用药定期敷用，以及 3 个月肝脏与脾脏和 1 个月心脏的点穴调理和外敷药贴。每 2 个月调理 1 次，2015 年 2 月后恢复良好。至今恢复不错。

调理后自述：调理完后我头晕、恶心呕吐、后背疼痛的症状就慢慢消失了，睡眠质量也好了。

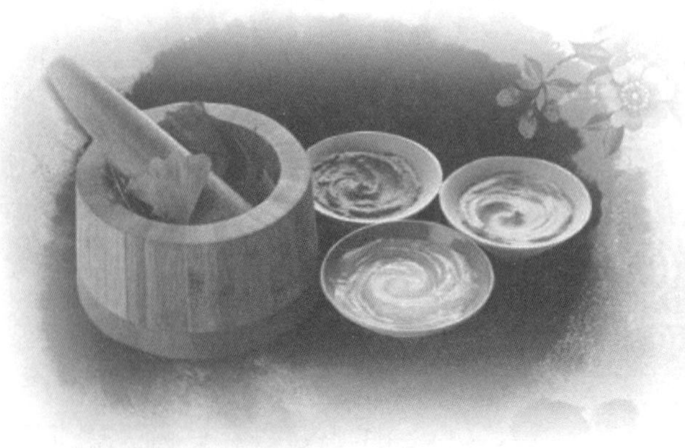

莪术及其复方抗肿瘤成分最佳提取方法与黔产莪术质量可溯源性研究

潘年松　罗俊　盛勇　刘英波　张学愈

【摘要】该研究成果主要是制订发布标准9件并直接指导企业生产莪术（郁金），成为首例用系统标准保障生产中药的各个环节的质量可溯源性；获得国家发明专利3件；培养了邹俊、游赣花、张卫霞、许俏、朱诗国、许政旭、廖彬汎等7名硕士研究生，发表论文35篇。被中国民族医药学会评选为2017年度科技奖2等奖。

一、任务来源。

任务来源于多个省、市、校、区级项目立项支持，以及企业资助，具体如下。贵州省科技基金项目：黔科合计合【2005】4004号、贵州省社会发展项目：黔科合SY【2008】3027号、贵州省厅校联合项目：黔科合LG字【2011】006号、贵州省中医管理局项目：QZYY2010-75、贵州省教育厅项目：黔教科（2009）0101号、遵义市市校联合项目：遵义市科合社字【2013】18号、遵义市红花岗区项目：遵红科合社字（2010 ）39 号、遵义市汇川区项目。

二、技术原理。

中药安全、有效、稳定、可控问题是关系人类健康的大问题，对中药安全、有效、稳定、可控进行必要约束是保障人类健康的当然之义。为了保障中药安全、有效、稳定、可控，要求中药必须具有可溯源性；在2015年以前，中国主要采取了对生产中药的基地进行GAP认证，2015年以后，叫停了GAP认证，而采用建立质量控制标准体系的方法来加以保障。

对于中药的提取，怎样才是最佳，除了提取物收率之类评价，从实际疗效进行印证性评价更接近使用中药的目的。

实体肿瘤对人类健康的威胁越来越大，而目前尚无很特殊有效的解决办法。莪术在中药里被公认为具有活血化瘀、消肿散结功效，长期广泛应用于症瘕痞块，对其进行抗实体恶性肿瘤摸索，属于有益探索。

三、主要研究成果

（一）黔产莪术生产质量可溯源性研究

1．生产基地的选择

姜辣对遵义市湄潭县复兴镇中药材种植基地大气、土壤和农用灌溉水的监测结果显示，该基地大气各污染指数均达清洁水平，2个土壤监测点的单项污染指数均小于1，综合污染指数在0.36～0.65之间，属清洁水平，农用灌溉水质单项污染指数均小于0.5，综合评价指数在0.06～0.28之间，属于清洁水平。说明复兴镇中药材种植基地的土壤、灌溉水、大气环境质量良好，符合《绿色食品产地环境技术条件》NY/T391-2000规定的基地环境质量标准，可以满足无公害中药材的生产要求。

2．黔产莪术基源的鉴定

经委托两名副高职称的专业人士鉴定，黔产莪术属于姜科植物广西莪术（Curcuma Kwangsiensis S. G.Lee et C. F. Liang）种。

3．生产各环节质量可溯源性研究

（1）朱诗国通过探讨黔产莪术和郁金种子质量控制所需的适宜检验方法及关键技术参数。摸索了黔产莪术和郁金种子质量适宜的检验方法，为检测黔产莪术和郁金种子质量提供检验方法；为黔产莪术和郁金种子质量控制提供了关键技术参数。

（2）潘年松分别对黔产莪术和郁金种子的引种与留种，一般保存条件，保存材料与方法，田间发芽率试验等进行研究。结果发现选择根茎中健壮结实，形状粗短，无病害的二头，三头，奶头留种最佳。以棕色透气网阴干，保存温度低于20℃，通风，阴凉，避光保存。或者采用混合细沙保存，尽量不移位，避免水浸渍。以棕色透气网阴干的种子，细沙混合保存的种子发芽率均高于 70% 。这为黔产莪术的种子保存生产种植提供了指导。

(3)朱诗国通过对黔产莪术及郁金种子最佳保存方法筛选研究，从 4 种民间习用的保存黔产莪术和郁金的种子的方法中筛选出最佳的保存方法。以种子发芽率为指标，结果发现，以水泥地阴干，棕色透气网阴干，地窖保存，细沙混合保存等四种常用方法中。以棕色透气网阴干的种子发芽率最高，细沙混合保存的次之，以水泥地阴干，地窖保存的两种方法效果不理想。但以棕色透气网阴干的方法只适宜小样本量的种子保存，大样本量的种子保存建议采用细沙混合保存法。这为黔产莪术的种子保存和大批量生产种植提供了指导。

(4)潘年松通过对黔产莪术和郁金规范化种植摸索，分别对黔产莪术和郁金种植的产地环境、引种试验与分析、生产管理措施和适时采收要求等进行研究。 结果表明贵州种植莪术基地的种植环境质量总体要求是 Ⅱ类土地，达到 2 级质量标准。种子属于广西莪术(*Curcuma Kwangsiensis* S. G. Lee et C. F. Liang）种。播种时间 5 月上旬至 5 月下旬为宜。收获时间 12 月下旬至元月上旬为宜。这给黔产莪术和郁金规范化种植提供理论基础。

(5) 刘英波 分别对黔产莪术采收时间、采挖方式、净制方法、蒸（煮）制及干燥等进行规范，建立了黔产莪术产地初加工的炮制标准，为企业产地莪术初加工炮制提供依据。

(6) 刘英波参照《药品经营质量管理规范（GSP)》(2013 版）对黔产莪术药材及饮片贮藏条件进行研究，为企业药材生产及饮片贮藏提供了质量稳定，实用，可行性较高，可用于黔产莪术药材及饮片的贮藏方法。

(7)潘年松通过对黔产莪术和郁金在运输过程中的合同，收发货标志，货车运输等关键环节进行实践总结。摸索总结出黔产莪术和郁金药材及饮片在运输环节的注意事项，提示了运输环节也是保障药材饮片质量的必不可少的环节，为企业在运输过程中规范操作提供指导依据。

(8)许政旭对黔产莪术中挥发油质控成分含量进行研究，建立高效液相色谱法同时测定黔产莪术中吉马酮和呋喃二烯含量方法。结果显示了黔产莪术中提取的挥发油的质量可以用挥发油中所含吉马酮和呋喃二烯含量进行控制，并且都达到了药典莪术油规定项下的要求。这为黔产莪术油的质量控制提供了科学研究依据。

(9) 朱诗国参照《药典》2010 版一部附录有关显微、薄层鉴定及吸光度、水分、灰分、浸出物、有效成分含量等检测方法进行测定。结果黔产莪术符合广西莪术显微结构特点，吸光度高于 0.45，水分少于 14.0%，总灰分低于 7.0%，酸不溶性灰分低于 2.0%，醇溶性浸出物高于 7.0%，水溶性浸出物量较醇溶性浸出物高，挥发油含量高于 1.5%，姜黄素含量高于 0.15 $mg \cdot g^{-1}$。结论 黔产莪术显微、理化特性符合药典规定。

(10) 廖彬汛参照《中药炮制学》《药典》中对莪术的炮制方法，就直接使用鲜品、鲜品晒干或阴干、鲜品蒸透心后晒干或阴干、鲜品醋制后晒干或阴干等 4 种不同炮制方法，研究对比了黔产挥发油收率，并基于 GC/MS 检测其成分含量，基于电感耦合等离子体检测其微量元素含量。

(11) 廖彬汛研究了黔产莪术挥发油与湄潭产茶籽油、外地产茶籽油、甘油、土温，以及黄柏浸出物之间的相溶性，并基于电感耦合等离子体检测挥发油中金属含量。

(12) 廖彬汛研究了黔产莪术挥发油的相对密度、皂化率、皂化物等挥发油特性，以及基于电感耦合等离子体检测其有害金属元素含量。

4. 标准制定与发布。

以遵义绿普森农业有限公司莪术种植基地——遵义市湄潭县两路口村潘家院子所进行的生产实践，以及技术团队所从事的科学实验为依据，由遵义绿普森农业有限公司牵头制定了生产黔产莪术可溯源性相关质量控制企业标准，已经发布在中华人民共和国质量技术监督总局建立的专用网站上（网址：企业产品标准信息公共服务平台)。已发布的企业标准具体如下。

(1) 标准号：Q/ZYLPS006-2015；标准名称：黔产莪术和郁金种子质量标准。

（2）标准号：Q/ZYLPS001-2015；标准名称：黔产莪术和郁金种子保存技术规程。

（3）标准号：Q/ZYLPS032-2016；标准名称：黔产莪术和郁金种植技术规程。

（4）标准号：Q/ZYLPS002-2015；标准名称：黔产莪术和郁金产地初加工技术规程。

（5）标准号：Q/ZYLPS003-2015；标准名称：黔产莪术和郁金包装技术规程。

（6）标准号：Q/ZYLPS004-2015；标准名称：黔产莪术和郁金贮藏技术规程。

（7）标准号：Q/ZYLPS005-2015；标准名称：黔产莪术和郁金运输技术规程。

（8）标准号：Q/ZYLPS030-2016；标准名称：黔产莪术药材原料质量标准。

（9）标准号：Q/ZYLPS031-2016；标准名称：黔产莪术饮片标准。

（二）工艺研究

1．发明专利。

（1）莪术保健茶及其加工方法，发明专利号：ZL201110185051.2。发明人：盛勇、潘年松等。

（2）微纳米莪术复方冲剂制备方法，发明专利号：ZL2012 1 0201280.3。发明人：盛勇、潘年松等。

（3）一种用于治疗皮肤鳞状细胞癌的药物及其制备方法，发明专利号：ZL201310423796.7。发明人：潘年松、罗俊、刘英波、许俏等。

2．其他工艺研究。

（1）张学愈对低温提取工艺的摸索。通过探讨并比较石油醚回流提取温莪术粗粉和微纳米粉体挥发油的最佳工艺。将温莪术粉碎过 50 目筛的粗粉与过 325 目筛的微粉，采用 L 18（$2^1\times3^7$）表之正交实验设计，以温莪术挥发油的提油率为考察指标，以粉碎度、提取时间、加石油醚质量倍数及提取次数为工艺考察对象。结果以温莪术的挥发油提取率为考察指标，由直观分析可知各因素对提取的影响作用大小依次为提取次数>加石油醚质量倍数>提取时间>粉碎度。方差分析结果表明，在石油醚回流提取温莪术挥发油的工艺中，提取次数和加石油醚的质量倍数对提油率有高度显著影响，提取时间和粉碎度有显著影响。提油率为：2.09%～3.62%，以过 325 目筛温莪术粉体，加 20 倍量石油醚，回流 2 h，提取 3 次的提油率最高，提油率为 3.62% 。本法由于操作温度低，可避免热敏物质的变化，从而更好地保存了温莪术油的天然品质。这为低温提取莪术油提供另外一种有效途径。

（2）张卫霞通过研究四种工艺提取的莪术油对 Hela 细胞增殖抑制的影响，探讨四种工艺从莪术中提取的挥发油对 Hela 细胞抑制作用，从疗效角度遴选最优工艺。分别采用石油醚浸提法、超临界 CO_2 萃取法、压榨粗油经水蒸气蒸馏法精制、水蒸气蒸馏法提取莪术油，经标准品比对等纯度鉴定后，分别配制成浓度为 10，20，30，40，80，160， 320，640 μg/ml 的莪术油干预 Hela 细胞 72h，MTT 法检测细胞增殖抑制率及 IC_{50} 的影响。结果发现四种工艺提取的莪术油对 Hela 细胞的生长均有明显抑制作用，最高抑制率分别为：石油醚浸提法莪术油为（87.48±4.33）%，超临界 CO_2 萃取法莪术油为（57.56 ±4.75）%，鲜品压榨粗油经水蒸气蒸馏法精制莪术油为（94.13±5.36）%，水蒸气蒸馏法莪术油为（73.35 ±6.64）%，且抑制率呈现出一定的量效关系。其中压榨粗油经水蒸气蒸馏法精制莪术油在 320 μg/ml 时对 Hela 细胞的抑制作用最强；提示压榨粗油经水蒸气蒸馏法精制挥发油可能为最佳工艺。并且对 Hela 细胞有较强的抑制作用。

（3）游赣花 通过探讨四种工艺从莪术中提取的挥发油对 Hela 细胞抑制作用，分别采用石油醚浸提法、超临界 CO_2 萃取法、压榨粗油经水蒸气蒸馏法精制、水蒸气蒸馏法提取莪术油。用提取的莪术油干预 Hela 细胞 72h，MTT 法检测细胞增殖抑制率及 IC_{50} 的影响。结果发现四种工艺提取的莪术油对 Hela 细胞的生长均有明显的抑制作用，其中压榨粗油经水蒸气蒸馏法精制莪术油对 Hela 细胞的抑制作用最强。提示采用鲜品莪术压榨粗油经水蒸气蒸馏法精制得到的莪术油抑癌效果最好。这可能与鲜品莪术未经过炮制，能够完好地保存挥发油中的各种有效抗癌组分有关。故莪术油的提取建议采用鲜品来提取能更好地保护挥发油中的各种抗癌有效成分。

（4）刘英波对皮鳞1号方提取工艺的摸索。以白头翁皂苷 B_4 含量及浸膏收率作为评价方法，采用正交实验设计，优化选皮鳞一号方的提取工艺。结果 加入12倍量70%的乙醇提取三次，每次2h为最佳的处方提取参数。

（5）许政旭以莪术中提取挥发油的体积为指标，采用L9（3^4）正交法探讨黔产莪术挥发油提取的最佳工艺条件。筛选出蒸馏提取黔产莪术油的最佳工艺，其最佳提取工艺条件是：药材粉碎粒径为（0.2±0.1）cm，加5倍量水，浸泡6 h，提取8 h。药材的挥发油收率是1.2ml。这为黔产莪术油的提取提供了方法指导。

（三）药效研究。

1．莪术油药效研究

（1）邹俊探讨了不同提取方法制备的温莪术提取物对Hela细胞的体外增殖抑制作用。结果表明鲜品榨汁提取法的温莪术挥发油对宫颈癌Hela细胞的体外增殖抑制作用效果最好，抑制率最高达到0.81％ 。这表明莪术挥发油具有良好的抗肿瘤应用前景。

（2）张卫霞通过建立宫颈癌荷瘤裸鼠动物模型，观察莪术油对宫颈癌荷瘤裸鼠凝血功能及Bal-2、Bax、Caspase-3蛋白表达的影响。结果发现莪术油可改善宫颈癌荷瘤裸鼠的血液高凝状态，发挥抗血栓形成作用，下调抑凋亡蛋白Bal-2的表达，上调促凋亡蛋白Bax的表达，减低Bal-2 / Bax比值，提升Caspase-3值，从而达到抗宫颈癌的作用。故莪术油具有抗宫颈癌等肿瘤的作用。

（3）许政旭将水蒸气蒸馏法提取黔产莪术挥发油，配成浓度为40，80，120，160，200，240，280 $\mu g.ml^{-1}$ 干预SW1463细胞24h，48h，72h，采用MTT法检测药物对SW1463细胞的增殖抑制率，倒置显微镜观察不同浓度的莪术油对SW1463细胞的形态改变；免疫ELISA法检测IL-2的表达。结果 MTT法发现莪术油对SW1463细胞有一定的增殖抑制作用，并呈现时间-剂量依赖性，IL-2的含量随着浓度的增加表达减少。

（4）朱诗国通过黔产莪术油对人直肠癌SW1463细胞血管内皮生长因子（VEGF）和趋化因子蛋白表达的影响，探讨莪术挥发油对肿瘤血管生成的作用机制。方法：取黔产莪术鲜品经水蒸气蒸馏提取挥发油，配制成80、120、160、200 μg/mL等不同浓度，干预直肠癌SW1463细胞24 h后，倒置显微镜下观察不同浓度莪术油对直肠癌SW1463细胞的形态学影响；采用免疫细胞化学和蛋白免疫印迹法（Western Blot）分别检测直肠癌SW1463细胞中VEGF、趋化因子IL-8和受体CXCR2、CXCR3蛋白的表达。结果：经莪术油处理直肠癌SW1463细胞24 h后，细胞中VEGF、IL-8、CXCR2蛋白表达量下调，与正常组比较差异有统计学意义（$P<0.05$），莪术油能抑制肿瘤细胞VEGF、IL-8、CXCR2蛋白的表达；而细胞中CXCR3蛋白表达量上调，与正常组比较差异有统计学意义（$P<0.05$），莪术油能促进肿瘤细胞CXCR3蛋白的表达。结论：黔产莪术油可能通过下调促血管生成相关因子的表达，上调抑制性血管生成相关趋化因子的表达，从而抑制肿瘤血管生成起到抑制肿瘤细胞的增殖。

2．莪术中提取的姜黄素药效研究。

（1）游赣花通过探讨姜黄素对宫颈癌Hela细胞荷瘤裸鼠的抑瘤作用。构建宫颈癌荷瘤模型，随机分为姜黄素低，中，高剂量组，5-Fu氟尿嘧啶组及模型组，分别腹腔注射不同浓度的姜黄素及等量生理盐水，观察肿瘤生长情况，抑瘤率，病理组织学改变，检测细胞周期及凋亡率。结果：发现姜黄素低，中，高剂量组对宫颈癌Hela细胞都有不同程度的抑制作用，且呈剂量依赖性升高；病理切片可见姜黄素给药组细胞核固缩，裂解，肿瘤组织内有炎性细胞浸润，纤维结缔组织增生明显，血管数量减少。研究表明姜黄素可显著抑制宫颈癌裸鼠移植瘤的增殖，其机制可能与姜黄素诱导癌细胞凋亡有关。

（2）游赣花通过探讨压榨法提取的姜黄素对宫颈癌Hela细胞荷瘤裸鼠的治疗作用及其作用机制。将♀裸鼠腋下接种Hela细胞建立颈癌模型，随机均分为模型组、5-Fu组、姜黄素高、中、低剂量组（240、120、60 mg·kg-1）；检测各组小鼠的凝血功能；免疫组化法检测微血管密度（MVD）及血管内皮生长因子（VEGF）、IFN-γ的表达。结果表明姜黄素可能通过调节 VEGF、IFN-γ的表达来抑制新生血管的形成，改善裸鼠血液的高凝状态而治疗宫颈癌。故莪术中的姜黄素对治疗宫颈癌具有良好的效果。

3．莪术配方药效研究。

（1）许俏 研究了 Caspase-3 和 Caspase-9 活化与皮鳞癌 1 号方抑制 A431 细胞生长的关系。培养 A431 细胞，用不同浓度的皮鳞癌 1 号方分别作用于 A431 细胞；Hochest 染色检测细胞凋亡形态；酶联免疫吸附测定法（ELISA）检测细胞色素 C 含量；比色法测定 Caspase- 3 和 Caspase-9 活性。结果 Hochest33258 染色可见皮鳞癌 1 方组 A431 细胞发生核固缩、凋亡小体等典型的凋亡形态学特征；与对照组比较，Cytc、Caspase-3、Caspase-9 表达增加。结果表明 Caspase-3 和 Caspase-9 的活化与皮鳞癌 1 号方可诱导 A431 发生凋亡有关。这说明含莪术成分的鳞癌 1 号方能抑制 A431 细胞的生长，与其能促进 Cytc 的释放， 活化 Caspase-3 和 Caspase-9，从而诱导 A431 细胞发生凋亡，进而起抗皮鳞癌的作用。

（2）许俏用含莪术成分的皮鳞癌 1 号方对人皮肤鳞状癌 A431 细胞生长的抑制作用进行研究，通过培养 A431 细胞，用不同浓度的皮鳞癌 1 号方分别作用于 A431 细胞；Hochest 染色检测细胞凋亡形态；酶联免疫吸附测定法（ELISA）检测细胞色素 C 含量；比色法测定 Caspase-3 和 Caspase-9 活性 。结果显示 Hochest 染色可见皮鳞癌 1 号方组 A431 细胞发生核固缩、凋亡小体等典型的凋亡形态学特征；与对照组比较，Cytc、Caspase-3、Caspase-3 表达增加。表明 Caspase-3 和 Caspase-9 的活化与皮鳞癌 1 号方可诱导 A431 发生凋亡有关。这表明莪术对皮鳞癌有治疗作用，为黔产莪术抗癌研究提供指导方向。

四、创新性

其他研究成果与本研究成果比较，显示出本研究成果下列内容的不同之处。

（一）首次实施系统的企业标准于中药材质量可溯源性控制

对广西莪术种引种到贵州后所生产的黔产莪术质量首先进行中药种子基源鉴定、种植环境适合性评价，然后从种子质量、种子保存方法、种植技术、产地初加工技术，以及经初加工后的中药材包装、贮藏、运输、药材本身质量、药材饮片质量等方面建立了完整的企业质量控制标准，来保障其质量可溯源性。

（二）首次实施通过药效反证来多途径筛选中药材提取工艺

分别采用石油醚浸提法、超临界 CO_2 萃取法、压榨粗油经水蒸气蒸馏法精制、水蒸气蒸馏法提取莪术油，并用提取的莪术油干预 Hela 细胞的效果来进行比较、评价其最佳提取方法。

贵州凤冈锌硒茶实验研究

潘年松[1]　禹玉洪[2]　张学愈[1]　李雪春[2]　向晓玲[2]　刘英波[1]　谢晓东[3]
1．遵义医药高等专科学校；2．北京理工大学生命学院；3．凤冈县人民政府

【摘要】中华人民共和国质量技术监督局【2006】10 号公告明确凤冈锌硒茶为地理标志产品，该研究成果提出了适合界定该茶地理标志产品的锌、硒含量范围值，支撑了该茶作为地标产品品牌的成立。该研究成果提出了适合冲泡该茶的水量、茶量、温度、冲泡时间等技术参数。该研究成果揭示了饮用该茶的香气来源以及该茶中与人体健康息息相关的营养成分，包括锌的生物利用度与安全性。该研究成果探索了该茶的常见成分、显微结构以及对于免疫功能的良性影响。

一、研究背景

农民工涌出农村的潮流持续不退带来了社会问题。怎么让农民将绿水青山变成金山银山，实现“靠山吃山”、“脱贫”“奔小康”？成了凤冈县人民政府迫切需要思考和解决的问题。

茶叶是山茶科植物茶 Camellia sinensis（L.）O.Kuntze）的嫩叶或嫩芽经加工制成的干燥品。茶叶作为中药，已经有悠久的历史。唐代陈承书《本草别说》叫茶芽；明代杨起辑《简便单方》叫芽茶；明代万明辑《万氏家抄方》叫细茶。现代《中华本草》称为茶叶；性凉味苦、甘；归心、肺、胃、肝、脾、肾经；功能：清头目、除烦渴、消食、化痰、利尿、解毒。另外，唐代陆羽在《茶经》中将茶叶作为日常饮品。

人体内锌直接参与核酸和蛋白质的合成，形成含锌酶，含锌酶有六大酶类。硒参与谷胱甘肽过氧化物酶（GPX）的合成，是其组成成分，GPX 参与细胞抗活性氧作用。联合国粮农组织、国际原子能组织、世界卫生组织等对锌、硒的比较权威的结论是：锌和硒都是明确人体生理功能的、人体必需的、微量的元素。

2003 年前，中科院地化所在土壤普查过程中发现凤冈县的茶叶基地土壤中含有锌、硒，由此推测茶叶中也含有锌、硒。锌和硒都是人体必须外源性微量元素。

从 2004 年起，凤冈县决定大力发展茶产业。2006 年 1 月，在外请专家的运作下，成功将凤冈锌硒茶确定为地理标志产品，具体见中华人民共和国质量技术监督局【2006】10 号公告（以下简称“10 号公告”)。“10 号公告”中，对于凤冈锌硒茶的公告为：凤冈锌硒茶为地理标志产品，其范围是凤冈县全境，其含量是锌：40～100mg/kg，硒：0.25～3.50mg/kg。可是，在产品的实际检测中，确实没有锌硒含量均达到 10 号公告的凤冈锌硒茶产品！第二，对于凤冈锌硒茶，究竟怎么冲泡为宜，没有依据。第三，怎么宣传凤冈锌硒茶对于健康的益处，也无依据。这样一来，要想将凤冈锌硒茶作为药食同源中药产业化发展，则不确定因素较多。为此，凤冈县人民政府 2008 年决定以合同形式正式横向委托禹玉洪和潘年松进行实验研究。早期是禹玉洪与潘年松一起研究，李雪春、向晓玲作为禹玉洪的助手参与。后期禹玉洪从北京理工大去到企业太忙，主要由潘年松牵头研究，张学愈、刘英波参与。凤冈县人民政府调研员谢晓东，以及凤冈县茶叶产业发展中心、凤冈县委宣传部在提供样品、提供录制光盘等方面给予了配合。

二、主要研究成果。

（一）凤冈锌硒茶中的锌硒含量值界定

分层随机普查凤冈县产茶量大的 7 个乡镇茶叶样品，IRIS Intrepid Ⅱ XSP 型电感耦合等离子发射光谱仪（ICP-OES 法）检测其锌、硒含量。揭示该茶中锌的含量普遍在 41.2～59.9（mg/kg）之间，硒的含量普遍在 0.0968～0.1354（mg/kg）之间。

2011 年 2 月 24 日发布的中国居民膳食营养素参考摄入量表（DRIS）公布每日锌和硒的推荐摄入量（RNI）和最大耐受量（UL）：锌的 RNI 是 1.5～19mg、UL 是 13～45mg；硒的 RNI 是 15～60mcg，U 是 L55～400mcg。茶叶成分分析标准物质（GBW-08505）和生物成分分析标准物质茶叶（GBW-10016）中规定的茶叶成分分析标准物质中锌、硒含量（单位：[质量分数（10-6）]）为锌 38.7±3.9、硒 0.041±0.010。

与茶叶标准物质比较，7 个乡镇所产凤冈锌硒茶中锌和硒含量均高于茶叶标准物质中锌和硒含量。凤冈锌硒茶是典型的富锌富硒茶。

建议设定该茶中锌和硒的含量范围。具体以 GBW-10016 中规定的茶叶成分分析标准物质中锌、硒含量上限通过公式 C*M=1000*ρ*ω转换单位后作为凤冈锌硒茶的下限，以 DRIS 中锌、硒含量下限作为凤冈锌硒茶的上限。[ω—质量分数；ρ—溶液的密度，单位 g/mL；c—摩尔浓度，单位 mol/L ；M—摩尔质量，单位 g/mol。 1000，是为了将密度的单位由 g/mL 化为 g/L]。

（二）最佳冲泡方法

参照茶叶感官审评方法（SB/T10157-1993），对凤冈锌硒有机茶的色、香、味等品质要求，按审评因子逐项审评，外形、内质分别评定等，综合定级。以生物化学方法测定在不同冲泡条件下（不同温度、不同时间、200ml 水中不同用茶量），以茶叶冲泡产生的氨基酸、茶多酚含量为计算滋味值的依据，以滋味值大小为依据推荐贵州凤冈茶的最佳冲泡方法。

一般认为茶叶滋味总分在 100 以上，可定义为高级绿茶。凤冈锌硒茶滋味评定的最高结果为：85℃的 200ml 水冲泡 5g 茶叶 3min，滋味值为 116.11；最低结果为：85℃的 200ml 水冲泡 4g 茶叶 7min，滋味值为 100.78；本实验所有冲泡方法滋味值平均结果为 109.04；显示出凤冈锌硒茶的滋味、香气、外形、汤色等都居于名优茶中较高水平，这与茶叶的加工方式与本身的生化基础相关。

该茶的冲泡方法为：取茶叶 3g 至 5g，用 75℃至 100℃开水 200ml 冲泡 3min 至 7min 即可饮用；其最佳冲泡方法为：取茶叶 5g，用 85℃开水 200ml 冲泡 3min。

（三）锌的生物利用度与安全性评价

分别通过强酸性阳离子交换树脂、Amberlite XAD-2 大孔网状树脂、D-401 螯合树脂分离，再通过 ICP-OES 法测定各种形态下该茶中锌元素的含量。该茶中锌元素以悬浮态、可溶态、有机态、无机态、离子态、非离子态、络合态、非络合态等 7 种形式存在。该茶中锌元素含量高达 65.17μg/g，以悬浮态、可溶态、有机态、无机态、离子态、非离子态、络合态、非络合态等形式存在于茶水中。该茶茶水中的 Zn 元素的浸出率为 69.88%，可溶出者可以通过饮茶方式外源性提供给人体必需的锌，由此推导凤冈锌硒茶中锌的生物利用度为 65.17μg/g*69.88%=45.54μg/g。

中国居民膳食营养素参考摄入量表（DRIS）公布每日锌的推荐摄入量（RNI）是 1.5～19mg，最大耐受量（UL）是 13～45mg。与推荐量比较：1.5mg/45.54μg=329.38（g），与最大耐受量比较 13mg/45.54μg=2854.63（g），即每日用 329 克茶叶达到锌的推荐摄入量，每日用 2854 克茶叶达到锌的最大耐受量。

（四）茶中香气来源

用电子鼻和气质联（GC-MS）鉴定该茶中的香气成分。凤冈锌硒茶中用电子鼻和 GC-MS 共鉴定出 41 种香气化合物，其相对百分比含量超过 5%、从高到低一次为：N-苯基-1-萘胺含 14.77%、苯酚 13.3%、苯甲醇 9.89%、苯乙酮 7.57%、3，7-二甲基-1，5，7-辛三烯-3-醇 7.33%，这 5 种成分的相对含量总计超过 50%。这 41 种化合物尤其是相对含量超过 50%的 5 种化合物是凤冈锌硒有机茶赋香物质的基础，构成其香气的基本成分，而其他的芳香物质，则对调整基本香型格调起作用。

电子鼻与 GC-MS 分析结果有一定相关性，可将电子鼻应用于茶叶的生产实践中的在线检测，如需分析其芳香类物质，只需观测电子鼻 S1 传感器。

（五）常见成分检测

参照《中国药典》和《中华人民共和国食品卫生标准检验法》中的法定分析方法，测定了该茶中常见化学成分。该茶中茶多酚、儿茶素、咖啡碱、多糖、氨基酸、维生素（Vc、VB1、VB3、VB6）等对人体有益的化学成分含量丰富。经常饮用贵州凤冈锌硒有机茶对于补充上述外源性对人体有益的化学成分有益。

HPLC 可以同时测定茶叶中儿茶素和咖啡碱的含量。具体方法如下。

色谱条件：色谱柱：Kromasil 100A C18 250×4.6mm，流动相：甲醇-水（53：47 V/V）；流速：1mL/min，检测波长：254nm。

没食子酸对照品溶液的制备：准确称取没食子酸对照品 2.30mg 置于 5mL 棕色量瓶中，加入甲醇，超声溶解，定容，得到含没食子酸 0.460mg/mL 的对照品溶液。分别以 5μL，10μL，15μL，20μL，25μL 进样，以浓度对峰面积进行回归作图。

咖啡碱对照品溶液的制备：精密称取 0.0500g 咖啡因对照品加水溶解，定容至 100mL 量瓶中作为标准贮备液（0.5mg/mL），分别取咖啡因标准贮备液 0.50，1.00，1.50，2.00，2.50mL 于 50mL 量瓶中，加水定容至刻度，制成 5μg/mL，10μg/mL，15μg/mL，20μg/mL，25μg/mL 的标准溶液系列，备用。

供试品溶液的制备：精密称取茶样细粉 2.0g 加沸水保温 1h 后加水定容至 100mL，摇匀，滤过，取续滤液 15mL 加碱式醋酸铅饱和溶液 0.5mL 和

0.01mol/L HCl 8mL 定容至 25mL，摇匀，滤过即得。进样量为 30μL，外标法测定没食子酸和咖啡碱含量。

测定法：准确吸取上述对照品溶液和供试品溶液各 10μL，注入高效液相色谱仪，分别记录儿茶素和咖啡碱峰面积值，以外标法计算供试品溶液儿茶素和咖啡碱含量。

（六）茶叶显微结构分析

用奥林巴斯系统显微镜 BX51，采用切片法制片对该茶叶表面、叶横切、幼茎横切标本进行显微观察。

茶树的叶片，是茶树进行光合作用、蒸腾作用及气体交换的主要器官，更是人们采摘利用的主要部位；叶片的显微结构是茶树进行一系列生理活动的基础，同时与茶树的产量、品质、抗逆性等有着密切关系。为此，对其展开研究，很有现实意义。也从中药药理学角度深化了对该茶的认识。

（七）小鼠动物实验观察该茶对免疫功能的影响

小鼠体内实验探讨凤冈锌硒茶对小鼠免疫功能的影响。该茶能够促进小鼠 B 淋巴细胞增殖（$P<0.05$），增强小鼠 NK 细胞活性（$P<0.05$）。且随茶浓度增高而增强。与无机元素锌相比，该锌硒有机茶具有更好的免疫功效。

三、成果推广运用

研究成果除形成论文发表进行宣传外，直接由凤冈县人民政府的职能部门以电视节目等等行政助推的方式应用于凤冈锌硒茶实体产业，再通过实体产业进行广泛宣传。其中冲泡方法内容同时由凤冈县委宣传部统一组织、由潘年松亲自讲解，录制成光盘 1 盒，广泛发放和宣传。

此外，研究成果以成果鉴定、请奖等形式也进行了重点宣传。主要获奖情况如下。

贵州凤冈锌硒茶应用研究——冲泡方法及香气来源探讨，被贵州省遵义市人民政府授予 2010 年度科技奖 3 等奖。

贵州凤冈锌硒茶成分分析及影响免疫功能探讨，被贵州省遵义市人民政府授予 2011 年度科技奖 3 等奖。

全部研究成果：贵州凤冈锌硒茶实验研究，被中国中医药研究促进会授予 2018 年度科技奖 3 等奖。

鉴于贵州凤冈锌硒茶实验研究所研究内容实施过程中的广泛合作性，尤其是地理标志产品是所有加入 WTO 的国家和地区都免检的产品，提出对国家质监局【2006】10 号公告中关于凤冈锌硒茶中锌硒含量范围的界定，在国际上将产生广泛影响。为此，贵州凤冈锌硒茶实验研究，同时被中国中医药研究促进会授予 2018 年度国际合作奖 2 等奖。

速溶茯苓为什么能调治失眠和湿疹

黎建新

茯苓是长在松树根上的一种珍稀真菌，以云南产的云苓品质最佳，为历代医家所推崇。荣国府茯苓霜是以优质云苓为原料的速溶茯苓饮品，创制灵感源于《红楼梦》第六十回对茯苓霜的描述，是一款融合科技创新和丰富文化内涵的居家养生与调理亚健康状态的中药膳饮品，尤其适合患有失眠、湿疹相关病症者。

一、茯苓的药用功效

茯苓既是中药材也是食材。《中国药典》载明，茯苓味甘、淡，性平，归心、肺、脾、肾经。功能主治：利水渗湿，健脾宁心。用于水肿尿少，痰饮眩悸，脾虚食少，便溏泄泻，心神不安，惊悸失眠。

现代研究发现茯苓中的多糖占 90%以上，具有增强人体免疫、助消化、抗溃疡、利水消肿、润肤增白、镇静安神、祛痰止咳等药理作用。茯苓，药性平和，适于长期食用，是国家卫生部门第一批列入药食同源名录的传统中药材。

根据目前大数据统计，当今社会最关注的前三个亚健康状态是肠胃问题、睡眠问题和皮肤问题，这些正是茯苓健脾祛湿功用所应用的范围。

二、现代速溶工艺提升茯苓吸收利用率

现代速溶工艺解决了茯苓不溶于水、入口难咽、不易吸收的问题，在保留茯苓全成分的同时，让茯苓多糖充分溶解，更易于人体吸收，很好地发挥了茯苓健脾祛湿、宁心安神、培元固本的功能。

速溶茯苓不同于市面上卖的茯苓丁或茯苓粉，那些都是药材生料的简单加工，不易于人体的吸收。传统中医药讲究道地药材、炮制加工、合理配伍，要想很好发挥药效三方面缺一不可，茯苓霜选用道地云苓保证了药材质量，胶体化溶解使活性成分更易人体吸收，配以新西兰牛奶改善口感的同时可以提供更多丰富的营养元素。

速溶茯苓饮品适应于：食欲不振、消化不良、积食腹胀、体弱多病、面色暗黄、便秘便溏、失眠多梦、神疲乏力、肺弱久咳、心慌心悸、痛经脱发、乳腺增生、小便淋沥、水肿虚胖、易感风寒、湿疹痤疮等亚健康常见状态。兹摘录几则案例如下。

案例 1．曹先生，36 岁，机关职员。长期感觉胃部灼热不适，食欲不振，身体瘦弱，经常夜里 2 点左右醒来就再难入睡。服用荣国府茯苓霜调理一周后，即可以一觉睡到 6 点左右，喝茯苓霜一个月后，胃部不适消失，体重有所增加。

案例 2．王女士，49 岁，事业单位职员。严重失眠二十余年，平时以安眠药助眠效果亦不理想。喝荣国府茯苓霜调理两周后睡眠有了好转，调理三个月后睡眠恢复正常。

案例 3．高女士，37 岁，教师。面色暗黄，受手臂湿疹困扰 2 年余，痛经。喝荣国府茯苓霜调理三个月后，湿疹全部消退，经期不适消失，面色红润，睡眠质量提高。

上述案例病症各有不同，但是采取相同方法调理都疗效明显。这属于中医学异病同治方法，即相同病机的不同疾病，可以采取相同的方法治疗。茯苓健脾祛湿，有益脾胃功能。古代中医早就发现“胃不和则卧不安”，茯苓具有健脾祛湿功效，能增进脾胃功能。脾虚湿重者大多面色萎黄。因此以上三个不同病例均在服用茯苓霜后得以改善症状，提高健康指数和生活质量。

梁氏掌纹养生在健康养生领域的运用

梁素芳

【摘要】目的：讨论掌纹在健康领域养生疗效运用。同时为了全面普及手诊医学知识的合理应用，积极配合掌纹养生保健事业的蓬勃发展，全民百姓的健康需求，弘扬发展中华医学，推动掌纹医学及掌纹绿色养生在日常保健中的效用。提升广大爱好者学以致用的技能，更好地服务于社会和人民身心健康。

[abstract] objective：aiming to pass down and promote the academic knowledge of palmprint medicine in a better way，help the broad masses to improve self-care，life quality and health level，as well as health demands，popularize the proper application of palmprint medicine knowledge comprehensively，cooperate closely with the rapid development of palmprint health care cause，spread and develop Chinese medicine，promote the effectiveness of palmprint medicine and palmprint green health care in life and daily health care，and provide practical hand diagnosis and treatment technologies in TCM clinic for medical workers and the best intervention method and approach for implementation of the health project of "Preventive Treatment of Diseases"。

【关健词】中医养生　掌纹养生　望诊疗法

[Key words] Chinese medicine health preserva- tion；inspection diagnosis treatment；palmprint health preservation

方法：通过采取我馆 100 名患者应用望诊方法——掌纹诊断健康潜在信息。进行药物、食物、外治三结合疗法的效果研究。

Methods: The effects of medication, dietary and external therapy were studied by taking the potential information of 100 patients in our clinic who were applied the method of inspection diagnosis - palmprint health diagnosis.

结果：通过掌纹诊断健康信息与西医诊查数据评分情况基本符合，不符合的概率占少部分，通过掌纹诊断给予相应的治疗后，不健康信息得到明显的改善，疗效评价效果显著，值得推广应用。

Results: The health information from palmprint diagnosis was basically consistent with the scores of Western medical examination data. The probability of non-compliance was small, and the unhealthy information of patient through palmprint diagnosis was significantly improved. The effects of therapeutic evaluation was significant and worthy of popularization and application.

掌纹医学是专门从事人体手掌纹体表特征的研究及掌纹识别在疾病诊断防治中的应用研究的学科，它是一种无痛苦，无损伤，简便易行的医学诊断模式，它不仅适应于人类健康的需要，而且有利于疾病的早期预见。

Palmprint medicine is a science studying the superficial signs of human body reflected on palmprint and about the application research of palmprint recognition in diagnosis, prevention and treatment of diseases. It is a painless, noninvasive, simple and practicable medical diagnostic mode which can not only fit in the needs of human health, but also improve the predictability of diseases at early stage.

掌纹诊病属于中医望诊范畴，可诊断出一百种以上疾病，准确率达到88%，有些疾病诊断率达到90%以上，而且掌纹诊病尤其擅长于疾病早期诊断，特别是亚健康患者早期信息的诊断，并且对于胃、肝、脾、胆以及心脑血管、妇科、儿科、男科的疾病的诊断准确率更高。如：亚健康信息、焦虑、支气管炎、糖尿病、脑部外伤、神经衰弱、贫血、乳腺增生、过敏体质、耳鸣、近视、不孕不育、心脑血管疾病、便秘、急性咽喉炎、慢性咽喉炎、痛经、月经不调、结石等百种疾病有极高的科研价值。

Palmprint diagnosis, belonging to the domain of TCM inspection, the palmprint diagnosis rate is very high and the accurate rate can reach 88% or even above 90% for some diseases. Additionally, palmprint diagnosis is especially specialized in early diagnosis of tumor and can diagnose stomach, liver, spleen and gallbladder diseases, as well as cardiovascular, gynecologic, pediatric and andrological diseases, such as bronchitis, diabetes, brain trauma, neurasthenia, anemia, mammary gland hyperplasia, allergic constitution, tinnitus, myopia, infertility, cardiovascular and cerebrovascular diseases, constipation, acute and chronic pharyngolaryngitis, dysmenorrhea, irregular menstruation, stone, stroke, etc. which are of extremely high scientific research value.

案例一：李某，女性 40 岁（图一）。失眠，头痛（病人口述经常头痛）。

Case I : Ms. Li, female, 40 years old (Figure 1) insomnia and headache (as the patient reported).

掌纹特征：掌纹智慧线平直，尾端三角纹，玉柱线上呈丰字型，右手肝区纹理杂乱，食指近节端红点相间，纵纹较多，左手过敏线及土星线。

Palmprint features: Straight and flat wisdom line with triangle lines at the end, feng-shaped fate line, disorderly lines at liver zone of right hand, alternating red dots near the knuckle of forefinger, many longitudinal lines, allergy line and Saturn line at left hand.

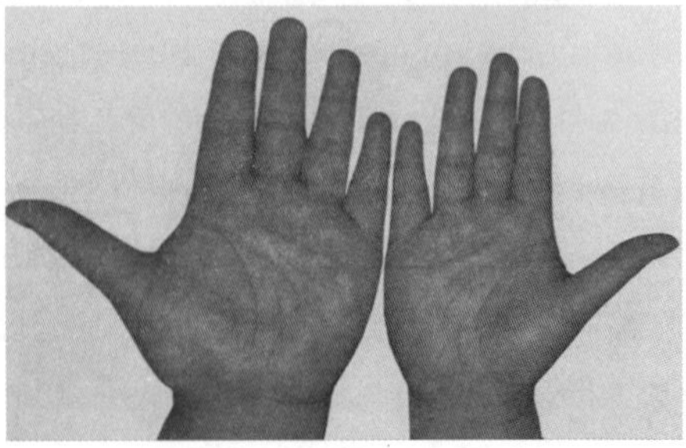

（图 1）

综合诊断为肝区不适，根据这种情况推荐病人通过中医药治疗当前的病症，选用中药方为：川芎茶调散和逍遥散，内服兼外敷。内服每天 1 剂水煎温服 2 次。外敷用中药白芷、川芎、生石膏各 3 克，加适量冰片，共研细末拌均匀，分三等份备用。每次取一份，用水拌成糊状放在肚脐上，用胶布固定即可。病人服用一个疗程约三十天后，症状改善。

It is comprehensively diagnosed as discomfort of liver, insomnia and headache(as the patient reported). In this case, it is recommended that the patient shall be treated by TCM method of homology of medicine and food based on such prescription as Chuanxiong Chatiao Powder and Xiaoyao Powder which are used externally, detailed as: respectively take 3g of radix angelicae, rhizoma chuanxiong （fine powder） and gypsum powder, add right amount of borneol and mix them uniformly, then divide it into three equal portions for standby application. Mix the medicine with water into pasty, place one portion on the navel and fix it with adhesive tape. After one course （about thirty days） of treatment, the patient has no recurrence up to the present.

预防保健：改变不良的饮食习惯，合理调整饮食结构，控制蛋白质、脂肪、糖分的摄入；保持精神愉快，心情舒畅。遇到不舒心的事要冷静对待，妥善处置，切忌情绪急躁、烦恼不安。

Prevention and health: Change unhealthy dietary habit, rationally adjust the structure, control the intake of protein, fat and sugar; Keep happy. Treat the hard things calmly, never show temper and be worry.

饮食保健：大豆、全麦、洋葱、番茄、葡萄等。

Healthcare with diet: soybean, whole wheat, onion, tomato, grape, etc.

案例二：30 岁 女性（图二）

Case II: female, 30 years old（Figure 2）

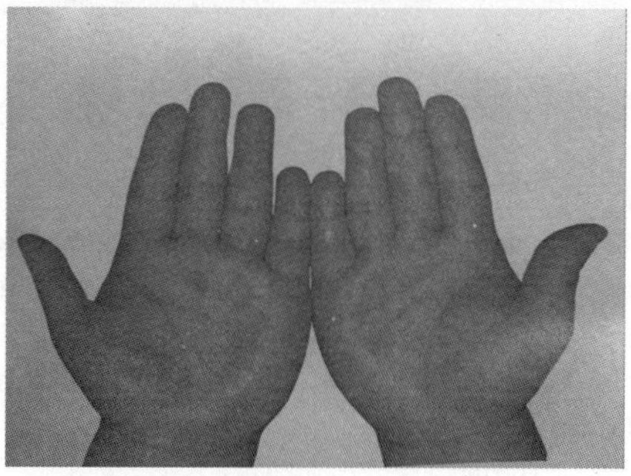

（图 2）

患者自述结婚已 6 年，未曾怀孕，在不孕专科已连续治疗 3 年，毫无结果，现来看不孕症。

The patient reported that she had been married for six years and had not ever been pregnant. She had been treated in infertility division continuously for three years, but obtained no result. Now, she comes here to treat the infertility.

掌纹特征：掌纹中性线很短，小指短小。经过观察掌纹及小指结果发现是幼稚子宫，没有生育的可能，建议做一步检查，西医检查结果证实是子宫发育不良，没有生育能力。从这个案例说明：如果病人去看病的医生会掌纹诊病技术，就能尽早发现早期干预，可能治愈，这样也就可以减少患者多年的盲目治疗与经济上的损失。

Palmprint features: The neutral line of palmprint is very short and the little finger is short and small.By observing the palmprint and little finger, it shows infantile uterus with no possibility of fertility. After further examination by Western medicine as recommended, the results showed hypoplasia of uterus and lack of fertility. This case shows that if the doctor masters the palmprint diagnosis technique, he/she will notice that some infertility is irreversible, thus to reduce the patient's years of sufferings and economic loss, and disappointment as well.

预防保健：合理运动，提高机体免疫力。

Prevention and health care: take a reasonable exercise and improve organic immunity

饮食保健：吃增强机体免疫力食物如大枣、香菇、灵芝、人参、黄芪、牛奶、香菜、鸡蛋、橙子等。

Healthcare with diet: Eat food which can enhance the organic immunity、such as jujube、scented fungus、ganoderma lucidum、ginseng、radix astragali、milk、arsley、egg、orange，etc.

案例三：叶女士，31 岁（图三）。

Case III ：Ms. YE， 31 years old （Figure 3）.

掌纹特征：掌各丘均隆起，无名指明显瘦弱无力，巽位色偏红而且有井状纹，边有白色斑块，掌纹上感情线，生命线中段有干扰线出现。掌纹诊断为胆息肉，患者说已手术切除治疗。

Palmprint features：All bulges of palm are upheaved；the ring finger is obviously thin and forceless；the Xun zone is slight red with formed lines and white plaques at the edge；and there are interfering lines at the middle section of heart line and life line. Through palmprint diagnosis， it is determined as gallbladder polypus and the patient has received operative treatment.

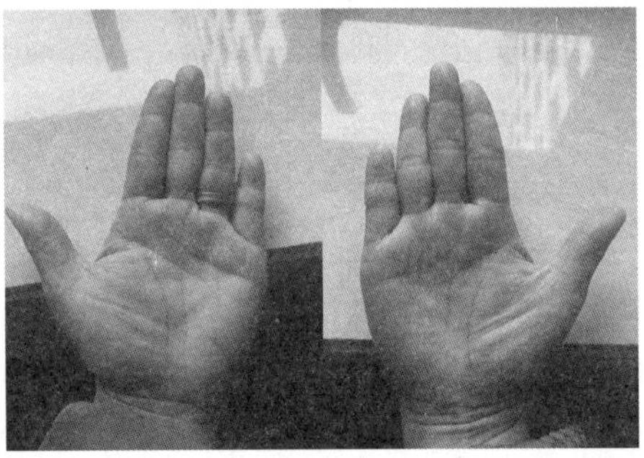

（图 3）

针对上述情况建议中医调理与饮食调理，定时定量，少食多餐，保持良好情绪，少吃刺激食物，推荐患者平时多保健养生，增强体质，吃健脾补肾汤。

In allusion to the above case，conditioning with traditional Chinese medicine supported by diet is recommended at the fixed time with fixed quantity to have more meals a day but less food at each，maintain good emotion and eat less excitant food. The patient is recommended to pay more attention to health care in daily life and strength the constitution. To eat Jianpi Bushen Decoction

预防保健：少吃一点（摄入总热量），勤动一点（运动量），放松一点（心理调节）。

饮食保健：多吃海参、香菇、糙米、蓝莓、南瓜、苦瓜、木耳等。

Health care with diet：eat more sea cucumber、brown rice、blueberry、balsam pear、cushaw etc.

通过 20 多年临床和科研经验，验证百余种疾病的发生发展与掌纹变化的关系，确定了脏器病变在掌部区域的对应位置及变化，并普及推广掌纹诊病技术。通过掌纹不但可以诊病还可以做到自我保健与预防将来发生的疾病。掌纹怎样全息地反映着人体的秘密，疾病又是通过什么途径引起掌纹变化，怎样在手掌上进行治疗，消除病症，从而达到防病治病，延年益寿的目的，是我们今后继续探索的课题和美好的愿望。

It has proved by lots of facts，the scientificity and accuracy of palmprint diagnosis and pragmaticality of palmprint health preserving. Through the over 20-year clinical and scientific research experience，the occurrence and development of over 100 diseases and their relationship with the palmprint have been verified，and the corresponding position and variation of visceral organs pathology at the palms are determined and the palmprint diagnosis technology is promoted. The palmprint can examine disease，make a self-care and prevent the future diseases. Our topics and wonderful aspiration in the future are to explore how the palmprint reflects the secret of human body，how the diseases cause the palm print variation，how to cure on the palm to eliminate symptoms of disease，prevent and cure diseases and prolong life.

作者介绍：

About the author：

梁素芳女士，梁氏掌纹绿色养生会馆、梁氏掌纹健康管理文化咨询有限公司创始人。任世界中医药学会联合会一带一路联盟常务理事、世界中医药学会联合会一技之长联盟常务理事、世界中医药学会联合会亚健康专业委员会委员、世界中医药学会联合会中医药国际化品牌研究委员会常务理事，专注从事掌纹学术 20 多年，精通梁氏掌纹养生调理诊疗技术：掌纹养生、掌纹诊病、手诊、面诊、舌诊、耳诊、脐诊、眼诊、腹诊、手针、手疗、耳疗、脐疗、足诊、全息脏象易医等各项诊疗技术。相关掌纹诊疗经验刊录在多处医药养生资料中，曾接受多家媒体专访。

Ms. Liang Sufang，founder of Liang's Palm Print Green Health Club and Liang's Palm Print Health Management Culture Consulting Co. Ltd. national professional credit evaluation network character encyclopedia think tank health preservation expert，executive council member of "Belt and Road" Alliance of World Federation of Chinese Medicine Societies （WFCMS），executive council member of Professional Skills Alliance of WFCMS，member of the Specialty Committee of Sub-health of WFCMS，executive council member of Chinese Medicine International Brand Research Committee of WFCMS. She has been focusing on the academic of palm print medicine and Chinese medicine health preservation for more than 20 years，focusing on palm print health preservation science lectures and health activities of free clinic，proficient in Liang's palm print health conditioning diagnosis and treatment holographic multiple techniques：palm print health preservation，palm print diagnosis，hand diagnosis，facial diagnosis，tongue diagnosis，ear diagnosis，umbilical diagnosis，eye diagnosis，nasal diagnosis，abdominal diagnosis，head diagnosis，hand treatment，ear treatment，umbilical treatment，foot diagnosis，hand acupuncture，ear acupuncture，holographic organ manifestations and other medical treatment techniques，especially good at special effects conditioning female infertility，gynecology. Relevant palm print diagnosis and treatment experience has been published in many medical health care special articles，and has received many media interviews.

敖氏医家起源及其方剂机理和工艺特色

广州敖氏正元通营养健康咨询有限公司　冯常锦

一、敖氏医家起源

1. 专注舌诊自成一派

在中国乃至世界上，最早详细论述依据舌形、色、苔诊断疾病的专著，非《敖氏伤寒金镜录》莫属，这本由元朝（1341 年）杜清碧，在敖氏 12 幅舌诊图基础上编撰而成的诊断学著作，让敖氏家传医学得到了广泛的传播与应用。在祖国传统医学中，占有不可忽视的地位。

2. 统兵征战发展外科

清乾隆年间，时任广西右江镇总兵的著名将领敖成（后官至贵州总督）参加大小金川、库车等战役，因其所带南方军兵不适应当地气候，非战斗减员严重，便将其族侄敖植（整理总结舌诊的敖谨逸的后人）招入军中作为随军医士。

敖植到了军中，先用药酒炮制了伤寒骨痹方，腰腿消痛方，手足冻疮膏，金创救急散等奇方分与将士使用，使参加战役的将士，快速恢复战斗力。但因药酒的炮制需时久，军中酒又极少，敖植就另辟蹊跷，熬成药汤让将士们熏泡，效果奇佳。

3. 应招入宫发展女科

战后论功，敖植特旨被招入宫中，任医官一职。因宫中女性居多，与敖氏推崇的外治疗法不符，便辞官后推荐其女儿敖素梅入宫做医女。

敖素梅入宫后，专职后宫嫔妃的女科治疗，其时，敖素梅在后宫以家传方剂为基础，吸收各太医、御医的方剂精华，配制了众多后宫嫔妃们使用的特效方剂，比如流传后世的“乳癖消解散”“千金玉女汤”“益母八珍丸”等，以其出众的医术，乾隆皇帝特赐婚给当时的兵部尚书李杰的孙子为正妻。

敖素梅成婚后，将在宫中收集整理的各类方剂给予父亲敖植，造福一方，使得宫中众多方剂在民间流传开来。

二、敖氏方剂的作用机理

敖氏外治调理方法，使用传统的中药药浴、中药热敷、酒头炮制的药酊剂为介质的推拿按摩、药物熏灸、膏药贴敷等方法，归纳总结为一泡、二敷、三推、四灸、五贴的全方位外治组合疗法，调理各类慢性病、妇科疾病效果尤其明显。

1. 敖氏中药熏浴疗法的作用机理

敖氏熏浴疗法应用范围相当广泛，涉及内科、外科、妇科、男科、儿科、皮肤科、五官科、骨伤科和肛肠科等数百种疾病。熏浴疗法既是治疗慢性疾病的好方法，又适用于急性病的辅助治疗；既可治病，又可防病，是治未病的一种重要手段。

敖氏中药熏浴疗法，是在熏浴的热能与对症使用的药物这一对治疗因子的相互影响、共同作用下，使机体产生协同和增效作用，发挥显著、强大、持久的生理、药理效应。熏浴过程的热效应是由源源不断的热药蒸汽以对流和传导的方式直接作用于人体的，而药疗效应或是由熏浴药物中逸出的中药粒子作用于体表直接产生杀虫、杀菌、消炎、止痒、止痛等作用；或是经透皮吸收入体通过组织细胞的受体或参与调节新陈代谢水平等生化过程发挥药疗作用。敖氏中药熏浴过程中，丰富的热能和对症药物持续作用于人体，便出现一系列生理、药理效应。

（1）促进血液循环作用。热是一种物理因子，可刺激引起全身体表毛细血管网充分扩张、开放，外周血容迅速增多，导致体内储血重新分布，进而引发全身血液大循环。在疏通腠理、舒张血管、通达血脉、促进血液循环的同时能增进药物的吸收，而随着敖氏配方中使用的红花、丹参、川芎、当归等活血化瘀药物的吸收并发挥药效，又使因热效应产生的活血化瘀作用更加突出，更加持久。同时通过大量临床实验研究表明，敖氏中药熏浴疗法具有改善人体血液流变，降低血液黏滞度和改善微循环的作用。

（2）促进药物的吸收作用。敖氏中药熏浴的药物治疗作用直接与皮肤相关，皮肤是人体最大的器官，面积大，毛孔多，除具有防御外邪侵袭的保护作用外，还具有分泌、吸收、渗透、排泄、感觉等多种功能，是人体与外界进行交换的器官。对皮肤体表的痈疽疮疡及各种皮肤病，敖氏熏浴药物的有效成分可直接在接触的肌肤部位产生药效或在向体内转运的透皮吸收过程即发挥其抑菌消炎、杀虫止痒、活血化瘀、消肿止痛等作用。

敖氏熏浴中的芳香性、挥发性成分对人体表数以百万计的汗孔、毛囊、皮脂腺等组织有很好的亲和性，在温热状态下，十分有利于这些中药粒子的通过和进入。

使用敖氏熏浴时，皮肤角质层在熏浴时的温热、水汽、药物的共同作用下被充分水合，水合后的角质层具有很好的亲水性和输运功能，因而这时的皮表成为中药粒子进入体内的主要和便捷的通道。

敖氏中药熏浴时，经常要求添加酒或醋，前者具有通血脉、引药性、助药力、行药势的作用。因其具有较好的水、脂兼容性，又可扩张、通达血脉，最宜在治疗风、寒、湿引致的痹症或跌打损伤急性期后的化瘀消肿、活血止痛时运用。醋，性酸、温，具有消痈肿、散水汽、杀邪毒之功效，在治疗皮肤的痈疽疮疡和颈、腰、足跟等骨质增生致痛时常用之。

敖氏中药熏浴时，浴桶周围有大量水蒸气出现，带有“高湿”的特点；而水蒸气的蒸发挥发出大量中药有效成分，如有浓烈香味的物质酮、醛、醇等油状物，其他的还有各种生物碱、苷类和微量元素等等，从而形成“高温”“高湿”“高药物浓度”的局部环境。具有高温、高湿、高药物浓度的中药蒸气，十分有利于中药粒子经皮肤进入体内。

实际中发现，经常熬煮敖氏药包的技师，很少出现咽喉炎、感冒咳嗽的现象，就算已出现上诉症状的，吸入熬煮药包时的蒸汽后，也能快速缓解症状。这是因为，人体通过口腔、鼻腔吸入的中药微粒，经鼻腔、气管、肺脏，最后通过黏膜扩散入血液。呼吸道内表面是黏膜，黏膜下有丰富的血管和淋巴组织，有利于药物分子的透入；而且肺泡接触药物微粒的表面积巨大，吸收迅速。因此，挥发的药物微粒经“鼻腔—肺”通道吸收迅速而完全，起效快，并且没有肝脏的“首过效应”。

（3）产生“发汗”效应。发汗为中医治病基本手法之一，具有解表祛邪，祛风除湿，利水消肿，排泄体内有毒有害物质的功能，可有效清洁机体内环境、维护机体健康，同时发汗可有效调节体内水液输布、运行和排泄。而敖氏中药熏浴疗法所产生的热药蒸汽，促使汗腺活动增加，汗液分泌增多，并能恢复部分汗腺、皮脂腺的功能；汗液排泄还能带走部分积蓄在体内的毒素和沉积物，清除体内毒素对机体各脏器的损伤，所以在临床使用中，敖氏熏浴针对尿毒症、慢性肾功能不全等均有良好的治疗效果。

（4）神经、经络调节作用。人体皮肤分布着无数神经感受器和腧穴，而人体信息的传递，正是由这些感受器和腧穴分别通过神经纤维和十二经络组成的信息网络，时刻保持着皮肤—内脏—大脑间频繁的信息传递与调节过程来完成。也即外周传入感觉神经在脊髓段与内脏传入神经发生了交织与联系，从而使传导的信号相互影响。因此，临床上常发现内脏病变时，某一区域皮肤痛觉变得敏感起来，还有可能发生牵涉痛或反射性肌痉挛。

在敖氏中药熏浴的热药效应作用下，骨骼肌吸收热量，局部温度升高，导致支配肌梭内的纤维素的兴奋性减弱，同时减轻了向肌纤维的传出冲动，使肌张力下降，肌痉挛缓解，痉挛性疼痛减轻。此外，平滑肌的张力也降低，收缩运动减少、减弱、结缔组织的张力也降低，弹性增加。从而降低骨骼肌、平滑肌和纤维结缔组织的张力、松解肌肉、缓解痉挛。

敖氏中药熏浴气体中所含芳香化浊、辛香走窜等药物离子作用于全身皮肤、腧穴后，通过神经、经络系统，调节高级神经中枢、内分泌、免疫系统的刺激效应，达到迅速调整人体脏腑气血和免疫功能，治愈疾病，改善全身生理过程等作用。并且敖氏中药熏浴的热药效应对皮肤的温热刺激作用或养血补气安神中药的药疗作用，调节神经系统，使人产生一系列如情绪轻松、肌肉松弛、睡眠改善、身心舒畅等生理、心理变化；使偏胜偏衰的脏器功能受到有益调节、趋于协调、平衡。

（5）良好的抗炎作用。通过多年临床验证，敖氏中药熏浴疗法可通过下调炎症血液中异常升高的致炎因子白细胞介素-1（IL-1）水平；降低血液中异常升高的肿瘤坏死因子（TNF-α）的含量，抑制 TNF-α的表达；抑制血液黏附分子（ICAM-1）的表达，减轻炎性反应；还能显著改善二甲苯致小鼠耳郭肿胀度。

连续使用敖氏中药熏浴七天后，在药物温热作用下，明显增加体内脑啡肽的含量，小动脉及毛细血管周围出现白细胞总数增加，网状内皮系统功能加强，大小吞噬细胞的吞噬功能加强，淋巴细胞的转化加强，使机体的免疫功能提高，从而使化脓性炎症病灶早日局限化、成熟，促使坏死物质迅速脱落、代谢排出。并增进正常新陈代谢作用，使生理机能发挥到极致，意识趋于安定而达到身心平衡状态。

（6）止痛作用。人体感觉神经受到刺激产生的信号作为一种与痛觉信号同时传入脊髓神经再传至大脑中枢时，敖氏熏浴的中药治疗因子可干扰神经通路传递的此痛觉信号，可降低其兴奋性，减弱其传至大脑中枢时的强度，使主观上的痛觉感受减轻。同时，熏浴热环境加剧了体内神经传递介质或其他相关分子、离子的无序运动，从而在分子或离子水平上阻碍或干扰了痛觉信号传导过程。另外，敖氏熏浴组方中添加的延胡索、雷公藤、马钱子、川乌、草乌等中药本身就有很好的镇痛功效，敖氏熏浴疗法结合这些中药药效可发挥直接治痛或强化上述治痛过程的作用，所以治痛作用更突出。

三、敖氏外用药酒疗法的作用和生产工艺

“久病入络”。各种慢性虚损疾病，常常存在着不同程度的气血不畅、经脉涩滞，治疗时常需佐以活血通络之药物以增强疗效。酒既是兴奋剂，又是较高级的药物。它是用谷物和曲所酿成的流质，其气悍，质清，味苦甘辛，性热。本就可以直接当“药”。而药酒是把药物用“酒渍”提纯药物有效成分并引导诸药迅速奏效的方法。酒与药有机地结合后，具有散塞滞、开瘀结、消饮食、通经络、行血脉、温脾胃、养肌肤的功用。药酒不但能治疗内科、妇科疾病，而且治疗外科疾病也独具风格。

敖氏外用药酒除使用了传统的冷浸法和热浸法外，还有独有的秘传窖制磁化酿制法。针对呼吸系统、消化系统、循环系统、泌尿生殖系统、少儿科、妇科、骨科、皮肤问题、神经运动系统等等，数百多种疾病，三百余个方剂。

冷浸法 是将药物粉碎，置陶坛中均匀撒上发酵粉，密封九天让药物发酵，按照处方加入适量的白酒密封浸泡（需逢三五七日时午夜时分用槐枝、桃枝、柳枝、桑枝、榆枝、楮枝捆扎成束左六右九搅拌三次）一定时间后，过滤出清液，并将药渣压榨，压榨液与过滤清液合并，静置七、九倍日（最少35日）后过滤所得。比如治疗各类痹症、痛症的外用药酒均使用此法。

热浸法 是将配方中部分药物捣为粗末，置于陶缸内，按配方加入适量白酒，封闭容器，隔水加热至沸时取出，静放待冷却后密封继续浸泡至规定时间（七、九倍日），开封过滤出清液。余药粉碎用纱布袋装好，置于酒中，隔水二次加热至沸，静放冷却后密封浸泡。比如少儿用配方及经络用配方，均用此法。

窖制磁化酿制法 此法相传为江西龙虎山张天师所创，制法繁琐，要求非常高，首先要求制窖土壤为中性，地下水位离地表三米以下，窖池周边300米内无人居住，50米内设施或自然屏障不能影响光照。秘方所用药物下窖时辰、制窑周期以及窖池用料、深度、布局等都有严格规定。在制作过程中，所用其他器具也有明确要求。最大的限度提取了各原药的有效成分，保留原药药效，以保证其纯正品质。比如敖氏治疗乳腺疾病和妇科疾病的配方，均使用此法。

敖氏药酒方剂配伍合理，具有使用方便简单，效果明显，安全的特点，从2006年重新组方上市以来，临床案例中，治愈子宫肌瘤2742例，其中肌瘤最大为7.9×6.2厘米；卵巢囊肿、多囊卵巢综合征、盆腔积液、宫颈糜烂、输卵管堵塞等三千余例，不孕不育七十余例，时间治疗最长6个月，最短仅16天。

治愈乳腺增生、囊性增生、纤维瘤等九千余例；治疗强直性脊柱炎、各类颈椎病、腰椎疾病、风湿骨痛不可数计。尤其是针对各类皮肤疾病，比如鱼鳞病、银屑病、顽固性牛皮癣，有效率百分之百。

四、敖氏敷膏、膏滋疗法的作用和生产工艺

敖氏滋补调治的方法中，比较常用的是膏药外敷法和研末吞服法，也就是常说的外贴膏药和口服膏方。根据功能的不同，细分为口服煎膏（膏滋）、流质饮膏；外用软膏、硬膏、敷药几种。

1．煎膏：是将药物经过煎煮、去渣、浓缩，再加蜜或糖制成的稠厚半流体状供内服的制品，以滋补为主，兼有药性滋润，缓和的治疗作用。煎膏根据稠度分干浸膏、浸膏、流浸膏几种，敖氏膏滋分别有调经种子、养心安神、润肺生津、健脾和胃、健美轻身、健脑益智、强健筋骨、容颜乌发等保健配方，以及各类慢性病调治方剂，比如贫血、肝硬化、慢性肾炎、胃溃疡、神经衰弱、不育不孕、性功能低下、营养不良、月经不调等。

2．软膏：是用植物油、蜡腊作基质，加入药物加热后，提取有效成分，具有保护、湿润、润滑或局部治疗作用。软膏剂中的药物亦可透皮吸收而发挥全身治疗作用。如敖氏肩颈贴、腰腿贴、风湿贴、乾坤贴、经期贴和乳腺贴，使用的均为此种制膏方法。

3．硬膏：将药物溶解或混匀于适当基质中，摊涂于裱褙材料上，供贴敷使用的一类近似固体的外用剂型，具有局部治疗作用或全身治疗作用。敖氏跌打止痛贴、子宫肌瘤贴、乳腺纤维瘤贴等均使用此种制膏方法。

4．敷药：是将药物粉末，用炮制好的药酒调制成糊状或软膏状，敷贴于人体局部或穴位上。又称“薄药”“敷贴”“糊剂”。少儿感冒、少儿苷积、少儿咳嗽等少儿用贴膏以及三伏贴、三九贴均使用此种制膏方法。

敖氏敷膏制作经过浸泡、炼油、下丹、去火毒、摊涂等几道工序。

1．炸料提取：将药料在油内浸泡一定时间，夏季较短，冬季较长。取香油置锅中，文火加热，油温达40～80℃左右时，把浸泡好的中药粗料投入锅内炸料。药料入锅的顺序依药料性质的不同而分为先炸与后下。①先炸：坚硬的、肉质的及鲜药宜先炸。②后下：质地疏松的花、草、叶、皮等宜在其他药料炸至内部焦黄色再下，未炭化为度。此时的温度可达200～250℃，炸好时用铜丝筛捞去药渣，去渣后的油液称为药油。

2．炼油：取上述药油，继续熬炼，待油的温度上升到320～330℃。把熬好的药油离火，稍凉后细细倒入盆中令其沉淀，用纱布过滤，以保证膏药质量柔细，再把滤油复入锅内用文火煎熬。这一操作是熬制膏药的一个关键，因为熬油适中与否决定了膏药质量，如油熬不到火候则膏药质松软，贴于皮肤时容易脱落，而油熬过火候则膏药质硬，不便于贴敷。

3．下丹：将红丹炒干，除去水分，并过80～100目筛。下丹时将丹置在细筛内，一人持筛缓缓弹动以便丹均匀撒在油中，一人用七枝木棍（七种树条捆扎）迅速搅拌，使丹充分与药油作用，勿使丹浮油面或结粒沉于锅底。

4．去火毒：膏药熬成后，慢慢地以细流倒入预先备好的盛有大量冷水的缸中（倾倒时将水朝一个方向搅转使膏药倾入后聚集成整团），同时用七木棍搅拌，使膏药在水中成带状，等膏药冷却凝结时，制成团块，浸泡3～7天，并每日午时和子时换新水数次，以除去火毒。

5．摊涂：将已拔除火毒的膏药块放在锅内用蒸汽加热使其熔化，并搅拌均匀，温度保持在70～90℃之间。待膏药全熔化后，再掺入余药磨成粉的细料（具有挥发性的香窜药料先入，无挥发性的香窜药料后入），搅拌均匀后，即可进行摊涂，按规定量涂于裱褙材料上。

敖氏膏滋的制作需要经过浸泡、煎煮、浓缩、收膏、存放等几道工序。

1．浸泡

先将配齐的药料药物放入洁净砂锅内，加适量的水浸润药料，令其充分吸收膨胀，稍后再加水以高出药面10cm左右，浸泡十二时辰（24小时）。

2．煎煮

把浸泡后的药料上火煎煮。先用大火煮沸，再用小火煮熬一小时左右，转为微火以沸为度，用纱布过滤出头道药汁，再加清水浸润原来的药渣后再次上火煎煮，煎法同前，此为二煎（依据药物属性部分方剂需三到四煎），将前几煎所得药汁混合一处，静置后再沉淀过滤，以药渣愈少愈佳。

3．浓缩

过滤净的药汁倒入锅中，进行浓缩，先用大火煎熬，加速水分蒸发，并随时撇去浮沫，让药汁慢慢变成稠厚，再改用小火进一步浓缩，并且不断搅拌，在搅拌到药汁滴在纸上不散开来为度，此时清膏成。

4．收膏

蒸烊化开的胶类药与糖（以冰糖和蜂蜜为佳），倒入清膏中，放在小火上慢慢熬炼，不断用搅拌，直至能扯拉成旗或滴水成珠（将膏汁滴入清水中凝结成珠而不散）即可。

5．存放

待收好的膏冷却后，装入清洁干净的瓷质容器内，先不加盖，用干净纱布将容器口遮盖上，放置一夜，待完全冷却后，再加盖，放入阴凉处。

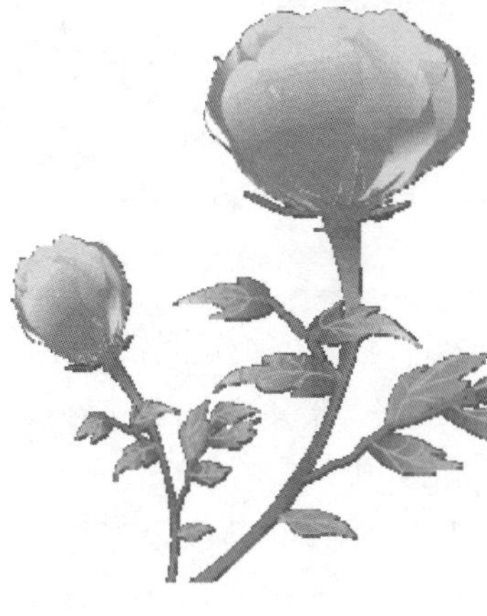

众妙之门——易医同源

宋勇泉

"易具医之理，医具易之用"，自古就有"易医同源"。

笔者专注易经研究三十年，易医的研究是与北京全德红道医医药研究院郭晓红院长合作，经过实践总结，认为易医应坚持科学化，辩证法，学以致用，创新发展等原则。

2014年"易医同源"获得《中国教育家年会》"创新教育人物奖"；2015年中国百项健康服务成果发布会首次发布《易医同源》；2016年文化部《国学智慧高级研修班》讲座"易医同源"；2016年中国社科院成立易经文化与信息科学研究会讲座《易医同源》；2017年北师大《中国当代易学现状调查课题组》讲座《易医同源》；2016年，《祖国杂志》刊登"中国易医继承创新者"及论文等。

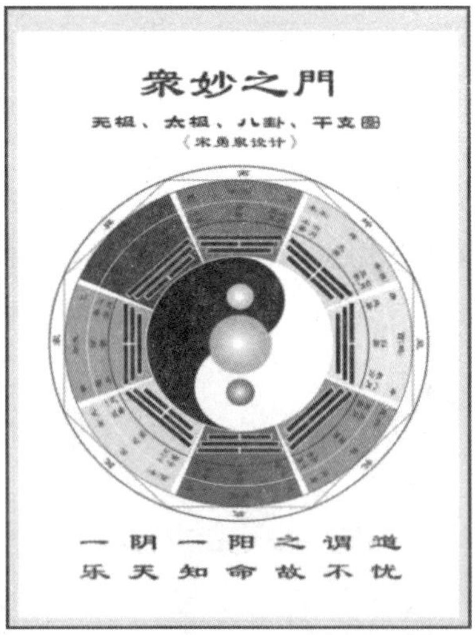

2018年12月，笔者创作的《众妙之门》标识图，经国家版权局注册保护，版权号：—2018—j—00673261。2019年，《众妙之门》标识图挂图、挂件已被中国社科院国际易联易经文化与信息科学研究会、禅易学会指定为环境磁场调整吉祥饰品。

《众妙之门》标识图不是万能的，但它是万用的，可以指导运用任何行业。图中无极生太极，太极生两仪，两仪生四象，四象生八卦。此图由内圆到外圆，分六层。此图其大无外，其小无内，众妙之门合乎天地，根据天人合一的原理。图可对应人体和面部。

《众妙之门》与中国传统文化易、道、儒、医有很深的渊源。《黄帝内经》记载："法于阴阳，和于术数"。中医的精髓八纲辨证（阴阳、虚实、表里、寒热），来源于阴阳。易与医都重视阴阳二气。五运六气来自天干地支的合化；中医的子午流注与二十四节气关系非常密切。唐朝药王孙思邈《千金要方》认为"周易，六壬，并须精熟——乃得为太医，不知易者不可为太医"。明代李时珍根据阴阳五行原理和八卦卦象的理论，以周易哲学理论指导，编著了《本草纲目》。

易医内外环境说：中医调理身体内部小环境，而易经则调理外部大环境，与内环境调理同时作用于人，内外合一，一气相通，这正是天人合一的思想。明朝张介宾认为：《易》是中医的指南说，中医学理论建立于易学基础上。提出"不知《易》，不足以言太医"，"易经为天地之易，医是身心之易，易具医之理，医具易之用。医易相通，理无二致"。

一、易医诊测举例

1. 面部望诊：

易医同源诊测包括中医望、闻、问、切中的望诊。中医认为望而知之谓之神（形、色、气三层）。《灵枢·本脏》说："视其外应。以知其内脏，则知所病，有诸内者，必形其外，"易医还有易学的独特方法，形于外为象，藏于内为脏。思路要打开，才能触类旁通。

例：2014年，同餐桌某30岁，女，戴眼镜。根据易医判断她心肌缺血，头部供血不足，易头晕，记忆力衰退，颈椎不好。她吃惊地认可，连问怎么办？

析：易医里眼睛是乾卦为金；眼睛为火，能带来光明；她 30 多岁，易医是离卦，也是火；当年是马年，马年为离火；而夏天刚过，夏火之余气未消。火金组合，火金大战。四火克一乾金。在易经里乾金为头，为颈椎！易医认为头部受克说明头部供血不足，另有四把火，火太旺，物极则反。火代表心脏，代表心衰。

2．五行诊测：

例：2014 年，同餐桌某 30 多岁女，我给她水杯加冰糖，她不要，说减肥。根据易医我判断她脾胃不好、胃胀、胃寒且有炎症，肠道不好，吃东西不消化，凉东西不敢吃。她很吃惊都说对了。

析：冰糖是寒性，她不喜冰糖，根据易医的反向思维，身体本能调节饮食，说明胃寒、喜温热。胃寒，则不能消化食物，易胃满、胃胀。当不想吃什么东西的时说明脏腑排斥，她减肥，肥主要指肉和脂肪多。中医讲脾主肌肉，肥胖是脾胃运化不了食物，脂肪堆积，所以脾脏虚，而体内如果胃热则喜寒，胃寒则喜热。这是易医的阴阳平衡。

3．形象诊测：

例：2015 年，某男 50 多岁，坐二郎腿，正喝茶探讨易医，突然要求用易医测他的病。我随即用易医说他有严重前列腺病，经常尿不净，洒在裤子上。结果正确，他很惊奇地说正在喝中药，治疗已有两年了。这是用易医望其外象，而知其内脏腑的症状。双膝盖为双艮卦，土旺，水为坎卦，土克水。当时他刚喝了一口水，结果水撒在裤子上。

4．梦境诊测：

《内经》用于梦能预测脏器的虚实盛衰：《素问·方盛衰论》：“肾气虚，人梦见舟船，肝气虚，梦见菌香生草，心气虚则梦救火，阳物”。根据五脏与七情对应、肝气盛、梦怒：肾气虚，梦恐惧：肺气虚，梦哭：心气虚，梦笑 。

例：2005 年，某女，三十岁，梦下雪，根据易医判断她近日腰疼，结果应验。析：雪为寒，为坎，坎主腰，所以腰寒冷，疼痛。

以上之外，还有环境诊测、数字诊测、色彩诊测等。

二、易医五种调理

1. 精气神养护：《黄帝内经》中记载：“恬淡虚无，真气从之；精神内守，病安从来？”，呼吸是生命。“正气存内，邪不可干”。坏的情绪会导致疾病。而好的情绪有利于健康。

2. 色彩五行能量：体寒穿红色。红色是太阳色，暖色，可以补阳气。而内火旺、高血压患者不宜穿红，应穿黄色，泻火气。五行平衡对人健康影响很大。冬天穿红温暖，夏天穿浅色阴凉爽。大家自觉地找阴阳平衡。

3. 数字疗法：《黄帝内经》：“法于阴阳，和于术数”。如实践中数字 720，60，用于嗓子疼痛，子宫肌瘤效果就非常好，土生金，金生水，五行流通。820 则对应调理肺部及呼吸道疾病。

4. 环境调理：根据五行生克法，虚补实泻法，阴阳平衡法原则。易医是通过时空外环境、采用阴阳五行的各种物品，从形、色、质调整，与中医技法、药物同时调理。

例：古时，某人头疼，医药无效，经指点回家把床头墙缝堵上，病即愈。病因是床头墙有缝隙，冬日贼风吹头而导致头疼。《黄帝内经》记载：“虚邪贼风，宜避之。”

5. 五行生克调理：

例：2014 年北京例，男 50 多岁，连续半年每日三次腹泻，瘦了近 60 斤，诊断糜烂性胃炎、直肠红肿、内外痔疮、恶性结肠炎，无肠黏膜，再严重会形成癌症，而他每日却补人参、海参，不知自己大热、大寒，弱不受补，所以越来越严重。脾胃是后天之本，运化功能上不来，不吸收、不转化、补什么也没用，反而加重负担，病情。

析：用易医由病推家里环境，厕所、厨房在东北艮位，结果正确。易学里艮对应胃，腹泻是寒证，水太旺，肠胃不固水，厕所的五行是水，主寒冷，这是易医内外环境的对应反推。调理：东北厕所和西南挂红中国结。同时从饮食、养生等调理，药食同源，以粥类为主。结果 3 日大便成型、敢吃饭、有劲了。第 7 天后明显好转。12 天恢复好。

调理必须从源头做起。《易经》原始及终，知故生死之说。《易经·系辞》记载：“君子见几而作，几者，动之微，吉凶之先见也”。《内经》：记载“法于阴阳，和于术数”。瑞士哲学家荣格的幷巧现象与此有异曲同工之处，事物之间的非因果联系不好觉察，不容易窥得把握，但却是客观存在的。

作者简介

宋勇泉，众妙之门创始人。中央文化管理干部学院客座教授；北京师范大学《易学蓝皮书》作者；中国社科院国际易学联合会易经文化与信息科学研究会名誉会长。

激活医学的临床意义

宋鑫博 宋 杨 施华琴

一、为什么要发展激活医学

医学发展到今天，虽然不断取得新成果，但是，必须承认，不论对人体的认识和对疾病的治疗方法，都还不尽人意，很多疾病尚不明了病因，也不能得到理想的治疗。加上中、西医两派时有互相指责，或盲动发展各树一帜，大大影响了医学的整体发展，极不理性。 因此，笔者认为，医学导向亟待修正。

鉴于临床的“激活机理”早已是中医临床及西医临床遵循的一种治疗法则，并也将是终极性的趋向。所以，在此大胆地总结我五十多年临床经验，秉行去粗取精，去伪存真，统筹并蓄的精神，树其精华一一举荐“激活医学”，丰富临床临证。

激活医学是一个方兴未艾的新学科。但其理论基础源于中医，运用了巴普洛夫生物反射原理，其理念是纠偏，治疗思想是：扶正邪去正安不补之中有真补。

“激活医学”通过腺窍激活实施精准靶位治疗，在治疗、保健、养生、抗衰老、提高生命质量等方面有其“廉俭精准”的卓越性。笔者愿把“激活医学”交付社会，服务大众健康。

现行西医的先进性是毋庸置疑的，但有一个不可否认的事实是，以目前的医学水平，还有不少疾病是西医学靶向对症治疗无法攻克的，比如癌症、肺心病、糖尿病、艾滋病、肝硬化、哮喘等等。

但对中医来说，就没有所谓的“不治之症”，只要对症下药，很多疾病无形中在“激活原理”下获得疗效乃至治愈。

“激活医学”是一个集合中医西医所长的医学思想和方法。好些所谓的“世界医学难题疾病”都能灵活用其治疗，如运用得当，对当下疑难杂症治疗将是一种突破性的尝试。作为一般防治养生，也将是一个快捷之法。

二、激活医学的原理

（一）俄罗斯著名生理学家兼医生巴甫洛夫创立的研究高级神经活动的学说，其核心思想是条件反射学说。他把意识和行为看作“反射”，即机体通过中枢神经系统，对作用于感受器的外界刺激所发生的规律性反应。机体生来具有的、对保存生命具有根本意义的反射称作无条件反射，在无条件反射基础上，后天习得的反射则称作条件反射。条件反射是外在世界和有机体之间形成联系的机制。巴甫洛夫认为，人的心理和精神，一切智力行为和随意运动，都是对信号的反应，都是在无条件反射的基础上所形成的条件反射。所以，条件反射既是生理现象，也是心理现象，即心理学上所谓的联想。巴甫洛夫以条件反射作指标，探讨了高级神经活动基本的神经过程及其相互作用的规律，为解释心理现象的生理机制作出了重大贡献。

条件反射的建立是一个复杂的过程，它总是表现为现有中枢间关系的改组和新中枢间关系的建立。参与条件反射建立的有皮层和皮层下一系列脑组织。在条件刺激和无条件刺激的中枢代表点之间发生复杂的功能变化。

（二）古人为对抗大自然有好多办法激活动物、

植物的再生能力和抗病能力。如：

植物刺激激活方法举例：①年三十砍枣树来年多结枣子。②火烧葡萄枝可促进生根发芽。③稻秧日晒后苗复旺。④疯树钻洞加铁可不疯。⑤君子兰、韭菜分蔸旺盛。⑥海宝分割速生。

动物刺激激活法举例：①牛生病，用火针刺四蹄防病。②羊剁尾巴防病治瘟。③春狗剪耳朵能养活。④鹰拔羽去爪返老还童。

人体刺激增强免疫方法有：①种牛痘防天花。②洗冷水澡保健。③针灸拔罐治病。④吐下汗攻下可治病。⑤弛张浴法可使老化细胞还童化。

刺激激活有机体内某种物质，使其活跃地发挥作用，像某些植物成分通过刺激能增加细胞的免疫反应，即激活了自身免疫力。

而临床激活医疗是利用各种形式，如：声、光、电、冷、热、风、药、手、眼、口、鼻等“时、空、象”及腺药之形式产生其激活性，触发生命潜能，达到祛病保健。

三、激活医学的应用

“激活医学”践行巴氏神经学说，是继中医学、西医学、中西医结合医学以及康复医学等发展基础上的创新，将为现行医学注入新的活力。

我从事激活医学临床研究和应用五十多年，其中最具代表性的是运用中医攻下法的“催吐养生疗法”。

该方有一个中医特色的攻下治疗形式，在吐下汗中独尊吐术，以一法代三法，达到清，排，调，理，修，补六大功效，使病体在激活、归零、纠偏、正序！中得到康复。只要吐浴一次，一般注意调理，坚守术后指导，都大有改变，成为一个不一样的体象，疑顽症要适宜安排疗程，一般一至三次为一疗程，在一至两月内完成。

百病有酸性体质，万病血毒为根源。疾病就是中毒，治病为中毒源的排出。只有血液净洁，才有健康一生。吐浴养生在临床近四十年数万例实践是成功的，它安全可靠，廉俭新博，开拓了临床视野。

激活医学在养生保健方面也是独具特色。如：①降香细胞还童浴，五十岁前 5～10 年用一次。②更年清，一生仅用三五次。③一吸清，为增强免疫抗病防衰仅一年用 1～3 次。④六六长寿脐贴膏，仅一年一次。即农历六月初六那天用。根据中医“天人合一”思想，六六天人地相交是人生与自然互慰之日，所以，此日激活阳气，防病抗衰耐老。⑤腺窍激活仪，为自我健康方案和家庭健康自助之法。它可引用交流电频与人生物电产生互感效应，兴奋中枢神经促动植物神经，疏通经络串通大微循环，打通任督二脉而恢复脏腑功能。该腺窍仪作用机制是“兴奋、激活、强化免疫、平衡脏腑功能”。临床证明该仪器简便易施， 适用范围广，寓防治养生娱乐于一体。

民族疗法“提博气”

马忠义

对于医学界来说“博气”一词很是陌生，更不知其意为何物。其实它就是人的生命元气，位于神阙穴和命门穴的直线中心点，贯穿于冲脉，气功修炼者称元神。甘肃古河洲地区回族人，保安族人、东乡族人，青海地区的回族人和撒拉族人，都称“博气”或“肚博气”，而宁夏的回族人和新疆的回族人都称“肚根”。只要普通人平躺在床上，用掌指腹少用力按压在肚脐眼上，就可以感觉到向上不停的，均衡有力的跳动感——即搏动。因百姓们感到它是一直不停而搏动的元气，就取得“博气”之名；因为博气受其他因素的影响而偏移原位所产生的各种疾病，均称“博气”倒了或“肚根”倒了，懂得“博气”归位术而治病的人，称为“提博气”的人。

所以，“提博气”诊疗法的词解是：能够使用特定（触诊）的方法（手法）控制（操作）它（“博气”）回归原位，消除被阻塞的脏器经络血管或恢复气血运行不畅通功能，诊治身体病症的方法叫“提博气诊疗法”

那么，“博气”在医学的理论概念中又是怎样的呢？

“博气”——是人体生命元气的表现，它总控奇经八脉十二维经脉，它的搏动使真气在各个经脉中运行。中医称“气为血之帅，血为气之母”。气推血行，上至泥宫（百会穴），下至会阴，上肢达指尖，下肢达趾端，运行往返于五脏六腑和筋骨肌肉及皮肤毛发之中。它的作用在身体中如同地球中心磁力点和放射散发的磁力线，百会和会阴穴如同北极点和南极点磁端，而冲脉如同地球中轴磁线，带脉如同地球赤道环磁线，八维经脉如同地球外弧返扑线。假如地球没有磁力中心点和散发环绕返扑磁力线，一切物质能固定吗？一切生命能生存吗？恐怕都要像尘埃一样消散在宇宙中了。

“博气”与人体的生命是怎样的呢？

“博气”是由五气护卫，五气即为五脏营气的精化气保护和补充维养损耗以保持盈实而稳定在人体中心。如果精气亏损或营养气不足，都会造成“博气”外围气虚弱使“博气”偏移产生疾病或生命早逝。

“博气”是脉络真气的中心总控点源头，它的偏位，将会造成一方经脉抵压，脉气滞凝不运行。逐渐壅塞，血脉不通，产生疼痛。相对应的一方经络气血亏虚也产生疾病状态。

“博气”是人体生命延续和生存的动力，它的本质是生命真元。《修真秘要》中古人云：“先天真气源自父母，后天之气源自谷物之精华；谷物精华来自天地之灵气和日月星辰雨露之照射和滋润。往返不息，源源流运，此乃真气不枯，生命延续。然后天真气不补，则先天真气耗损失尽，生命亦消如烟云唉”。这是古人对人体生命的气化精髓写照。先天真气育化了生命，后天真气养育延续着生命，先天真气的强与弱决定着生命体的生存力——即身体的强弱和对外界环境的适应能力、抵抗侵害物的能力；后天真气延续不断的补充——即呼吸之气和饮食运化后真气，则维护供养着先天真气；使人体生命得以生存不息。营气运行于全身经络，肌体健壮，卫气旺盛，百邪不侵。

“博气”在人体的什么位置呢？

依据本人家族老人的传授，它在人体的腹部中间，肚脐眼和后腰的命门穴是横穿身体的直线脉，人体的头顶百会穴和两腿之间的前后下窍（尿道生殖器和肛门）中间的会阴穴是顺惯人体的直线脉（在伊斯兰教的苏菲派功修炼者称灵光通道；在气功界修炼者都称“冲脉”；在佛教界禅修者称“中脉”）。这两条直线脉的交叉点，是“博气”所在的位置。不在前、不在后，不在上，不在下，叫生命金丹，又叫生命灵光，中医叫真元气。中国的史料查询，其他医学书籍没有记载和讲述过，唯有古典书籍《难经》有记载，并且明确阐述了它在人体中的位置。

《难经·八难》：“诸十二经脉者，皆系于生气之原。所谓生气之原者，谓十二经之根本也，谓肾间动气也。此五藏六府之本，十二经脉之根，呼吸之门，三焦之原，一名守邪之神。故气者，人之根本也，根绝则茎叶枯矣。”

《难经·六十六难》：“脐下肾间动气者，人之生命也，十二经之根本也。”

是以提博气术如运用得当，当有“立竿见影，手到病除”之功！

那么维护延续生命真元气的后天真气是怎样运化而来的呢？

从物质（空气、水、食物）到真气的运化过程是怎样的？对西医来说，如同天方夜谭，对中医来说，犹如五行运化亦。即：物质纳入人体的肺和胃中，摄取精华，去其糟粕运化入血液之中，即为营养真气，运行全身，养护人体脏器和肌肉；再运化成维气和精气，藏于津液和血脉之中，用以润泽体表皮肤毛发和抵御外侵；精气则养护骨骼和髓，再由精气中运化成后天真气补益先天真气。它们的运行通道是经脉，运化细则过程由加工厂→络脉完成。

因此，“博气”是由营气和精气保护和供养的，如果营气不足或精气不足，都会造成“博气”偏移或生命早失的危害，“博气”——脉络真气的中心总控点的偏位，将会造成一方经脉抵压，脉气滞凝不运行。逐渐壅塞，血脉不通，产生疼痛。

造成“博气”偏位的因素是什么呢？

“博气”偏位的主要因素是虚亏和阴寒。一般情况下，饥饿过度仍劳动者会产生急性偏移位；热人，泛人（疲劳）饮食冷水或凉食，热人入阴冷的房内受阴湿寒气侵害，或受邪风侵入伤害，或梦中遗精身体虚亏，造成慢性的“博气”偏移位。

“博气”偏移位造成的疾病主要有哪些呢？

“博气”突然倒向上腹部，产生腹胀和绞痛，阵阵钻心绞痛，如果有会提“博气”的人，5 分钟就可解决了。但是，到西医手中往往以肠梗阻或胆囊炎治疗少则几百元，多则几千元。倒向下腹小肚部位，小肚胀酸难受，小便不利，有尿意，但尿几点又没了，几分钟又有，急性倒的提“博气”2 次就可解决。西医往往错误地以膀胱炎或前列腺炎治疗。倒向侧下位，造成坐骨神经痛，急性倒的一次就可解决；若耽误治疗，最后压迫股骨头血络，造成股骨头无菌性坏死。倒向后下位，造成腰痛不能伸直和弯曲，走路像鸭子一样，并且后急下坠，想大便但无大便，又不能转身或弯腰。急性倒的，会提“博气”的人一次约十分钟就好了。但到西医手中，就是难以治愈的腰椎间盘突出症。倒向后上方，后背胀疼，酸困，后勃筋（颈肱肌肉）僵硬酸疼，转动难受，或后头疼。有会提“博气”的人，3～5 次就好了，但在西医手中就成了胆囊炎或颈椎病。如果“博气”倒向冲脉头顶部，就会形成头疼、头晕、头胀疼。如脉波冲击疼，西医的定论是脑膜炎或高血压，时间长的形成凝血块，就是脑肿瘤。倒向左胸时抵压心脏，造成心脏病。倒向经脉时，造成腹肌强硬症，肢体肌肉僵硬并且发展成肌萎症。倒向任脉上腹部，造成食不下咽，反呕，胃贲门口处食道肿大，可延续向上肿大，食不知味，硬食不下，只食稀粥或奶水之类液态食物，日久凝血，逐渐成为食道癌或胃贲门癌。“博气”倒下后所造成的病，远远不止这些，还有很多，有待实践累计。

在此本人举几例特别的病例，但本人治疗康复的病症并不止这些，一般的就不说了。

病例 1：1996 年 4 月 12 日，新疆霍城县三宫乡一大队某男子，年龄 52 岁。由一儿一女拉到本人宅就医。自述左侧肋下有一硬块，用手一压可移向下位胯部，酸困难受，夜不能睡，腿不能伸直，站起时腰不能伸直，已有半年之久。先后在县以上 5 家医院，花费数万元，没有治好。最后诊断结论说：这是游离性肝瘤，回家等候成长结果，如果长成良性肿瘤，可以手术切除；如果长成恶性肿瘤，那就无法治疗。

本人经过探查后无言地坐在椅子上沉思（此人如此小小的毛病，为何那么多的大医院都没查出呢），因当时来新疆不久，也不知道此地人不懂“‘博气’倒的病”。约 2～3 分钟时其家属中老哥哥开口说：“你不要担心，有什么话尽管说，我们思想准备都有了，不就是癌症吗，治不了也不要紧，几家医院上万元花了都没治好，我们只是尽尽心意，看看有没有别的办法才找你的。”

当时一听到此言，本人笑着说：“我给你们说假话呢还是说实话呢？”他们都说：“看病要说实话，你的假话什么意思？实话又是什么意思？”

本人说：“说假话，你的病很严重，要好好花钱治疗，说实话是你没病”。“什么？没有病？”

他们都惊愕了，本人随机问他们：“‘博气’倒下你们知道不知道？”他们说：“不知道”。又问道：“那肚脐眼你们叫什么？”他们回答说：“叫肚根”。

本人就说：“就是肚根倒了，只要用手捋一捋，揉一揉，提一提就好了。这还能算病吗？”

病人的老哥哥右手一把拍打在大腿上，跳起来说：“哎呀！我们咋没想到，肚根倒下就是这样的。”而病人的儿子和女儿更是疑惑不懈。本人就让病人躺在床上拉起衣服，按“博气”偏移的方位捋揉上提，不到十分钟就回位了，就叫病人站起来试试感觉。

病人起来试过后说了声：“哎！真的好了，一点酸痛都没有了。”

他那站着的女儿，跌坐在凳子上长嘘了一口气说：“真是气死人咧，上一家医院二万八千元花上了，都没法治疗，没想到根本没病！只是一个肚根倒下的小毛病！哎——”只是摇着头，想哭想笑，难以言表。

病例2：那是1998年夏季，一位中年男子请本人到县体委西边的宅中，给他56岁的父亲治病。本人到他家看病人肚腹膨胀如鼓，已肿胀上升至胸部乳根穴处，并且胀疼不止。病人自述：“给孙子办割礼喜庆宴，中午吃罢宴席后躺在床上休息，儿子见父亲太热，打开电风扇吹凉，结果他睡着了。等醒来时，感觉腹部胀疼难忍，儿子把他拉到县医院诊治，医生检查后说很严重，可能是肠梗阻要动手术，最好转院去上级医院，他们又拉到州医院住院治疗。但医院查不清病情，因作B超和拍X片时发现肠胃全部肿大，无法定性，只是用高级消炎药和镇痛剂，一支注射剂止痛药价高达三百多元，病人的胀疼仍然无法减轻，住院3天，家属们认为高价止痛药无法止住胀疼，属邪气风病类，就出院回家想去找维吾尔族毛拉治疗，昨天出院但还没有去找，早晨小女儿说有位气功中医，也看邪气病，就先请他看看，就叫儿子去请我了。”

本人切脉时感觉沉实又紧，虚浮无力，痪散，并经行感触按压后诊断为内积食热，外侵风寒，带脉和任脉失运化，“博气”偏移上表部位所致。先用火罐置于神阙穴约5分钟时病人说再不疼了，约10分钟时，病人又说再感觉不到胀了。其亲属也看到了胀鼓的部位全部收缩了，又进行了捋揉提拔复位术后再拔火罐，如此3次后腹部陷下去了，如正常人平躺时一样，病人坐起来高兴地诉说这几天来所受的痛苦。

病例3：县宾馆门旁卖烤肉串的本人邻居。2002年12月16日中午来要开水说服药，直着上体小心移动脚步，一脸的痛苦样。自己说：腰疼不能动，连咳嗽、走路都疼，并且后重想大便，到厕所又没有东西。已挂了两天的吊针，今天回家慢慢吃药治疗。本人一查看，是“博气”倒向后下位，让他仰卧在床上，先捋后揉再提后，拔火罐5分钟，总共10来分钟，叫他走走试试，他一起身，哎，呆住了，“怎不疼了？”活动自如了。愤愤地说：“医院花几百元钱，就这么简单的球毛病，还说什么，腰椎间盘突出这种病无法根治，以后不能再干活！”

病例4：新疆精河县大河沿子乡三大队二队一青年。下腹酸困胀，小便不利，感觉有尿，去小便时只一点点，接不下来，走出厕所没有几分钟又有尿意。在乡医院诊断为前列腺炎，已治疗15天，仍不见好转。听到本人到其乡一大队给王家人治病，就来求治。经查是“博气”偏移向前下方造成的，中医称尿渚溜，就立刻给他进行了复位法，约15分钟后，让他站起来试试，有何感觉时。他说：“又胀又酸的感觉没有了，也没有尿急的感觉了。”他坐在一边看诊查别的病人。大约过了半个多小时是他去了一次厕所，一进屋高兴地说：“哎呀，我的尿总算是利索了，一下子尿完了，再没有憋着下不来的那个酸困难受感了！”第二天再治疗了一次后完全康复了。

病例5：在2003年7月19日，本人被朋友马姓西医生邀请到甘肃临夏的祁家集治疗一位脑肿瘤患者，本人就住在朋友家中。26日凌晨5点多钟被敲门声惊醒，原来是马医生的舅母，来叫他去给他舅舅诊疗疾病，本人也起床跟着去了。

进门后在灯光下看见痛苦呻吟的患者，大约有60岁左右的年纪，脸色土黄，双手抱着肚腹“哎吆——哎吆——哎吆”躺在炕上呻吟。他舅母说：“从昨天晚上开始一阵一阵的胀疼一直到现在，以前疼的时候服‘胃气治痛冲剂’一包后就好了，可是昨晚连服了三包都没有见效。”朋友经过检查诊断后说：“这是急性胃炎，要打吊针消炎，现在我没有药，也没有办法治疗，要到我的药铺子（离30公里远）去取，来回要两三个小时，还不如等天亮了后坐车到我的铺子里去治疗。”

然后，他转过身来对本人说：“老朋友你看看能不能治疗，我现在是没有药就像绑住了手脚一样没办法了。”

本人就进行了检查，发现是“博气”倒了，就说：“是个小毛病，十分钟搞定。”就进行了提“博气”治疗。没到5分钟他舅的疼痛减轻了一半，再不呻吟了，并且说：“再没有那么疼了，舒服多了。”又继续治疗约8分钟左右的时候他舅说：“一晚上疼的太厉害了，我都胡乱想以为自己快无常（死亡）了，现在已经不疼了！”

朋友笑着说：“还是你的这一手好，不论走到哪里都可以治病救人，我们这些学西医的医生，只要没有了药物，就绑住了手脚没有办法治病……”

在此不一一列举了那些治愈过的头痛病、胃胀疼、胃癌症、脑瘤、尿频症、腰腿病等的病症，只想说明——“博气”是民间的叫法，提“博气”是民族的一种治疗疾病的方法；是对人体生命和疾病的另一种认知的方式；它不同于西医学，但接近于中医学的推拿术；它的特点是诊断全凭手感触摸，治疗仅靠手掌捋揉拉提，操作简便，易于就地施治，救治病人。只要对症，治疗效果特别明显，往往立竿见影。但是。此技术仅仅在回族群体中流传和诊疗疾病，并且是遗落在民间个别回族老人的手中，或有心为人服务的民间医人手中，无偿地帮助那些贫困患者，现在已经几乎失传了，好多人听说过，也知道提“博气”可以治疗他们的疾病，但都不会提。因此，本人把它写出来，希望大家挖掘、发展、研究和推广，使更多的各民族患者能够受益。

常弘立体康疗术对脑梗死、脑出血、血栓后遗症手脚无力变形的康复调理36例

常彩红

【摘要】目的：探讨分析常弘立体康疗术对脑梗死、脑出血、血栓后遗症手脚变形无力行动的康复调理的临床疗效。方法：选择2016年7月至2018年4月时间段的72例脑梗死、脑出血、血栓后遗症患者，分为接受常弘立体康疗术的调理组与接受传统康复调理组，对两组疗效及不良反应的出现率进行观察。结果：接受常弘立体康疗术有效率为99%，接受传统康复调理组疗效为10%～60%。两组患者疗效差异具有统计学意义。结论：常弘立体康疗术康复调理可以提升脑梗死、脑出血、血栓后遗症手脚变形无力行动的调理效果，且相关不良反应并未上升，临床实用价值较强。

【关键词】脑梗后遗症；脑出血后遗症；血栓后遗症；手脚无力变形；常弘立体康疗术

脑梗死、脑出血、血栓后遗症各有不同，如语言功能障碍、面瘫、肢体功能障碍等。总体而言，手脚无力变形者居多，甚至有渐进性加重现象，后遗症可能持续终生，甚至瘫痪在床，患者十分痛苦。传统康复调理成效不理想。常弘立体康疗术对脑梗死、脑出血、血栓后遗症手脚无力变形的调理范畴定位在：脊椎、筋骨、肌肉、淋巴、微循环、风寒湿毒，利用常弘立体康疗术进行康复调理疗效明显。本研究选取笔者本人2016年7月至2018年4月接待调理的72例患者，采用随机分组方法，将患者分为常弘立体康疗术康复调理组、传统康复调理组。现将2组相关资料的调理效果总结报道如下。

一、资料与方法

1. 一般资料　选择笔者本人2016年7月至2018年4月接调的72例脑梗死、脑出血、血栓后遗症手脚无力变形患者，并随机分为接受常弘立体康疗术调理组36例与接受传统康复调理组36例。常弘立体康疗术调理组中男患者为30例，女患者为6例，年龄在32～74岁。接受传统康复调理组男28例，女8例，年龄在31～78岁之间。两组患者患病时间都是持续6个月以上，并伴随面色黄暗、嗜睡、说话无力、行动迟缓、平衡度失调、易怒、反应力减弱、手发抖、无力抓握（严重者丧失正常运动功能）、四肢麻木、椎体变形、脏腑功能下降，尤其是肝脏、心脏、甲状腺、胰腺、肠胃、呼吸系统功能下降，同时还伴有静脉曲张、腰无力，15%患者晚上睡觉伴有背与四肢抽筋现象；并发症会增多，如糖尿病以及糖尿病引起的并发症，腿脚发肿；99%患者在胸前、背后、腹部、四肢、臀部等部位长痣（红痣或黑痣）、老人斑（年轻患者也会提前长出老人斑），以及在面部、颈部、肩部、臀部长有浅（深）色黑斑，肝脏严重受损的在额头、颈侧、肩背上焦处有大片色素沉着，严重的体重下降，皮下脂肪、胶原蛋白流失，泌尿生殖系统功能下降失调，尤其是男性会出现前列腺炎，伴有尿频、尿急、尿不尽现象，女性则伴有遗尿漏尿现象，同时都不

同程度伴有严重的肩周炎、颈椎病、手臂腋下筋缩抬不起手臂，脊椎变形、长短腿、高低肩、高低盆、鹰嘴肘、手指筋骨萎缩握拳不能伸展、脚踝变形内弯、腿脚发青发肿（严重者不能走路）。

2. 诊断标准　根据健康人体骨骼、椎体、四肢、筋骨、肌肉、神经、微循环标准制定相关分类和分期。①发病诊治后1～12个月进入康复期的初级调理阶段，脊椎还没有严重变形、四肢刚刚开始无力、肌肉筋骨还没有僵硬萎缩、高低肩、长短脚还没有形成严重失调、微循环还没有受阻；②进入康复期1～3年，各种方法调理效果缓慢，坚持吃药，人开始发呆、思维开始缓慢、脾气暴躁、椎体变形开始加重、手无力抬起变形，拿取物品困难，腿脚开始变形，腿脚无力行走，长短脚、高低肩、高低盆明显体现；③进入康复期3～10年及以上，思维、行动迟缓，无力行走，说话无力，体型渐瘦，四肢肌肉筋骨无力、萎缩，需拄着拐杖，自己穿脱衣服、吃饭困难，腿脚严重变形，翻起身困难，不能趴下，四肢僵硬，坐着轮椅，卧床不起，便秘、尿不尽。

3. 治疗方式　接受传统康复调理施行针灸、按摩、拔罐、刮痧分次分步骤进行调理，每周每项进行3～5次；常弘立体康疗术基于传统康复调理方式施行360度无死角调理：从脊椎、神经、肌肉、筋骨、淋巴的起始点，微循环、细胞、血液、风寒湿毒全方位360度调理，原理为：先贯通、再复位、再家居配不同阶段的锻炼方式，通过一个完整的系统来保持每次康复调理的效果能持续到下一阶段，从而加速了患者的康复调理步伐，并且根据患者病情的轻重以及身体的实际情况，调理时间，分别为每月2次、4次、6次、8次。两组患者调理后对其临床疗效及不良反应进行观察分析。

4. 观察项目　对应患者的临床疗效；手脚无力、变形恢复的速度、程度，五脏六腑功能恢复的速度、程度；医院检查各类功能指标（血常规、尿常规、肝功能、肾功能、静动脉硬化指标、脑神经功能、末梢神经功能、四肢骨关节功能）。

5. 疗效判断　有效：对两组患者的手脚无力变形康复调理前期、中期、后期改善状况进行观察分析，并对调理前后1个月、2个月……12个月的康复情况进行详细记录与观察，并对其发作的持续时间和疼痛程度进行两组实例互对比评分，再依据上述的各类观察指标对应疗效加以区分：月阶段性递增恢复，每个月恢复的效果都不会再反弹，如：末梢神经系统的恢复（如：手发抖的不抖了），手臂原本抬不起后可以抬举起落并且有力可以正常发挥其功能了（吃饭、端杯喝水、拿举等）；脚由无力抬起走路到可以有力抬起走路了，而且长短腿明显改善；人的面部看起来比调理之前要年轻5岁以上；血液净化的体现（如：身体上的红痣也会有所减轻或消失）、脾气也不爱发了、大脑越来越清晰（逻辑性增强了），爱和人交流了。季度阶段性递增恢复，每三个月就会有更加全面的好转效果，如：持续月阶段递增恢复的效果之外，肩周炎得到好转（可以自己穿衣服、翻身也很轻松了），可以自由趴下翻身了，四肢明显灵活，并且可以随意抬起放下，不再那么僵硬，拄着拐杖的也开始慢慢脱离拐杖了，心慌胸闷的现象也少发生了，胃口好了，说话越来越有力了，骨瘦如柴的也开始长肉了，四肢肌肉开始体现并且有了弹性，肥胖的也开始减重并且体型也开始恢复，晚上起夜明显减少1次或不起夜，动脉硬化接近健康指标、脂肪肝有的消失、排便越来越通畅、老人斑也开始慢慢退化，面部和颈部以及身体的黑暗的色素沉着也开始消失（尤其是面部和颈部、腹股淋巴处、臀部周边、大腿根部、皮肤不再暗黄或发黑，开始变得红润有光泽）。

无效：维持发病状态，不见好转或是缓慢发生各种并发症，发病状态持续恶化，如：语言功能完全丧失、手脚关节变形无力功能退化、吞咽困难、脏腑功能退化或发生病变、反应越来越迟钝，可能引发二次复发，也有前期是脑出血，后期发病是脑梗死、血栓现象，大多复发后容易瘫痪，也会使后期康复调理增加难度，时间会拉长。

通过以上疗效观察总结，对常弘立体康疗术360度无死角系统性康复调理的疗效和安全性进行评价。

二、结果

两组患者临床调理效果比较，康复调理前期各项功能恢复效果显著不同，常弘立体康疗术组各项功能恢复大于传统康复调理组，患者 99%全身由面部到身体、脊椎到四肢关节、神经、微循环及末梢循环、淋巴、血液、语言功能、五脏六腑功能等都有递增式全面好转；传统康复调理只有 10%～30%在四肢活动时有微弱效果，70%～90%甚至没有变化，或还在恶化中。

三、讨论

目前西医对脑梗死治疗，主要有抗凝疗法、溶血栓疗法、扩张血管疗法等。对脑出血常见的治疗目前仍以控制血压、脱水、降低颅内压、止血等对症治疗，对于急性期的抢救有积极的治疗意义，但对后遗症期的康复尚缺乏有效的治疗手段。现在新的方法有干细胞治疗，疗效还不明确。

中医通过传统按摩、针灸、拔罐、刮痧、火疗、汤药等方法来分步调理，以达到改善各项功能，但是疗效显微，在调理过程中如果受风，还会发生二度中风，并且 70%～90%以上的患者病情只能维持甚至还在恶化。

笔者认为上述各病其后遗症直接关系是脊椎、神经系统、筋骨、肌肉、四肢关节、微循环、淋巴、细胞、血液、风寒湿毒的问题，而这些是一个完整的系统，也可以说人是一台精密的仪器，一损俱损，一荣俱荣，不能只针对某一项来调理。首先，脊椎旁边是脊神经，机体的神经有一系统叫自律神经系统，其是不受意志操控，独立负责协调身体机能的神经系统，包括交感神经与副交感神经，两者相互保持平衡的状态，以维持人体内部环境的恒常状态。协调的自律神经可以让人体保持最佳的身心平衡状态，感受到轻松愉快、肌肉放松、头脑清新、耳聪目明、呼吸舒缓、体力充沛、睡眠充足。

常弘立体康疗术的首要重点是把人体的脊椎扶正，放松神经，让神经恢复到原态功能。第一可以预防患者发生神经多功能萎缩，预防各项功能失调，第二可以帮助患者康复调理速度加快；第二重点是通过独创的四维原始点疗法把僵硬的肌肉放松、萎缩的筋骨回位；第三重点是把全身的淋巴、微循环打通；第四重点是修复炎症细胞、净化血液；第五重点是把骨缝和血液里的风寒湿毒驱除；第六重点是把变形的四肢回位；第七重点是阶段练习“常弘立体康疗术家居锻炼 88 式”，让患者从此养成一个良好的生活习惯，预防二次生病。

经过上述康复调理观察，对患者进行一定康复调理之后两组患者症状都有所改善，其常弘立体康疗术调理组的康复率高于传统康复调理组。常弘立体康疗术对该类患者进行后期康复调理并取得了较好的疗效，并且对患者全身各个部位 360 度全方位进行了调理，不仅调理了患者因上述疾病需要康复的问题，而且还把患者之前的一些小问题一并进行了调理，因而疗效更优，值得临床广泛使用。

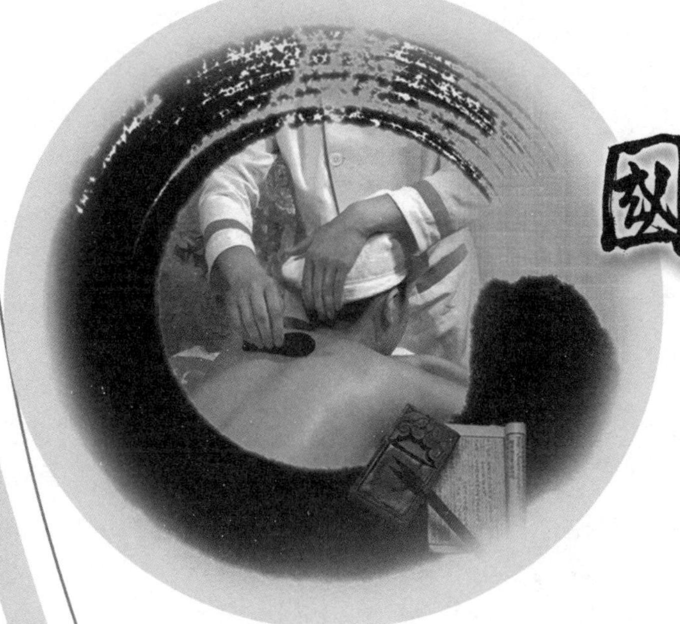

國醫年鉴

GUOYI NIANJIAN

2019

优秀文选

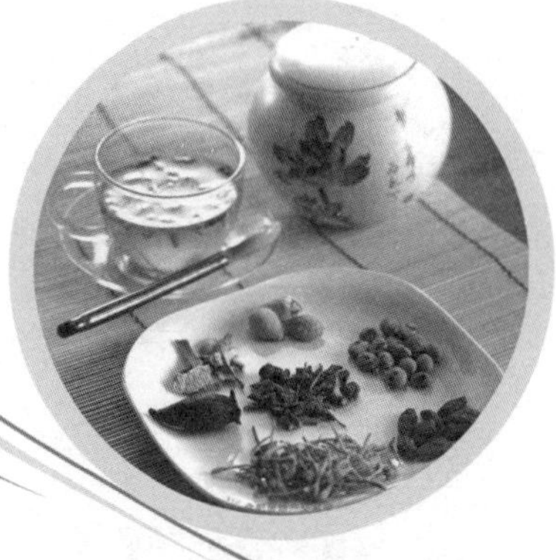

亚健康产业在中医特色预防保健服务体系中的地位和作用

世界中联亚健康专业委员会　孙 涛

伴随医学目的和医学模式的转变，人们越来越深刻地认识到中医特色预防保健服务在维护人类健康方面的重要性，在中医药文化底蕴深厚的我国，以“治未病”理念为指导的亚健康产业也因此获得了快速建立和发展的良好契机。

我一贯认为，作为21世纪人类共同面临的三大健康问题即亚健康问题、慢性复杂性疾病问题、老年人健康问题三者之一，亚健康问题因其人群广泛、亚健康者多是创造社会财富的中坚力量以及亚健康问题以往不被重视等原因而位居三者之首。处于健康和疾病之间的亚健康成为健康医学的主题之一，必将引领21世纪医学发展的新方向。下面我从几个方面谈谈亚健康这一新兴产业在中医特色预防保健服务体系中的地位和作用：

一、对中医特色预防保健服务体系和亚健康产业的认识

大家知道，在2007年前后，一些针对中医药的极端言论引起社会广泛关注，在这一关键时刻，时任国务院副总理的吴仪同志于2007年1月11日在全国中医药工作会议上充分肯定了中医药的地位、作用及其科学性，并倡导开展中医“治未病”研究。2007年6月24日，王国强副部长在开展中医“治未病”试点工作座谈会上首次提出要“构建有中医特色的预防保健服务体系”；2008年1月25日，启动了“治未病”健康工程。随着“治未病”健康工程的启动，一个以“治未病”为核心理念的极具中医特色的预防保健服务体系正在形成。

在国家提出医疗卫生保健工作“重点前移”、构建中医特色预防保健服务体系的背景下，我提出预防亚健康的发生和阻断亚健康的发展，是以“治未病”理念指导的中医预防保健服务的要务之一。

当前，随着人们渴望健康的需求日益增长，专门致力于亚健康学术研究和服务推广的各种形式的亚健康服务机构应运而生，亚健康产业和学术二者正以跷跷板式互动性科学发展着。而且，随着亚健康事业的不断发展壮大，亚健康产业链逐步形成。

在亚健康产业链的发展上，应重视以下几个方面：一是应充分发挥中医药的特色优势，以中医“治未病”理念为指导，灵活运用中医学的预防思想和有效的防治原则，开展针灸、推拿、足疗、养生保健等相关产业，调节亚健康状态，以增强体质，提高人民群众的生活质量与整体健康水平；二是要与社区卫生服务紧密结合，建设亚健康服务平台，二者有效结合，互为促进；三是亚健康管理服务的内容、范围、对象要多样化、系统化，不能只是提供“发现健康问题、但不能充分解决健康问题”型的服务，必须引入正确的管理理念，实现服务升级，增加服务内容，扩大服务范围，吸引更多的服务对象。如增加亚健康状态分类判定、营养干预、心理咨询等服务；四是亚健康服务产业应多元化发展，如在教育方面、基础研究方面、食品工业方面、农业方面、制药业方面、休闲业方面、传媒业方面、医疗业方面、设备制造业方面均可大有作为。

二、亚健康产业在中医特色预防保健服务体系中的地位

《中国青年报》于1998年4月刊登了关于亚健康的流行病学调查问卷，对收回的约5万份问卷的统计数据显示，60%左右的人处于亚健康状态。近年来，随着人们生活节奏的加快、工作竞争的加剧等，亚健康人群正在变得越来越庞大。运用中医药丰富的养生、保健、预防的理念、手段和方法调治亚健康，已经显示出巨大的人文魅力和产业前景，正在逐步成为中医特色预防保健服务体系中新的亮点和经济增长点。

事实证明，亚健康被纳入科学视野，从千百年来固有的健康、疾病概念中剥离出来，是对健康认识作出的新的重大阐释，是人类健康观念的第二次革命，是人类文明的又一次升华。亚健康概念已经得到越来越多人士的关注和认可，例如，2007 年 10 月，卫生部长陈竺指出："用现代生物学手段，用中医原始和质朴的、讲究整体、注重变化为特色的治未病和辨证施治理念来研究亚健康以及慢性复杂性疾病，是东西方两种认知力量的汇聚，是现代医学向更高境界提升和发展的一种必然性趋势。"另外，王永炎院士于 2007 年就曾在《亚健康学》序言中指出："尽管亚健康的概念尚有争议，然而它引领着健康医学发展方向。"仅仅时隔两年之后，王院士再次以其敏锐的目光审视亚健康问题，在"亚健康系列教材"序言中强调指出："毋庸置疑，亚健康是健康医学的主题之一，致力于亚健康专门学问的系统研究……确是一项功在千秋的大事业。"尤其是 2007 年 6 月，王国强副部长指出："中医'治未病'工作的开展，必将使中医药的服务对象由以病人为主拓展到病人、亚健康人和健康人，服务范围由以医疗为主拓展到医疗、预防、保健、养生、康复等方面，中医药服务的活力将进一步增强。"

可以说，在认真贯彻党的十七大提出的提高全民健康水平的战略部署，落实吴仪同志关于开展中医治未病工作的指示精神，贯彻落实国务院《关于扶持和促进中医药事业发展的若干意见》，充分发挥中医治未病的特色和优势的大背景下，亚健康事业迎来了良好的发展契机，亚健康学正以一门独立的学科不断发展，随之兴起的亚健康产业在中医特色预防保健服务体系中占据了重要地位，也必将为构建中医特色预防保健服务体系发挥重要作用。

三、亚健康产业在中医特色预防保健服务体系中的作用

亚健康产业的发展，对于促进中医特色预防保健服务体系的建立，实现我国卫生事业重点前移，"让人民群众不得病、少得病、晚得病、不得大病"等方面具有重要的意义。亚健康产业在中医特色预防保健服务体系中的作用主要体现在以下几个方面：

（一）加强亚健康人才培养，为构建中医特色预防保健服务体系提供人才支持

亚健康服务专业技术人员既是亚健康服务的提供者，又是构建中医特色预防保健服务体系的人才支撑和智力支持，其数量的多少及水平的高低直接决定了提供服务的规模和质量。当前，我国养生保健领域日趋繁荣，产业蓬勃发展。但养生保健服务良莠不齐，从业人才队伍不仅缺乏领军人才，而且数量偏少，水平参差不齐，负面影响时有发生，像悟本堂的张悟本，道士李一事件等等，严重制约了中医养生保健特色优势的发挥和发展。

通过系统化、规范化培养一批中医基本功扎实，熟练掌握中医养生康复知识和技能的亚健康专业人才，为各类中医预防保健服务机构输送大批专业技能扎实的优秀人才，诸如亚健康芳香调理师、少儿亚健康推拿调理师等，可以为构建中医特色预防保健服务体系提供人才支持。

（二）规范亚健康服务机构，促进中医特色预防保健服务体系落地生根

宏观上，以中医"治未病"理念为指导，以规范亚健康专业人才培养为依托，引导人们运用"治未病"的知识和方法，开展规范的预防保健服务，不断深化中医药文化内涵。

中观上，以中华中医药学会亚健康分会和世界中医药学会联合会亚健康专业委员会等学术权威组织为平台，组织相关专家学者积极探索，制定服务标准，规范服务质量，引领指导亚健康服务行业规范化发展。

微观上，不断整合吸收其他服务行业的优势，引入正确的服务管理，发挥中医药预防保健特色，增加服务内容，扩大服务范围，实现服务水平不断升级。

（三）推动亚健康科研发展，为构建中医特色预防保健服务体系提供技术支持

近年来，通过促进有关医疗卫生机构、科研单位、高等院校、企业之间的合作，整合资源，丰富和发展亚健康的服务技术方法及产品，建立预防保健服务与产、学、研等相结合的研发机制，促进科技成果的转化，为构建中医特色预防保健服务体系

提供了技术支持和智力支撑。

例如，我积极组织相关单位，申报了世界卫生组织组织《制定中医药干预亚健康人群的适用标准和评估方法》课题及国家中医药管理局的《常用中医养生保健方法技术指南》《热成像技术图像采集规范化研究》等许多科研课题，即是例证。

另外，近年来中医药在亚健康方面的运用和研究逐渐成为国际健康领域研究的热点，中医在“治未病”、预防保健中的优势不断突出。无论是官方的，还是民间组织的国际交流活动，大大小小不计其数，每年中国与韩国、俄罗斯、马来西亚、德国等国家的学者进行亚健康学术交流会议就是很好的体现。这些活动的成功开展，为在国际舞台充分展示中医特色预防保健服务搭建了沟通的桥梁，有效促进了中医药的对外传播。

当前，亚健康产业的发展如雨后春笋，方兴未艾。我们要抓住“治未病”健康工程这一契机，围绕构建中医特色预防保健服务体系这一中心工作，以亚健康产业发展为平台，进一步拓展中医药服务领域，丰富以中医特色预防保健为手段的亚健康干预、调理方法，强化科学研究及人才培养工作，以更好地服从服务于人民群众多层次多样化的健康需求。我坚信，亚健康产业的未来会更好，中医药事业的未来会更好！

中医引领构建亚健康产业体系

中国中医药出版社　白晓芸

近日，刚刚建设完工的湖南省长沙市大汉金桥商贸物流园区 1 号楼和 2 号楼，迎来了“金凤凰”，中国亚健康产业总部基地落户在这里，中和大汉健康城也在同一天举行了揭牌仪式。中国亚健康产业总部基地设在这里，就是要借助商贸物流园区的硬件配套、运营服务等优势，打造全国首家集服务企业、专业人才、科研、教育、培训、金融、会展机构于一体的大健康产业专业服务平台。中和亚健康服务中心主任孙涛透露了基地选址的初衷。总部基地第一期规划面积 10 万平方米，建成后将是全球最大的亚健康产业基地。大汉控股集团董事局主席傅胜龙介绍，基地届时将提供健康学术交流、科研成果转化、创新创业平台，带动湖南乃至中部地区健康产业的大发展。

一、亚健康服务需求巨大，学术 + 产业模式初露萌芽

健康是人类永恒的追求。世界卫生组织的一项全球性调查表明，真正健康的人只占 5%，疾病人群不足 20%，其余 75%以上的人都处于亚健康状态。亚健康已成为威胁人类健康的“头号大敌”。

亚健康服务大有文章可做。早在十几年前，孙涛就“盯”上了这一现代医学涉足未深、中医药却大有优势之地。出身医学专业，虽曾在国家中医药管理局机关服务局担任行政职务，孙涛一直未放弃临床。2007 年，由孙涛等主编的《亚健康学》出版，书中设专章论述了中医对亚健康的认识、辨证以及预防和调摄。该书奠定了我国亚健康学科体系建设的基础。“学术必须满足现实需求、适应社会发展，否则就没有生命力。”孙涛没有把目光停留在学术研究上。同年，在他的积极筹备和努力下，中和亚健康服务中心经民政部批准成立，成为我国唯一从事亚健康研究、服务、管理，构建亚健康服务体系，培养亚健康专业人才的一级专业组织。

中心自成立之日起，以传播中医药文化为先导，积极推广中医常用养生保健技术和方法，培养预防保健专业服务人才。短短几年，已经在学术、产业推广，标准规范制定，第三方权威质量监督，新产品新技术研发等方面有了一定的积累。

2008 年，国家中医药管理局专题立项，由湖南中医药大学、中和亚健康服务中心牵头，湖南中医药大学教授何清湖、中和亚健康服务中心主任孙涛领衔，正式启动亚健康学科体系建设工作。

二、政策支持蓝海显现，中和、大汉联手打造健康城

2013 年到 2015 年，对于孙涛和他的同行们来说，是让他们信心倍增的几年。先是国务院印发《关于促进健康服务业发展的若干意见》，提出到 2020 年，健康服务业总规模达到 8 万亿元以上的发展目标。时隔一年，国务院办公厅印发《中医药健康服务发展规划（2015～2020 年）》提出，要鼓励多元投资，加快市场培育，充分释放中医药健康服务潜力和活力，充分激发并满足人民群众多层次多样化中医药健康服务需求，推动构建中国特色健康服务体系。

学术要与产业形成互动性发展模式，这是孙涛多年来一贯倡导和坚持的。但是这种发展必须是强强联合，才能结出丰硕的果实。有了政策的支持，他开始把目光投向广阔的市场，寻求合作伙伴。就在这时，大汉控股集团进入了他的视野。

创立于 1993 年的大汉控股集团，是一家跨地区、跨行业的大型综合性非公有制企业，连续 5 年荣列中国企业 500 强。位于湘江新区核心地带的“大汉金桥”，就是由它总投资 600 亿元建设的。该园区总规划面积 1.1 万亩、总建筑面积 1500 万平方米，是交通运输部批准的我国重点发展的商贸物流园区之一，也是湖南省市区三级政府重点工程。

按照规划，“大汉金桥”建成后将是一个拥有企业总部城、家居建材城、智能仓储城等 20 多个城、120 个市场集群、10 万商家，集商品交易批发、会展博览、仓储物流、电子商务、总部基地及相关产业、生活配套为一体的超大型国际化商贸物流综合体。在“大汉金桥”打造一座健康城，让亚健康产业在这得天独厚的条件下得到充分的发展。“中和”“大汉”目光碰撞，中和大汉健康城应运而生。

“中和”“大汉”的联手，与其说是都看好健康服务业这片蓝海，不如说是更看好亚健康产业所蕴含的传统文化、中医药内涵。正如大汉控股集团董事局主席傅胜龙所说，儒家有两部书，《大学》《中庸》《大学》说的是“修身、齐家、治国、平天下”，《中庸》讲的是“致中和”，它不仅是中医的最高境界，也是人生和事业的最高境界。

三、标准和人才是关键，共建共享打造服务平台

目前阻碍我们发展的瓶颈，是专业技术人才。希望入住健康城后，能在人才培养和行业标准规范方面得到帮助。湖南秘艾生物科技有限公司董事长肖海鸥因病迷上了艾灸，从搞工程转行做养生保健行业有几年了，并在全国开了四十几家艾灸馆。他推崇古法艾灸，认为用几年的陈艾、做成什么样的规格、怎么灸，都有讲究，否则效果会大打折扣。而这需要专业的技术人员来把控，也需要有一套标准来规范。面对从事其他行业的人和资金纷纷向健康服务业涌来，国家对于这一行业的规范和监管也变得越来越迫切。

湖南中医药大学副校长葛金文深知在健康产业人才培养和社会需求之间存在一定的脱节。他认为，健康产业发展需要人才、智力的支撑，但到底需要什么人才，社会必须形成共识。2012 年，经教育部批准，湖南中医药大学设立了中医亚健康专业硕士、博士点，但这还远远不够。高校需要与市场相结合，与企业建立良好联系，进行供给侧改革。

“基地最重要的是做好标准和服务。”孙涛说，作为中华中医药学会亚健康分会主任委员，他曾组织编写了《亚健康中医临床指南》，并于 2006 年发布。除了依托学会制定行业规则、标准外，基地会与中医药高校紧密合作，编写亚健康培训教材，培养专业人才。同时，为企业提供专业化的服务，吸引各地优质品牌到基地来。

北京市中和亚健康科学研究院副院长魏育林站在企业角度，认为应该多为他们提供专家技术咨询，解决技术关键问题；对亚健康服务人才的培养，通过网络、集中或合作培养的方式，实现专业化；多方合作，以项目为核心，共建共享共赢。

对于社会上存在中医养生保健行业人员素质良莠不齐的现象，国家中医药管理局中医师资格认证中心综合处副处长左艇表示，国务院对国家职业资格目录正在实行严格的清单式管理，目前中医药行业即将经批准通过的水平评价类职业资格，应仅有保健调理师、中药炮制、药物制剂三类。中心承担着国家中医药管理局职业技能鉴定指导中心的职能，将依据有关规定，对这方面工作逐步统一规范。可以预见，以前有关社会乱发证现象将依法依规得到规范和整顿。

四、拓展中医药服务领域 做好国内国际两个市场

谈到中国亚健康产业总部基地和中和大汉健康城的未来，孙涛一连用了6个“平台”来概括：政策宣传、规划实施的推动平台；产业落地、产业发展的一站式服务平台；学术交流、科研成果转化、创新创业的孵化平台；金融资本助力产业腾飞的高速发展平台；城市健康教育与科普、健康服务的体验平台；中国大健康企业资源共享、优势互补、强强联合、聚合+裂变，走向中国、走向世界的战略发展平台。为了让“六个平台”尽快落地，基地制定了《中和大汉健康产业“一五”规划》，并提出要在五年之内突破500亿产值、十年之内突破1000亿产值的目标。

世界中医药学会联合会秘书长桑滨生对中医药健康产业的发展一直非常关注。他认为，近年来国务院连续出台了几个促进中医药和健康产业发展的纲领性文件，尤其是中医药法的颁布实施，为中医药的发展提供了法律保障。中医药的发展形势大好，我们不仅要提高医疗服务能力，还要进一步拓展服务领域，如康复、健康养老、文化和健康旅游等。进一步提升学术和产业水平，扩产业、增资本。在“一带一路”的新形势下，充分利用好国内国际两种资源、两个市场。希望中医药大健康不仅是中国人的福利，也是世界人民的福利。

“大汉控股集团‘架金桥、筑金巢、引金凤’，但最大的桥是‘一带一路’这座桥。‘大汉金桥’规划有国际市场集群，凭借这一优势，我们将以中医药健康文化作先锋，把中医亚健康学的理念、标准和产业模式从这里传播到全国，走向全世界。”傅胜龙信心满满。

目前，已有湖南省郴州市神农蜂蜂业有限责任公司、株洲扶阳医疗器械有限公司、山西省河东中医少儿推拿学校、湖南秘艾生物科技有限公司、广州柔嘉集团传美化妆品有限公司等首批10家企业入住中和大汉健康城。毕竟，中国亚健康产业总部基地在这里刚刚落户，中和大汉健康城发展的序幕才刚刚开启，未来将有无限可能。

中医亚健康学人才培养模式的探讨

湖南中医药大学　张冀东　刘琦　王丹　叶培汉　刘伟　孙贵香[1]

【摘　要】中医亚健康学是近年来随着健康服务业发展而产生的一门新学科。如何培养合格的中医亚健康学人才，形成较为成熟的中医亚健康学人才培养模式，是一项十分重要的任务。本文从学科人才的理论背景、人才培养的原则及方法对本问题进行探讨。

【关键词】中医，亚健康，人才，培养模式

Discussion on Talents cultivation Mode of the Yajiankang of Traditional Chinese Medicine

ZHANG Jidong，　LIU Qi，　WANG Dan，　YE Peihan，　LIU Wei，　SUN Guixiang

Hunan University of Chinese Medicine，　Chansha，　410007

[Abstract]：Yajiankang of Traditional Chinese Medicine （TCM） is a new subject established along with the

1. 通讯作者：孙贵香，副教授，硕士研究生导师。基金项目：湖南省学位与研究生教改项目《基于实践能力培养的研究生学位课程“PBL+LBL”双规教学模式的构建》（JG2014B043）

development of the Health Service Industry. How to cultivate qualified talents of Yajiankang of TCM and form a mature mode is a significant task. This article discussed this issue from the theoretical background, principles and methods, etc.

[Key words]：Traditional Chinese Medicine （TCM）， Yajiankang， Talent， Cultivation Mode.

自2008年中医亚健康学学科体系构建以来，本学科的人才培养模式也在一路探索中逐步成熟起来。2012年，经教育部批准，湖南中医药大学率先获得了中医亚健康学的硕士与博士学位授予权，并开始研究生的培养。总结这些年人才培养的工作实践，如何培养合格的中医亚健康学人才，是值得深入思考的一个问题。

1. 中医亚健康学科人才培养的理论背景

1.1 亚健康是中医“治未病”思想的落脚点

中医“治未病”的思想是中医学的重要特点之一，其“未病先防、欲病救萌、已病防变、瘥后防复”的丰富内涵充分体现了中医学“预防为主”的理念。为认真贯彻党的十七大提出的提高全民健康水平的战略部署，落实时任国务院副总理吴仪关于开展中医治未病工作的指示精神，充分发挥中医治未病的特色和优势，2008年开始，国家中医药管理局在全国实施治未病健康工程，全国中医院开始设立治未病中心。

从目前全国中医院治未病中心建设的情况来看，“治未病”思想落实到专科内涵建设并非易事，多数存在科室定位不明晰、服务项目较少、文化内涵较空虚的问题。如何落实中医“治未病”的思想，使古老的中医学文化焕发新生，“亚健康”的概念是最好的诠释与落脚点。从“亚健康”的概念来看，它是随着人们对健康与疾病的认识的不断提升，而剥离出来的一个新概念，也表明了大众对于从健康到疾病的过渡阶段的重视，充分体现了中医“治未病”思想中“预防为主”的精髓，这是对“治未病”思想的最佳诠释。“亚健康”使中医治未病中心的服务对象定位于“欲病”人群，其工作内容为及时运用中医有效的干预手段，预防疾病的发生。

1.2 亚健康与中医学的交叉融合是必然

20世纪80年代中期，苏联学者N.布赫曼提出在健康与疾病之外的“第三状态”。到90年代中期由我国的学者王育学教授提出“亚健康”的概念。多年来，“亚健康”这一概念在国外并未得到快速大规模的发展，而与中医学的交叉融合却产生了一门新的交叉学科，这与中医学的优势密不可分。

中医学理论中的整体观不仅强调了人体各脏腑之间的相互关联，也强调了人与外界自然环境和社会环境之间的和谐一致，这与西方“整体医学”的理念不谋而合。中医学辨证论治原则体现了中医学诊疗的落脚点是“证”而非“病”，对于不满足疾病诊断标准的“亚健康”状态来说，仍可以“证”作为明确的诊疗依据；同时辨证论治体现了以人为本、个性化的诊疗模式。此外，中医“治未病”的思想是亚健康与中医学的交叉点，为中医亚健康学科的建立提供了理论基础。

中医推拿、拔罐、刮痧、药浴、传统体育、五行音乐等趋于自然的干预手段迎合了现代提倡回归大自然，崇尚自然疗法的风潮。其“简、便、廉、验”的特点正是健康服务市场中适宜普及推广的技术所需要的。此外，中医传统文化来源于中华民族的文明史，深植于我国大众群体的思想中，为中医亚健康学科的产生提供了优渥的土壤。

1.3 中医亚健康学科的建立是与时俱进的产物

随着科技的发展及人民生活水平的提高，人们对于健康的要求也逐步提升；威胁人类健康的主要疾病也已经由传染性疾病转向慢性非传染性疾病，传统的生物医学模式已转变为“生物-心理-社会”医学模式。中医亚健康学科的建立，不仅是中医学创新发展的体现，也是时代发展的需要。

近些年来，健康服务业发展迅速，中医预防保健服务作为其中的重要组成部分，是促进国民经济快速增长不可忽视的力量。因此，国家政策对于相关人才的培养也提出了一系列的要求。《国务院关于促进健康服务业发展的若干意见》（国发[2013]40号）中明确提出，支持高等院校和中等职业学校开设健康服务业相关学科专业，引导有关高校合理确定相关专业人才培养规模。《中医药健康服务发展规划（2015～2020年）》（国办发[2015]）指出，推动高校设立健康管理等中医药健康服务相关专业，着力培养中医养生保健等中医药技术技能人才。

中医亚健康学人才的培养是社会发展的需要，是为了满足健康服务业发展对专业人才的迫切需求而开展的。产业带动学科发展，学术与产业相互促进，共同提高。得益于创新的学科发展思路，中医亚健康学从建立到现在短短的时间内已具备较为完整的学科发展框架和人才培养体系。紧跟时代发展的步伐，与时俱进，是中医亚健康学科快速发展的根本原因。

2. 中医亚健康学科人才培养的原则

2.1 人才培养首先应满足社会的需求

社会需求是学科发展和人才培养的第一推动力。当前，中国经济发展从低端走向中高端，不仅仅是产品结构要向中高端迈进，也包括消费水平的不断提高，这里与大健康有直接相关的就是内需的拉动。

在2015年的《政府工作报告》中，李克强总理明确指出："健康是群众的基本需求，要不断提高医疗卫生水平，打造健康中国。"这对于大健康行业整体来说也面临一个新的、非常好的发展机遇，健康服务业市场在国家政策的引导下迅速扩张，潜力巨大。然而，市场的需求与人才的匮乏成为一对尖锐的矛盾，专业人才的数量匮乏和质量低下成为制约行业发展的瓶颈。中医亚健康学人才的培养是解决这一矛盾的有效办法。

近年来，中医药院校招生规模的不断扩大，而中医药院校毕业生就业率却呈缓慢下降的趋势[1]。特别是医师规范化培训及专科化培训的政策的出台，给部分中医药毕业生的择业、就业产生影响。充分了解市场潜力和发展需求，正确引导中医药毕业生择业、就业，中医药院校急需做好就业与职业规划教育。随着健康服务业的兴起，中医药毕业生的就业范围不应仅仅局限于医疗机构，投身于健康服务市场的怀抱也是值得推荐的就业方向。

2.2 人才培养是学科发展的需要

人才培养的规模和数量是衡量学科发展成果的重要指标之一，同时也是支撑学科体系建设、构建完整的学科人才梯队的基础。自2013年湖南中医药大学率先设立中医亚健康学专业以来，以研究生层次培养为主，已初步培养了数名硕士与博士，为学科发展的进一步研究工作提供了一定的基础。2014年，安徽中医药高等专科学校率先启动"全国亚健康产业大学生就业创业工程项目"，以专业技能型层次为培养目标，有力地支撑了目前亚健康服务行业专业技能人才数量严重匮乏、质量低下的问题。随着学科发展与产业市场的相互促进发展，中医亚健康专业人才的培养规模也在逐步扩大。

本科教育作为高等教育的主体，其培养规模是最主要的。目前，全国各地中医药院校还未设置中医亚健康学本科专业或专业方向。2015年7月29日，国家职业分类大典修订工作委员会审议并颁布2015版《中华人民共和国职业分类大典》，"中医亚健康医师"作为新职业之一列入新的职业分类大典。以新职业为推动点，有望在不久的将来在全国中医药院校中设置中医亚健康本科专业，从而成规模的培养中医亚健康学的人才队伍。

2.3 人才培养要遵循教育的规律

教育主要有两大基本规律：教育与社会发展相互制约的规律与人的发展相互制约的规律。要认识教育与社会发展的规律，必须从教育与社会生产力、社会政治经济制度以及其他社会意识形态的相互关系方面进行探讨；教育与人的发展之间存在着必然的联系，教育在符合人的身心发展规律的同时，在人的发展中发挥着主导作用[2]。

中医亚健康学科不同层次的人才培养是当前社会发展的需要，是我国未来几年内保持国民经济快速稳定发展的需要。从教育的基本规律分析，这都是社会生产力与社会政治经济制度催生的产物，是学科发展与人才培养为了满足时代的需求应运而生的。中医亚健康学人才的培养针对市场的不同需求，因材施教，对不同层次的人才培养计划及要求不同，是符合学生群体的身心发展规律的；同时，中医亚健康学专业也在很大程度上影响了本专业学生的职业发展规划，决定了其知识结构和能力的培养方向。

2.4 人才培养要有独特的办学基础和特色

中医亚健康学科专业的人才培养除了有孕育学科产生的时代背景，还要有独特的办学基础和特色。湖南中医药大学作为率先开设中医亚健康学专业的高校，其具有开设本专业的优势。

2008年国家中医药管理局进行专题立项，由中华中医药学会亚健康分会和湖南中医药大学合作，在中和亚健康服务中心和中国中医药出版社的大力支持下，以湖南中医药大学何清湖教授为首的专家、学者致力于中医亚健康学学科体系的构建研究，以中医学理论为基础，编纂中医亚健康专业教材，标志着中医亚健康学科体系的初步构建。在此基础上，围绕本学科的发展组建了一支结构合理、素质高、富有创新精神的优秀团队，这为本学科人才的培养奠定了坚实的基础。

2012 年，湖南中医药大学获得教育部批准，把中医亚健康学设置为中医学下的二级学科，并获得中医亚健康学硕士与博士学位授予资格。湖南中医药大学是目前全国唯一一所具有中医亚健康学硕士与博士学位授予权的高校。同年，湖南中医药大学把中医亚健康学纳入本科选修课程之一。2014年，湖南中医药大学与北京市中和亚健康科学研究院共同建立“研究生教育培养创新基地”，旨在培养亚健康学科高级人才的综合素质，使亚健康理论与实践更好地结合，学术与产业相互促进，共同发展。

3. 如何培养中医亚健康学科人才

3.1 不同层次人才培养的定位

中医亚健康学科人才的培养分为研究生、本科、专科及继续教育四个培养层次，不同层次人才的定位不同。研究生层次主要定位于本学科师资、科研人员的储备人才，以及产业实践顶层设计人才。本科层次是本学科人才的主体层次，主要定位于复合型人才，重视“三基”的培养，既是研究生层次培养的贮备群体，也是专科层次人才提高基本理论、基本知识、基本技能的目标。专科层次人才主要定位于专业技能型人才，强调亚健康专业的操作技能和实际动手能力的培养。专科层次人才也是目前健康服务业市场急需的主要人才类型。继续教育主要针对当前从事美容、养生、保健的社会人员向亚健康服务领域的转型群体，规范和提高其理论基础和操作技能。这是目前规范亚健康服务市场，短期内解决专业技能型人才缺乏的最有效的培养模式。此外，继续教育也承担了各层次人才知识更新、补充、拓展和能力提高的任务。

3.2 人才培养的配套教学资源设置

针对不同层次人才的定位及要求，师资、教材、教学内容及方法也会做出不同设计。目前中医亚健康专业高层次人才培养的规模有限，且需一定的周期，因此师资的培养需要从中医相关专业如针灸推拿、康复、药膳、养生等专业进行继续教育培训，在自身原有的知识结构基础上进行亚健康理论体系的补充和融合。

目前，亚健康专业系列教材是中医亚健康学专业主要的教材。本系列教材以亚健康的主题为主体内容，以中医学为基础理论，结合现代亚健康及参测技术和干预手段，侧重教材的基础性、实用性与全面性。针对不同层次的人才定位，教学内容设计要有所侧重，因此在教材的选择上也要有所取舍，突出重点。针对专科层次，在教学内容的设置及教材的选择上要侧重实践操作能力的培养，因此在理论知识的深度与广度比例要相对缩小。本科层次的培养要注重“三基”（基本理论、基本知识、基本技能）的培养，在教学内容的设置及教材的选择上要注意三方面能力的培养。研究生层次的培养重点在于思维模式及自主能力的培养，教学内容的设置更加灵活，不拘泥于现有的教材内容；此外还要培养研究生自主学习的能力，及时掌握亚健康相关领域的最新讯息。而继续教育的教学内容设置更加灵活，主要针对培训人员的实际需要有针对性地设置教学计划。

3.3 培养模式与职业资格考试的衔接

中医亚健康学专业是中医学的二级学科，而该专业的毕业生在注册执业医师方向时却无对应的选项，目前中医院的治未病中心也无中医亚健康学专科医师工作。2015 年“中医亚健康医师”新职业的产生有望解决这一突出问题。同中医其他专科医师一样，中医亚健康医师的培养也是在中医基础理论之上，侧重本专业的知识结构特点进行培养。因此，中医亚健康学科各层次人才的培养计划也要结合中医亚健康医师的考试大纲要求，以便与本职业资格考试顺利衔接。

除此之外，中医亚健康学科专业人才除了在医疗行业工作，非医疗健康服务行业也是重要的就业方向。因此，在培养医学“三基”能力的同时，还需适当拓展其市场营销、经济管理等方面的课程作为选修内容，以适应健康服务业发展的需要。

4. 总结

人才培养的规模和质量是衡量一个学科发展成果的重要内容。中医亚健康学科作为一门新的学科，是新时代背景下中医学向前发展的一个新方向。总结近几年来的人才培养经验，结合社会需求和学科发展的规律，形成较为成熟的中医亚健康学人才培养体系，是一项十分重要的任务。随着学科本身的不断发展和社会需求方向的改变，中医亚健康学科人才培养的模式也要紧跟步伐，及时作出调整，以便培养出真正适应社会发展的高素质人才。

参考文献：

[1] 周蔓仪.中医药人才培养如何对接需求[N].中国中医药报，2016-1-1（3）.

[2] 张道祥.当代普通教育学[M].长春：吉林大学出版社，2006：32，40.

中医诊治亚健康的优势

湖北中医药大学基础医学院　杨化冰[1]

【摘　要】亚健康已成为现代医学诊治的盲区。中医学有着独特理论体系和诊治方法，面对亚健康，在诊治理念和方法上具有重预防、重整体、重症状、重体质、重辨证、重调理的独特优势。

【关键词】中医学；诊断治疗；亚健康；论述

现代医学将界于健康与疾病之间的中间状态称为亚健康。亚健康时机体通常没有明确的疾病诊断，仅表现为躯体、心理上种种不适的感觉和症状，其表现特征包括体虚困乏、易疲劳、失眠、休息质量不高、注意力不易集中等，与疲劳相伴的是心理、生理的双重不适以及社会适应能力的下降。因外部表现以个人主观感受为主，现代医学体检一般无阳性体征，实验室检查多为阴性，亚健康已成为现代医学诊治的盲区。中医是有着独特理论体系和诊治方法的传统医学，面对亚健康，中医在诊治理念和方法上具有如下优势。

1. 重预防

《素问·四气调神大论篇》曰“圣人不治已病治未病，不治已乱治未乱。”《素问·八正神明论》曰：“上工救其萌芽”。《千金要方》曰“上医医未病，中医医欲病，下医医已病。”“未病”既指尚未患病的健康状态，更指某些疾病的潜伏、隐匿阶段，此时机体的阴阳、脏腑、气血等已经失调，属疾病前状态，也就是现代的亚健康。“治未病”就是要预先采取措施，防止疾病的发生、发展，体现了中医重预防的思想。《素问·四气调神大论》曰“是故圣人不治已病治未病，不治已乱治未乱，此之谓也。夫病已成而后药之，乱已成而后治之，譬犹渴而穿井，斗而铸锥，不亦晚乎？”中医认为为了防患于未然，在亚健康时及时进行调治是非常必要的，亚健康之“未病”“小疾”不除，终会发展成“已病”

1. 杨化冰（1974.2-），医学博士，教授，从事中医基础理论研究。

"大病"，到那时就无法挽回了。

2．重整体

《素问·生气通天论》曰："阴平阳秘，精神乃治"。中医将阴阳平衡作为心身和谐的健康标准，其内涵包括人体阴阳平衡以及人与生存环境协调两个方面。人体自身阴阳气血平衡，脏腑功能协调，气血充盛调畅；人能适应环境，与环境和谐共处是健康的两个根本要素，具体包含了现代医学的形体、精神、心理、适应能力等多方面的健康。可见，中医的健康观是整体平衡观。阴阳失调是疾病的基本病机。"偏阴偏阳之谓疾"（张元素《医学启源·内经主治备要》），人体阴阳失调，表现为脏腑功能失常，气血失调，形神失养，人与环境不能和谐共处，人体不再健康，进入亚健康或疾病状态。

3．重症状

亚健康大多没有明显的器质性病变，只表现为功能的异常，以自觉身体不适为主，是躯体、心理、情感等多方面较复杂的表现与感受，临床物理检查、实验室化验没有明显异常，现代医学往往因找不到肯定的病因而无法诊治。中医司外揣内，重症状收集，从患病个体对致病因素的整体功能状态中去把握疾病的本质。亚健康表现在躯体上、心理上出现种种异常的感觉和症状，而且多有体征，如异常的面色、舌象和脉象等。根据中医理论，"有诸内必形诸外"，外在症状是内在脏腑气血阴阳的反映，任何感觉和症状，以及不正的面色、舌象或脉象等，都是机体脏腑经络、气血阴阳功能失调的反映，中医通过望、闻、问、切收集亚健康各种症状，然后按其中医理论加以综合、分析、归纳，辨出"证"来，认清亚健康的病理本质。

4．重体质

《灵枢·寿夭刚柔》曰"人之生也，有弱有强，有短有长，有阴有阳。"每个人在形态结构、生理功能和心理状态方面相对稳定的固有特质，就是体质。体质有正常体质和病理体质之分。正常体质阴阳平衡，健康无病；病理体质阴阳失衡，与相应病邪之间具有特殊的亲和能力，使人对某些致病因素具有易感性，故又称发病体质。具备病理体质之人，体内阴阳气血已经失调，心理性格亦不健康，但尚未发展成疾病，处于病与未病之间的亚健康状态，也就是说，病理体质的阴阳失调是亚健康状态发生的内在机理，亚健康各种症状是病理体质的外在表现。通过审查人的神、色、态、脉、舌等体征和性格、饮食、二便等，辨证论治，综合分析，可以诊断出病理体质，如阳虚体质、气虚体质、阴虚体质、血虚体质、痰湿体质等。通过改变个体的生活环境、饮食因素，并通过必要的锻炼和药物等摄生方法，可逐渐使病理体质的偏性得以纠正，恢复到平衡，预防其可能发生的亚健康状态乃至疾病。中医体质理论给亚健康的防治提供了理论依据[1]。

5．重辨证

亚健康中医辨证基本病机包括肝气郁结、心脾两虚、脾虚痰湿、肝肾阴虚、心神失养、肾阳亏虚、阴虚火旺、瘀血阻滞。根据中医辨证论治原则，亚健康个体化方药调治总体可采用以下八种治法。

5.1 疏肝理气法

适用于因情志不遂，肝气郁结而致胸闷、胁痛、情志抑郁，或心烦、失眠、或咽中如炙，或胃脘胀痛、嗳气吞酸，妇女可以出现月经不调、乳房作痛有块、痛经等，舌淡红、脉弦，可选用逍遥散、四逆散、柴胡疏肝散等加减运用。

5.2 健脾宁心法

适用于过度思虑，劳伤心脾，或脾虚失运、气血亏虚而致失眠、多梦、健忘、眩晕、神疲乏力、气短自汗、纳呆、便溏，女子则月经量少、色淡，或淋漓不净等，舌淡苔白、脉细弱，可选用归脾汤、六君子汤、天王补心丹等方加减运用。

5.3 健脾化湿法

适用于饮食不慎，脾胃受损，或脾虚失运，水湿内停，聚湿为痰，痰湿内蕴，脾胃升降失调而致眩晕、耳鸣、恶心、呕吐，或头昏、头重、胸闷、脘痞、食少、纳呆、便溏、四肢困重、嗜睡、乏力、舌质淡、苔腻、脉濡或滑，可以选用二陈汤、半夏白术天麻汤、三仁汤、藿朴夏苓汤等加减化裁。

5.4 滋肾平肝法

适用于终日烦劳过度，肾精暗耗，阴不制阳而致眩晕、耳鸣、头痛且胀、面部潮红、情绪易躁易怒、失眠多梦、口苦心烦、生气则头晕头痛加重、舌红、苔薄黄、脉弦，可以选用杞菊地黄汤、天麻钩藤饮等加减运用。

5.5 安神定志法

适用于因工作或学习压力过大，情绪过度紧张而致心悸、多梦、时易惊醒、遇事易惊、情绪紧张、终日惕惕、舌淡脉弦细。可以选用酸枣仁汤、安神定志丸等加减运用。

5.6 温阳益肾法

适用于劳损过度，或房劳伤肾致下元亏损、命门火衰出现畏寒肢冷、神疲乏力、腰腿酸软、夜尿频数、阳痿遗精、性欲下降、脉细舌淡，可以选用金匮肾气丸、五子衍宗丸、右归丸等加减运用。

5.7 滋阴清热法

适用于气郁日久，化火伤阴致形体消瘦、五心烦热、失眠多梦、咽燥口干、潮热多汗等，脉细数，舌红少津，可以选用百合地黄汤、六味地黄汤、大补阴丸等加减运用。

5.8 活血化瘀法

适用于脏腑功能失调，气血不和而致瘀血内停，临床表现为头痛、身痛、胸痛、腰痛等，且痛处不移，面色暗，女子经期延长或痛经，舌质暗或有瘀斑。脉细涩，常常选用桃红四物汤、当归芍药散、丹参饮、身痛逐瘀汤等加减运用。

6．重调理

中医强调杂合以治，针对亚健康的治疗除中药外，还包括健康生活方式、精神调摄、针灸按摩、食疗、洗浴、气功等多种综合调理法。《素问·上古天真论》曰："上古之人，其知道者，法于阴阳，和于术数，饮食有节，起居有常，不妄作劳，故能形与神俱，而尽终其天年，度百岁乃去。"内经倡导健康生活方式，纠正不良生活习惯，戒烟酒，合理饮食，起居有规律，劳逸结合，适度锻炼，节欲保精，以改善体质，减轻焦虑抑郁等不良情绪，预防和缓解亚健康。针灸按摩疗法通过刺激经络腧穴调节脏腑气血，达到调治亚健康的目的。针灸的合理使用，对亚健康引起的疲劳有很好的改善作用，如灸百会、四神聪以提神；刺合谷、太冲以止痛，灸足三里以益气补虚。中医有药食同源的悠久历史，利用食物或配合天然药物，结合具体症状表现辨证施食，通过食疗扶正、祛邪以协调阴阳调理亚健康。

综上，中医借助其独特的诊治理论，纯自然方药以及非药物自然疗法等丰富的调治经验，在诊治亚健康方面具有独特优势。

亚健康失眠状态症状规范化探究

浙江中医药大学　黄建波[1]

【摘 要】本文通过大量的文献研究，从睡眠症状、精神情志症状、全身不适症状、五官不适症状、舌脉象和其他症状等方面对亚健康失眠状态进行了规范化分析。并分别从主症、次症和兼症；"睡眠异常""情志异常"和"精神异常"；主诉、病史特征和诱因特征以及肝、心、脾、肺、肾等五脏证素为主线对亚健康失眠状态的中医临床症状表现进行了结构化探究。

【关键词】亚健康；失眠；临床症状；规范化；结构化

临床症状是中医辨证论治的重要依据，是亚健康状态研究和中医临床活动的基本语言。从古代医家到现代医家，对于亚健康失眠状态的中医临床症状的论述非常多，包括失眠状态的主症、兼症和其

1 基金来源：浙江省中医药科技计划项目，项目编号：2014ZA023。

作者简介：黄建波，男，浙江慈溪人，1973 年 4 月生，教授。研究专长：亚健康病症调理，中医临床基础，中医药调治不寐病。

他伴随症状，这些症状名称有些内容相近，表述不一，有些内容较杂，概念和层次不清，值得进行规范化探究。

1. 古医籍对亚健康失眠状态的基本阐述

古医家对于亚健康失眠状态的记载大多数以主要临床症状表现为主，内容相对比较明确、规范。如《灵枢·大惑论》记载：“……不得入于阴则阴气虚，故目不瞑矣。”《诸病源候论·大病后不得眠候》记载：“……卫气独行于阳不入于阴，故不得眠。”《伤寒论》云：“少阴病，心中烦，不得卧”。《景岳全书·不寐》中云：“痰火扰乱，心神不宁，思虑过伤，火炽痰郁而致不眠者多矣。”陈士铎在《辨证录》中言到：“人有昼夜不能寐，心甚烦躁，此心肾不相交耳”。《蒲辅周医疗经验·辨证求本》云：“心阳虚，则善恐不乐，自汗，心悸，惕惕然而动，少寐。”以上古医籍记载中出现了亚健康失眠状态的主要临床症状，包括“目不瞑”“不得眠”“卧不安”“不得卧”“不眠”“昼夜不能寐”“烦躁”“心悸”“少寐”等，而“目不瞑”“不得眠”“卧不安”“不得卧”“不眠”等均代表睡眠不佳的亚健康状态。

2. 亚健康失眠状态症状分类探究

2.1 睡眠症状

亚健康失眠状态的症状可以根据总分结合原则来理解，总的就称为“失眠”，代表不能获得正常睡眠。分的来说，可以按时间来理解，包括入睡难，是指卧床后无睡意，入睡时间过长；醒后难以入睡，是指睡后容易醒，醒后入睡困难；早醒，是指较早觉醒。

可以按照睡眠深度来理解，包括睡眠浅，是指睡眠质量不高，似睡非睡，睡眠不踏实；睡中易醒，是指睡眠浅，容易受惊扰；睡中易惊，是指睡眠中突然惊醒，或易受惊扰。多梦者可以按照梦境来理解，包括梦多，是指睡眠中梦扰纷纭；噩梦纷纭，是指睡眠中噩梦多，不能安寐；梦呓，是指睡梦中说话；梦游，是指熟睡中不由自主地起床走动。

2.2 精神、情志症状

由于睡眠不佳，白天最主要的表现就是精神异常和情志异常，精神异常包括精神恍惚、神情呆滞、神疲、抑郁、苦闷、忧思、焦虑、多疑等亚健康状态，分别是指神志淡漠，动作迟钝，精神倦怠，闷闷不乐、精神不振，心中思虑不解，思虑绵绵、忧郁不解，心中焦急多虑和经常怀疑别人和自己。情志异常包括心烦、易怒、性急、善悲、胆怯、善恐、易惊、健忘等亚健康状态，分别是指心中烦热，易于发怒，心中急躁、情绪不能自控，无故悲伤欲哭，胆小易受惊吓，自感害怕而神志不宁，无故惊慌和记忆力减退。

2.3 全身不适症状

由于睡眠不佳，患者容易出现全身不适症状，全身不适症状包括周身不适、头部不适、胸胁不适、胃脘不适、腰膝不适等亚健康状态。周身不适把包括全身无力、身体困乏，是指周身无力，四肢懈怠乏力，欲坐欲卧。头部不适包括头晕、头胀和偏头痛，分别是指头部昏沉不适、头脑不清，头部发胀连耳，头部一侧疼痛。胸胁不适包括胸部胀闷、胁胀、心悸、怔忡、心中懊恼，分别是指胸部胀满、塞滞不畅，胁肋部胀满不适，心中悸动不宁，自觉心悸不安、不能自制，心中烦热、闷乱不安。胃脘不适包括脘胀、嘈杂、腹胀，分别是指心窝处胀满不适，胃脘部似饥非饥、似痛非痛，腹部胀满不舒。腰膝不适包括腰部酸胀、膝软无力，是指腰部酸楚不适、肌肉发胀，膝关节软弱无力。

2.4 五官不适症状

由于睡眠不佳，可出现眼不适、耳不适和咽喉不适等亚健康状态。眼不适包括视物不清、眼干燥，分别是指看眼前事物不清楚，眼睛干涩、不够润泽。耳不适包括耳鸣、耳如蝉鸣，分别是指耳中如有鸣响、或大或小，耳内鸣响如闻蝉鸣。咽喉不适包括咽干苦、咽喉异物感，分别是指咽部干燥、吞咽不适，咽喉部有异物感。

2.5 舌、脉象

由于睡眠不佳，可表现为舌脉象异常，舌象异常包括舌的颜色异常、舌体大小异常、舌苔厚薄、舌苔颜色异常等亚健康状态。舌质淡白见于气血两亏的不寐病；舌红属于热证失眠，包括心火旺的舌尖红，两侧红的肝胆火旺；舌质紫暗，可能代表不寐病程时间长；舌质胖大，边有齿痕，属于脾虚湿盛型不寐病；苔白腻可能为痰饮内停；苔黄腻可能为湿热蕴结；苔黄可能为实证、热证。

脉象可以按双手寸、关、尺三个部位候取。亚健康失眠状态脉象包括脉象的虚实、脉象的特性等亚健康状态。脉虚可能有气血两虚，可能伴汗证；脉细弱可能为阳虚、气血两虚等；脉弦为肝脉，可能为肝气郁结、肝火旺等；脉滑可能有痰饮、食滞。

2.6 其他症状

长期的不寐可以导致多系统临床症状，还可以有寒热象、汗证、疼痛症状、口味异常、二便异常等亚健康状态。寒热象包括怕冷、烦热、潮热、骨蒸发热、五心烦热等；汗症包括无汗、汗多、自汗、盗汗；疼痛包括头痛、偏头痛、目眶痛、颈项痛、胃脘痛等；口味异常包括口干、口苦、口甜、口淡无味、口臭等；二便异常包括尿黄、夜尿多、尿频、大便溏、便秘。

3. 亚健康失眠状态症状结构化分析

3.1 以主症、次症、兼症为主线的症状结构化

这是基于主症证治学理论指导下的亚健康失眠状态临床症状结构化。如肾虚肝郁型的亚健康失眠状态主要可出现入睡困难，情绪低落，精神不振；次症为晨起思睡，神疲乏力，潮热汗出，五心烦热，善太息；兼症包括健忘，注意力不集中，心烦易怒，腰膝酸软，耳鸣，目涩等。舌脉象可表现为舌红少苔，或苔黄，脉弦细或弦细数或细。心脾两虚型的亚健康失眠状态主要可出现早醒，精神不振，神疲乏力，面色少华；次症为多梦，心悸，健忘，注意力不集中；兼症为气短，纳呆，腹胀，大便稀溏。舌脉象表现为舌淡或淡红，苔薄，齿痕舌或胖大舌，脉细。

3.2 以“睡眠异常”“情志异常”“精神异常”为主线的症状结构化

很多亚健康失眠状态可以从睡眠异常、情志异常、精神异常、全身不适、五官不适、舌脉象以及其他症状形成结构化症状。如某亚健康失眠个体表现为难以入睡 2 个月，睡眠表浅、易醒；情志异常表现为遇事易受惊吓；精神异常表现为神疲，健忘，精神恍惚；全身不适表现为心悸、腰酸，心中烦闷；五官不适表现为耳鸣、咽干苦；舌脉象可以表现为舌淡红胖大，苔白稍滑，脉沉细无力；其他可伴随畏寒、自汗等。根据以上症状可以初步确定为心胆气虚，痰热内扰型的亚健康失眠状态。

3.3 以主诉、病史、诱因等常用描述为主线的症状结构化

亚健康失眠状态的描述可以主诉、发病史、现病史为要点。如肝郁化火，痰热扰心的亚健康失眠状态主诉为入睡困难。发病史：近来因工作压力大，精神紧张。经常每天凌晨 1:00-2:00 仍感精神亢奋，难于入睡。现病史：近半个月来每夜入睡不足 4h，甚则彻夜不寐，自称精神即将崩溃。伴随梦多、触事易惊，恶心，纳呆。舌质红，苔稍黄腻，脉弦数无力。这里描述的临床症状就包括病人就诊时的主诉，发病的原因和过程，以及就诊时表现的临床症状。

3.4 以五脏证素为主线的症状结构化

亚健康失眠状态可以影响肝、心、脾、肺、肾五脏的功能，五脏功能异常可以表现出现五脏证素，分别表现以五脏为中心的亚健康失眠状态。如症见入寐困难，甚至彻夜难眠，可能病位在心，可伴心悸盗汗、胸中刺痛、口干口苦等症状；见睡眠不实，梦扰纷纭，可能病位在肝，可伴目眩、郁郁不乐、胁肋刺痛、烦躁易怒、头昏目胀、小便黄赤等症状；迟寐，思虑纷纭，喜忆往事，可能病位在脾，可伴纳呆食少、面色萎黄、舌边有齿痕、四肢困倦等症状；夜寐轻浅，易醒或经常醒，可能病位在肺，可伴惕惕然如惊、咽干音哑、自汗乏力、咳嗽痰多等症状；迟睡，早醒，可能病位在肾，可伴头晕耳鸣、腰膝酸软、小便频数清长、畏寒、脉沉迟等症状。

针灸治疗亚健康研究热点及趋势分析

——基于 citespace 的可视化分析

黑龙江中医药大学附属第一医院　王　珑
黑龙江中医药大学　贾朋丽

【摘　要】目的：通过对针灸治疗亚健康状态的文献进行分析，了解针灸治疗亚健康状态的研究热点及发展趋势。方法：利用可视化软件 citespace 对收录于中国期刊全文数据库（CNKI）的与针灸治疗亚健康相关的近 20 年文献进行年代、关键词、研究热点，地域等进行分析。结果：1997 到 2017 年共有相关文献 158 篇，进一步筛选，只选取 SCI、EI、核心、CSSCI 等代表性来源期刊，共筛选出 27 篇。通过对关键词进行分析发现了研究热点并分析了研究趋势，以期为未来研究者提供参考。结论：针灸治疗亚健康状态的研究尚处于发展阶段，对医疗事业的发展具有重要意义，应用前景广阔。

【关键词】亚健康；针灸；citespace

亚健康状态，是指介于健康和疾病状态之间的过渡状态，又称"第三状态和亚临床状态"。人若处于亚健康状态，会出现精神不振、食欲下降及应对突发事件的能力下降等多种症状，然而身体各项指标均未发现任何病理性结果。根据世界卫生组织（WHO）的一项全球性调查，约有 75%的人处在亚健康状态。在中国，调查结果显示亚健康状态人群的比例在 50%～75%，占全国人口比重过大，若不及时施治将一定程度上影响个人及社会的发展。因此，治疗亚健康状态已迫在眉睫。而针灸作为一种疗效确切且无毒副作用的治疗手段已经被广泛应用到亚健康状态的治疗当中。

利用可视化软件 citespace 对收录于中国期刊全文数据库（CNKI）的与针灸治疗亚健康相关的近 20 年文献进行年代、关键词、研究热点和地域等进行分析，可发现从 1997 到 2017 年共有相关文献 158 篇，进一步筛选，只选取 SCI、EI、核心、CSSCI 等代表性来源期刊，共筛选出 27 篇。

分析相关文献中的关键词可知，近 20 年针灸治疗亚健康状态的研究重点（图一）为针灸减肥与治疗亚健康的关系，其次为探讨针灸治疗亚健康的评定标准和机理研究。次之则为中医治未病与现代医学亚健康关系。这些热点将会为研究者提供丰富的研究资料进行参考。

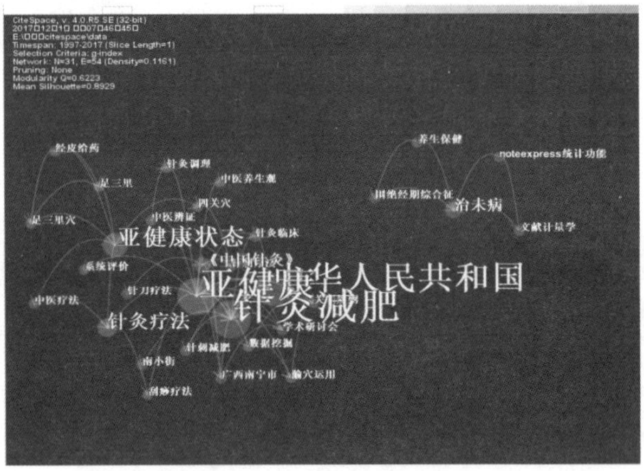

图一　针灸治疗亚健康状态的研究重点

新兴研究方向和研究趋势为大数据及文献分析，其中包括数据挖掘、系统评价、文献计量学等。除此之外，创新扩大针灸治疗方式及中医养生也是不容忽视的研究亮点。这提示我们需要重视新技术、新方法，及早将其与医学研究相结合，学科交叉优势互补。与此同时，也需对人们的健康程度予以足够重视并进行监控，以期未病先防、既病防传与瘥后防复。

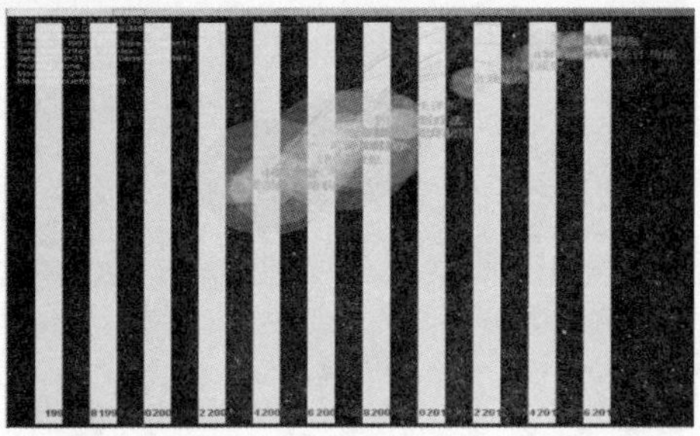

图二

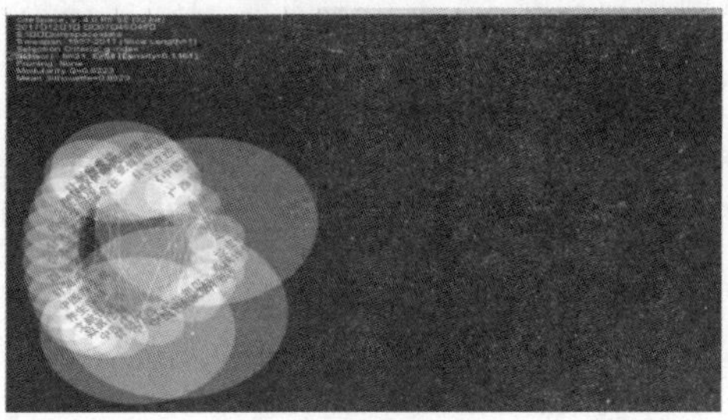

图三

分析文献整体趋势可知，针灸治疗亚健康状态的研究主要集中于 2006～2010 年间（详见图二、图三），近年来趋势趋于平和，时有小幅回升，研究连续未曾间断。随着人们对医疗程度的重视，相信不久的将来它将会爆发出新的活力。

通过分析地域可知，中国南方对于针灸治疗亚健康状态更为重视，但仍有巨大的潜能和发挥空间，而北方则重视程度相对较差，有更大地拓展空间。

综上所述，针灸治疗亚健康状态的研究尚处于发展阶段，对医疗事业的发展具有重要意义，应用前景广阔，我们需要在现有的研究基础上继承创新，为医学事业添砖加瓦。

亚健康人群易发疾病体质基因检测标准化研究展望

青岛莱西市南墅中心卫生院　张金环

【摘 要】随着现代人生活压力的增大，出现了一种介乎于病与非病之间的亚健康状态。中医认为，人体阴阳平衡才是健康，然而这种平衡是动态的平衡，且受外界环境的影响，显然要使之达到绝对的平衡是不可能的。本文从亚健康状态的界定开始研究，并对亚健康人群的筛查提出了判断的标准。并提出三步法来进行亚健康人群易发疾病基因检测的标准化方案，以此来预防亚健康状态。

【关键词】亚健康；体制；基因；标准化

1. 亚健康状态的界定

1.1 亚健康状态的出现

随着生活节奏的加快，人们的生活习惯和饮食习惯都变得不再健康，尤其是人们对快餐、大鱼大肉以及不规律夜生活的偏爱，导致机体超负荷运作，营养不均衡，从而进入亚健康这种不健康的状态。基于我国在亚健康和中医体质方面的研究积累，提出实施亚健康人群易发疾病体质基因检测标准化研究，尽快建立重点亚健康人群的预警监测平台，进一步规范亚健康人群的综合干预方法和技术，建立全国示范性亚健康研究与技术推广应用基地。

1.2 亚健康状态的构成要素

亚健康状态的构成与很多要素有关，比如遗传基因的影响、环境的污染、不良的作息习惯、压力过大等等，都能使人们步入亚健康状态。亚健康，是指人体处于健康和疾病之间的边缘状态，又叫慢性疲劳综合征、第三状态，因其有广泛的社会性和特有的时代性，被称为“世纪病”。目前普遍认为，亚健康状态是由于心理、生理、社会三方面因素导致机体的神经系统、内分泌系统、免疫系统整体协调失衡、功能紊乱而致。亚健康多属于中医虚证的常见表现。

2. 亚健康人群的筛查

2.1 亚健康“型态-证-体质”三位一体的判定方法

从亚健康状态的判定来看，虽然有着明确的标准，但亚健康人群的筛查并非易事。由于亚健康状态是机体的阴阳气血、脏腑功能失调所导致的疾病征兆，目前来看缺乏被国内外学者所认可的客观、特异性强的筛查或诊断标准。我们通常以“疾病的危险因素为依据，但尚未确立疾病的诊断”为筛查标准，结合亚健康“型态-证-体质”三位一体的判定方法和相关测评方法，来进行亚健康人群的筛查。

2.2 中医药综合调理亚健康状态

目前现代医学对绝大多数身心类慢性疾病的危险因素研究已非常明确，这些疾病对人类的危害和社会的负担极大，主要是通过二级预防来防控疾病的发生与发展。而中医对亚健康人群的筛查，是建立在中医药综合调理亚健康状态来防控疾病的发生与发展。相对而言，采用中医药的优势技术和方法防控疾病具有预防思想“前移”的趋势。

3. 三步法研究亚健康人群易发疾病体质基因检测标准化方案

针对亚健康人群进行筛查，主要目的是降低疾病的发生率和提高疾病的防控率，同时也深刻制约着亚健康相关技术和方法的推广应用。采用“三步法”研究亚健康人群易发疾病体质基因检测标准化方案值得我们仔细探索，本文以此展开详细研究。

3.1 亚健康人群中医体质状态的分类标准化研究

如果对于亚健康人群的筛查是基于疾病危险因素且尚未明确疾病的筛查，那么，对其中医体质状态的分类必须是针对疾病的发生。在现有公认的中医体质九分法的基础上，进一步规范和研究基于疾病发生的亚健康人群中医体质状态分类标准化研究。这有利于亚健康干预或调理的客观评价，因为国际对干预措施的评价趋向于终点指标和长期的随访结果。所以，基于某一种疾病发生的亚健康人群中医体质状态研究是细化和深入地研究亚健康状态，是与国际学术研究接轨的调整。

3.2 亚健康人群易发疾病体质基因检测标准化研究

根据目前的功能性基因研究进展，在疾病易患性基因群中，有一部分属于可调可控的功能性基因。将疾病易患性基因检测技术和中医体质宏观辨识方法相结合，探索亚健康人群易发疾病体质基因检测分析方法是可行的。可以采用三个层次进行分析：一是寻找同一体质的相同基因表达和不同体质的不同基因表达，进行差异性定性分析；二是采用统计学原理，对定量的基因表达进行量化分析；三是在基因群中确立相关基因表达的百分比。最终确立基于疾病发生的亚健康人群中医体质基因检测标准化方案，研制中医体质基因分析软件和基于疾病发生的亚健康人群中医体质基因芯片。

4. 建立重点亚健康人群预警监测平台

随着生物技术的发展，越来越多的亚健康检测技术和方法会不断涌现。现有的量子检测技术、超倍生物显微系统检测技术、脉搏波传导速度检测技术以及多层次多维度的综合评价的指标体系等对亚健康人群检测的特异性和敏感性都不是很高，这一问题是由于对亚健康人群的筛查目的不够明确导致的。

因此，必须要基于疾病发生的亚健康人群进行相关检测技术和方法的研究，才能保障亚健康状态的检测准确性和干预效果。利用现有技术的优势和中医体质研究的前期成果，建立基于疾病发生的亚健康人群中医体质基因检测标准化方案为核心的重点亚健康人群预警监测平台，科学整合和评价多样的亚健康状态检测技术和方法是十分必要的。这必将为中医药综合干预或调理亚健康状态提供科学、可靠的依据。

5. 展望

世界卫生组织对健康提出了全面而明确的定义：“健康不仅是没有疾病和虚弱，而且是身体上、心理上和社会适应能力上三方面的完美状态”。从而使人们对健康的评价不仅基于医学和生物学的范畴，而且扩大到心理和社会学的领域。随着社会发展和科学技术的进步及人民生活水平提高，人们对自身健康状态的关注已经从“已病图治”转变为“养生保健，未病先防”，人们完全突破了原来的思维模式，医学模式也发生了转变，从原来的“纯生物模式”转变为“社会-心理-生物医学模式”，使得西医学从传统的“治疗型模式”转变为“预防、保健、群体和主动参与模式。”

国医大师张大宁教授的学术思想对慢性肾脏病亚健康状态的指导

宁夏回族自治区中医医院及中医研究院　王晓红

张大宁教授是我国著名的肾病专家，从事中医理论和临床四十余载，在长期大量临床实践基础上，继承和发展了古代先哲的理论和经验，系统地提出了肾虚血瘀的共性理论和补肾活血的治疗方法。该理论是对中医医学理论的补充和发展，为治疗健康、亚健康及多种慢性疾病、老年病和抗衰老等的治疗指明了方向，尤其是对慢性肾脏病亚健康状态的调理具有现实的指导意义。

一、肾虚血瘀论的理论基础

据流行病学调查及张大宁教授多年的临床实践发现，40～80岁的健康、亚健康及疾病人群肾虚血瘀证的比例为86%～99%，而80岁以上的人群100%都辨证为肾虚血瘀。“肾虚”与“血瘀”几千年来虽然一直作为病因病机指导着中医临床，但在传统医学的理论体系中，始终未能将“肾虚”与“血瘀”完整、有机地统一起来。张教授认为临床上出现的肾虚与血瘀不是孤立存在的，肾虚必兼血瘀。肾虚是本，血瘀是标，肾虚为因，血瘀为果。《医林改错》也云：“元气即虚，必不能达于血管，血管无气，必停留而疾”。反过来血瘀又构成新的致病因素，从多方面加重肾虚的程度，形成恶性循环，而产生各类虚损证候。这就是疾病的一个共性，张大宁教授依据这种共性，　提出了“肾本学说”，即“肾是先天之本，肾是生命之本。”从而提出了解决肾虚血瘀的基本方法——补肾活血法。

国医大师张大宁教授指出，中医学的肾，范围很广，不仅包括现代医学泌尿系统的肾脏，也包含着很多内分泌、心脑血管以及免疫系统等功能，故肾的作用几乎涉及人体生命活动的整个过程，与五脏六腑、四肢百骸都有着直接或间接的关系，为脏腑阴阳之本、生命之源，因此，有“肾本学说”。肾的主要功能是主藏精，五脏六腑均赖肾精的滋养，而发挥作用。《素问·六节脏象论》曰：“肾者，主蛰，封藏之本，精之处也。”李中梓在《医宗必读》中说：“肾为脏腑之本，十二脉之根，呼吸之本，三焦之源，而人资之以为始者也。故日先天之本在肾。”又如张景岳《景岳全书》曰：“五脏之伤，穷必及肾。”肾与气血的关系尤为密切，肾藏精，精化血，这与肾主骨生髓，髓生血，肾直接参与气血活动密切相关。故肾虚必然从多方面导致气血亏虚。气为血帅，气行则血行，气虚则运血无力而致瘀。血为气母，阴血亏虚也可使血行不畅而致瘀。如张景岳云：“凡人之气血，盛则流畅，少则壅滞，故气血不虚不滞，虚则无有不滞者。”说明肾虚必然导致血瘀。《普济方》又说：“阴阳虚损，血气涩滞。”各种原因引起的肾气不充，元气匮乏，阴阳虚损，皆可由气血失调导致血瘀，再如张锡纯曾说：“或纵欲过度，气血亏损，流通于周身者必然迟缓，血既因之而瘀。”综上所述，气病及阳，气病及血，阳累及阴，乃至气血皆虚，肾失所养，而致瘀滞。

二、对补肾活血法认识

针对“肾虚血瘀论”的病理机制，张老率先提出了补肾活血这一基本治疗方法。中医常用的治法多是“汗、吐、下、和、温、清、补、消”八法。补肾法是常用的补法之一，活血法当为消法的一种，补肾法和活血法作为两个独立的治法，长期应用于临床。而张老提出的补肾活血法，绝不是补肾法（或补肾药物）与活血法（或活血化瘀药物）的简单、机械地选加或同用，而是将补肾法与活血法有机结合，高度统一。通过补肾促进活血，应用活血加强补肾，两者相互协同，使作为人体生命之本的肾之精气更加旺盛，经络气血更加通畅，达到改善肾虚血瘀病理变化，使机体阴阳平衡。近年来的研究已经证实，补肾活血法是通过调节神经内分泌、免疫机能、改善微循环等一系列作用治疗各种慢性病、老年病及延缓衰老的一个大法，同时也是改善健康、亚健康及慢性肾脏病亚健康的一种基本方法。

三、补肾活血法的应用

肾虚血瘀现象是很多慢性病的发病原因，包括慢性肾脏病、心血管病、糖尿病等。而慢性肾脏病亚健康状态是肾虚血瘀的主要表现形式。慢性肾脏病亚健康的主要症状有腰酸、乏力、头晕、耳鸣、双膝酸软无力、心慌心悸、夜寐差、情绪不宁、脱发、舌质紫暗、脉沉等。而腰为肾之府，肾主骨生髓通于脑，脑失所养则头晕耳鸣；肾府失养则腰酸乏力；心肾不交则心慌心悸，夜寐不安；精血不足，发失所养则脱发；舌质紫暗、脉沉均为肾虚血瘀的表现。

张大宁教授针对这种肾虚血瘀现象，独创一防衰益寿保健方，方中冬虫夏草补肾阳、益肾精，阴阳并补；西洋参补肾气、益肾阴；石斛滋肾阴、退虚热；三七活血化瘀、活血止血，诸药同用，补肾活血，益寿延年。慢性肾脏病亚健康状态的调理也是运用这个基础方，得到了较为显著的临床疗效。

根据肾虚血瘀的共性，张老还创建了补肾活血基本方：黄芪 15 克，五味子 6 克，女贞子 10 克，旱莲草 10 克，川芎 10 克，大黄 3 克，砂仁 3 克，生甘草 3 克。

方中黄芪健脾补肺补肾，五味子酸甘而温，能够补肾固涩填精，二者补肾气温肾阳，偏于补气补阳；女贞子（冬至采收）、旱莲草（夏至采收）组成二至丸，滋补肝肾，偏于补阴；川芎行气活血，大黄“主下瘀血、血闭寒热，破癥瘕积聚、留饮宿食”（《神农本草经》），可推陈致新，安和五脏；砂仁和胃健脾消导，生甘草调和诸药，八味药合用，补而不热，补而不滞，阴阳并补，补肾活血。慢性肾脏病亚健康人群健康状态的调整也是运用本方，在共性的基础上采用个性化诊疗，如脘腹胀满、咳嗽痰多可用陈皮理气健脾、燥湿化痰；腰痛甚者可加入续断补肝肾强筋骨、伸筋草舒筋活络等。

而针对不同的病种，在共性的基础上，采用个性化治疗，如高血压亚健康人群可以在本方的基础上，加入天麻、钩藤、石决明潜阳；冠心病亚健康人群可以添加太子参、西洋参、麦冬补心气，丹参、莪术活血化瘀；糖尿病亚健康人群可以加入石斛、黄连清虚热，益气养阴。

慢性肾脏病亚健康人群的音乐疗法也是依据肾虚血瘀的现象采用不同的音乐旋律起到补肾活血的作用。在聆听音乐的同时，曲调、情志、脏气共鸣，达到补肾益气、活血化瘀、通畅精神的效果。养肾曲目《梅花三弄》中舒缓合宜的五音搭配，运用五行互生的原理，反复不断地将产生的能量与肾之精气结合，达到肾精肾气的隆盛。活血化瘀曲调《碧涧流泉》，镇静平和的旋律，安和五脏，调养心神。

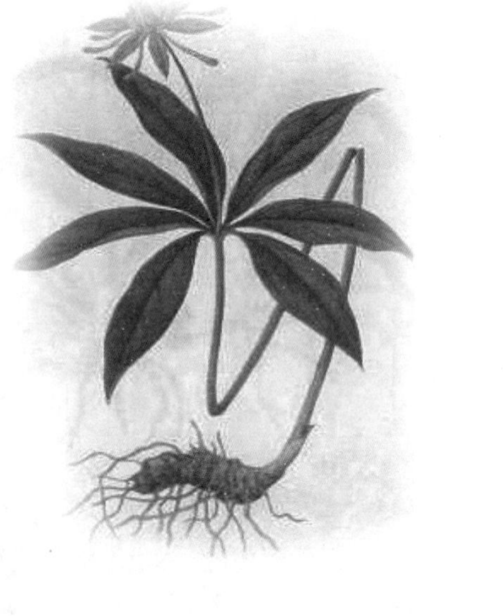

从中医“治未病”防治亚健康状态

安徽中医药大学第二附属医院门诊　朱婷婷

【摘要】亚健康是近年来提出的新概念，是指人体处于健康与疾病之间的中间状态，中医“治未病”包括未病先防和已病防变两个方面，故亚健康属于中医“治未病”的范畴。文章论述了亚健康与“治未病”的关系，亚健康的影响因素，并运用中医“治未病”思想及其理论体系防治亚健康状态。

【关键词】亚健康　治未病　防治

近年来，随着经济的发展，社会的进步，人们对健康的需求逐渐提高，亚健康的概念也应运而生。2006年中华中医药学会发布的《亚健康中医临床指南》指出：亚健康是指人体处于健康和疾病之间的一种状态。处于亚健康状态者，不能达到健康的标准，表现为一定时间内的活力降低、功能和适应能力减退的症状，但不符合现代医学有关疾病的临床或亚临床诊断标准。

虽然中国古代医籍中并无“亚健康”的名称，但早在《素问·四气调神大论》篇中就有关于亚健康症状的一些认识：“是故圣人不治已病治未病，不治已乱治未乱，此之谓也。夫病已成而后药之，乱已成而后治之，譬犹渴而穿井，斗而铸锥，不亦晚乎！”可见中医在很早以前就认识到了“治未病”对人体健康及早期医治的重要性，蕴含了现代预防医学的理念在其中。因此，将中医学“治未病”思想应用到亚健康状态的防治中，则有着十分重要的作用。

1．亚健康状态与中医“治未病”的关系

亚健康状态人群有一些明显的症状或体征，提示其体内免疫系统、内分泌系统以及神经系统出现一定的功能紊乱，或出现协调的失衡[1]。而中医学认为脏腑、气血是维持人体正常的重要物质，如脏腑气血功能失调，则易导致机体阴阳失衡，进而患病。由此可见中医学“治未病”思想与亚健康状态均已认识到疾病发生的基础，且内涵大致相符，也为将中医学“治未病”思想应用于亚健康状态人群的干预奠定了基础。

2．亚健康状态的主要因素

2.1 *肾精亏虚*　中医学认为，肾为五脏之根、先天之本，肾中蕴藏之精包括肾阴、肾阳两个方面，是人体脏腑阴阳之根本，对调控脏腑阴阳起着重要作用[2]。肾中所藏之阳为人体一身阳气之根本，“五脏之阳气，非此不能发”，即五脏之阳均需肾阳的推动和激发才能保证各自脏腑的正常机能，五脏形体官窍得肾阳温煦才能维持其功能；肾阳亏虚则人体阳气激发不足，精血津液化生、输布异常导致人体易感疲劳、活动力减退、易感外邪等。肾中所藏之阴为人体一身阴精之根本，“五脏之阴气，非此不能滋”，即肾阴能凉润全身形体官窍，一方面平衡机体功能，保证能量资助源源不断，另一方面使其功能稳定而不亢奋，避免阴虚燥热、头晕耳鸣、心烦意乱等亚健康表现。 因此，肾精亏耗是导致亚健康状态的关键核心所在，调补肾中精气，纠正其偏盛偏衰是改善亚健康的重要途径。

2.2 *脾胃虚弱*　饮食不节、劳逸失调、精神紧张等是目前人们生活中普遍面临的问题，而这些因素均可直接或间接损伤脾胃而致脾胃虚弱， 脾胃虚弱则直接影响气血生化，中焦气机升降及水湿运化，气血生化不足，则心神失养，心神不宁；气机升降紊乱则脾之清阳不升，胃之浊气难降，污浊之气蒙蔽清窍；水湿运化不利则体内痰湿堆积，以上问题反映到人体则表现出不寐、健忘、烦躁、焦虑、神倦乏力、嗜睡、肥胖等严重影响人们身心健康的诸多问题。另外，《素问·宣明五气》篇指出：“心藏神，肺藏魄，肝藏魂，脾藏意，肾藏志。”言明

五脏精气化五志，脾之精气化为意，意为情志活动，脾藏意，与注意记忆、思考分析等认知思维活动有关。故脾胃虚弱，亦可使人出现注意力不集中、思考分析问题的能力下降等情志方面的问题。

2.3 情志因素 “七情，人之常性”（《三因极—病证方论》），情绪之变化为人之常情，正常的表达与合理的发泄可以促进人体之健康，正如《医醇賸义》中所言：“夫喜怒忧思悲恐惊，人人共有之境，若当喜而喜，当怒而怒，当忧而忧，是即喜怒哀乐，发而皆中节也。此天下之至和，尚何伤之有？ 惟未事而先意将迎，既去而尚多留恋，则无时不在喜怒忧思之境中，而此心无复有坦荡之日，虽欲不伤，庸可得乎？ ”但若情绪变化过于激烈，则会影响一身之气机，《素问·举痛论》提道：“百病生于气也，怒则气上，喜则气缓，悲则气消，恐则气下，惊则气乱，思则气结”，情志变化导致气机变化，而气机的混乱又会引发疾病的产生。又如《灵枢·本神》曰：“因悲哀动中者，竭绝而失生。喜乐者，神惮散而不藏。忧愁者，气闭塞而不行。盛怒者，迷惑而不治。恐惧者，荡惮而不收”。剧烈的情绪变化超出身体的正常承受范围，直接导致疾病的产生。

3．中医学“治未病”思想对亚健康状态的防治干预

《素问·上古天真论》曰：“上古之人，其知道者……食饮有节，起居有常，不妄作劳，故能形与神俱……”可见，中医学“治未病”思想历史悠久，“治未病”的干预手段较多，如饮食调节、情志干预、生活方式调节、运动锻炼、药物干预等，均有明显的效果，可有效促进机体脏腑功能的恢复、阴阳的平衡以及气血津液的正常运行。

3.1 饮食有节 “饮食有节”是保持身体健康的重要原则之一，饮食也是化生气血津液精的重要来源，因此做到饮食有节、营养丰富具有重要的意义，“五谷为养，五果为助，五畜为益，五菜为充”，避免过饱，或过食肥甘厚味、醇酒醪醴等，有利于保持机体的健康状态，促进气血的充足。

3.2 情志调节 亚健康预防以及治疗时，必须坚持身心并治的原则，其中治未病的思想基础为调节情志。人的意识、思维及精神并不仅是人体生理功能的重要组成部分，而且在一定条件下影响着人的精神思维活动、人体生理功能的协调平衡。因此，调节情志也是治疗疾病、预防疾病发生及传变、“治未病”的重要手段。给予适当的情志干预，如移情易性法、音乐疏导法，可以有效调节患者的不良情绪，保持情绪的稳定和舒畅，使气血阴阳平衡得以恢复[3]。

3.3 生活方式干预 《黄帝内经》中提出“起居有常”，即告诉我们应注意调节生活方式，戒掉不良生活习惯，形成良好的作息习惯，对于避免损伤脏腑功能，恢复人体的正气具有积极的作用。

3.4 运动锻炼 八段锦、五禽戏、气功、太极拳、太极剑、导引等运动锻炼方式能够舒经通络，调节脏腑功能，促进气血运行，沟通脏腑内外，促使气血运行通畅，增强免疫力。尤其适合亚健康状态人群，故应做到坚持长期锻炼，促进机体健康。

3.5 药物干预 合理的中药治疗可有效预防亚健康的发生，且可以有效治疗已经发生的亚健康。中医辨证分析认为，亚健康状态多表现为虚证、虚中夹实之证，针对病因，临床在治疗时，可采用滋阴补肾、疏肝理气、健脾和中、养心安神等药物对患者实施治疗，对于改善脏腑功能低下、恢复身体功能效果显著，可有效维持正常的机体功能，增强身体免疫功能。

综上所述，针对亚健康状态人群的特点，积极运用中医学“治未病”思想，在此理论指导下对此类人群进行适当的措施干预，可有效促进气血津液的充足、阴阳平衡的恢复、脏腑功能的正常，改善亚健康状态。

参考文献

[1]马君.中医“治未病”与亚健康[J].中国疗养医学，2013，22（8）：753.

[2]张丽，纪立金.中医脾胃与老年性痴呆发病关系的探讨[J].福建中医药，2007，38（4）：51.

[3]孙大中，修宗昌.治未病思想与体质偏颇、亚健康状态关系探讨[J].中国中医药现代远程教育，2015，13（9）：1-2.

基于体质辨识防治非酒精性脂肪肝病的新型健康管理模式的成效分析

上海中医药大学附属普陀医院　鲁　曦　张志丹　沈红权[1]

【摘要】 目的 探讨基于体质辨识理论构建的新型三位一体健康管理模式的应用效果。 方法 选取 2015 年 7 月 1 日—2017 年 7 月 1 日在社区健康普查中 NAFLD 高危人群及轻、中度患者共 210 例，每组 70 例，分别根据体质辨识结果制定药物、饮食、运动起居、健康教育的个体化调护方案，并实施每周一次调查问卷自我监督，每月一次社区随访，每三月一次医院门诊咨询，管理前后分别记录患者 BMI、肝功能、血脂、血糖、体质积分、中医证候积分的变化情况。结果 采取个体化健康管理后，各组人群较管理前在肝功能（AST、ALT）、血脂（TC、TG）、BMI 方面均有改善，差异有统计学意义（$P<0.05$）；但在 HDL-C 改善方面，NAFLD 高危人群及轻度 NAFLD 较管理前相比，差异有统计学意义（$P<0.05$），但在中度 NAFLD 患者中，管理前后差异无统计学意义（$P>0.05$）；中医证候积分较管理前相比有所降低，差异有统计学意义（$P<0.05$）；而三组人群管理后较管理前相比，血糖无明显改善（$P>0.05$）；此外，轻度 NAFLD 患者管理后的肝脏影像学表现较管理前相比明显改善（$P<0.05$）。结论 体质辨识为基础的三位一体健康管理模式不仅可以有效改善 NAFLD 高危人群及轻中度 NAFLD 患者的肝功能、血脂及 BMI 指数，降低中医证候积分，提高生活质量，还能改善 NAFLD 患者肝脏影像学表现，是有效防治 NADFL 的一种中医健康管理模式。

【关键词】非酒精性脂肪性肝病；健康管理；体质辨识

Effectiveness analysis on prevention and treatment of non-alcoholic fatty liver disease by TCM health management model based on the Physical identification theory

Zhangzhidan，liuxinye，shenhongquan

（Putuo Hospital， Shanghai University of Traditional Chinese Medicine，Shanghai 200062，China）

【Abstract】**Objective:** To observe the effect of treating non-alcoholic fatty liver by health anagement mode based on the theory of Physical identification. **Methods:** 210 patients （including 70 patients in each group） who had high risk of NAFLD and mild or moderate NAFLD patients were selected in the community health survey from July in 2015 to July in 2017. According to the results of physical identification to develop individualized program with drugs、diet and exercise，everyone fills out the questionnaire once a Week， community follow-up survey once a month， and hospital consultation every three months， Then the changes of BMI， liver function，blood lipid， blood glucose， physical fitness and TCM syndrome scores were recorded before and after management. **Result:** after management，there was significant difference in the levels of liver function， blood

[1] 基金项目：上海市中医药事业发展三年行动计划（ZY3-FWMS-1-1001-KYJS-32）；上海市卫生局中医药科研基金项目（2012L002A）

作者简介：张志丹，女，主治医师，主要从事非酒精性脂肪肝的中医药临床研究。

通讯作者：刘鑫晔，Email：523910227@qq.com.

lipid and BMI（P＜0.05）; there was significant difference in the levels of HDL-C for the NAFLD high-risk groups and mild NAFLD compared before the management （P<0.05）， but there was no statistically significant difference in the moderate NAFLD patient compared before the management （P>0.05）; The scores of TCM syndromes were lower than before， and the difference was statistically significant （P＜0.05）. There was no significant improvement in blood glucose compared with before （P>0.05）. In addition， there was significant difference in the liver CT for the mild and moderate patient compared before the management （P<0.05）. **Conclusion:** TCM health management model based on the theory of differentiation is an effective management model for NAFLD，It can improve the effect of treatment for the disease.

【Key Words】non-alcoholic fatty liver disease; health management; Physical identification

流行病学调查显示，我国目前约有脂肪肝患者1.2亿，血脂异常患者1.6亿[1]。随着人口老龄化和慢性病双重负担的加剧，医疗卫生需求将急剧增长[2]，传统的以疾病为中心的管理模式已难以应对新的挑战，以个体和群体健康为中心的管理模式应运而生。研究证实，有效的健康管理是预防和控制非酒精性脂肪肝病发生发展的关键。中医的“治未病”理念在预防保健方面有其独特的理论体系，与西方国家健康管理思想可互不融合形成具有中国特色的健康管理新模式[3]。本研究将“中医治未病”理念与“体质辨识”理论有机结合，创立“医院—社区—个人”三位一体的新型健康管理模式，并评价其应用效果。

1．研究对象

选取2015年7月1日至 2017年7月1日在社区健康普查中提示非酒精性脂肪肝病高危人群及轻中度非酒精性脂肪肝病患者共210例，其中高危人群70例，NAFLD患者140例。

2．诊断方法

2.1 高危人群诊断标准：

主证：①肝功能异常：ALT、AST、GGT 其中任何一项较正常值升高和（或）AST/ALT 比值＜1者均为肝功能异常；②脂代谢异常：TC、TG、LDL任何一项较正常值升高和（或）HDL 较正常降低者均为脂代谢异常。

兼证：①乙型肝炎：凡既往明确诊断为“乙型肝炎”者；②2型糖尿病：凡既往明确诊断为“2型糖尿病”者，包括目前已进行药物治疗和未进行药物治疗患者；③体质指数（BMI）：凡BMI指数≥25者体质指数（BMI）=体重（kg）÷身高^2（m）；④腰围指数：凡腰围指数超过自身标准范围上限者男性：身高（cm）÷2～11（cm），女性：身高（cm）÷2～14（cm），±5%为正常范围。

凡具备以上主证中任何一项或兼证1～3项中任何两项，即可诊断为NAFLD高危人群。

2.2 NAFLD诊断标准　参2006年中华肝脏病学分会脂肪肝和酒精性肝病学组制定的标准[4]。分度标准：（参照中华医学会肝脏病学会脂肪肝和乙醇性肝病学组平扫CT诊断脂肪肝标准）：弥漫性肝脏密度降低，肝/脾CT比值≤1.0但大于0.7者为轻度；肝/脾CT比值≤0.7但大于0.5者为中度。

2.3 纳入标准：居住在上海地区超过10年以上居民，年龄为18～65岁，入组前本人签署知情同意者。

2.4 排除标准 妊娠或哺乳期妇女；合并重要脏器病者；兼夹体质、平和质及特禀质者；判定为非酒精性脂肪性肝硬化者；有精神、意识或学习障碍者；正在参加或近半年参加过相关研究者；资料不完整者。

3．研究方法

3.1 建档 通过社区健康体检进行人群筛查，严格按照入选标准将入选人群健康

资料整理后上交至我院门诊中医科，由我院中医科进行二次筛查，入组者全部进行体质辨识[5]并行腹部CT评估当前健康状态，制作病例观察表，详细记录患者性别、年龄、BMI、肝功能、血脂、血糖、体质积分、中医证候积分等个人信息，建立健康档案，专人保管。

3.2 干预方法 结合体质辨识及检测指标，制定个体化调护治疗方案（包括药物使用、建议中等程度

的热量摄入和低脂饮食、每周3次以上中等量有氧运动，每次至少30min、生活调护、健康教育等）。

3.3 观察指标 ①由社区医院进行监督执行，每周一次以问卷形式实施自我督查，主要督查内容为药物服用是否规则、运动调护是否坚持及生活饮食注意事项是否落实到位；②每月一次社区医院指定人员上门随访督查，及时发现存在问题并整理反馈以调整方案，一周内回馈至个人；③每三个月一次我院中医科门诊健康咨询，并于管理前和管理结束分别计算中医证候积分、BMI及生化指标检测以评定健康管理效果。

4．统计学方法

采用SPSS17.0软件处理，计量资料以X±S表示，满足正态性和方差齐性中医证候积分、生化指标评定、体重、BMI指数的评定均采用方差分析进行统计；肝脾CT比值以Ridit分析方法统计，均以P＜0.05为差异具有统计学意义。

5.结果

5.1 各组人群中医体质分布情况（见表1）

表1表明：NAFLD高危人群大多数为偏颇体质，其中又以痰湿质、气虚质、湿热质、气郁质多见，其余的体质差异不显著；NAFLD人群中中医体质分布由多至少分布为：痰湿质＞湿热质＞气虚质＞瘀血质。

表 1　各组人群中医体质类型分布表

体质类型	高危人群（人）	比例（%）	NAFLD 患者（人）	比例（%）
阴虚质	4	5.7	8	5.7
湿热质	8	11．4	25	17.8
气虚质	11	15.7	17	12.1
气郁质	7	10.0	13	9.3
痰湿质	34	48.6	38	27.1
阳虚质	2	2.8	8	5.7
平和质	1	1.4	12	8.6
瘀血质	2	2.8	15	10.7
特禀质	1	1.4	4	2.9

5.2 管理前后各组中医证候积分情况（见表2）

表 2　管理前后各组中医证候积分情况（X±S）

组别		证候积分	血糖（mmol/L）	BMI
高危组	管理前	6.89±0.78	5.06±0.87	26.72±3.01
	管理后	6.32±0.57*	5.13±0.62	24.65±2.84*
轻度 NAFLD 组	管理前	7.61±0.84	5.31±0.55	28.03±2.94
	管理后	7.05±0.63*	5.22±0.58	25.36±2.75*
	管理前	8.39±1.29	5.89±1.06	28.85±3.24
中度 NAFLD 组	管理后	7.88±1.07*	5.74±0.93	26.84±3.47*

注：与同组管理前相比，*P＜0.05。

5.3 管理前后各组生化指标检测情况（见表3、表4）

表 3　管理前后各组生化指标检测变化情况（X±S）

组别		ALT	AST
高危组	管理前	38.49±7.23	32.58±9.85
	管理后	35.51±5.79*	29.26±7.38*
轻度 NAFLD 组	管理前	46.81±15.39	32.29±7.92
	管理后	39.92±9.82*	29.58±6.87*
中度 NAFLD 组	管理前	65.71±10.65	49.49±10.82
	管理后	59.82±8.41*	45.07±9.96*

注：与同组管理前相比，*P＜0.05。

表 4　管理前后各组生化指标检测变化情况（X±S，mmol/L）

组别		TC	TG	HDL-C
高危组	管理前	4.57±1.06	2.36±0.78	1.04±0.26
	管理后	3.76±1.15*	1.49±0.65*	1.15±0.37*
轻度 NAFLD 组	管理前	5.18±0.93	3.78±1.53	0.91±0.24
	管理后	4.26±1.02*	3.26±1.29*	1.25±0.31*
	管理前	5.57±1.46	4.47±1.21	0.82±0.24
中度 NAFLD 组	管理后	4.73±1.38*	4.08±1.04*	0.91±0.13

注：与同组管理前相比，*P＜0.05。

5.4 管理前后各组肝脏影像学改变情况　各组患者管理后较管理前相比，轻度NAFLD组患者肝脏影像学改变差异具有统计学意义（P＜0.05）；中度NAFLD组患者治疗后肝脏影像学相比，有好转趋势，但差异不具有统计学意义（P＞0.05）。（见表5）

表 5　管理前后各组肝脏影像学改变情况（X±S，例）

	轻度 NAFLD 组		中度 NAFLD 组	
	治疗前	治疗后	治疗前	治疗后
正常	0	34	0	4
轻度	70	36	0	34
中度	0	0	70	32
有效率（%）	-	48.6*	-	54.3*

注：与同组管理前相比，*P＜0.05。

6．讨论

2016年，国务院出台了《中医药发展战略规划纲要》，明确了未来15年中国中医药的发展方向和工作重点，提出要大力发展中医远程医疗、智慧医疗等新型医疗服务模式，提升中医养生保健服务能力[6]。同年3月，全国人大代表、中国工程院院士终南山谈及中医药发展时说“中医治未病是当前中医药最重要的发展方向”。由此可见，中医“治未病”的思想、传承、应用将在今后健康管理中将发挥更大的作用。“未病”理念实际上涵盖了现代医学的健康、亚健康及疾病概念，其精髓是“防病于未然、治病于初始阶段[7]。”“中医健康管理”即中医“治未病”思想在“管理学”中的应用，是运用中医学“整体观念、辨证论治”的核心思想，结合健康管理学的理论体系，通过中医四诊技术与西医检测相结合，对个人或群体进行健康、亚健康和疾病评估，根据不同健康状态提供相应的养生调护方案。而体质辨识是“中医治未病”的抓手，为现代健康管理提供了方法、工具与评估体系。本研究通过将“体质辨识”与“治未病”中医理念进行有机融合，创立新型的医院、社区和自我监督相结合的“三位一体”健康管理模式，以提出更有针对性及预见性的调护方案，而从达到“未病先防、既病防变”的防治目标。

本研究通过社区健康普查确立非酒精性脂肪肝潜在高危人群及轻中度患者，我院门诊进行体质辨识、健康评估，对该人群确立个体化的中医调护方案及早期防治注意事项，后期安排定期、定点、定性的跟踪随访，即发挥了综合医院强大的技术优势，又纳入了社区卫生服务在地域上的高辐射性，实现“资源整合，优势互补”，利于定期随访与长期干预的有效持续开展，让更多人群真正享受到优质、便捷、一体化的健康管理服务。该模式通过三级管理的无缝化衔接，形成一个集治疗、预防、健康调养于一体的完善体系，这不仅有助于降低后期医疗费用，也可以提升全民健康意识，从而达到维护健康的防治目的。本研究结果显示：通过阶梯式健康管理，各组人群较管理前相比，调护干预不但可以改善肝功能、血脂情况及BMI指数，一定程度上减轻脂肪肝的影像学改变，还可以显著降低患者中医证候评分，改善生活质量，充分证实了该模式在未病先防及既病防变方面的有效性和可行性。同时，作为一种新兴健康管理模式，仍需要不断发展完善，如编制医院—社区—个人的合作指南和评价体系，形成科学的社区卫生服务首诊负责制、提升社区医护人员的整体素质及诊疗水平等，以促进其完善推广。

参考文献

[1] 吴之杰.大数据时代我国健康管理产业发展策略研究[J].卫生经济研究，2014，(6)：14-16.

[2] 程成.中国养老产业发展研究[J].中国市场，2016，(7)：38-39.

[3] 余皎莹，翁丽丽.结合“治未病”理念开展健康管理服务初探[J].内蒙古中医药,2014,33(35)：137.

[4] 中华医学会肝病学分会脂肪肝和酒精性肝病学组.非酒精性脂肪性肝病诊疗指南[J]. 中华肝脏病杂志，2006，14（3）：161-163.

[5] 王琦，9种基本中医体质类型的分类及其诊断表述依据[J].北京中医药大学学报，2005，28（4）19.

[6]国务院印发《中医药发展战略规划纲要（2016-2030年）》[N].人民日报，2016-02027（001）

[7]沈燕.刍议中医“治未病”的科学内涵及现实意义[J].中医中药，2014，8（15）：222.

中医刺络放血疗法在慢性病防治中的应用

北京中医药大学东方医院治未病中心 富 斌 袁尚华*

【摘　要】面对疾病谱变化、各系统慢性病井喷式交错式增长的严峻健康形势，中医疾病防治理念与技术地位尤显重要。作为重要适宜技术之一，中医刺络放血疗法历史悠久，理论完备，疗效确切，可以调理体质、疏通经络，简便验廉，绿色无毒，且副作用小。科学认识、系统整理及普及推广其在临床诊疗中的应用，可望对防治慢性病、促进健康发挥重要作用。

【关键词】刺络放血；慢性病；中医治未病；调理体质；疏通经络；疾病预防

* 通讯作者：袁尚华，治未病中心主任，主任医师，北京中医药大学东方医院，北京市丰台区方庄芳星园一区 6 号，邮编：100078，电话：13801377623，E-mail：yshlj@sina.com

现代社会工业化、城镇化、人口老龄化进程加剧，疾病谱、生态环境、生活方式不断变化，导致心脑血管、消化、呼吸、内分泌、代谢排泄、生殖、运动及心理精神等系统慢性病发病率呈井喷式交错式增长，《健康管理蓝皮书：中国健康管理与健康产业发展报告（2018）》指出，我国慢性病患病人数已达3亿，城市和农村因慢性病死亡占总死亡人数的比例分别高达85.3%和79.5%。严峻健康形势下，中医疾病防治理念与技术的地位尤显重要，而作为中医重要适宜技术之一，刺络放血疗法犹如一朵奇葩，常常于临床中起到峰回路转、意想不到的治疗功效，且副作用小，简便廉验。科学认识、普及推广该疗法在临床诊疗中的应用，可望对防治各类慢性病、促进健康发挥重要作用。

1. 刺络放血疗法的历史沿革

中医刺络放血疗法是用三棱针、梅花针、毫针、注射针头或其他针具点刺特定部位或穴位，使该处少量出血，达到泄热、消肿、止痛、化瘀、散寒、祛风、泄暑、除湿、逐痰等目的，用以防治疾病的中医传统方法。放血疗法在我国运用历史悠久，马王堆出土的汉帛书《脉法》中“砭石医治痈肿”是最早关于该疗法的记载[1]，经过历代医家的临床实践和探索，放血疗法的临床应用范围大大丰富。春秋时代，中医鼻祖扁鹊擅长“镵血脉”，曾用百会穴放血治愈虢太子的“尸厥”。三国时期，华佗用针刺放血治疗曹操的顽疾“头风症”。晋唐时期放血疗法开始广泛应用，唐代王焘在其著作《外台秘要》中记载了刺血拔罐疗法[2]，《新唐书》中有载御医在唐太宗头顶放血治疗其“头眩目不能视”。金元四大医家之一“攻下派”鼻祖张子和，在《儒门事亲》中记录了以十二经脉气血多少来指导临床刺络放血的医案19例，涵盖“风搐反张案”“舌胀案”“湿癣案”“粉瘤案”等疾病，提出“针刺放血，攻邪最捷”。明代杨继洲所著《针灸大成》中详细记载了刺血疗法文献47条、穴位42个，常治病症包含目部疾、口腔疾、肿疾、咽喉疾、热疾、血疾、风疾、下肢疾、头部疾、心神疾、脾胃肠疾、痹证、疮痈疾、肺疾、腰臀疾、痉厥疾等[3]。清代郭志邃所著《痧胀玉衡》记有刺血医治急症；叶天士擅长运用放血疗法治疗喉疾；赵学敏和吴尚先在《串雅外编》《理瀹骈文》也设有放血疗法的相关篇幅[4]。近代以来，本疗法的应用与研究不断进展，治疗疾病达百余种，遍及临床内、外、妇、儿、五官、皮肤等专科，作为一项基本疗法被写入国家编纂的高等中医教材。

2. 刺络放血疗法的防治理论基础

《黄帝内经》全书有46篇内容描述刺络放血疗法，提出“凡用针者，虚则实之，满则泄之，菀陈则除之，邪胜则虚之”“刺络者，刺小络之血脉也”，阐释了其机理是“菀陈则除之，出恶血也”，即通过刺血之法祛除瘀血及其他阻滞经络的病理产物，达到疏通经络、平衡阴阳、治愈疾病的目的，为后世奠定了理论基础。《素问·刺热》中云：“肝热病者，左颊先赤；心热病者，颜先赤；脾热病者，鼻先赤；肺热病者，右颊先赤；肾热病，颐先赤。病虽未发，见赤色者刺之，名曰治未病。”由此可见早在内经时代，医家便认识到了刺络放血对各类疾病初萌之“未病”状态的重要调治作用。

疾病的发生发展是一个渐进过程，慢性病本无大病小病之分，而有早中晚期之分，是多种致病因素长期积累、逐步发展、相互影响导致的，正如《素问·皮部论》中曰：“是故百病之始生也，必先于皮毛，邪中之则腠理开，开则入客于络脉，留而不去，传入于经，留而不去，传入于府，廪于肠胃。”指出经络传变是疾病发生、发展的重要基础。疾病之初，邪气侵袭浅表络脉伤及络血，碍及络气，引起“病络”机制而发病，王永炎院士由此提出了“初病入络”病机理念[5]，强调将“病络”看作一种可引起中医多种疾病的病机、初萌，深化了对疾病发生学的认识。经络瘀阻、虚损等功能异常，与动脉粥样硬化、高血压病、冠心病、脑卒中、糖尿病、胃肠功能紊乱、失眠焦虑、多种增生性疾病（包括乳腺增生、甲状腺结节、胆囊息肉、卵巢囊肿、子宫肌瘤及骨质增生等）及恶性肿瘤等重大急慢性病具有很高相关性[6]，因此，经络调理是中医疾病防治的重要内容，《素问·阴阳应象大论》中云：“善治者治皮毛，其次治肌肤，其次治筋脉，其次治六腑，其次治五脏。”通过刺络放血疗法在内的按摩、捏脊、拔罐、走罐、针刺、艾灸、刮痧、砭石、熏蒸等方法调治经络病变，可以调和脏腑、祛邪通络，交通表里，通调上下，针对性强，实用性强，简便验廉，绿色无毒，且可多种方法搭配综合使用，贯穿于众多慢性疾病的预防和治疗，实现了“防治一体”，对“治未病”意义重大[7]。

3．刺络放血疗法在现代慢性病防治中的应用

当代医家从未松懈以放血疗法防治慢性病的探索。王芬等搜集1960至2003年有关刺络放血文献327篇，归纳总结放血疗法的作用包括促进血液循环，加速新陈代谢，有着退热、止痛、镇静、降压、降低血黏度、强心、活血、消癥、急救、消炎、止痒、抗过敏等[8]。胡伟勇等取行间穴刺络放血治疗肝阳上亢型高血压病30例，总有效率达83.33%，且在改善血流变指标及眩晕、头痛、急躁易怒、口苦、失眠、便秘等症状方面的疗效优于口服安内贞片剂对照组[9]。张淑杰等对比背俞穴刺络放血疗法与口服辛伐他汀片治疗痰瘀互结型高脂血症患者82例的疗效，发现经6周治疗，刺络放血治疗组在改善空腹血清总胆固醇、甘油三酯及缓解中医各项证候方面明显优于口服辛伐他汀片组[10]。蔡斐等将30例慢性咽炎患者随机分为治疗组和对照组，治疗组予耳背静脉刺络放血，对照组口服慢严舒柠，治疗4周后结果显示治疗组疗效总有效率90%，明显优于对照组[11]。李家康等使用攒竹、丝竹空、颧髎、迎香穴及痛点刺络放血，配合针灸、中药疏通阳明、少阳之经气、祛风除痰、化瘀止痛，治疗顽固三叉神经痛取得积极疗效，达到长期止痛且大大减少和摆脱对副作用较大的口服药如卡马西平等药物的依赖[12]。张雪等总结近10年有关研究进展，提出刺络放血疗法治疗痛风性关节炎有一定疗效，起效快、疗效好、不良反应少、复发率低、方法各异[13]。

4．刺络放血疗法在中医“治未病”中的应用

北京中医药大学东方医院治未病健康管理中心袁尚华主任医师及团队总结多年经验，独辟蹊径，临床中常运用刺络放血疗法调理体质、疏通经络，使刺络放血疗法的应用范围得到拓展，丰富了适宜、有效、易推广的慢性病防治手段。

4.1 调理体质

中医体质是由先天遗传和后天获得所形成的，个体在形态结构和功能活动方面所固有的、相对稳定的特性，不同体质对同一致病因子的易感性和疾病发展的倾向性也不同，即体病相关[14]，如气郁质人群气机不畅，易患失眠、抑郁症、焦虑症、乳腺增生等病证；痰湿质多汗多痰，易患高血压、血脂异常、糖尿病、脂肪肝等；瘀血质易患痛经、癥瘕、冠心病、脑中风等；湿热质易患慢性炎症、胆囊疾病、肝炎、胃肠炎等火热病证；特禀质易患哮喘、过敏性皮炎等。体质有虚实不同，气郁质、痰湿质、瘀血质、湿热质为实性体质；阳虚质、阴虚质、气虚质归为虚性体质[15]。运用放血疗法善于祛邪的特性，根据四季节气开展规律周期性调理，对改善气郁、湿热、痰湿、血瘀、湿热等实性体质与虚实夹杂型特禀质的偏颇程度，可取得积极效果，从而防治相应慢性病；当面对虚实夹杂证型及复合体质时，则需与汤药、膏方、艾灸、穴位贴敷等补法协同应用。痰湿质常用刺络放血选穴：脾俞、胃俞、三焦俞、足三里、天枢等；调理湿热质可选大椎、肝俞、丰隆、天枢等；调理血瘀质常用心俞、厥阴俞、肝俞、郄门、曲池、阳陵泉等；调理气郁质常用膻中、肝俞、胆俞、内关、阳陵泉等；调理特禀质常用肺俞、曲池、合谷、足三里等。

4.2 疏通经络

疾病发生时，致病因素侵入机体，经络首先受邪而出现由外到内、由表到里的传变过程，这种过程表现为经络各层次的病症；当脏腑发病时，也必定反映到外在经络而出现各种病症。未病之时或欲病之期，多在“病络”阶段，人往往无明显不适，现代医学理化检查也无异常发现，但可以通过中医望诊、问诊、切诊等传统手段诊察经穴之疼痛（包括酸、麻、胀、痛）、沙粒、结节、条索状物、丘疹、隆起、凹陷、松紧软硬和皮肤色泽改变、温度异常等，可帮助确定病位、推求病因、判断经络瘀阻轻重、人体正邪虚实、疾病变化趋势、疾病轻重及病程长短。各处的经穴疼痛，既反映了体表经脉局部病变，又反映所属脏腑疾病。临床中经络压捏痛阳性即意味经络瘀阻，既是早期识未病的征象，也是经络调理的对象，还是疗效评价的依据，如《灵枢·经筋》言“以痛为腧”、《灵枢·背腧》曰：“按其处，应在中而痛解，乃其输也”、《医宗必读·心腹诸痛》言“通则不痛，痛则不通”，在经络诊查中找到阳性反应点，施以放血、针灸等经络调理“泻其有余，补其不足”，祛散邪气、疏通经络。经过一段时间调理，经络之上穴位的疼痛、沙粒、结节会明显减少、消失，皮肤紧硬或松软会不同程度的减轻，进而发挥调和脏腑、平衡阴阳、形神并调等积极作用，持续防治外邪侵入和经络瘀阻，维护健康，对内外上下、气血脏腑重大慢性疾病整体防治具有重要意义[6]。背部膀胱经为刺络放血的主要选穴位置，此疗法调理脏腑功能、预防疾病发生，简便廉验。

5．刺络放血疗法的操作方法及注意事项

常用刺络放血方法有点刺、挑刺、散刺、丛刺等。点刺有速刺（对准放血处，迅速刺入1.5～3毫米，然后迅速退出，放出少量血液或黏液。该法运用较多，大多数部位都宜采用）、缓刺（缓慢刺入静脉1～2毫米，再缓慢退出，放出少量血液，适用于腘窝、肘窝、头面部放血）之分；挑刺是针刺入皮肤或静脉后随即倾斜针身，挑破皮肤或静脉放出血液或黏液，适用于胸、背、耳背静脉等处放血；散刺则是于病灶周围按顺序点刺出血；丛刺是用集束针在一定部位做叩刺，刺数多、刺入浅，以有血珠渗出为度，适用于扭挫伤、脱发、皮肤病等；同时，刺络放血还经常配合拔罐协同应用。需要注意的是，刺络的手法需用手臂腕力带动手指，刭刺入络，以最大限度减少疼痛；刺络的深度以0.1～0.2寸为宜，过深则易将浅表血络的深侧血管壁刺破，导致血液内渗引发血肿；另外，放血疗法要特别防范患者感染、术者感染及对操作环境的污染；连续应用时需定期检测血常规，了解患者血象变化。刺络放血的禁忌症为：①患血小板减少症、血友病等出血倾向疾病者，以及晕血者、血管瘤患者；②贫血、低血压、孕期和过饥过饱、醉酒、过度疲劳者。一般放血量为5滴/穴/次，宜1日或2日放血1次；放血量大者（总放血量50～100ml/次）1周不可超过2次。对于主观不适明显或经络瘀阻较重者，推荐选择周周期（每周1次），而对情况轻浅者，则可选择节气周期（每2周1次）、月周期（每月1次）、季节调治（每3月1次）等频率。放血过程中见出血颜色由深暗转为鲜红、流量由多转少、血液黏度由稠转稀，即可结束本次治疗；长期调理中，见刺络出血颜色由深暗转为鲜红、流速由滞涩转为顺畅、血液黏度由稠转稀等气血和顺之相，可结束该阶段的调治。

6．小结

中医刺络放血疗法作为中医传统医疗手段历史悠久，理论体系完整，疗效确切，且具有操作简便、成本低廉、起效迅速等优势，拓展至现代疾病防治领域，该疗法具有改善实性体质偏颇、疏通经络瘀阻的显著优势，合理应用可达到防治恶性肿瘤、咳喘病、脾胃病、肝胆病、高血压、糖尿病、甲状腺病、皮肤病、妇科病、各种疼痛、增生性疾病、神经精神性疾病等常见重大慢性疾病的目的，适宜临床尤其是基层中医医疗机构应用，未来必将对推动防治慢性病学科发展、丰富有效干预方法发挥重要的作用。

参考文献

[1] 刘星，王欢. 中医刺血术发展史述略[J]. 山西中医学院学报，2001，2（3）：14-16.

[2] 钟超英. 刺络放血法治疗痛症应用概况[J]. 广西中医药，2004，27（3）：1-4.

[3] 刘立公，顾杰.《针灸大成》中刺血疗法的统计与分析[C]杨继洲针灸大成学术思想研讨会论文汇编. 2005.

[4] 张建斌，姜亚军，芦慧霞，等. 刺络放血疗法对脑梗死恢复期患者凝血系统的影响[J]. 中国针灸，2003，23（1）：48-51.

[5] 王永炎，常富业，杨宝琴.病络与络病对比研究.北京中医药大学学报，2005，28（3）：1.

[6] 袁尚华. 中医经络辨识和调理在治未病中的运用[J]. 中华中医药杂志，2017(8)：3644-3646.

[7] 袁尚华.“防治一体”的中医健康医学模式. 中国中医基础医学杂志，2016，22（4）：490-491，506.

[8] 王芬，罗汀，郭义，等. 近40年刺络放血

疗法的临床运用概况[C]. 全国首届刺络放血研究及临床学术交流会论文集. 2003.

[9] 胡伟勇， 龚瑗瑗， 邹娴，等. 刺络放血行间穴治疗肝阳上亢型高血压病的临床效应[J]. 江西中医药， 2012， 43（10）：53-54.

[10] 张淑杰，李淑荣.背俞穴刺血疗法治疗痰瘀互结型高脂血症的临床研究[J].针灸临床杂志，2012，28（10）：41-43.

[11] 蔡斐. 耳背刺络放血治疗慢性咽炎30例[J]. 陕西中医， 2012， 33（5）：597-598.

[12] 周仲瑜.李家康针药并用治疗疑难杂症的经验[J].湖北中医杂志，2011，33（08）：19-20.

[13] 张雪，徐天舒.刺络放血治疗痛风性关节炎的研究进展[J].针灸临床杂志，2014，30（12）：68-71.

[14] 袁尚华，陈斐斐，富斌，等. 正常高值血压中西医综合干预对策[J].中华中医药杂志，2014，29（12）：3712-3716.

[15] 王思羽. 虚实性体质系统性红斑狼疮患者外周血T、B淋巴细胞Fas表达及凋亡的初步研究[D]. 广州中医药大学， 2016.

中医“治未病”思想干预心理亚健康状态初探

江苏省南通市第四人民医院　葛建新

【摘　要】经济社会的快速发展和社会竞争的不断加剧，使得人们精神和心理压力亦日渐增多。据统计，73.6%的城镇居民处于心理亚健康状态，急需得到医学干预。祖国医学“治未病”思想，强调防治疾病的重心前移。在“治未病”思想指导下，运用“治未病”的理论和方法，通过应四时、适体质、调五志等对策，能有效干预心理亚健康状态。

【关键词】心理亚健康；治未病；干预

随着经济社会的快速发展和社会竞争的不断加剧，人们所面临的机遇与挑战越来越多，随之而来，精神和心理压力亦日渐增多。长期难于宣泄与释放的压力，必然在行为表现、情绪调适、人际交往、自我认知等方面出现不同程度的非正常表达方式，甚者影响正常的生活、学习与工作。这些非正常表达，在外人眼里被定义为“脾气古怪”“性格孤僻”等的代名词，实则就是一种心理亚健康，是困扰人们心理健康的非正常、非疾病状态。

这些处于亚健康状态人群，是发生心理问题和罹患心身疾病的潜在人群，需要格外关注并尽早干预。

本文探讨基于中医“治未病”思想，干预人群心理亚健康状态的思路和方法，对于构建正常的心理健康社会，着较为重要的现实意义。

1．亚健康及其心理亚健康的概念

自20世纪80年代前后，医学模式从传统的生物医学模式向生物、心理、社会医学模式转变。以往认为，疾病是单纯的躯体发生病理改变的一种表现，而新的医学模式认为：疾病是人在社会中生存，受到社会各种因素的影响，发生心理改变，二者共同作用于人体，产生一系列复杂变化后的一种临床表现。

“亚健康”的概念， 一般指没有明确的疾病，但是生理功能低下，是处于健康与疾病之间的一种状态，受身体、心理、社会多方面影响因素，是21世纪威胁人类健康的重大公共卫生问题。在生物、心理、社会医学模式背景下，亚健康又可以分为躯体亚健康、心理亚健康和社会适应亚健康3种类型，其中以心理亚健康最为常见[1]。亚健康通常是指：躯体方面长期感疲劳或睡眠紊乱，或疼痛不适等；社会适应方面能力下降，人际交往频率减低，或人际关系紧张等；心理方面表现焦虑、抑郁、不安、惶恐、惊怯，或出现注意力不能集中、短期记忆力下降等；上述3方面症状中任何一条持续发作3个月或以上。心理健康的概念早在 1946 年的第三届国际心理学卫生大会将这样定义："在身体、智能以及情感上与他人的心理不相矛盾的范围内，将个人心境发展成最佳状态"。国内外心理亚健康的研究甚少，对于概念性定义缺乏统一的标准，国内主要偏向于实证研究，理论性研究的内容相对贫乏，目前业界普遍认同，心理亚健康是一种介于心理健康与心理精神疾病之间的中间状态[2]。

2018 年公布的《中国城镇居民心理健康白皮书》[3]，对全国 26 个省、市总计约 110.3 万城镇居民的心理健康状况进行了大数据分析，结果表明，73.6%的城镇居民处于心理亚健康状态，存在不同程度心理问题的城镇居民占 16.1%，心理完全健康的城镇居民仅为 10.3%。

处于心理亚健康状态的亚健康人群，急需获得正确的医学干预，防止发展成为心理精神疾病。

2．祖国医学"治未病"思想溯源

"治未病"思想是祖国医学的重要特色和优势，起源于《易经》，完善于《黄帝内经》，是中医预防与治疗学的重要内容。治未病思想从萌芽、形成、积累到成熟经历了一个相当漫长的历史过程，是历代医家理论与实践相结合的总结与升华，丰富和发展于我国历代著名医家的医学思想中[4]，逐渐形成了一个完整体系。

所谓"未病"，涉及"无病""病欲发而有先兆""既病而尚未殃及之地"和"病愈，可能出现遗复"四种状态。

对于"无病"的描述，《黄帝内经》有"阴平阳秘，精神乃治"（《素问·生气通天论》）、"平人者，不病也"（《素问·平人气象论》）等；著名的"扁鹊望桓侯"则是"病欲发而有先兆"的典型案例；张仲景所云"见肝之病，知肝传脾"即是强调了"既病而尚未殃及之地"；"病愈，可能出现遗复"，乃指疾病初愈，应当注意防止感邪复病、情志致复、食复、劳复、药复等方面。

后三种状态，与现代医学亚健康的外延基本吻合。

《黄帝内经》中大量篇章强调"治未病"理念，多次论及"治未病"实践原则，标志着"治未病"的经典理论已初步形成。《淮南子·说山训》曰："良医者，常治无病之病，故无病；圣人者，常治无患之患，故无患也。"唐代孙思邈《备急千金要方》认为"上医医未病之病，中医医欲病之病，下医医已病之病"，均强调防治重心前移的观点，核心指导思想在于"防"[5]。

3．"治未病"与心理亚健康状态的相关性

纵观"治未病"的起源、形成、发展与内涵，不难看出，中医学所称的"未病"，在相当程度上是健康到疾病的过渡状态，在健康与疾病之间无法划定清晰的界限，即亚健康状态，但确是解除外界风险，避免进入疾病状态的最佳时机。

如前所述，心理亚健康是亚健康范畴的一部分，同样可以看作处在中医"未病"与"已病"之间的特殊状态，这一类人群属于偏颇体质，随着季节更迭，体内气血阴阳失调，脏腑功能失常，但尚未出现临床可以诊断的心理和精神疾病，是"未病"的一种关键时期，正是发挥中医"治未病"优势的有利时机。在"治未病"思想指导下，运用"治未病"的理论和方法，调摄心理健康，防微杜渐、防患未然，具有积极的、重要的现实意义。

4．"治未病"思想干预心理亚健康状态的策略

整体观念和辨证论治是中医理论体系最基本和最鲜明的特点，这一特点同样适用于"治未病"思想，重视人与自然、社会环境的密切关系，以及自身心理状态对机体的影响，强调天人合一和形神一体[6]。《素问·上古天真论》曰："上古之人，其知道者，法于阴阳，和于术数。食饮有节，起居有常，不妄作劳。故能形与神俱，而尽终其天年，度百岁乃去"。"谨察阴阳所在而调之，以平为期"，通过调整气血阴阳，使人体脏腑功能协调，是治疗亚健康总的指导原则[7]。

具体而言，对于心理亚健康人群，根据季节不同、禀赋各异、情志特点，采取不同的"治未病"措施。

4.1 应四时

春夏秋冬季节的变化，与不同疾病的发生相关。顺应四时变化，"虚邪贼风，避之有时"，是"治未

病”的重要组成部分。

《素问·四气调神》云：“春三月，此谓发陈，天地俱生，万物以荣 ...... 逆之则伤肝”。春属木，木属肝，肝喜疏泄调达，恶抑压。春季精神疾病易于发生或复发，与肝气的条达息息相关。若肝气郁滞，则气机不畅，情志不遂，出现精神逆乱。故春季应特别注重情志之变，切勿喜怒无常，应平和舒缓。夏季为万物生长繁盛之际，属火，五脏对应于心，所以应当注重对心的调护，切勿大怒，“大怒则形气绝，而血菀于上，使人薄厥”(《素问·生气通天论》)。再者，心在志为喜，大喜易使心火过于亢奋，火无以制，“心气虚则悲，实则笑不休”。秋季是一个万物凋零，生机肃杀的季节，《管子》：“秋者阴气始下，故万物收”。人们的心情亦随之低落，易生悲伤之情。要收敛外越之神气，无外其志，专注于某一项事情，使人言行更加安定，以此来使神志安宁，更好地适应秋天的多变，如《素问·四气调神》所述：“使志安宁，以缓秋刑，收敛神气，使秋气平；无外其志，使肺气清，此秋气之应，养收之道也”。冬季天寒地坼，大地结冰，寒为阴邪，易伤阳气。阳气好比太阳，赐予自然界光明于温暖，失去它则万物无法生存。同样，人体如果没有阳气，将失去新陈代谢的活力，因而这个季节，要做到藏神、藏气、藏精。精神调养上“使志若伏若匿，若有私意，若以有得”(《素问·四气调神》)，即力求其静，控制情志活动，保持精神情绪安宁，含而不露，避免烦扰而出现大的情志波动，使体内阳气的得以潜藏。同时，冬季属水，肾为水脏，若冬季肾精耗散太过，则肾水无以制心火，导致心肾不交，容易出现失眠，五心烦热等症状。

4.2 适体质

《灵枢·寿夭刚柔》：“人之生也有柔有刚”，是论述中医体质学说的源头。中医体质研究走过了40年的历程。中华中医药学会于2009年颁布了《中医体质分类与判定》标准，将中医体质分为平和质、气虚质、阳虚质、痰湿质、阴虚质、湿热质、气郁质、血瘀质、特禀质等九类中医体质。为中医体质辨识、防治诊疗疾病、保健养生、健康调理等方面提供了依据。梅燕等研究表明，心理亚健康人群以气虚质、阳虚质、气郁质为主，此人群有较为倾向性的情绪特征。

体质与心理亚健康状态的关系，诚如《素问·经脉别论》所言：“勇者气行则已，怯者则着而为病也。”所谓勇与怯，即是体质强弱的状态，对于体质强者而言，因其经脉和调、气血通畅，即使感受外邪或经历跌扑损伤、精神刺激等，通过自身调节，很快便恢复脏腑气血阴阳的平衡状态，而不发病；但体质虚怯者，因其经脉失调，气血不和，故受到不良刺激之后，脏腑气血阴阳易于失衡机，容易形成亚健康状态或发为疾病。个体体质的特殊性或缺陷是内伤情志病发生的关键因素，因此，心理亚健康与体质密切相关。

不同的体质类型由先天禀赋不足、后天不合理生活方式等导致。针对不同的体质类型，采用中药、膏方、针刺、艾灸、火罐、穴位贴敷、药物熏蒸，以及生活方式、饮食习惯、体育运动、心理调摄等综合干预，在一定程度上改善体质类型，改变心理亚健康状态。

4.3 调情志

中医所称的怒、喜、思、悲、恐“五志”或喜、怒、忧、思、悲、恐、惊“七情”，是人情绪的高度概括，过则为病，也是心理亚健康状态人群的常见外在表现。

《素问·阴阳应象大论》认为怒伤肝、思伤脾、悲伤肺、喜伤心、恐伤肾，说明情志与脏腑病证联系密切。情志致病的机理，为情志过极所致的气机紊乱，亦即神伤致形伤的表现。气机升降出入是脏腑生理活动的基本形式，气机升降失常直接导致脏腑功能失调，日久产生痰、瘀、水、火等病理产物，成为新的致病因素，使病情更为复杂。《灵枢·本神》所言“喜乐者，神惮散而不藏；愁忧者，气闭塞而不行”属于气机紊乱中的气行涣散和气行郁结的病机。《素问·举痛论》“怒则气上，喜则气缓，悲则气消，恐则气下，惊则气乱，思则气结”，亦是对情志与气机关系的论述。

运用情志与发病的关系，通过调整脏腑功能，如逍遥丸、越鞠丸治疗气郁、归脾丸治疗心脾两虚思虑过度等，能有效预防和改善防止情志过极，改善心理亚健康状态。

情志相胜疗法符合中医“治未病”理论，与中药四气五味调节人体气机作用一致，强调“心神合一”，体现了中医的辨证论治思想与整体观念，也同样适用于心理亚健康状态人群。

情志相胜疗法首见于《内经》，提出“恐胜喜，喜胜悲，悲胜怒，怒胜思，思胜恐”，是根据五行生克理论，利用五脏之间的相生相克关系，制约、纠正、消除失常情志的一种综合疗法。 此外，还应包括阴阳相胜、五音疗法等。不少学者认为，疏导、移情等也属于情志疗法。鲁迅先生的小说《范进中举》中，范进因为中了举人，大喜伤心，出现情志异常，胡屠夫的一记耳光，就是典型的“恐胜喜”情志相胜疗法。

5．结语

随着社会进步和医学的发展，医学干预的切入点逐渐前移，人们的健康观念也在逐步转变，“亚健康”更多地出现于人们的视野，也备受关注。但就“心理亚健康”而言，尚未为社会大众所熟知，且具有一定的隐袭性，如不及时发现、尽早干预，可能发展成为心理精神疾病患者，对个人、家庭、社会造成一定的负面影响，必须引起高度重视并加以解决。健康管理是对个体或群体的健康进行全面监测、分析、评估，提供健康咨询和指导以及对健康危险因素进行干预的全过程，因此，心理健康体检应纳入健康管理范畴。习近平总书记提出的“社会心理服务体系”，主要包括心理教育、健康促进、心理预防、心理疏导、心理咨询、心理治疗等 6 个服务层面。事实上，关于这 6 方面的社会心理服务体系建设不能一蹴而就，还需要多方的共同努力。基于中医“治未病”思想，建立一种新型心理健康干预模式，值得进一步探索和深究。

参考文献

[1]梅燕，黄彦，郑丽，等.心理亚健康人群中的中医体质辨识及情绪特征[J].重庆医学，2018，47（10）：1363-1365.

[2]赵蕾，武嫣斐，向欢，等.心理亚健康现代研究进展[J].中国药理学与毒理学杂志，2017，31（6）：590-596.

[3]中华医学会健康管理学分会.2017 中国城镇居民心理健康白皮书[Z].

[4]陈翔.论“治未病”思想在构建大学生心理健康问题防御体系中的应用[J].科教文汇，2015，3：128-129.

[5]何泽民，何勇强.中医“治未病”理论内涵及其指导意义[J].中医杂志，2015，56（22）：1900-1903.

[6]黄海波，张光霁.论“治未病”理论体系建设[J].中华中医药杂志，2017，32（3）：911-914.

[7]黄海波，肖子曾，向忠军，等.中医药治疗亚健康的进展[J].中医药导报，2015，21（5）：50-52.

“治未病”思想源流及历代医家理论探析

北京中医药大学第三附属医院　马迪　赵瑞珍　崔民英　陈夷　石玉君　李思闻[1]

摘要：探讨“治未病”思想的源流以及历代医家对“治未病”思想的研究。“治未病”起源于远古，萌芽于《周易》，成形于《黄帝内经》《难经》，发展于《伤寒论》《金匮要略》，成熟于元明清等后世历代医家著作。随着中医药文化的不断进步，中医“治未病”思想得到历代医家的推崇和学习，并不断对其进行扩充和完善，形成中医养生保健和防治疾病的预防思想。

[1] 通讯作者：赵瑞珍，女，主任医师，专业方向：中医治未病。

第一作者：马迪，女，主治医师，专业方向：中医治未病及心脑血管疾病的防治。

一、治未病思想溯源

中医“治未病”理论的萌芽源自西周《周易·既济卦》象曰：“水在火上，既济。君子以思患而豫防之”，意在君子应有远大的目光，在事情成功之后，就要考虑将来可能出现的种种弊端，防患于未然，采取预防措施。中医“治未病”理论首次出现在春秋战国时期《黄帝内经》，其中明确提出“治未病”病名的有三篇。《素问·四气调神大论》篇第二曰：“是故圣人不治已病，治未病；不治已乱，治未乱，此之谓也”，说明未病先防的重要性。《素问·刺热》第三十二篇曰：“肝热病者，左颊先赤；心热病者，颜先赤；脾热病者，鼻先赤；肺热病者，右颊先赤；肾热病，颐先赤。病虽未发，见赤色者刺之，名曰治未病”，即及时发现疾病的先兆症状，并在疾病伏而未发之时，防止疾病发作，同时既病防变。《灵枢·逆顺第五十五》曰：“上工，刺其未生者也；其次，刺其未盛者也；其次，刺其已衰者也。……故曰：上工治未病，不治已病，此之谓也”。即未病先防，早期施治，救其萌芽。《黄帝内经》融合了周易、儒家、道家中先进的养生和预防思想，明确提出“治未病”的概念，并完善了“治未病”的理论体系。

现代医学中的预防医学相当于中医“治未病”思想。早在公元前4世纪，医学之父希波克拉底在《空气、水和土壤》一书中记载了环境因素与疾病的关系，从此揭开了预防医学的篇章，但以单一个体作为研究对象的疾病预防科学直到18世纪才出现，在西方被称为卫生学[1]。随后在《论人的本性》中论述了四体液病理学说，描述了平衡与健康、失调与多病的关系。

二、治未病思想内涵

“治未病”思想是中医学的精髓和特色，是传统医学博大精深理论中最为璀璨、最具影响的学术思想之一。“治未病”理论的生活实践基础来自中国古代先民改善生存卫生的生活实践；社会心理根源是儒家文化的居安思危的忧患意识与见微知著的知已恒动观念，儒家文化的人命至重、致中和思想造就了“治未病”理论的伦理观与目标论，儒道文化崇尚天人合一、道法自然的理念启蒙成就了“治未病”理论的方法论内容[2]。

“未病”主要包括疾病未生、疾病未发、疾病未传、疾病未复四个方面[3]。而中医“治未病”理论包括“未病先防”“既病防变”和“瘥后防复”三大方面，涵盖了生命与疾病的整个过程。

一是未病先防即强调摄生，强调防患于未然，即单纯意义上的预防疾病的发生；二是强调既病防变，是在疾病发生之后防止疾病的传变，这里强调的是早期诊断和药物干预，控制疾病的恶性演变；三是瘥后防复，即恢复期防止邪气卷土重来重新侵犯机体[4]。

三、历代医家“治未病”理论探析

1．秦越人《难经》

目前《难经》对于治未病思想的研究主要集中在论述对于疾病防变的控制阶段。多数学者都是从条文进行论述，并指导实践。《难经·七十七难》曰：“经言上工治未病，中工治已病者，何谓也？然：所谓治未病者，见肝之病，则知肝当传之于脾，故先实其脾气，无令得受肝之邪也，故曰治未病焉。中工治已病者，见肝之病，不晓相传，但一心治肝，故曰治已病也。”这是说内脏疾病按照五行相乘或相侮的规律传变，在治疗时就应当首先辨明有可能被传的脏器，从而采取相应措施以防传变。

2．汉·张仲景《伤寒论》《金匮要略》

《伤寒论》《金匮要略》作为治疗内科杂病的经典著作，不仅将“治未病”作为一种预防原则，更将其发展为治疗原则，并阐述了治未病的重要性和如何治疗未病，以及怎样处理已病和未病的关系。

《金匮要略·脏腑经络先后病脉证第一》[5]曰：“上工治未病，何也？师曰：夫治未病者，见肝之病，知肝传脾，当先实脾”，说明已知肝将会病传于脾，要在脾病之前预先加以治疗，丰富了“既病防变”的内涵。又曰：“适中经络，未流传脏腑，即医治之。四肢才觉重滞，即导引、吐纳、针灸、膏摩，勿令九窍闭塞”提示人们感受外邪，必须及早治疗，防微杜渐，使机体气血通畅，抗病能力增强，以防病邪深入于内，灭病邪于萌芽之时。《伤寒论·卷第二·辨太阳病脉证病治法上第五》："伤寒一日，太阳受之，脉若静者为不传。颇欲吐，若躁烦，脉数急者，为传也。""伤寒二三日，阳明、少阳证不见者，为不传也。""太阳病头痛至七日以上自愈者，以行其经尽故也。欲作再经者，针足阳明，使经不传则愈。"提示对太阳病有传变征兆者，应及早采取救治措施和预防性治疗，先安未受邪之地，防止疾病逆传。

张仲景的"治未病"思想对现代的预防医学起到了承前启后的作用，在现代健康教育和临床实践具有广泛的指导意义。

3．唐·孙思邈《备急千金要方》

唐代著名医家孙思邈《备急千金要方·卷第一·诊候第四》[6]曰："上医医未病之病，中医医欲病之病，下医医已病之病。"将疾病分为"未病""欲病""已病"三个层次，同时阐述了"上医"为维持人体健康的养生医学，"中医"为疾病的早期干预，"下医"为针对已发疾病的治疗的观点，并将治未病者列为"圣人""上医"。

4．宋·窦材《扁鹊心书》

宋代医家窦材在继承前人"治未病"学术思想基础上，以医案形式充分肯定了艾灸治未病，在《扁鹊心书》中提出"保命之法，灼艾第一，丹药第二，附子第三"，推崇艾灸之法，注重扶阳，认为艾灸于无病时可预防保健，既病后可防变，与后世观念契合。

《扁鹊心书·卷上·须识扶阳》[7]云："阳精若壮千年寿，阴气如强必毙伤……阴气未消终是死，阳精若在必长生"，强调了顾护阳气的重要性。同时《扁鹊心书》重视辨证，尤其重视顾护脾肾之阳，指出："人以脾之母，以肾为根。"

5．金元·李东垣《脾胃论》

金元四大家李东垣在《脾胃论》中"治未病"的预防医学思想，继承《黄帝内经》《金匮要略》等前人的思想理论，基于未病先防、既病防传、愈后防复，从脾胃入手对其进行了创新。

《脾胃论》提出："顺四时之气，起居有时，以避寒暑，饮食有节，以及不暴喜怒而颐神志，常欲四时均平而无偏胜则安，不然损伤脾……而有病皆起"，强调了顺应四时之气，饮食有节，避寒暑、慎起居，劳逸结合，情志调畅，顾护胃气，从而达到治未病未病先防的效果。此外，强调重视补养之品，如濡润的"湿物"补益胃阴等食疗方法，在治未病中也起到重要作用。

《脾胃论》继承《黄帝内经》理论，概括出了以脾胃为中心的五行生克制化传变规律，强调重视脾病传胃、胃病传脾和督任冲三脉受邪发病，及升降浮沉理论、补中益气汤在治未病中的运用。补中益气汤是李东垣创立的名方，诸药合用，增加元气、卫气、肺气，升提少阳胆气，使病邪不能侵犯机体或阻止疾病传变，控制病证发展[8]。

疾病的痊愈阶段是人体正气尚处于相对虚弱的阶段，五脏六腑、气血津液尚未完全恢复。《脾胃论》："安于淡薄，少思寡欲，省语以养气……血气方可谐和"，可见保持情志舒畅有助于防止病情反复。

6．元·朱丹溪《丹溪心法》

元代医家朱丹溪继承和弘扬了前人的论点，在《丹溪心法·不治已病治未病》[9]中专列"不治已病治未病"篇章，指出："与其救疗于有疾之后，不若摄养于无疾之先。盖疾成而后药者，徒劳而已。是故已病而不治，所以为医家之法，未病而先治，所以明摄生之理。夫如是则思患而预防之者，何患之有哉！此圣人不治已病治未病之意也。尝谓备土以防水也，苟不以闭塞其涓涓之流，则滔天之势不能遏；备水以防火也，若不以扑灭其荧荧之光，则燎原之焰不能止。其水火既盛，尚不能止遏，况病之已成，岂能治欤。"

7．明·张景岳《景岳全书》

张景岳深得阴阳补益大法，于虚损内伤中有独到之处，在治未病方面堪称大家。一是对于外感证的治未病思想。张景岳认为不可误用攻里之法，曰："邪气在表，必有表证，既见表证，则不可攻里。若误攻之，非惟无涉，且恐里虚则邪气乘虚愈陷也。表证既明，则里证可因而解矣。故表证之辨，不可不为之先察。"意在如果误用攻里，反使里虚而邪气入里，体现了既病防变的治未病思想。二是对于虚损证的治未病思想。

四、从治未病角度探讨情志疾病

《素问·生气通天论》曰："大怒则形气绝，而血菀于上，使人薄厥。"指出大怒引起气血功能逆乱，引发中风。情志过极是疾病萌芽的重要诱因，一旦发现"先兆""萌芽"应当抓紧调节机体的身心状态，这符合治未病理论中"未病先防"的内涵。

《景岳全书》曰："泄泻之本，无不由于脾胃。"脾在志为思，平素多思善疑之人，易导致脾失失健、气机郁滞、升降失常，遂成泄泻。故平素脾虚之人，若加之情志不舒，极易引发肝气横逆，肝郁脾虚，变为"痛泻"。因此，《金匮要略》指出肝病实脾谓之上工之举。《临证指南医案·卷六·郁》[10]曰："情志之郁…由于隐情曲意不伸……盖郁症全在病者能移情易性。"

中医药治疗情志疾病有悠久的历史，其经典代表方有：甘麦大枣汤治疗脏躁、酸枣仁汤治疗失眠、逍遥散治疗更年期综合征等。情志疗法主要有：情志相胜法、移精变气法、言语开导法、暗示疗法、气功导引法以及针药治疗，其治疗虽然是身心并治，但重点应该放在情志调节，遵循"疗形勿忘治神，调神勿忘治形"，实质是通过各种方法减少不良刺激，消除内心抑郁，减少情志过极，以真正达到五脏元真通畅。情志理论中气机调畅的过程与"治未病"理论环环相扣，核心在于调节机体内在气化状态，使阴阳调和，机体趋向健康。

参考文献

[1] 陈国远，朱美玲，王德俊，向科明，朱锦腾，曾小玲，易世娟.中医"治未病"在社区健康服务"全科诊疗"中的应用初探[J].中国医药指南，2013，11（22）：268-270.

[2] 陈涤平.中医治未病理论的民族文化渊源[J].中医杂志，2017，58（7）：548-551.

[3] 申俊龙，马洪瑶，徐浩，汪莹，陆碧峰，汤莉娜.中医"治未病"研究述略与展望[J].时珍国医国药，2014，25（06）：1468-1470.

[4] 李奕，陈震，于洋，张硕.中医治未病学术思想的探讨及内涵浅析[J].中国民间疗法，2018，26（13）：3-4.

[5] 李克光. 金匮要略讲义，上海：上海科学技术出版社，1955，第1版：1.

[6] 孙思邈. 备急千金要方，沈阳：辽宁科学技术出版社，2009，第1版：14.

[7] 宋·窦材辑，李晓露，于振宣点校.扁鹊心书[M].北京：中国古籍出版社，1992，第1版：8.

[8] 林涛.《脾胃论》之李东垣脾胃学说探讨[J].中医研究，2009，22（4）：4.

[9] 朱丹溪. 丹溪心法，北京：中国书店影印出版，1985，第1版：6.

[10] 清·叶天士原著，华岫云编订.临证指南医案[M].北京：华夏出版社，1995，第1版：302-307.

浅谈中医"治未病"理论在绝经综合征中的运用

上海市浦东新区光明中医医院传统医学妇科 陈肖枝 张翠英

【摘 要】"治未病"理论起源于《黄帝内经》，包括"未病先防""既病防变""瘥后防复"。以中医学中"治未病"理论为基础，结合绝经综合征临床特征，从整体出发，采用"治未病"理论对绝经综合征予以针对性干预，能够降低绝经综合征发病率，早期治愈绝经综合征，预防症情反复及远期临床症状。以此来拓展防治绝经综合征的新思路和方法，切实发挥中医优势，更好地为人类健康服务。

【关键词】治未病 绝经综合征 未病先防 既病防变 瘥后防复

"治未病"自古以来一直是中医的崇高目标，以"居安思危""思患而防""困难于易，为大为细"的中国传统哲学思想为底蕴，近些年来，成为中医研究的重点。"治未病"理论与妇科关系甚为密切，现从未病先防、既病防变、瘥后防复方面浅谈"治未病"理论在绝经综合征中的运用，具体如下：

1. “治未病”理论与绝经综合征

1.1 “治未病”理论

“治未病”一词最早出现于中国医书《黄帝内经》之中，其书载曰：“上工治未病，不治已病，此之谓也”，体现了预防疾病发生发展的重要性。后世医家不断完善“治未病”思想，加强对“未病先防、已病防变、已变防渐”的认识程度，朱丹溪在《 格致余论》中说：“与其求疗于有病之后，不若摄养于无疾之先”，孙思邈提出“消未起之患，治未病之疾患” ，逐渐形成“未病先防”“既病防变”“瘥后防复”的理论体系。简言之就是以长远的目光评判疾病，在疾病未生，未成，未传，未复的阶段加以干预，从而达到防病，养疾，摄生的目的 。

1.2 绝经综合征

绝经综合征（menopause syndrome，MPS），以往称之为“更年期综合征”，指妇女绝经前后出现性激素波动或减少所致的一系列躯体及精神心理症状[1]。主要临床表现为月经紊乱、潮热汗出、心悸、失眠、头痛、眩晕、情绪波动大等，远期可出现泌尿生殖器绝经后综合征、骨质疏松、阿尔茨海默病以及心血管病变[1，2]。约 80%的女性发生不同程度的绝经综合征[3]，严重影响妇女身心健康及生活质量。绝经综合征的发生发展是一个渐进的过程，目前西医治疗以激素替代（HRT）为主，然有子宫出血、性激素副作用、卵巢癌、乳腺癌、心血管疾病及血栓性疾病等副作用，而在长期的临床实践中，研究显示中医药干预此病疗效更为显著，并已得到广泛认可，这就为以“治未病”理论为指导防治绝经综合征提供了理论和实践基础。

2. “治未病”理论应用于绝经综合征

2.1 未病先防

疾病可知，则可防治，“治未病”首当养生调摄，防病发生，《素问·上古天真论》云：“其知道者，法于阴阳，和于术数，食饮有节，起居有常，不妄劳作，故能形与神俱，而尽终其天年”，《素问·调经论》亦曰：“夫邪之所生也，或生于阴，或生于阳”，疾病发生发展虽然复杂，但总有征兆可见，绝经综合征多发于 45～55 岁之间，最明显的变化是卵巢功能衰退，故可根据年龄、性激素水平等，未病先防，重视养生保健，从饮食、起居、情志等方面进行干预，赘述如下：

2.1.1 饮食调摄

人体依赖饮食五味而化生精气神，维持脏腑功能、生命活力，《素问·生气通天论篇第三》曰：“阴之所生，本在五味，阴之五宫，伤在五味”。饮食调摄防治绝经综合征当食合五味、食合四时、饮食有节、进食有法、饮食必洁，多元化丰富膳食可使营养均衡，精气神充沛；亦当从整体出发、辨证膳食，偏阴虚者补阴，可食麦冬大枣茶、银耳莲子羹、甲鱼汤等；阳虚者补阳，可食枸杞茶、山药粥、猪腰汤、牛鞭膏等；肝郁理气，脾虚健脾，气血不足而益气血，调整阴阳平衡，调和五脏，从而恢复、维持健康状态。

2.1.2 起居有常

权衡劳逸，起居有常，使机体动静与环境阴阳状态相一致，促进气血调畅、机体机能恢复。《素问·上古天真论篇第一》曰：“起居有常，不妄作劳”，《素问·四气调神大论篇第二》亦曰：“春三月……夜卧早起，广步于庭……夏三月……夜卧早起，无厌于日……秋三月……早卧早起，与鸡俱兴……冬三月……早卧晚起，必待日光”，人与自然和谐统一，顺应自然，机体阴阳平和。绝经综合征未病先防尤应重视起居有常、劳逸结合，适度娱乐休闲、静息打坐、体育锻炼。

2.1.3 调畅情志

精神与形体相互依存、相互影响、密不可分，情志因素在绝经综合征病因和发病中起重要作用。《素问·上古天真论篇第一》曰：“恬淡虚无，真气从之，精神内守，病安从来”，情绪平和，心情愉悦，则五脏得安，而情绪失控，气机紊乱，则“怒伤肝”“喜伤心”“思伤脾”“忧伤肺”“恐伤肾”（《素问·阴阳应象大论》），五脏失和。良好稳定的情绪是绝经综合征“治未病”的第一基础，一方面通过患者自身节制、疏泄、怡情等措施排泄不良情绪，调和情志，使形神协调统一，另一面开展心理咨询，医者予以理解、关心，给予专业的心理治疗。

2.2 既病防变

2.2.1 见微知著

《道德经·第六十四章》载："其安易持，其未兆易谋，其脆易泮、其微易散。为之于未有，治之于未乱"，任何事物在其萌芽阶段最易处理，疾病亦是如此，疾病早期邪气尚浅，病情尚轻，在疾病之初予以施治，更易于治愈，《金匮要略·脏腑经络先后病脉证第一》云："适中经络，未流传脏腑，即医治之。四肢才觉重滞，即导引、吐纳、针灸、膏摩，勿令九窍闭塞"。

2.2.2 防其传变

"见肝之病，知肝传脾"（《金匮要略·脏腑经络先后病脉证》），疾病的发生发展遵循"传变"规律，或循六经传变，或脏腑传变，或气血传变，尽早采取防范措施，"先安未受邪之地"，可避免病情加重。《素问·生气通天论》言："病久则传化，上下不并，良医弗为"，强调了防止疾病传变的重要性。

2.2.3 辨证论治

见微知著、防其传变当从整体出发、辨证论治。传统医学认为绝经综合征主要证型包括肾阴虚证、肾阳虚证、肾阴阳俱虚证[4]，肾阴虚者占 75%[5]，治以滋补肝肾，忌凉腻，予以左归丸合二至丸为主方；肾阳亏虚治以温肾扶阳，忌刚燥，以右归丸为主方；肾阴阳俱虚，治以阴阳双补，以二仙汤合二至丸为主方。临症加减，统筹兼顾，肝郁者佐以疏肝，心肾不交者佐以交通心肾。

3.1 瘥后防复

绝经综合征病程可维持数年之久，故临床症状消失后，亦应采取各种措施"扶正避邪"，恢复机体正气，抵御邪气再犯。

精乃生命之根本，精气盛衰直接影响人体功能强弱。肾藏精，为先天之本，重视"肾"的护养，培育先天之精，利于元气运行，协调机体阴阳平衡，使机体更好的顺应自然。脾胃为后天之本，人体活动依赖脾胃所化生之水谷精微，益气扶正当从脾胃入手。肝主藏血，主疏泄，女子以肝为先天，肝气条达，气机调畅，气血运行和谐。

另外，当因时、因地、因人养生，动静结合，配合中药汤剂、运动锻炼、导引按摩、针灸推拿等调养五脏，使得"正气存内"，预防泌尿生殖器绝经后综合征、骨质疏松、阿尔茨海默病、心血管病变等远期临床疾病。

3．讨论

综上所述，"治未病"理论贯穿绝经综合征始终，早发现、早预防、早治疗、早防复，能够降低绝经综合征发病率，早期治愈绝经综合征，预防症情反复及远期临床症状。

参考文献

[1] 谢幸，孔北华，段涛．妇产科学[M]．第 9 版．北京：人民卫生出版社，2018：353.

[2] 谢幸，孔北华，段涛．妇产科学[M]．第 9 版．北京：人民卫生出版社，2018：354.

[3] 马春瑜．中医治疗更年期综合征经验及研究概况[J]．中医研究，2012，25（9）：77-78.

[4] 罗颂平，谈勇．中医妇科学[M]．北京：人民卫生出版社，2002：112-113.

[5] 罗元恺．以补肾为主治疗更年期综合征临床研究[J]．中国医药学报，1990，13（2）：23.

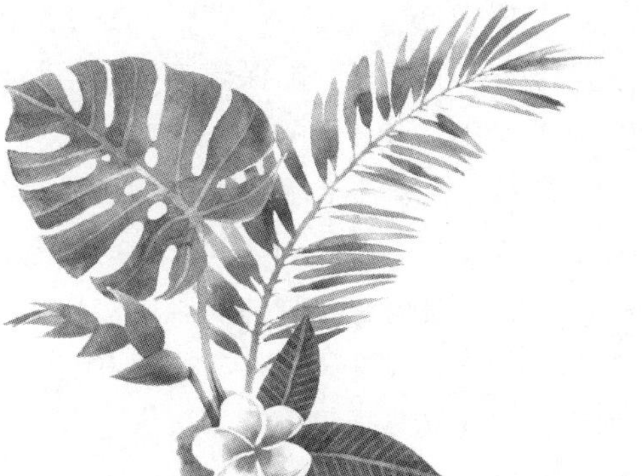

构建“养联体” 打造养生保健服务新格局

湖南中医药大学 何清湖 叶培汉

随着越来越多的民营资本涌入，如何规范养生保健服务市场、保证其正常有序运营亦是亟待处理的问题。因此，解决之策在于使其互通、互补、互利，真正形成多向化、多元化、网络化、以人为本、连续服务、上下联动的养联体模式。

养联体构建过程中，总的原则是和谐共融、整合创新。具体说来，政府引导是主体，治未病中心是核心，基层是网络化运营的关键，文化品牌传播是重点。

近年来，医联体模式在全国各地生根发芽，取得了一定的成效，被称作是“医改新的破局利剑”。医联体通过推动大医院与基层医疗卫生机构、县级医院与乡村医疗卫生机构的协作联动，促进医疗资源纵向流动和整合，实现患者的分级诊疗，一定程度上缓解了“看病难，看病贵”的问题。而养生保健行业目前发展蓬勃，但也存在着不少问题。因此，笔者认为，构建养联体模式或许是一个很好的切入点。

养联体是指在一定区域内，以高级别医疗机构，尤其是治未病中心为主体，联结下面分级的各个县、社区、民营机构、养生保健连锁店等，构成既有特色又接地气、网络化的养生保健联合经营体。在政府的统筹指引下，多个养联体即可覆盖一定的辖区居民，形成上下级机构之间的无缝对接。

一、为什么要构建养联体

目前，国家出台了《中华人民共和国中医药法》《“健康中国2030”规划纲要》《中医药发展战略规划纲要（2016-2030 年）》《中医药健康服务发展规划（2015-2020 年）》等一系列中医药法律法规和政策，其中都有涉及发展中医养生保健治未病服务的内容，这为养联体的构建创造了良好的条件。因此，构建养联体、推进养生保健资源纵向整合是落实国家政策法规的一项探索性举措。

1. 社会需求

随着经济飞速发展、物质丰富多元、生活水平提高，不健康的饮食、生活方式以及各种压力等导致的亚健康和慢性病人群数量也在剧增。据 2012 年《中国城市健康状态白皮书》显示，我国主流城市白领亚健康比例达 76%，处于过劳状态的接近 60%，真正意义上的健康人比例极低，只有 2.5%。据《中国心血管病报告 2017》统计，我国心脑血管疾病患者已达 2.9 亿，高血压、吸烟、血脂异常、糖尿病、超重（肥胖）、身体活动不足、不合理膳食、代谢综合征、大气污染已成为心脑血管疾病的主要危险因素。所以，民众越发重视自己的健康问题，加之目前医疗卫生水平不断提高，人的寿命也越来越长，人们更多地关注自己的生命质量和健康水平，而传统的中医养生理论正好契合大众的需求，能够发挥传统中医理论及几千年来积累的养生保健经验，积极调治亚健康状态，应对诸如心脑血管等疾病的挑战，进行疾病的一级预防，降低发病率，延长寿命，提高生存质量。且养生保健也并不只是老年人的专利，而是贯穿人的一生，从出生到成长、从少年到青壮年、从中年到老年都需要。因此，养生保健服务的社会需求旺盛、市场巨大。

2. 学科发展需求

在医学发展潮流从“以疾病为中心”到“以健康为中心”的大背景下，中医学与西医学都在探索其学科的发展方向。1996 年，世界卫生组织在《迎接 21 世纪的挑战——21 世纪的医学》中明确西医学正从八个方面开始转变，即从“疾病医学”向“健康医学”发展；从重治疗向重预防发展；从病源对抗治疗向整体综合治疗发展；从重视对局部病灶的改善向重视人体生态环境的改善发展；从群体治疗向个体治疗发展；从生物治疗向心身治疗发展；从强调医生的主导作用向重视病人的自我保健作用发展；从以疾病为中心向以病人为中心发展。从发展的历程来看，中医学显然比西医学更能在养生保健中发挥优势与特色。中医药学凝聚着中华民族几千年的健康养生理念和实践经验，无论是在养生保健理论的系统化、全面化上，还是在实际运用中技术与方法的成熟化、多样化上，都具有不可比拟的优势。

3. 产业发展需求

目前，大健康产业已经成为全球第一大产业，年支出总额占全球 GDP 约 10%，将成为第五波经济浪潮的新支撑。预计到 2020 年我国大健康产业规模将占到 GDP 的 10%。养生保健产业作为大健康产业的一部分，是产业发展的重要一环。

医院的治未病中心、社区卫生服务中心、养生保健机构和医馆是养生产业发展的主力，随着越来越多的民营资本参与进来，使得我国的养生保健产业更加市场化。市场化使得养生产业之间内部如何协同发展、资源如何有效配置、政府如何监管成为一个重要的课题，而养联体的构建无疑是一个值得尝试的方案。此外，养生保健产业本身又可以与养老、食品、旅游、传统体育等相关产业进行有机融合，而这些又使得养联体的构建成为一种必然趋势。

4. 资源整合需求

医院的优势是专业、学术、人才，但其仍是一种被动服务；社区与基层则更接地气、资金灵活，但又常面对人才和技术不足的短板；而高等院校又是科研、人才、产品开发的摇篮。此外，随着越来越多的民营资本涌入，如何规范养生保健服务市场、保证其正常有序运营亦是亟待处理的问题。因此，解决之策在于使其互通、互补、互利，避免以往封闭式、单一式、散点式模式，真正形成多向化、多元化、网络化、以人为本、连续服务、上下联动的养联体模式。通过探索和构建养联体模式，有利于响应国家号召，落实国家政策；有利于养生保健资源共享，促进优质资源下沉；有利于机构之间互相联合、取长补短，提升养生保健服务能力；有利于科学研究的深入，使研究更符合社会需要，提高产品档次和服务质量；有利于养生保健服务更接地气，更好地服务于老百姓；有利于提升养生保健产业的社会效益和经济效益，提高国民健康水平和经济增长。

二、怎样构建养联体

养联体构建过程中，总的原则是和谐共融、整合创新。按照“政府主导、社会参与、市场运作”的运行机制，统筹规划，突出重点，因地制宜，发挥优势。具体说来，政府引导是主体，治未病中心是核心，基层是网络化运营的关键，文化品牌传播是重点。

1. 政府引导是主体

各地区、各有关部门要强化政策引导、坚持统筹推进、加强试点创新、强化政策扶持、强化服务监管。明确行业准入机制，规范服务项目。大力支持与鼓励构建养联体新模式，整合区域内养生保健资源，促进线上线下信息互通，形成优质养生保健资源人人可享、人人易享的局面。

2. 治未病中心是核心

许多医院开设有治未病中心，其在养生保健服务方面进行了探索和实践，承担着科研、教学、人才培养等任务，如养生保健服务规范制定、产品研发、技术指导、项目推广、专业人才培养与考核等，并提供敷贴、膏方、药膳、熏洗、针刺、艾灸、刮痧、拔罐、保健理疗等服务。通过建设养生保健系列重点项目，逐步建立多元化、多层次的养生保健服务体系，提升养生保健文化内涵，丰富民众养生保健需求。治未病中心作为养联体的核心，既要配合上级政府相关部门做好养生保健相关工作，同时也要为基层和社区等机构提供各项指导和服务。

3. 基层是网络化运营的关键

随着现代化网络技术的快速发展和民众健康需求的旺盛，养生保健行业网络化运营与管理已是必然选择。而社区卫生服务中心、养生保健机构和医馆等基层机构逐渐成为养生保健服务的主阵地，不少地区中医药养生保健服务已成为其特色所在，更多的民众愿意选择这些机构的服务。

网络化运营主要依赖基层机构，基层机构数量多，分布广泛，全面覆盖，呈网状结构。基层机构管理要规范统一，便于进行网络信息平台操作，建立个人健康电子档案和信息管理数据库，全方位实行网络化管理。这是构建养联体模式的关键点。

4．文化品牌传播是重点

文化运营提升品牌，通过中医养生文化和品牌项目宣传，打造一批养生保健示范单位来引领养生保健行业的发展。着力培育一批技术成熟、信誉度高的中医养生保健服务集团和连锁机构，形成一定的规模和知名度，提升养生保健行业的服务品质。同时，注重品牌形象的提升，充分利用新媒体来扩大品牌宣传的覆盖面和影响力，打造养生保健服务集团和机构新形象。

总之，构建并完善养联体是一项复杂系统工程，没有太多经验可供借鉴，需要不断摸索与实践。在此过程中，政府、企业、高等院校、研究机构、行业组织、养生保健相关服务机构应相互沟通、紧密合作，共同打造养生保健服务行业的新格局。（何清湖 叶培汉）

耳穴贴压在术后镇痛方面的临床研究进展

湖南中医药大学 张亚倩

【摘　要】对近5年文献中有关耳穴贴压在术后镇痛方面的临床研究进行系统回顾和总结。重点是与术后镇痛相关的耳穴贴压治疗方法，包括单纯耳穴贴压疗法、耳穴联合艾灸疗法、耳穴联合药物疗法、耳穴联合音乐疗法等，应用于临床各科室，对其总结和整理，并针对发现的问题提出建议。

【关键词】针灸 术后镇痛 综述

Abstract: This paper reviews and summarizes the clinical studies on the postoperative analgesia of auricular acupressure in the last 5 years. The focus is on the treatment of auricular pressure related to postoperative analgesia，including simple auricular pressure therapy，auricular joint moxibustion therapy，auricular joint drug therapy，auricular joint music therapy，etc.，applied to clinical departments，summary and finishing，And put forward some suggestions for the problems found.

Key words: acupuncture、Postoperative analgesia、summarize

疼痛是手术后最常见的并发症，缓解术后疼痛，已然成为亟待解决的问题，世界卫生组织已将疼痛列为继体温、脉搏、呼吸、血压四大生命体征之后的第五生命体征[1]。绝大部分手术病人对疼痛恐惧害怕，例如因疼痛不敢用力呼吸、咳嗽及转换体位，分泌物不易排出，容易引起相应的并发症。中医认为术后疼痛的原因为“不通则痛”“不荣则痛”，西医认为术后疼痛是机体受到组织损伤后的一种反应，包括生理、心理和行为上的一系列反应。部分文献[2]显示耳穴贴压在术后镇痛方面具有一定疗效，现笔者将近年来关于耳穴贴压术后镇痛的临床研究做一综述。

一、肛肠科术后

谢伟等[3]采用耳穴贴压治疗肛周脓肿一次性根治术后疼痛患者，两组患者术后6小时至术后第2天7：30前的疼痛程度比较，术后第2天至第7天非换药期间不同时间点的VAS分值统计学差异不稳定（P>0.05或P<0.05）；术后第2天至第7天换药时耳压组患者疼痛评分均小于常规组（P＜0.05）。靳志超[4]采用耳穴贴压联合音乐疗法缓解混合痔术后患者疼痛，与单纯耳穴贴压组、单纯音乐疗法组、空白对照组比较，结果显示耳穴贴压联合音乐疗法组术后4小时、第2天 上午9点和下午3点、第3天 上午9点和下午3点、第4天 上午9点和下午

3点VAS疼痛评分、口述描绘评分（VRS）各时间点均低于其他组（P<0.05）。赵俊飞[5]采用耳穴埋籽实施超前镇痛干预混合痔患者术后疼痛，结果显示术后2、10、24、48、72小时各时间点耳穴组VAS评分低于双氯芬酸钠肠溶片组（P<0.05）。曾维花[6]耳穴压籽疗法联合口服泰勒宁治疗痔病术后疼痛患者，取肛门、直肠、神门等耳穴，结果显示治疗1个疗程后耳穴组疼痛缓解情况、口服止痛药次数、不良反应发生率均优于泰勒宁组（P<0.05）。黄娟[7]采用耳穴压王不留行籽防治混合痔内扎外切术后疼痛，结果显示耳穴组术后2、3、4、5、6、7天VAS疼痛评分及使用双氯芬酸钠缓释片数量均低于口服双氯芬酸钠缓释片组（P<0.05）。袁亮等[8]采用耳穴贴压治疗肛门病术后疼痛患者，以神门、病变部位对应敏感点（痔核点）为主穴，配穴一组（主穴+皮质下、内分泌、交感），配穴二组（主穴+大肠、直肠下段、肛门），配穴三组（主穴+交感、皮质下、肛门），镇痛剂组（口服吲哚美辛缓释片）。结果显示耳穴贴压主穴组、配穴一组、配穴二组、配穴三组、镇痛剂组在镇痛10分钟，与镇痛剂组比较，耳穴贴压主穴组、配穴一组、配穴二组的镇痛效果明显（P＜0.05）；镇痛后30分钟积分减少率与镇痛剂组比较，差异均无统计学意义（P＞0.05）。张春花等[9]耳穴贴压配合艾灸防治混合痔术后疼痛患者，取肝、脾、肛门、直肠、神门、皮质下，结果显示耳穴贴压加艾灸组术后6、12、24、48小时及第1次排便时VAS疼痛评分均低于常规对照组（P＜0.05）。

二、骨科术后

孙杭雁等[10]在常规护理的基础上执行定点耳穴贴压治疗骨伤术后疼痛患者，两组患者术后疼痛数字评分均随着住院时间的推移而降低，常规护理联合耳穴贴压组术后第1天、第2天住院期间日常疼痛评分低于对照组（P<0.05）。刘红梅[11]采用耳穴贴压治疗四肢闭合性骨折术后伤口疼痛患，结果显示耳穴组术后4、8、12和24小时的疼痛程度较对照组减轻，使用盐酸曲马多止痛的病例减少（P<0.05）。章沁丹等[12]采用耳穴治疗老年腰椎术后疼痛患者，显示术后24小时两组VAS评分之间差异无统计学意义（P>0.05）；术后72小时耳穴组VAS评分低于对照组（P<0.05）。王晶[13]耳穴压籽（同侧神门、皮质下、肾上腺、交感、内分泌及手术部位）结合镇痛泵治疗骨科术后疼痛患者，结果显示耳穴按压组术后2、6、12、24小时VAS评分低于对照组（P<0.05）。尹卫娟等[14]采用耳穴压丸联合股神经阻滞治疗膝关节置换术后疼痛患者，取双侧膝、皮质下、神门、交感及内分泌耳穴，结果显示耳穴联合股神经阻滞组术后的VRS及VAS疼痛评分均明显低于对照组（P<0.05）。付洋[15]采用耳穴压丸法治疗全膝关节置换术后疼痛患者，结果显示耳穴组术后12、24、48、72小时静息状态下的VAS评分低于假耳穴疗法组（P<0.05），术后6小时静息状态下VAS评分两组间无差异（P>0.05）。陈巧玲[16]采用耳穴贴压神门、髋、皮质下治疗老年转子间骨折术后疼痛患者，结果显示耳穴组术后6、12、24、48小时静息时VAS评分及术后12、24、48小时活动时VAS评分均低于对照组（P<0.05）。孔德杰[17]耳穴贴压治疗跟骨骨折术后疼痛患者，结果提示耳穴贴压组术后12、24小时缓解疼痛、镇静效果与自控镇痛静脉组相当，术后48、72小时缓解疼痛、镇静效果优于自控镇痛静脉组(P<0.05)。孔芳芳[18]耳穴贴压神门、三焦、枕小神经点、耳大神经点及疼痛相应部位一髋关节治疗人工全髋置换术后疼痛患者，显示耳穴贴压组术后12、24、48、72小时、7天的疼痛评分低于常规对照组（P＜0.05）。

三、普外科术后

李英[19]采用耳豆贴压神门、交感、皮质下、脑干、垂前、胸等穴治疗开胸手术后疼痛患者，与安慰组、空白对照组比较，结果显示耳穴组VAS评分低于安慰组和空白组（P<0.05）。谢娴等[20]耳穴压豆联合电针治疗腹部术后疼痛患者，结果显示两组病人干预后0.5、1、2、4、8、12小时各时点的疼痛VAS评分均有明显下降，与干预前疼痛VAS评分比较，差异有统计学意义（P<0.01）。

四、腔镜术后

张丽红等[21]采用耳穴贴压，选取神门、胃、交感，治疗妇科腹腔镜术后疼痛患者，结果显示吗啡使用率分别为耳穴贴压组 18.3%，安慰组 38.3%；术后 2、6、10、24 小时各时间点疼痛 VAS 评分均降低（P<0.05）。陈涛[22]耳穴贴压双耳穴神门、胃、贲门、交感，皮质下，治疗妇科腹腔镜术后疼痛患者，结果显示耳穴贴压组患者术后各时间点疼痛评分及镇痛泵按压次数、恶心呕吐评分、发生率及甲氧氯普胺使用率均低于安慰治疗组，差异均有统计学意义（P<0.05）。周静柔[23]耳穴压豆法治疗经皮肾镜碎石取石（PCNL）术后疼痛患者，显示耳穴组术后 4、8、12 小时疼痛分级指数低于空白对照组（P<0.05）。

五、其他

万云慧等[24]采用黄豆穴位贴压双侧合谷、三阴交、太冲、内关、次髎、中髎穴，结果显示穴位贴压组在宫口大小为 2～3 厘米、5～6 厘米、7～8c 厘米、9～10 厘米时各时间点产妇镇痛自评分均低于空白对照组（均 P<0.05）；穴位贴压组镇痛效果优于对照组（P<0.05）。俞国红等[25]耳穴贴压治疗乳腺癌改良根治术后疼痛患者，与常规围手术期基础治疗组比较，结果显示耳穴贴压组术后第 1 天、第 2 天数字疼痛评分（NRS）低于常规治疗组（P<0.05）。栾晓维等[26]采用特定耳穴贴压法（心、神门、交感、皮质下）治疗胃癌术后疼痛患者，结果显示耳穴组术后 2～5 天 疼痛 VAS 评分均低于对照组（只贴不压）（均 P<0.05）。

六、结语

耳穴贴压治疗术后镇痛在临床上广泛应用，尤其是在骨科、肛肠科、普外科、乳腺科、妇科、脾胃科也有应用。其方式多样，包括单纯耳穴贴压疗法、耳穴联合艾灸疗法、耳穴联合药物疗法、耳穴联合音乐疗法等，耳穴贴压在治疗术后疼痛方面具有一定优势，而且与药物相比更具操作简单、简便易行、疗效显著以及无不良反应等特点；可因人因病采取适当的治疗方式达到最佳的镇痛效果。但在耳穴贴压治疗术后镇痛临床研究中存在临床上疼痛评价多为主观指标，缺乏一定的规范性等不足。

参考文献

[1] PURSERL，WARFIELDK，RICHARDSO-NC．Making pain visible：an audit aIld reView of documenion to im—the use of pain assessment by implementing pain as me fiftll vital si [J]．Pain Manag Nurs，2014，15（1）：137—142．12.

[2]陈雪，安立新.针刺镇痛的新进展[J].国际麻醉学与复苏杂志，2013，（6）：552-554.

[3]谢伟，赵永昌，杨小琴，李玉英.耳穴贴压防治低位肛周脓肿术后疼痛临床观察[J].上海针灸杂志，2017，36（02）：184-187.

[4]靳志超. 耳穴贴压联合音乐疗法缓解混合痔术后患者疼痛效果的临床护理研究[D].长春中医药大学，2017.

[5] 赵俊飞. 耳穴埋籽实施超前镇痛干预混合痔患者术后疼痛的随机对照临床研究[D].成都中医药大学，2014.

[6] 曾维花. 耳穴压籽疗法联合口服泰勒宁治疗痔病术后疼痛的疗效观察[D].黑龙江中医药大学，2018.

[7] 黄娟. 耳穴压王不留行籽防治疗法混合痔内扎外切术后疼痛的临床研究[D].福建中医药大学，2013.

[8] 袁亮，李国栋，邱剑锋，洪子夫. 耳穴贴压治疗肛门病术后疼痛 118 例临床观察[A]. 中华中医药学会.中国肛肠病研究心得集[C].中华中医药学会，2011：3.

[9] 张春花，江慧，王晔琳，张靖，王怡婷，庄秋敏. 耳穴贴压配合艾灸防治混合痔术后疼痛的效果观察[J]. 河北中医，2017，39（04）：604-606.

[10]孙杭雁，张兰君，董文仙.耳穴贴压缓解骨科患者术后疼痛的效果研究[J].中华护理教育，2017，（11）：847-850.

[11] 刘红梅. 耳穴贴压对减轻四肢闭合性骨折患者术后伤口疼痛的研究[J]. 中医临床研究，2013，5（05）：44-46.

[12] 章沁丹，尹卫娟，杨慧慧，蔡靓羽. 耳穴在老年腰椎术后患者的镇痛疗效及神经相关肽和心脏功能的研究[J]. 世界中医药，2017，12（12）：3089-3092.

[13] 王晶，王铁东. 耳穴压籽疗法结合镇痛泵

用于治疗骨科手术患者术后疼痛的临床观察[A].中国中西医结合学会麻醉专业委员会（CSIA）.中国中西医结合麻醉学会[CSIA]年会暨第二届全国中西医结合麻醉学术研讨会、江苏省中西医结合学会麻醉专业委员会成立大会论文汇编[C].中国中西医结合学会麻醉专业委员会（CSIA）：2015，2.

[14] 尹卫娟，蔡靓羽，张建楠，柳娇，周欣. 耳穴压丸联合股神经阻滞在膝关节置换术后镇痛的应用[J]. 临床麻醉学杂志，2015，31（12）：1238-1239.

[15] 付洋. 耳穴压丸法在全膝关节置换术后镇痛的临床疗效观察[D].福建中医药大学，2016.

[16] 陈巧玲. 耳穴压丸法在老年转子间骨折围手术期辅助镇痛的临床疗效观察[D].福建中医药大学，2017.

[17] 孔德杰. 耳穴贴压在跟骨骨折术后镇痛效果的临床研究[D].广州中医药大学，2012.

[18] 孔芳芳，裴静波. 耳穴贴压用于人工全髋置换术后镇痛效果观察[J]. 浙江中医杂志，2010，45（04）：281-282.

[19]李英.耳穴贴压对肺部开胸手术术后疼痛的作用观察[D].山西中医药大学，2017.

[20] 谢娴，叶增杰，庞秀霏，袁冬儿，全小明. 耳穴压豆联合电针在腹部术后疼痛护理中的应用研究[J]. 护理研究，2015，29（16）：1938-1941.

[21]张丽红，曹春玲，李井柱，陈美伦，王明山，代春阳. 耳穴贴压对妇科腹腔镜术后恶心呕吐发生率及镇痛效果的影响[J].中国针灸，2013，33（04）：339-341.

[22] 陶涛，陈婷，杨爱明，郑辉，尉明洋，金海燕，郭小文. 耳穴贴压辅助全麻对妇科腹腔镜术后恶心呕吐发生率及镇痛效果影响的临床研究[J].浙江中医药大学学报，2016，40（08）：632-635.

[23] 周静柔. 耳穴压豆法治疗 PCNL 术后疼痛的临床研究[D].广州中医药大学，2015.

[24]万云慧.穴位贴压疗法在分娩过程中的镇痛效果的临床观察[D].广州中医药大学，2014.

[25]俞国红，胡婵娟，汪永坚.耳穴贴压对乳腺癌改良根治术后焦虑和疼痛的影响[J].上海针灸杂志，2014，33（04）：332-334.

[26] 栾晓维，王司敏，苏羚子，张展，李柏，王傅喆. 特定耳穴贴压法治疗胃癌患者术后疼痛的临床疗效[J]. 中国肿瘤临床与康复，2018，25（07）：810-812.

作者简介及联系方式

本文作者张亚倩，女，汉族，1993.09，籍贯：湖南；现为湖南中医药大学针灸推拿学院硕士班的一名学生。研究方向：针灸治病机理的研究。

亚健康状态的中医药防治与慢性肾脏病的预防探讨

宁夏回族自治区中医医院暨中医研究院　王晓红

随着人们生活节奏的不断加快和生活水平的不断提高，人们对自己的健康状态关注程度日益提高。亚健康状态受到人们的关注。也同样受到中医界人士的关注。中医在防治亚健康状态方面有其独到的优势。下面简单介绍和探讨中医对亚健康状态的认识及中医药防治慢性肾脏病优势。

一、亚健康状态的中医药防治

亚健康状态是近年来国际医学界提出的新概念。一般是指人体虽无明确的疾病，却呈现出活力降低，适应性不同程度的减退的一种生理状态，是由人体各系统的生理功能和代谢过程低下所导致，是介于健康与疾病之间的一种生理功能低下的身体状态，又称健康的“第三种状态”。1984 年，WHO 把健康定义为：“健康不仅仅是没有疾病和虚弱，而是身体、心理和社会适应处于完全的完整状态。”

亚健康状态是不健康的最早阶段，它与亚临床状态一起构成了健康和疾病之间的过渡状态具有较强的隐蔽性，往往不为人们所注意，或者无法为有关的仪器和实验检测所确认。但是亚健康状态如不及时引起重视，并得到调整，则必然会转化成某种疾病。慢性肾脏病就是其中的一种疾病。

有关资料表明，世界人口近60%处于亚健康状态。而在我国，据有关资料统计，亚健康人数占到整体人数的65%。在过去，人们认为亚健康状态在城市人群中表现突出，普遍被称之为文明病。比如慢性疲劳综合征，在个体心理方面往往会出现精神不振、情绪低落、反应迟钝烦躁焦虑等，在生理方面出现疲劳、乏力、气短、失眠、厌食、便秘、腰腿疼痛、心悸等。近年来发现在广大农村亚健康状态也普遍存在，比如慢性劳损、肌肉关节疼痛、营养不良、慢性感染等等。

亚健康状态的成因和主要表现。一是环境污染，二是心理因素，三是生活方式，四是滥用药物。 主要临床表现体现在以下两个方面，一是躯体症状：头痛、头昏、头晕、耳鸣、健忘、胸闷、气短、身倦乏力、纳谷不香、腰腿酸软等；二是社会表现：工作不适应、学习困难、人际关系紧张难以进行正常的社会交往等。

中医学是祖国医学伟大的宝库，中医学认为人与自然界相适应，强调“天人合一”。说明人和环境是统一的整体，两者相互影响，人们不合理的改造环境，导致大气污染臭氧层遭破坏等因素，超过了人体所能承受的正常范围，便成为环境致病因素。中医认为“恬淡虚无，精神内守，真气从之，病安从来？”也就是说只有保持平静的心理，才能保持健康。有关试验研究表明：长期的负性情绪如低沉、悲哀等，可明显的削弱机体的免疫功能，诱使肿瘤的发生。长期的高度紧张和心理压力又可促进交感神经张力增加，长时间的血管痉挛，促使慢性肾脏病，冠心病、高血压、中风的发生和发展。“饮食有节，起居有常，不妄作劳，故能形与神俱，而尽终其天年。”生活方式和行为习惯的不良为许多疾病的发生埋下了隐患。中医关于“正气存内，邪不可干；邪之所凑，其气必虚”，“不治已病，治未病”等理论，就是中医保健的理论基础。中医保健方法可以归纳成以下几个方面：①运动保健：中医传统的运动保健有导引、推拿和气功等，春秋时期，老子与庄子开创了“导引”以动“养身之术”，东汉华佗推崇“动则寿”的观念，创编了“五禽戏”。“动则寿”的核心是运动，运动可以活动一身肌肤、筋骨、关节，达到疏经活络、振奋阳气、畅行气血、增强体质、延年益寿的作用。现代研究发现：慢跑、走路、太极拳等可以使人心情愉悦，消除消极情绪，脱离病态心理，改善微循环，提高白细胞的吞噬能力，调节内分泌，对神经系统、呼吸系统、消化系统和心血管系统有明显的保健作用。②心理保健：中医认为“形神合一”。形与神在生理上、病理上都是相互作用的。神情之伤是形体病变发生的先导。因此，中医非常重视心理的养生保健。认为“百病皆生于气”，“怒则气上，喜则气缓，悲则气消，恐则气下，惊则气乱，思则气结”，主张保持乐观条达的心情，荣辱不惊，使情感波动不过于激烈，保持气血调畅，脏腑功能不受影响。如果出现心理平衡失调，也可以采用“五志相胜”学说中的以情相胜法，比如“怒胜思”，有人思虑过度而不能解脱，可以用行为或其他方法激怒，使他的情感发生变化，从过度思虑中解脱出来。③生活调摄：健康的调控工程是规律生活。凡高寿老人一个共同的特点就是生活规律。使自己的生物钟与大自然周而复始的生息变化规律相适应，中医在几千年前就告诉我们生活起居要有规律。如“以酒为浆，以妄为常，醉以入房，以欲竭其精，以耗散其真，不知持满，不时御神，务快其心，逆于生乐，起居无节，故半百而衰也”。告诉我们要遵循自然规律，控制不良的生活方式。因此，要保持身体健康，一定要保证正常的生活规律，保证基本的睡眠和休息，戒烟限酒，避免夜生活过度等。④饮食保健：饮食对于人非常重要。但饮食过量，超过人体消化能力，又可以导致发病。中医认为“饮食自倍，肠胃乃伤”，“膏粱之变，足生大丁”。“出入废则神机化灭”，也就是说饮食保健一方面是饮食要有节制，不要过量。另一方面要注意不要进食油腻食品，保持大便通畅。一定要注意养成定时大便的习惯。

中医“经络学说”是针灸与按摩的理论基础。经络是人体内脏与体表联系的通路，它能运行气血，联络脏腑，沟通内外，贯通上下。经络具有传导感应、调节气血、调节虚实等功能。针灸按摩是通过刺激经络和腧穴，调节脏腑组织功能，泻其有余，补其不足，促使人体气血流通，阴平阳秘。针对亚健康状态的防治作用是切实有效的。我们可以经常按摩或艾灸足三里、涌泉、合谷、太阳等穴位，可以起到补肾健脾、强身健体等作用。亚健康状态经过自身的调节与保健可以调整恢复为健康状态，中医认为亚健康状态总的病机是由于诸多因素而使脏腑气血功能失调，阴阳失去平衡而致。

二、慢性肾脏病的预防

慢性肾脏病有其独特的发病特征，极具隐匿性。而亚健康状态的持续保持是导致其发病的重要原因之一。早起筛查尤其重要。随着对慢性肾脏病研究的深入，对于肾脏病的定位已经从以往的“少见严重病”变成了目前的“常见多发病”。对于我国慢性肾脏病患者的研究提示，超过80%的慢性肾脏病患者早期均有亚健康症状表现。倦怠乏力，注意力不集中，健忘等，如能予以早期干预调整，势必会阻滞或改善发生发展进程，未必都会进展到慢性肾脏病。来自美国的研究数据显示，慢性肾脏病患者中如进行早期干预，提高机体免疫力，积极疏导情绪，改善生活方式和行为习惯，不妄作劳。可以阻断或延缓演变过程。甚至可以逆转发展途径，从亚健康状态恢复健康。因此从认识上需要明确，慢性肾脏病是与高血压、糖尿病等类似的常见慢性疾病一样。在一定范围内是可以早期预防的。人们很早就意识到了肾脏对于人体的重要性，只是近年越来越重视慢性肾脏病的严重危害，但对于预防保健和亚健康状态的关注未引起足够的重视。我们每年在 3 月的第二周星期四进行世界肾脏日的宣传活动，但在日常工作和生活中仍缺乏持久的关注。国医大师张大宁教授，邹燕勤教授都是肾病治疗领域的泰斗，他们也都非常注重亚健康群体的精神，饮食起居及行为习惯的调摄。值得我们挖掘和学习。关于肾脏的功能，中医的“肾”功能包括了泌尿系统、生殖系统、骨骼及血液系统等多个器官系统在内，通常，肾脏的代偿潜力大，一个健康的肾脏就足以维持人体的需要；但肾脏的自我修复能力差，更容易发生功能受损。因此，早期发现并去除损伤肾脏的原因对于防治慢性肾脏病至关重要。

当肾脏出现损伤时，人体会发出一些信号，提示我们需要及时预防。对我国北京、上海、广州等大城市的调查发现，我国慢性肾脏病的知晓率不足10%。如此低的知晓率可能与慢性肾脏病起病隐袭、缺乏特异性表现有关；也提示不能仅仅依赖临床症状来判断是否有慢性肾脏病，需要有目的地进行相关筛查。当出现亚健康临床表现是要及时采取中医预防保健方法，以提高机体正气，做到正气存内，邪不可干。及时保护，保养。使肾脏疾病在未发病前得到一定程度的遏制和逆转。

作者介绍

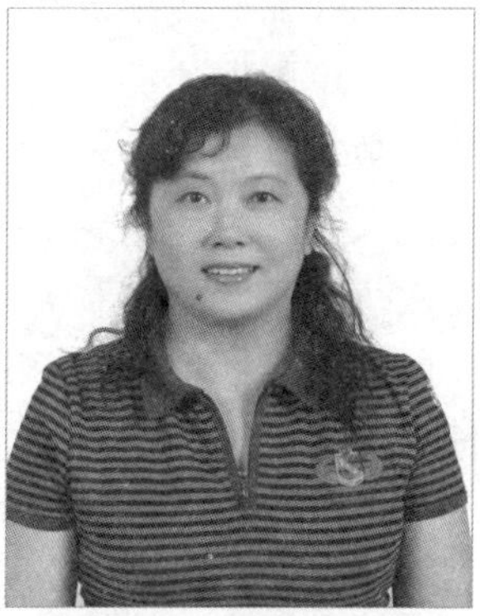

王晓红，主任医师，硕士研究生导师，宁夏回族自治区中医医院暨中医研究院肾病科主任，全国第六批老中医师承指导老师，宁夏中西医结合学会肾病专业委员会副主任委员，中华中医药学会肾病专业委员会委员，中国中医药肾脏病防治联盟专家委员会常务理事，中国肾脏病大数据创新联盟常务理事，中国民族医药学会肾病学会常务理事。师承国医大师张大宁教授。从事临床科研工作 34 年。先后发表专业学术论文 10 余篇，参与多项科研课题，其中 2 项荣获自治区科技进步三等奖。主持自治区自然基金课题 2 项，是宁夏中医药治疗肾病的理论与临床应用科技创新团队的主要成员。

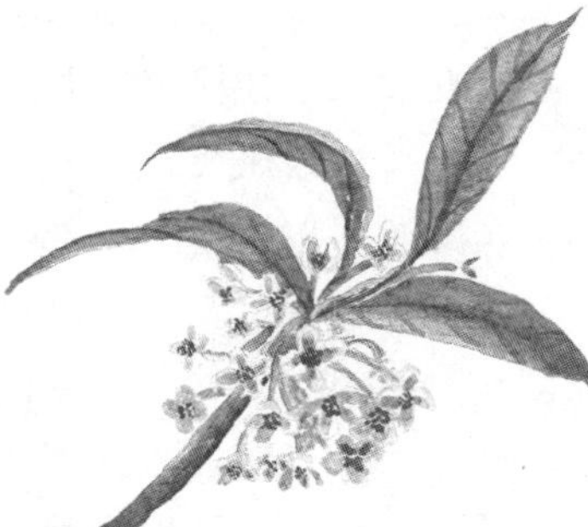

开穴闭穴经络穴位贴敷法

广州中医药大学附属南海妇产儿童医院 周俊亮
中和亚健康服务中心 黄博明

穴位贴敷是中医传统疗法之一，历史悠久，临床应用广泛。传统的穴位贴敷只是中药膏贴穴位，忽视了穴位贴敷前后穴位、经络的状态。传统经络学说认为，穴位是有开阖状态的，子午流注针法即是重视穴位状态的一种针刺方法。为了提高穴位贴敷的治疗保健效果，在传统的穴位贴敷的基础上，结合穴位状态的调整，我们创新了开穴闭穴经络穴位贴敷技术。开穴闭穴经络穴位贴敷技术是在继承传统穴位贴敷疗法、手指点穴法的基础上，结合经络穴位开阖状态创制的，提高了传统穴位贴敷的治疗保健效果，较口服药物简便、实用，是中医独特、行之有效的传统创新疗法。

一、穴位贴敷的历史源流

穴位贴敷疗法在《黄帝内经》中就有记载。《灵枢·经筋篇》云："足阳明之筋，有热则筋缓，不胜收放僻，治之以马膏。"《灵枢·海论》云："夫十二经脉者，内属于脏腑，外络于肢节。"以上条文说明了穴位贴敷的治疗机理，通过药物吸收的直接作用和穴位刺激激发经气的间接作用来达到治疗和保健的目的。《灵枢·经筋》说："经脉者，所以决生死，处百病，调虚实，不可不通。"通过刺激穴位可以疏通经络，穴位贴敷通过药物对穴位的刺激作用来治疗疾病。医圣张仲景在《伤寒杂病论》治劳损用的五养膏、玉泉膏。唐代孙思邈用朱甲末儿贴敷肚脐治疗小儿夜哭，并提出"无病之时"用膏摩囟上及足。华佗《神医秘传》治脱疽"用极大甘草，研成细末，麻油调敷极厚，逐日更换，十日而愈。"晋代葛洪《肘后备急方》中记载"治疟疾寒多热少，或但寒不热，临发时，以醋和附子末涂背上"，并收载了续断青、丹参青、雄黄膏等。《圣济总录》载："膏取其膏润，以祛邪毒，凡皮肤蕴蓄之气，膏能消之，又能摩之也"，指出了中药贴敷治病的机理，是穴位贴敷疗法发展的一个高峰。李时珍《本草纲目》中也收录了大量膏药，如吴茱萸贴足底治疗口舌生疮、黄连末调敷脚心治疗小儿赤眼。清代徐大椿指出："汤药不足尽病，用膏药贴之，闭塞其气，使药性从毛孔而入其腠理，通经活络，或提而出之，或攻而散之，较服药尤为有力"。清代的《急救广生集》记载了清代以前千余年的穴位外敷治病的经验和方法，是后世研究和穴位外敷的经典之作。

二、穴位贴敷的作用机理

穴位贴敷疗法是传统穴位疗法和药物疗法的有机结合，该疗法源远流长，较口服药物简便、实用。穴位贴敷疗法以中医经络学说为基础，经络内属于脏腑，外络于肢节，沟通于人体表里、上下，是气血运行的通道，也是病邪传播的途径。穴位是脏腑经络之气输注于体表的特定部位，"神气所游行出入之处"，穴位贴敷中的药物作用于穴位可以起到治疗和保健作用。穴位贴敷可以改善气血的运行状态，调节脏腑功能，纠正阴阳的偏盛偏衰，达到祛除病邪、防病保健和调理体质的目的。

三、开穴闭穴的传统认识

经络是气血运行的通道，通道和穴位中的气血有旺盛和衰弱的不同时机。中医对此早有论述。

1. 十二经脉气血流注昼夜节律

十二经脉是气血运行的通道，气血在经脉内流行不止，环周不休。十二经脉气血流注始于肺经，依次流注于大肠、胃、脾、心、小肠、膀胱、肾，心包、三焦、胆、肝经，然后回到肺经，昼夜环流50周。在此基础上发展起来的子午流注，将昼夜十二时辰分属于十二经脉，每一时辰有一相应经脉的气血循行最为旺盛，其穴位处于开启状态，此时针刺这些穴位可以获得较好的治疗效果。传统的经络学说认为穴位是有开启和关闭状态的。在穴位开启的时候，给予针刺或者相应治疗，效果更好。

2．子午流注针法

子午流注针法是传统的针灸方法之一。“子午”代表时间，“流注”即人体经络的气血流注。他强调时间因素对针灸效应的影响，认为人体经络的气血流注随着时间的不同而有着盛衰开阖的变化，依据时间，按时取穴，可以获得更好的疗效。因而把经络穴位通过阴阳五行和日时干支结合在一起，以阴阳五行的生克变化来按时推算人体气血的流注和相应的经络穴位开阖。

子午流注针法的概念有着广义和狭义的区别。狭义的子午流注针法只能按时推算十二经络五俞穴的方法，由于推算方法的不同，又可分为子午流注纳甲法、子午流注纳子法和养子时刻注穴法。广义的子午流注针法则包括了各种按时取穴的方法，如灵龟八法、飞腾八法等，实际上已经成为传统时间针法的代名词。

3．开四关

“四关”之名，最早见于《灵枢·九针十二原》篇，其文说：“五脏有六腑，六腑有十二原，十二原出于四关，四关主治五脏。”这里的“四关”主要是指四肢肘膝关节以下的穴位，没有具体指何穴。窦汉卿在《标幽赋》中提出：“寒热痛痹，开四关而已之。”首次提出“开四关”之名，原义是指治疗寒热痹痛性病证时当针刺肘膝以下的腧穴。杨继洲所注《标幽赋》与徐氏同，明确指出“四关四穴，太冲、合谷是也”。此后，开四关即指相应手法作用于合谷、太冲两穴。

开四关的“开”，是开启、开通之意，“四关”位于十二经脉的本部，是不应闭塞的要道，必须开通使之气血流畅，方能达到驱邪痛定的目的。合谷、太冲皆为本经之原穴，合谷属阳；太冲属阴，两穴一阳一阴、一腑一脏、一上一下，主气主血，相得益彰。“开四关”的目的，即是施以相应的手法，激发穴位的特殊性能，从而达到快速治愈疾病的目的。

四、穴位贴敷的操作方法

1．药膏准备

选用相应的中药，打成细粉，过80目筛，按比例混匀，备用。使用时，加适量介质（常用的有白醋、白酒、姜汁、清水等），调成糊状。

2．操作流程

（1）开穴：选择相应经络的要穴，手指点按，力度中等，每穴50次。

（2）穴位点按：选择需要贴敷的穴位，用手指指端着力，穴位处行揉按法，每个穴位约 50 次，力度适中。

（3）穴位贴敷：取穴位贴敷膏贴于穴位上，用胶布固定。

（4）闭穴：选择相应经络的要穴，手指点按，力度轻柔，每穴50次。

3．临床应用

本疗法适用于儿童、妇女、成人常见病的治疗和保健。现举4例，简要说明本法的应用。

遗尿

（1）开穴：涌泉穴。食指揉按50次，力度中等。

（2）穴位点按：用掌根或中指指端着力，分别在关元、肾俞、命门、四满穴行揉按法，每个穴位约50次，力度适中。

（3）穴位贴敷：取保健贴贴于关元、肾俞、命门、四满穴。

（4）闭穴：俞府穴。拇指揉按50次，力度轻柔。

泄泻

（1）开穴：商阳穴。拇指揉按50次，力度中等。

（2）穴位点按：用拇指或食指指端着力，分别在天枢、脾俞、手三里、足三里穴行揉按法，每个穴位约50次，力度适中。

（3）穴位贴敷：取泄泻保健贴贴于天枢、手三里、足三里穴。

（4）闭穴：迎香穴。食指揉按50次，力度轻柔。

咳嗽

（1）开穴：中府穴。拇指揉按50次，力度中等。

（2）穴位点按：用拇指或食指指端着力，分别在天突、肺俞、膻中、孔最穴行揉按法，每个穴位约 50 次，力度适中。

（3）穴位贴敷：取咳喘保健贴贴于天突、肺俞、膻中、孔最穴。

（4）闭穴：少商穴。拇指揉按 50 次，力度轻柔。

厌食

（1）开穴：承泣穴。拇指揉按 50 次，力度中等。

（2）穴位点按：用拇指或食指指端着力，分别在上脘、中脘、足三里穴行揉按法，每个穴位约 50 次，力度适中。

（3）穴位贴敷：取厌食保健贴贴于上脘、中脘、足三里穴。

（4）闭穴：历兑穴。食指揉按 50 次，力度轻柔。

五、注意事项

（1）穴位敷贴处穴位皮肤有炎症、红肿或者创伤时，不适宜应用本法。

（2）对所用的中药过敏者，不适宜应用本法。

（3）本法是绿色传统疗法，一般无不良反应。

开穴闭穴经络穴位贴敷技术，源于经络学说、子午流注、穴位贴敷、手指点穴等中医传统疗法。此技术结合经络穴位的气血流注特点，在中药穴位贴敷前后，结合手指点穴，用开穴闭穴手法，调整经络穴位状态，达到提高穴位贴敷保健治疗效果的目的。此技术是几种治疗技术相互配合，共同发挥的整体叠加效应的保健治疗作用。首先是穴位的作用，药物作用于穴位，改善局部血液循环及周围组织营养，调整经络气血，调整人体阴阳；其次是药物的作用，药物经皮吸收进入血液循环，作用于机体；再次是穴位点按的作用，手指点穴、开穴、闭穴，刺激穴位，激发了经气，调动了经脉的功能。（周俊亮 黄博明）

潘年松研究凤冈锌硒茶介绍

潘年松

潘年松，男，汉族，祖籍重庆市酉阳县，1964 年 1 月出生于贵州省凤冈县天桥街上，无党派人士，四川大学华西公共卫生学院公共卫生与预防医学博士后流动站出站后，被遵义市委市政府作为引进人才引进到遵义市工作。长期从事中药药理、食品标准与法规等教学与研究，以及中医临床、法医毒物鉴定等工作。

2008 年，潘年松与其博士同学禹玉洪一起，接受凤冈县西部茶海办公室横向委托，对凤冈锌硒茶进行研究，中途参与研究的还有向晓玲、李雪春、张学愈、刘英波等。从 2008 年到 2015 年，主要研究内容均形成研究论文公开发表，研究成果先后获得遵义市人民政府 2010 年度、2011 年度科技 3 等奖。正在用全部研究成果申报 2018 年度中国中医药研究促进会科技 1 等奖。主要研究成果概要如下。

《凤冈锌硒茶中锌硒含量调查与启示》。该文介绍了分层随机抽取茶叶样品，IRIS Intrepid Ⅱ XSP 型电感耦合等离子发射光谱仪检测其锌、硒含量，对照 GBW-08505 和 GBW-10016 中规定的茶叶成分分析标准物质中锌、硒含量，经比较后认为：凤冈锌硒茶属于典型的富含锌和硒的茶；并建议：具体以 GBW-10016 中规定的茶叶成分分析标准物质中锌、硒含量上限通过公式 $C*M=1000*\rho*\omega$ 转换单位后作为凤冈锌硒茶的下限，以 DRIS 中锌、硒含量下限作为凤冈锌硒茶的上限，来界定凤冈锌硒茶作为地理标志产品的锌硒含量值。

《贵州凤冈茶最佳冲泡方法研究》。该文介绍了以生物化学方法测定凤冈锌硒茶在不同冲泡条件下，以该茶叶冲泡产生的氨基酸、茶多酚含量为计算滋味值的依据，以滋味值大小为依据推荐凤冈茶的最佳冲泡方法。得到该茶滋味评定的最高结果为：摄氏 85 度的 200 毫升水冲泡 5 克茶叶 3 分钟，滋味值为 116.11；最低结果为：摄氏 85 度的 200 毫升水冲泡 4 克茶叶 7 分钟，滋味值为 100.78；本实验所有冲泡方法滋味值平均结果为 109.04，居于名优茶中较高水平。并据此推荐凤冈锌硒茶的冲泡方法为：取茶叶 3 克至 5 克，用摄氏 75 度至 100 度开水 200 毫升冲泡 3 分钟至 7 分钟即可饮用。其最佳冲泡方法为：取茶叶 5 克，用摄氏 85 度开水 200 毫升冲泡 3 分钟。

《贵州凤冈锌硒茶中常见化学成分测定》。该文介绍了参照《中国药典》和《中华人民共和国食品卫生标准检验法》中的法定分析方法，测定贵州凤冈锌硒茶中茶多酚、儿茶素、咖啡碱、多糖、氨基酸、维生素（Vc、VB_1、VB_3、VB_6）等对人体有益的化学成分含量。

《贵州凤冈锌硒有机茶中香气成分的定性与定量分析》。该文介绍了用电子鼻和 GC-MS 共鉴定出凤冈锌硒茶中 41 种香气化合物，其相对百分比含量超过 5%、从高到低一次为：N-苯基-1-萘胺含 14.77%、苯酚 13.3%、苯甲醇 9.89%、苯乙酮 7.57%、3，7-二甲基-1，5，7-辛三烯-3-醇 7.33%，这 5 种成分的相对含量总计超过 50%。这 41 种化合物尤其是相对含量超过 50%的 5 种化合物是凤冈锌硒有机茶赋香物质的基础，构成其香气的基本成分，而其他的芳香物质，则对调整基本香型格调起作用。同时，本绿茶中含有一般绿茶特征香气成分，如芳樟醇、橙花醇、乙酸丙酯等。上述这些物质协同作用，构成了凤冈锌硒茶清新独特、清爽怡人的香型特点。

《药食两用中药凤冈锌硒茶的显微结构》。该文介绍了凤冈锌硒茶叶表面观是：上表皮由一层密接的类方形细胞组成，上面被一层角质层，下表皮气孔众多，平置或微凹。叶横切的显微特征是：表皮细胞排列紧密，类方形，上表皮一层，具有较厚的角质层，下表皮一层，具气孔和表皮毛。叶肉组织发达，栅栏组织由 2～3 层排列整齐的圆柱形薄壁细胞构成，含丰富的叶绿体，不过主脉；海绵组织由排列疏松、不规则的薄壁细胞构成，含有少量叶绿体，少数海绵组织细胞中含有草酸钙簇晶。主脉发达，上表皮隆突，下表皮凸现，中心维管束为外韧维管束排列为椭圆形；木质部发达，导管链状排列，10 列以上；韧皮部细胞多角形，木质部上方及韧皮部下方均有较多纤维束，在上表皮与主脉的薄壁细胞含丰富叶绿体。茶幼茎横切是：木栓细胞 1 列，外被角质层，栓内层细胞 1～2 列，细胞类方形、多角形，木化加厚。皮层薄壁细胞 5～6 列，类圆形，含叶绿体。中柱鞘纤维断续呈环状排列。韧皮部薄壁细胞约 5 列，类圆形。形成层成环，约 2 列细胞。木质部木纤维排列整齐，导管数量较多，纵向排列成行。髓大，约占横切面的 3/5，薄壁细胞多圆形或卵圆形，含淀粉粒。叶片的显微结构是茶树进行一系列生理活动的基础，显微研究结果为推测该茶与茶树的产量、品质、抗逆性等有一定意义。

《贵州凤冈锌硒茶中锌元素的存在形态》。该文介绍了凤冈锌硒茶茶水中微量元素锌的含量、初级形态及次级形态，通过感耦合等离子发射光谱法（ICP-OES）测定各种形态下元素的含量。揭示了凤冈锌硒茶中Zn的含量丰富，达到65.17μg/g；大部分以可溶态（66.88%）、有机态（39.32%）和非络合态（90.39%）存在，茶水中的Zn元素的浸出率为69.88%。据此可知：通过饮该茶的方式，可以补充人体必需的微量元素锌为每克茶叶45.54微克。

《贵州凤冈锌硒有机茶对小鼠免疫功能的增强作用》。该文介绍了实验研究该茶与小鼠免疫功能的关系，并与无机元素锌相比的方法和结果。揭示该茶能够促进小鼠B淋巴细胞增殖，增强小鼠NK细胞活性，且随茶浓度增高而增强。与无机元素锌相比，该茶具有更好地提升免疫功效。

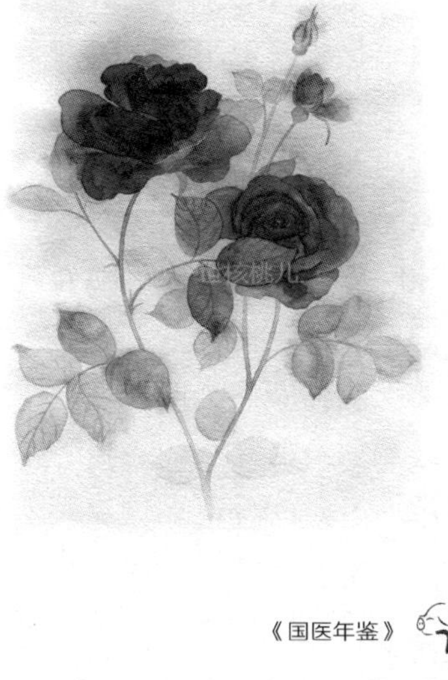

用中医治未病思想 解决亚健康问题

湖南中医药大学 何清湖 叶培汉 孙贵香

亚健康状态与未病中的潜病未病态和欲病未病态的内涵接近，但未病的内涵更丰富，外延更广泛。治未病通过中医理论解释人、社会、环境之间的关系，符合现代生物、心理、社会医学模式，能够对亚健康的防治起到很好的指导作用。

治未病思想调理亚健康状态包括两层含义，即从健康到亚健康的预防，以及从亚健康到疾病的预防。在治未病思想指导下的亚健康调理是积极的、有效的、预防性的，是对人们的生理、心理进行调节和疏导的过程。

亚健康概念的提出是国际医学界20世纪80年代后半期的医学新思维。由于亚健康人群比例十分庞大，引起了广泛关注，目前亚健康相关学科发展迅速，但也遇到了一些问题。笔者认为，通过中医治未病思想来指导亚健康调理、解决亚健康难题是很好的切入点。

亚健康是指机体在无器质性病变情况下发生一些功能性改变，作为一种中间状态，既是一种动态过程，又是一个独立的阶段。主要表现为一定时间内的活力降低，功能和适应能力减退，虽有症状或体征，但又未达到疾病的诊断标准。多数情况下，健康、亚健康、疾病状态是一个不间断的连续过程。亚健康居中，其上游部分与健康重叠，其下游部分又与疾病相重叠，重叠部分则因界限模糊而不易区分。根据亚健康临床表现可以分为躯体亚健康、心理亚健康和社会交往亚健康。实际上，上述3种亚健康表现常常相兼出现。

亚健康是大多数慢性非传染性疾病的病前状态。多数恶性肿瘤、心脑血管疾病和内分泌代谢疾病等均与亚健康人群免疫功能低下、多种应激因素综合作用有关。亚健康还会明显影响工作、生活和学习质量，甚至危及特殊行业人员的生命安全（如司机、飞行员等）。此外，亚健康还易导致心理、精神疾患，日久可明显影响健康或寿命，甚至造成自杀和家庭、社会伤害。

一、未病的内涵：比亚健康更丰富

中医虽然没有亚健康的病名，但追本溯源，早在两千多年前的中医古籍《黄帝内经》中就有阐述，“虚邪贼风，避之有时，恬淡虚无，真气从之，精神内守，病安从来。”特别强调“不治已病治未病”，其未病的概念即包含着亚健康状态，并形成了治未病的理论。《黄帝内经》之后，历代医家在临床实践过程中，进一步扩充了对治未病的认识，积累了丰富的经验。

历代中医学家所强调的未病概念，是较为笼统的大概念。具体而言，有两层含义：其一是尚无病，此时的治未病，目的是为养生强体，以预防疾病发生，提高健康水平；其二是处于疾病早期（或潜在的，病而未发），此时治未病为的是有病早治或防止其进一步发展。

目前，中医将未病概括为4种状态，即健康未病态、潜病未病态、欲病未病态、传病未病态。针对未病四态，治未病的具体内容亦包括4个方面，即未病养生，防病于先；欲病就萌，防微杜渐；已病早治，防其传变；瘥后调摄，防其复发。

未病与亚健康关系密切的主要是第一层含义，即尚无病。中医学的未病不等同于现代医学的亚健康，但两者在内容上存在着层次上的涵盖。亚健康状态与未病中的潜病未病态和欲病未病态的内涵接近，但未病的内涵更丰富，外延更广泛。应该说，亚健康是未病四态的重要组成部分。对于临床常见的亚健康状态，用现代检测手段无法解释，可借助中医辨证思维阐述其病因病机，并以治未病的原则进行辨证论治。治未病通过中医理论解释人、社会、环境之间的关系，符合现代生物、心理、社会医学模式。中医治未病重视体质、情志、环境、生活习惯等因素在疾病发生、发展、预后方面所起的作用，重视对机体整体功能状态的调理。因此，治未病理论能够对亚健康的防治起到很好的指导作用。

二、治未病思想：调理亚健康状态有优势

亚健康可见于中医郁证、心悸、胸痹、不寐、头痛、眩晕、虚劳等病证表现中，其发生多由于先天不足、劳逸失度、起居失常、饮食不当、情志不遂、居处不慎、年老体衰、体质偏颇等因素，引起机体阴阳、气血、脏腑功能失和，但尚未达到疾病的程度。

总体说来，治未病思想调理亚健康状态包括两层含义，即从健康到亚健康的预防，以及从亚健康到疾病的预防。为方便实际运用和操作，将亚健康状态简单划分为三个部分，即亚健康症状、亚健康证候、疾病倾向。在治未病思想指导下的亚健康调理是积极的、有效的、预防性的，是对人们的生理、心理进行调节和疏导的过程，运用得好，有“四两拨千斤”的效果。一般多选用中医的非药物疗法，再选中药外用或内服。非药物疗法有饮食、针灸、推拿、导引等，用以调节体内阴阳气血，疏通经络，强筋健骨，调节情志，舒缓压力等。药物疗法多以植物、动物、矿物质等天然药材为主，利用其四气、五味、归经调整人体阴阳气血的平衡和正邪的盛衰。

运用治未病思想解决亚健康问题的基本原则是以人为中心，充分调动亚健康人群的主观能动性。常用方法包括心理调适，如宁神静志、全德养性等；饮食调理，如饮食有节、全面均衡、因人而异等；起居调摄，如按时作息、睡子午觉等；运动调护，如太极拳、八段锦、五禽戏、易筋经、马王堆导引术等；娱乐调节，如音乐疗法、对弈、书法等；辨证调治，如方药、针刺、艾灸、推拿等。

三、治未病思想：可解决诸多亚健康问题

1．亚健康症状——以失眠（又称睡眠减少亚健康）为例

判断依据：睡眠减少并继发难入睡、睡不深、易醒、多梦等；睡眠障碍每周不超过 3 次，且持续 2 周以上；苦恼，精力下降，轻度妨碍社会功能；不为其他疾病附加证候；排除疾病可能。

调理方法：寻找影响因素，并予以针对性处理；树立乐观开朗的人生观，调摄心理；培养良好的生活习惯，如按时作息、适量运动等；改善睡眠环境，选择适宜卧具；饮食调理，如豆豉酱猪心、牡蛎猪肉汤等食疗验方；娱乐保健，如听舒缓的音乐、画画、书法、垂钓等；方药调治，如胆郁痰扰、心脾两虚分别以黄连温胆汤、归脾汤等调治。

2．亚健康证候——以肝气郁结证为例

判断依据：胁肋胀痛或窜痛，痛无定处，时发时止；情志抑郁，多疑善虑，易怒，善太息或嗳气；嗳气吞酸，咽中梗阻感，胁下痞块，按之疼痛柔软；脘腹胀闷甚则疼痛，小便淋漓涩痛；女子月经不调，或痛经、闭经、经前乳房胀痛。

调理方法：调摄心理，如增强自信、淡泊名利；运动疗法，如跑步、远足、游泳等以帮助气血流通；饮食调理，如忘忧汤、解郁汤、玫瑰花茶、炒陈皮猪肝萝卜等食疗验方；方药调治，如柴胡疏肝散、逍遥丸等。

3．疾病倾向——以离退休综合征为例

判断依据：事业心强而好胜者，退休前后生活各方面发生较大变化者；因不能适应环境改变而出现焦虑、抑郁等消极情绪，或失眠、多梦、心悸等不适，甚至产生行为偏离常态；排除疾病可能。

调理方法：日常生活调整，戒烟限酒，规律生活，增强体能锻炼，合理膳避免劳累，与家人和睦相处；情志调理，如调整心态，顺应规律，培养爱好，寄托精神，扩大社交，排解寂寞，端正观念，豁达乐观；起居调理生活自律，注重保健等；必要的药物和心理治疗。（何清湖 叶培汉 孙贵香）

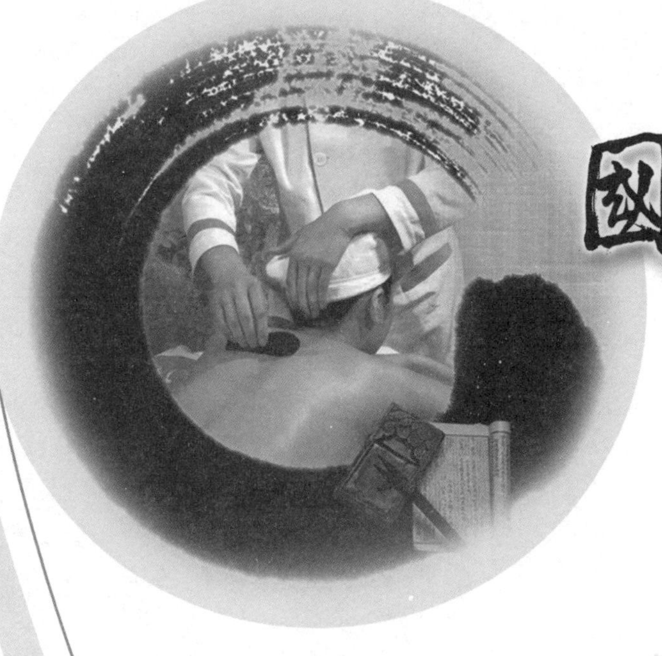

國醫年鑒

GUOYI NIANJIAN

2019

杏林故事

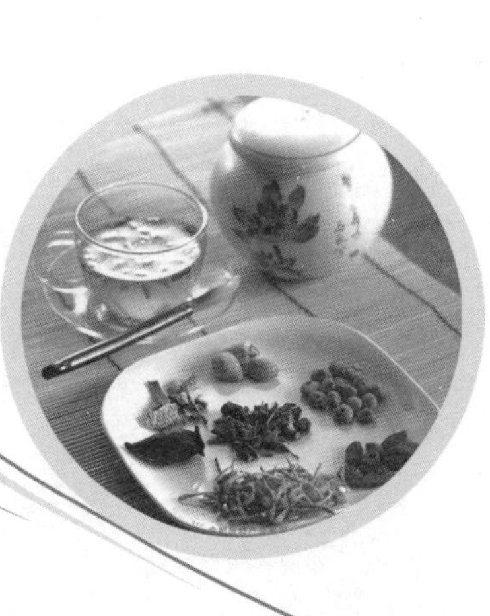

国家卫健委挂牌，2018年有十大任务

河北省中医药科学院　　曹东义

2018年3月27日，国家卫生健康委员会正式挂牌，这次国家机构改革是为了落实2016年10月25日，中共中央、国务院于印发并实施《"健康中国2030"规划纲要》，并将之作为此后15年推进健康中国建设的行动纲领。

为推动实施健康中国战略，树立大卫生、大健康理念，把以治病为中心转变到以人民健康为中心，预防控制重大疾病，积极应对人口老龄化，加快老龄事业和产业发展，为人民群众提供全方位全周期健康服务，因此机构改革方案提出组建国家卫生健康委员会。

国家卫生健康委员会召开的领导干部会议要求，要认真学习宣传贯彻好新宪法，对标落实好《政府工作报告》任务部署，以更大的力度、更实的措施，深入实施健康中国战略，下力气抓好深化医改、基层医疗卫生服务、重大疾病防控、医疗服务质量提升、健康扶贫、中医药和健康产业发展、全面两孩政策实施、应对人口老龄化等工作，积极稳妥做好机构改革，确保新机构开好局、起好步，不断开创卫生健康工作新局面。

不少人认为，关于这个屡次被强调的健康中国的战略，并不是新的概念。

3月15日，原国家卫生计生委主任、第十三届全国政协副主席李斌在《求是》杂志2018年第六期发表署名文章《全面深入实施健康中国战略》，文章指出全面推进健康中国各项重点任务：

一是全面加强党的领导，为健康中国建设提供强大政治保证。全国卫生计生系统坚决维护以习近平同志为核心的党中央权威和集中统一领导，认真贯彻落实新时代党的建设总要求，推动各级党委政府在经济社会发展规划中突出健康目标，公共政策制定实施中向健康倾斜，财政投入上着力保障健康需求。推动建立国家层面协调推进机制，探索建立监测与评价常态化机制，争取纳入对党政领导干部的政绩考核体系。

二是深化医药卫生体制改革，建立中国特色基本医疗卫生制度。强化医疗、医保、医药联动改革，以更大的勇气和魄力解决更深层次矛盾。全面建立分级诊疗制度，引导有序就医。健全现代医院管理制度，落实公立医院经营管理自主权。健全全民医保制度，深化药品供应保障制度改革，巩固完善国家基本药物制度。推动药品购销"两票制"方案落地，多措并举降低虚高药价。着力构建集中、专业、高效的综合监管体系，推行全行业监管，主动接受社会监督。

三是以强基层为重点，着力提高基本医疗卫生服务能力。基层是解决医疗服务供给不平衡、不充分的关键，要把更多人才技术、财力物力、优惠政策向基层倾斜。发展家庭医生（团队）签约服务，切实发挥"健康守门人"作用。

四是落实预防为主，防治重大疾病。大力建设健康环境，发挥爱国卫生运动的组织优势，综合整治城乡环境卫生，治理大气、水、土壤污染，拓展健康城市、健康村镇建设。积极普及健康生活，帮助公众提升健康素养。重视重大疾病防治，及时妥善处置突发公共卫生事件。深化实施基本和重大公共卫生服务项目，加强癌症、高血压、糖尿病等慢性病筛查和早诊早治，开展社会心理服务体系建设试点，促进防、治、管融合发展。

五是提升医疗服务质量安全水平，不断增强群众健康获得感。严格落实医疗质量安全核心制度，加强临床路径管理应用，进一步规范诊疗行为。建成一批高水平的临床诊疗中心和专科，加快癌症等重大疾病防治攻关，开展儿童白血病专项救治工作。巩固完善住院医师规范化培训制度，提升服务水平和能力。实施新一轮改善医疗服务行动计划，

让群众就医更方便，感受更舒适。

六是推动医学科技创新，大力发展健康产业。组织实施面向 2030 年的健康保障工程、国家重点科技计划项目、国家实验室等重大平台建设，布局建设国家临床医学研究中心，加快医学创新科研成果转移转化。深化医工协同，加快实施优秀国产医疗设备遴选，研制推广数字化健康医疗智能设备等，打造核心竞争力强的医药工业。推进健康养老，开展健康旅游，倡导健康休闲，发展健康食品。鼓励和引导社会力量提供卫生健康服务。

七是深入实施健康扶贫工程，坚决打赢脱贫攻坚战。健康扶贫是扶贫工程中非常艰巨的一项任务。前一阶段，按照“大病集中救治一批、慢病签约服务管理一批、重病兜底保障一批”的思路，累计救治贫困患者 420 多万人。要将先天性心脏病等 9 种大病集中救治覆盖所有农村贫困人口。进一步采取针对性强的政策，把健康扶贫和防治措施相结合。组织全国三级医院对所有贫困县县级医院对口帮扶。开展医疗人才“组团式”援藏援疆，切实提高贫困地区医疗卫生服务能力。

八是中西医并重，传承发展中医药事业。中医药是中华民族的瑰宝，是我国医疗卫生事业的显著优势。以贯彻落实《中医药法》为统领，落实中医药发展战略规划纲要。深化国家中医药综合改革示范区建设，继续加大对中医药服务体系建设的投入。实施中医药传承创新工程，实施基层中医药服务能力提升工程。推进中医药国际标准建设，布局建设海外中医药中心。

九是加强人口发展战略研究，促进人口均衡发展和家庭和谐幸福。“全面两孩”政策实施后，累积生育需求集中释放，着力加强生育全程基本医疗保健服务，增加产科、儿科服务供给。启动实施母婴安全和健康儿童行动计划。实施计划生育家庭特别扶助金标准调整机制。深入实施健康老龄化工程，探索建立长期护理保险制度。加强人口发展战略研究，推动构建有利于经济社会协调发展和人的全面发展的人口环境。

十是充分发挥医务人员积极性主动性。广大医务人员是深化医改和提供医疗卫生服务的主力军。关心爱护医务人员，就是保护和发展医疗卫生生产力。要建立以公益性为导向的绩效考核机制和内部分配办法，鼓励多劳多得、优绩优酬。创新人才评价机制，加快推进卫生职称改革。开展好“中国医师节”活动，增强医务人员职业荣誉感和归属感。医疗机构要合理调配医务人员工作量，改善工作条件。依法严厉打击涉医违法犯罪，对暴力伤医“零容忍”，让医务人员安心、放心、舒心从事救死扶伤的神圣事业。

国家中医局换将，新领导谈发展中医

河北省中医药科学院　曹东义

据国家中医药管理局官方“中国中医”微信公众号消息，2018 年 6 月 28 日，国家中医药管理局召开领导干部会议。中央组织部副部长周祖翼宣布了中央关于国家中医药管理局主要负责同志任职的决定，余艳红任国家中医药管理局党组书记、副局长，于文明任国家中医药管理局局长。

余艳红在会议上表示，坚决服从党中央决定安排，作为国家中医药管理局党组书记，将切实担负起管党治党第一责任人职责，努力把局各级党组织锻造得更加坚强有力，为推动国家中医药事业传承创新发展提供坚强的政治和组织保证。

于文明表示，完全拥护、坚决服从中央决定，将围绕中心任务和重点工作，扎实推进中医药工作；始终坚持依法行政和主动接受人民群众监督，增强宪法和法律意识，带头做宪法的自觉遵守者，进一步抓好中医药法的贯彻实施。

据悉，余艳红此前长期在医疗卫生行业工作，曾任南方医科大学校长，并于 2018 年 1 月任广东省副省长。

广东省人民政府官网上，余艳红任为副省长，其分工为：负责民族宗教、民政、人力资源与社会保障、卫生计生、食品药品监督管理、妇女儿童方面工作。分管省民族宗教委、民政厅、人力资源社会保障厅、卫生计生委、食品药品监管局、妇儿工委。联系省总工会、团省委、省妇联、残联、红十字会。

于文明已经在国家中医药管理局工作多年，并于 2004 年起就开始担任副局长职务至今。

在 2019 年元旦到来之际，国家中医药管理局党组书记余艳红、局长于文明通过中国中医微信发表新年寄语：

成果丰硕的 2018 年就要离去，充满希望的 2019 年即将走来。在这辞旧迎新的美好时刻，我们谨代表国家中医药管理局，向全体中医药工作者，向所有关心支持中医药事业发展的各界朋友，致以新年的祝福！

刚刚过去的 2018 年，全国中医药人在以习近平同志为核心的党中央坚强领导下，以传承为根基，以创新为动力，充分发挥中医药在健康中国建设中的独特优势，不断激发中医药的潜力活力，积极进取，奋发作为，新时代中医药事业掀开新篇章！

这一年，习近平总书记考察珠海横琴新区粤澳合作中医药科技产业园，殷切期望我们深入发掘中医药宝库中的精华，推进产学研一体化，推进中医药产业化、现代化，让中医药走向世界。

这一年，我们以加强党的政治建设为统领，深入开展“大学习、深调研、细落实”，从习近平总书记发展中医药的重要论述中汲取智慧，在改革创新中汇聚各方力量，对新时代传承发展中医药事业谋篇布局，丹青描绘美好蓝图。

这一年，我们坚持依法发展中医药，落实战略规划纲要，纵深推进深化医改中医药工作，完善服务体系，提升服务能力，优化服务供给，中医药在治未病、疾病治疗、疾病康复中发挥重要作用，人民群众有了更多实实在在的中医药获得感。

这一年，我们主动担当作为，实施中药材产业扶贫行动，推进基层中医药服务能力提升工程，全力开展定点帮扶，夯实健康扶贫基础，把汗水挥洒在脱贫攻坚的主战场。中医药科技创新的优秀代表屠呦呦获得改革先锋称号，再一次激励我们不忘初心、奋进前行！

2019 年，是新中国成立 70 周年，是全面建成小康社会关键之年，也是中医药振兴发展的重要之年。我们要以习近平新时代中国特色社会主义思想为指导，深入贯彻习近平总书记关于发展中医药的重要论述，贯彻落实全国卫生与健康大会精神，坚持和加强党对中医药工作的全面领导，把准时代脉搏，在坚持传统的基础上大力推动创新，在抢抓机遇的契机里全面深化改革，着力推进“四个建立健全”，全面释放中医药“五种资源”优势，充分发挥中医药“三大作用”，为祖国 70 华诞献上新贺礼！

新时代是改革者的时代，也是创新者的时代，更是奋斗者的时代。中医药的改革发展，离不开我们每一个中医药人的努力。让我们更加紧密地团结在以习近平同志为核心的党中央周围，树牢“四个意识”，坚定“四个自信”，坚决做到“两个维护”，改革开放再出发，创新发展谱新篇，切实把中医药这一祖先留给我们的宝贵财富传承好、发展好、利用好，让中医药在新时代焕发新活力、展现新气象，为健康中国建设谱写中医药新篇章，为实现中华民族伟大复兴中国梦作出新贡献！

曹东义当选世界中联一技之长专委会会长

河北省中医药科学院　张培红

2018 年 4 月 18 日，世界中医药学会联合会一技之长专业委员会在河南禹州召开成立大会，选举河北省中医药科学院副院长曹东义为会长。中国、法国、加拿大、匈牙利、韩国、马来西亚、泰国、中国澳门和中国台湾等国家和地区的近1000名代表参会。

世界中医药学会联合会创会副主席兼秘书长李振吉出席开幕式并讲话，他介绍，世界中医药学会联合会旨在推动中医药学的国际交流、传播与发展，增进世界各国（地区）中医药团体之间的了解与合作，加强世界各国（地区）的学术交流，提高中医药业务水平，保护和发展中医药，促进中医药进入各国的主流医学体系，推动中医药学与世界各种医药学的交流与合作。同时，李振吉对一技之长专业委员会成立给予了肯定，对未来发展提出了指导意见。

创会副主席李振吉先生希望专委会努力做到两句话、六要素："世界、学术、话语权，人才、标准、做贡献。"这是他对专委会深切的嘱托，也是他对于中医药确有专长人员深切的期望。

禹州地处中原腹地，历史悠久，素有"夏都、钧都、药都"之称，拥有优美的环境、便捷的交通。世界中医药学会联合会一技之长专业委员会在禹州召开大会，是中医和中药融合，相互促进共同发展的绝好机会。禹州市委常委、市政府常务副市长何长成表示，作为中国四大药都之一，禹州愿意与世界中医药学会联合会一起做好这份神圣而伟大的工作，将以此次会议为契机，努力发展中医药事业，为中医药的发展起到积极的推动作用。

世界中医药学会联合会一技之长专业委员会会长曹东义表示，将致力于凝聚中医药医术确有专长人员，帮助其经过考核取得行医资格；依法做好一技之长的搜集整理、研究验证、总结提高、成果展示、开发推广，以及探索培育后继人才，强化继续教育；保护中医药传统知识，发展中医药事业；为世界各地有关机构输送中医药专业技术人员，运用和推广适宜的中医药技术方法等。

据介绍，素有"中华药城"之称的禹州，是中国医药发祥地之一，具有悠久的中药材种植、采集、加工历史，以加工精良、遵古炮制著称于世。如今的禹州中医药产业取得了长足发展，成为中国中药行业首批中药材优秀产地县、中药材流通追溯体系建设试点单位、全国唯一的中药材加工示范基地；传承千年的中医药文化得到发扬光大，"禹州药会"和"禹州中药炮制技艺"分别入选国家和河南省非物质文化遗产名录；医药领域开放合作持续深化，与全国知名药企、行业协会、药材产地建立了紧密联系，并与韩国著名药材之乡山清郡结为了友好城市，"药都"禹州焕发出蓬勃生机，步入了崭新发展阶段。

中国中药协会会长房书亭，经济日报河南站站长夏先清，原卫生部秘书长张维英，国医大师金世元、王世民等出席会议。

国医药卫生文化协会药食同源专业委员会成立

河北中医学院　张相鹏

2018年10月27日，国家卫健委中国医药卫生文化协会药食同源专业委员会成立暨首届药食同源发展论坛会议在北京举行，国医大师晁恩祥、金世元，原国家计生委副主任、中国医药卫生文化协会会长陈啸宏，原国家计生委医政司原司长、中国医药卫生文化协会常务副会长兼秘书长郑宏，国家卫健委食品司副巡视员李泰然，中国工程院院士、中国中医科学院常务副院长黄璐琦，国家中医药管理局首席律师、北京中医药大学副教授邓勇，国家食品安全风险评估中心评估二室副主任张磊，全国政协委员、中日友好医院保健医疗部、中医部主任、中华中医药学会肺系病分会主任委员张洪春，中国药文化研究会药食同源产业分会常务副会长张红磊，贵州脑库麦迪教育集团董事长、贵州民族大学兼职教授、贵州善食良品食品有限公司百年国水科研部部长刘永金，以及中国医药卫生文化协会有关领导，大学及研究机构教授、专家和负责人，药食同源相关企业负责人，中国网、人民网等媒体，共100多人参加了成立大会和论坛。

会议选举张洪春同志为中国医药卫生文化协会药食同源专业委员会主任委员，负责专委会的全面工作；选举张红磊为秘书长，负责专委会日常事务工作，选举（卫健委北京老年医学研究所主任）胡刚、（中国中医科学院西苑医院中医保健中心主任）寇秋爱、（深圳市中医院呼吸科主任）陈生、（北京乾元济中医医学研究院有限公司董事长）訾庆彬、（河北省中医药科学院副院长、主任医师）曹东义、（贵州百灵企业集团制药股份公司市场信息总监）吕锋为副主任委员，（贵州脑库麦迪教育集团董事长、贵州民族大学兼职教授、贵州善食良品食品有限公司百年国水科研部部长）刘永金等来自全国各地的60多名各界人士，为首届专委会委员。

张洪春主委做了科学务实的就职演说，表示愿意与全体委员一道把药食同源专业委员会打造成以科学为依据、以服务大众为目的、以健康中国为己任的服务亲民型机构。要体现学术的引领作用，利用先进的技术手段开发大健康事业所需要的药食同源产品，服务民众治疗疾病，调理亚健康，维护健康状态的普遍需求，为中医药走向世界做出贡献。

原国家计生委医政司司长、中国医药卫生文化协会常务副会长兼秘书长郑宏主持会议，他谈到总会高度重视这个专业委员会的作用，谈到未来发展的设想与展望，使与会者在自然的状态中接受科学、法制雨露的滋润。

原国家计生委副主任、中国医药卫生文化协会会长陈啸宏做了生动而有重要意义的讲座，他说药食同源的历史很悠久，起源于先民为改变生存条件，所做的艰苦探索，也是人类追求健康长寿的重要方法。他以红军在长征途中遇难的龙思泉卫生员（医生）铜像为影子，讲述了龙思泉卫生员在遵义期间用水喂药的过程，因药到病除而受贵州遵义人民爱戴的故事增强了与会代表的责任心和自信心，以母亲从多病到按照中医方子炖鸡汤实现长寿的事实，浅显易懂地阐述了药食同源的价值和意义。

国家卫健委食品司副巡视员李泰然讲解了食药目录管理工作的进展，表示目录的制定会更进一步的扩展内涵和外延，更好的服务大健康。

中国工程院院士、中国中医科学院常务副院长黄璐琦介绍了承担药食同源目录制定调研的情况，药食同源目录收录品种所存在的问题，以及解决方法的探讨。

国家中医药管理局首席律师、北京中医药大学副教授邓勇对药食同源产品产业与法律相关问题进行了解读。

国家食品安全风险评估中心评估二室副主任张磊详细讲解了药食同源目录管理与扩增应该准备的相关资料。

河北省中医药科学院副院长、主任中医师曹东义副会长，从历史文化的角度，作了“药食同源安全用药靠智慧”的讲座，他说药食同源产品应该是比药品安全，比食品神奇的一类产品。但是，目前由于认识模糊，很多人认为药食同源产品不如食品安全，不如药品有效，误解这类产品，在世界各国疯抢中医药知识产品的同时，国内还有很多不利的限制条件。专委会应该发挥专家智囊的作用，努力转变有些部门的思维方式，为宣传药食同源思想，开发相关产品鸣锣开道。

湖北九公堂生物科技开发有限责任公司总经理雷伯平作了药食同源养生产品研发思路的讲座，北京鹤年堂养元健康科技有限责任公司总经理高一涵做了中华老字号—鹤年堂品牌建设的讲座。

会内，百年国水科研部部长刘永金与李泰然副巡视员、张磊副主任就药食同源目录的制定和扩增进行了交流。向张洪春教授汇报了遵义市矿物元素水中矿物元素的医疗价值。

张红磊秘书长提出根据药食同源全产业链发展需求，我们应按照中医药医疗、保健、科研、教育、产业、文化代表划分六类，按照华东、华北、华中、华南、西北、西南、东北区域划分七类，群策群力、线上线下全力助推药食同源大健康产业。

渴望一场透雨，滋润干渴的杏林

河北省中医药科学院　曹东义

中医与中华民族，血脉相连，生死相依，走过了几千年。从伏羲制九针，神农尝百草，岐黄论医理，扁鹊说脉学，仲景定经方，金元医学争鸣，温病学派崛起，创立了无数人间奇迹。其中可以与四大发明比美的一项学术，是向世界贡献了原创的免疫思想和可以实用的免疫技术人痘疫苗，中医知识逐渐传播到欧洲，由此提供了消灭天花的根本利器，也经过各位医家的引进和再创新，改变了很多瘟疫流行肆虐的局面。

在西医传入中国之后，一百年来，中医的学术环境，发生了重要的变化，所走的道路是十分坎坷的。中医队伍逐渐衰落，核心理念不断被西化改造，乡以下难见中医身影，城里的中医院不姓中，中医博士、硕士不会用中医思维看病，中医指导理论不被承认，远没有达到国家希望的“中西医并重”，只是勉强的“中西医并存”。

随着《中华人民共和国中医药法》的贯彻实施，中医事业的复兴已经迈开了步伐，比如“中医诊所备案制”“中医师承与确有专长人员考核之后获得执业资格”“中医经典名方无须临床就可以申请生产批号”、保护中医药传统知识等，已经开始了积极探索，而有些顽疾属于“陈寒固冷”，需要假以时日才能逐渐解决，比如“中医院的西化问题”“中医科研导向仍然是老鼠点头”、硕士研究生人才培养“规培三年”、人才评价只重视 SCI 论文、科研投入大把资金用于跟着西方所谓“精准医疗”亦步亦趋等，积重难返的历史问题仍然大量存在。

目前，很多人思想不解放，仍然用过去的《医师法》《药品管理法》老眼光看待民间中医，用“非法行医”的老标准看待新事物，对于很多“确有专长人员”在《中医法》之前从事医术实践活动，心存芥蒂，对于他们申报行医资格，人为设置障碍的情况不在少数。

很多县区卫生行政部门没有专职的中医药管理人员，而是用管理西医医政的人员兼任，中医管理“高位截瘫”的痼疾依然存在，机构不健全，政策不落实，中医药传统知识保护没人管的现象也很突出。乡下留不住中医人，留下来的老中医没有传承人员，造成基层缺乏中医药专业人员的情况很严重。很多基层中医情况的统计数字“虚高”，掩盖了基层缺乏中医药服务的真相，让原本最适合在基层茁壮发展的中医事业存在难以传承、逐渐消亡的危险。

尽管国家有很多法规、政策鼓励中医药事业发展，但是，在学术上中医远远没有获得解放，中医仍然处于 “废医存药”的“末法时期”，严重缺乏“中医学术引领”。

学术界、科学界不承认中医的指导理论，阴阳五行、脏腑经络、气血精津液等中医核心理念，都不算科学语言，认为中医的疾病名称不能采信，中医病名不能算诊断。让中医成为“既发现不了目标，也评价不了结果的聋瞽之学”，只认为中医有技术和方药，并且说“中医技术需要按照西医疾病名称进行规范，中医方药需要用化学分析、分子靶点进行研究”；辨证论治去掉“辨”和“论”，被扭曲为“分型治疗”；“杂合以治”被挡在“靶点治疗”之外；中药经典名方被提取化学成分所挤压。中医仍然处于黎明前的“废医存药时代”，这与《中华人民共和国中医药法》的立法宗旨是很不一致的，也与习总书记期待的“继承好，发展好，利用好”相差甚远，需要大力破除中医头上的“紧箍咒”，脚下的“裹脚布”。

德国等欧洲国家，练气功可以报销费用，是他们看到学习了中医气功的人，一般很少再服用化学药物，有利于摆脱医疗经济压力；美国大兵在阿富汗、伊拉克用针灸保健，是他们看到中医独特的优秀特质。

目前，西方医学对于慢病高发难治、费用高昂难付、药害严重普遍的三大顽疾，缺乏有效应对措施，中医药简便廉验的优势需要发扬，这也是解决医保难题的重要方法。

落实《中医药法》，首先在政策保障上兴利除弊，撤销一切与《中医药法》不相衔接的规定，政府重视，督导中医的医疗、教学、科研，回归正道，进行“中医药先进性教育”，扭转“自打耳光式自我改造”，树立中医文化自信，促进临床疗效自强，吸引优秀人才投身中医事业，依靠“传承自觉助力体系自立”，这样做才有利于中华民族的伟大复兴。

中医药行业应该做到“开展中医药服务，应当以中医药理论为指导，运用中医药技术方法”。扭转中医西化、异化、改造中医的路线错误，就应该回到“以中医药理论为指导”的正确方向，这才是中医事业发展的正确道路。

“医随国运”，随着中华民族的伟大复兴，彻底解决一百年来“废医存药”的错误路线，需要各级政府部门，向习近平总书记说的那样，在思想上把中医药的重要作用提高到应有的地位，为中医药的发展，打造良好的天时地利人和的社会环境，下一场透雨，滋润百年久旱的杏林。

笔者经过多年研究，深入思考，提出发展中医的建议：“杏林春雨计划——道术并重复兴中医”

一、初级目标：（中西医并重）

理论自信、疗效自强、传承自觉、体系自立。

二、技术路线：（天时地利人和）

学术引领、技术支撑、各界给力、大众欢迎。

三、具体策略：（与时俱进，实干兴邦）

大数据、智囊团、试验田、百果园。

四、最终目标：（中医繁荣，民族复兴）

生成包容构成、状态包容形态、多元包容单一、中医包容西医、通学包容科学。

警惕毒疫苗、降压药危害大众健康

河北医科大学第三临床医院　　曹晓芸

2018 年 7 月，有严重质量问题，危害大众的狂犬疫苗事件，引起了国家有关部门的注意。7 月 15 日（周日）下午，国家药监局通报称：根据线索，国家药品监督管理局组织对长春长生生物科技有限责任公司开展飞行检查，发现该企业冻干人用狂犬病疫苗生产存在记录造假等严重违反《药品生产质量管理规范》行为。据悉，国家药监局在接到线索后，早在 7 月 6～8 日已前往该公司“飞检”，实际通报时间则是一周后。

国家药监局审核查验中心相关人士曾对澎湃新闻透露，“有因飞行检查”的情况大多来自内部人士举报，在收到线索后中心将会对线索进行初步分析，待确认举报合理性之后会以双随机的形式抽调检查组组长和检查员，组成 3～4 人的检查小组。

“考虑到廉政问题，一般检查小组成员事先并不知道要检查哪家药厂，而是在到达当地后才能打开密封信封，拿到线索。”相关人士透露，长春长生的“飞检”源于内部员工举报。

上市公司长生生物 2017 年年报显示，按照中检院同品种批签发量计算，长春长生年签批发量达到 355 万人份，已经跃至国内第二，市场份额仅次于辽宁成大，排名前列的还有宁波荣安和广州诺诚。

长春长生“狂苗”从市场第三上升到第二的过程，不得不提的就是 2016 年的“山东非法经营疫苗案”，直接导致了《疫苗流通和预防接种管理条例》的修改。2016 年 6 月，国务院发布关于修改《疫苗流通和预防接种管理条例》的决定，要求第二类疫苗由省级疾病预防控制机构组织在省级公共资源交易平台集中采购，由县级疾病预防控制机构向疫苗生产企业采购后供应给本行政区域的接种单位。

这对所有疫苗生产企业而言都是新的挑战。长生生物年报中称，“山东非法经营疫苗案”后适龄人群主动接种疫苗的意愿出现下降的情况，同时国家修订了《疫苗流通和预防接种管理条例》，受新政的衔接、实施等因素影响，对公司产品销售短期内也产生了重大不利影响。不过即使在这样的情况下，2016 年，长春长生疫苗销售达到 10.15 亿元，同比增长 28.52%。对此，长生生物的解释是：由于产品的刚性需求较强，在疫苗行业整体受到影响的背景下，公司仍然取得了较为乐观的经营业绩。

2018 年 7 月，降压药原料出现了问题，全球几十个国家的卫生部门忙得焦头烂额。有 22 个国家和地区正在忙着召回各种控制高血压和预防心力衰竭的常用药物。因为很多这些药物都使用了被高致癌物质 NDMA 污染的原料药缬沙坦 Valsartan。欧盟的发布的召回，一点面子都没有留，直接指出了问题的来源是浙江华海生产的原料药 Valsartan。

在例行检查中，不会去检测其生产的缬沙坦是否含有可致癌物质“N-亚硝基二甲胺”（NDMA），因为 NDMA 是一种根本不该出现的杂质；EMA 又指出，怀疑 NDMA 是该厂在 2012 年改变生产工艺后出现的副产品。EMA 表示，正评估药物对病人构成的长期风险，如有消息会尽快告知公众。

同时，欧洲开始大规模召回相关的药品。欧洲的召回涉及了约 2300 批次，涉及德国、挪威、芬兰、瑞典、匈牙利、荷兰、奥地利、爱尔兰、保加利亚、意大利、西班牙、葡萄牙、比利时、法国、波兰、克罗地亚、立陶宛、希腊、加拿大、巴林、马耳他、波斯尼亚和黑塞哥维那一些欧洲国家。

缬沙坦是一款用于治疗高血压症、充血性心力衰竭、后心肌梗死的药物。这个药是诺华研制的，原版药是没有问题的，但是特点就是贵一些。因为这个药已经过了专利期，谁都可以仿制，山寨。理论上如果山寨的好，一致性通过。那么仿制药能够替代原版药，大大降低下游产品的成本和价格。

在缬沙坦的批次活性药物成分（API，Active Pharmaceutical Ingredient）测试期间发现了来自浙江华海药业的仿制缬沙坦中包含一种致命致癌物质 N-亚硝基二甲胺 NDMA。很多根本不知道这个东西是啥，在复旦投毒案中，那个凶手投的就是这个毒：N-亚硝基二甲胺。

这个 NDMA 非常狠，当时复旦的黄洋中毒后，一堆医生专家都找不出致病源，还是凶手提醒后才发现是 NDMA 中毒。这个 NDMA 在实验中一般常用于诱导小鼠肝癌，小剂量就可能诱发肝癌。

这次华海制药的事件影响非常坏，也非常大。因为它生产的是原料药，被很多公司当成原料使用。好比面粉受到了污染，做糕点的，做面包的，做饺子的都受到了影响。而且对于很多终端的用户来讲，很难分辨到底哪个药，哪个批次用了华海制药的面粉，哪个没有用。所以有医生说，他们现在很矛盾：不给病人开降压药吧，这是对病人不负责。给病人开降压药又搞不清到底哪个药被污染了。

也许只是华海制药的疏忽，但已经造成了巨大的信任危机，以及随后的大量诉讼，以后华海药业再想拿回这个市场就难了。

鸿茅药酒起风波，保健市场应规范

河北医科大学第三临床医院　曹晓芸

2017 年 12 月 19 日，谭秦东在“美篇”上发布一篇名为《中国神酒“鸿毛药酒”，来自天堂的毒药》帖子，并将该文分享到微信群。谭秦东在文章中指出，人在步入老年后，心肌、心脏传导系统、心瓣膜、血管、动脉粥样等发生变化，而有高血压、糖尿病的老年人尤其注意不能饮酒。“鸿茅药酒”的消费者基本是老年人，该酒的宣传具有夸大疗效的作用。

2017 年 12 月 22 日，内蒙古鸿茅国药有限公司一员工受公司委托报案。该员工称：近期多家公众号对“鸿茅药酒”恶意抹黑，甚至宣称鸿茅药酒是“毒药”，大肆散播不实言论，传播虚假信息，误导广大读者和患者，致多家经销商退货退款，总金额达 827712 元，造成公司销量急剧下滑，市场经济损失难以估量，严重损害公司商业信誉。受这篇帖子影响，在深圳、杭州、长春三地，共两家医药公司、7 名市民要求退货。

2018 年 1 月 10 日，谭秦东被该企业所在地警方——内蒙古凉城警方跨省抓捕。

2018 年 1 月 25 日，经凉城县人民检察院批准，谭秦东被执行逮捕。谭秦东涉嫌的罪名为损害商品声誉罪。支持这项罪名的主要理由是，鸿茅药酒公司报警称，谭秦东发布那篇帖子后，有 2 家公司、7 名个人退货，给鸿茅药酒公司造成损失共计 140 余万，严重损害鸿茅药酒的商品声誉。

2018 年 3 月 13 日，凉城县公安局作出《起诉意见书》，3 月 23 日，凉城县人民检察院作出“补充侦查决定书”，要求凉城县公安局对谭秦东涉嫌犯罪一事补充证据。

2018 年 4 月 17 日，内蒙古自治区人民检察院通报“谭秦东损害鸿茅药酒商品声誉案”：案件事实不清、证据不足，自治区人民检察院指令凉城县人民检察院将该案退回公安机关补充侦查并变更强制措施。

2018 年 3 月 5 日，程远律师在自己的微信公号“法律 101”发表了一篇名为《广告史劣迹斑斑的鸿茅药酒获“CCTV 国家品牌计划”，打了谁的脸？》。

2018 年 3 月 8 日，内蒙古鸿茅国药股份有限公司发布了一份名为《对于一些自媒体严重诽谤我公司商誉的严正声明》，将其告上法庭，案件已于 2018 年 4 月 9 日开庭。

2018 年 4 月 15 日，光明网发表评论员文章《吐槽药酒遭跨省抓捕：警惕民事纠纷刑事化》。文章中说到，医生吐槽药酒遭跨省抓捕，有太多疑点需要被正视和解答，以解公众之惑。而对于个中可能存在的“民事纠纷刑事化”问题，更要重视，毕竟，“民事纠纷刑事化”的另一面就是不严格按照法律办事，这也跟权力谦抑的原则相悖，也会伤害法治本身。对此倾向，必须严防，而不可容其蔓延和抬头。

2018 年 4 月 16 日，国家药品监督管理局就鸿茅药酒有关事宜向内蒙古自治区食品药品监督管理局发出通知，要求按照《中华人民共和国药品管理法》及其有关规定，落实属地监管责任，严格药品广告审批，加大监督检查，督促企业落实主体责任。

通知说，鉴于医务界、媒体和公众对内蒙古鸿茅药业有限责任公司生产的鸿茅药酒的安全性和有效性提出质疑，请内蒙古自治区食品药品监督管理局责成该企业对近五年来各地监管部门处罚其虚假广告的原因及问题对社会作出解释；对社会关注的药品安全性和有效性情况作出解释；加强不良反应监测，汇总近五年来不良反应发生情况，及时向社会公开，同时向国家药品监督管理局提交报告。

通知要求，请内蒙古自治区食品药品监督管理局严格按照说明书（功能主治）中规定的文字表述审批药品广告，不得超出说明书（功能主治）的文字内容，不得误导消费者。持续加大对该企业日常检查和飞行检查力度，督促企业落实药品安全主体责任。如发现违反药品相关法律法规的问题，将依法严肃处理，直至吊销药品批准文号。

2018 年 4 月 17 日，针对近期媒体高度关注的“鸿茅药酒”事件，公安部高度重视，立即启动相关执法监督程序，已责成内蒙古公安机关依法开展核查工作，加强执法监督，确保以事实为依据，以法律为准绳，严格依法办理，相关工作正在抓紧依法推进中。

2018 年 4 月 17 日下午 2 点多，谭秦东妻子刘璇接到凉城县检察院电话，对方告知可以办理取保后。2018 年 4 月 17 日 18 时许，撰文“鸿茅药酒是毒药”的广州医生谭秦东取保候审后，从凉城县看守所走出来。

2018 年 4 月 19 日，内蒙古自治区食品药品监督管理局认真贯彻落实国家药品监督管理局关于“鸿茅药酒”有关事宜的通知要求，已组成检查组赴企业，责成企业将近五年来被各地监管部门对其处罚的虚假广告情况及产生原因、不良反应发生等情况向社会作出解释和公开；督促企业对药品安全性和有效性情况作出解释。进一步核查企业是否按照药品生产质量管理规范组织生产；对已审批的“鸿茅药酒”药品广告进行复核；监督企业落实药品安全主体责任。

鸿茅药酒企业曾在2017年、2018年两度入选国家品牌计划企业，此前一声明中它亦强调“入选计划是对我们的认可”。2018年4月21日，国家品牌计划官网上鸿茅药酒已消失在首页“行业领跑者”名单中。

2018年4月23日谭秦东的妻子刘女士表示“谭医生近日精神状态不是很好，正在接受心理干预”。

2018年4月26日，鸿茅药酒生产方，内蒙古鸿茅国药股份有限公司发布企业自查报告，面向社会公众致歉说，在近期鸿茅药酒事件的舆情发生后，我公司没有认真研判风险，主动发声，主动处置，主动回应社会关切，导致舆情进一步扩大。由此，给社会各界带来的问题和影响，我公司高度重视并向社会真诚道歉，恳请公众谅解。

本次事件，对于鸿茅国药是一次深刻教训。我公司清醒地认识到，作为一家药品生产企业，必须承担主体责任，对产品全生命周期的安全性和有效性负全部责任；承担不良反应直报和对药品质量持续提升的任务，以更高质量的产品和服务保障消费者的安全和健康。

我公司正在认真组织自查，并积极配合国家相关职能部门的检查，现将自查及整改情况向社会各界通报如下：

一、对于社会高度关注的鸿茅药酒安全性、豹骨来源及生产质量等问题的说明

1. 鸿茅药酒组方中的“制附子、制半夏、制天南星”都是炮制品，按照药品说明书要求的日服用量，折算成药材剂量，上述药材日用量均在药典规定的安全用量范围之内。因此，按照药品说明书的用法用量使用鸿茅药酒是安全的。

鸿茅药酒组方中制附子和制半夏同用在中成药制剂中具有普遍性。

2. 针对鸿茅药酒的安全性，我公司主动开展过毒性试验、主要药效学研究和临床试验，研究和试验结论是安全有效的。根据不良反应中心数据，2004年至2018年2月底，鸿茅药酒共有不良反应报告137例，不良反应主要表现为头晕、瘙痒、皮疹、呕吐、腹痛等。

3. 鸿茅药酒中“豹骨”的购买及使用符合法律法规。生产过程中，物料平衡符合要求。并在2007年启动了鸿茅药酒中去豹骨研究工作并完成了药效学对比研究实验。

4. 我公司始终严格按照《药品生产质量管理规范》的要求进行全面管理。在生产质量管理过程中，不断完善生产质量管理保证体系，保证产品质量稳定。在历次产品监督抽检中，未出现产品不合格情况。今后，我公司会持续按照GMP标准要求组织生产，承担不良反应直报和产品质量持续提升的主体责任。

今后，我公司将进一步加强药品安全性的风险评估，主动监测药品风险，并对鸿茅药酒持续进行安全性和有效性研究，守好“品质关”和“用药安全关”，更好地对消费者负责。

二、关于社会公众及媒体关注的鸿茅药酒广告问题的情况说明

我公司经过严格自查及深刻反省，认识到鸿茅药酒在近五年的广告投放中存在广告投放量大、下游经销商和零售药店广告违规等问题；企业经营管理过度依赖广告，广告发布管理存在漏洞等问题。我公司对由此引发的媒体争议、社会批评，负有不可推卸的主体责任。

1. 近五年来，我公司作为广告投放主体，发布的广告平台为中央电视台、中央人民广播电台、各卫视及地方媒体。经认真自查，广告发布过程均依法合规。但鸿茅药酒的全国各地经销商和零售药店存在违规发布广告的问题。通过查询近五年的《违法药品医疗器械保健食品广告公告》，涉及鸿茅药酒的公告共计17个，其中2015年9月1日新《广告法》颁布之后的公告有4个。

2. 关于“鸿茅药酒祝您：每天两口健康长寿”广告语的创意，是因为鸿茅药酒产品说明书中的用法用量为：口服一次15毫升，一日2次。因药酒

剂型特殊，有酒的特性，容易出现消费者超过规定用量服用的情况，所以广告语表述为“每天两口”，是特意提醒消费者每天服用量不要超过“两口”，以保证用药安全；“祝您健康长寿”，则是一句祝福语。为避免歧义，2017 年 12 月，内蒙古自治区食品药品监督管理局按照原国家食品药品监督管理总局有关部门的要求，及时与我公司约谈，要求企业对凡是含有有可能引起误解、歧义、争议广告用语的广告全部改版、尽快停播。我公司已按要求停播有关广告，并交回了相关广告批文。

2018 年改版后播出的广告内容特意增加“鸿茅药酒提示您，购买药品前请阅读说明书”的安全用药公益性宣传，同时也明确了鸿茅药酒是药品的属性。

3. 近年来，鸿茅药酒饱受侵权产品、假冒产品的侵害，我公司从未发布过“喝鸿茅百病消”“鸿茅药酒包治百病”等广告内容，也从来没有宣称过“鸿茅药酒能够治疗高血压、糖尿病”，对此我公司将进一步调查其发布主体及来源，并进行追责。

为了消除不良影响，承担企业主体责任，我公司采取了一系列从严整改措施。现已停播中央电视台、中央人民广播电台、各卫视及地方媒体的全部广告；同时派出检查小组，深入全国 31 个省市自治区开展自查自纠工作；从速建立了从企业到零售终端的完整、严格、可控的广告宣传管理链条；对假冒鸿茅商标或商号的违法经营行为进行维权；积极宣传药品用药安全；承担社会责任、关爱患者健康、大力参与和推动社会公益活动。

2018 年 4 月 26 日，全国律协副会长蒋敏说，对于媒体报道凉城律师王永奎在担任谭某辩护律师期间，有诱导当事人认罪、威胁家属等行为，全国律协高度关注，已责成内蒙古律师协会开展调查。如有违法违规执业行为，将按行业规则处理绝不护短。

2018 年 5 月 11 日上午，谭秦东前往广东车陂派出所接受问询。11 日晚 10 时出来后，便开始胡言乱语，回到家后将自己关闭在房间内，并有哭泣、自言自语、情绪失控扇打自己耳光，甚至以头撞墙等自残行为，突发精神疾病。治疗两天后，病情稍许稳定，但血压较高，偶尔还会说胡话。

2018 年 5 月 17 日，鸿茅药酒事件被抓医生谭秦东发道歉声明：

本人于 2017 年 12 月 19 日在“美篇”个人主页上发表《中国神酒鸿毛药酒，来自天堂的毒药》一文，2018 年 1 月 11 日被内蒙古凉城县公安局以涉嫌损害商品声誉罪刑事拘留，1 月 25 日经凉城县人民检察院批准逮捕，目前已办理取保候审。

我本人在写作上述文章时使用了“毒药”作为标题，主要是想用这种“抓眼球”的方式吸引读者，强调该药品的“禁忌症”，希望对特殊人群起到警示作用。我承认在标题用词上考虑不周，缺乏严谨性。如果因该文对鸿茅国药股份有限公司带来了影响，本人在此深表歉意，同时希望鸿茅国药股份有限公司予以谅解。此外，本人对该文给消费者可能带来的误解表示歉意。特此声明。

2018 年 5 月 17 日 17 时，鸿茅药酒公司在微博上发表了声明说，经公司研究决定接受谭秦东本人所做的致歉声明，并向凉城县公安局撤回报案并凉城县人民法院撤回侵权诉讼。

权健公司树大招风，丁香医生不无偏见

河北医科大学第三临床医院　陈鹏

2018 年 12 月 25 日，署名“丁香医生”的“原创文章”《百亿保健帝国权健，和它阴影下的中国家庭》迅速发酵，从互联网到传统媒体，一股声讨权健的声势已经形成。“丁香医生”的注册主体是杭州联科美讯生物医药技术有限公司，罗列了一些信息，回顾了一个身患重疾的小女孩治疗和死亡的过程。对这个过程的叙述，该文的资料全部源于《健康时报》于 2016 年 7 月 26 日发表的一篇报道《一

起败诉官司背后的绝症女孩》，旧信息经过新盘点，引爆了媒体。

根据《健康时报》的报道原文，内蒙古女孩周洋出生于 2008 年，4 岁时，身体出现症状。2012 年 3 月在北京儿童医院诊断，周洋患的是骶尾部恶性生殖细胞瘤，一种少见的小儿恶性肿瘤。确诊后，开始化疗。之后于 2012 年 8 月进行第一次手术，切除了骶尾部的恶性肿瘤。初次手术后出现感染，直肠穿孔，手术后 8 天，又做了探查手术和直肠改道。2012 年 11 月，肿瘤再次复发，再次手术。（3 个月内，4 岁的周洋进行了 4 次大手术。按“丁香医生”文章的说法，在北京儿童医院治疗期间，周洋共进行了 23 次化疗。）在上央视求助后，2012 年 12 月 15 日，一个姓王的陌生人找到周洋的父亲周二力，向他介绍了权健。周二力前往天津，见到了权健的老板束昱辉。

2013 年 1 月，周洋开始服用权健公司的产品。3 个月后，肿瘤再次转移。

2013 年 3 月 6 日，周洋重新回到医院，接受化疗，但化疗效果非常不理想，医生不停地换化疗方案。之后，周家发现权健将周洋作为案例宣传，称“患癌症的 4 岁内蒙古女孩在权健重获新生”，周家将权健告上法庭，经过一年多的折腾，法庭判周家败诉。2015 年 12 月 12 日，周洋去世。

周洋罹患的“骶尾部恶性生殖细胞瘤”是一个少见的恶性癌症，手术加化疗的治疗方式没有任何治愈的把握，乃至可能性。从周洋被确诊、开始治疗，到死亡，历时 3 年 9 个月，其中周洋服用权健提供的产品的时间只有两个月，在那两个月中，周洋停止了对身体伤害巨大的化疗。再次，周洋在服用权健产品后，癌症复发。但这是第二次复发，初次手术切除肿瘤 3 个月后，就已经复发过。

“丁香医生”根据这些事情创作了《百亿保健帝国权健，和它阴影下的中国家庭》一文，把周洋的死跟服用权健产品挂钩，说 2018 年 12 月 12 日，是周洋的三周年忌日。三年来，周洋的父亲无时无刻不在后悔——他要是让女儿留在北京儿童医院治疗，而不是服用天津权健公司的产品，她是不是还能活着？它许以千千万万参与者关于健康和财富的梦想，但梦想更像是一场泡影。在帝国的食物链里，参与者不仅搭上钱财，更有人烧伤、致残，甚至丢了性命。人性最大的恶是什么？如果小周洋还活着，她会怎么回答这个问题呢？

文章暗示，周洋因为服用了两个月权健产品而被耽误了治疗，被害死了，如果没有服用权健产品，那么她现在可能还活着。

李北方发表评论文章《西医粉的傲慢与蛮横，其实比权健的问题更大》，其中说：“丁香医生”文章的立场里有一股令人不寒而栗的阴阳怪气，一丝高高在上的冷血气息。不光在周洋之死上面，在对任何重疾致死事件的评论中，都能发现这种中医黑兼西医粉的傲慢与蛮横。这种傲慢与蛮横由两种臭不要脸的立场混合而成……

第一，如果一个罹患重疾的人，在治疗的过程中使用了中医的方式（或曰一切非西医的方式），最后死了，那么他就是被中医（非西医）给害死的；如果他严格按照西医的方式治疗，最后也死了，那么他就是该死，是命当如此。

第二，如果一个罹患不治之症的病人，无论使用什么治疗方法最终的结果都是死亡，那么只允许西医把他“治死”，不允许被其他方法“治死”。说更直白点，病人家庭的所有积蓄都只能奉献给西医，不可以用在它处。

李北方说，这实在是太恶心了，欠大嘴巴子抽。在对权健的讨伐声浪中，各方都不自觉地嵌入了以上预设的立场。不客气地说，跟权健的问题比，西医（粉）的这种傲慢与蛮横对社会的危害更大。

王世保先生发表文章《权健事件：中药保健品乱象源自管理法规违背中药自然属性》，评论说：以反中医为目标的丁香园医生，在其微信公众号发布了《百亿保健帝国权健，和它阴影下的中国家庭》的文章，揭示天津权健公司在经营过程中存在着欺骗公众、夸大产品功效宣传以及传销等问题，使得保健品市场乱象再次引起公众的注意。作为保健品重要组成部分的中药保健品，自然是这次公众关注的对象。夸大产品功效或者虚假宣传素来是中药保健品市场乱象存在的主要问题，那么中药保健品的违规宣传为何屡禁不止？作为一般食品和保健食品管理的中药产品，到底能不能宣传自己的功效？本文将对其进行正本清源地阐释。

中药源自“神农尝百草”，所以自古就有“药食同源”之说，中药既是人们日常的食物，也是治疗疾病的药物。中药在中国医学史上的应用，主要体现在两个方面，即日常的食疗养生和疾病治疗。不管是食疗养生还是治疗疾病，都是利用中药的药性，即其四气五味、升降沉浮、归经以及功能作用等自然属性。因此，即使中药被当着食物在日常被人们用于食疗养生，其自然属性也是必须要明确的，都要在产品标签和食用说明书上加以标注，便于食用者在购买时精准选择，保证他们能够安全食用，促进健康。单味的药食同源中药材是这样，那些复方的药食同源产品以及中药保健食品也是如此，比如那些复方的养生茶、固体饮料以及糖果片等。否则，不但达不到养生保健的目的，还会给食用者的健康带来损害。

消费者如果不能把握相应药食同源产品或者中药保健食品的药性与作用，一旦购买误食之后，就会出现由其药性引起的不良反应。比如肉桂，虽然无毒，但是其性大热，入心脾肝肾，能够温里助阳、引火归元、散寒止痛。如果食用者素体阴虚或者内有热邪，那么食用肉桂或者加有肉桂的食品、保健食品就会出现各种上火的症状。但是，现行的《广告法》却禁止药食同源的中药食品标注其药性或其功效，医政管理部门也禁止药食同源的中药食品或者保健食品宣传其应有的功效，这种违背中药自然属性的做法不仅给中药食品和保健食品的实际应用带来严重的健康安全隐患，还会造成实质不属于违法的主观违法宣传事件，这就是中药保健品的乱象的根源。

恰是因为国家医政管理部门按照西药以及西医营养品的管理办法去管理中药类产品，不仅违背中药的自然属性按照化药的药理去强行规定中药保健品的功能，而且禁止中药食品或者保健食品生产厂家按照中药固有的自然属性去标注或者宣传其自然属性，也就是其药性与功效，所以才导致那些厂家违规夸大功效和虚假宣传，诱导客户购买。中药保健品乱象本是源自医政管理部门管理中药保健食品的法规违背了中药自然属性，即使医政或者药政管理部门采取更加严厉的打击手段，也不会改善中药保健品行业违规宣传的乱象，因为功效是中药养生食品和保健食品流通的必要条件。西医营养品之所以不能标注功效，是因为它们自身本就没有相应的自然属性和功能作用。采用管理西医营养品的办法去管理中药食品或者保健食品，必然会造成中药养生与保健食品行业的混乱。

任何法规的制定，都需要遵守相关事物的属性和自然规律，才能促进相关事物的发展。中药管理的法规必须遵循中药自身的规律和文化特征，违背中药自然属性的行政管理行为不但达不到规范行业的目的，还会主观地制造行业的混乱，并给人民群众的健康带来损害。如果工商行政管理部门或者医政管理部门违背中药固有的自然属性及其应用规律，完全按照西药的管理思路和规定来管理中药，禁止药食同源类产品在销售过程中标注属性或者功效，禁止中药保健食品宣传其应有的自然属性和功效，这些似是而非的管理规定不但让消费者在购买时无从选择，购买后盲目使用而损害健康，也让那些生产企业难以向广大食用人群推广，进而阻碍中药养生类产品行业的健康发展。

全国首届岐黄领军人才出炉

河北省中医药科学院　曹东义

根据国家中医药管理局办公室《国家中医药管理局办公室关于开展国家中医药领军人才支持计划—岐黄学者申报推荐工作的通知》（国中医药办人教函[2018]96 号）文件精神，该计划包括“岐黄学者”和“中医药首席科学家”，全国范围内遴选100名岐黄学者和10名中医药首席科学家。遴选中医药领军人才分阶段进行，首先遴选100名岐黄学者，再择优遴选10名中医药首席科学家。中央财政为岐黄学者、中医药首席科学家分别安排人均不高于60万元、100万元的经费支持，同时依托单位对其提供不低于中央财政专项资金2倍的经费支持，并配备人员稳定、结构合理、具有较强传承创新能力的人才团队。

本计划遴选的岐黄学者应当在中医药临床实践或中医药基础理论研究、应用研究中取得重大成果，所从事的工作取得突出成绩，在国内外具有较高学术影响力的专业技术人员，其中岐黄学者分为临床型和研究型。

（一）岐黄学者（临床型）应当同时具备以下遴选条件：①品德高尚，热爱中医药事业，坚持学术传承与创新，严守学术道德规范，坚持求真务实和勇于创新的科学精；②2018年12月31日未满65周岁；③具有正高级专业技术职称；④长期坚持中医临床或与中医临床相关的中药实践工作，有丰富独到的学术经验和技术专长，临床诊疗或实践能力突出；⑤中医药理论扎实，学术成果丰硕，在全国有重要学术影响力，具有引领本学科（专科）发展的能力。主持并完成省部级及以上中医药临床研究项目或课题。撰写并出版与本人研究领域相关、体现本人学术思想或研究成果的专著，或在国内外期刊发表与本人临床研究或实践领域相关、体现本人学术思想或研究成果的高水平学术论文。

（二）岐黄学者（科研型）应当同时具备以下遴选条件：①品德高尚，热爱中医药事业，坚持学术传承与创新，严守学术道德规范，坚持求真务实和勇于创新的科学精神；②2018年12月31日未满65周岁；③具有正高级专业技术职称；④长期从事中医药基础研究、应用研究工作，坚持中医药原创思维，运用现代科技手段开展相关研究，具有引领本学科创新发展方向的能力；⑤主持并完成国家级科技计划项目或课题。作为第一完成人获得省部级自然科学奖、或科技进步奖、或技术发明奖一等奖及以上奖励。撰写并出版与本人研究领域相关、体现本人学术思想和研究能力或成果的专著，或在国内外期刊发表与本人研究领域相关、体现本人学术思想和研究能力或成果的高水平学术论文。

（三）申报岐黄学者符合以下条件的，在同等条件下优先入选：

1．国医大师、全国名中医、全国老中医药专家学术经验继承工作指导老师、全国优秀中医临床人才。

2．国家重大科研计划项目（课题）负责人或入选国家级人才项目的人员。

3．国家级及国家中医药管理局重点学科带头人或重点专科学术带头人、国家中医药管理局重点研究室负责人、国家中医临床研究基地重点病种负责人。

各地经过推荐候选人，最后确定了99名人员入选。

2018年12月25日，国家中医药管理局发布通知称，经推荐部门推荐、网上初选、会议遴选、现场答辩、人选公示等程序，中医药传承与创新“百千万”人才工程（岐黄工程）第一阶段遴选出岐黄学者名单，浙江中医药大学万海同等99人在列。

为推进中医药领军人才队伍建设，根据《中医药传承与创新“百千万”人才工程（岐黄工程）实施方案》部署要求，国家中医药管理局组织实施国家中医药领军人才支持计划，并制定了《中医药传承与创新“百千万”人才工程（岐黄工程）——国家中医药领军人才支持计划》，旨在通过遴选百名岐黄学者和10名中医药首席科学家，充分发挥领军人才的引领带动作用，逐步形成壮大支撑中医药事业传承发展的高层次人才团队，推动中医药事业传承发展。

该计划分阶段进行，首先遴选百名岐黄学者，再择优遴选10名中医药首席科学家。“岐黄学者”分临床型和科研型，遴选在中医药临床实践或中医药基础理论研究、应用研究中取得重大成果，所从事的工作取得突出成绩，在国内外具有较高学术影响力的专业技术人员。计划实施周期为期3年。中央财政为岐黄学者、中医药首席科学家分别安排人均不高于60万元、100万元的经费支持，用于自主选题研究、学习交流、人才培养和团队建设等。

《计划》指出，岐黄学者应结合所从事研究领域，围绕中医药发展需求和重点问题，开展创新性、探索性和应用性研究，加强团队建设，积极推动解决中医药领域发展中面临的临床或科研难题，形成行业内外有较大影响力的标志性成果，中医药研究和服务能力明显提升，成为中医药领军人才。

“传统中医”被热议，“中西医并重”很重要

河北中医学院　武宁

署名曹洪欣 罗卫芳的文章，发表于 2014 年 5 月 6 日“医药卫生网”，在《中医药法》实施一年的 2018 年夏月，又引起了不少人的热议，这篇文章的题目是《不能简单地把中医学称为“传统医学”》，现转载该文，并附上有关学者的评论，供大家参考：

自西方医学传入中国，逐渐确立了在中国医学界的主流地位后，中医学被冠名为“传统医学”，使以西方科学标准作为唯一的“普世”性标准对中医进行质疑、改造的行为合理、合法化，促使中医迷失主体，放弃自主发展。同时，“传统医学”的称谓还会淡化中医学是中华民族伟大创造的事实，不利于我国在国际上表明对中医学所属权的立场。

中医学种种“先进”的特质及在现代诊疗中的实践优势充分表明，中医并非输在技术竞争的战场上，而是输在意识形态的战争中。意识形态之战胜败的关键在于话语权的争夺。对“传统医学”称谓提出质疑，反映了中医界自主发展意识的觉醒，以及争夺意识形态领域话语权的勇气。

中医学的“正名”可作为中医界乃至文化界开展思想运动的契机。通过这一思想启蒙运动，破除“西方中心论”主导下的霸权话语系统，打破西方科学方法的“普世”性神话，系统弘扬“中国模式”的中医学发展方式，为中医学在未来的生存与发展，以及中医在我国医药卫生领域充当更为重要的角色铺平道路。

中医学起源和发展于中国，是中华民族研究人体生命过程以及维护健康、抵御疾病的科学。中医学蕴涵着丰富的中华优秀文化，是人文与生命科学有机结合的系统整体的医学知识体系。中医学是中华民族的伟大创造，是具有自主知识产权的优势领域。自西方医学传入中国，逐渐确立了在中国医学界的主流地位后，中医学被冠名为“传统医学”。这一称谓逐渐得到学术界的认同，并以官方文件的形式固定下来。“传统医学”划清了中国医学与西方医学的界限，也悄然界定了这两种医学的定位。这种界定促使中医学不断放低姿态，逐渐失去在中国医学领域的主流地位。

“传统”的复杂内涵：近现代以来，“传统”一词已不单纯指“沿袭已久”或一个民族“固有的”事物，而被赋予了更为复杂的内涵。《现代汉语词典》中，“传统”的含义为：①世代相传、具有特点的社会因素，如文化、制度、思想、道德等；②用来形容“世代相传或相延已久，并具有特点的”事物；③守旧，保守。前两种含义反映了中医学的部分特征，1982 年《中华人民共和国宪法》第 21 条规定“发展现代医药和我国传统医药”，其中的“传统”，指的是前两种含义。然而，“传统”的第三个含义则成为中医学被“矮化”、甚至被质疑的根源。正由于简单把中医定为“传统”的属性，所以需要“现代化”。因此，中医正常的与时俱进、创新发展，被迫称为“现代化”，而同样是医学的西医学，由于是“现代医学”，自然就不存在“现代化”。由此不难看出，“现代”与“传统”用于描述西医与中医时，已不单纯是针对二者产生的地域或存在的形态，而是夹杂了某种价值的判断，这种价值判断，中医明显处于劣势。“传统医学”的称谓，无疑加剧了中、西医之间的不平等。

“现代”与“传统”已成为一对相对应的词。

“现代”一词充斥着溢美，“传统”一词暗含贬义，这种现象有着深刻的历史与文化原因。近年来，个别国家有人把中医学称为传统医学，还带有否认中医药的原创性与去中国化的目的。

一、“传统医学”的称谓误导了中医发展方向

把中医学定性为“传统的”，就免不了接受相对于“现代性”的价值判断，依据暗含于“传统”与“现代”二词中的价值判断，“传统”的事物必然保守、落后，而“现代化”是“传统”事物的发展方向。给中医冠名以“传统医学”，必然会产生歧义，使人们自然而然地认为，中医学与西医学相比是原始的、落后的，因而有待于改造为“现代医学”。

近百年来，中医始终处于被诘难、被质疑的干扰环境中，“西方中心论”无形中主导下的中国学术界，乃至整个社会，都不同程度地参与了对中医学这门“传统医学”的“现代化规范”，虽然表现形式各异，但作用结果是一致的，即迫使中医学逐渐丢失主体、放弃自我。

经过近一个世纪的曲折发展，国内外对中医学的特色与优势有了更为清晰的认识。如基于人的临床研究、治未病早期干预、整体观念与辨证论治的个体化诊疗、丰富多彩的治疗方法等。

由于和西方现代科学的同源性，西医学自然而方便地吸纳着先进的科技成果，诊疗技术得到了快速发展。然而，由于西医学对现代技术过度的依赖，以及受还原论思维模式的局限，其弊端也随着时间的推移逐步显现。现代西医学的直接对抗式治疗方式，不可避免造成系列不良后果。例如，依靠化学药物针对病因、病理、病位的对抗和补充，带来了药物公害和医源性疾病。针对病因治疗的抗生素应用，导致菌群失调及加速其发生耐药性的变异，制造了新的病原体，病原变异导致药物淘汰加快等等。同时，诊断技术的日新月异在带来诊断便利的同时，也导致诊断费用大幅提高。上述种种情况导致病原体越治越多、药物淘汰日益加速、医疗与诊断费用大幅攀升等结果。

以整体论为特征的中医学所表现出的一系列优势。中医学看似“古老”，却具有许多“超前”的理论与方法。早在两千多年前，中医学就发展了以人体的“正气”（自我抗病与康复能力）为主要调节对象，以“阴平阳秘”的健康状态为实践目标的理论与方法。中医医疗主要是通过各种方法，依靠与扶助人的自我抗病和康复能力而获得疗效。正由于掌握了通过观察、调节人体的主体性反应以维护健康状态、防病治病这一法宝，中医理论与实践历数千年直至现代，在人类健康维护中发挥重要作用。

中医重视养生、预防，其实践目标的“前移”，客观上减少了疾病治疗的投入；中医注重依靠与激发人体自身的功能、改善人体生态环境以达到祛病的目的，避免了直接对抗治疗带来的种种不良后果；同时，中医还是重视心身（形神）综合调理及个体化诊疗的典范医学，这些学术特点恰恰符合世界卫生组织1996年提出的新世纪医学的发展方向。更为重要的是，中医主要依靠医生的感官，通过观察、分析人体功能状态所反映的外在征象诊断疾病，治疗用具简单，药物主要为天然药物，价格也相对低廉，具有“简、便、廉、验、安”的优势。这正符合医疗卫生服务的要求——“安全、有效、方便、价廉”。

中医不仅是“传统”的，而且很“现代”——具有先进的理念和诊疗优势，能够很好地适应现实的需求。因此，中医完全可以甩掉“传统”的羁绊，理直气壮地跻身于“现代医学”的行列。

二、坚守“中医学”称谓体现了“中国梦”的国家民族意志

通过近一个世纪的曲折经历，中医界的有识之士逐渐开始意识到，“传统医学”称谓暗含着中、西医地位的不平等。于是中国中医科学院与一批高等中医药院校纷纷将英文名中的“traditional”去掉，拉开了中国医学在国际范围内正名的序幕。这种对中医学“中国”属性的坚守，实际上是中医界坚持自主发展意识的觉醒，也是中华文化逐渐复兴的一个体现。

一种文化被“征服”要经历三个阶段：

“对方”的话语系统由知识界的非主流变成主流。

打着“对方”意识形态烙印的新主流的话语渗入政治领导集团。

政府认同此种话语系统，并使之成为社会主流。

自近代以来，西医学的逐渐强势，以及中医相对于西医的日渐衰微，恰恰印证了这一点。中医学种种“先进”的特质及在现代诊疗中的实践优势充分表明，中医并非输在技术竞争的战场上，而是输在意识形态的战争中。意识形态之战胜败的关键在于话语权的争夺。一个世纪以前，帝国主义的坚船利炮与发达工业击溃了中国人的自信，也导致中国人逐渐放弃了在意识形态领域坚持中华特征的话语权，这种放弃反映在各个方面。其中，中医学在近百年来的遭遇就是中国文化丧失话语权的典型表现。中医的近现代史说明，如果没有勇气抵抗由“西方中心论”主导的霸权话语系统，必然陷入消极防守、节节败退的局面。

对“传统医学”称谓提出质疑，反映了中医界自主发展意识的觉醒，以及争夺意识形态领域话语权的勇气。目前，对中医学的文化与哲学研究成果，已足以总结出有关中医学在现代发展道路的系统纲领。当务之急是恢复整个中医界的自信，进而鼓起争夺意识形态领域话语权的勇气，挣脱“传统”定性的羁绊，消除定性“传统”所带来的负面影响，大力宣传中医学的“现代医学”属性。中医学的“正名”恰可作为中医界乃至文化界开展思想运动的契机。通过这一思想启蒙运动，破除“西方中心论”主导下的霸权话语系统，打破西方科学方法的“普世”性神话，系统弘扬“中国模式”的中医学发展方式，为中医学在未来的生存与发展，以及中医在我国医药卫生领域充当更为重要的角色铺平道路。

习近平主席说：中医药是打开中华文明宝库的钥匙。刘延东副总理指出：中医药作为我国独特的卫生资源、潜力巨大的经济资源、具有原创优势的科技资源、优秀的文化资源和重要的生态资源，在经济社会发展的全局中有着重要意义。明确了中医药的战略定位与发展方向。

三、为中医学正名表明我国对中医归属权的坚定立场

目前，韩国已将其本国的中医更名为“韩医”，反映出很强的知识产权意识。在这种情况下，我们如果给中医冠名以“传统医学”，无形中会淡化中医学的“中国”属性。在其他国家觊觎中医学所属权的情况下，这一称谓无疑会丢失中医学的中国原创属性。因此，“中医学”挣脱“传统医学”的羁绊，不仅可以摆脱由“传统”一词带来的“落后”“原始”的阴影，还可强化中医学的“中国”属性，从而表明我国在中医所属权方面的坚定立场。

将中医学与西医学分别称为“传统医学”“现代医学”，暗含了武断的价值判断，是“西方中心论”主导下的霸权话语体系作用的结果。冠名以“传统医学”，无形中使以西方科学标准作为唯一的“普世”性标准，对中医进行质疑、改造的行为合理、合法化，促使中医迷失主体，放弃自主发展；同时，“传统医学”的称谓无形中还会淡化中医学是中华民族伟大创造的事实，不利于我国在国际上表明对中医学所属权的立场。

摆脱“传统医学”羁绊，坚守“中医学”称谓，不仅是中医界的历史使命，也是中华民族保护中医义不容辞的责任。更是弘扬中华优秀文化，打破西方科学方法的“普世”性神话的战略举措。倡导“中医学”称谓，不是为了“正名”而“正名”，而是在意识形态领域争夺话语权的博弈。话语权的掌握与否，决定着民心的向背，关系着中医在维护人类健康作用的发挥。

中医学是传统的，因为它经历了中华民族五千年的发展历史；中医学又是现代的，因为它能不断与时俱进解决当代防病治病问题。中医学是中国的，因为它根植发展于中国；中医学是世界的，因为它在人类健康中发挥着不可替代的作用。

引文见 http：//mifangji.com/a/40781848287.html

https：//tieba.baidu.com/p/2988044725？pn=0&

张晓彤先生说：

刚刚发表的政府工作报告取消了“中西医并重”的提法，改为“支持中医药事业传承创新发展。鼓励中西医结合。”与刚刚发表的十九大报告“坚持中西医并重，传承发展中医药事业”有重大差异，也在淡化刚刚公布的宪法第二十一条“发展现代医药和我国传统医药”的原则。已经关系到中医的存亡。

“中西医并重”是我党早就制定的重大方针政策，1985年中共中央文件明确了“要把中医和西医摆在同等重要的地位”的卫生工作总方针。

尽管原来就只是说说，从来没有真正实行过，但至少尚有预期，还可力争。把没有办到的事情悄悄取消，这不是我们党的作风。

这个提法保护的只是中医，西医并不需要“并重”来保护。中医在劳动报酬、资金扶助、社会地位、政治影响、法律保护、医疗准入等各方面，与西医相差不是一星半点。尤其在基层和民间，差距天壤。

避免西化，是保护中医的重中之重。用“鼓励中西医结合”来取代“中西医并重”，是将中医进一步推向了西化的不归之路。这与要求中医“规范化”“现代化”“标准化”同样，在实际上都是西化的代称，这是对中医事业的最大危害，必然加速令中医走上消亡之路。

政府工作报告加在中医上的“创新”，是在暗示中医落后和保守，明显带有歧视，西医同样需要创新，为什么不加以强调？若说西医在创新，难道中医不是吗？不是一直在应对新的挑战（大量的被其他医学治成的“坏病”），应对新的疾病谱，应对新的传染病吗？从古至今，历代如此，新的流派与其理论层出不穷，从未停步，从未间断。只不过因为创新是在传统理念的基础上，没有离经叛道而已。

中医需要大力扶持的原因，并非不科学，而是源于西方学术霸权的长期压制，西方文化的长期浸润泛滥，以西化头脑制定的法规的长期抑制。

中西医长期以来互相独立，互相排斥，又互相依存，互相补充，因而两者互相尊重，互相理解，互相切磋，互相配合才是正道。而“结合”实际上却是要以西医改造中医，结果是极大地排斥和削弱了中医药特色，大大降低了中医的疗效，从而大大降低了民众对中医的信任度。

中医完全可以解决西医无法解决的诸多疑难问题，在减少医源药源性疾病上，在调整前期未发和难以预测的疾病上，在攻克治疗疑难杂症和慢性病上，在减少创伤性检验和治疗、减轻患者就医痛苦上，在尊重自然、保护环境、减少药物的化学污染上，在防治病毒性流行疫病上，在防止出现病毒病菌急速大规模变异、形成菌毒污染上，在削减高额检查和治疗费用上，在改良医保制度上，在保护少年儿童和老年人免受药物副作用伤害上等多方面，起到不可替代的作用。

中医是仁者医学，绿色医学，让人不得病少得病不得大病恶病的医学，让人不花钱少花钱不返贫不破产的医学。

悄然中的方针政策的偷换，反映出的是业内西化的作祟，是上面政策的摇摆，请恕我直言，这正是中医发展举步维艰的根本原因。

陈家功先生说：

其一，“中西医并重”，给出的是人对待中医药与西医药的态度，针对严重的“轻中重西”的实际提出的，目的是促进中医药与西医药“并存”“并行”，途径是实施中医药与西医药分业管理。其二，中西医结合，本体论理论上追求中医药理论与西医药理论合二为一，法论即临床上追求两种医学方法相互配合，事实是以西医药为主体，同化中医药，本质是不承认中医药的独立性，实践结果，中西医结合理论尚未建立，临床疗效并没有获得提升。其三，“中西医并重”的前提条件是，承认中医药与西医药各自的独立性，而中西医结合，不承认中医药的独立性，不具备中医药的独立性，“中西医并重”的“中”，不可能是也不应该是“中西医结合”，只能是“中医药”。其四，为什么要“中西医结合”？倡导者及其追随者，需要回答两个基本问题，首先，是否拥有足够的事实证明：中医药理论技能不具备解决现实疾病问题与维护健康的价值了？其次，自身是否已经掌握中医药理论技能，并且达到古代中医药学家的水平？中西医结合，是对中医药与西医药具有各自的独立性事实长期无视。《政府工作报告》取消“中西医并重”，“鼓励中西医结合”，是中医药发展错误的方向！因为，中西医结合不等于中医药，也替代不了中医药。

尹喜大先生说：

中华自信，诺贝尔奖青蒿素耐药性，像其他西药一样副作用大又贵被淘汰。千年古医学早攻克疟疾，甚至非药物，纯针灸治愈疟疾流行病。曹东义，河北省中医药科学院：解放战争时，大西南很多疟疾病人，缺奎宁，部队官兵都靠针灸治愈。无因病致贫，买不起欧美青蒿素的穷苦百姓也能活命。

陈其广先生说：

各位老师：在此前不短的一个时期内，我们把20世纪60年代后期因政治需要而定义的一些概念固化并奉为圣典。如“传统”等于“守旧”“保守”进而等于“落后”。这个等式的前半段是可以从中性、客观立场来认识和采用的，但后半段则不一样了，变成了贬义的主观价值判断。因为“守旧”“保守”不一定就“落后”。当我们的一些学者把“守旧”“保守”直接等同“落后”时，其中是受到前述历史时期的认识影响的因素的。而一些从文化上、从政治上、从利益上轻视、排斥甚至反对传统地道中医药的“高大上”们借机“移花接木”，在中医药一些重要场合重大问题上以“传统等于落后”为据，直接反对把落实宪法关于国家“发展现代医药和我国传统医药”的规定纳入相关法规，并偷梁换柱，用“中西医结合”来等同、淡化、替代甚至消解“中西医并重”基本方针！当下这个问题已绝不是简单的技术主张区别、学术思想分歧了！推而广之，从文化、政治、利益角度出发力主“传统等于落后”，是否也意在主张以此为由要全面彻底地否定、清除中华民族一切带有传统含义和色彩的社会存在，如传统文化、传统道德、传统习俗，当然，也包括他们作为抓手、切入点的传统地道中医药呢？在此敬请各界有识人士郑重辨识。

李国强先生说：

群主陈老师说的极是！历史在演变的过程中，沉淀下来的固有形式成为今天的圣典，“习惯势力是一种可怕的势力”，要想打破它是很难很难的，何况第一步首先是识别就很不易呢。

陈其广先生说：

农历是传统，但凭什么就肯定它在所有方面都落后于公历呢？！危险的是：当我们一些学者把“守旧、保守”直接等同“落后”时，其中明显是受到前述历史时期的认识影响的。而这种学术认识被一些从文化上、从政治上、从利益上轻视、排斥甚至反对传统地道中医药的“高大上”们得以借机“移花接木”，在中医药一些重要场合重大问题上以“传统等于落后”为据，直接反对把落实宪法关于国家“发展现代医药和我国传统医药”的规定纳入相关法规，并偷樑换柱地用“中西医结合”来等同、淡化、替代甚至消解“中西医并重”基本方针！当下这个问题已绝不是简单的技术主张区别、学术思想分歧了！试问：推而广之，从文化、政治、利益角度出发力主“传统等于落后”的价值判断，是否也意在主张以此为由要全面彻底地否定、清除中华民族一切带有传统含义和色彩的社会存在，诸如传统文化、传统道德、传统习俗，当然，也包括他们作为抓手、切入点的传统地道中医药呢？在此敬请各界有识人士郑重辨识和取舍，勿忘国家民族大义。

尹喜大先生说：新时代，不忘初心，中西医学都抛弃盈利第一，重新回归救人根本。学习白求恩，西医学中医最快、最好、最能省钱救助穷苦百姓。

陈家功先生说：“并重”与“结合”不容混淆

其一，“中西医并重”，给出的是人对待中医药与西医药的态度，是针对严重的“轻中重西”的实际情况提出的，目的是促进中医药与西医药“并存”“并行”，途径是实施中医药与西医药分业管理。

其二，中西医结合，本体论即理论上追求中医药理论与西医药理论合二为一，方法论即临床上追求两种医学方法相互配合，事实是以西医药为主体，同化中医药，本质是不承认中医药的独立性，实践结果是中西医结合理论尚未建立，临床疗效并没有获得提升。

其三，“中西医并重”的前提条件是，承认中医药与西医药各自的独立性，而中西医结合，不承认中医药的独立性，不具备中医药的独立性，“中西医并重”的“中”，不可能是也不应该是“中西医结合”，只能是“中医药”。

其四，为什么要“中西医结合”？倡导者及其追随者，需要回答两个基本问题，首先，是否拥有足够的事实证明：中医药理论技能不具备解决现实疾病问题与维护健康的价值了？其次，自身是否已经掌握中医药理论技能，并且达到古代中医药学家的水平？

中西医结合，是对中医药与西医药具有各自的独立性事实长期无视。《政府工作报告》取消“中西医并重”，鼓励“中西医结合”，是中医药发展错误的方向！因为，中西医结合不等于中医药，也替代不了中医药。

第二届中华传统生命医学高峰论坛纪要

澳门针灸学会理事长 张俊青

2018年8月11-12日，初秋之际，正定古城内金星假日酒店，在“中华传统医学研究会”“世界中医药学会联合会一技之长专业委员会”“中华传统中医学会”和“衡水市中医学会”的共同努力下，第二届中华传统生命医学高峰论坛如期顺利召开。

本次会议得到了“珠海道医堂文化传播有限公司”“太一养生（深圳）健康管理有限公司”“一念健康网”与“上海懿德中医发展基金会”的支持，以及“澳门针灸学会”“澳门中医研究会”“中华传统中医学会”“河北省中医文化交流协会”“北京一念健康管理有限公司”等多个相关单位的大力协助。

本次会议重点，是不同研究领域的专家、教授、学者以不同的领域、不同的学科思维和视角系统地探讨生命，并由此分别论述其学科领域的方法论和观点。不同的学科的阐述生命，其中亦是体现理法一以贯之的来研究生命的内在规律。

河北医科大学李恩教授做了《弘扬中华气文化，探索生命科学新领域》的报告，从指导思想、解决方法等来对比中西医两者的长处和优点 ，认为中西医结合才是中国的特色，中西医结合医学在未来医学中的地位和作用不容忽视。并指出可以借鉴五种医学模式：循证医学、整合医学、互补医学、转化医学、精准医学来促进中西医的发展。并指出传统的中医才能引领医学的发展。

河北省中医药科学院曹东义副院长、世界中医药学会联合会一技之长专业委员会会长报告了“河图洛书是中医自信的基础”，他说生成论是东方的法宝，西方长于研究构成。明物质只占6%，看不见的暗物质占90%以上，不是不存在。生成的思想源于《河图》《洛书》。生是内，成是外。生未必成，两者缺一不可。并由此阐述了《河图》《洛书》对中华文化和中医思想的影响，并结合历史、故事、中医学案例来解释其缘由。并阐述了《河图》与《洛书》之间的相同与不同点，及其两者之间的关系。

湖南中医药大学王军文教授讲述了“艾滋病皮肤损害的中医药治疗”，他从西医的角度讲述艾滋病的传播方式，西医的治疗方法及中医药介入可以早期干预，其优势是辨证论治、体质学说、整体观念，并举例说明其院内中药制剂对防治艾滋病所发挥的重要作用。但是中医和西医治疗艾滋病也有难点和不足。此外分享了治疗艾滋病的经验，要注重皮肤损害，因为皮损后艾滋病患者症状较严重，难以治疗。

厦门大学中医学院王彦晖副院长报告的题目是“理解中医的关键角度”。他以自己的从医经历和经验理解了中医中“证”的实质是整体状态，即是身体的内环境。疾病的产生是种子+土壤两者结合而成。有致病基因和外部条件两者集合。并用临床上遇到的病例加以阐述。认为象和症状是中医获取信息证据的手段，其思维方式是形象的思维。藏象理论是中医的系统论，阴阳学说是一个自然规律，五行学说是运筹学。从而得出中医学擅长整体性、功能性、内生性、机制复杂，而西医相反，两者各有所长。

来自瑞士的Ruiz先生讲述了“我的六经之路”，Ruiz讲了他走上中医之路的缘由，并结合自己的师承经历和自己的感悟，讲解了对六经的理解，学习了六经之后，认为六经辨证是以祛邪为主，找到邪气潜藏在六经的哪一层，而根据症状便可得知邪气潜藏在哪一层。其中，如太阳层的表现是怕冷，颈肩僵硬。在少阴的表现症状是乏力。在太阴的表现症状是没有饥饿感。经过这个理解，ruiz 先生认为中医易入门，但是实践起来却难度很大，这是他目前遇到的挑战。

北京的李长旭教授讲述了“道家大小练形”。他从历史的源流，结合经典阐述了天地气机的特点和道家对生命的认识——形气神一体观，认为“有其形，必有其气”，分析人体气的运行规律。李老师的诊断体系是“取类比象，象数思维和认知，思维逻辑自洽体系”。一问症状，二看颜色、形状、姿势、影像，三摸形状、温度，四感心应（神气）。并论述了在“一气周流”思想指导下衍生的治疗方法。认为“百病生于气”。形体不畅是一气周流不畅的外显，情绪的变化是气机不畅的显现。通过身体上形体的变化，则可窥见体内气体的运行状态，通过大小炼形则可以调整气机，调整气机则是调整了五脏六腑。

来自深圳的道医胡逸玄先生报告了“生命医学未来趋势（医道三阶）”。他介绍了生命医学统一场论的含义，其分为形体医学、心灵医学、思想医学、形体医学。凡是可触、可摸、可视、可听的都叫作形体医学为西医，以象数为手段认识生命的中医也是归于这个层面。而我们通过一些治疗手段如药物、针灸，可以引起病人的哭、笑、歌等情绪反应的，被称之为心灵医学。

解决医疗最根本的问题是思想医学。因为人往往会用自己的思维模型来认识所遇到的事情，而我们难以认识到我们自己的思维模型，容易将自己的思维模型认为是唯一的真理，容易片面的摄取与自己认知相符的事物，而摒弃与之相碍的事物。因此，我们在这样的认知下治病会有效和无效的区别。当我们充分认识到我们的这一点，就不会拘束于任何一个思维模型，而是更包容的接受所有的医学方式和其他思维方法，没有偏执于任何一点。

河北省名中医马艳东先生讲述了“气·气机·气化（兼论气机病、气化病）”。分别阐述了气、气机、气化，中医的气的含义，最后得出结论中医认识生命，不仅重视生命的形体结构，更加重视形体结构在“气”的作用（气机、气化）下所产生的一切生命现象。气机气化还是一个大的生命课题，需要我们中医人继续发掘完善。

来自广西中医学院的黎燕玲教授讲述了“天地阴阳——八罡化腐灸”。黎老师从道家的生命观中讲起，认为生命由灵气数象所组成，由此道出八罡化腐灸的治疗方法由胡逸玄先生根据中医天人合一思想，大周天循环理论，感应八个天地气机与人体相应的符号所创造，其综合功能用独特配方的药物所画的天罡符号，可以产生天人感应的效果，就像一把开启能量的钥匙，借着药力的接引，接通人体与天地的信息能量场，鼓荡人体气机，化腐朽为神奇，推陈出新，导病以正。其中八个符号代表了天地四正之象，即：乾、坤、离、震、巽、坎、兑、艮。

北京的王彬教授讲述了“中华传统文化的生命观”。王彬老师从宇宙和生命的起源开始讲起，认为人类所创造出来的全部精神文明，几乎可以说都是为了理解宇宙和生命的起源与本质。并从中西方医学的对比得出医学应该是研究对象是医学是生命的医学，未来必然是中西医合流，并指出道是人类文明的最终归宿。

河北医科大学第一医院刘芳教授讲述了“生命与医学”。刘芳老师先讲述了生命的特征和特点，从西医的生物化学和生理学的角度分析生命的形成，其中指出了其学科的核心——细胞是生物的基本组成单位（病毒除外）。有这一点阐述了细胞的分类、增殖方式，其吸收营养的物质基础是化学元素。其中分真核细胞和原核细胞的不同分裂方式和分裂周期。而真核细胞分裂的三种方式，有丝分裂、无丝分裂和减数分裂。第二介绍了生物遗传的规律，也是在细胞的角度介绍了遗传是在染色体、DNA 和基因，并指出三者的特点和关系。最后分析出遗传病的病理原因，是基因的特变。

澳门针灸学会理事长、世界中医药学会联合会一技之长专业委员会副会长张俊青讲述了“生命象数——易医针灸”。他简述了道家的生命观——灵气数象器，以象数理论演示生命的表现形式和运行规律，并讲述了针灸应以清静自然之心，体悟针下生命气机的自然变化。介绍了易医针灸以宁神为宗，以觉气为旨，以象数为用。并且指出了易医针灸的特点——诊之所在便是治之所在。诊断与治疗联为一体。可见易医针灸学的易学和大道至简的原理。介绍了易医针灸头部和手部的生理学、对应的象数——太极象、阴位象、阳位象，手部为2，头部为1。最后介绍了六十四卦针法中的两个针法——天龙针法和降气针法。并讲述了其原理，治疗作用。

中华文化复兴研究院李伯淳院长讲述了"'医者意也'的应用及探索"。"医者意也"，意识在治疗、病机、病因中都有极为重要的作用，李老师指出其是中华医学的精髓。李老师从文献的角度，引用经典和现代的科学实验数据来佐证意识的重要性和作用，阐述了意识的层次有无意识，潜意识，显意识，超意识。具体分析了其中的含义和之间的关系，并指出由此衍生的方法论。

买文军先生阐发"智慧中医"

中国中医药研究促进会非药物疗法分会　董建国

2018年，国家卫生和计划生育委员会正式更名为国家卫生和健康委员会，这为推动实施健康中国战略，梳理大卫生、 大健康理念，把以治病为中心转为以人民健康为中心，预防控制重大疾病，为人民群众提供全方位全周期健康服务提出 了新的任务和要求 。健康家庭、健康社区、健康学校是健康中国的"细胞工程"，面向家庭、社区和社会成员提供公平可及、系统连续、优质高效的医疗健康服务，并为之配套相应的政策体系、产业体系、技术体系，是"健康中国"惠及广大人民的必经之路。为此，在成功举办第一届、第二届中国家庭健康大会的基础上， 2018年12月15-16日在北京国际会议中心举办主题为"大数据时代的社区健康与家庭发展新生态"的"第三届中国家庭健康大会"，大会设有智慧中医论坛、家庭医生论坛、慢病管理论坛、妇幼保健论坛等七大平行论坛，买文军先生在"智慧中医论坛"，发表了"智慧中医的现实思考"的主题演讲。

他说，今天受主办方的委托，给了我一个题，叫智慧中医，我拿到这个题目，觉得沉甸甸的。刚才听完崔主任，还有孙局讲的，我感觉压力很大。但是呢，主办方跟我讲，您从学科的角度、关系的角度、基层医疗的角度，来进行阐述。我觉得这挺有意思的，这样的话就结合我自己这么多年在基层，在医疗管理方面，在基层养生保健管理方面的实践，谈一谈对智慧中医的认识。当然了，这是一个新题，我描绘起来恐怕也不太准确，另外一些地方可能有所偏差，我们今天是一个学术会议，大家也不会在意我讲的多准确，下来我们多讨论，把智慧中医这个词也好，这个专业也好，或者这个系统也好，我们可以不断地推进为人民健康服务，这才是重要的目的。

下面，我从四个方面来阐述智慧中医。

一、智慧中医的来源、与各种关系的表达

"智慧中医"这个词是从智慧、中医智慧、智慧家庭、智慧城市延续派生出来的，我想把内涵通过关系的表达，跟大家阐释清楚。

首先说智慧，智慧是生命所具有，基于生理与心理器官的一种高级创造思维能力，包含对自然的感知、记忆、理解、分析、判断、升华等所有能力。我想提示大家两个重要的概念，智慧是高级创造能力与社会的认知，说明创造、创新的能力是智慧的核心，感知、认知是判断能力，核心是创造、创新。如果按照哲学里面的"体用"来论述这件事情，应该是很明确的，创造、创新能力是体，感觉、感知是用，体决定着用，用反作用于体，用也是为体服务的。

我们理解了智慧以后，我们再看一看中医智慧。中医智慧大家应该都好理解，是指中医药文化核心理念与内涵外延相互逻辑的关系，另外具体有生生不息、天人合一、阴阳五行、颐养天年、防患未然的哲学智慧。我就讲其中的天人合一，重庆医科大学杨老师分析得比较透彻，天人合一作为人类智慧之一，在中药文化形成之初，就影响与确认了人在中医药的存在模式。那么人与天地、人与五脏、人与社会、人与家庭、人与疾病协调发展，构成了健康的基础与保障。人不仅仅是自然的，也是社会的，人类各种角色担当必然产生七情，也是直接影响人类产生疾病的内在因素。

在这里非常强调的一点事情，我们现在在社会上对这个问题上，好多领域是比较淡化的。我们老祖宗很早的时候就这样认为，认为什么呢？人的疾病最重要的内因是情的波动所致。所以，治病的本就是治情之本。

我们刚刚了解完了中医智慧，再看看中国智慧。中国智慧是什么，是数千年来中华民族通过对天地自然之道，历史治乱之道，为治理之道的深刻认识和有效运用，而形成的一系列思想理念核战略谋略，他们集中体现了中华民族崇高的生存理想、明智的生存战略、高超的生存策略。有五个方面的特性，一个是生生智慧、中和智慧、治理智慧、民本智慧、日新智慧，这五个智慧在中医药学里面有深刻地反映。

生生智慧，学中医的同志都非常熟悉，第一个生是动词，第二个是生是名词，它是一个运动式的方式哲学理念，我们的生是怎么来的，一定要生生，不是养生的那个生，这个生不单纯指养生的那个生，还要有养生的条件，这个条件就是前一个生。生生智慧集中体现了中华民族的优秀的文明，包括现在的人类命运共同体的构建，实际上源于此。

中国智慧也是我们国家道路自信、理论自信、制度自信、文化自信的重要基础。

我们再看看中国智慧的当代表现，就因为我们前面中国智慧，我们有这方面的五个特性，我们看看当代我们的成就是哪里来的呢？实际上就是这四个自信的支撑下的伟大成就。我们从四面八方来到北京，乘坐的高铁，我们看到了将近 10 年有 7 亿人脱贫致富，我们的航天、北斗，每天的微信数据越来越快，我们的定位越来越准，我们的天眼看得越来越远，我们的 5G 让美国都嫉妒。屠呦呦给拿到中华中医药学在世界上第一个诺贝尔奖。这是什么？这就是中国智慧的产物，这就是中国智慧的当代表现。

说了那么多智慧，可能大家感觉乱了，你讲智慧太多了，一会中医智慧，一会中国智慧，我直接讲智慧中医。

“智慧中医”这个词我自己也感觉到沉甸甸，因为前面这么多智慧要素，那么这个词很不好定义，我也不敢定义，所以我只能在这里面做一个描述，抛出这样的一个准定义，大家一起研究。智慧中医以中医原创思维为核心理念，融合现代医学、传统医学、相关学科等为一体的生命支撑与维护系统的理论与方法。

原创思维大家学中医的都理解，以它为核心理念，正好符合孙局刚才讲的世界医学模式的转变，包括我国对于原创思维在我们国家卫生健康方面的重要支撑作用，理念支撑作用，都已经很证明了。后面我会讲它代表了医学方向很重要的一个命题。所以，以中医原创思维为核心，这是智慧中医的核心，这是根，这是魂，没有这个，智慧中医是站不住脚的。

融合现代医学、传统医学、相关学科等为一体，这是什么意思？也就是说智慧中医不是过去的中医，也不是现在的西医，也不是中西医结合，也不是中西医整合。它什么呢？它是几个方面融合为一体，来构成的一个生命支撑的维护系统的理论与方法。

中医智慧根植于自然智慧、生命智慧、哲学智慧、科学智慧、中国智慧，我不展开讲了。

智慧中医有四个特性：

1．现实针对性：针对现实重大需求，提出实际上是一个重要的对策，或者是有效的对策。如果没有重大的需求，我们不要这个名词，要它干什么呢？这个重大需求就是时代呼唤新的健康模式和中国医改的中国式解决方案。

2．阶段动态性：不同阶段有不同贡献、不同表现，智慧中医在未来几百年可能存在，每一个时代要解决每一个时代的重大问题。

3. 广泛包容性：任何有意义的成果都可以为我所用，前面我们讲了三个大方面的融合，融合融什么呢？世界上所有的对人类健康有意义的所有的手段、方法、理念，都是我们智慧中医的范畴。没有对与错，只有在什么时间用合适的技术方法。在座的各位专家，李教授的罐疗非常好，王教授的点穴非常好，在座的每个人都有自己独特的东西，但是任何一种技术不能包治百病。所以，智慧中医一定是融合的医学。

4. 继承创新性：有敢于否定自己及善于扬弃的勇气，这是中华民族重要的特质，也是马克思主义的辨证唯物论。过去的我是对的，过去的我来到今天，可能不对，未来的我，敢于否定现在的我，现在的我就是过去的我的扬弃。

所以，这四个特性构成智慧中医很重要的外延。

那么智慧中医的表现，大家可以来看看。前面崔主任讲了，智慧中医我们要按照智慧城市、智慧医疗顺延的思路，就是现在的物联网、互联网、大数据，包括人工智能、智能化，决定不可否认，这些新科技在提高效率方面，发挥着重要的作用。它就是我们国家的高铁、高速，把路修好，把虚拟的道路修好快了，整个改变了人的生活，改变了人的工作方式，提高了效率。但是我提醒大家，所有的这些高速公路与高铁，包括我们虚拟的高速公路，它只是交通要道，它不是事物的本质，它只能提高效率。在质量上，还是要靠最后一公里，医生的手摸着病人的痛。所以，智慧中医在互联网、人工智能这块，都是智慧中医科技智慧的范畴。

这一块我特别难受，智慧中医不同于中西医结合，刚才大家说了智慧中医定义上看与中西医结合，是不是长得有点像双胞胎。中西医结合是将传统的中药的知识与方法与西医西药的知识方法结合起来，在提高临床疗效基础上，阐明机理进而获得新的医学认识的一种途径。

不同点在哪儿呢？智慧中医是坚持中医药理理论指导下的各种医学融合，中西医结合是将两者的知识方法结合在一起，前提是不一样的。后面也不一样，我们是融合之后，我们是化作了一个方法，为人民健康服务的。而中西医结合从西医的角度来阐明中医药的机理，我不评价，各位自己去琢磨。

二、智慧中医是中医传承创新的文化自觉

中医传承创新是中医发展的历史必然，大家不可厚非，对吧？中医在日本，传承创新得非常好，日本的药店里面包括超市里面，放着我们的麻黄汤，放着我们治不同阶段的感冒、每一个感冒不同阶段的单包颗粒，我只在杭州看见过单包在柜台上放着，10 块钱你拿适合你的那包药，10 块钱 1 包。传统创新是历史发展，你不创新发展，人家就创新发展。

海纳百川，兼收并蓄，这是中医的发展方式，好的遗留下来，不好的扔掉。包括李时珍先生在明朝的时候写出了《本草纲目》，《本草纲目》有元朝从阿拉伯国家过来的很多中药，在元朝之前很多药都是没有的。先哲知道全世界各地的药，都可以成为中药。我们再看看现在，从李时珍《本草纲目》之后，新中国建立之后《国家药典》，《国家药典》也没有超过《本草纲目》多少，举个例子，咖啡就不在药典里面，咖啡为什么不在呢？它是很重要的饮料，而且对我们的健康有促进作用，当然喝多了也不行，所以，兼收并蓄、海纳百川是很重要的。

每逢重大需求而突破，这是 10 年前王国强部长组织专家讨论的中医药六大规律之一，每逢重大需求而突破。什么重大需求？像非典就是。现在让我说就是医改。文化的自觉来源于什么呢？来源于重大需求。有了需求，我们得变，我们怎么办呢？过去方舟子老反我们，有曹院长可以盯住，现在医改到这个程度，我们现在看看文化自觉。

什么叫文化自觉？文化自觉是费孝通先生提出来的，文化自觉是一个艰巨的过程，只有在认识自己的文化，理解并接触到多种文化的基础上，才有条件才能形成在多元文化的世界里面，确定自己的位置，经过自主适应与其他文化一起取长补短，共同建立一个共同许可的基本秩序与一套多种文化和平共处、各抒己见、联手发展的共处原则。

不要单纯的看它多抽象，每一个字都是非常实际的，都是非常接地气的。我们搞中医研究也好，我们搞单项中医技术也好，还是国家政策层面的同志也好，我们现在用这句话反思一下我们自己，包括我们个人，包括我们一个集体，包括一个行业，你对照对照，“自觉”是多么重要。

（一）智慧中医是中医智慧的传统创新，是中医智慧的当代现实表现

健康中国战略时代造就了智慧中医，因为这个时代的需求，才推出了智慧中医，它就迫切需要，是健康中国的需要，7 亿人脱贫，吃饱穿暖，但是得病多了。怎么办呢？需要中医药的绿色健康理念、天人合一的整体观念、辨证施治和综合施治的诊疗模式，运用自然的防治手段和全寿命周期的健康服务，满足人民群众的健康需求。

我们老部长说了，中医药要发挥三个大作用，每次会上我都把首长的指示传达给每个人，在治未病的主导作用、重大疾病的协同作用、在疾病康复当中的核心作用，把中医药定位非常准确，我们在各个领域，在养生保健领域，在医疗保健领域，统统都适合。

（二）智慧中医是多元化医学发展的融合提升，是顺应时代的发展的必然选择

最重要的标本兼治，不是治标的时候求本，有许多的内容，我不多讲了，因为它也是中医学基础的内容。我就讲一个“搭桥手术”，搭桥手术是什么？同志们搭桥一个手术很贵，排队，医院里面心脏外科大拿主任，搭桥手术就是治标，心脏受不了，一查堵得太多了，放支架没用，必须搭一个桥过去，原来的血管不要了，就是治标，让人快速的恢复心脏功能，它是一个很重要的功能，千万不要再说搭桥手术是什么东西了，人家心脏光搭桥手术可以吗？有些同志说光用支架行吗？凡是与会同志谁再说搭桥手术不好，支架不好，我们下次开会就开批斗大会。所以，要先治标，人都快死了。但是本是什么呢？搭桥完了，不管本怎么样呢？过段时间还是这样。所有的慢性病都是情绪过度，心脏老是颤悠悠的，平时都是闹心、焦虑、烦躁，这样的人心脏能好处吗？不是高血脂，只有高血脂 20%的人才可以发生心脏病，每一个学科都在强调自己重要。同志们，高血脂赶紧降脂，不然就是心脏病。记住，任何一种慢性病，如果查出一种危险因素，是化验结果出来的，它只能表达这个样本里面，只有 20%的人才可能达到这样的危险因素。这是哲学，不用大数据。这可不是闹着玩，今天在这儿可是治病救人的，可不是随便卖一个东西质量高不高就算了。

所以，大家一定要清醒地认识，病因的问题是搭桥手术之后马上要解决的，你到底是什么问题造成的，这样搭桥结果才可以支撑你的生命。我是拿搭桥做一个比喻，实际上不用搭桥，治疗心脏病的方法很多，我们在座有一位王老师，就是治要搭桥的人的绝招之一，还有绝招，今天只宣布一个，王老师的点穴技术可以快速地解决胸椎卡压，支配心脏神经血管，只是用手法秒速解决，这需要临床验证。目前我们已经挖掘出来这项技术，我们应用到社区，应用到社区医院，把神经与心脏卡压解决了，心脏就玩得好了，就解决了好多好多瘀堵。

我们刚才说搭桥手术，这是西医上学的，这是很重要的一种形式，还有张秋菊一个大瘤长在肚子里面几十公斤，不拿掉不就死掉了，先把大病体拿掉，再针对营养不良等等解决，张秋菊是典型事例。我们不排斥任何有用的、先进的科学技术在医学上的应用，这就是智慧中医的胸怀，“团结”所有防治疾病的方法，并纳入治则之法。

现代医学所有的诊断方法都将纳入中医望、闻、问、切的范畴而四诊合参。X 光是什么？是眼睛的延伸。现代医学所有的治疗方法都将纳入中医治法治则范围而君臣佐使，什么是君臣佐使？我们找不到王老师怎么办，找心脏外科，做搭桥手术，这是君。臣是什么？因为他对搭桥手术很恐惧，怎么办？我们要辅助，要诱导他，让他心平气和，不要再对心脏产生危险的刺激，这是不是君臣佐使。

让西医的技术与“白药片”发挥更大的作用，白药片是什么？我们现在说药物不良反应，抗生素使用，没错，的确有问题。哲学里面也说明这个问题，任何一个绝对有效的东西，一定有与它对应危害的东西，因为我们要解决最受危害的问题，像急性胰腺炎，人马上就死了，2000 块钱打一针，马上人活蹦乱跳，你说人家没用？白药片那个惠州罗浮山，葛洪老师的仙山，葛洪老师发现现在的白药片要乐死，原来 1000 多年之后发现这么多的小白药

片，可以解决人这么多的问题，这是他梦寐以求的问题。所以，不要认为白药片多么的有危害，是你没用对地方，没用到最合适的时候。阿司匹林吃了100 年了，今天说它好，明天说它不好，不管怎么样，扩张血管有点好。如果西医纳入君臣佐使里面，为什么不可以呢？因为还是有依据的。

包括西医在内的外来医学，都是智慧中医的重要组成部分，智慧中医的核心理念是“体”，其他都是“用”，而用具有多样性。中医是哲学，也是科学，有人说中医不是科学。我说中医是哲学，你说是哲学大，还是科学大？世界上有哲学的医学，除了中医还有，我们不要闭塞，包括西医里面也有哲学，华盛顿就是放血放死的，但是放血疗法在当时那个年代，在全世界是非常普及，欧亚大陆、阿拉伯地区，阿拉伯地区放血那么厉害，每个人要放血 200、400 毫升，用现在的观点，你说人家那个时候对吗？所以，任何一个医学都有它的哲学内涵，而中医学本身的哲学内涵要高于，或者丰富于其他医学。况且科学也是哲学的重要组合部分。

我们需要扬弃，中医亡于药，废弃存药，俯首可得皆为药，我们手上哪怕是一个音乐、一句话，都是医药，500 年前罗浮山上的药，跟 500 年后的今天能一样吗，大气变暖了，雾霾了。同志们，虽然刮不到你那，多少有一点影响，但是人是要地道的，人只要地道就无所谓。我今天看药典里面写的是 3g，我觉得不对劲，我吃到 4g。重要的是人创新创造能力，这就是智慧的核心。

三、智慧中医引领全世界医学发展的方向

张伯礼院士指出，在今年 9 月 9 号的大会上，中医药学虽然古老，但是理念方法历久弥新，引领先进医学发展方向。钱学森说 21 世纪医学发展方向是中医，要从系统科学的角度，来研究人体，是指什么呢？是指中医与西医之上。我们今天谈智慧中医，也是在中医西医之上谈这个问题，但是我们还没有达到像钱老说的在系统的科学方面，还没有达到，我们仅仅是提出一个概念，还有实际可操作的策略与方法。

现在医学膨胀，费用膨胀了，全球的医疗危机产生了，特别是西方，受不了，奥巴马就是因为这件事情，大家治病的钱太多了。怎么办呢？没办法。所以今天孙局说联合国那儿哪儿改，同时中医治未病与联合国提出来的以健康为中心是根本的。

智慧中医认为“回家熬中药”哲学智慧适用于当代古代看病的流程。近代史以前，医生到人家家里面看门，是病人至上，有些病人走得动，有些病人走不动，让病人安心在家养病。另外，上门大夫可以观察到更多疾病的危险因素，不管是人的，还是物的，还是家庭条件，还是他们的内部家庭的是否团结和谐，他都能够在接诊的时候或者是出诊的时候发现问题。同志们，这个理念非常重要，他是中医的核心理念。他给看病的时候，一看这个人的媳妇脸拉得跟驴一样长，一看问题就来了，媳妇天天刺激。那么怎么办呢？再看看四壁如土，穷得很，开药的时候，敢开贵重的药物吗？那时候没有回扣，开药的时候要诊费，不是药费，而且药不能到他家来抓。再到药房抓药，医者避嫌，我没有要回扣，医者是靠诊费生计的，而且诊费是没有标准的，只有现代才有标准。该怎么看病就怎么看病。患者自己选药房，你今天上李家、张家铺，自己选，抓要的药自己承担后果，而且病人、病人家属心里有底。再就是回家熬药，不能在药店熬药，在家熬是药香，不允许患者自己熬，一定要患者的亲属熬。你看看患者，在家里跟大爷一样，你给我做饭，给我熬药，让患者心里温暖。另外，是不是萌发爱意，我媳妇虽然脸拉得很长，但是还是给我熬药，这样的媳妇真不能丢。病人在床上服药，有病就休息，不要不休息，看到大家为自己忙活，心情自然就好了。这件事情大家自己理解，我觉得这是智慧中医很核心的理念，我们现代人看看你能做到多少。

智慧中医认为医者切肤之爱是一剂良药。今天给我拔罐，我感觉他的手大，但是很温柔，没有对我的身体产生刺激，非常的轻柔。而且一步一步地说到做到，手到心到意到，有手抚摸患者，患者手感温暖，心感惬意，周身气血按照各自轨迹缓缓而来。你看现在给你一个白药片，回家去吃吧，爱怎么着就怎么着。所以，我们现代人是这样的就医理念。在部队推广得非常好，部队的卫生员、部队的军医，到部队宿舍里面给战士拔罐、刮痧，战士们的身体很难相处的，都是男人的世界，大不了开玩笑，身体没有接触过，如果身体被别人轻轻接触了，是一个很大的安慰，特别是当他身体不舒服的时候。

前些日子双胞胎那个事情，大家都知道，我在这儿明确说这件事情，智慧中医伦理概念是这样认为人有选择终结自己生命的权利，但是没有选择长生不老的权利，人有选择患病的权利，但是没有选择无病的权利，否则人类就要灭种。所以，在人类基因层面上研究人工智能需要限制，这是不可逾越的。

四、智慧中医是中国特色医改的重要支撑

智慧中医要落地，智慧中医讲了半天全是理，怎么落地呢？跟大家讲讲。但是中国特色的医改，还没有上升到中国智慧的序列。

智慧中医认为慢性病第一危险因素是情绪过度，人们的感知、认知方法论出了问题，人们的创造、创新的世界观出了问题。负面心理过剩，积劳成疾，这是时代病，不是我们每个人病，在时代病的情况下，人能不生病吗？因为这个时代的思想意识，还没有改变你的感觉感知，没有提升你的创造创新能力。如果这个人内生动力非常强，你看看任正非就是这样的，什么样的事情对我没有用，我自己的感觉感知有我自己的价值观，自己的创新创造能力，一直是我内心里面的扬弃，根本不受外界里面的影响。

智慧中医认为人的体力劳动与脑力劳动相协调。古人没有多少脑力劳动，主要是体力劳动，今天中午吃什么，都要自己动手去解决。现在越来越多是脑力运动，所以失衡了。昨天的报告里面说，人工智能下一步不知道人干什么。你放心智慧中医不会让人工智能这么泛滥，一定让每个人都有体力劳动的机会。因为在座的基层医生非常多，不管人工智能怎么样，你要拿手摸人家的手，号脉，要看人家脸色、看人家身体怎么样，要给他们开方子，可以不在纸上写，可以在电脑里面写。体力劳动、脑力劳动一定要平衡。

李克强总理是在前年还是大前年提出，坚定不移推进医改，用中国式解决方法解决世界性的难题。世界性的难题是什么呢？欧洲也解决不了，美国也解决不了。我们 14 亿人，欧美才多少人呢？我们用西方模式来解决中国医改，怎么解决，人够吗，钱够吗，机构够吗？崔主任，这是你们大数据出来的，人不够、钱不够、机构不够用。所以，解决中国的问题，必须是中国的智慧，必须要用智慧中医，你用中国智慧，才能有中国式的解决方法，中国式的解决方法是什么？智慧中医。

你要让 80%以上的居民，15 分钟可以达到最近的医疗点，并且得到快速有效的诊疗，这是中国医改给我们提出的任务。哪位是基层医生，基层医生请举手！因为我要说你们的事情，如果你们不举手我就不说了，OK，有一个，我也说。这是对基层医生的要求，是快速有效的诊疗，不是快速有效的转诊，不是快速有效的打预防针，是快速有效的诊疗，这才是核心。中国的问题就是这个问题。

解决中国特色的医改的基本策略只有两个，一是医改中医药化，第二基层首诊有效化。医改的中医药化什么意思？各个层面加大中医药内涵，基层首诊有效化，一个基层医生看 100 个病人，80 个病人可以解决，这就很好。

我们现在讲落地策略，智慧中医我们提出来的解决方法，用什么办法，一个是基层首诊制度实现模式。刚才那位基层大夫您可以注意听，看我说得对不对，诊疗数量和质量案例比例设置完成指标。今天你看了 100 个人，有 80 个人解决问题。第二，适宜技术使用数量按照比例设置完成指标，80 个人不让他走，用什么方法呢？适宜技术，拔罐、针灸等等。首诊医生的能力结构标准要按照基本医疗能力为主的原则按设置比例指标，村医生有 11 项任务，第一项是基本诊疗是你的主要能力，其他能力可以用互联网解决，那么要考核，这三项措施要落实，乡医你是不是多赚点钱？你认可你可以给我鼓掌。

按病种支付制度实现模式，现在全国二甲医院全部发文件，每个医院必须要 100、200、300 种按病种支付，比如说按单纯性的阑尾炎，济南是 8000，开刀、手术。我说的是按病种支付可以不用手术，用王老师的手法付费就可以解决，一个交 200，再加上住院费，加上起付线，总共3000就可以治好，还剩下5000块钱，5000块钱医院可以装兜。这就是这个制度的优越性。因为医院、医生恨不得将更多的适宜技术用到临床上。而我们说的不是这件事情，乡村卫生院、社区卫生中心，也应该实施按病种支付。同志们，基层医生的兜开始鼓，逼着你找最好的解决方案，不再担心药品回扣了。这是智慧中医出的主意。

基层医生院校培养模式，根据基层需求设计周期。我不知道这位同志你了解不，现在各个省都放开了乡村医生委培机制，一个是8年，一个是6年，从2010年开始，同志们，第一批到现在刚上班，有的还没有上岗。毛主席早就说过多快好省的培养，这么培养一个，确实不让人家花钱，但是周期也太长了。部队是怎么培养呢？分到部队当军医，我们给三个月规范化培训，不让你到医院做麻醉的规培，我们培养的卫生员要去学校的中医培训班，回到连队之后第一天就可以拔罐、刮痧、按摩、推拿，现在的大夫可以吗？同志们，8年出来，还想着考研呢，什么大夫？课程当中减少理论课程，增加技能课程，减少方剂课程，增加非药物疗法课程，减少在校时间，增加实践课程，短时间岗位培训上岗。

互联网+支撑模式。互联网技术更多在非基本医疗工作方面发挥作用，不要更多仰仗着互联网给你解决你的挣钱问题，要解决效率，不会解决你看好病看不好病，我不是歧视或者漠视互联网医院，它非常重要，但是大家一定要认识到不能只提高有质量，要提升实际效果，节省时间。更多提供医疗服务，把基层医生还给患者。

基层医疗与养生保健机构融合，可以降低医疗保健服务成本。刚才孙局说，养生保健机构有一千万，太保守，光拔罐，加在一起三千万到四千万，医务人员不到一千万，这两支力量融合是我们非常重要的力量。

自助互助保健与基层医疗保健融合，动员群众参与，提升效率质量。提高党的基层群众组织力与基层医疗保健工作融合，线上线下协调融合，线上注重就医方式的快捷性，线下注重医疗保健的可及性。

最后，说一件事情，我们明年组织乡医专病培训，最重要的一个方法治一个病，在一个县，所有乡村医生来挑，我们遴选10种疗法，50个病种自己学，两个小时培训，多一分钟不培训，回去就可以用，缩短医疗半径，增加他的收入，让乡村医生脱贫致富。

主持人曹东义评论说：买的是传统西医与互联网可以利用的东西，卖的是智慧中医。智出于口，慧出于心，因为思考得很多，讲得非常好。我觉得今天诞生了一个新的词语，智慧中医正式提出一个口号性的东西，这个概念让政府、领导或者让大众都接受之后，创新性的理念，所蕴藏的能量、财富是非常大的。

大家给买会长再鼓掌。我这个人主持很着急，超时往下拽，但是买会长讲得非常好，不好意思拽，大家下面再请买会长跟大家讲。

道术并重，才能复兴中医

河北医科大学第三临床医院　曹晓芸

2018年4月18日，世界中医药学会联合会成立了一技之长专业委员会，河北省中医药科学院曹东义副院长被选举为会长，创会副主席李振吉先生出席大会，他是国家中医药管理局原副局长。老领导语重心长地对专委会提出今后的学科建设目标是“两句话，六要素”：世界、学术、话语权、人才、标准、做贡献。曹东义会长觉得这是一个既光荣，又很艰难的工作。

告别一百年“重术轻道，衰落难逃”的误区，奔向“道术并重，走向复兴”的光明坦途，需要首先理清中医之道，有哪些具体内涵，才能知道如何加以发扬。根据曹东义主任医师的思考，整理成如下文字。

世界中医药学会联合会"一技之长专业委员会"的成立，承载着巨大的历史使命，它的宗旨是：致力于凝聚中医药医术确有专长人员，依法做好一技之长的搜集整理、研究验证、总结提高、成果展示、开发推广，以及探索培育后继人才，强化继续教育；保护中医药传统知识，发展中医药事业；为世界各地有关机构输送中医药专业技术人员，运用和推广适宜的中医药技术方法等。

一、"中医之道"有不同层次与不同表述

（一）中医是整体生成之道

生成的生命，从无开始，"以无为本"；生成的生命有结构，与天地万物的环境因素紧密相关。

西医从研究人体现有结构开始，属于"结构决定功能"的构成论，也属于"以有为本"的学术体系，与环境的关系因为"看不到"而不紧密、不确定。

因此，中医的视野大，包容的内容多，有明物质，也包含大量的"暗物质"。

西医主要研究"明物质"，需要不断发现"暗物质"。

中医之道大，西医之道小，这是因为"生成"可以包容"构成"，中医可以包容西医。

（二）中医是形神一体之道

中医五脏是"五神脏"，主张"形神一体"，凡是有皮脉筋骨肉的地方，都与五脏有关，也就是形与神密不可分，是一体两面。

西医认为，人的精神与五脏无关，只和大脑皮层有关系，是神经系统的功能。所以，可以说中医是"形神一体之道"，西医属于"形神分离之道"。

（三）中医是"多元并存、整体和谐"之道

中医认为五脏之间的关系，与天地自然相应，其规律除了有阴阳之间的平衡关系之外，还有五行之间相互滋生，相互克制，生克制化的关系，不能一脏太过，一脏太弱，更不能去掉某个脏腑。

西医认为，脏腑之间虽然有联系，但是也可以分割，可以替代某个脏腑，整个或者部分切除某个脏腑，人体照样可以生存，不存在脏腑之间生克制化的关系。

（四）中医是"内外相关"之道

中医的诊查手段，依据内外相关的整体性原则，可以通过人体色脉气味，反映人体健康状况，不需要深入人体的内部去进行检查，因此，"内病外诊"属于中医独门绝技。

西医认为，人体外在的表现，都是肤浅的，虽然可以预示某些病变，但是并不可靠，需要深入到体内，看到具体结构的异常，或者见到血液、体液的异常，才能断定人体有病。

（五）中医是"内病外治"之道

中医很多治疗措施是通过在体表、肢体远端的施治，解决内在疾病的问题，比如针刺、艾灸、按摩拔罐、膏药熏洗等等，达到治疗疾病的目的。即使是喝汤药，也是借用自然物质的气味声色，与内在的脏腑、气血津液、血脉经络互相联系，互相影响，不用到里边去治疗。

西医认为，脏腑有病，必须改造其结构，或者改变其内在的理化性质，因此，经常使用外力，进入体内切割、纺织导管、支架、假体替代，也就是外科不属于外治，是"内病内治"理论指导下，直接作用到病灶的技术原理。即使是内服药物，也要作用到"细胞靶点"，需要分子机制，而不是"内病外治"。他们不懂"内病外治"，甚至反对"内病外治"，说这样做没有直接的事实依据。

（六）中医是"杂合以治"之道

中医的治疗措施之间，经常是多元并举，帮助患者自身恢复健康，可以，也应该形神兼备，衣食住行、内服外用相结合，充分发挥各种治疗措施的特点，"千方百计""活法巧治"是中医推崇的，绝对不是长期使用一种不变的方法，让人"终身服药"。即使是一味中药，也是复杂成分。

中医用象说明病症与药物的关系，而不是靠化学成分。西医大部分的治疗手段，都崇尚或主张单一性，因此，划分了内外科，还有更多地以器官为单位，甚至是以疾病为单位的科室和治疗单元。外科手术如此，一旦涉及其他科室，就需要会诊、再会诊；内服的药物，尽量用一个化学成分解决问题，这是最高标准，因为研究这个化学药物的时候，都要排除其他因素的干扰，在非常纯化的条件下，连老鼠都是同一种属，治疗过程不允许偏倚。

（七）中医是“用象代数”之道

自古以来，古人就了解到世间万物，都有数有象，是象与数的统一体，《河图》《洛书》《周易》《老子》之道，生命之学都是这样，都有数，是天地自然之数，也是“大衍之数”，分阴阳，有五行，讲生成。

但是，这些数组合起来，构成象，表证事物。事物的变化，有数的变化，也有象的变化。数变是微观的，渐进的，象变是巨大的，也是剧烈的。比如，日积月累，有春夏秋冬“四象”之变化，铜壶滴漏，有昼夜阴阳之不同。数变的时候，象不一定变；象变了的时候，数一定发生了很大的变化。

立象尽意，是古人说明事物的基本方法。

《周易·系词》说：“书不尽言，言不尽意；然则圣人之意，其不可见乎？”孔夫子说：“圣人立象以尽意，设卦以尽情伪，系辞焉以尽其言，变而通之以尽利，鼓之舞之以尽神。”《素问·五运行大论》说：“夫阴阳者，数之可十，推之可百，数之可千，推之可万。天地阴阳者，不以数推，以象之谓也。”中医的脉诊，是脉象；中医的病证描述，辨证论治的寒热虚实，用药的四气五味，也都是用象来描述，不是用数，数被象涵盖起来，“隐而不显”了。

二、中医之术“杂合以治”活法巧治

（一）“杂合以治”不是靶点给药，不是对抗治疗

在中医的经典《素问·异法方宜论》之中，黄帝与他的师父岐伯讨论医学问题，他问：“医之治病也，一病而治各不同，皆愈何也？”

这个问题很高明，的确是中医治病技术的特色，也很不容易回答。

在这个提问之中，首先是很多医生，都面对的是同一个“病”，为什么会有“五花八门”的治疗方法？这么多技术手段，为什么不是“唯一正确”，却都不仅是有效，而且能“治愈”，这是为什么？这真是几千年中医临床治病特色的真实写照，都是名医，有的主张寒凉，有的主张温补；有的使用内服，有的使用外治；有的用药，有的不用药？

岐伯的回答，充满智慧，有耐人寻味，他说：“地势使然也。”当然，地势不仅是方位的区别，还有时空的差异。

岐伯说：“故东方之域，天地之所始生也。鱼盐之地，海滨傍水，其民食鱼而嗜咸，皆安其处，美其食。鱼者使人热中，盐者胜血，故其民皆黑色疏理。其病皆为痈疡，其治宜砭石。故砭石者，亦从东方来。”东方这个地方，是“天地之所始生”，也是海上神仙、东方青龙出没的地方，每天的太阳升起于这里，每年的春天开始于这里，万物滋生，与东方、春天有关系。一方水土，养一方人，这里最先了解和发明了砭石。砭石不仅是治病的工具，也是人类治病最早的工具，石器时代不可能有“九针”。

岐伯讲完了东方，立即就谈到西方。

西方在古人的心目之中，一直是一个很神秘的地方，周穆王与西王母的传说，令很多人充满想象，老子出关之后，也是到西方去。

《山海经》的“大荒西经”，也有很多神奇之物。

岐伯说：“西方者，金玉之域，沙石之处，天地之所收引也。其民陵居而多风，水土刚强，其民不衣而褐荐，其民华食而脂肥，故邪不能伤其形体，其病生于内，其治宜毒药。故毒药者亦从西方来。”西方属金，是“天地之所收引”的地方，也是太白金星的家乡，“鸣鼓收金”由来已久，西方也是秋天的象征，其地理位置决定这里多有砂石金玉，水土刚强，民众豪迈，体质强壮，生病多在体内，治疗多用药性猛烈之品，“毒药者亦从西方来”，这句谶语，与欧美发明化学制药污染环境虽然不同，但是都有相似之处。

古人有“秋后开刀问斩”的规定，或者“午时三刻”之后才能处死罪犯，也和西方对应“秋收”“金气”有一定关系。

说过了东西（春秋），就到了南北（水火）。

大禹划九州，幽燕在北方。

“天命玄鸟，降而生商”，北方的山水，与寒冬的属性相通。天气凛冽，蛰虫深藏，君子固密，才

能避免寒邪的伤害。

岐伯说："北方者，天地所闭藏之域也。其地高陵居，风寒冰冽，其民乐野处而乳食，脏寒生满病，其治宜灸焫。故灸焫者，亦从北方来。"

人们战胜寒冷，少不了艾灸，因此，北方寒冷之地，使用火烤、艾灸治疗疾病，也就很早被发明出来。能够生长在北方的艾草，自然也不同于南方。北方人的肌肤，比南方人致密，发汗的时候，所用的药力也不一样。

岐伯不愧是一个"上知天文，下知地理，中知人事"的大学问家。他认为南方不仅热，属火，有利于万物长养，但是由于开泄太过，经常损失精液气血，所以容易得病。治疗应该使用针刺。

岐伯说："南方者，天地所长养，阳之所盛处也。其地下，水土弱，雾露之所聚也。其民嗜酸而食胕，故其民皆致理而赤色，其病挛痹，其治宜微针。故九针者，亦从南方来。"

东西南北，相当于春夏秋冬，有不同的万物"四象"，也是寒热温凉四气，也能概括不同的疾病属性。

岐伯说："中央者，其地平以湿，天地所以生万物也众。其民食杂而不劳，故其病多痿厥寒热。其治宜导引按蹻，故导引按蹻者，亦从中央出也。"

中央属土，万物籁土壤而生存，古老的《河图》《洛书》，都把土放在中央，《国语》说："土与金木水火杂而成万物"，也就是天一生水，地二生火，天三生木，地四生金，天五生土，这是"生数"，生数加上"五"，就是"成数"。

因此，地六成水，天七成火，地八成木，天九成金。

中央属土，生数为五，非常重要，是中医的生成之道，最早的表述。正因为，四方虽然各自"雄踞一方"，但是必须经过中央土，生成之学才能建立。

"杂合以治"的道理，竟然如此深奥！

岐伯说："故圣人杂合以治，各得其所宜，故治所以异而病皆愈者，得病之情，知治之大体也。"

（二）辨证论治富含着"活法巧治"的智慧

辨证论治这个词语虽然出现的比较晚，但是它的精髓早就化生于张仲景的"随证治之"。这个学说背后的深刻原因，是立足于疾病状态的不断变化，外感病有六经阴阳表里寒热虚实之别，内伤病也因为饮食起居情志变化而起伏，随着日月阴阳运转而不同。辨证论治不是"分型治疗"，辨证的过程，就是运用医学理论的过程，"候之所始，道之所生"。

论治的过程，也是医患交流，调动既往知识、经验的过程，不是在西医病名底下，分型对号，一直不变的分型治疗。

证是随时可以变化的，有规律可循，立足于"以无为本"，疾病的"有"，来源于"无"；病人找医生，就是因为不在"无病"，有了痛苦，希望借助于医生消除痛苦；医学的一个病症，就是为了消除这个病症，而不是为了诊断清楚它是什么。

有病的原因，多是"邪之所凑，其气必虚"，虚处留邪，久瘀成毒，影响气血运行，脏腑功能发挥，就出现了各种病症。"扶正祛邪"，以人为本，千方百计，活法巧治，是中医智慧的体现。

无论是内服外用，饮食起居，各种治疗方法，只要有利于患者恢复健康，都可以发挥作用，不局限于某种方法，更不必"终身服药"。

（三）施治于外，神应于中，是中医的独门绝技

中医根据《河图》《洛书》的"生成"原理，认为天地万物都是自然生成的，有表里，有内外，有生有成，每一个生命，都随着天地时空的变化而改变。

因此，生命是一个整体，自然生成，内在的脏腑，与外在的皮脉筋骨肉，四肢百骸，五官九窍息息相关，与天地四时阴阳的消长密不可分，一旦人体由有序转为无序，气血运行，升降出入背离了常态，就会产生疾病。

治疗疾病，无须深入体内切割，更不需要靶点一一对应，在体表使用恰当的方法，在远离脏腑的四肢针刺拔罐、艾灸按摩、膏药贴敷，都有利于人体恢复有序，重返健康，即使是癌症、类风湿、各种增生，也可以通过这些"不起眼"的"内病外治"，达到治疗疾病的目的。

西方医学重视结构，忽略人体内在卫生资源的巨大作用，把健康的主宰依附于外力的干预，因此，不当检查、过度治疗，在所难免。由于西方医学没有“内外相关”的思想体系，不能在外边解决内里的问题，所以才需要“手术”解决，因此，“外科手术”，绝大多数不是外治，而是“内病内治”指导下的具体体现。

很多所谓必须“终身服用”的化学制剂，是大自然的异物，也是生命的异物，生产的时候污染环境，吃进去污染身体。

看上去好似垃圾的草根树皮，经过神农尝百草，变成了低碳环保的治疗药物。化毒为药，变废为宝，需要借助中医的大智慧，否则，用化学成分看中药，用分子靶点说中医，就会走上否定中医的错误路上去。

（四）身心同调是中医的特色

中医认为，五脏是五神脏，“形神一体”，不可分离，而不是把精神归结为大脑皮层。因此，中医治五脏，就是治精神。

《素问·举痛论》说：“百病生于气也，怒则气上，喜则气缓，悲则气消，恐则气下，寒则气收，炅则气泄，惊则气乱，劳则气耗，思则气结。”

气机郁结，所产生的病证很多，心病需要心药医。

喜伤心，悲伤肺，怒伤肝，忧思伤脾，惊恐伤肾，也就是说六淫太过，伤人四肢，皮毛肌肉血脉筋骨，而七情太过直接伤脏腑。所以，中医治疗不能“唯物质论”，不能只说化学成分的无知对抗，而必须注重患者精神的调理。

（五）药食并用，寓药于食

中药的起源，有神农尝百草的传说，很多中药的发现，与古人寻找食物有关系。

中医对于药食同源的应用，历史很悠久，经验很多，方法十分丰富。《神农本草经》的三品分类，就是用上品药，如人参、甘草、地黄、大枣等“主养命以应天，无毒，久服不伤人”；中品药，如百合、当归、龙眼、黄连、麻黄、白芷、黄芩等“主养性以应人，无毒有毒，斟酌其宜”；下品药，如大黄、乌头、甘遂、巴豆等“主治病以应地，多毒，不可久服。”

《神农本草经》的告诫，来自长期的实践观察，是千百人、千万人的经验积累，值得我们重视。

上品无毒的药物养命，久服轻身益气延年，对于适合的人，可以和食品一样，或者加在食品里，长期服用，有益而无害。

中品养性，有毒无毒，可以调理身体，不可久服。

下品有毒，用来治疗疾病，需要辨证论治，不应该随意食用。

西药大多属于人工合成的化学制品，需要作用于细胞的“分子靶点”，它们大多属于大自然的异物，也是人体的异物，因此，生产的时候难免污染环境；吃进身体，难免污染身体，绝对不应该当作食物来对待。

（六）医养结合，养重于治

生命不能创造，只能保养。因此养生是每个人一生的课题，不得病比治病重要，让人不得病的措施，不是经常体检，也不是依靠“医保”，而是挖掘“内在的卫生资源”，向内求，维护人体的正气，“不妄作劳”，“心安而不惧”，“德全不危”，有饮食起居养生，有顺时养生，有运动养生等，中医有很多方法。

养生不是吃药，有的时候吃药辅助一下，不能把吃药作为养生不可缺少的东西。一个人可以经常“被帮助”，但是不能经常“被拯救”。中医是我来帮助你的医学。

养生的重要法则，是“法于阴阳，和于术数”，是“主明下安，以此养生则寿”，养心为上。

如果只相信大仪器，高精密仪器，经常“从头到脚”检查，就会误入医学丛林，吃尽“过度检查、过度医疗”的苦头。

我们正处于“被医保”的时代，不要为了“报销费用”而“享受医疗”，要养生保健才能维护健康。养生保健不是“营养说了算”，要根据自己的身体情况，因人、因时、因地制宜，而不是迷信偏方。

总之，中医善于“道术并重”的医学体系，“重术轻道，衰落难逃”；在面对西医的时候，如果只是“求同存异”，就容易“丢了自己”。

只有坚持“道术并重”，与西医“求异存同”，彰显中医个性，才能逐渐走向复兴。

能够包容西医的“智慧中医”

河北医科大学第三临床医院　陈鹏

2018 年 12 月 16 日，曹东义接受《国医年鉴》编辑部董建国主任的邀请，在北京参加中国家庭健康大会，主持“智慧中医论坛”，听了非药物疗法专委会买文军副会长关“智慧中医现实思考”的主旨报告，经过与其他专家讨论，认为智慧中医不同于以往的“中医现代化”“中医科学化”“中西医结合”，可以用生成与构成的关系，吸纳时代成果包容西医知识。曹东义觉得应该把“智慧中医”的概念分享给海内外中医同道，以便更好地面向未来发挥中医作用。

一、智慧中医是新时代中医的特征

中医名称的由来，有近代西医传入之后的坎坷因素，从国医的称谓发展而来。

当然，有人站在西方医学的立场上，曾经把中医称为“旧医”“封建医”，甚至蔑称为“关门称帝的医学”，并把近代中国社会落后、形成“东亚病夫”惨状的原因，归结到中医身上，用向国民党政府提案的方式，正式提出“取消旧医，以扫清医药卫生之障碍案”。此举得到很多人或明或暗的支持，也遭到中医人士激烈地反对，在上海举行了震惊全国的代表大会，提出向国民政府请愿，并通过“三一七国医节”来警示，反对取消中医的言行。此后，中医界内部有人提出“中医科学化”的问题，也有人自我标榜是“新中医”“现代中医”。

中华人民共和国成立初期，毛泽东纠正了不利于中医发展的政策，提倡西医学习中医、办中医研究院、中医学院、中医院，开启了中西医互相学习、交流、融合发展的时代。在这样的时代背景下，有人提出中西医结合是中医发展的道路，很多人都以自己是“中西医结合”的医生而自豪。当然，按照西医的疾病标准要求中医，或者在西医病名之下辨证的“辨病与辨证相结合”，很多人把西医当作衡量中医的标准，中医关于人体健康和疾病的认识只是参考，逐渐造成了中医学术的困惑，出现了乏人、乏术的不良后果。

中西医学术争论，至今不绝于耳。各种主张互不相让，业界内外很是困惑。

习近平总书记说：“中医药学凝聚着深邃的哲学智慧和中华民族几千年的健康养生理念及其实践经验，是中国古代科学的瑰宝，也是打开中华文明宝库的钥匙。深入研究和科学总结中医药学对丰富世界医学事业、推进生命科学研究具有积极意义。”

我们认为“智慧中医”较好地反映了习总书记关于中医的认识，也是为了适应时代发展，把中医继承好、发展好、利用好的具体体现。它可以比较好地与中医传统对接，也可以有利于吸纳一切现代成果为己所用，有利于面向未来、面向世界。因此，适时提出“智慧中医”的新概念，以达到“古为今用，洋为中用”的目的，我们认为“恰逢其时”。

二、“细胞小聪明”服从“生命大智慧”

王红旗《生命智力简史》提出 DNA 和细胞都具有“智力”，说细胞作为生命最简单的形式，其内部 DNA 的转录、复制都有与环境相适应，具有不断发展自身的能力，因此，生物与无机物不一样，都具有一定的“智力”。

毋庸赘言，单细胞生物即使有一定的智力，也不如多细胞生物的智力丰富；低等生物的智力就不如高等动物的智力发达，只有人类富有智慧。因为，慧生于心，智出于口“天地之间，莫贵于人”。

人体与许多动植物一样，都来源于一个细胞，然后逐渐分化出各种结构，细胞与细胞间质成为生命的载体。人与周围环境的交流，虽然根源于细胞的功能，但是，不能用细胞的功能来概括生命的智慧，就如同不能用氢和氧原子来描述水的功能那样，生命的“整体涌现性”不是简单部分的加合，而是产生了新的智力、智慧。

人类的智慧是逐渐发展的，是一个接力、加速度发展的过程，也就是随着人对世界认识的深入，生产力的提高而进步。

中医的智慧也是逐渐形成，并不断发展的。从神农尝百草到历代本草著作的诞生，从马王堆帛书十一脉灸经到十四经学说，从《黄帝内经》到张仲景《伤寒杂病论》，再到金元医学争鸣、明清温病学，都是不断发展的历史过程。

三、只有深接历史，才能放眼未来

2017 年 1 月 18 日，习总书记在中国向世界卫生组织赠送针灸铜人雕塑仪式上的致辞说：“我们要继承好、发展好、利用好传统医学，用开放包容的心态促进传统医学和现代医学更好融合。中国期待世界卫生组织为推动传统医学振兴发展发挥更大作用，为促进人类健康、改善全球卫生治理作出更大贡献，实现人人享有健康的美好愿景。”

中医学从天地自然生成的角度研究生命，很多优秀的特质落在西方医学目光之外。

西方医学从“有”出发研究结构，确诊之后才能治疗，这是针对患病结果的被动医疗。中医学从“无”出发，研究有无相生，注重转化。水湿可以变成痰饮，成为致病因素；而通过中医调理，痰饮还可以活化为水湿，重新变成生理物质。气机郁滞、气血不足，容易形成瘀血；经过中医活血化瘀治疗，瘀血又可以变成流动而有用的气血。中医这些辨证思想注重转化，让人体的抗病能力达到最大化，可以让“内在的卫生资源”发挥作用，“扶正祛邪”战胜疾病。这与西方医学重视外力干预人体，对抗、替代人体物质，有着明显的不同。

中医的经络学说有效指导临床几千年，针灸铜人出现在宋代，距今一千多年，说明那时标准化和精准医疗受重视。很多人从结构进行研究没有找到完全对应的物质实体，是研究思路有问题。经络理论指导中医构建整体观念，可以在远离体内病灶的肢体、肌表施治，比如通过针灸、按摩、刮痧、拔罐、膏药、熏洗等，就能“内病外治”，这一观念与西方医学的靶点治疗、病灶切除，也是完全不同的，体现“外治内效”的中医大智慧。

西方医学的外科手术不是外治，而是“内病内治”思想指导下的实用技术，不会“内病外治”，所以要通过创伤性的手术，切开身体到里边去治疗。

西方医学的靶点治疗，指导思想是单一化学物质对抗，或补充必须物质，或刺激受体，都是单一化学成分为基础的治疗方法。很多慢性病人，一人多病，一病多因，全身上下很多“靶点”，化学治疗的正作用明显下降，毒副作用显著升高，甚至造成身体之内严重化学制剂药物污染，药害十分严重，难于预防；费用高昂，难以支付。这也是世界观的问题。

中医善于“杂合以治”，具有复杂成分的中药，中医使用了几千年，并且能够把药物治疗与非药物治疗结合起来，如同“韩信将兵”，尽管不是多多益善，但是可以把不同的治疗方法，以及有关人体的衣食住行、喜怒哀乐整合在一起，“万物相关而有序”，千方百计只为健康，活法巧治充满智慧。

四、智慧中医有容乃大，生成包容构成

科学创新，最可贵的是学术原理的创新，实用技术、治疗方法的改进与提高都是值得鼓励的，试验室方法可以探索。

中医学吸收中华文化的精华，把“有无相生”作为自己的理论假设，既研究明物质，也研究暗物质。因此，中医学重视“生成论”，与西方医学依靠“构成论”，有很大的区别。

中医遵循自然生成的学术原理，把生命与天地万物、人类社会、思想意识联系起来，一同说人体的健康问题，视野很宽阔。

西方医学从人体结构入手，用结构求功能，用病灶解释疾病原因，有其道理，突出在“有”，属于“构成论”指导下的学术体系。但是，大量的暗物质、暗能量，不能用“结构决定功能来研究”。生成的生命有结构，用构成论研究生命尽管有局限性，也有一定的道理。

因此，未来的中西医关系之中，用生成包容构成，是必然的趋势，也说明长于微观研究的西医，必然要借鉴、归属到更广泛的中医研究领域之内。

钱学森先生曾经说过：“21 世纪医学的发展方向是中医，中医理论包含了许多系统论的思想，中医现代化是医学发展的正路，而且最终会引起科学体系的改造——科学革命。”

学以致用是中华民族的传统法宝，中医每次临床实践，都是一个创新的过程。既有可能在理论应用时，提出再创新认识，也有方药和治疗技术再创新的因素。世界上没有相同的两片树叶，也没有完全相同病人、病情，中医善于个性化诊疗，只有千方百计周密思考，才能使诊疗过程尽量起到帮助病人恢复健康，调理亚健康，治疗不健康，维护健康的作用。

总之，智慧中医根源于历史，放眼于未来，积极吸纳一切有利于自身发展的知识，可以包容西方医学，避免其学术局限，利用“道术并重”的特点，吸纳当代最先进的技术成就，借助一带一路，逐渐走向世界，造福广大民众。

“首届燕赵中医高峰论坛”在石家庄成功召开

燕赵中医网　王巧生　袁　野

2018 年 11 月 30 日-12 月 1 日，由河北省中医药文化交流协会主办的首届燕赵中医高峰论坛暨第二届京津冀医养结合发展论坛、河北省中医药文化交流协会第六届年会、河北省中西医结合学会医养结合专委会第二届年会在石家庄召开。国医大师张大宁、王世民、李佃贵，河北省政协原副主席、河北省科协主席段惠军，河北省卫健委党组成员、省计生协专职副会长许钢柱，河北省中医药管理局副局长刘彦红，海派中医颜氏内科第三代传人、同济大学中医研究所副所长颜新教授，全国首届中医药传承博士后、陈宝贵全国名中医传承工作室主任崔俊波，中国中医科学院中医药科技合作中心和养生保健研究中心执行主任黄明达、河北中医学院党委常委、副院长张祥竞等领导专家出席开幕式，河北省各级卫生计生、中医药管理部门领导，各级中医医疗机构领导及部门负责人，大健康产业专家、机构负责人以及省内外中医药行业专家学者，共 530 余人参加了会议。会上，3 位国医大师、诸多中医名家、各中医流派的代表人物，进行了 6 场精彩的主旨演讲和 7 场专题报告，并于 11 月 30 日晚召开了一场医养结合主题分论坛，以传播促传承，以传承促发扬，扩大了中医药在当今社会健康领域的影响力。

开幕式上，领导专家们纷纷对大会的召开表示祝贺，段惠军主席、刘彦红副局长、张祥竞副院长在发言时表示，近年来，河北省中医药文化交流协会在协会会长、国医大师李佃贵的带领下，召开了多场规模盛大的中医药盛会，策划打造了“基层中医圆梦燕赵行”“中医药寻宝燕赵行”“健康有道”大讲堂公益讲座等多个公益品牌活动，组织了“院长职业化管理”等培训班，这些会议、培训等活动组织严密、务求实效，为河北省的中医药事业发展做出了贡献。在表彰及授牌环节，会议表彰了“基层中医圆梦燕赵行”2018 年度优秀授课专家，进行了国医大师张大宁、王世民、李佃贵传承工作室落户河北省中医药科学院授牌仪式，河北省中医药文化交流协会还聘请张大宁、王世民、段惠军、颜新为顾问，并为他们颁发了聘书。

开幕式后的主旨报告环节，国医大师、中国中医药研究促进会会长张大宁，国医大师、山西中医药大学教授王世民，国医大师、河北省中医药文化交流协会会长、河北省医养结合促进会会长李佃贵，河北省卫健委党组成员、省计生协专职副会长许钢柱，全国名中医、河北省医科大学第二医院教授姚希贤，河北医科大学中西医结合研究所原所长、省中医药文化交流协会名誉会长李恩，分别做了题为“谈谈中医学的传承与发展”“通下法新义”“论浊毒、看现在、思未来”“医养政策解读及河北医养实践”“学术思想与慢性胃病（胃炎）临证要诀”“引领未来医学的中西医结合医学”的主旨演讲，大师们的报告深入浅出，受到与会者热烈欢迎。

在专题报告环节，河北省中医药文化交流协会秘书长袁野，海派中医颜氏内科第三代传人、同济大学中医研究所副所长颜新，全国首届中医药传承博士后、陈宝贵全国名中医传承工作室主任崔俊波，中国中医科学院中医药科技合作中心和养生保健研究中心执行主任黄明达，河北省中西医结合学会医养结合专委会主委吕金仓，河北省中医药文化交流协会副会长、世界中联一技之长专委会会长曹东义，河北省中医院原骨二科主任、河北省中医院特色研究室主任王金榜先后做了题为“燕赵中医风流人物”“王清任学术思想与学验的传承与发展”“‘医学衷中参西录’之中风治疗规律探析”“医养结合及大健康产业发展战略与策略”“医养结合内涵建设”“道术并重，复兴中医”“国医大师李士懋平脉辨证的思辨特点”的主题演讲，内容既有各中医流派的学术思想精髓与临床经验总结，又有中医文化传承脉络的梳理和医养结合政策的解读与实践经验，提升了中医人的文化自信，为大家提供了更广阔的临床思路。

曹东义 2018 年 12 月 1 日，在“首届燕赵中医高峰论坛及京津冀医养结合发展论坛”上讲述“道术并重复兴中医”的时候提出，大健康是全社会、全人类的健康；没有社会的健康，没有全人类的健康，个人的健康很难实现。目前，医学模式有问题，导致三大社会问题：慢病高发难治；费用高昂难付；药害普遍严重。

因此，要用中医的大智慧救中国、救世界。中医有很多原创的智慧、优秀的特质，落在西医目光之外，中医是道术并重的学术体系，而一百年来，“重术而轻道”，是一个衰落难逃的近代史；

目前，学术界、科学界，仍然不承认中医的指导理论：讨论中医的问题时，说阴阳五行、脏腑经络，那不是科学语言，请把它们放在门外边，能进来的只有技术和方药，并且“技术需要规范、方药需要研究”，仍然被当作“问题医学”看待。

研究的标准，是要按照西医的病名，规范诊疗技术；按照化学分析的标准研究方药，“向青蒿素看齐”，也就是杀疟原虫的时候，不需要阴阳五行、脏腑经络的理论指导，是“去中医化”的方式，也就是仍然处于“废医存药”“废医验药”的模式之下。

因此，可以说，目前仍然是中医的“末法时期”。

要想走向复兴，必须“道术并重”。

道术并重，就是要弘扬中医原创思维，摆脱西医模式的禁锢，要进行理论创新。比如，浊毒理论就是根源于中医历史文化的创新，颗粒剂也是应用现代技术的创新，它的意义超越了中成药的研发。中医属于“杂合以治”，不是单靶点用药，也不是直接作用于具体脏腑，而是可以在远离脏腑的体表、肢体上就能治疗内在脏腑的病变，比如针刺足三里、内关，可以治疗肚腹、胸中的病变，西方医学没有这样的脏腑经络理论支撑，所以不会“内病外治”，只能开肠破肚到里边去治疗。西医的外科，不是外治，是内治；是“内病内治”思想指导下的技术。

邓铁涛国医大师的“五脏相关”，启迪了“内外相关”：治心脏病，可以用气血相关（肺心相关、肝心相关）、痰血相关（脾心相关）、水血相关（肾心相关），不一定只看到心；治内在的病，可以用外邪伤内、外病内传、内病外显、内病外诊、内病外治、外治内效、外病内治、内治外效来指导，这就是“内外相关”的理论。

内外相关的思想，来源于《河图》《洛书》，是一个天地阴阳生成万物的思想。

圈疗八大方法，都是内病外治，是原创于民间，经过“三代提升”的“河洛回生系统涂药圈疗新法”，它由平面，上升为立体，再经过理论提升，是一个可以治疗癌症与其他疑难杂病的普适技术，是国家保护的传统知识。

复兴中医，靠原创思维。

复兴中医，意义重大，医养结合，道术并重，走向世界，造福人类。

找回中医药本色，重读胡耀贞

中国科学技术信息研究所　张超中

近现代以来，中医药界的主要精力大多用在了阐明自己的“科学特色”上，而对自己的文化特色则不甚了了。从胡耀贞的经历中，我们看到了中医药文化真正的底色，而这是当代中医药界所缺少和不熟悉的。

胡耀贞坚持了“气功”的医学本色而不是其他，进而还原了中医药学兼容并蓄、融合发展的文化和方法上的特性。这种坚持和认识对中医药以及中国文化的原创发展具有路标性的价值。

在中华文化复兴的背景下重读胡耀贞，将使我们看到中医药楷模的多样性，而恢复和促进中医药的多样性发展，必将有助于中医药传承和创新重现勃勃生机。

胡耀贞（1897～1973 年），山西榆次人，是我国现代中医、内功和武术集大成者之一。自幼习医、拳、道（道家的练功方法），拜医家、拳家、道家和佛家等 17 位名师，对内家武术和中医针灸都有独到的认识和领悟，开创了符合先天内气生成规律的静动内功，为提升针灸和太极水平奠定了基础，著有《气功及保健功》《无极针灸》等书。

胡耀贞是我国现代卫生健康领域一位标志性人物。二十世纪五六十年代，他曾经受当时的卫生部之托收徒授课，担任北京气功考试主考官，主持北京市针灸门诊部的业务工作，可以说是为中医学的现代传承和发展作出了许多开创性的贡献，并为国家培养了众多影响广泛的专业人才。但是就目前的现实情况来看，胡耀贞的影响主要在民间，而且主要分布于国内外的武术界，而他对于中医学的贡献还没有受到国家各级卫生和健康主管部门的重视。因此，我们不得不说这是一个莫大的缺憾。

回顾胡耀贞的一生，虽然他因内功的高超而誉满天下，但他在新中国成立之后的主要身份是医生，兼用针灸和内功造福于社会，服务于人民群众健康。在他离开我们四十多年后的今天，在中华文化复兴的背景下重读胡耀贞先生，将使我们看到中医药楷模的多样性，而恢复和促进中医药的多样性发展，必将有助于我国中医药事业的传承和创新，使之重现勃勃生机。

一、关于中医本色问题的讨论

中医药属于国学的范畴，这是从历史、文化和哲学的角度对中医药性质的界定。随着中国传统文化的复兴发展，上述结论将会得到越来越广泛的认同。也正是由于看到了这一点，北京中医药大学在全国中医药院校中率先成立了国学院。开始时人们对此颇多质疑，认为中医药大学办国学院，很难办出特色。当征求北京大学哲学系教授楼宇烈的看法时，他认为这不是能不能办出特色的问题，而是能否促使中医药恢复本色的问题。也就是说，中医药本来就是国学，目前的中医药教育需要补课，在中医药院校成立国学院，可促进已经偏离的教育方向回归传统。

2007 年 1 月，中国哲学史学会中医哲学专业委员会正式成立，在此之后，中医学与儒释道一起成为中国文化“四大金刚”的说法逐渐流行。随着国家中医药管理局关于中医药医疗、科研、教育、保健、产业和文化“六位一体”发展格局的确立，我国中医药事业的发展也逐步迈入快车道。值得注意的是，国家中医药管理局于 2008 年成立了中医药文化建设与科学普及专家委员会，与以前单纯强调“科普”不同，“文化建设”被放在了首要的位置，反映出我国中医药事业发展到了“精神觉醒”的新阶段。为了进一步在精神上给予鼓励，我国有关部门分三次评选出 90 位国医大师，他们都是中医、中药和民族医药的杰出代表人物，精于临证，深谙药理，熟知传统，不拘一法。

虽然，中医药事业发展迅速，但是其中也有不太为人所注意的偏向，这种偏向就是过于强调主流中医药的体制性，而对中医药与儒释道等传统文化相联系的边际领域重视不够。

例如，如何看待道医就成为一个说不清道不明的灰色问题。尽管在历史上确实存在医道同源的事实，而且这确实也是中国文化的特色，人们还是有意无意地回避这个问题，不予深究。且不说中医典籍所记载的祝由等技术，即便是为屠呦呦教授获诺奖带来灵感的《肘后备急方》，人们对其作者葛洪是岭南道士的身份也知之甚少。与此相关，《黄帝内经》的作者是谁及其是如何成文的至今没有令人信服的结论，当今学术界对中医原创思维的研究也仍待深入。其实这些问题既是医学问题，同时更是中华文明的起源和发展问题。而要进一步了解和研究这些问题，需要触及知其所以然的文化体系，亦即自古就盛行且代代承续的修道传统。

近现代以来，中医药界的主要精力大多用在了阐明自己的“科学特色”上，而对自己的文化特色则不甚了了。楼宇烈点明国学就是中医药的本色，如果用本色的视域重新看待中医药界，那么原来不易为人所注意的诸多现象就可以显现出本有的价值。比如说如邓铁涛、裘沛然、朱良春、路志正等国医大师，他们的高寿显然和深厚的文化修养有关，可以说是“内功”精湛。而比他们更资深的许多中医药界前辈，则往往是集中医、内功（内丹）和太极（武术）于一身，以医为业，以内功和武术养身。

相比之下，如今的中医药界在强调“辨证施治”的同时，对养生之道则重视不够，而内功的训练只存在于推拿和正骨等必须以之作为基本功的职业。我们都很推崇李时珍的《本草纲目》，但对他阐述的经络与“内景隧道”的关系则相对隔膜。胡耀贞则不然，他在《气功及保健功》的序言中说过，“四十多年来，我一直从事中医工作，业余时间就练拳、练气功，从未间断过。实践证明，拳功和内功特别是华佗五禽术，对我的帮助很大。”而这得益于他的中医启蒙老师。他的老师吕应绍告诉他，要学习针灸，应当先练习打坐。换句话说，没有内功，指下无力，技法则名存实亡。推而论之，没有内功，太极、八卦等内家拳法也难臻神妙之境。从他的经历和典范中，我们看到了中医药文化真正的底色，而这是当代中医药界所缺少和不熟悉的。联系到2011年过世的李少波先生，如果用上述这种中医药本色的标准来判断，他是应当进入国医大师候选人之列的。相反的是，甘肃省卫生厅厅长刘维忠提出的“打通任督二脉”成为非主流的“怪谈”，引起了巨大的争议，这充分说明了一种强大的阻碍中医药事业传承发展的力量仍然存在。

二、中医药主导治未病的落实

也是从2007年开始，中医治未病逐渐进入我国中医药事业发展的主要议程。2016年10月，在党中央、国务院发布的《“健康中国2030”规划纲要》中，发挥“中医药在治未病中的主导作用”成为中医药“独特优势”的最好阐释。从字义来解释，“独特优势”应当理解为“独一无二”从而“与生俱来”的优势。我国中医药发展战略研究专家贾谦在生前极力推崇中医药非药物疗法，而与治未病相关的养生、保健和预防理论、方法体系大多属于非药物范畴，其中又多与“气功”有千丝万缕的联系。新中国成立之后，气功热起起落落，其养生功能被各种杂音所淹没，至今让人非常惋惜。如果对其兴废的原因做不出深刻的反思，那么不仅中医药的“主导作用”有可能再次落空，而且还将形成对健康中国建设进程的强大干扰，造成有好牌却烂在手里的局面。

其实这个问题仍然是中医药本色问题的继续，只是变成了气功的本色问题。追溯刘贵珍关于气功实践的本原，他的老师刘渡舟所传授的内养功也是来源于道家的吐纳方法。我们看到，气功的功理功法是对儒、释、道、医、武等炼养体系的抽象概括，表面上提升了它们的现代发展水平，但也在不知不觉中割裂了各自与母体文化的联系，使得人们只知道有气功，而忘记了其在原创文化体系中的功用和价值。这种现象与美国科学史家萨（George Sarton）所指出的科学与文化的割裂和价值的二元背离是一致的，科学发展一旦离开文化则是盲目的。

气功实践表明，离开文化母体的现代创新也将自己创造出新的形式，而这种形式有可能背离原来的文化价值。有了气功发展的经验教训，我们再重新考察胡耀贞先生的著作，就会有新的发现。在由他讲述、北京市针灸门诊部整理的《气功及保健功》这本小册子中，无论是治疗功还是保健功，也无论是其来源于佛家道家还是医家武家，胡耀贞先生皆从医学遗产的角度给予实事求是的记述和介绍。也就是说，他坚持了"气功"的医学本色而不是其他，这种坚持和认识对中医药以及中国文化的原创发展具有路标性的价值。

首先，只有坚持医学本位才能再度促进中医药的包容性发展。在历史上，中医药学的知识包容性特别强大，故有"上知天文，下知地理，中知人事"之说，而这种包容性使得中医药事实上成为一种终极性的学问。一般来说，中医药学的这种性质不易为人所认识，而通过哲学、文化特别是儒释道等传统文化才得以窥见其底蕴。如果单纯从气功的角度来看，医家也只是各家之一，胡耀贞先生也指出了这个事实。他在序言中说："我们祖国有悠久的历史，历代人民在与疾病作斗争上，积累了丰富的经验。在气功方面，医学家、拳家和儒、释、道三家，都各有一套养生方法。"

而一旦强调了气功的医学本色，原来作为抽象的概念则展现出具体的、历史的真实，进而还原了中医药学兼容并蓄、融合发展的文化和方法上的特性。因此，我们重读胡耀贞先生的文章，就会感到当时他并没有刻意强调中医药的这种性质，他只是如实讲述了他所了解的传统，而在这种传统中则蕴涵着中医药原创发展的根本动力。胡耀贞说："气功是祖国医学宝贵遗产之一，它有悠久的历史，具有祛病、防病、健身、延年的作用。过去佛、道两家称它为'静功'，拳家称它为'内功'。在《内经》里即有'导引'及其他养生益寿的方法，实际就是今天我们所说的气功。"

在今天的学术和文化语境中，胡耀贞的上述说法可以反过来，即可以表述为"今天我们所说的中医学实际上包含与气功相联系的儒家、佛家、道家和拳家的有关传统"，从而在新的时代重新打开中医学的包容性，显示其作为终极性学问的特性。从现实来看，中医学的这种兼顾包容性和终极性的特征一旦被广泛认识和接受，那么不仅会对我国，而且会对世界医学和文化的发展产生深刻影响，而这种影响首先表现在对高层次人才的培养上。一方面，我们知道，发达国家的医学院集中了最优秀的人才，而我国中医药院校的高考录取分数线与清华北大等高校相比明显偏低，这将直接导致中医药在未来竞争中输在人才方面。另一方面，世界医学发展的趋势则越来越向中医学靠近，多位著名医学家都认为中医学是现代医学发展的方向，这也促进我国重新思考中医学的人才培养问题。事实上，中医学不仅是一种医学，更是一种整体方法，是它的整体性质赋予其兼具包容性和终极性，而这给我们一种启示，即只有站在整体和全局的角度才能坚持和恢复中医学的本体思维。没有本体思维，根本谈不上中医药的包容性发展，而这也是当前我国中医药事业发展亟待解决的关键问题。

其次，只有全面继承才有可能创造出中医药的新典范。现在看来，胡耀贞先生已经成为一位我国中医药领域承前启后的关键性人物。他的著作虽然不多，篇幅也不大，但是这些文字都是活生生的经验总结。按照传统，各家炼养方法的核心部分皆属于秘传，不仅需要老师的口传心授，而且也需要自己的深刻体会才能明白。为了融会贯通，根本掌握这门属于中国文化内核的绝学，胡耀贞先后跟随过17位老师，其中包括年龄比他小，但太极功夫独树一帜的张钦霖先生。正是因为他在炼养方面的深厚造诣，他在出席1959年10月份在北戴河举办的气功经验交流大会之时，受到了大会党组织和与会同志们的一致认可，甚至"爱戴"。出于真诚地对社会的回报，他把自己平生所学的卓有成效的理论、方法和经验集腋成裘，全部贡献出来，其中也包括他自己总结和体会出来的练功规律，终成一代典范。

胡耀贞把他自己创立的新典范称为"静动相兼"的气功，现在一般称为"胡耀贞静动气功"。2017年，经其长女、胡耀贞学术传承人胡丽娟的同意，河北省传统文化促进会成立了胡耀贞无极静动功研究会。虽然功法的名字又有新叫法，但无论怎样称呼，其核心在于"静动"二字。目前经同道商议，以后将统一以“静动内功”来称谓这个来之不易的新典范。胡耀贞先生曾简要介绍过其功法的创立过程：“我练功学拳，曾经走过许多弯路。如上各家的练功法，我先后都练过，虽然还没有练好。通过一些曲折的认识过程，我开始找到了一些练功的规律，特别是静和动的规律。根据这种规律，又结合拳的内功，综合了一套‘静动相兼’的气功。”他又进一步指出，“外动的主要原因是体内阳气发达之后，在身上窜动的缘故。至于如何能发动起来，这就是练功的方法问题了。”我们看到，胡耀贞特别强调他找到了“静和动的规律”，而这种规律则是中医学的基本原理在练功中的体现。也就是说，新典范没有丢开中医学而自谋出路，而恰恰体现了中医学“简便验廉”的总体特点。

最后，只有执简驭繁才能充分发挥中医药治未病的主导作用。当前，在我国治未病的政策体系、理论体系和实践体系的构建过程中，治已病的惯性仍然在发挥“主导作用”，人们自觉不自觉地从疾病医学的体系特别是其人才体系中寻找突破，而没有意识到治未病所要求的完全是一种新的典范，亦即世界卫生组织所提倡的健康医学。近年来，国医大师陆广莘以“生生之道”来抓总构建其健康医学思想体系，可以说是开了一个先例，亦即改变了用科学研究中医药的习惯性路径，返回到中国文化的本源来阐释中医药的思想、理论和实践。当我们重读《黄帝内经》关于“治未病”的论述，才恍然发现忽略了其中最关键的主语词“圣人”，是“圣人不治已病治未病，不治已乱治未乱”。而所谓“圣人”，其实就是遵从“阴阳之道”，“苛疾不起”的“得道者”。按照中国古代的传统，“得道者”不能独享其用，必须与社会共同分享，这才有“上古圣人之教下”的责任。因此，我们不应当把治未病主导作用的落实看成一个医疗技术问题，而应当看成一个中国文化的教化问题，这也是“打开中华文明宝库”的关键问题。

从中华文化的传统来讲，阴阳很复杂，但阴阳之道很简易，让每一个人都能够掌握和实践，得到其健康身心的效用。这就是圣人之心，德比天地。由此来看，胡耀贞探索出内功的“静动之道”，明白地讲出其中的规律性，可以说是不仅为中医药治未病主导作用的发挥提供了一条简易之路，而且也为中医的创新发展和未来中医人才的成长开辟了一条成功之路。

三、继承和发扬胡耀贞学术思想

新中国成立之后，党和政府为了更好地继承和发扬中医学遗产，曾经让胡耀贞承担了带徒和医疗的重任。由于各种原因，他的内功传承在我国武术界特别是太极拳界比较成功，经过李经梧、冯志强等胡耀贞入室弟子的努力，其影响已经遍布海内外。相比之下，由于焦国瑞、赵光等原在中国中医科学院工作的他的学生相继离世，加上气功也不是我国医学的主流，致使胡耀贞先生的医学思想少人关注，与我国当代中医药师承教育的复兴热潮相比显得寥落。值得庆幸的是，2016 年 3 月，在胡丽娟的努力下，老子道学文化研究会胡耀贞分会在京成立，奠定了胡耀贞学术思想研究、继承和发扬的组织基础。

笔者曾于 2005 年参加了在南通举办的全国首届著名中医药学家学术传承高层论坛，这是以邓铁涛、朱良春等为首的中医药学家倡议召开的，目的就是要呼吁解决我国中医药院校教育对传统传承的缺失问题。仅仅过了十多年，中医药师承教育几乎从空白到遍地开花，已经取得了巨大进展。目前，继承和发扬胡耀贞的学术思想对中医药的主体建设、医养结合和体养结合都将产生巨大的促进作用。

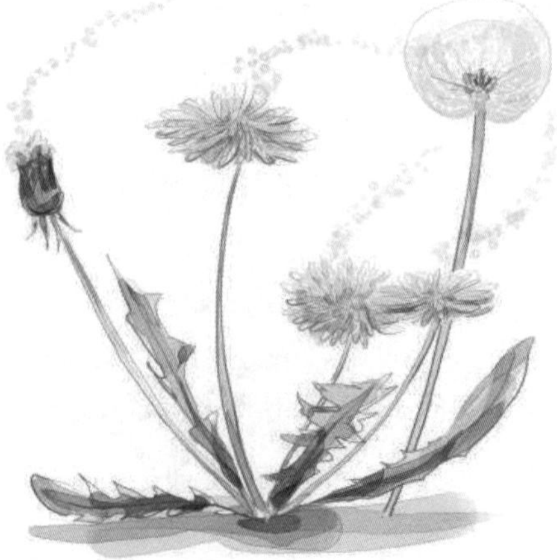

张俊杰阐发“东方医学”

清华大学卓尔管理咨询研究中心 张俊杰

一、医学革命的社会背景

现代医学认为：人类在与疾病和衰老作斗争的长期实践中，传统医学和现代医学都曾作出过积极贡献。但是，随着社会和经济的不断发展，以及由此导致的自然环境和生态环境的恶化，在旧有许多重大疾病一直无法攻克的情况下，新的“疑难杂症”更是越来越多。加之现代医学所用的化学药物几乎都有“毒副作用”，导致“医源性疾病”也随之大量涌现，严重破坏着人类的健康和寿命。严酷的现实已成为困扰医学界的重大难题，迫使人类必须选择新的出路。 在此两代医学都举步维艰，很难再有新的突破口，第三代医学应时而生。

中国第三代医学认为当今创建第三代医学不是要取消西医，也不是要取消传统中医，而是一种医学的解放运动，是解决第二代医学现代西医无法解决的慢性病高发难治，药害严重，医疗费高居不下“三大医学问题”造成的严重的世界性医患灾难。

第一代医学是以中医为主的民族医学，世界各地有人群的地方就有医学，中医是 5000 年人类生存实践产生的最伟大的第一代医学，第二代医学是西医将世界医学向前推进了一大步，但当今西医造成了严重的医患灾难，必须由第三代医学来解决。中国第三代医学将实现三大转移，一是，以治病为重心转向不生病、少生病，逐步减少疾病的发生；二是，第二代医学造成严重医患灾难主要原因是“霸权文化”，不惜以人的生命为代价，以盈利为目的。美国正在进行医学革命，提出西方医学是经济侵略行为，中国第三代医学将通过汉学文化转向救死扶伤，世界人民人人享有医疗服务的权利；三是，实践已经证明医学解决不了健康问题，中国第三代医学要跳出医学范围通过大健康解决医患灾难，大健康是社会健康，只有社会健康才能真正捍卫人的生命权利。

我国著名哲学家、科学家钱学森院士 30 年前就提出，21 世纪医学发展的方向是中医，传统中医必须和高科技结合，实现中医现代化，西医的毛病是把系统分割了，西医也要走到中医的道路上来。

中国第三代医学是捍卫人的生命权的医学，必将成为当今世界最伟大的为人民服务的医学，实现习近平总书记提出的“保障生命权利是人的最高权利，实现生命健康是人类的最大愿望，维护和促进生命健康是可持续发展的根本目标和终极目标。”美国两大第三代医学均在中国发展，中国第三代医学东方医学必将走入世界。

第三代医学——系统生物医学：1999 年，以美国科学院院士 Leroy Hood 教授为代表的科学家提出“系统生物学”的理论。2005 年 11 月 6 日，诺奖获得者、德国马普学会 Robert Huber 教授，系统生物学创始人、美国科学院院士 Leroy Hood 教授在上海成立系统生物医学研究中心。系统生物医学初步完成了产、学、研一体化的合理架构，人类医学从此跨入一个崭新的系统生物医学时代。

第三代医学——元素医学：元素医学是当今最高层次的医学，元素医学的理论建立在原子生物学基础之上。诺贝尔奖两次得主、美国加州理工学院著名化学教授兰纳斯·鲍林博士说：“人类所有疾病均可源自矿物元素缺乏，一切生命现象均与元素有关。”元素医学将为人类健康长寿带来新的希望。21 世纪前半期将有一个世界性的元素医学大潮的到来，这个大潮将由中国来主导。

中国第三代医学——东方医学：中国著名科学家钱学森指出：中医现代化可能引起医学革命，而医学的革命可能要引起整个科学的革命。21 世纪医学的发展方向是中医，中医理论包含了许多系统论的思想，中医现代化是医学发展的正路，而且最终会引起科学体系的改造——科学革命。中西医是两个不同的体系，有着不同指导思想和方法论。西医的毛病就在于本来整体的东西分割了。人体科学一定要有系统观，而这就是中医的观点，所以医学的方向是中医，不是西医，西医也要走到中医道路上来。中医现代化也实际上是医学现代化。

东方医学遵照钱学森中医现代化的理论 2005 年“东方医学发展研究中心”在北京成立。东方医学将创建一个全新的医学体系实现三大转移：一是，从预防医学时代转向预知医学时代；二是，医学的目的从治病医学转向研究人的生存战略，建康、长寿、人的生存价值、服务目标；三是，医学解决不了健康问题，跳出医学领域研究大健康，大健康是社会的健康。东方医学经十多年的努力已完成了产、学、研一体化的合理架构，形成与美国两大第三代医学竞争发展的强大优势。

二、世界的医患灾难

医学灾难是资本主义社会各种灾难的缩影，当今社会医学已成了不择手段夺取财富，不择手段夺取权利，是西方文化的典型灾难，美国正在开展医学革命，揭示了西方医学的发展是通过传道士向世界送医送药统领世界医学的霸权医治，是一种经济侵略行为，慢性病是西方医学不惜以人的生命为代价制造出来的，3 万多种西药夺取了世界医疗市场的巨大利益，造成了当今世界慢性病高发难治，药害严重，医疗费居高不下的“三大医学问题”，必须通过社会科学革命方能解决。

当今世界的医患灾难十分严重：全世界 75 亿人口每 5 个人就有一个慢性病患者，8 亿多慢性病人死亡率接近 80%，中国是重灾区，慢性病人 2.6 亿占 13 亿人口 20%，死亡率世界最高，85%。特别是癌症，1970 年世界每年新发癌症只有 500 万人，美国尼克松政府 1971 年以政府的名义颁发了“癌症法案”决心解决世界癌症问题，组织了 300 多名顶级专家攻克癌症 30 年，到 2000 年全世界新发癌症达 1000 万人，不仅没减少，还成倍增长。近 10 年，癌症人数井喷式上升，新增癌症已接近 1500 万人，每年癌症死亡人数也将达 1000 万。世界解决癌症问题全靠西医手术化疗，死亡率极高。

美国典型医源性死亡：《美国医学会期刊》 美国权威杂发表的一篇极其震撼令人不安的研究报告：“美国医学真的是全球最好的吗”？文章指出：“2000 年全美医疗院所的年度统计：不适当手术 2 万件；药物伤害 2.7 万件；感染 8000 件，总计 20 万件医源性死亡”。这一死亡数量排在心血管病、癌症死亡人数之后的第三位，成为全美住院医治的第三杀手。这说明住院病人，无论大病小病，均冒着第三杀手的医源性死亡风险。此死亡数还不包括未住院及受伤害未死亡的人员，可见现代医学已真正成了风险医学。

当今药源性死亡十分严重：1999 年问世的美国默少东公司生产的关节炎药“万络”每年销售 25 亿美元，全球处方量超过 8400 万张。全球约 2000 万人服用过“万络”治关节炎。据报告此药造成全球约有 6 万人死亡，这个死亡人数超过美国在越战中死亡人数的总和。西药的经济利益巨大，此药一年销售 25 亿美元，可见药商的利益空间之大，是资本主义你死我活的市场霸权医制难解之处。

当今中国慢性病问题是世界最严重的国家，高血压病人超过 2 亿，每年还要新增 1000 万，糖尿病病人超过 9240 万人，10 多个人中间 就有一个糖尿病人，其中一亿四千万人的血糖还在增高，心脑血管疾病患者超过 2 亿人，占每年死亡人数的 1/3，中国每年医疗死亡人数 960 万，慢性病的死亡人数占 85%，这种严重的医患灾难是世界性的，慢性病是西医无法解决的，越演越烈。美国在搞医学革命，揭示了慢性病是西方医学为了赚钱不惜以人的生命为代价制造出来的。3 万多种西药都有副作用，治疗慢性病只生产解药，让人慢慢地死去。这是资本主义霸权文化制造的一种世界性医患灾难。

中国医改的困境是西方医学霸权文化造成的，西方医学以盈利为目的，大量建三甲医院，快速培养西医人才，将医学复杂化，为了赚钱开贵药拿回扣，多开药拿回扣，开检查单拿回扣，病人没钱见死不救，这绝不是共产党人的愿望，已经没有毛泽东时代救死扶伤的白衣战士了。

中国医学几千年来，江湖郎中走在人群中就地采药治病，毛泽东时代发明了赤脚医生服务于人民，全国爱国卫生运动蓬勃发展，合作医疗真正把钱用到了人民身上，受到了世界卫生组织的赞扬，改革开放以来，实现了中医西化，2005 年世界卫生组织发表公告，中国医疗服务的公平性在 191 个国家中排到了倒数第四位，只为 20%的人享受服务，80%的人民得不到医疗服务。中国医学科学院在研究西方医学，30 多年中国医科大学培养了 600 多万西医人才，将中医的合法从医的队伍已扼杀只剩下 40 多万人，2.2 亿慢性病患者都在农村、基层，无任何救治措施。许多患者将要死亡在三甲医院“一床难求”的困境中，而且西医根本无法救治。

三、中国医学革命的重大成果

中国一大批专家遵照中国著名科学家钱学森的理论：21 世纪医学的发展方向是中医，中医现代化可能引起医学革命，而医学的革命可能要引起整个科学的革命的战略发展方向，积极的推进第三代医学的发展，在中国社会创建了“生态医学学派”“边缘医学学派”“新生命科学学派”“整体医学学派”“功能医学学派”“活元医学学派”“内控仿生医学学派”“气功医学学派”“太空医学学派”“电疗医学学派”等十大替代医学学派。创造了大量中医现代化的研究发明成果，实现了中国第三代医学“十大发明”创新技术，奠定了东方医学的技术体系。中医现代化的“十大发明”，完全可以解决西医制造的世界性医患灾难， 东方医学十大发明，可将疾病消灭在微病阶段，降低发病率，降低死亡率，降低医疗费，成功的解决当今世界，“三大医学难题”。

1. “脉诊”的发明可替代传统中医靠经验性诊脉，一分钟可将人体的疾病状况基本查清，患者可亲自看到身体健康状况的显示，超过了中医诊脉。

2. “超前诊断”技术的发明，可将疾病消灭在微病阶段，降低发病率，降低死亡率，降低医疗费，是彻底的医学革命，将预防医学推向预知医学时代。

3. 中医现代化 隐形针灸的发明，针灸不用针，只要学会人体穴位理论，用隐形针灸可以治疗各种慢性病，这种技术可以避免针灸的风险，可以普及到最基层，这一发明获国际 最高奖“钻石奖”。

4. 量子房技术、熏蒸技术、DDS 技术的发明，通过皮肤吃药治疗各种慢性病，可基本消灭药害。

5. 就在美国宣布癌症法案失败的时候，中国解决癌症是根据《黄帝内经》整体观、系统论的理论，只用一种中医药的方法治疗了所有晚期癌症，不手术不破坏皮肤 效果远远超过了西医对抗疗法，大大减少了患者的痛苦，30 年实现了“零投诉”30 多年的临床技术，已治疗了 5000 多例晚期癌症病例，有效率达到 75%～90%，破解了 1971 年尼克松政府癌症法案对症治疗的失败是“西医的毛病就在于本来整体的东西分割了”。

6. 用边缘医学理论中医药的方式 2～6 小时接断骨、粉碎性骨折可不手术，获得了美国爱因斯坦金奖。

7. 运用气功医学的理论实现不手术，不放支架，治疗心脏病，取得了显著成果。

8. 中医现代化可通过超前诊断将人体的 180 种病的现状通过诊断仪器打印出来，用中药对症治疗的方法将各种病的治疗方法标准化，不用传统中医的配药、煎药，将无数种病归纳成 180 种病，每种病一种药，方法简单可普及到人群中，实现治疗技术的简单化。

9. 东方医学新生命科学理论的创立改写了西医生命科学理论的误区，东方医学、第三代医学新生命科学理论是“规避疾病”的医学理论，创立了生命科学定律；创立了人体信息决定论，人体边缘开放论，人体技术超导论，通过这些理论基础可将东方医学十大发明编成教材，创建东方医学科学院，构建一批东方医学重医德、重医风，消灭人类疾病的医学专家体系，形成全新的第三代医学的人才队伍。

10. 中医治未病技术通过人类生命质量研究，上古时代人类活百年的养生长寿标准与人体五大平衡治未病技术，形成了新的理论体系，创建了第二春人类生存战略。

中国中医药打进国际市场的重大意义绝不是一个经济项目，而是一项伟大的事业，是拯救人的生命，他将带给世界人民的不仅是财富，更重要的是中国中医药的伟大能量，是打破西医垄断世界医疗市场的局面，是中国医学将推动世界大健康发展的一种强大的势力！ 这已充分证明这不是医学上的较量，而是两种不同文化的较量、是两种社会势力的较量、是资本主义的败落、工业经济时代走向知识经济时代的必然趋势。

四、医学灾难是资本主义社会各种灾难的缩影

习近平指出 ：深入研究和科学总结中医药学对于丰富世界医学事业推进人类生命科学研究是有积极意义的。中医药是中国古代医学瑰宝 也是打开中华文明宝库的钥匙。

第三代医学的目的是研究中华民族的汉学文化，研究《黄帝内经》，研究医学的服务方向，研究人的长寿、健康、生命价值，医学研究的最终目的是必须从汉学文化的根上重新认识各种灾难的根源。 医学解决不了健康问题，第三代医学是实现社会科学革命。当今世界是知识经济时代的开始，知识经济社会是人类历史上的一个新的里程碑，是“资本统治知识”时代的结束，“知识操作资本”时代的开始，是重新创建知识经济社会的生存战略，医学革命是最有代表性的，反映了资本主义社会霸权文化毒害人民，制造灾难的主要根源，必须从东西方两种文化的博弈困境中走出，创建以汉学文化为基础的社会科学革命。

美国“科学管理之父”泰勒的《科学管理原理》这本巨著是“伪科学”，是资本主义文化的根，是制造人类社会发展各种灾难的罪魁祸首，必须彻底揭示清除制造贫富差距、污染人类的思维方式、散布的各种病毒，方能实现人类社会“以人为本” 和谐发展。社会的资本资源、人力资源、物质资源都需要管理资源来整合。《科学管理原理》这本伪科学著作对社会的伤害极大，是资本主义管理理论，必须清除。

资本主义经济学之父英国的马歇尔的《经济学原理》，这本巨著也是“伪科学”，是资本主义文化的根，是制造人类社会各种灾难的罪魁祸首，必须彻底揭示清除他们破坏世界和平、制造贫富差距、污染人类的思维方式、散布的各种病毒所造成的危害。

习近平指出“将祖先留给我们的这些宝贵遗产传承好、发展好、如何利用好，实现中医药养生文化的创新性转化与创新性发展”。

《黄帝内经》成书背景与当今社会背景不同，必须将《黄帝内经》文化的经典提炼出来，对照西方文化为当今社会制造的各种灾难根源深度解析，才能认清这是人类历史上一次重大的社会科学革命。《黄帝内经》成书于2500年前的秦汉时代，但是它论证的上古人如何？如何？说明这些理论是中华民族 5000 年人类生命实践的成果，这套理论之深、之广、之要害， 绝不是常人所能创造出来的。而在上古时代，能将社会科学通过人与天体之间的关系论证了人的健康长寿，是直接影射社会的健康长寿。因此可以认为《黄帝内经》不是医学而是“天书”真正是“天人学说”！这本“天书”可以指引人类社会健康发展。因此可以认为，当资本主义社会将要走向灭亡的时代，人类才真正认识到社会的一切灾难都是人制造的，其根源是违背了“天人合一”的原理及“天书”中讲到的社会上的“虚邪贼风”给人类社会的健康发展制造了大量的灾难。 中医的汉学文化打通人类防止疾病的视角，实现健康寿命的新战略；重新认识医学解决不了健康问题，大健康是社会的健康，人类必须遵循“天人合一”的原理，原理是不能改变的，违背了就会遭遇灾难，解决人类健康的根本，清除资本主义社会及其所有历史的统治者，弱肉强食的霸权文化，创建人类生命质量调控理论，创建汉学文化的理论体系是人类的共同欲望，为子孙后代谋福利，彻底或淡化私有制。习近平指出：保障生命权利是人的最高权利，实现生命健康是人类的最大愿望。维护和促进生命健康是可持续发展的根本目标和终极目标。

东方医学根本目标和终极目标是实现中国人民人人享有生命的权利，保障衣食住，绝不能有乞丐，人人享有免费医疗、免费养老、免费教育的权利，极大地提高中国人民的生命质量，成为知识经济社会的楷模，用汉学文化影响世界，推动人类历史的健康发展。

杨思远：坚守中医思维是正途

河北省社会科学院　杨思远

在实践中常常会遇到这种情况，患者拿着医院的诊断，然后找中医开药，而有的中医竟然按照西医诊断的病名和医院的化验单开药方。这显然有违中医规律，其治疗效果必将大打折扣。邓铁涛、朱良春、曹东义老师一直强调，中医要坚持中医思维。但究竟什么是中医思维？在医疗实践中又如何坚守中医思维呢？

一、从对疾病的认识看中医思维

受现代西方医学的影响，人们普遍认为细菌和病毒感染是致病的主要因素。然而，自然界的细菌和病毒无处不在，无时不有，为什么有的人会受到感染生病，而多数人不会生病呢？中医认为，人会生病有外因也有内因。外因就是“风、寒、暑、湿、燥、热”，即“六邪”或称“六淫”，而内因就是体内五行失衡，正气不足。对于一个健康的人来说，始终是与自然界的细菌病毒共生的，同时也始终处于一般的“风、寒、暑、湿、燥、热”之中。在正常情况下，人并不会生病，但当“风、寒、暑、湿、燥、热”超出人的承受能力，或由于某人体质虚弱，情志受损时，人体的内在平衡被打破，就会生病。这时如果对患者查检，就会发现细菌或病毒感染。但这种感染和发烧、腹泻一样，是生病的表现和结果，中医叫“证”，而不是原因。真正的致病原因是外邪侵袭。

由于对致病原因认识不同，中西医诊断和治疗的思路也有着根本区别。以感冒为例，中医认为引起感冒的原因是风寒侵袭，造成营卫不合，治疗方法，是以解表发汗的方法祛风除寒，调和营卫，给以桂枝汤或麻黄汤，在驱邪的同时增强免疫力，靠人体自身的能力战胜病邪。而西医认为是细菌或病毒感染致病，治疗方法是消炎杀菌。但由于病因未除，很容易使病情迁延，而且由于使用广谱抗生素，在杀灭细菌的同时，也杀伤了人体的免疫细胞——白细胞，造成人体免疫力下降。这两种治病方法的区别就像灭蚊蝇。中医认为，产生蚊蝇的原因是垃圾堆，把垃圾堆清除了蚊蝇自会消除，而西医就是喷药直接消灭蚊蝇，但由于垃圾堆还在，日后蚊蝇仍会再生。

二、从对人体的认识上看中医思维

中医思维，最大的特点是整体性和联系性。中医认为，人是自然的产物，同时是大自然的组成部分。人与自然有着密不可分的联系。人的健康生长及其规律取决于大自然的运行规律。自然界的昼夜变化季节转变直接决定着人体生理节律。因此，人要日出而作，日落而息，要春养肝、夏养心、秋养肺、冬养肾。同时，中医认为人体是一个生命的有机整体，人体的五脏六腑相互联系相互制约，与构成大自然的五大要素金、木、水、火、土一样，有着相生相克的制化关系。构成人体的每个组织部分，都有其独特的功能，又都不可能独立存在并发挥作用。因此，中医诊病要靠望、闻、问、切四诊合参，采取阴阳表里虚实寒热八纲辨证、脏腑经络辨证、卫气营血辨证、三焦辨证等方法进行综合分析，而且强调“见肝之病，知先实脾”的“治未病”思想。

西医对人体认识是机械的、零散的、部分的、由整到零的。西医将人体按照尸体解剖结构，细分为不同部分，并按照由大到小的顺序不断细分，从肢体、脏器到细胞、分子、基因、元素，而忽略了人体的整体联系，忽略了生命的本质。因此，治疗上也采取分科治疗的方法，头疼医头，脚疼医脚。这种不同的认识思路，决定了不同的治疗方法，也就决定了不同的治疗效果。

以头痛为例，中医认为，头痛可能是因为外受风寒，也可能是因为肝火上亢，也可能是因为脾胃不和，也可能是因为肾虚劳伤，要通过头痛部位和患者的脉象寻找病因，一个头痛可能通过数十种方法治疗，但都是从病根上治起，以求彻底治愈。而西医虽然可以通过影像直观透视脑部结构，但不能从脏腑上找原因，如不能在头部发现病灶，只能通过舒张血管或用止痛剂、镇静剂进行治疗，由于找不到病根，只治标不治本，有些用药后缓解，有些则会反复发作。由于久治不愈又找不到原因，就定性为神经性头痛，让患者终身服药。作为中医，如果按照西医的检查结果和诊断进行治疗，而不是按照中医思维进行辨证论治，同样会落入这样的困境。

再以脚痛为例，中医认为脚痛除外伤原因以外，可能是因为肾虚，可能是因为经脉不通，可能是长骨刺，可能是因为风湿，可能是因为痛风，也可能是因为糖尿病足，虽然患处红肿发热，但多归于湿、寒、痹，应根据患处循经和脉象，分别从脾、肝、肾论治，只要辨证准确用药得当，都可取得良好的疗效。而西医对脚痛的认识却不能从脏腑分析，见有炎症就用抗生素，止痛剂，控制不住就手术切除、截肢。这就是中西医不同思维的不同方式和结果。

但是，作为中医未必就懂得中医的思维方式。有一病例可为借鉴。一妇人产后无奶，找到一中医，听说没奶就省略了望、闻、问、切，让产妇用猪蹄汤加通草、路路通、王不留行，结果不见寸效。找另一中医，经望、闻、问、切，得知产妇产后婆媳吵架生气，肝脉郁结，一剂四逆散，奶水通下。前者虽是中医，但缺乏中医思维，为病名所囿，见病下药，药不对证，自无寸效。后者遵循中医思维，辨证论治，一剂得效。可见中医也只有坚持中医思维才是正途。这样的例子还有很多。另一产妇体胖身肥，产后加强营养更是肥上加肥，但就是无奶，孩子饿得哇哇哭，一中医同样是见病下药，通草、路路通、王不留行都用上了，就是不下奶。另一中医辨证仔细，发现产妇体胖舌白脉沉细，知是脾胃虚寒三焦不畅，处以桂枝龙骨牡蛎汤加黑顺片，温胃阳和营卫畅三焦，一剂见效。可见，张仲景“观其脉证，知犯何逆，随证治之”这句话，是作为中医必须始终牢记，奉为圭臬的。

在西医成为主流医学的当下，很多病人不给中医施展的机会，能找到中医的多数是西医治不了治不好的疑难杂症。笔者曾经手过几个耳鸣病例，都是持续多年痛苦难耐，而且都是跑过很多大小医院的。一女，23 岁，在北京打拼，耳鸣三年。在北京各大医院检查，有的诊断是耳脑未发现异常，有的诊断为神经性耳鸣，让注意休息。但患者因耳鸣吃不好睡不好，心情郁闷。观其脉证两关弦尺微，并伴有腰痛及月经不调，显系肝郁肾虚之证，处以柴胡龙骨牡蛎汤加肉桂熟地炮附子，服药 15 剂，耳鸣消失，月事正常，人也开朗起来。另一患者系铁路客运员，42 岁，耳鸣近十年，各大医院均告无治。查其脉弦纳差，形体消瘦，常失眠，经水已断两年多，处以柴胡龙骨牡蛎汤配四君子汤，服药二十剂痊愈。以上两例，病虽在耳，病因却在肝肾脾胃，如不按中医思维辨证论治，必无从下手，难取佳效。

三、从阴阳寒热看中医思维

中医诊病首辨阴阳，不辨阴阳无以言医。阴阳寒热说起来简单，用起来却很复杂，也很关键。特别是在当今条件下，人们肥甘厚味久坐不动，很多人或上热下寒，或寒热错杂，或真寒假热，或心肾不交，在中老年患者身上体现得尤为明显。遇到这种病例辨证用药都很困难。但细读《伤寒》，张仲景给出了明确的辩治思路，一是抓主证，抓主要矛盾，二是病情越重用药越简，像芍药甘草汤、大乌头煎、四逆汤、瓜蒌薤白白酒汤等，虽然都是治大病重病，但用药都很简练，少则一味，多则三四味，药简力专，方小力宏。因此，化繁为简，抓主要矛盾也是中医思维的一个重要方面。如治严重风湿性关节炎，如果想全面调理，一是无从下手，而是很难取效，但如能抓住重点大胆用药，一剂大乌头煎下去，虽然只有一味药，但往往可以取得奇效，一是能迅速解除患者痛苦，二是能赢得患者信任，为全面调理打下基础。

小方重药的使用关键是辨明阴阳寒热，痛风和风湿性关节炎在外在表证上都是一派热象，患处红肿，甚至摸起来滚烫，但其本质却是风、湿、寒、痹，非大辛大热之品不足以治。其实如果能坚持中医思维，辨证论治，还是可以辨清的。这在脉象舌象上均有体现。一般这类患者脉是沉细的，但少数肾功能受损者尺脉大而芤，这就是张仲景说的“脉当取过与不足”。同时这类患者舌苔多白腻，也有厚白苔上且焦黑的，属虚火上炎，本质还是一个寒字。

西医不辨阴阳寒热，在西医眼中只有热，发烧是热，红肿是热，摸起来热当然更是热。所以西药都是寒凉的。对痛风和风湿关节炎，西医都认为是热的炎症，都是用抗生素或激素。由于对疾病缺乏正确认识，大量使用抗生素、激素，打封闭，虽能暂时止痛，但不可能根治，而且会越治越重，最后只能是换关节或截肢。这是作为中医必须坚决杜绝的。只要坚持中医思维，你可能治不好，但不能越治越坏。

四、从计量学上看中医思维

中医思维有着独特的优势，但也有明显的劣势或缺陷，其中最大的缺陷就是缺乏量化指标。如辨阴阳寒热，只是说寒和热，但究竟寒热是多少，只能凭经验，因为诊断上缺少计量标准，在用药量上也很难把握。比如附子用量，药典规定不能超过10克，但真正到回阳救逆要救命的关键时刻，需要用到30克、60克、120克，甚至250克。治感冒用桂枝汤，常用量6到10克，但涂华新用到45克。但凭经验很难掌握，所以有句话叫“中医之密在量不在方”。

另外，中医在诊断时，能够“见肝之病知先实脾”，能够判断疾病的传变规律，但同样没有一个量的依据，肝病达到什么情况必须先实脾？实脾之药又该用多大剂量？没有一个可以遵循的标准。这一点常为西医所诟病，也是世人难以接受中医的一个重要因素。作为中医当然要注意总结和积累经验，但病人不是实验品，如能在量化上多做些工作，或许中医会有一个飞跃性的发展，重新夺回在医学界的主导地位，更重要的是让中医能更好地为人类造福。

回望历史，中医“路径”探源

河北中医学院　武　宁　张相鹏
河北省中医药科学院　张培红　王红霞
通讯作者　曹东义

研究中医学术，离不开反思中华文化，并从中寻根探源，启迪智慧。关于中医“路径”的探索，也必须从中华文化寻找灵感。

习近平总书记说:“中医药学凝聚着深邃的哲学智慧和中华民族几千年的健康养生理念及其实践经验，是中国古代科学的瑰宝，也是打开中华文明宝库的钥匙。深入研究和科学总结中医药学对丰富世界医学事业、推进生命科学研究具有积极意义。”我们对于中医路径的研究，也是在这个思想指导下进行的。

一、道与路可相互通用，但含义不尽相同

路径（path）在不同的领域有不同的含义，在日常生活中路径指的是道路，是人们为了实现某种目的而采取行动的轨迹，中医学认识生命，养生治病的方式方法，也有路径，或者叫医学路径。在由经纬线组成的网络中，路径指的是从起点到终点的全程路由、道路。

在中华文化之中，道和路两个字有着密不可分的联系，很多情况下可以互换，也有明显的不同，而需互相区别。

路，最早见于金文，经过小篆演变为楷体。从足（脚），从各（来到），各亦声。“足”指行走;“各”意为“十字交叉”。“足”与“各”联合起来表示“走到十字路口”“在网格状道路系统中走到了交叉点上”。也就是说，路本义为道路，是为了实现心目中目的才走了路，有了路径。

道，dao，从辵（辶 chuò）从首，首亦声。“首”指“头”。也就是说，道的本意是脚接着头（首）

行走，是有某种意识探索而带领身体去行走。

《说文解字》说："路，道也。"《尔雅》说："路，途也。"

我们可以说路途、路径、路面、路标、路线、路费，这里的路一般不能换成道；我们说道理、道德、道心、道统、道术、道貌岸然，这里的道也很难对等地替换成路。

这些区别说明，路很具体，也很实在，而道比较虚空，天道、地道、人道等可以上升为一般规律。因此，自从老子《道德经》问世之后，道与路的区别更明显了。"人法地，地法天，天法道，道法自然"，成了人们所熟知的名言警句，也和中医学的知识体系逐渐融合，在中医学的元典《黄帝内经》之中大量使用道，达到200多次，可以看出道家思想对医学的影响很深。

中医的认识（思想路线）与实践（临床诊疗路径），与道字、路字含义的演化，有着明显的内在联系。

古人关于道、路的联系与区别，早就有所认识，伏羲画卦的传说，八卦之中的三爻，就是天道、地道和人道的象征，因为太阳东升西落，在黄道上运行的"天道"如同我们所熟知的飞机航线，早就被先民观察到了，并且上升为一种规律性认识。天命、天道的思想，应该在老子《道德经》之前就产生了。《易经》谦卦说："谦，亨，天道下济而光明。"《尚书·汤诰》说："天道福善祸淫，降灾于夏 。"都在一定程度上说明古人关于天道的认识，来源是很久远的，可以代表某种自然规律。

医学的起源，早于诸子学说，探索医药治病养生的规律，是神农、黄帝时代形成的传统。

《黄帝内经》之中讨论气血的运行，说血脉就如同地上的道路，血脉行走的路径很直观。《灵枢·痈疽》说："径路不通，民不往来，巷聚邑居，则别离异处。血气犹然，请言其故。夫血脉营卫，周流不休，上应星宿，下应经数。寒邪客于经络之中，则血泣，血泣则不通，不通则卫气归之，不得复反，故痈肿。"

人体气血运行的道路，重要的主干有十二经脉，还有络脉进行联络，相互交汇为"气街"。《灵枢·卫气》说："请言气街，胸气有街，腹气有街，头气有街，胫气有街。故气在头者，止之于脑；气在胸者，止之膺与背腧；气在腹者，止之背腧，与冲脉于脐左右之动脉者；气在胫者，止之于气街，与承山踝上以下。"《灵枢·动输》更进一步明确说："四街者，气之径路也。"路有大小，径路，有时是指小路，成语有"曲径通幽"。当然，捷径是费时最短的道路，直径是直接不绕弯的通路。

中医学的宗师扁鹊，在研究脉学的时候谈到了天道。

二、天地之道与生命相合

《脉经》说："扁鹊曰：脉一出一入曰平，再出一入少阴，三出一入太阴，四出一入厥阴。再入一出少阳，三入一出阳明，四入一出太阳。脉出者为阳，入者为阴。故人一呼而脉再动，气行三寸；一吸而脉再动，气行三寸。呼吸定息，脉五动。一呼一吸为一息，气行六寸。人十息，脉五十动，气行六尺。二十息，脉百动，为一备之气，以应四时。天有三百六十五日，人有三百六十五节。昼夜漏下水百刻。一备之气，脉行丈二尺。一日一夜行于十二辰，气行尽则周遍于身，与天道相合，故曰平，平者，无病也，一阴一阳是也。"

扁鹊把气血在脉道之中，从躯干到四肢的过程称为阳，相反从四肢到躯干为阴，三阴三阳脉按照次序出入，昼夜循环无端，这种生理现象与一年有365天的自然变化相对应，是符合"天道"，也是健康的象征。

扁鹊把人体的呼吸与脉动联系起来考虑，并且认为呼吸、脉动，是气血循环的动力，能够精确计算一昼夜气血在脉中运行的长度和循环的次数，说这与日月巡天年复一年一样，是一阴一阳的"天道"。

司马迁在《史记》之中评价扁鹊医学精于计算的特点，说其"守数精明，后世脩徐，弗能易也。"

在《内经》之中，既有"水谷之道""津液之道""上液之道""中焦之道"的应用，也有"养生之道""养长之道""养收之道""养藏之道""生化之道""刺之道"的论述，甚至逐渐由道路上升为哲学的层面，成为"阴阳之道"。

《素问·阴阳应象大论》说："阴阳者，天地之道也，万物之纲纪，变化之父母，生杀之本始，神明之府也。治病必求于本。”天地之道与万物的生长收藏有密切联系，和人体的健康密不可分，也是中医养生保健、诊治疾病的法度，遵循天地之道是君子务本的体现。

《素问·六微旨大论》说：“黄帝问曰：呜呼，远哉！天之道也，如迎浮云，若视深渊尚可测，迎浮云莫知其极。夫子数言谨奉天道，余闻而藏之，心私异之，不知其所谓也？愿夫子溢志尽言其事，令终不灭，久而不绝，天之道，可得闻乎？岐伯稽首再拜对曰：明乎哉问！天之道也，此因天之序，盛衰之时也。”

天道是自然之道，不能违背，因此，中医的治疗也必须顺应天道：“用温远温，用热远热，用凉远凉，用寒远寒，食宜同法。有假反常，此之道也。反是者病。”

天地之道，在人体上的体现，《灵枢·经别》说：“人之合于天地道也，内有五脏，以应五音、五色、五时、五味、五位也；外有六腑，以应六律。六律建阴阳诸经而合之十二月、十二辰、十二节、十二经水、十二时、十二经脉者，此五脏六腑之所以应天道。夫十二经脉者，人之所以生，病之所以成，人之所以治，病之所以起，学之所始，工之所止也。粗之所易，上之所难也。”

“阳化气，阴成形。”地道法于天道，天道主要是气象、气运，而地道在人体的显现，是容易辨识的形体结构。

三、生命物质升降出入需要路径

生命物质在体内的输布，有一定的路径，通过血脉运行营卫气血。《灵枢·动输》说：“黄帝曰：营卫之行也，上下相贯，如环之无端，今有其卒然遇邪风，及逢大寒，手足懈惰，其脉阴阳之道，相输之会，行相失也，气何由还？岐伯曰：夫四末阴阳之会者，此气之尤络也；四街者，气之径路也。故络绝则径通，四末解则气从合，相输如环。黄帝曰：善。此所谓如环无端，莫知其纪，终而复始，此之谓也。”

“人以天地之气生，四时之法成”，维护人体健康，需要顺应天地之道。《素问·六节藏象论》说：“天食人以五气，地食人以五味。五气入鼻，藏于心肺，上使五色修明，音声能彰；五味入口，藏于肠胃，味有所藏，以养五气。气和而生，津液相成，神乃自生。”

呼吸与饮食是生命过程的必要条件，养生治未病是保持健康的必然选择。《素问·四气调神大论》说：“四时阴阳者，万物之根本也。所以圣人春夏养阳，秋冬养阴，以从其根；故与万物沉浮于生长之门，逆其根则伐其本，坏其真矣。故阴阳四时者，万物之终始也；生死之本也；逆之则灾害生，从之则苛疾不起，是谓得道。道者圣人行之，愚者佩之。从阴阳则生，逆之则死；从之则治，逆之则乱。反顺为逆，是谓内格。”

阴阳升降，是自然规律，也是生命活动的基本形式。《素问·阴阳应象大论》说：“天地者，万物之上下也；阴阳者，血气之男女也；左右者，阴阳之道路也；水火者，阴阳之征兆也；阴阳者，万物之能始也。故曰：阴在内，阳之守也，阳在外，阴之使也。”

阳在上，阴在下，如果没有相互之间的交流，就不能化生万物，就如死水一潭没有生机。“万物负阴而抱阳，冲气以为和。”太阳从身体的左边（东方）升起来，从右边（西方）落下去，因此身体的“左右”就成为阴阳升降的道路，上下是阴阳升降的空间，水火的寒热属性是阴阳的象征。有男女，有内外。男女之间要交流，内外之间也需要交流。

《素问》说：“根于中者，命曰神机，神去则机息；根于外者，命曰气立，气止则化绝。”内在的变化，也是生命的自组织过程，有系统、器官、组织、细胞不同层次，形成很多“套叠”起来的子系统，每一个子系统都有自身的变化，甚至是瞬息万变，难以观测。因此，体内的变化用“神机”来概括。外在天地阴阳气化，万物之间充满生克制约的关系，都在“气交”之中进行，大地也被大气托举而存在，生命与环境之间的物质、信息、能量的交流，被称为“气立”。

《素问》说：“出入废，则神机化灭；升降息，则气立孤危。故非出入，则无以生、长、壮、老、已；非升降，则无以生、长、化、收、藏。故器者，生化之宇，器散则分之，生化息矣。故无不出入，无不升降。”

生命进化的过程，既有结构的分化，也有机能的合化；结构分化，派生藏象；功能合化，形成升降出入。

四、《河图》《洛书》的生命时空模型

《河图》《洛书》用数字的形式，很好地建立了生命的时空整体模型，像一幅图画，因此，有了古老的“象数之学”。

《河图》十个数字，一六在下，二七在上，三八在左，四九在右，五十在中央，象征左青龙右白虎，前朱雀后玄武，中间是黄土。其中的阴阳五行与四季五方相对应，但是每一方位，都是阴阳未判、天地合一的状态，是两个数字一组。

《洛书》九个数字，每一个都代表一个方位与时间，是“九宫八方”，也是生命整体生成的象征，一在脚下，九位头顶，肝三升于左，肺九降于右。二四为肩，六八为股，四正都是阳数，四隅全为阴数。中医扶正祛邪的道理，与《河图》《洛书》贵阳贱阴的思想是一致的。

在《河图》《洛书》数字模型的图像里，演绎了复杂的象数关系。

从《河图》到《洛书》，也是由“四面”到“八方”，结构分化了、细致了，但是数字少了一个，“十”隐而不显了，是一个典型的“结构分化、功能合化”。

《河图》在空间划分中，只有北、东、南、西“四方”；《洛书》在四方的基础上，增加了东北、东南、西南、西北的“四隅”。

《河图》在时间的划分上，只有冬至、夏至、春分、秋分的“二至、二分”；《洛书》增加了立春、立夏、立秋、立冬的“四立”。

《素问》说：“夫数之可数者，人中之阴阳也。然所合，数之可得者也。夫阴阳者，数之可十，推之可百，数之可千，推之可万，天地阴阳者，不以数推，以象之谓也。”数字是为图像服务的，大数据是为了“象思维”。

《素问·金匮真言论》把数字七配南方、夏天、火、心，数字六配北方、冬天、水、肾，数字八配东方、春天、木、肝，数字九配西方、秋天、金、肺，数字五配中央、土、脾，这与《河图》是完全一致的，这就是东方文化语境之下的生命观，是时空整体生成的，中医学完全吸收了这个看世界的方法，并应用到生命规律的研究之中，形成了独特的医学体系。

五、疾病是违背天地之道的结果

天地阴阳升降，是自然界万物必须遵循的根本规律，人违反这个规律就会产生疾病。《素问·四气调神大论》说：“逆春气则少阳不生，肝气内变。逆夏气则太阳不长，心气内洞。逆秋气则太阴不收，肺气焦满。逆冬气则少阴不藏，肾气独沉。”人必须顺应天地阴阳的变化，才能健康长寿，否则就会产生疾病，甚至死亡：“贼风数至，暴雨数起，天地四时不相保，与道相失，则未央绝灭。”

升降失常产生疾病，治疗过程也必须根据邪气存在的部位而施治法。《灵枢·小针解》说：“邪气在上者，言邪气之中人也高，故邪气在上也。浊气在中者，言水谷皆入于胃，其精气上注于肺，浊溜于肠胃，言寒温不适，饮食不节，而病生于肠胃，故命曰浊气在中也。清气在下者，言清湿地气之中人也，必从足始，故曰清气在下也。针陷脉，则邪气出者取之上，针中脉则浊气出者，取之阳明合也。”

生命代谢过程之中，也有清浊升降的路径。《灵枢·阴阳清浊》说：“受谷者浊，受气者清。清者注阴，浊者注阳。浊而清者，上出于咽，清而浊者，则下行。清浊相干，命曰乱气。”升清降浊，是一个基本过程，“清者上注于肺，浊者下走于胃。”各有自己的道路、路径，一旦“失道”，清浊不分，就成为产生疾病的“乱气”，是危害人体的浊毒。

六、临床路径是向天地之道的回归

鲁迅先生说：“世界上本来没有路，走的人多了就有了路。”其实道路的出现不是漫无目的散步，而经常是为了节省时间以到达目的地，为其开辟道路是为了更好更快地解决问题。

对于疾病的治疗路径，古人早有探索。

《素问·移精变气》说：“黄帝问曰：余闻古之治病，惟其移精变气，可祝由而已。今世治病，毒药治其内，针石治其外，或愈或不愈，何也？岐伯对曰：往古人居禽兽之间，动作以避寒，阴居以避暑，内无眷慕之累，外无伸官之形，此恬淡之世，邪不能深入也。故毒药不能治其内，针石不能治其外，故可移精祝由而已。”

这是黄帝与岐伯一起讨论古今治病方式方法的问题，也是一个关于临床路径的问题，能够用最简单的方法可以解决问题的时候，绝对不会用复杂的方式方法。祝由是早期的方法，也是简单的方法，随着社会的发展，医学进步，逐渐有了针刺和汤药。

“中古之治病，至而治之，汤液十日，以去八风五痹之病。十日不已，治以草苏草荄之枝，本末为助，标本已得，邪气乃服。暮世之病也，则不然，治不本四时，不知日月，不审逆从，病形已成，乃欲微针其外，汤液治其内，粗工凶凶，以为可攻，故病未已，新病复起。”

下面我们以历代医家关于外感热病的探索，来说明临床诊治路径的重要性。

中医关于外感热病探索了几千年，有很多不同的临床路径，是一个逐渐进步、不断丰富的过程。

《素问·热论》按照六经分证来论述热病的证候与治疗，《素问·刺热篇》则按照五脏辨证来论述热病。这基本属于汉代之前关于热病的诊治路径，其特点是前者重视发病日期与疾病证候变化之间的关系，强调发汗与泄热治疗方法；后者重视干支记日与五行生克的关系，强调脏腑辨证，要有针对性针刺病变的脏腑，预后与日干支关系密切。它们共同的特点，是把外感寒邪看作病因、诱因，而不把伤寒作为病名。

这个诊治特点，到了《难经》成书的时候发生了明显的变化，出现了广义伤寒学说。

《难经》第五十八难说：“曰：伤寒有几？其脉有变不？然：伤寒有五，有中风，有伤寒，有湿温，有热病，有温病，其所苦各不同。中风之脉，阳浮而滑，阴濡而弱；湿温之脉，阳濡而弱，阴小而急；伤寒之脉，阴阳俱盛而紧涩；热病之脉，阴阳俱浮，浮之而滑，沉之散涩；温病之脉，行在诸经，不知何经之动也，各随其经所在而取之。伤寒有汗出而愈，下之而死者；有汗出而死，下之而愈者，何也？然：阳虚阴盛，汗出而愈，下之即死；阳盛阴虚，汗出而死，下之而愈。”

从中不难看出，伤寒是作为病名出现的，与《内经》之“伤于寒”明显不同了，并且有广义与狭义的伤寒之分。广义伤寒不仅涵盖了狭义的伤寒，而且还包括了温病、热病、湿温、中风，它们发生于不同季节，脉证不同，但是主要的治疗方法，也是两种为主，就是汗法和下法。《内经》两分法是汗法与泄法，以针刺为主；《难经》汗法与下法，以药物治疗为主。

华佗论述外感热病，也是用伤寒作为病名，论述传遍过程为“六部”，而不是“六经”。孙思邈《千金方》引华佗曰：“夫伤寒始得一日在皮，当摩膏火炙之即愈。若不解者，二日在肤，可依法针，服解肌散发汗，汗出即愈。若不解，至三日在肌，复一发汗即愈。若不解者，止，勿复发汗也。至四日在胸，宜服藜芦丸，微吐之则愈。若病困，藜芦丸不能吐者，服小豆瓜蒂散，吐之则愈也。视病尚未醒醒者，复一法针之。五日在腹，六日入胃。入胃乃可下也”。华佗这种“六部传变”学说自成体系，丰富了热病学说，其胃热、胃烂而致斑出的理论，受到唐宋迄今不少医家的称道与遵循。

自张仲景《伤寒杂病论》行世之后，华佗“六部传变”学说渐少有传者，独王叔和倡行之。《千金方》引王叔和曰：“伤寒病者，起自风寒，入与腠里与精气分争，荣卫痞隔，周行不通。病一日至二日气在孔窍皮肤之间，故病者头疼恶寒、腰背强重。此邪气在表，发汗则愈。三日以上气浮在上部，填塞胸心，故头痛心中满，当吐之则愈。五日以上气沉结在脏，故腹胀身重、骨节烦疼，当下之则愈。明当消息病之状候，不可乱投汤药，虚其胃气也”。王氏此论源于华佗，又有所阐发，使汗吐下三法更明晰易施，同时，论明邪气在胸与入腹，为气之浮沉所致。化引原文，十分简洁。由此也可说明王叔和在征引《伤寒例》时删去与医理关系不甚密切的词语属于同样笔法。

张仲景《伤寒杂病论》继承《素问·热论》六经分证精华，吸收《难经》《阴阳大论》广义伤寒学说，《汤液经》的方药，全面提升了外感热病学说的诊治水平，被世人尊为医圣，其方药被称为经方，至今仍然有人倡导“经方派”，并逐渐传导日本、韩国、朝鲜等国家与地区，影响极为深远。

当然，张仲景的成就虽然很大，但是并没有穷尽外感热病的诊治内涵，中医关于外感热病诊治路径的探索，宋代有阐发、补充伤寒学术的医学家，金元时期有寒凉派与温补派的学术争鸣，明清时期出现了瘟疫、温病学派。由此可见，外感热病的临床路径，从开创到发展，是一个不断丰富的过程，逐渐提高了临床诊治水平，中华人民共和国成立后仍然可以指导中医治疗乙脑、流行性出现热、非典型肺炎、禽流感等新瘟疫。

中医外感热病诊治临床路径，虽然历代医家众说不一，但是都离不开邪正斗争为发病基础，用寒热虚实表里阴阳来概括疾病的性质，以因势利导的选择治疗方法，帮助人体重新获得健康。这是一个顺应天地之道，向自然生成回归的过程，体现了中医的大智慧。

由此看见，研究中医临床路径，可以找出规律，比较容易解决从证候到方药选择的复杂问题，是一个学以致用的重要方法。

提倡系统整体论引领科学发展方向

中华炎黄文化研究会自然国学委员会　孙惠军

在学术思想界和社会上，对于什么是还原论（Reductionism）和整体论（holism），二者究竟有何不同？存在着不同的理解。即使在天地生人学术讲座内部，对于二者争论焦点在哪里？天地生人讲座的主要特色和历史使命是什么？也存在着不同的认识，因此有必要对此进行深入的讨论以求得共识。

一般说来，还原论与整体论都是哲学的概念，分别代表着人类认识事物，探索真理的两种方法论和两种思维体系。整体论主要从宏观上观察和认识事物。它重综合，重整体上把握事物的生成、功能和联系。它在研究任何具体事物、现象、过程时，总是居高临下，鸟瞰事物全貌，把它放到更大的环境系统之中来观察。从宏观上把握事物本质是整体论的核心。所谓还原论是主张把复杂的系统、现象、过程拆解、分析。对复杂系统可以通过解析其结构，拆解其各个组成部分来加以了解和解释，迄今为止还原论方法仍然是自然科学研究的最常用的方法。

在人类认识自然的过程中，起初阶段由于方法手段的限制首先均使用直观、朴素的整体观察自然的方法，然后才有逐步渐进的分类、分析。例如：日月星辰、季节变化、风雨雷电笼而统称为“天”，山川河流、田野草原统称为“地”，不同高矮、肤色、语言的各部族统称为“人”，这就是中国古代朴素的整体论——天地人三才说，为了进一步追究世界的本原，老子说：“天下万物生于有，有生于无。”“无，名天地之始。”“有物混成，先天地生。”“无不知其名，字之曰道。”后来对于组成世界的要素进行还原才有了金木水火土——五行说。在古希腊为了探究世界的本源，除了德谟克里特的“原子说”，还有构成世界的四元素说，这些都说明无论中外文明整体论和还原论始终对偶存在。人类文明冲破中世纪的黑暗，经过文艺复兴运动的欧洲终于摆脱神学思维的桎梏，迎来了数学、物理、化学、生物、地学等近代科学近400年的大发展，奠定了当代物质文明的基础，于是人们误以为牛顿—笛卡尔体系已经确立了世界的秩序，一劳永逸地开辟了人类认识真理的道路。但是20世纪中叶开始，贝塔朗菲、维纳、普利高津等人的研究证明，自然界的许多事物都是开放、复杂的系统，并不遵循牛顿力学和线性逻辑的公式，而是遵循统计规律，人们提出自组织、混沌、熵和涨落等一系列新概念，系统复杂性研究给人类的思维打开了一面新的窗户，回头一看还原论那越分越专、越来越细、面向微观的研究思路对研究复杂性问题并不适用，于是人们又开始回归整体论思维。

从原始整体论经过还原论又回归整体论，这是一个螺旋式上升的过程。必须指出：当代整体论并不否定还原论的历史功绩和必要性，而是主张包含和扬弃还原论基础上的整体论，是先分析后的综合或分析与综合思维同时进行，与片面单调的还原论不可同日而语。例如当代西医把人体看作是呼吸、循环、神经、排泄等各个系统的机械组合，又进一步把人体分解为器官、组织、细胞、分子、原子、基因，把疾病孤立地仅仅看作肿瘤、病灶、细菌、病毒作祟的结果，这是一种只重疾病忽视生命、只重静态忽视动态、只重微观忽视宏观、只重机体忽视精神的还原论，因为一旦解剖机体活生生的人立即变成了失去精、气、神的尸体，什么经络、气血均荡然无存，又如何能解开人体生命的奥秘？而中医却重视人的整体和活的生命，即使 2000 年前的华夏古人（甚至包括今人）尚不能完全揭开人体经络的全部奥秘和机理，但并不妨碍我们利用经络穴位通过针灸、艾灸去治病救人，可见重视功能和实践应用是整体论中医的特色。

又如绘画者画人，初学者往往先画人的眉毛和眼睛，即使眉毛画得再漂亮，眼睛再传神，人体各部分的比例不对，人与周围景物距离关系不对，这幅画可能成为还原论画者的败笔。画技纯熟的画家则反其道首先粗线条勾勒出人体各部、人与周围景物的远近比例，然后逐步加工细节，这就是整体论的画法的优越性、符合绘画的一般规律。重视局部忽视全局；只见树木不见森林；关心细节不顾整体；开会时陷于枝节争论忽略主题；孤立静止看事物忽略动态变化……如此等等，这些现象不都是我们日常工作生活中所常见的吗？所以提倡整体论批判还原论，对改进我们的工作，改善我们的思维不但必要而且意义重大。此外还要考虑到，我们大多数知识分子都是西方还原论教育体系培养教育出来的，经过几十年的耳濡目染和培养熏陶，还原论思维方法已经根深蒂固，深入骨髓，不做认真的清理和批判，要想弘扬中华优秀传统文化，恢复中华整体论思维绝非易事。

在天地生人学术圈内部提倡天地生人综合研究和整体论思维，这两种提法并不矛盾，各学科大交叉、大融合固然是讲座长期坚持的特点之一，但涉及的只是讲座选题的内容和方法，整体论思维是哲学概括，它站得更高，更从本质上精炼浓缩地说明学术讲座精神坚持的学术方向和历史使命。倡导系统整体论，引领科学发展的潮流和方向，这始终是天地生人讲座坚持的核心理念。有些人接受并承认系统论，但是习惯上总是注意小系统、微观系统，忽视大系统、宏观系统，这也还是还原论遗毒未彻底清理，整体论未能贯彻到底的表现。

就我国整个学术思想界来看，还原论科学体系和还原论思维目前还占领着统治地位，有些人（包括不少身居高位者）对系统整体论科学已经崭露头角，登上历史舞台，代表科技革命的方向尚缺乏敏感和清醒的认识。钱学森早就高瞻远瞩地指出，人体科学特别是人体特异功能的研究，“可能导致一场 21 世纪的新的科学革命，也许是比 20 世纪初的量子力学、相对论更伟大的科学革命”。研究人体科学在内的复杂性问题必须坚持局部与整体、分析与综合的统一，采用先定性后定量，综合集成的系统工程方法。让我们高举系统整体论的旗帜，坚持正确的前进方向，高举双手迎接一场科技革命风暴的到来。

《曹东义 赵振兴双师带徒实录》出版

宁晋县草医堂　李有缘

《曹东义 赵振兴双师带徒实录》一书 2018 年 8 月，由山西科学技术出版社出版，各大书店、当当、淘宝、亚马逊、京东、出版社直购等均可获得。

河北省中医药科学院曹东义在该书出版的序言里说，由赵振兴先生倡议的“河北省中医药科学院双师带徒”，经过三年的实践检验，即将告一段落，其成效如何？这既是一个必须回答的考卷，也是一个总结经验推陈出新的过程。

师徒传承是中医学术几千年不断发展的好形式，毛泽东主席在六十年前就说过，中医师带徒不是个落后的东西，带一个成一个，很少出废品。他老人家就是有预见，如今中医学院毕业生一半以上都改了行，各种浪费很严重。

其实，古代师带徒也不是全部成功，在《黄帝内经》的讨论之中，黄帝对这个问题既期待也忧虑，他说："余闻得其人不教，是谓失道，传非其人，慢泄天宝。余诚菲德，未足以受至道；然而众子哀其不终，愿夫子保于无穷，流于无极，余司其事，则而行之，奈何？"

古人的历史条件，师徒相遇往往是很偶然的事情，要靠缘分，也要看感情，只有像黄帝那样心里想着大众，誓愿普救含灵之苦，才是成为一个好医生的基础条件。但是每个人先后天条件不一样，道德修养，知识储备也大不相同，是否可以成为好医生也就有所差别。黄帝很谦虚，自称"菲德"，不足以做一个好医生，但是他学习医学不是为自己，而是为了天下百姓的健康长寿。他真心实意地请求，感动了天师岐伯。

岐伯被黄帝不耻下问的真诚态度所打动，就和他引经据典谈论起医学的大道，他说："《上经》曰：夫道者，上知天文，下知地理，中知人事，可以长久，此之谓也。"医学研究生命的道理，生命成长于天地之间，做一个好的医生，必须通晓天文地理，顺天时，借地利，还要利用社会知识，才能解决好健康长寿与疾病治疗的问题，这才是医学大道可以永久传承的根本保证。

师父传道发现"衣钵传人"的徒弟很难，一心向道的青年找到心仪的师傅也不容易。

医圣张仲景也有同样的感慨，他说："夫天布五行，以运万类，人禀五常，以有五藏，经络府俞，阴阳会通，玄冥幽微，变化难极，自非才高识妙，岂能探其理致哉！上古有神农、黄帝、岐伯、伯高、雷公、少俞、少师、仲文，中世有长桑、扁鹊，汉有公乘阳庆及仓公，下此以往，未之闻也。"上古传承，都是传说；中世代表人物，长桑君与扁鹊；两汉四百多年，张仲景只说"公乘阳庆与仓公"，其他人在张仲景的心目之中，都是可以忽略不计的："下此以往，未之闻也！"

传道之难，不限于医学。假如没有孔子问道于老子，道家的学说也许早就随着骑青牛，出函谷关，避世修身的老子，而消失在历史的长河里了。

唐代韩愈说："师者，所以传道、授业、解惑也。"这是对老师的要求，并且层次不同。授业是教育徒弟可以有一口谋生的饭吃，解惑是可以解答徒弟提出的疑难问题，传道最困难，也最需要灵性，必须得其人，得其法，传其真，否则，不是"失道"，就是"慢泄天宝"。

《灵枢·官能》说："雷公问于黄帝曰：《针论》曰：得其人乃传，非其人勿言，何以知其可传？黄帝曰：各得其人，任之其能，故能明其事。雷公曰：愿闻官能奈何？黄帝曰：明目者，可使视色；聪耳者，可使听音；捷疾辞语者，可使传论；语徐而安静，手巧而心审谛者，可使行针艾，理血气而调诸逆顺，察阴阳而兼诸方。缓节柔筋而心和调者，可使导引行气；疾毒言语轻人者，可使唾痈咒病；爪苦手毒，为事善伤者，可使按积抑痹。各得其能，方乃可行，其名乃彰。不得其人，其功不成，其师无名。故曰：得其人乃言，非其人勿传，此之谓也。"这段"因人施教，量才而用"的中医传承训言，十分珍贵。

中医的传承，不是儒家"有教无类"，不是普适教育，更不是"义务教育"，它强调的不是受教育的公平性，而是看重受教育者的"个体差异"。眼神好的人，可以作为望诊人才培养；耳朵好使的人，是听诊最佳人选；能说会道的人，可以做心理科医生；言语安详，心灵手巧的人，才可以做艾灸、针刺、开方子；身手矫捷，形体端庄的人，才能做导引师；快人快语，有口无心，出口伤人的急性子，最好坐诊咒由科，或者应聘疮疡外科；手劲儿大，干活比较毛躁的人，应该学习按摩、正骨。

如此挑选学生、传人，学生容易"授业、传道"，老师也可以"师以徒显"，名重当时。

更有趣的是，《内经》时代挑选学术传承人，竟然可以通过"动物实验"来验证："手毒者，可使试按龟，置龟于器下，而按其上，五十日而死矣！手甘者，复生如故也。”这个动物实验需要50天，“手毒”的人，不到50天就把手下的乌龟压死了；而“手甘”的学徒，成了动物保护者。

有志者，可以一人拜多师，这就是张仲景倡导的“勤求古训，博采众方”，而不是“各承家技，终始顺旧”。

但是，拜师需要缘分，也需要资本。华佗“游学徐土，兼通数经”是这样，朱丹溪、叶天士拜师学习，也是这样的艰辛。

十多年之前，国医大师邓铁涛先生创造“集体带、带集体”的中医传承经验，把全国各地的名中医请到广东去，把徒弟送出去学习，主任带主治，主治带医师，传承有序，大获全胜。在2003年中医撞上非典的时候，这个“集体带、带集体”发挥了很好的作用，因此取得了广东经验，香港医管局请广东派中医专家治疗非典，广东省中医院派出去的两位女专家都在40岁上下。

2004年，我参加中医优秀临床人才培养项目，河北省中医药管理局号召拜师学习，2005年我有幸成为邓铁涛、朱良春先生的弟子，参加了几届“名师与高徒”的大会，替老先生们起草《告全国青年中医书》，带头与反中医思潮斗争，经风雨见世面，无意之中尝到了“双师带徒”的甜头。

2014年春节期间，吕文华做东，把赵振兴先生与我们几个师徒请在一起，吃饭之中萌生了“双师带徒”的计划，这个创意得到裴林院长和河北省中医药科学院各位领导的大力支持，因此，发聘书，搞讲座，坐门诊，登杂志，一个长达三年的“双师带徒”活动开始了。

这期间，每当赵振兴先生出诊，徒弟们就驱车穿越市区，高接远送，风雨无阻，餐饮常误。临证过程，赵先生看得仔细，讲得认真，毫无保留；徒弟们学得深入，原汁原味儿，一方一药，铭记在心。

三年之后，一本厚厚的跟师笔记，学习心得即将奉献给杏林同道，“双师带徒”经验也罢，体会也好，任凭大家评说，批评指正。

翻看这本小册子，浮想联翩，随想随写，其中甘苦，我想你能懂。

衣之镖《辅行诀五脏用药法要·阐幽躬行录》出版

河北省中医药科学院　曹东义

2019年3月，收到衣之镖先生研究敦煌医卷《辅行诀五脏用药法要》的新作，已由学苑出版社出版。未曾展读，就感到衣之镖先生的执着精神，绝非一般人所能望其项背。这也许就是张大昌先生师徒多人令人羡慕的学术风骨。

一本传承多年，失而复得的敦煌卷子本，假如是在一般中医手里，也许随着原卷的丢失早就放弃了，历史上“人亡政息”沉入地下的中医图书，或者毁于战火的珍贵经典著作，不计其数；能够流传下来，逐渐发扬光大的著作，凤毛麟角。

敦煌医卷《辅行诀五脏用药法要》之所以能够在质疑声中，走过40多年的风雨历程，逐渐被世人认识和重视，关键是有“和氏璧”主人的守护，有锲而不舍研究者坚忍不拔的不断研究。

我觉得，敦煌医卷《辅行诀五脏用药法要》所承载的重要历史信息，就是告诉世人，在张仲景之前的“经方家”，是如何看待疾病分类与诊治方略的。他们那个时代的经方家，首先重视的是“五脏分证”，脏有虚实，治有补泻；病有轻重，方有大小。这样的归类，很严整，也反映了《素问》《灵枢》《汉书艺文志》经方家的一贯作风。他们治疗“天行热病”，也依附于五脏虚实辨证之后，用的是“六合正精、神明之剂”。

这反映出在张仲景之前，中医临床的大格局。

风云突变，两汉大一统的政治秩序发生了重大的变化，在张仲景的青壮年时期，一系列的历史事件，道教首领与中医名家分别成为社会的不同角色。在中原大地“白骨露于野，千里无鸡鸣”，瘟疫流行的惨痛局面前，华佗被害，名医难当。这样的社会环境，让张仲景不得不“大隐隐于朝”，坐堂行医成了他万般无奈的选择，那个时代想当一个好的民间医生是非常困难的。

通过阅读敦煌医卷《辅行诀五脏用药法要》，我们可以探索“张仲景避道家之称”的历史原因，也更加深刻地理解了《伤寒杂病论序》所透露出张仲景的复杂心态，以及他面对“举世昏迷莫能觉悟”痛彻心扉的悲愤之情。

敦煌医卷《辅行诀五脏用药法要》就像一把打开张仲景研究宝库的钥匙，我形容这部书就是“中医界的《红楼梦》”。

通过有关线索的研究，很多仁人志士都取得了骄人的业绩，衣之镖先生就是其中突出的代表人物。

我相信，通过阅读衣之镖先生的研究著作，不同的人会有不一样的收获。

我祝愿，衣之镖先生的著作，能够引起大家的重视，通过探秘敦煌医卷《辅行诀五脏用药法要》，让自己更加深刻地理解中医学术传承的艰难过程，能够更加深刻地理解张仲景一千多年之前的艰辛与创造，让“经方”之学万代传承，让中医学术永葆创新发展的活力，而不是匍匐在地只知道磕头作揖，让远在天堂的张仲景看不起。

国医大师邓铁涛逝世，各界人士撰文怀念

河北省中医药科学院　张培红　王红霞

2019 年 1 月 10 日，国医大师邓铁涛先生走完了奋斗了一生的路程，消息传来，全国杏林同道以各种方式深切怀念他壮丽的一生。《中国中医药报》在第一时间，于 1 月 11 日第一版刊发了消息，在第八版刊登了路志正大师等人的怀念文章，并发表编者按说：

首届国医大师、广州中医药大学终身教授、博士生导师邓铁涛先生仙逝，享年 103 岁。邓老以其担当精神、创新思想、学术成就、养生榜样成为中医旗帜、业界标杆。邓老千古，后世敬仰！现辑录部分中医界人士悼念邓老之辞，以表缅怀之情。

国医大师 路志正的文章说：惊悉邓老仙逝，心情无比沉痛！切肤之痛，难以言喻！忆当年在邓老等倡议下，杏林贤达齐聚广州，谈经论道，办论坛、搞讲座、收徒带教，播撒中医火种……战非典、捍中医、发声明，薪火传承，后继有人，终成就了今日广东省中医药事业之辉煌。忆兄长，悬壶济世一生，活人无数，堪称吾辈之楷模。幼承岐黄，铁杆中医，德艺双馨，功彪千秋！在业界同人心目中，邓老是“铁杆中医”“杏林翘楚”，更是捍卫、弘扬中医的一面旗帜！斯人已逝，愿我们秉承邓老衣钵，勠力同心，为把“中医药这一祖先留给我们的宝贵财富继承好、发展好、利用好，在建设健康中国、实现中国梦的伟大征程中谱写新的篇章。”

国医大师张磊发表哀悼的诗词：邓老期颐又四龄，惊闻噩耗殒医星。神交已久同为志，青史名垂德永馨。

国家中医药管理局原副局长诸国本撰文：漫天风雪三九时，万里悲歌悼吾师。行医直面苍生难，卫道竟忘暮年迟。坚守岐黄成铁杆，不肯从属振雄词。一身正气凛然在，铁涛奔腾铸青史。

国医大师朱良春学术继承人朱婉华撰文说：沉痛悼念最敬爱的大伯、首届国医大师邓铁涛先生！我敬爱的大伯邓铁涛先生驾鹤西去，我相信他一定是到天国与我的父亲、国医大师朱良春，干爹、国医大师颜德馨，叔叔、国医大师任继学，相聚畅叙去了！记得 20 年前，颜德馨老办学习班，邀请邓老、朱老同台授课，我当跟班。颜老与我的父亲为同乡、同党、同学，所以当我叫颜老干爹时，邓老笑说：“那您叫我什么？”邓老比朱老大一岁，我

说："我称您大伯吧。"2005 年在邓老、颜老、任老、朱老和广东省中医院吕玉波院长的鼎力支持下，在南通举办了"首届著名中医学家高层论坛"。此次会议被中医界称为"盛世盛举"。2018 年 4 月，邓老在医院疗养，获悉粤港澳大湾区中医药论坛暨国医大师朱良春学术思想研讨会在深圳召开，特写贺信以表祝贺。邓老之恩德福惠医界，砥砺后学。大德之人"尽终其天年，度百岁乃去"。大医精诚，仁心永恒。

重庆市中医药学会名誉会长马有度先生说：我与邓铁涛老初次见面是在 1979 年，我们几位晚辈向他请教，自然都尊称"邓老"，他说："我不敢称'老'，我只是'老中轻'。"他自称是"老中医中的年轻人"。时间过得真快，一晃眼几十年过去了，当年的"老中轻"已到百岁高龄。我经常从电话中向邓老请教，他仍然是当年"老中轻"的样子，思路清晰，用语得当。特别是谈到传承中医、发展中医的话题，更是充满精气神。如今邓老驾鹤西去，特赋诗一首，缅怀邓老："邓老已乘黄鹤去，遍植杏林荫后人。岐黄漫漫路难行，吾辈尚需紧跟进。"

全国名中医陈宝贵说：2006 年，中华中医药学会评选百名中医药传承特殊贡献奖时，其中年龄最大的是邓铁涛老，最小的是我。当时邓老见到我年轻，他非常欣慰，语重心长地说：中医后继有人啊！并招呼我一起合影留念。今邓老突然仙去，真是痛心疾首！

北京中医药大学教授刘景源说：邓公铁涛，誉满杏林，桃李天下。内养浩然正气，外练八段锦功，度百岁乃去，尽其天年，吾辈楷模。今驾鹤西游，往生极乐。悠悠我心，医学衷中始不渝，铁杆精神祭轩辕，岐黄医术代代传！

成都中医药大学教授马烈光说：新年转至方十日，煞气骤降迫寒冬。大医仙逝万民哀，天柱摧折橘井动。恺悌为怀传仁爱，恫瘝在抱惠众生。善佑后学存至道，性情耿介正清风。百寿得自长生术，天年皆缘童子功。恸哭故人乘鹤去，大德长留满乾坤！

河北省中医药科学院原副院长曹东义撰文：邓老驾鹤万人念，国失大医北风寒。精忠报国勤献策，救厄育人在一肩。大师风范三境界，点亮智慧九重天。复兴中医路漫漫，走向世界道路宽。

曹东义先生还撰写了一篇重要的怀念文章《医人医医兼医国，邓老境界不平凡》比较全面地总结和评价了邓老的一生。他的文章说：

中医学历经几千年的发展，每个时代都有自己鲜明的特征，也有代表性的医学大家。在近代长达一百多年的坎坷进程之中，中医经历了"西学东渐"的巨大冲击。西方以还原论为学术特征的整个学术体系，伴随着近代资本扩张来到了中华大地，带来了异域文明的科技成果，也对原创于中华大地的国学、汉字、中医形成了巨大冲击，几乎使它们成了都要废除的"岁寒三友"。

今天，随着孔子学院在世界各地举办，汉字顺畅地进入计算机，中医药、针灸、保健、医疗被世界各国人民所接纳，可以说，一个中医药与中华民族伟大复兴的时刻即将到来。

回顾这不平凡的百年历程，我们可以看到在强大的冲击面前，巍然屹立的学者之中，邓铁涛先生具有突出的地位。他在治病救人、行业自治、建言国家政策等方面，都做出了不同寻常的贡献。他突出的学术成就，感染了很多后来者；他高屋建瓴的见解，启迪了很多人的智慧，点亮了中医人生的道路。我 2005 年参加中医优秀临床人才培养项目，是一个敬仰和追随他的弟子。我觉得假如没有他的点燃，自己也许永远是一堆柴火，既不能发光放热，也无法照亮自己前进的道路。

2019 年 1 月 10 日，尊敬的邓铁涛先生走完了自己不平凡的人生，我谨以此文表达对他的怀念与纪念。

一、医学素养深，治病是上工

"医者，治病工也"，治病救人是中医的本分，一个中医成就的大小，与他的治病水平不可分割。中医大家，必然建立在治病是上工的基础上。当然一个人的医学素养，不仅是治病的理论与技术，还要有对于医学未来发展方向的认识，也就是应该具有未来医学发展方向的战略思维。

邓铁涛先生主张"临床史观"，也就是研究中医学术必须有切身临床体会。有些人单纯从所谓的

"学术原理"出发来看问题，没有临床治病救人的经验，所以很容易滑向了反中医的阵营。因此邓老告诫我"千万不要做空头理论家"，谆谆教诲，发人深思。我从 1975 年开始接触中医、学习中医，对此也有很深的感悟。"临床史观"，是从现实出发，从有效性这个客观事实出发看问题，这样才不会偏离正确的道路。

1. 提倡未来医学，展现远见卓识

美国未来学家阿尔文•托夫勒著《未来的冲击》说："沛然而作的变革浪潮，其来势之猛，实已到了足以溃决庙堂，否定价值，毁根拔基的地步。未来冲击已经不再是一种遥远的危险，而是一种实实在在的时症。使我吃惊不已的是，我们大家对于应变的问题所知如此之少。"

邓铁涛先生的《正确认识中医》《为中医发展架设高速路》《中医与未来医学》《21 世纪中医必将腾飞》《再论中医药必须深化改革》等一系列论著，对于中医未来发展进行了深刻探索，为我们清醒地认识中医投去智慧的一瞥。

自从《医林改错》出版以来，很多人把解剖作为判断中医正确与错误的标准，认为中医属于古代落后的医学体系，需要科学化，或者需要借助西医的知识进行汇通，或者进行中西医结合，以弥补中医的缺陷。邓铁涛教授在《中医与未来医学》中说：西医"不少治疗手段，看来对某一个病已经解除了，但会落下另一个终身遗憾。例如小孩发热，用抗生素治疗，热退了，但耳朵却聋了！据报道，中国每年制造3万聋哑儿童；又如胃溃疡大出血，血止不了便把胃大部分切除。又如'糖尿病足'，病在脚趾上，治疗方法却是把脚切掉，未能治愈又把腿切去了！这样的技术，就不能称为'仁术'。不论现代手术已发展到如何高明的程度，但大方向肯定是错了。中医学对不少急腹症，可以用'非手术治疗'治好。用'仁术'来考量，这才是未来医学的方向。"一个学科的振兴，离不开理论的进步。邓老未来医学的思想，为中医树立了一面前进的旗帜。

在《正确认识中医》里，邓老说："站在世界的角度看，举凡中医处理疾病卓有成效的方法，在外国专家眼中，都是新鲜事物，是创新。举例如'针刺四缝'治疗急腹症的蛔虫团梗阻，既简单又速效，又省钱。在外国医家看来却多么神奇！把这一疗法放到世界医学中去，就是现代化的成果。什么叫现代化？就医学而言，不应只追求形式，不应以时间定位，应该用最少的支出，以最短的时间，达到最佳的效果，这才是世界人民对现代化医学的要求。病人住院从头到脚，做各种仪器检查，出院交费几十万，这就是现代化吗？""但可惜的是，我们当前的医、教、研，都努力引进西医的东西以图说明中医之理论，或以西医的理论改造中医的精华，以为是在创新。这种错误的倾向，影响中医的发展已数十年了，不能不引起我们的反省。"

邓老为我们"正确认识中医"，指明了一个正确的方向，就是应当站在全世界科技发展的立场上看问题，而不是用王清任解剖实证的观点为中医改错。比如，西医切去了脾脏，中医辨证的时候也不能认为无脾。因为在中医的理论体系里，岂能没有"后天之本"？凡是西医所不能认识，而中医确有实效的都是精华。比如中医药运用独特的思维方法，驾轻就熟地依靠四诊就能认识病人的状态（证候），深刻地阐明西医看不见、还没有形成病灶的疾病（如占人群70%的亚健康），并出神入化地运用含有复杂化学成分的中药，安全有效地治愈了很多常见病与疑难病。尽管医疗市场化，排斥简便廉验的中医药方法。

邓老说："中医药学是中华文化的瑰宝，但真正认识中医药学的真正价值，对于世人来说，对于医学界，甚至对一些中医来说，却不容易！20 多年前，在一次中医学术会议上，有位西学中专家说：'抗生素发明之后，中医治疗肺炎便落后了；速尿发明之后，中医治疗水肿便落后了。前几年有青年中医写文章认为：'中医变也得变，不变也得变'。往哪变呢，朝西医方向变。去年又有资深的中医专家写调查文章，认为中医的临床优势病种越来越少了。如此之类的文章还不少，多立足于批判中医理论之错误或不足，或对某些理论抽象的肯定、具体的否定。这都反映一部分学者对中医药学的信心不足，一种信任危机在滋长蔓延，这是一种危险的思潮。"

西医受还原论思维、机械、对抗疗法的影响很深，很多治疗措施严重干扰人体的自我调节机制，尤其是西方医学体系与市场相结合之后，产生了严重的过度检查、过度医疗问题。在这样的形势下，更彰显出中医提倡的仁心仁术，以及紧紧依靠人体自组织能力，把自组织能力最大化的学术优势，这种医学思想代表了未来医学的发展方向。

我受邓老中医未来学术思想影响，出版了《回归中医》《捍卫中医》《关注中医》《中医近现代史话》《永远的大道国医》《挺起中医的脊梁》等，试图阐明中医独特的历史地位、现实作用、未来价值。

2. 提倡寒温统一，突显中医优势

伤寒与温病学说，是中医在与传染病斗争之中发展起来的两大学术体系，有继承，也有创新。但是，目前两大体系过分强调彼此的分歧，遮蔽了它们之间的有机联系，对于其可以统一的趋势认识不足。这在应对传染病流行的时候，存在着明显的缺陷和不足。比如，在迎战SARS新瘟疫，以及禽流感的时候，能否让伤寒学家与温病学家围坐在一起，共同商讨治疗方法？

按照过去的认识，属于瘟病的疫情，伤寒学家无从置喙；属于伤寒的疾病，温病学家只能袖手旁观。似乎在病因、病机、病证、治疗等方面，它们永远没有共同语言，界限分明，冰炭不相容。

邓老在《中医杂志》1955年8月号，发表了《温病学说的发生与成长》，后为日本神户中医学研究会翻译，刊于《中医临床》1980年第3期，又收载于《邓铁涛医集》。

在伤寒与温病学派长期的论争之中，邓铁涛先生首先提出："从发展的观点来看，温病派是在伤寒派的基础上向前发展了的，可以看成是伤寒派的发展。"赢得了国内学术界的重视与响应，此后，寒温之争逐渐平息，寒温统一的学术主张逐渐显露，甚至成为"时尚"。

2003年，SARS瘟疫首先从广东出现，然后突袭全球，面对世人的恐慌，邓铁涛先生撰文《论中医诊治非典》，寄送北京的最高领导和非典指挥部总指挥，引起国家高层的重视。此后，该文在4月26日在北京藏医院召开的"中医可以战胜非典"会议交流之后，发表于2003年5月1日的《中国中医药报》上。该文以深厚的理论素养和广东的诊治经验，向世人揭示了中医治疗的独特优势。在西医刚刚找到新出现的冠状病毒这个病原微生物，一无疫苗、二无有效抗病毒药的紧急关头，他发出了中医界自信的声音："战胜非典我们有个武器库！"

在此后的香山科学会议，以及其他很多场合，邓铁涛先生都以这次中医药在非典防治之中的优秀表现为例，说明中医药的优势和特色，并为我主编的《中医群英战SARS》一书题词："中医药学历经突发的SARS之战后，世人开始正确认识中医。"

邓老主编的《中国防疫史》，2009年出版，全书120多万字，收集了非常丰富的资料。从中不难看出，中医对传染病的认识，有过不同的名称，疫、热病、伤寒、瘟疫、温病等，不同名称的出现和转化，意味着认识的深化。

我在硕士论文《宋金元伤寒学术源流探要》的基础上，受邓老寒温统一思想的影响，先后出版有《中医外感热病学史》《瘟疫论译注》《中医群英战SARS》《热病新论》《寒温统一辨治外感病》等，并撰有《邓铁涛外感热病学术思想研究发挥》书稿一部，等逐渐完善之后再出版。

3. 主张五脏相关，强化整体观念

中医基础理论的核心是脏腑学说，自古以来阐述脏腑的功能主要靠阴阳五行学说。中华人民共和国成立以后，学术界曾有两次关于五行存废的大讨论，至今仍有不同看法。20世纪80年代，邓铁涛先生从临床实践出发，提出了"五脏相关学说"用以指导临床辨证施治，在学术界引起了一定的反响。经过以后20多年的深入研究，这一学说逐步为中医界所接受。

所谓五脏相关学说，就是要继承五行学说有关五脏关系的合理内涵，阐发了各脏系统的特性，进一步提出"两两相关""一多相关"的关系；重视阴阳、气血、精与津液等在五脏相关中对五脏实质和功能的影响；说明五脏之间相关的病理改变特点，指导临床辨证；通过临床试验和动物实验研究相关理论，并探索其机理和规律。

五脏相关就是中医的整体相关。五脏不是单纯的五个脏器，是对整个身体核心的总括，是一个"领导集体”的总称。整个天地，从混沌一团开始分化，“积阳为天，积阴为地”，开天辟地之后，万物化生。

万物纷繁而有序，木火土金水都是自然生成的“生成论”，人在气交之中，是天地的一份子，是整体的缩影。五色、五味、五声、五音是万物的属性，五方、四时、四气是生命存在的条件，都与五脏有关。五脏联系着天地万物，五方、四季，因此。“五脏相关”就是万物相关，是人与天地整体性的体现。

世界具有整体性，因此，就有整体观。

我受邓老“五脏相关”理论的启发，提出“内外相关”学说：外邪伤内，外病内传；内病外显，内病外诊；内病外治，外治内效；外病内治，内治外效。这对于阐明针灸、按摩、刮痧、导引、中药内服、外用的机理，很有意义。

4. 攻克世界性顽疾重症肌无力

重症肌无力的治疗问题，号称世界医学的难题，激素、免疫抑制、切胸腺三大医疗措施之后，如果还治不好，呼吸机也难救人一命。邓铁涛先生用中医虚损理论，从脾胃入手，以补中益气汤加减，强肌腱力，使众多患者安全脱离呼吸机，重新站立起来，开始新生活，充分展现了中医临床优势，也说明了中医学蕴藏着巨大的未来价值。

我受邓老有关虚损病机思想的教育，深刻反思类风湿等疾病过程呈现的证候变化，提出风湿病的演化过程，也是由虚至损的过程，治疗上应该重视“补虚益损治风湿”的学术理念，把远期目标与近期疗效相结合，在担任风湿科主任的临床实践之中，深感邓老关于“虚损病机”的认识，为中医治疗疑难重病，开辟了一个法门。

二、砥柱立中流，睿智能医医

西方医学传入中国之后，从康熙皇帝用金鸡纳霜治疟疾开始，中西医之间或明或暗的交流与竞争就开始了，在京城行医长达 40 年的王清任，1830 年出版《医林改错》，以解剖为标准评价中医经典，击中了中医的软肋，中医界从此迷失了方向，尽管临床很有效，但是一直被认为“理论陈腐玄虚，临床偶合幸中”，逐渐被边缘化，在学术界的地位每况愈下，至今仍然没有走出困区。

1. “泡沫中医”惊当世

“五四”反帝反封建，提倡新文化运动影响深远，有些人否定中华民族具有优秀的文化，把传统的中医药看成落后、陈旧的代表，要加以取消，一种民族虚无主义的思潮，影响到了中医队伍之中的很多人。

邓铁涛先生认为，中医最大的时弊是“自我从属”。许多人看待中医，首先认定中医药学是古老的东西，而古老的科学必然落后，认为中医虽能治好病，但没有实验做依据，与现代科学脱节，就不能算是科学。而西医的发展与其他科学同步，因而是先进的。

邓老认为，中医衰落的根本问题，在于有没有中医的真功夫。临床中不少由中医改成西医思维的人，认为西医这个病能治，那个病也能治，就是中医不能治。某省三甲中医院的心脏科主任，慨叹地认为心脏病科已把中医开除了。但后来一个严重心衰的病人，西医办法用尽，患者却越来越危重。最后请一位民间老中医，用辨证论治的中药汤剂，患者被抢救过来了。这位主任这才惊叹原来是自己的中医没学好，应开除的是自己这样不合格的中医师。

原上海中医药大学的一位博士生在接受记者采访时说：“中医院校的硕士生做实验要到细胞水平，博士生做实验要到基因水平，这种中医还是中医吗？”邓老指出，中医教育的病根就在于以西医模式办中医教育，难怪有人说有些中医博士不会用中医治病！中医硕士、博士英语必须达到四、六级，但医古文水平可以不管。教授、主任医师之职称评定，必须考外语，后来中医毕业生已不准考医古文了。邓老说：“请问一个高学历的中医，他的学术源头在中国还是在西方呢？机械地用西医教育去培养中医之才，南辕北辙，如此下去，这样培养出来的硕士、博士一旦居于领导地位，按他们的理念办中医事业，则中医之消亡指日可待了！”

中医教育必须为临床服务，如果中医教育培养不出合格的中医人才，那么这样的教育模式就必须改革。所以邓铁涛先生说，中医人才首先应相信中医。

中医教育首先要着力给学子们铸造医魂，把热爱中华文化，热爱中医事业的热诚，传承给一代又一代的中医学子。不铸造医魂，只传授些技术，最终只会导致这个没有灵魂的躯壳的自我消亡。因此，在邓铁涛先生重视思想的启迪，他说："你们是彷徨的中医，我是呐喊的中医。"他为自己拟的挽联："生是中医人，死是中医魂！"号召人们做"铁杆中医"。

有人用狭隘的科学观看不到中医的科学性，时代崇尚硬技术以为中医没技术，评价标准的异化，自信心的丧失，造成了泡沫中医的出现。对这些问题，我在《中医近现代史话》与《永远的大道国医》里也做过一些探索。

2. "自我从属"是时弊

邓老认为，几十年来，中医在医、教、研、药各方面，都以西医的模式为准绳。现在看来，这一模式，对中医之束缚多于帮助。因此，需要对中医重新做深入的研究和整改。现在有的中医医院，一壶中药可有可无，成为摆设，中医院宁要西医院校本科生也不要中医硕士生。

以西医病名诊断的病灶，中医四诊很难发现，辨证治疗之后是否有效，也不能评定，而只有依靠西医的"客观检查"。在这种情况下，中医学就好像盲人射箭。

在西医的病名下辨证，中医自然就成了二级学科。

要想做到中西医并重，必须坚持和弘扬中医原创的医学思想。中医的原创思想属于自然整体生成，"大制不割"是生命的特征。西方医学是一个从现有结构出发的"构成论"医学，虽然有一定物质基础的支撑，但是，明物质只占世界的百分之几，而暗物质、暗能量占百分之九十以上，因此，"结构决定功能"的学术体系，有其自身难以克服的缺陷；还原论的"分子靶点治疗"，在慢病高发难治、费用高昂难付、药害严重普遍的现实面前，暴露出越来越大的缺陷，必须用中国方式、中医智慧解决这些医学难题。

3. "回归中医"固根本

邓老认为，中医衰落停滞不前已有百年，但仍在群众中有很高的威信，特别是近年来，中医走向世界之后，受到某些科技先进国家的重视，可以预见中医已从绝境中挣扎出来了，它应该随着中华文化的复兴而振兴，应在科学现代化中占有一席重要的地位。

矛盾发展和转化，需要有一定的条件，现在中医学发展的条件如何？邓老认为①有党中央重视，有《宪法》《中医药法》作根据。②有人民的需要。③有国家中医药管理局的正确领导。④有教育、研究、医疗等一套初具规模的机构系统，这些机构系统虽然条件很差，但有了前面三条，便大局已定了。事物发展的根本因素是"内因"，中医之兴亡，将取决于现代之中国，如果目标一致，团结合作，中医之振兴经过艰苦之努力是可以做得到的。

一项事业的振兴，离不开优秀人才的培养，中医的发展更是如此。

邓老认为，现在中医老者已老，肩负兴废继绝之责者为现在壮年一辈，特别是其中的骨干。希望他们认识责任之重大，掌握正确方向，以迅速发展壮大中医队伍为己任。这是一个决定的因素，这里必须强调掌握方向问题。既然名为中医，必须不断提高自己中医的水平而不是西医的水平，也不是中西结合的水平。长江后浪推前浪，邓老祝愿中青年中医在中医学术水平上远远超过老一辈。如果不能超过，邓铁涛先生说："我们将死不瞑目！"

西医的知识只能做参考，不能代替中医固有的理论。即使是中西医结合，也不能丢了中医的精华，不能没有中医的独立地位。

邓老认为，为了更有成效的创新，全国中医，特别是中青年中医，都应该先来个大温课，重读四大经典与历代名家学说，以提高临床和理论水平，在这个基础上，中医学与 21 世纪的最新科技相结合，走自己的路才能闯出新天地，为世界人民的健康作出贡献。高楼必须建在厚实的基础上，他为中医药学之大发展呼吁打基础。

邓老认为，中医药当前的继承与创新，主要矛盾在"继承"，中医工作应在这方面下大力气。所以邓铁涛先生提倡："认清中医神圣的使命，当中医的脊梁！”这是一项艰巨的任务。

回归中医，就是要回归中医的学术理念，坚持中医学术特色不动摇。笔者学习邓老的学术思想，于 2007 年撰成《回归中医》对有关问题进行了论述。

4. “铁杆中医”守阵地

“做铁杆中医”是邓铁涛先生为纠正时弊，发展中医学术而做出的战略决策，使中医沿着自己固有的发展轨道前进，并且为世界人民的健康事业做出贡献。

邓铁涛先生认为，中医药不像其他四大发明那样已被外国学到手并已超出我们很远了。中医药学在 11 世纪曾经影响阿拉伯医学，我国人痘接种曾启发牛痘接种，免疫学的实践源于中医。但中医药真正走出国门，给世界医学以深刻的影响，现在才刚刚开始。如果站在世界的角度看，举凡中医处理疾病卓有成效的方法，在外国专家眼中，都是新鲜事物，是创新。

中医认为，痛苦就是疾病。人体从健康到疾病，是一个失去平衡从有序走向无序的过程。治疗这种平衡失调，就可以恢复人体固有平衡，是再一次回到健康。也就是“谨察阴阳所在而调之，以平为期”。因此中医学对疾病的描述，注重状态而不细究疾病的具体形质。

人体患病时的反应，必然是整个身体失调的综合反应，而不是具体形质决定特定的身体反应。比如脑瘤的头痛与脑血管畸形的头痛为什么会相似？同一种西医病为什么有的患者头痛而有的患者不痛？一样的症状为什么病灶并不一样？显然，病灶不能完全决定症状，症状之后有更深刻细致的原因。症状之后有复杂而多变的物理化学因素，纠正这种症状也不一定需要彻底消除病灶。

作为主证的中医病名和作为整个状态的中医证候，都是随着时间变化而出现的复杂微观世界的整体反应，是“以无为本”，它与西医所说的综合征不同。西医的综合征与西医的病灶一样，追求的都是相对固定的形态或者状态，是“以有为本”，可变的因素不能太多，太多了就无法标准化，就无法诊断和排除诊断。西医认为，只要病灶还在，症状有与无、轻与重都是无关紧要的。因此，临床上经常是血压虽然降下来了，头痛头晕仍然存在；肿瘤虽然切除了，而生活质量未必提高；虽然病人自己觉得十分痛苦，检查可能都无阳性发现。

实证疾病观有它可取的地方，但是“视野狭隘”而不是唯一能反映人体健康与否的金标准。中医的病名，注重“有无相生”，有其存在的合理性，而且更有利于中医辨证治疗，更有利于使用具有复杂化学成分的中药。

中医病名作为独立的一级名称使用，与在西医诊断之下辨证论治，有着截然不同的意义。用中医的病名指导中医辨证，就可以完全摆脱以西医标准评价、改造中医的尴尬。有无独立的评价体系，是中医药是否具有独立学科地位的标志。以完全独立的中医辨病与辨证相结合，才是摆脱实证束缚、恢复传统的正确措施。而且只有这样，才能使中医药的发展充满生机。

三、上书能医国，感动天和地

“医之上者，上而医国”，国家的医疗政策有缺憾，作为中医行业的大家，就应该提出政策性的建议，补偏救弊，以利于中医药事业的发展。

邓铁涛先生不但指出了目前中医行业存在问题的严重性，而且多次上书党和政府。他提出来的问题、建议，是很有“政策性”的策略，中央领导按着他的建议就容易解决现实的很多问题，有些建议逐渐变成了发展中医事业的“国家战略”。

1. 上书被采纳，传阅政治局

中央领导人向来关心群众，1984 年徐向前元帅经过邓铁涛先生诊治，病情很快痊愈，想为邓铁涛先生解决一些个人的实际困难。但是徐帅有所不知，邓老为领导人看病的机会不少，从来没有利用这些关系为个人提过什么要求，可是为了中医事业，邓铁涛先生认为不能放过这个机会。他就趁机说：“徐帅啊，你要救救中医啊！”

徐帅听了之后，一下子就愣了。后来听邓铁涛先生慢慢地加以解释，他才知道中医现实问题的严重性，就嘱咐他把情况写一写，再想办法送给最高领导。邓铁涛先生回去之后，就把自己了解到的情况、担心的事情，以及希望中央解决的问题，都写了出来。在1984年3月18日，邓铁涛先生把写了反映中医存在的问题的长信，呈给徐帅。

邓铁涛先生在信中说，中医学是中华民族优秀文化遗产之一，它为中华民族的繁衍做出了伟大的贡献。在鸦片战争以后，受尽歧视与摧残，但仍巍然独立，与西医并存，而且受到一些科技先进国家医学界的重视，近年来还出现针灸热与中医热，已从对针灸的重视到对中医理论的重视。美国和欧洲，特别是日本，已投入不少人力与物力，对于中医药进行深入的研究。中医药学不愧是一个伟大的宝库。

他从世界医学发展的大趋势，来谈论中医药问题，的确是从未来战略提出问题的，而不是只说国内中医学的衰落。

邓铁涛先生论述说，国内中医的问题，有其历史根源。所以他接着说，由于王斌改造中医思想的影响，中医药在相当长的时间里也没有得到重视，造成后继乏人乏术的局面。自从党的十一届三中全会以来，特别是1982年卫生部召开衡阳会议之后，中医药工作有了很大的好转，但中医中药这一条短线，要使之根本好转，实在不那么容易，“非下大本钱不可”。

由于中医的问题，历史欠账太多，积重难返。邓铁涛先生说，据闻去年5月（即1983年5月）卫生部按照胡耀邦总书记和赵紫阳总理的指示，起草了一个促进中医药工作的文件，稿经三议，于1983年8月送交国务院，国务院征求有关部门的意见，由于有些部门不同意，目前该文件被搁置起来了！他说，老中医对此非常焦急。中医学再不花力气去抢救，等现在的老中医都已经老去，才想到出钱出力去发掘，已经迟了！“时不我予，时不再来，希望中央各部委办，能重视这一严重问题。”

邓铁涛先生的陈述，情真意切，义正词严，一切都是从人民的根本利益出发，以国家利益为重，很能感动读这封信的人。

徐向前元帅读了邓铁涛先生这封信，认为所言切中要害。他立即在这封信上加了意见，转呈当时的中共中央总书记胡耀邦同志。6天之后，胡耀邦同志做了批示：“乔石同志：请将向前同志的批语和邓同志的信，印成政治局参阅文件，发各同志。请田纪云同志协助卫生部党组认真解决好中医问题，如有必要，请提交书记处讨论一次。”

按照胡耀邦同志的批示，印发了<1984>5号中央政治局会议参阅文件，附件是“邓铁涛同志给徐向前同志的信”。事后卫生部中医司把这份文件的复印件转发给邓铁涛先生。

邓铁涛先生这封信，对于促进成立国家中医药管理局，起到了积极作用。

2. 抓大别放小，中医得保全

中医的发展道路，总是充满坎坷。经历了1989年的政治风波，国家领导人更换之后，要调整国家的行政管理部门，主要的一条是“精简机构”。

据说，有关部门把中医药管理局列入被精简之列。

1990年6月，也就是在中医药管理局成立4年的时候，邓铁涛先生与8位全国著名老中医药学的教授，聚首在长白山下的长春，要编写一本医学专著：《名中医集萃》。来自北京的老中医路志正先生，带来了这个令人心忧的这个信息。大家七嘴八舌地议论开了：国家精简机构的决策无疑是“精兵简政”的明智之举，但举步维艰的中医药事业，好不容易有了“娘”，撤销中医药管理局这个主管机构，对中医药事业的发展，毫无疑问是极为不利的。人们对于中医药事业的特殊性认识不足，它的发展又一次面临着严峻考验。

邓铁涛先生建议说：“我们的意见应该直接上达中央的最高决策者。”大家一致拥护邓铁涛先生这个提议，并且一致推举邓铁涛先生执笔来写这个建议书。于是，邓铁涛先生经过深思和反复斟酌，写成了一封给新任总书记的信，说：江泽民总书记，您好！我们是来自广东、浙江、北京、吉林、黑龙江从事中医医疗、教学、科研工作几十年、七十岁上下的老中医，衷心拥护以您为核心的中央领导集体所采取的一系列英明决策。我们十分赞成您所主张的要弘扬民族文化，振奋民族精神。

老中医们对共产党的中医政策，有一般人难以理解的感情，他们拥护共产党也是发自内心的感情。

邓铁涛先生继续写道：我们为了把几十年的学术经验留给人民，在长春市召开了《名医学术集萃》一书编写会议。我们在讨论中谈到党的中医政策，及中医后继乏人、乏术问题。我们认为，中医药学是中华民族文化中的瑰宝，但历遭磨难，几经兴衰，虽然毛主席、周总理等老一辈无产阶级革命家一再强调要正确贯彻中医政策，但中医一直处于从属地位，得不到应有的发展。近年来，党中央、国务院采取了英明措施，成立了国家中医药管理局，中医的从属地位开始有所改善，从而使中医事业有较好的发展。但是问题还未得到真正解决，使人担忧。一些地方还没有真正把中医同西医放在同等重要地位；大多省市的中医药管理局至今没有建立起来；有些挂着中医牌子的单位，并不是真正在搞中医；中药的管理体制，至今没有一个省市归中医药管理局管理，中药质量下降，伪劣药品充斥，中药资源继续遭到严重破坏。

这个建议书，既肯定了过去的工作，也指出了时下的问题。

他们说："现在国外学习、研究中医的势头正方兴未艾。长此下去，我们真担心有朝一日会出现中国人到外国去学习中医。为此，我们恳切呼吁：国家中医药管理局只能加强，不要削弱；尽快建立各省、市中医药管理机构；八五期间中医专款不应低于七五水平；保护和开发中药资源，由国家中医药管理局统一管理。使中医药工作真正能按照党中央、国务院指示的精神，迅速健康地向前发展。以上意见当否，请指示。"

紧接着，八位老中医先生们就分别署上了自己的名字和所在的单位。这著名的"八老上书"者，除邓铁涛先生之外，还有任继学、方药中、路志正、焦树德、步玉如、何任、张琪七位中医教授。

这份有名的中医"八老上书"，网络里有一些转引，但是版本不一，笔者这份是根据邓老手里的原件底稿，可以说是绝对"正版"的。

国家对于中医"八老"的意见，逐步落实，逐条有答复，特别是保留了国家中医药管理局的编制，这实在是令人感到鼓舞的事情。

中央领导对于中医药工作的确很重视的，只是在具体工作之中，有些执行部门对于中医工作的特殊性，理解不够深刻。

1998年，全国又刮起了一股"西医院校合并中医院校"的风潮。中西院校合并后，河北中医学院并入河北医科大学实际上成了一个系，有的中医院并入西医院成了一个科，这样的连锁反应发生之后，就有可能使刚有起色的中医事业走向衰落。邓铁涛先生心中充满忧虑："国家要抓大放小，对很多行业可能合适；但在医学界，西医大、中医小，抓了西医而放任了弱势的中医，岂不'死火'？"于是，邓铁涛先生就和任继学教授商议，要联合其他中医老专家一起上书朱镕基总理。后来，中西医院校合并风紧急"刹车"。

这就是第二次的中医"八老上书"。

1998年8月11日，邓铁涛先生与任继学、张琪、路志正、焦树德、巫君玉、颜德馨、裘沛然，八位知名中医专家，一起写信给朱镕基总理，明确地提出"中医西医不能抓大放小"。他们写道，朱镕基总理，您好！我们这几个老朽，对于中医药事业的发展，对您说几句心里话。一是，这次压缩编制，把中医药管理局保存下来，我们感到十分欣慰！自国家中医药管理局成立以来，中医药事业得到空前的发展，但从整个实力来看，中医和西医之比，仍然是小孩与壮丁之比。保留中医药管理局，便对中医的发展有了组织保证。谢谢国务院的英明决策。

老先生们对于国务院保留中医药管理局决策的肯定，充分表达了中医界的感激之情，也是进一步提出问题的前提。他们提的第二点，还是说中医药的近百年历史坎坷。

老中医们讲的这些话，尽管在不同的场合，已经说过多次。但是，每说一次，听的人们就和这些老中医一样心酸一次。不说这些，谁能设身处地为中医药的历史辉煌、现实困难、未来希望而深入思考呢？思考这些问题，谈论这些问题，就不能不说这些心酸的事情。

邓铁涛先生把中医药比作和氏璧，把自己当作和氏，无论老中医们个人的境遇怎样，都必须坚守着这个宝贝，不能把它丢了，坏了，也不能失传了。

所以，邓铁涛先生继续写道：第三，在目前形势下，我们担心的是：中医学院合并于西医学院，成为一个系；中医医院合并于西医医院，成为一个科；中药新药的评审，按照西药的模式评定；中医医院医药分家；中医教育与中医医院“重西轻中”的倾向日趋严重。对待中西医的改革，绝不能“抓大放小”。因为中医小，西医大，任由小者自生自灭，则中医将灭多生少矣！有些省按强并弱的原则，则中医之消亡有日矣！

老先生们还对中药产业，替国家算了一笔细账，指出中医药事业存废兴衰的问题，是一个涉及国家发展战略的大问题，一定要从中国的国情出发来谈卫生体制和卫生经济问题，这样才能认识深刻，见解透彻。

接着，“八老中医”就提出来一些具体的建议：西医院校增加中医药学的课时，以便引导他们运用中医中药治病，减少使用西药外汇之支出。据说日本会用中药的西医占60%～70%，他们用中国之药源制成新药，价值比我们每年中药创汇只有5亿美元不知大多少倍。我们岂能安枕无忧乎？我们赞成以国际方法研制中药，更赞成创造中国式的传统与新技术结合研制新药，也容许中医院医药不分家地进行研制新药，推广新药。

老中医们的这些建议，的确立论高远，也有很强的可操作性。

最后，邓老概括起来说，我们建议：①中药改革决策层以及中药药审领导层，须要有真正懂中医药的专家参与。②报载国务院多次请专家讲课，能否也请老中医专家讲讲课，让他们讲讲中医药的过去、现在与未来，提供领导决策参考。也许是老先生们觉得提出给中央领导讲课不太合适，就用一个婉转的说法提了出来：“这不是授课，而是调研的一种方法耳。以上浅见，供总理参考，并给予教正，幸甚幸甚！”

这个报告引起了朱镕基总理的重视，他批转给时任卫生部张文康部长，张部长又请朱庆生副部长与中医药管理局的领导具体落实。国家中医药管理局研究之后，提出解决办法上报国务院总理，不仅制止了这股中西医合并的风潮，保住了整个中医药事业不后退，而且为中医药未来的发展，提供了一个依据。

3. 名师带高徒，强壮大集体

中医事业的振兴，离不开大批中医临床人才的成长。

邓铁涛先生认为，中医学是中国的，也是世界的。目前世界上最欠缺的是高水平的中医，欠缺在临床上有真功夫的千千万万个铁杆中医。中医药的发展需要有一大批中医的栋梁。如何建立中医人才培养体系？这也是邓铁涛先生早就提出来的一个重要问题，他一直关注着中医高等教育的发展。目前由于受西方医学的影响很深，中医的大学生、研究生教育难以培养临床可用人才，这是一个不容忽视的问题。

邓老认为，师带徒不仅是中医历来培养人才的一个好方法，中华人民共和国成立后国家也曾多次通过师带徒的形式，培养了许多实用中医人才。邓铁涛先生深感临床型名中医等高层次人才培养的重要性，也一直在为中医界的人才培养而不断呼吁。

1988 年，邓铁涛先生出版了一本《耕耘集》，里面多篇文章提及“继承名老中医经验，抢救中医学术，已成燃眉之急”，“中医学再不花力气去抢救，等现在的老中医已经老去，才想到出钱出力去发掘已经迟了！时不我予，时不再来 ！”时任国家中医药管理局领导的朱杰局长，他读了这些文章，感触很大，就以邓铁涛先生的建议为基础，积极与有关部门的领导沟通，最后与中央人事部、卫生部的负责人取得共识，各部门与国家中医药管理局联合起来，组织全国名老中医授徒。

1990 年 10 月，首届全国继承老医药专家学术经验拜师大会在北京人民大会堂隆重举行。邓铁涛先生代表500位老中医在会上致辞，提出一个响亮的口号：“学我者必须超过我！”听了邓铁涛先生的发言，参加会议的国务委员李铁映立即带头鼓掌，表示赞同。500 名老中医，几百名老中医的学术继承人，老中青济济一堂，情绪激昂、意气风发，大批临床型的中医人才将脱颖而出。

在人民大会堂举行中医的师带徒活动，显示了国家的重视。

第一、二批中医师带徒，有 1343 名学术继承人。第三、四批师带徒培养了更多的中医临床高级人才。

广东省中医院在邓铁涛先生的支持下，从 2000 年起实施“名医工程”，得到了全国名老中医的鼎力支持。该院在借鉴传统“师带徒”教学方式的基础上，创造性地采取了“集体带、带集体”的带教方法，先后有近百名中青年专家拜师 30 多位名中医，在全国中医药界产生了巨大的影响，探索出了一条现代中医临床高级人才的培养之路，培养出了一批高素质人才。

广东省中医院师带徒的工作，在 2003 年防治非典的工作中，发挥了重要作用。受命代表广东省中医院到香港出诊的林琳、杨志敏主任，时常与其带教老师保持联系，以提高疗效，这充分突显了名师带高徒的重要作用。

如今，国家把名师带高徒，作为一项发展中医药事业常态性措施加以重视，与邓老当初的建议不无关系。

4. 架设高速路，政府兴中医

2003 年 11 月在刚刚经历了 SARS 疫情之后，国家就召开以“中医基础理论的建构与研究方法”为主题的“香山科学会议”，这是一次很重要的学术会。

这次会议关注：①中医药基础理论的构建；②中医药基础理论研究方法的思考；③中医药学在国外的传播对中医药发展及人才培养的启示。这些问题关系到中医药此后发展的战略问题。

邓铁涛先生以“为中医药之发展架设高速公路”为题，作主题评述报告。科技部中医发展战略课题组组长贾谦先生说，邓老气度恢弘的大段主题报告，像一把熊熊烈火，点燃了科学家们的心烛，一阵高过一阵的掌声，仿佛使会场的气氛到了沸点。《中国中医药报》于 2004 年 2 月 2 日、5 日、9 日，分三次连载了报告全文。

2004 年 2 月 4 日，《中国中医药报》以头版头条的位置，报道了邓老和 100 多名中医药专家的建议，希望将中医药作为重大科技专项列入国家中长期科技发展规划，特别是对中医基础理论、重大疫情预测预防等进行深入研究，系统整理，按自身规律不断完善，实现中医药的可持续发展。这就是日后启动的中医 973 项目。

据当时了解到的情况，国家将对未来 15～20 年我国科学技术的发展方向，拟选择 20 项重大专项进行讨论，而中医药学未在其中。

邓铁涛先生在香山科学会议的报告，在全国中医药界引起强烈的反响。在国家制定中长期科技发展规划的关键时刻，他们联名致函党中央、国务院，向领导们呼吁。邓铁涛先生与大家在信中说：“中医药确实有比较优势，能解决 13 亿人健康问题；其次，中医药关系到国家的功能运转和国家安全的维护；第三，中医药是解决 13 亿人口特别是 9 亿农民医疗保健问题的关键；第四，中医药正处于生死存亡的关键时刻，我们不希望成为千古罪人。”邓铁涛先生带头签署了这份《呼吁书》，这是香山科学会议的延续。

2005 年 4 月 16～18 日，在北京科技会堂召开了“新时期中医发展战略与政策论坛”的学术研讨会议。邓铁涛先生作为主要组织者，做了一个重要的主题报告。

2005 年 7 月 14 日由科技部聘请邓铁涛先生为中医 973 项目专家组的组长。主要负责开展中医发展战略研究，加强对中医专项的宏观指导，研究提出专项研究重点方向和任务，协助管理部门开展专项的评审评估等工作。

中医药是我国的瑰宝，有自主知识产权，最具原创优势。有国家的大力支持，以带动中医药事业的大发展。

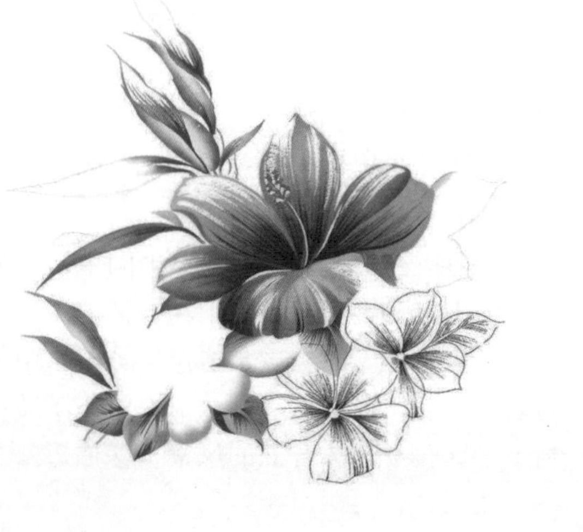

周家神针的传说由来

郸城县神针中医馆　周怀明

周家神针的传说是河南省郸城县非物质文化遗产，民间文学类重点保护项目，该传说位于河南省郸城县于宁平集东南2公里有一村庄叫周老庄，村东有一周氏针灸。相传其祖上西汉时就是当地名医，且擅长针灸。当时医疗条件落后，中药材短缺，周氏祖先就发扬针灸的优势，为当地百姓解除疾病痛苦，在长期的医疗实践中，周氏祖先总结出一套独特的针灸方法，常常能针到病除，被当地百姓誉为“赛扁鹊”。周氏祖先在行医过程中秉承“悬壶济世，救死扶伤”理念，凡来求医者不分贫富贵贱，不分白天黑夜，阴晴雨雪，随时诊治，至于医酬多少，全凭患者心意。对于家中贫困的患者，常常送医送药。周氏祖先的善举赢得了当地百姓的称颂。东汉初年，郸城县宁平一带发生饥荒，灾民们揭竿而起，聚众数万，杀富济贫。刚登大宝的光武帝刘秀闻讯急派三妹刘伯姬前来宁平镇压。

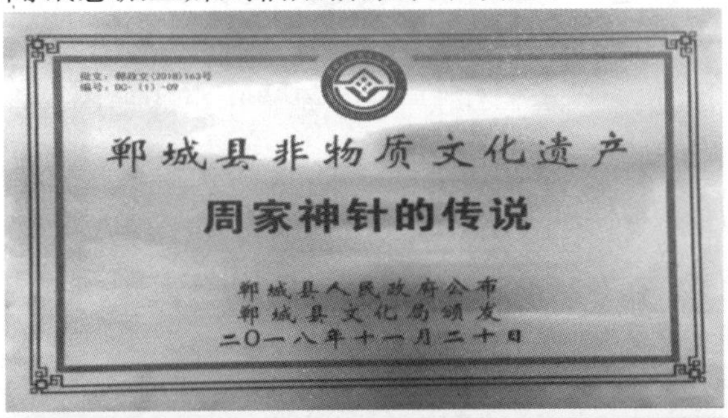

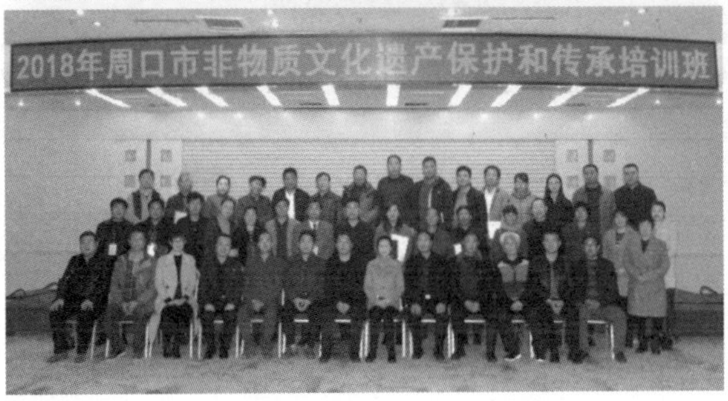

“周家神针”传承人周怀明参加
周口市非遗保护和传承班全体人员合影

刘伯姬带兵来到宁平后，了解到这里的百姓是因饥荒而起义，就采用“攻心为上、攻城为下”的策略，用军粮赈济饥民。百姓见刘伯姬心善人诚，纷纷放弃兵戈，不解自散，各自回家耕种去了。刘伯姬没动一兵一卒就平息了宁平之乱。就在伯姬准备回京交旨之时，突然头疼病复发，不能动身。光武帝刘秀得到消息后，急派宫廷御医前来宁平救治，也不见好转。就在伯姬和众人一筹莫展之时，当地百姓纷纷向伯姬举荐说：“宁平城东 2 公里周老庄，有一周姓神医，擅长针灸治病，技艺高超，当地人都称他为‘赛扁鹊’，对各种疾病，都是针到病除，远近闻名。于是，刘伯姬便派人请来周老先生。周老先生给伯姬把脉闻诊后，取出银针，在伯姬头部的太阳穴、百会穴、上星穴、印堂穴、风池穴、头维穴扎上几针，不大一会，伯姬头痛俱消。伯姬和众人欣喜万分，拿出银两答谢周老先生，周老先生坚辞不要，他对伯姬公主说：“您来宁平赈济灾民，是当地百姓之福，我为您治好病也是答谢您的善心之情。”伯姬公主见周老先生态度坚决，就对周老先生说：“您也和我一样为百姓造福，我就赐‘周家神针’称号与你，望你家代代相传，解救百姓之苦吧”。公元26年，光武帝定都洛阳后，在殿堂大封文武百官，刘伯姬奏请光武帝：“宁平县土地肥沃，人杰地灵，民风淳厚，且有一位能治好我头痛的善良的周老先生，我愿此生在宁平县度过，与宁平县的乡亲们永不分离。”根据伯姬的请求，光武帝封刘伯姬为宁平长公主，并把宁平县作为宁平公主的封地。相传宁平公主在宁平的日子里，常去拜望周老先生，探讨针灸理论。从此以后，伯姬公主封周家神针的传说在宁平一带妇孺皆知，代代相传，流传至今，影响深远。

中医的“试验田”与“百果园”

河北省中医药科学院 张培红 武 宁

2019 年 2 月 15 日，春节后第一个周末的上午，石家庄市中医药管理局施文国局长、王鑫处长为了调研中医工作，拜访了河北省中医药科学院原副院长、主任中医师、世界中医药学会联合会一技之长专委会会长曹东义。曹东义会长主编过 40 多部学术著作，发表了 600 多篇论文、文章，是一个“既能上厅堂，也能下厨房”的资深中医专家。虽然已在 2 个月前办理了退休手续，但仍担任着很多重要的学术和社团职务，有比较强的建言献策能力，因此两位领导就目前中医工作的难点、热点问题，与曹东义会长交换了看法。

施文国局长回忆在担任石家庄市原卫计委办公室主任时，新华社记者采访过曹东义副院长，并发表了《夹缝中生存的中国民间中医》的文章，当时曹东义副院长主持的河北省中医药传统知识保护研究工作引起了大家的关注，出版的《杏林寻宝·保护中医》也是国内为数不多的著作。2017 年《中医药法》实施的时候，石家庄市原卫计委领导集体学习，请曹东义讲述立法宗旨和现实意义，给大家留下了深刻的印象。

曹东义是农工党河北省委文史理论专委会的主任委员，也是裕华区的政协委员、政府特约咨询专家，研究生导师、河北省第四、第五批中医师带徒指导老师，行医 45 年，中医理论素养与实践经验突出。他自己谦虚地说，这是因为自己的师父、老师、同学、徒弟、学生“五个关键词”都太优秀了，在这个团队里自己不努力，就不能跟上他们的步伐，影响中医学术的传承。

曹会长赠送两位领导几本有关书籍，感谢领导在百忙之中，前来调研有关中医事项。他说，作为世界中医药学会联合会一技之长专委会的会长，很关心民间中医“师承与确有专长”人员的考核问题，尽管河北省报名的人数大大出乎一般人的想象，但是，从河北省七千多万人口，《医师法》施行 20 年以来，积累的历史问题来看，全省 8000 多名报考人员并非不可理解，也绝对不是“难以容纳”。目前，乡村和基层非常需要大批“确有专长”的中医人员，关键是如何确定谁符合条件，如何获得资格？这需要大量艰苦、深入细致的工作。

曹东义认为，总体的思路应该是“学术引领，技术支撑，政策保障，做好实验田，收获百果园。”王鑫处长请他解释一下，最好有可以操作的具体建议。

曹东义解释说，“确有专长”的“确有”就是一个以学术专长为基础，需要政府主管部门组织专家认定的问题。由于属于考核，而不是考试，并且“会什么，报什么，考什么”，不是一张考卷可以解决的问题，也不是一个人说了算。5 位专家需要商量决定，没有学术引领是做不好的。而且，中医与西医是完全不同的学术体系，其在近代的学术特色淡化，中医院不姓中，也是多年来的痼疾。中医的临床思维受西医影响大，很多专家职称虽然很高，但是其中医思维、中医技术特色未必让民间中医心服口服。所以，“学术引领”不容易。由于考核“师承与确有专长”是《中医药法》规定的长期任务，不是一次性的考核，把这项工作做好、做实，进而造福大众，发展中医事业，离不开“学术引领”。世界中医药学会联合会成立“一技之长专委会”，其宗旨就是为有关人员服务，替政府分忧。我作为会长，责无旁贷，愿意搭建桥梁，尽力做好有关工作。

曹东义曾经担任河北省民间医药工作领导小组办公室副主任，在河北省中医药科学院接待过很多来访人员，处理过大量来访信件，有相关经验。他介绍了几年来，河北省在中医药传统知识保护工作方面的省级评审，以及上报华北片区、国家中心的情况和经验。建立保护制度、保护名录，对传统知识持有人的传承工作进行支持，是《中医药法》赋予各级中医药管理部门的神圣责任。没有学术引领，就会背离中医传统，造成中医西化，淡化学术特色，危害中医事业。

关于“技术支撑”的解释，曹东义说“确有专长”是认定的结果，“没有一技之长，何来‘确有专长’？为了证明‘确有专长’，就需要一定技术支撑，要有实际操作演练，检验其是否具备相关资格。”这样就需要各级医疗机构提供“试验田”，作为技术支撑平台，不是一张考卷定终身，也不一定需要高考那样必须集中在几天内完成。考验、考核医疗技术，观察是否安全有效，是需要时间的。

考虑到确有专长人员获得行医资格之后，大多数人是在基层开展业务，很少进入大医院工作。他们的真才实学才可以填补、提升基层国医堂、社区服务中心的中医服务能力与水平。因此，“试验田”可以设置在基层医疗机构之内，“确有专长”来于基层，用于基层，可以就近在申报区域内完成初级考核，而不用一起集中在省级有关部门“千军万马过独木桥”，可以防止走过场，也能检验其真实性，为大众健康负责。

施局长和王处长对于这条建议很感兴趣，认为有操作性，对于化解报考人员多，不容易把控的问题，可以在基层把好甄别关，既符合有关法规的宗旨，也不是不作为、乱作为，而是真作为、积极作为。他们表示需要回去研究具体办法，以便落在实处。

关于“政策保障”的建议，曹东义说：“在德国，学习气功可以报销，美国大兵用针灸进行保健都是看到中医在治未病方面的优势，可以有效降低发病率和减少医疗费用支出。但是，我们现行的医保制度，没有‘治未病’收费项目。如果允许用个人账户，每年支付一定比例的‘治未病’费用，就可以用来接受中医健康教育、中医查病、调理身体、学习保健技术，这是一个导向问题。现在的医保，是向大病倾斜，重视治疗，轻视预防。西医的健康体检、预防疫苗接种等可以报销，而中医的治未病虽然由政府号召和主导，但是，医保不予支付。上述中医预防保健措施，如果用医保资金支付，目前被认为属于‘套保行为’。这需要地方政府协调，加以解决。很多中医治疗技术的收费项目，还没有纳入医保报销名录。”

施局长和王处长对于这项建议也很认可，他们觉得需要和市人大等部门沟通，促进医保资金支持中医药事业，以便减少医保资金支出，是利国利民的大事、好事。

他们还就中医药传统知识保护数据库、保护名录、中医药安全性等问题，进行了讨论，交换了看法。

曹东义会长的师父朱良春国医大师，在二十世纪五十年代，经过几年的调研、走访，反复验证总结，终于在南通市中医院挖掘、整理出季德胜蛇药、成云龙铁脚将军草（金荞麦片）、陈照治疗瘰疬疮经验，被杏林誉为“民间中医三支花”，至今仍传为美谈。

我们可以期待，在《中医药法》等有关利好政策的实施过程中，经过有关中医药领导部门的组织领导，学术团体的学术引领，技术支撑平台与确有专长人员的深度合作，一个百花齐放，成果琳琅满目的“中医百果园”，就会盛放在各个地区，所谓“难题”就不难解决。

启人天赋　迪筑健康

陕西省铜川市　　马宜君

马宜君，1956年出生，共产党员。陕西省铜川市宜君县人。二十世纪八十年代改革开放最早创业青年，当时《陕西青年报》《铜川日报》曾报道。由于爱好中医药研究，1993年春天，运用中药，治好了几例久治不愈的乳状疣，感觉值得研究，便全身心致力于药食同源研究。首先找人类乳头瘤病毒引起的乳状疣、尖锐湿疣、扁平疣患者自愿免费外用。由于免费送药酒，很快就传播开，就连街上卖豆腐的都知道。有一个小伙子十三四岁患带状疱疹，当地医院住院治疗多日疼痛难忍，抱着试试的态度，用了药酒，外用反复涂抹，效果显著，精神振作，可以打台球。由此认为，药酒对部分疱疹病毒患者的改善也很有效。由于免费向牛皮癣患者发放试用，先后给五例牛皮癣、五例癌症（两例食道癌、皮肤癌、胃癌、口底舌体癌），十几例乳状疣、尖锐湿疣、扁平疣免费内服外用。第一例牛皮癣患者十分严重，小腿肿、纵向裂口子，穿裤子困难。一共内服外用三个月痊愈，以后两三年跟踪未复发。

由于药酒改善了许多顽症患者的症状，坚持了二十多年的研究，仍在继续，二十多年始终内服都是自己先服用，以免引起不良反应，无任何不适才给患者服用，由于长期研究试用，有许多慕名而来的杂病患者，经过服用得到了改善，其中有癌症患者，抱着试用的态度服用，病情有了改善，于是便坚持研究，使药酒发挥了应有的效果。

马宜君曾看见中央电视台报道北京佑安医院红丝带机构成立，给佑安医院写信，认为艾滋病 HIV 病毒引起免疫缺陷综合征。药酒对治疗的多种病毒效果好。治疗的牛皮癣、癌症都有遗传性应该也是免疫缺陷。而且药酒没有副作用，希望给艾滋病患者服用。当时医院给回信不具备条件。

2001 年 8 月 6 日看见健康报报道副部长率队走文楼。马宜君就让侄子去河南文楼村找佑安医院负责人，希望在文楼村给大家免费服用药酒。但是去了率队的人员已经回北京了。马宜君就让侄子直接和艾滋病患者沟通给大家免费服用。开始担心大家有顾虑。马宜君和侄子当着大家面首先服用，然后大家观察相信再服用。很快有的患者长期发烧、腹泻、乏力明显好转。十几年免费给大家服用，仅文楼村四个月近二十位艾滋病患者免费服用药酒，费用达三万余元，事实发生有记录。（现在文楼村村长程广华还有他媳妇、爸爸、妈妈一家四口都很好，都是当年免费服用的患者。）

现整理服用系列药酒改善的几则案例，供大家参考。

1．晚期肝癌

武某的母亲。晚期肝癌患者，肝左叶四个肿瘤，开始服用时最大的 7.8 厘米，严重腹水，步行距离不足 20 米就要歇息，儿子已为母亲准备好后事。服用不足一个月，腹水消失，没有任何明显不适症状，可以去附近集市买菜。后间断性服用四年，病人无任何明显症状出现。但后期患者本人认为服用药物几年没有治愈，于是去陕西省中医院介入治疗，不到两个月去世。

2．乙肝肝癌

马先生，54 岁，陕西省宜君县中学老师。长期乙肝、肝硬化癌变患者。2006 年 3 月多家医院确诊多发性肝癌，脾大，血小板减少。患者乏力，下肢紫癜严重，肝脏无数肿瘤，最大 1.6 厘米。服用药酒三个疗程后，精神好转。此后四年每年服用药酒两个疗程，至今十二年了，身体状态良好。

3．孕妇艾滋病

杨女士，38 岁，云南省文山州广南县人。2009 年怀孕检查发现感染艾滋病，当时 CD4 只有 220 多，同年八月开始服用药酒，一年服用三个月，症状改善，CD4 上升，体重增加，至今没有发现任何症状，女儿现八岁多次检查阴性。

4．男性艾滋病

（1）李先生，男，29 岁，重庆市秀山县人。其父亲 2009 年 8 月一个人来给儿子拿药酒，据描述当时裆部溃烂臀部肿大，生殖器严重肿大，CD4 只有 240 多。开始两年，一年服用三个月，后来有时一年服用一个月，有时一年服用两个月不等。至今十年再无发病，没有影响正常生活和工作。期间没有服用其他药物。

（2）魏先生，男，55 岁，北京人。工作于河北唐山市。自述：2004 年开始服用鸡尾酒药物 CD4 从 200 上升到 400，后来就慢慢下降到 200 左右。2011 年 12 月 5 日邮寄一个月马宜君的药酒。服用二十天说话有底气声音大了。2012 年 2 月自觉身体有劲。2012 年 7 月 12 日检查结果 CD4 上升 120 多达到 400 以上，体重增加 8 公斤，感觉一切正常。2017 年 CD4 细胞 460。

5．老年艾滋病

（1）郑先生，68 岁，河北省宁晋县人。CD4 细胞约为 250，同时患梅毒。2008 年 11 月开始服药酒，症状很快改善，自觉有劲精神好。用他自己的话说是六十岁以来身体最好的时期。服用药物四年，期间 CD4 在 300 以上，病毒载量几千，多年没有感冒。2013 年网上看到能够治愈的药物，跑到浙江用药半年，具体药名不祥，导致 CD4 下降病毒载量上升。后来服用疾病中心鸡尾酒药物，不到一年出现严重心脏问题，一个多月上厕所不敢出屋，在屋内大小便。随后马宜君让其同时服药酒，身体状况很快改善，现在在邻家工厂打工，老两口早晚轮换抵一个人上班，脸色红润身体状态良好。

（2）广西柳州艾滋病患者袁女士，62 岁，曾在美国二年。确诊 HIV 阳性发现 CD4 细胞只有 103，服用两个月 CD4 从 103 上升到 194，服用三个月 CD4 上升到 255，不仅 CD4 明显上升。其他检查指标都在好转。尤其是肝功能所有不正常的项目都恢复正常。身边的人感觉跟正常健康人一样。

6. 银屑病（牛皮癣）

银屑病（牛皮癣）是联合国确定的世界三大皮肤顽症，黄种人患病千分之一点八，白种人患病百分之四，没有特效药物。

巩某，甘肃省正宁县永正乡患牛皮癣二十年。2008 年 9 月找我，由于治疗不当引起严重的红皮病。夏天找马宜君时穿棉衣棉帽，两耳不停地流脓。服用药酒两个月后痊愈，一共服用三个月，跟踪几年无复发。

“李咏们的悲剧”与思想观念问题

河北省中医药科学院　曹东义

不久前，一部《我不是药神》在大陆热播，很多人以为只要政府放开进口西药的限制，大幅度降低抗癌西药的价格，甚至“吃药不花钱”，广大患癌症的患者就有了“天使”的保护，依靠“药神”的魅力，就解决了迅速增长的癌症患者的问题了。

这个为西方化学制药“免费广告”的热潮还没褪去，就从“药神”的国度传来了否定的声音。

国内著名节目主持人，非常六加一栏目的李咏，怀揣着梦想，据说是在“全世界最好、美国一流治疗癌症中心”，因为“药神”无效，“天使”乏术，于 50 岁的时候，离开了深爱他的妻子和女儿，不幸病故了。李咏们的悲剧，反复上演，它不是个别现象，而是很普遍的、一系列错误认识造成的。

首先是不重视防癌，难以改变不良的生活习惯，让癌细胞有可以滋生蔓延的内在环境，因此，即使做了“根治手术”，也还会复发转移。

第二，治疗上只相信、依靠外力干预身体，不选择中医药，不了解自身抗病能力的重要性。

第三，即使选择了中医，也只知道吃补药、解毒药，而不知道还有不用药的外治法（比如“圈疗八大外治疗法”）；不了解饮食疗法（药食同源），不了解精神情绪（七情）对身体的重要影响。

只想相信药物，尤其是只相信西药抗癌药，使很多人走上了不归路。

癌症高发，患者查出来的都是结果，即使做了手术，也容易复发。就应该从改变产生癌的环境入手，让癌没有生存的空间，才是防止复发、转移、恶化的根本措施。“河洛回生系统涂药圈疗新法”，一法为主，八法配合，通瘀提毒，扶正祛邪，中医有独特的理论与方法。对于疑似的病例，中医的方法也是非常可取的，它不是手术、放疗、化疗，没有明显的毒副作用，对身体不形成损害。

说清楚中医治病的道理不容易，需要借助古人的智慧：

《庄子·知北游》说：“天地有大美而不言，四时有明法而不议，万物有成理而不说。圣人者，原天地之美而达万物之理。是故至人无为，大圣不作，观于天地之谓也。今彼神明至精，与彼百化物，已死生，方圆莫知其根也。扁然而万物，自古以固存。六合为巨，未离其内；秋毫为小，待之成体 ；天下莫不沈浮，终身不故；阴阳四时运行，各得其序；惛然若亡而存；油然不形而神；万物畜而不知：此之谓本根，可以观于天矣！”

关于生命的起源，有很多学说，毫无疑问的是，只有圈起来的细胞膜，才能形成生命与非生命的包围圈，才能有“内外有别”的内环境。生命“内外有别”是很必要的，没有一个圈（细胞膜），就不能提供生命活动的内在稳定环境，不能保障生命物质的复制，也不能有序遗传，无法保证种群的延续和进化。

圈起来，可以做到“内外有别”，这只是一个方面。另外还必须“内外相关”，否则就不能与环境交换物质，不能吐故纳新、新陈代谢。很多物质，是不能随意出入细胞的，细胞膜不简单的“隔离膜”，而是布满了活性蛋白、载体、离子通道等复杂结构，做到有选择地内外交流。有序生成、成长和调节。

最简单的“生命圈模型”，是《河图》，它由五组数字组成，围成一个整体，具有天地阴阳、时空一体、有生有成。并且“内外相关”，升降出入，变动不居。

“河洛回生系统涂药圈疗新法”就是充分利用生命内外相关的学术原理，做到了：“施治于外，神应于中”；“内病外治，外治内效。”

《内经》说：“根于中者，命曰神机，神去则机息；根于外者，命曰气立，气止则化绝。故各有制，各有胜，各有生，各有成。”又说：“出入废，则神机化灭；升降息，则气立孤危。故非出入，则无以生、长、壮、老、已；非升降，则无以生、长、化、收、藏。故器者，生化之宇，器散则分之，生化息矣。故无不出入，无不升降。”

这里有大智慧，是中医诊治疾病，养生保健的奥妙所在。

对于癌症，有很多认识误区，有些人轻视它，有些人害怕它，真正敢于正确面对癌症，采取临危不惧，用正确方法对待的人，是很少的。

有些人说它的治疗，比治疗感冒还容易，或者称“天下无癌”；有的人说它毒性巨大，“治大病必须用重刑（剂）”，以毒攻毒，不能心慈手软。有人则相信偏方、验方。

在面对癌症袭击的初期，一击即溃的人不在少数。

借鉴中医智慧，成功应对癌症，尤其是做到“治未病”，用确实可行的方法“防治癌症出现”是很有必要的。做到防癌，就必须在理论与技术上，有切实可行的方法，而不是心存侥幸，闭口不谈就天下大吉了。

癌症，是生命过程严重无序化，要纠正这种无序，回归生命大道，必须顺应天地阴阳，回归升降出入，内外相关的有序运动。《河图》《洛书》就是不能违背的根本规律。《河图》是以象谓之，不是简单的象。象背后有数，有天道，有神机。手机中毒，程序混乱，需要重新启动，生命程序混乱了，如何启重新动？能离开《河图》《洛书》的规律吗？

当然，对于癌症患者，即使疾病虽无法治愈，但并不意味着无法治疗，圈疗就是治疗方法之一。通过中医特色的各种方法使病人及家属减轻痛苦，就是我们共同的目标。

“河洛回生系统涂药圈疗新法”是国家推广的“中医高新适宜技术”，可以治疗很多病，包括癌症的治疗和预防，以及养生保健治未病。

它的道理，主要是“通瘀提毒，恢复正气”，也就是恢复生命自组织能力，它的原理就是《河图》《洛书》所揭示的“整体生成、内外相关”的大道理。很多人不明白，不了解。

看了上述经典与古人说的道理，如果能看懂，那么，圈疗治病、养生的道理，就应该明白了。

师父徐荣谦教授对我的深刻影响

夏桂选

导师特别爱护学生，关心每个学生的现状和发展情况。当年导师只有一位博士的招生指标，偏偏我就考了第二。导师觉得我这个农村孩子好不容易考到北京，如果没录取又回农村去，会影响将来发展，导师多次找校长、找招生办，几番周折又为我争取了一个名额；读博期间，我不幸患肺结核住院，导师带着师兄弟姐妹们去医院看我，劝我不要着急安心休养；为了能让我留在教学医院，导师安排我去院办干活，多跟领导亲近。虽然后来我放弃了这个机会，但导师的深恩永生铭记；刚参加工作，导师担心我的收入能否够生活，后来听说我的病人渐渐多了，收入也好了才感欣慰；听说我几年来没发表文章，导师又关心鼓励我积极写文章……，导师的恩情在我心里如天覆地，难以忘怀。

导师对学生们的要求也是很高的。导师常说，中医传承靠弟子。很多中医经典是由弟子总结发扬师父的学术经验而写成流传的。以儿科来说，没有弟子闫季忠就没有中医儿科鼻祖钱乙的《小儿药证直诀》流传，中医儿科作为独立学科体系还不知到何时才能形成；没有弟子顾景文就没有师父叶天士的《温热论》。优秀弟子更可以超越师父，开山立说。电影《大明劫》主人公吴又可就是这样一位出众弟子，更不必说医圣张仲景为中医创立全新的辨证论治体系，超越师父不知几多。

导师这样要求学生，也是这样以身垂范的。导师总结了刘老对中医儿科的两大贡献：在中医儿科基础理论方面，倡导小儿体禀少阳；在临床特色方面以五脏证治为基础，突出从肺论治儿科疾病的学术思想。虽然此前有人总结过刘老从肺论治小儿病毒性心肌炎，但系统总结刘老从肺论治儿童心系病毒性心肌炎、肝系抽动秽语综合征、脾系重症肌无力、肾系肾炎肾病、血液系统过敏性紫癜、皮肤科儿童出疹性疾病，全面提出刘老从肺论治肺外疾病的临证学术思想还是导师。

不仅如此，导师认为刘老对中医儿科基础与临床的两大贡献彼此衔接仍欠吻合。基于小儿体禀少阳，大胆提出自己从肝胆论治与从肺论治相结合的学术风格，较于刘老更向前发展一步。尽管提出新的思想每每遭受守旧派的非议与攻击，但是正如每一代祖师那样为了学术的发展毅然站立在时代的风口浪尖上，那种无畏让弟子敬佩！

何以各种肺外系统的疾病都可以从肺论治呢？在导师的带领下，我突破了很多中医理论与临床脱节的窗户纸，真正体会到中医理论的博大精深和神奇的临床疗效。对理论能够融会贯通用于解决实际问题的刘老、导师这样的中医大家更是高山仰止。通过一次次的侍诊、思考问难和深入学习，导师传递给我的不仅是知识技能，还有对中医的信心、克服困难的勇气、畅想未来的希望，还有传承中医的责任等满满的正能量。

和绝大多数名老中医不同，导师退休后没有到处应付特需门诊，收获丰厚的名誉与经济回报。相反常常为了推动中医儿科学术交流、充分发挥中医儿科在百姓日常生活保健中的作用而停诊，参加组建新学会、社区讲座等很多社会活动。常常有人问导师，您这么干到底图什么？导师总是说，刘老当年勤于门诊，以致老病交加，我不能学刘老，我要开心地多活几年。常见导师在朋友圈分享到各地开会的情况，常常是上午赶去某地，下午就又坐火车返程，或再往他处。正是由于他把中医儿科学科发展的事当自己的事，才能这样不辞辛苦，以高龄奔波各地。

这一次，为了中医儿科未来事业的发展和振兴师门，师父广收门徒。师父说，虽然收徒授医名，但不给大家排位次分出大弟子、二弟子等。拜入师门只是开始，弟子成就高低要看各人日后的努力程度，由社会大众来评说，师父的胸襟与远见鼓励每一位弟子德艺日进。跟随师父多年，从他身上可以看到为中医儿科一以贯之的努力。让我深深地感受到，参加授医名大会不是为了师徒名分，而是要继承发扬他为学科、为社会、为平民百姓忘我付出的精神，学有所成奉献祖国儿童健康事业。

清·太和医室

“清·太和医室”创建于公元1861年，为中医百年老号，历史悠久。一代祖师姚福年（1838～1923年），晚年号“嘉我公”。少年时赴五台山习武学医，受傅青主学派影响颇深。1861年回河北武安创太和医室，受清廷赏封四品衔。“太和”取“以能保安合会大利之道，乃能利贞于万”之意，即愿天下之人平和安舒、健康长寿矣。

太和医室历经六代传人，遵祖师遗训，秉承家学，代代以医为业服务民众，有名噪本土乡里者，有誉满秦都古城者，有遐迩远洋海外者，成绩斐然，各有千秋。

姚氏传承为祖国中医药世家传承的典型性代表，六代相传未曾断代。二代传人姚占铭（1865～1916年），擅针灸，著有《针灸医案》。三代传人姚兴华（1899～1967年），学贯西中，因病施治，无门户之见，挽病人于垂危，名噪乡里。1946年，由于战乱，三代传人姚兴华携家眷迁居西安。中华人民共和国成立后，在党和政府的医药政策关怀下，姚氏太和医室中医事业得到长足的发展。

四代传人有姚树森、姚树棠、姚树锦、姚树铮、姚树绵、姚树峰、王凤楼，均毕生从事中医临床诊疗工作，为姚氏太和医室的传承及中医学的发扬光大，贡献一个中医世家的力量。

五代传人姚艳萍，自幼随父姚树森在桑梓河北武安从事中医，数十年如一日为家乡患者服务。五代传人姚安萍、姚永平在家学的熏陶下，一直随父姚树锦系统学习中医，从事中医诊疗工作多年，为太和医室教学、科研、资料整理及传承发扬做出了很大的贡献。

传承，更胜于继承。太和医室打破家族内传承的壁垒，开放式的带徒更有利于传统医学的发展。其中，五代弟子何泰来于1959年拜第四代传人姚树棠先生为师，精心钻研太和医室的医学精髓，在数十年的临床诊疗中服务民众，口碑盛赞；五代弟子封树志师从第四代传人姚树锦先生，其将《太和医室秘录》之方药灵活运用于临床，疗效显著。此二位传承者为太和医室诊疗技艺发扬光大的重要传承者。

为响应国家号召，太和医室四代传人姚树锦以培养后学为己任，连续担任第二、三、四、五、六批国家级名老中医继承工作导师，培养出五代弟子王维英、邵燕燕、黄伟、杨晓媛、李晓阳、唐奇志、范彩文、乔黎炎、陈顺合、张扶莉，成为当前西安市中医医院主要科室的重要骨干力量。其中五代弟子王维英为陕西省名中医；姚树锦全国名老中医传承工作室负责人、西安市中医医院肾病科及肾病研究室主任；五代弟子邵燕燕为西安市首届名中医、西安市中医医院肾病科主任医师；五代弟子李晓阳创立西安市中医医院男科，现任西安市中医医院男科学科带头人、陕西姚氏太和医学内科流派传承工作室负责人。

姚蕤，太和医室第六代传人中最长者，贯通思路、灵活运用家传方剂治疗疾病，医人无数。作为领头人，他带领着一支青年中医药团队，不断挖掘、传承、发展中医药价值，“姚氏太和医室诊疗”项目遴选为陕西省、西安市、碑林区三级非物质文化遗产保护项目，姚蕤也成为这个非遗项目的代表性传承人；六代传人杨振宇于2013年取得“传统医学出师证书”；姚舜现就读陕西中医药大学，均为太和医室传承队伍中的新生力量。

传承是中医药的生命之根，传承不仅仅局限于“医术”的传承人，更要开枝散叶到中医药文化、技艺药工等多方面。2019年，太和医室认定宋小玲为中医临床第六代弟子；张瑞俊为中医药文化传承第六代弟子。

姚氏太和医室源远流长，声名远播，经历代传承人的不断传播与发扬，半个世纪以来在陕西地区美誉满城。2018年，“陕西姚氏太和医学内科流派传承工作室”被西安市卫健委确定为西安市中医学术流派传承工作室建设项目，被陕西省中医药管理局列入“陕西省中医学术流派传承工作室项目”。

“太和医室”在多年的不断发展中，逐步成为以诊疗、教学、研发、文化传播为一体的中医药文化传承项目，在陕西中医界逐步扩大影响。为了更好地发挥中医药的健康价值，姚蕤带领着团队不断挖掘整理家族前辈验方、秘方，并大胆应用于临床治学。2012年，他建立“太和医室中医药传承工作室”，开始了中医药文化复兴、创新创业之路。经过多年的努力，整理挖掘出家传成药方剂60余种，均取得了良好的临床效果，其中小儿疳积散、丙丁解毒丹、养肝解酒宝被列入了“国家中医药行业科研专项中医药传统知识保护技术研究”目录之中。

在《中国中医药法》颁布后，姚蕤遵循传统中医人才的成长模式，于明、清两代陕西的最高学府、全国四大著名书院之一的西安关中书院建立了“聚隆光明中医药传承教育中心”，为民间中医爱好者提供学习中医的平台，让越来越多拥有一技之长的基层中医得以进入岐黄之路。至2019年春天，共开设基础课程班四期，经典课程班五期，招收学员300名。授课教师邀请陕西中医界著名导师，如张登本教授主讲《黄帝内经》；董正华教授主讲《伤寒论》《金匮要略》；王礼凤副教授主讲《温病条辨》，注重师资团队的打造。2018年6月，太和医室经过严格选择，遴选15名中医学术继承人与指导老师们签订了中医师承关系合同。

坚持文化自信，着力打造中医药文化多元化建设，太和医室团队首先大力推动中医药回归社会、碰触百姓的日常生活，多次受邀、组织开展中医药文化进校园、进社区活动。2018年，又在距今一千多年历史的“兴庆宫花萼相辉楼”建立了“太和医室中医药文化馆”，这里展出的与中医相关的老物件、历史事件，让更多的百姓了解祖国中医的发展历程，感受传统中医文化，此处被碑林区非物质文化遗产保护中心授牌“姚氏太和医室诊疗传习所”。

“一带一路”建设为中医药对外交流带来前所未有的机遇。作为一名中医传承人，姚蕤于2017年受团中央邀请，至俄罗斯索契参加第十九届世界青年学生联欢节，并受邀发表“‘一带一路’战略下中医药文化传播”主题演讲，展示中国新时代下的青年中医风貌。活动被《人民日报》《九三学社中央网》《中国中医药报》、“俄罗斯卫星通讯社（Sputnik）”报道，引起社会关注。2018年至英国、捷克、罗马尼亚参加丝绸之路文化交流活动，将祖国中医药原汁原味的传向“一带一路”沿线国家。

同时，姚蕤发挥中医药产业化优势，促进中医药与广播影视、特色旅游、文化创意产品等有效融合，提升中医药文化软实力及传播影响范围。他依托花萼相辉楼、关中书院等具有陕西地域特色的中医药健康旅游产品和线路，多次接待“一带一路”沿线国家游客参观学习。2019年，“姚氏太和医室文化宣传基地”经陕西省中医药管理局、陕西省文化和旅游厅联合确定为“省级中医药健康旅游示范基地”。

未来，“太和医室中医药文化馆”将扩建打造为陕西省中医药文化类博物馆，发挥中医药文化非遗品牌作用，建立以文化输出为主体的中医药服务体系。联合历史古迹保护展示，包含集中医药非遗文化博物馆、中医养生保健旅游基地、中医药“治未病”健康中心、中医药科普宣传教育基地、中医药国际交流中心为一体的中医药新型业态。将博物馆“活态化”，充分发挥空间作用，每个功能之间相互协调、相互支持，赋予传统中医药传统传承、现代旅游新体验的生命力，带动周边文创、商贸等跨产业联合，促进经济发展。

中医学的发扬光大，有赖于中医人；中医人的代代相传，有赖于中医魂。太和医室作为百年中医老号拥有世代传承的精湛技艺，也承载着中华民族的工匠精神和优秀传统文化。在顺应新趋势的同时，不忘传承发展之根本，姚氏后人打破陈规，跨越门户，广收弟子，彰显出新时代的中医本色，为祖国医学的发展创新贡献力量。

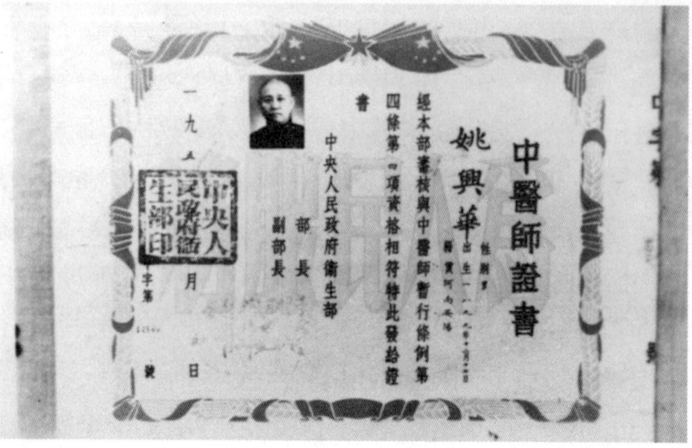

三代传人姚兴华中医师证书

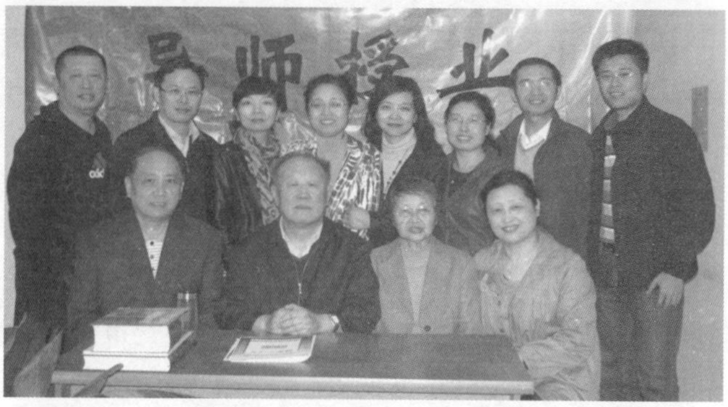

四代代表性传人姚树锦夫妇（中）与众弟子合影

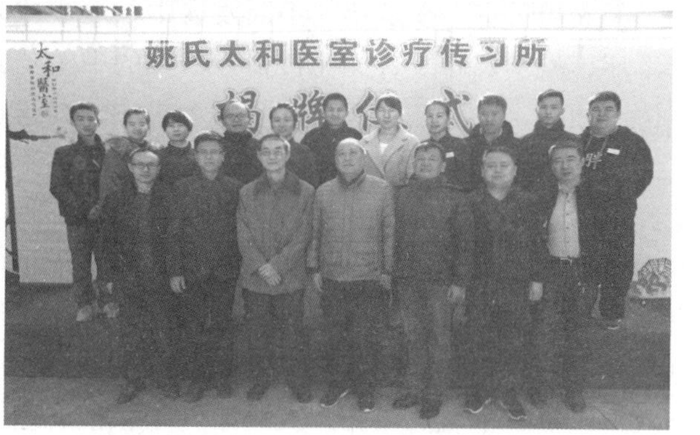

姚氏太和医室诊疗传习所揭牌仪式

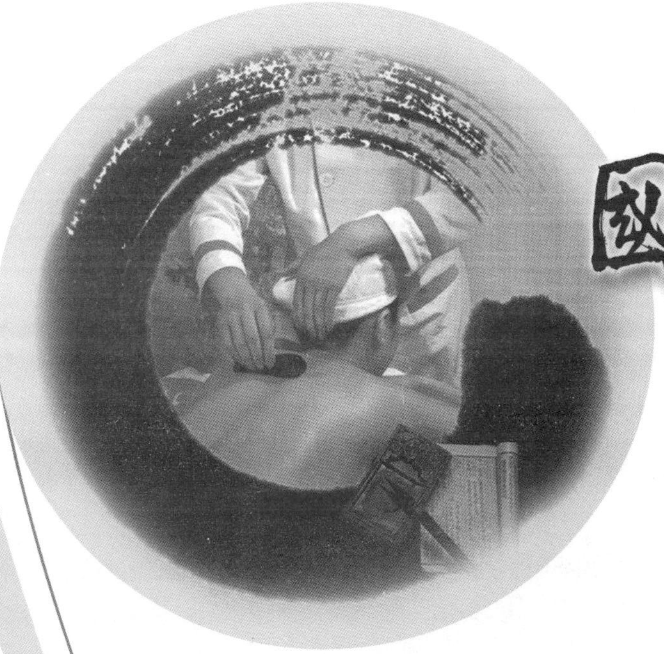

國醫年鉴

GUOYI NIANJIAN

2019

海外中医药

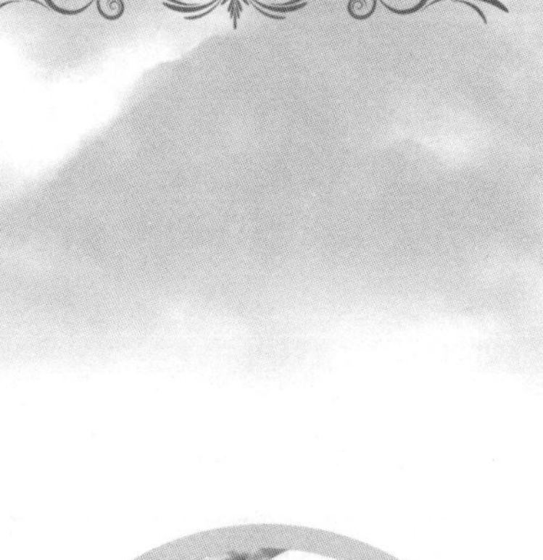

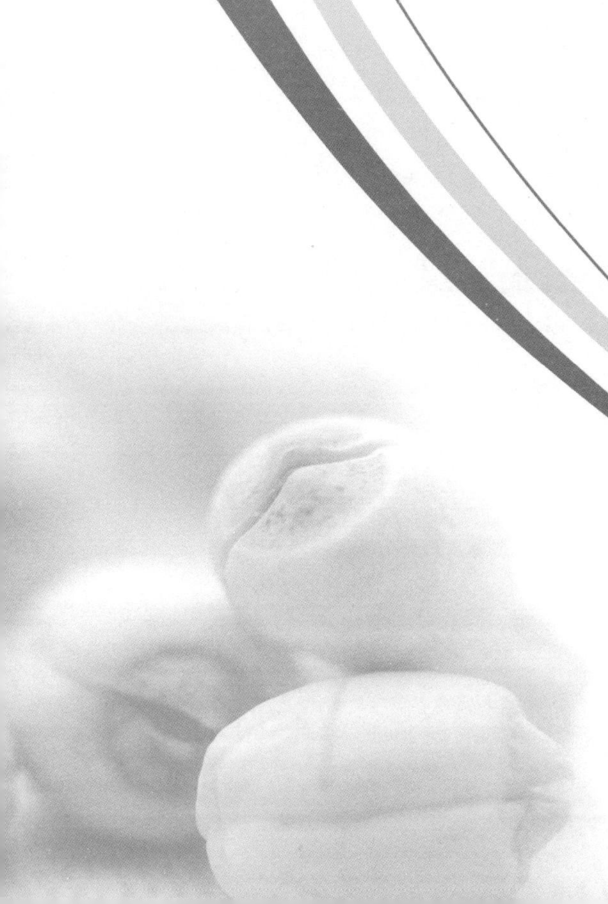

尼泊尔副总理希望加强与中国传统医药合作

2018年6月15日，由尼泊尔卫生部支持、尼泊尔国家阿育吠陀研究与培训中心主办的2018国际类风湿性关节炎多学科管理会议在加德满都召开。尼泊尔副总理兼卫生与人口部长阿坡达·亚达维出席并表示，尼泊尔将进一步完善阿育吠陀医学相关政策，加大资金投入，提升阿育吠陀医学在国家医疗卫生体系中的地位与作用。

国家中医药管理局国际合作司司长王笑频发表了主题为“传统医学融入医疗卫生体系”的主旨报告，介绍了我国中医药理论与诊疗特点、管理机构、政策体系及发展现状。会后，阿坡达·亚达维会见王笑频，表达了加强两国传统医药领域合作的意愿。

会议以类风湿性关节炎的多学科管理为主题，旨在推动类风湿性关节炎的基础研究、治疗技术和经验共享，特别是发挥阿育吠陀医学在类风湿性关节炎疾病中的预防和治疗作用。来自尼泊尔、印度和中国的医疗、教学和研究部门的160余名代表围绕正确认识类风湿性关节炎等进行探讨。（居文）

哈佛国际医学气功太极论坛在美国举行

据新华网波士顿电 首届哈佛国际医学气功太极论坛暨全美中医药学会医学气功太极专业委员会成立大会，2018年9月在哈佛大学医学院附属麻省总医院会议中心举行。这是美国本土首次举办国际性大中型医学气功太极专业性会议。

中国医学气功学会常务副会长兼秘书长刘天君，太极与气功研究专家、哈佛大学教授彼得·韦恩、赫波特·本森等与会并发表主题演讲。韦恩曾于2000年到中国进修，并尝试运用西方科学阐明亚洲传统治疗原理。他还曾撰写“哈佛医学院太极拳指南”。会上，中美两国医学专家就医学气功、太极在海内外发展展开深入探讨。此次大会由全美中医药学会主办。（郭一娜）

江苏扬州市中医院与罗马尼亚一中医中心合作

2018年10月，罗马尼亚锡比乌省省长丹妮拉·切潘一行到江苏省扬州市中医院参观访问，并参加了扬州市中医院与罗马尼亚锡比乌卢奇安·布拉卡大学中医中心合作备忘录签署仪式。

合作双方将共同举办国际中医药学术会议，通过中医药国际文化交流、中医体验等形式传播中医药文化知识。扬州市中医院将派遣中医医师帮助罗马尼亚锡比乌卢奇安·布拉卡大学建立中医专业和进行相关诊疗活动。

2018年度世界中医药十大新闻发布

由世界中医药学会联合会主办的《2018年度世界中医药十大新闻》由专家和媒体评选产生。现予以发布。

1．习近平考察粤澳合作中医药科技产业园，

指出要深入发掘中医药宝库中的精华，让中医药走向世界

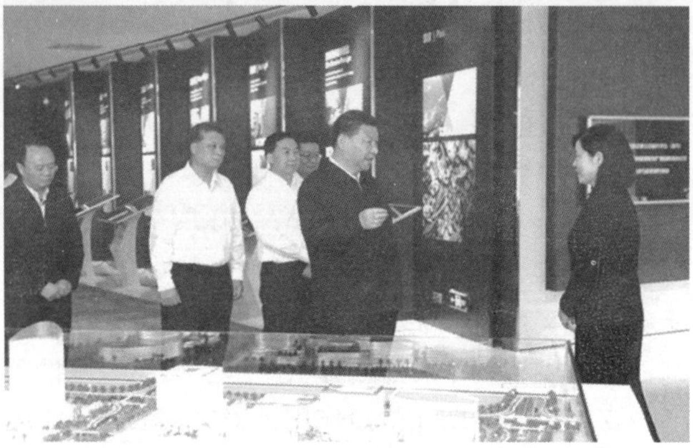

简介：2018年10月22日，中国国家主席习近平考察广东珠海横琴新区粤澳合作中医药科技产业园。该产业园是《粤澳合作框架协议》下首个落地项目。习近平结合视频、沙盘和中医药产品展示，了解横琴新区规划建设以及产业园建设运营、中医药产业发展和国际交流合作情况。习近平走进车间，察看中药制品生产流程。在研发检测大楼，科研人员纷纷向总书记问好。习近平指出，中医药学是中华文明的瑰宝。要深入发掘中医药宝库中的精华，推进产学研一体化，推进中医药产业化、现代化，让中医药走向世界。他强调，建设横琴新区的初心就是为澳门产业多元发展创造条件。横琴有粤澳合作的先天优势，要加强政策扶持，丰富合作内涵，拓展合作空间，发展新兴产业，促进澳门经济发展更具活力。

中医药是中国的，也是世界的。让中医药走向世界，是中国国家主席习近平在广东考察时提出的振奋人心的号召。这不仅是全体中医人的时代使命，而且是摆在当代中医人面前的历史考卷。

2. 第十五届世界中医药大会发布《罗马宣言》，确认“世界中医药日”

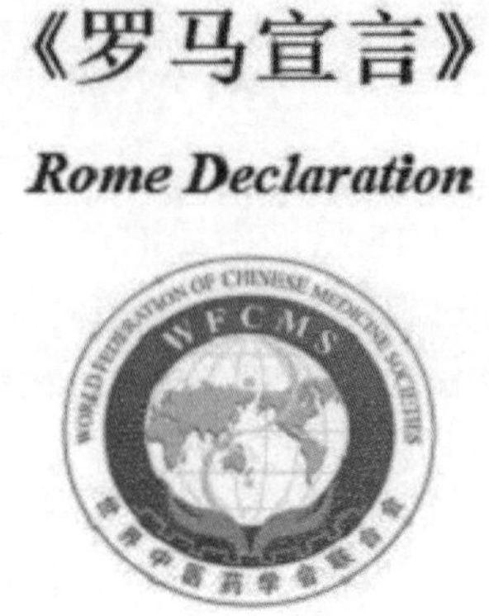

简介：2018年11月17日，第十五届世界中医药大会暨“一带一路”中医药文化周在意大利罗马开幕，30多个国家和地区的近千名中医药行业代表与会。会议发布《罗马宣言》，将每年的10月11日定为“世界中医药日”，受到社会各界广泛关注，新华社、人民网等多家境内外媒体跟踪报道。“世界中医药日”的确立，凝聚了共识，增强了团结，让全世界中医药人为之振奋。“世界中医药日”的确立，也向全世界的中医药工作者释放出中医药人要勇于担当，继承好、发展好、利用好中医药，推进中医药在国际上高水平发展的强信号。中医药走向世界，是世界人民应对全球健康挑战的必然选择。

会议期间，颁发了第六届中医药国际贡献奖。作为世界范围内中医药领域唯一的国际奖项，中医药国际贡献奖已举办五届，今年首次在海外颁发。匈牙利前总理迈杰希·彼得和中国科学院上海药物研究所果德安教授获此殊荣。

3. 世卫组织发布新版《国际疾病分类》，有助于中医药融入主流医学

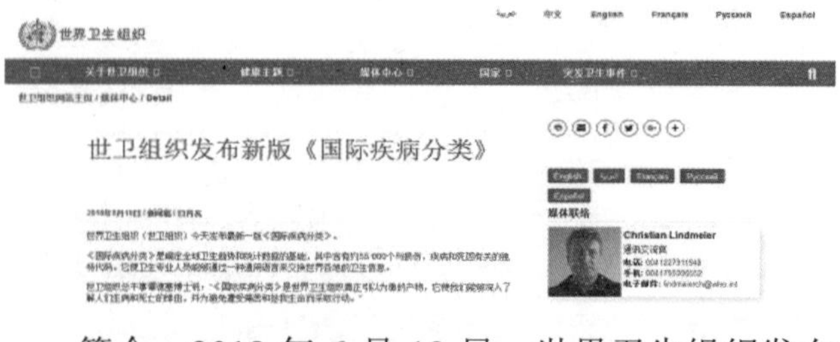

简介：2018年6月18日，世界卫生组织发布《国际疾病分类》第11版草案，首次将传统医学

纳入分类系统。其中，关于传统医学的章节专门提到了起源于中国古代，目前在中国、日本、韩国和世界其他地区应用的中医。传统医学在全球许多地方应用，但相关内容常常没有被记录和报告。新版《国际疾病分类》将传统医学纳入分类系统，有助于以标准化和可国际比较的方式来对待传统医学。医疗人员可根据新版《国际疾病分类》，从形式、频次、有效性、安全性、质量、成果和成本等方面衡量传统医学，通过实践、研究和报告在国际上比较传统医学，从而将传统医学实践与全球通行的医学标准联系起来。世界卫生组织发言人塔里克·亚沙雷维奇认为，这有助于包括中医在内的传统医学融入主流医学。比如对传统医学诊断数据的数字化，有助于传统医学与电子病历系统的结合。将传统医学纳入《国际疾病分类》，还会有助于传统医学在一些地方融入医疗保险系统。

《国际疾病分类》是确定全球卫生趋势和统计数据的基础，其中含有约 5.5 万个与损伤、疾病以及死因有关的独特代码，使卫生从业人员能够通过一种通用语言来交换世界各地的卫生信息。新版本将交给 2019 年 5 月举行的世界卫生大会批准，计划于 2022 年 1 月 1 日生效。

4．国家中医药管理局与世卫组织签署关于传统医学合作的谅解备忘录

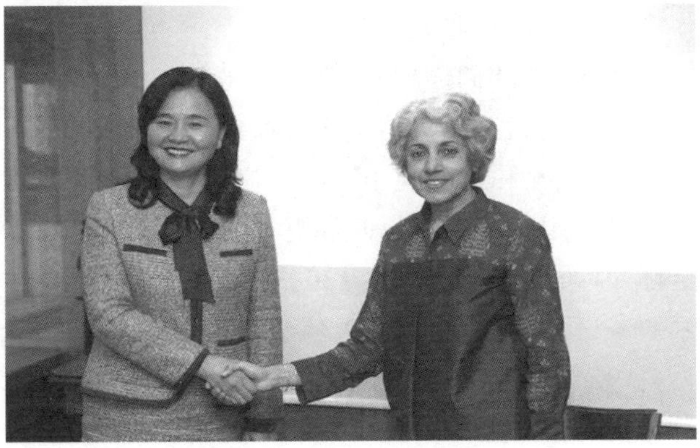

简介：2018 年 12 月 3 日，应世界卫生组织邀请，中国国家中医药管理局党组书记余艳红率团抵达瑞士日内瓦，与世界卫生组织副总干事索姆娅·斯瓦米娜珊举行工作会谈，共同签署《中华人民共和国国家中医药管理局与世界卫生组织关于传统医学合作的谅解备忘录》。谅解备忘录内容涵盖标准规范、临床指南、数据整合、资源利用、能力建设等诸多方面，有助于提升中医药科学和文化及标准规范的国际影响力，在全球范围内提高中医药服务和产品质量，增强中医药管理和技术人员能力水平，为下一阶段中医药高水平走向世界、融入主流医学夯实基础。

5．陈竺获 2018 年舍贝里奖，屠呦呦获改革先锋称号，中医药获海内外肯定

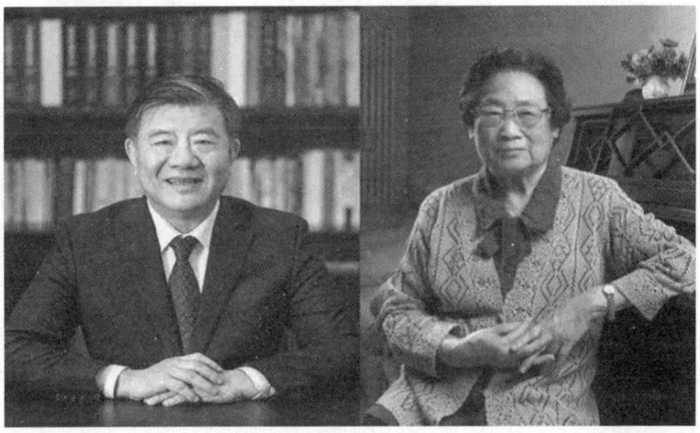

简介：新华社斯德哥尔摩 2018 年 2 月 6 日电，瑞典皇家科学院日前宣布，将 2018 年舍贝里奖授予中国科学院院士陈竺，法国巴黎巴斯德研究所安娜·德尚，法国巴黎法兰西学院于克·德戴，表彰三位科学家“阐明急性早幼粒细胞白血病的分子机理并开创革命性疗法”。三位科学家开创出可以不用化疗的新疗法，采用全反式维甲酸和三氧化二砷（俗称砒霜）实施综合治疗，90%的患者在接受此疗法后可被治愈。在许多国家，此种联合疗法已成为急性早幼粒细胞白血病的首选治疗。使用砷剂的理念起源于中医药，但在该疗法中为科学实验加以证实。

2018 年 12 月 18 日，党中央、国务院授予诺贝尔生理学或医学奖获得者屠呦呦改革先锋称号。春风徐来，回首间，已是 40 载，是改革开放的浪潮推动着青蒿素完成从化学物质向药物的转变。20 年前，青蒿素和它的衍生物走向国际疟疾疫区，开始发挥威力。2000 年至 2015 年期间，全球疟疾患者的死亡率下降了 60%，620 万人生命得以挽救。青蒿素联合疗法至今仍是世界卫生组织推荐的疟疾治疗方法。屠呦呦表示：“在这个过程中，来自中医药的青蒿素影响了世界，体现出中医药宝库是世界医药不可或缺的组成部分。”

6．联合国粮农组织总干事：中医药有助于建立更加可持续的世界

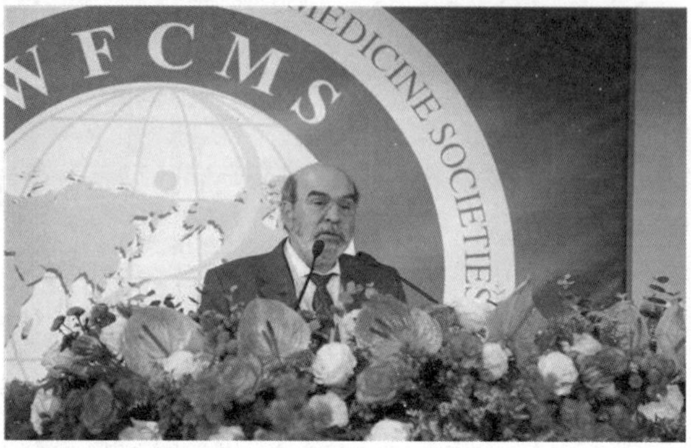

简介：2018 年 11 月 17 日，联合国粮食及农业组织总干事诺泽·格拉齐亚诺·达席尔瓦在第十五届世界中医药大会上指出，中医药有助于促进可持续农业发展，因为它可使全球很多地区对有机草药产品的需求出现增长，从而为家庭农业开辟一个有吸引力的市场。不同于大型专业化农场的是，家庭农民通常根据传统知识从事多样化的农业活动。经过世世代代的传承，他们掌握了许多能够避免使用大量杀虫剂和化学品的做法。家庭农民还有助于恢复和保护传统作物、守卫生物多样性，以及推广更加健康和平衡的饮食。

“中国已经在鉴定和利用药用植物方面具备了深厚的基础，而且，其良性的农业生态系统管理办法也可以在世界其他地区的粮食系统中加以应用和调整。规范和扩大后的中医药体系将改善重要作物品种的生产、收获和营销，特别关注支持小型家庭农民，并将为知识分享和南南合作提供潜力”，粮农组织总干事表示，毫无疑问，本次大会将促进中医药的发展和成熟，使其能够惠及发展中国家和发达国家的更多人口。

7．高水平国际会议在全球各地举办，促进中医药在更高层面走向世界

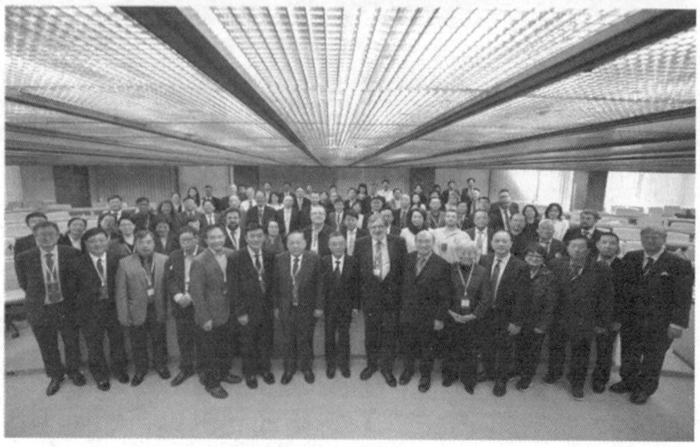

简介：2018 传统医药国际发展论坛（泰国）5 月 10 日在曼谷举行，来自中国、泰国、柬埔寨、菲律宾、新加坡、马来西亚及印度尼西亚等国的卫生部门官员、专家以及行业协会、企业负责人出席。论坛由中国澳门特别行政区政府和中国国家中医药管理局主办，粤澳合作中医药科技产业园、泰国中医师总会承办，旨在借此发挥澳门作为联结东盟以及中国内地的平台功能，共同推动传统医药的国际化发展。澳门特区行政长官崔世安在开幕式致辞时表示，当前，澳门正围绕建设“世界旅游休闲中心”和“中国与葡语国家商贸合作服务平台”的发展定位，积极参与“一带一路”建设和粤港澳大湾区建设。其中，为培育新的经济增长点，澳门特别行政区政府重视发挥澳门自身的科技和平台优势，加大力度培育中医药产业的发展，积极建设粤澳合作中医药科技产业园。

2018 年 11 月 17 日，第十五届世界中医药大会暨“一带一路”中医药文化周在意大利罗马开幕，有 36 个国家和地区的 1000 多名代表出席。6 月 23 日，世界中医药大会第四届夏季峰会在南昌开幕，全球 29 个国家和地区的 1500 余名专家学者参会。9 月 16 日，第五届世界中医药教育大会在天津召开，来自 32 个国家和地区的中医药专家学者参加。12 月 8 日，首届世界中医药科技大会在杭州召开，中医药国际贡献奖增设科技进步奖。世界中医药学会联合会科技发展委员会、真实世界研究专业委员会同期成立。11 月 26 日，联合国教科文组织保护非物质文化遗产政府间委员会第十三次会议在毛里求斯·路易港举行。作为联合国教科文组织认证的非政府机构中唯一的中医药界代表，世界中医药学会联合会受邀出席，开展了“世界中医药非遗分会场”、中医药展位宣传、中医药文化展、义诊及中医药电影放映等活动。

8．世界中医学专业核心课程教材（中英文版）发布

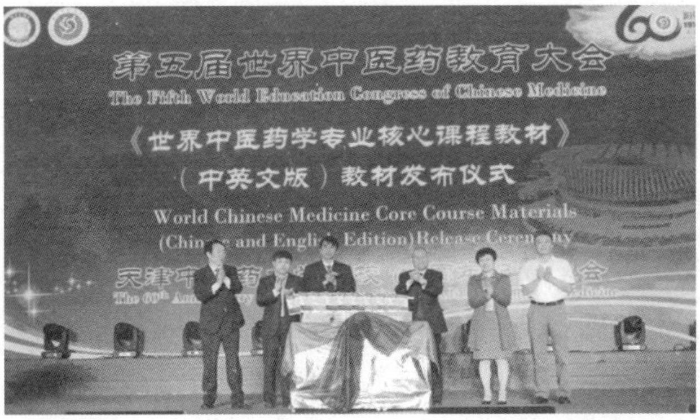

简介：2018 年 9 月 16 日，《世界中医学专业核心课程教材（中英文版）》发布仪式在第五届世界中医药教育大会开幕式上举行。本套教材定位于培养符合临床需求的中医师，重点阐述海外常见且中医药确有疗效的疾病防治内容，知识范围具有一定的深度和广度，有利于全面、系统、准确地向世界传播中医药学。

该套教材共有 13 分册，由中国中医药出版社出版，总主编为张伯礼。来自中国、美国、英国等 15 个国家和地区的中医药教育专家 290 人参与编写工作。

9．“藏医药浴法”列入非遗名录

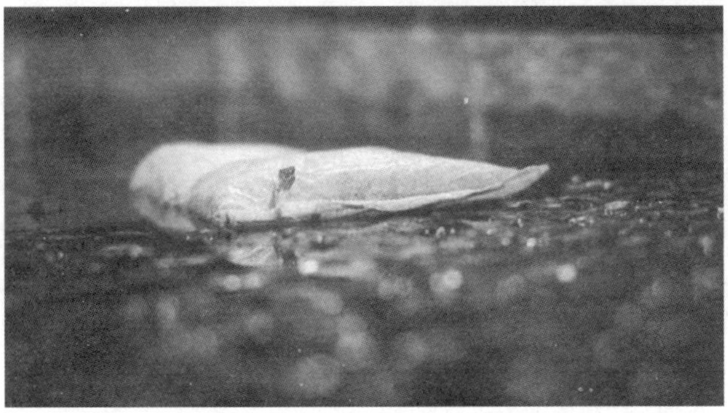

简介：2018 年 11 月 28 日，在毛里求斯首都路易港举行的联合国教科文组织保护非物质文化遗产政府间委员会第 13 届常会通过审议，批准中国申报的“藏医药浴法”列入联合国教科文组织人类非物质文化遗产代表作名录。藏医药浴法相关项目分别于 2008 年和 2014 年被列入国家级非物质文化遗产代表性项目名录。随着藏医药浴法的列入，中国共有 40 个项目列入联合国教科文组织非物质文化遗产相关名录。

10．纪念李时珍诞辰 500 周年系列活动在全球举办

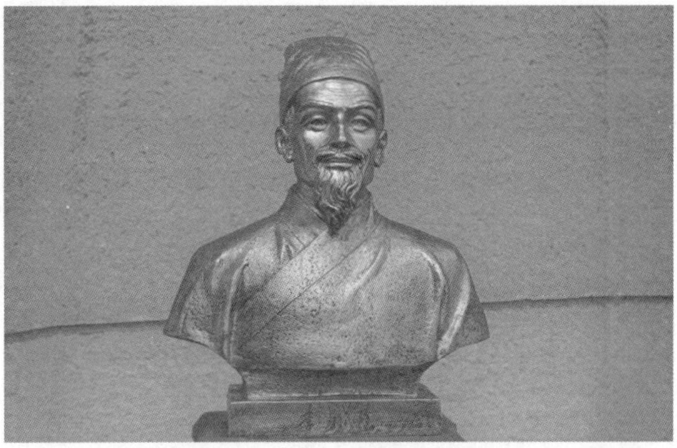

简介：2018 年 6 月 5 日，纪念李时珍诞辰 500 周年暨湖北省中医药振兴发展大会在湖北武汉召开。全国政协副主席李斌出席大会并强调，纪念李时珍，要秉承他大医精诚的高尚医德、躬亲实践的求知精神、继承发展的创新精神，进一步坚定文化自信，发展振兴中医药。

5 月 16 日，世界中医药学会联合会主办的纪念李时珍诞辰 500 周年“中医中药世界行”全球启动仪式在法国巴黎联合国教科文组织总部召开。来自中国、法国、德国、英国、意大利、匈牙利、比利时、香港、澳门等国家和地区的百余名代表参加了此次大会。世界中医药学会联合会副主席秘书长桑滨生指出，2011 年李时珍的《本草纲目》（金陵本）入选联合国教科文组织《世界记忆名录》，这是中国对世界文化的重要贡献，也是中医药学对世界医学的贡献。

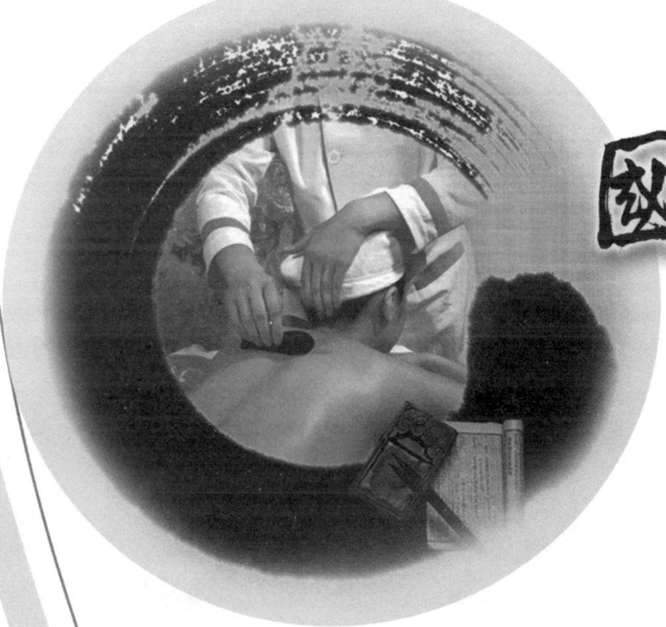

國醫年鑑

GUOYI NIANJIAN

2019

警示台

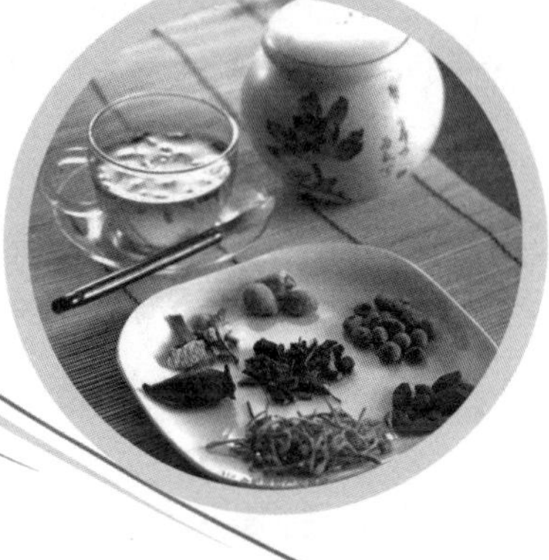

黑龙江食药监局通告 17 批次不合格药品

2018 年，黑龙江省食品药品监督管理局发布通告称，经黑龙江省食品药品检验检测所等 6 家检验机构检验，标示为吉林省密之康药业有限责任公司等 4 家企业生产的 4 批次中成药（制剂）和标示为河北智嘉药业有限公司等 8 家企业生产的 13 批次中药饮片不合格。

通告指出，标示为吉林省密之康药业有限责任公司、哈尔滨中药六厂有限公司、大庆市远望医院、大庆油田总医院生产的止痢宁片、刺五加片、癣宁胶囊、清热抗感口服液不合格，不合格项目包括检查、含量测定、鉴别。

标示为河北智嘉药业有限公司、河北万修药业有限公司等 8 家企业生产的麸炒苍术、巴戟肉等 13 批次中药饮片不合格，不合格项目包括含量测定、性状、检查。

通告强调，对上述不合格药品，相关食品药品监督管理部门已采取查封扣押等控制措施，要求被抽样单位暂停销售使用该批次产品，并进行整改。

国家药监局通告 27 批次不合规中药

近日，国家药品监督管理局发布通告，经 4 家药品检验机构检验，24 家企业生产的 27 批次中成药及中药饮片不符合规定。

通告指出，经安徽省食品药品检验研究院等两家药品检验机构检验，标示为北京金崇光药业有限公司、江苏华洪药业科技有限公司、湖南省弘华中药饮片有限公司等 22 家企业生产的 18 批次槟榔及 4 批次薄荷不符合规定，不符合规定项目包括性状、含量测定等。

经江苏省食品药品监督检验研究院等两家检验机构检验，标示为葵花药业集团（吉林）临江有限公司、通化博祥药业股份有限公司生产的 4 批次炎立消胶囊和 1 批次乙肝扶正胶囊不符合规定，不符合规定项目包括含量测定水分。

通告强调，对上述不符合规定药品，相关药品监督管理部门已采取查封、扣押等控制措施，要求企业暂停销售使用、召回产品，并进行整改。

国家药监局发布通告 23 批次中药不合规

2018 年，国家药品监督管理局发布通告称，经 3 家药品检验机构检验，22 家企业生产的 23 批次中药不符合规定。

通告指出，经安徽省食品药品检验研究院检验，标示为河北联康药业有限公司等 10 家企业生产的 11 批次槟榔不符合规定，不符合规定项目包括水分、黄曲霉毒素。标示为安国市聚药堂药业有限公司等 10 家企业生产的 10 批次鸡内金不符合规定，不符合规定项目为浸出物。

经新疆维吾尔自治区食品药品检验所检验，标示为安徽同泰药业有限公司生产的 1 批次灵芝胶囊不符合规定，不符合规定项目为微生物限度。

经海南省药品检验所检验，标示为山西万辉制药有限公司生产的 1 批次清胃黄连丸（水丸）不符合规定，不符合规定项目包括薄层色谱、显微鉴别、装量差异。

对上述不符合规定药品，相关药品监督管理部门已采取查封、扣押等控制措施，要求企业暂停销售使用、召回产品，并进行整改。

附录一：

全国亚健康专业调理机构一览表

（按省份拼音字母排序）

安徽省

丽人行亚健康专业调理机构

机构编码： Zh151005625032

机构简介： 安徽丽人行美容服务有限责任公司旗下的丽人行亚健康专业调理机构，是一个集品味、舒适、温馨、专业为一体的专业调理机构。

服务水平等级： ★★★★★

机构地址： 安徽省铜陵市铜官山区石城大道南段556号

芭萨美容会所

机构编码： Zh160205515002

机构简介： 合肥市蜀山区芭萨美容会所是一家五星级会所，目前使用10种敖氏百项亚健康中医调理技术及19种扶阳罐百项亚健康调理技术，本着预防胜于治疗的理念，给顾客调理各种身体亚健康问题。得到了顾客一致好评！

服务水平等级： ★★★★★

机构地址： 安徽省合肥市蜀山区凯旋门商业2栋103号

楚灸棠养生会所

机构编码： 05550214

机构简介： 马鞍山市花山区楚灸棠养生会所，针对亚健康人群的艾灸保健理疗，包括产后恢复、推拿按摩、身体亚健康调理等服务项目，依托技术力量雄厚的专业院校，致力于成为一个持续健康发展的高端健康服务行业先锋。

服务水平等级： 待定

机构地址： 安徽省马鞍山市花山区湖东中路

京都健康管理有限公司

机构编码： ZH131005915002

机构简介： 太和县京都健康管理有限公司坐落在“书画之乡”太和，企业始创于1996年，是一家以健康管理为核心，生活美容为辅的综合性集团，旗下机构以亚健康调理为核心，对人体健康进行全面检测，提供亚健康的检测数据，分析成病原因，对亚健康的发展趋势给予预警和干预，具备了五星级亚健康专业调理机构的评定标准，是一家大型专业的健康管理机构。

服务水平等级： ★★★★★

机构地址： 安徽省阜阳市太和县莲蒲路盛世华庭小区30号楼101-201铺

北京市

葆仪畅心园（北京）美容美发有限责任公司

机构编码： Zh131200104016

机构简介： 葆仪畅心园美容美发有限责任公司地处朝阳区安华西里一区，交通便利，环境宜人。自成立以来一直为客户提供经络和体制调理服务，是一家设备齐全、技术先进、人员专业的亚健康调理机构。

服务水平等级： ★★★★

机构地址： 北京市朝阳区安华西里一区13号楼

佳媛会美容有限公司

机构编码：Zh131200103021

机构简介：佳媛会美容有限公司自 2003 年成立以来，本着“做人以道为先，做事以德为先，做养生以专业为先”的服务宗旨，为广大顾客提供经络养生、体质养生、脏腑养生等亚健康专业服务。

服务水平等级：★★★

机构地址：北京市海淀区大钟寺太阳园 D4 座 2 层 03 号

静逸皙颜美容有限公司

机构编码：Zh131200103018

机构简介：静逸皙颜美容有限公司于 2004 年 6 月 15 日成立，10 年来本着“诚实信赖，永续经营”的宗旨，在美容 SPA 基础上，帮助会员加强亚健康体质调理。在女性产后修护，小儿脾胃养护调理项目及小儿预防感冒发热和老年关节养护方面，一致得到会员的肯定和认可。

服务水平等级：★★★

机构地址：北京市朝阳区广渠路九龙花园 5 单元底商

靓花缘美容美体中心

机构编码：Zh131200103015

机构简介：靓花缘美容美体中心自 2007 年开业以来，积累有几百个稳定会员，一直以养生为重点服务于客户。在经营过程中以顾客为中心，以需求为导向将中医调理、高科技仪器相结合，为客户提供专业养生服务。其口号是：尊承以顾客为上，全心全意为顾客服务！

服务水平等级：★★★

机构地址：北京市丰台区角门北路首座绿洲 3-105 室

金都百合美容有限公司东城第一分公司

机构编码：0100003

机构简介：该机构主要服务对象为女性、儿童、老人。主要服务项目为：全身经络养护、面部经络养护、小儿脾胃养护、女性产后养护、头部经络养护、任督二脉养护、小儿感冒发热养护、老人关节养护等。

服务水平等级：待定

机构地址：北京市东城区崇文门外大街 3 号公寓 12 层 1219

兰之韵美容养生会所

机构编码：Zh131200103020

机构简介：会所成立于 2003 年，致力于天下女性健康美丽，提供最专业、最热情、最高端的服务。以中医理念、快乐养生为主，专业性的亚健康调理项目为支撑。愿天下人健康美丽。

服务水平等级：★★★

机构地址：北京市朝阳区林萃路倚林佳园 19 号楼底商 105 室

丽诗情美容养生馆

机构编码：Zh131200103010

机构简介：机构成立于 2000 年，一直以让身边的人健康美丽为目标。主要经营贵族面部护理、女子产后养护、全身经络养护、老人关节养护、头部经络养护、面部经络养护等七种体质调理技术。全力打造房山区第一养生名店，让身边的人健康、美丽、快乐！

服务水平等级：★★★

机构地址：北京市房山区燕山富燕新村三区 5 号楼 1 单元 803

美艺佳莹美容美发有限责任公司

机构编码：Zh131200103013

机构简介：机构自开业以来，本着调理身体、为广大顾客治未病的思维，紧随国家政策，主营中医养生和四季康美亚健康调理项目，多年来为顾客提供专业服务，得到大量的信任与支持。

服务水平等级：★★★

机构地址：北京市朝阳区惠新里226号楼5门102室

润桥养生会所

机构编码：Zh131200103023

机构简介：润桥养生会所位于海淀区西二旗中路，于2010年成立，主要经营美容、养生、经络、泡浴等项目，同时也进行多项亚健康调理项目，是专业的现代美容养生机构。

服务水平等级：★★★

机构地址：北京市海淀区西二旗中路

松瑞源中医研究院

机构编码：0100001

机构简介：该机构在食疗药膳调理方面很有特色，独创了“五步养生法”，通过“内养外调”有机结合，解决亚健康问题。

服务水平等级：待定

机构地址：北京市朝阳区建国路93号院4号楼502室

欣汇美女子生活馆

机构编码：Zh131200103012

机构简介：机构成立于2003年12月8日，于2010年开创连锁店，有着多年的美容、养生经验。

服务水平等级：★★★

机构地址：北京市朝阳区北苑华贸天地1FC11

西子相宜商贸中心

机构编码：Zh131200105014

机构简介：机构始建于2001年，在美容养生方面有多年的服务经验，本着“美容养生、坚持原则、行善积德”的服务宗旨，打造和谐、包容、坦诚、专业、有凝聚力、有较强责任心的服务团队，为男、女、老、少提供全方位、宽领域的服务，为改善国民生活质量而努力奋斗。

服务水平等级：★★★★★

机构地址：北京市东城区安外大街6号楼

悦榕坊美容院

机构编码：Zh131200103019

机构简介：悦榕坊美容院是北京亚北地区一流的养生明星会所，主张时尚中医，简单养生，帮助人们改善、远离各种亚健康和疾病，提升生命质量。

服务水平等级：★★★

机构地址：北京市昌平区天通苑三区5号104

韵秀阁美容美体有限公司

机构编码：Zh131200103022

机构简介：机构一直秉承“除了家，办公室，这是您第三个地方”的经营理念和中医养生相结合，以藏艺SPA美疗课程与四季康美亚健康调理项目结合，开发和挖掘养生的宝藏，为现代美容养生增添新的思路为我们的服务体系和宗旨，坚持质量、信誉第一，争做美容养生健康第一品牌。

服务水平等级：★★★

机构地址：北京市朝阳区仰山路万科兴园商业街

正妍本草养疗汇

机构编码：Zh131200103017

机构简介：正妍本草养疗汇引导帮助每一位有缘人通过核心养生工程创造健康，通过运用业健康调理技术来改善于各种原因所引起的身体亚健康症状。

服务水平等级：★★★

机构地址：北京市朝阳区金台北街1号楼底商

伊来美亚健康调理中心

机构编码：Zh140800101044

机构简介：机构从2011年起，从美容美发领域成功转向亚健康中医经络调理，运用中医基础理论对亚健康人群进行调理，至今已调理了上万人次，取得了很好地社会效益，同时也收到了不错的经济效益。

服务水平等级：★

机构地址：北京市西城区车公庄大街 2 号院 1-1

合灸堂亚健康专业调理机构（北京市成寿寺店）

机构编码：Zh15080102023

机构简介：合灸堂是合灸堂（北京）健康科技有限公司在中医“治未病”理念指导下，整合多项传统和现代中医灸法养生保健技术和方法，与国内外最新科研科技成果相结合，联合推出的以灸为特色的社区自助型健康 4S 店，志在为社区百姓带来健康福音。

服务水平等级：★★

机构地址：北京市朝阳区成寿 134 号

河北省

邢台雅沐美容养生会馆

机构编码：Zh131203195011

机构简介：邢台雅沐自然美容养生会馆成立于 2009 年，本着“自然健康、四季养生”的理念，为社会各界追求健康、追求美丽的女性带来当下最实用的健康养生理念及专业化的服务。

服务水平等级：★★★★★

机构地址：河北省邢台市桥西区中华西大街锦绣中华 19 号门市

真爱真美美容养生会所

机构编码：Zh131203163010

机构简介：真爱真美以“真诚服务，养护身心，真心对待，拥有健康美丽”为宗旨，为改善顾客的体质而努力奋斗。主要经营小儿脾胃养护项目、小儿预防感冒发热项目、老人关节养护项目、任督二脉养护技术、全身经络养护技术、女性产后修复项目等，是中医养生型美容养生馆。

服务水平等级：★★★

机构地址：河北省三河市燕郊开发区潮白人家东门 5 号楼底商

斯博丽科技美容养生会所

机构编码：Zh140803161043

机构简介：会所从事皮肤保养身体亚健康管理事业，已经积累了近二十年经验，一直保持很好的口碑和佳绩。凭借雄厚的品牌力量、专业服务团队，成功的市场运作经验。健全的售后体系，丰富的客户资源等，树立了独特的品牌优势，已是业界拥有极佳口碑的诚信企业。

服务水平等级：★

机构地址：河北省廊坊市新世纪步行街第四大街 A-256

好孕妈妈生活美容院

机构编码：03350177

机构简介：海港区海阳路好孕妈妈生活美容院位于秦皇岛市海港区海洋路，占地面积 350 平方米，环境优雅。面临公路主干道，后接居民区。该店自开业以来主要服务周边的广大居民，以出色的中医亚健康调理技术获得顾客的认可。

服务水平等级：待定

机构地址：河北省秦皇岛市海港区海洋街 106-1 号

萱萱经络调理啄木鸟工作室

机构编码：03150242

机构简介：萱萱经络调理啄木鸟工作室成立于 2017 年，主要服务对象为颈椎病、肩周炎、腰腿痛等慢病患者，为之提供经络疏通调理手法，达到缓解疼痛，辅助调理的作用。

服务水平等级：待定

机构地址：河北省唐山市路北区仁泰道街161号

晶琳融娜健发会所

机构编码：03120245

机构简介：涞源县晶琳融娜健发会所是从美容美发升级为儿童健康管理的专业机构，目前店内提供儿童中医推拿调理服务，主要应对儿童常见的感冒、发烧、近视、肥胖等症状。

服务水平等级：待定

机构地址：河北省保定市涞源广平大街东内环路信誉商厦北门对面

福享健康管理咨询中心

机构编码：03110251

机构简介：石家庄福享健康管理咨询中心自成立以来一直致力于服务亚健康人群，主要经营项目包括经络调理、中医外治法调理等，效果显著，服务专业。

服务水平等级：待定

机构地址：河北省石家庄市桥西区槐安西路100号紫金大厦104-1

河南省

茶母中和亚健康调理中心

机构编码：Zh151203713038

机构简介：茶母中和亚健康调理中心位于郑州市金水区优胜南路城中央9号楼内，是在河南中和亚健康服务中心指导下，按照亚健康专业调理机构星级评定标准建设成的郑州市金水区第一家亚健康专业调理机构。机构设施完整，服务人员专业，亚健康服务项目丰富，能为社区居民提供完善的中医预防保健服务。机构负责人任爱荣本着以专业求发展，为客户创造独特价值的经营理念，注重专业，为客人缔造真正的健康和美丽，并立志于服务全民健康。

服务水平等级：★★★

机构地址：河南省郑州市金水区优胜南路城中央9号楼1-2层102

雪莲明薇美艳美体服务中心

机构编码：Zh160503713018

机构简介：雪莲明薇美艳美体占地总面积300平方米，位于河南省中牟县官渡大街与建设路交叉口向东200米路北，地理位置优越。机构设施齐全，环境优雅。服务人员专业，亚健康干预调理技术多样，服务项目丰富，能为居民提供完善的中医预防保健服务。

服务水平等级：★★★

机构地址：河南省中牟县官渡大街与建设路交叉口向东200米路北

河南汉兴中医馆有限公司

机构编码：03710158

机构简介：河南汉兴中医馆有限公司是以古法汉医为基础，以中医治未病为服务目标，为患者提供多种亚健康治疗方案。该店机构设施完善，服务人员专业，为社区居民提供完善的中医预防保健服务，本着为患者健康负责，服务广大群众改善全民亚健康状态为宗旨，为全民健康事业而奋斗。

服务水平等级：待定

机构地址：河南省郑州市金水区纬二路 26号院

茶母保健中心

机构编码：Zh170103953003

机构简介：舞阳县茶母保健中心，是在河南中和亚健康服务中心指导下，按照亚健康专业调理机构星级评定标准建设成的郑州市郑东新区第一家亚健康专业调理机构，机构设施完整，服务人员专业，亚健康服务项目丰富，能为社区居民提供完善的中医预防保健服务。

服务水平等级：★★★

机构地址：河南省漯河市舞阳县中山路与宁波路交叉口

茶母美容店

机构编码：Zh170303713004

机构简介：荥阳市茶母美容店，是在河南中和亚健康服务中心指导下，按照亚健康专业调理机构星级评定标准建设成的亚健康专业调理机构，机构设施完整，服务人员专业，亚健康服务项目丰富，能为社区居民提供完善的中医预防保健服务。

服务水平等级：★★★

机构地址：河南省荥阳市科学大道与棋源路交叉口向南 100 米

茶母女士美容美体中心

机构编码：03710186

机构简介：尉氏县城关镇茶母女士美容美体中心，是在河南中和亚健康服务中心指导下，按照亚健康专业调理机构星级评定标准建设成的亚健康专业调理机构，机构设施完整，服务人员专业，亚健康服务项目丰富，能为社区居民提供完善的中医预防保健服务。

服务水平等级：待定

机构地址：河南省开封市尉氏区北街

福建省

彩丽妍丰泽会所

机构编码：Zh131205953022

机构简介：香港彩丽妍美容有限公司，创建于 2000 年，旗下拥有彩丽妍旗舰会所、丰泽会所、泉秀会所及至尊商务会所。多年来，在专业美容美体及健康养生美颜领域取得令人注目的成绩，让更多的爱美女性在彩丽妍美丽产业的陪伴下越来越健康，越来越年轻。

服务水平等级：★★★

机构地址：福建省泉州市丰泽区丰泽街东段中盛花苑彩明珠 109 号

富贵竹女子护肤美容馆

机构编码：Zh131205923015

机构简介：富贵竹女子护肤美容馆成立于 2011 年，是现代新兴美容养生调理机构。主张传递美容与健康，热情服务每一天，提倡诚信到永远的服务理念。以养生调理项目为主，争取把养生店开到各个城市。

服务水平等级：★★★

机构地址：福建省厦门市思明区莲前西路广顺花园

金沙美容中心

机构编码：Zh131205984021

机构简介：金沙美容中心位于金沙县建国路，始建于 1995 年 11 月 1 日，是国内早期的美容结构。现跟随时代潮流，引入养生之法，除了进行美容之外，还经营多项亚健康调理项目。多年来形成了丰富的调理经验，一流的人才队伍，专业的技术手法，为广大顾客带去了健康优质生活。

服务水平等级：★★★★

机构地址：福建省三明市沙县建国路春晖大厦一楼

玫瑰美容美发店

机构编码：Zh131205944018

机构简介：玫瑰美容美发店成立于 2008 年，主要经营：SAP、面部养护、体质调理、脏腑调理、经络调理，在问题性皮肤调理方面具有绝对的优势。

服务水平等级：★★★★

机构地址：福建省莆田市涵江区保尾路 416

非常灵感美容养生会所

机构编码：Zh131205933016

机构简介：非常灵感美容养生会所致力于让每位女

性拥有健康自信人生，改变亚健康人群的身体状况，打造专业美容养生品牌，在当地定位龙头星级美容养生会所，以标准化、系统化、规范化服务每位顾客。非常灵感培训中心成立校企合作，并实现股份制分配，先富带后富，让中层干部当家做主，连锁发展，正式扬帆起航，大展宏图。

服务水平等级：★★★

机构地址：福建省福鼎市南大路一建大厦 A 栋 106-107 号

锦兰村美容养生会所

机构编码：Zh131205974011

机构简介：锦兰村美容养生会所成立的目的是帮助实现员工梦想，为顾客的健康和美丽而奋斗，其经营宗旨是诚信经营，服务第一。锦兰村三维完美术，即：①肌肤年轻化；②形体标准化；③身心健康化，是该机构的特色服务项目，能够帮助顾客实现领先的健康美丽“心”梦想。机构服务于中高端客户，与同行之间同品质可比价位，同价位可比专业，同专业可比服务，同服务可比环境，是一个面向全国建设连锁的亚健康调理中心。

服务水平等级：★★★★

机构地址：福建省长汀县金龙商务城 A 栋 201-202

名媛淑女美容瑜伽养生馆

机构编码：Zh131205984019

机构简介：名媛淑女以支持员工实现梦想，支持顾客健康美丽为目标。多年来依照“诚信、精致、敬业”的服务理念，以“爱心、细心、专心、顾客利益至上”来进行服务，致力于广大女性的健康美丽，打造三明美容行业第一品牌。

服务水平等级：★★★★

机构地址：福建省三明市三元区新市南路 142 号 2 楼

女人话题抗衰养生会所

机构编码：Zh131205983010

机构简介：会所使用面积 500 平方米，主要有 19 个功能区，设计风格主要采取了中国传统文化，结合东南亚养生文化，同时也融合了部分的欧美风格。目标是打造中医养身专家型美容院，服务民众，传播健康，超越美丽。主要经营体质调理，面部抗衰保养。

服务水平等级：★★★

机构地址：福建省三明市宁化县江滨路翠景大厦

女人世界至尊会所

机构编码：Zh131205914012

机构简介：女人世界至尊会所成立于 1996 年，主要经营项目有老人关节、小儿发烧、任督二脉经络养护、头部经络养护、全身经络养护、面部经络养护、女性产后养护、脾胃养护。

服务水平等级：★★★★

机构地址：福建省福州市平潭县平潭东大街 58-2

濡养居美容院

机构编码：Zh131205914017

机构简介：濡养居美容院始建于 2011 年，主要经营项目有：全身经络养护、小儿脾胃养护、老人关节养护、小儿发烧感冒养护、头部经络养护、女性产后养护、面部经络养护。

服务水平等级：★★★★

机构地址：福建省福州市鼓楼区东街口东方百货西塔楼 1608

秀身坊养生会所

机构编码：Zh131205925013

机构简介：秀身坊养生会所成立于 2001 年，自创建 12 年来，是厦门唯一获得中国劳动保障部门和消协共同推荐的安全、健康、诚信称号的养生美容会所。授予了

“中华中医药学会首批养生型美容院示范单位”的铜牌及获得中华中医药学会社区保障服务机构——试点单位，秀身坊作为厦门最专业的养生机构早在2004年开始潜心研究天地阴阳与人体之结合，总结了一套专业的养生调理手法，11项养生调理技术在2009年度“百项亚健康调理技术”首批12项技术中的入选了8项。并培养了大批有专业资质的调理师。

服务水平等级：★★★★★

机构地址：福建省厦门市思明区湖滨中路11号

小天妃美容美发荔城路店

机构编码：Zh131205945014

机构简介：小天妃美容美发荔城路店成立于1994年一直从事美容养生、亚健康调理，包括脏腑经络养生项目，定位高端，致力于打造一个亚健康管理机构。

服务水平等级：★★★★★

机构地址：福建省莆田市荔城路675号

新浪潮美容SPA会所

机构编码：Zh131205913020

机构简介：成立于1996年，自创办历经以来始终秉承着诚信，经营信心服务的理念，不断发展壮大。以宣扬中医“治未病”和亚健康美容调理为根本，以专业、专注、坚持，超越为信念。2003年新浪潮最先进的中医特色养生美容，并陆续开辟了七家最具中华中医养生文化的美容院。2009年获奖全国养生名店。2010年成为中医药协会“治未病”社会服务示范单位。

服务水平等级：★★★

机构地址：福建省福州市鼓楼区温泉支路23号

十美健康养生会所

机构编码：zh141105943065

机构简介：十美健康养生会所处于涵江中心阶段，面积大约300平方米，洋溢和谐恬静的环境，正是都市生活中美的源泉。会所创立于1996年，本着“一切从诚信开始”的企业文化，提倡自然、健康、安全、和谐的经营理念，用养生文化引领时尚美容潮流，打造专业的养生会所，带给顾客安全，优质的美容健康产品和物超所值的专业服务。响应国家治未病工程，中国将重点推广保健体系的号召，积极参与健康中国行活动，组建专业亚健康调理机构，创新发扬中医治未病和亚健康美容调理事业。

服务水平等级：★★★

机构地址：福建省莆田市涵江区新涵大街438号

自然美美容SPA生活馆（大名城店—可丽美）

机构编码：zh141105913066

机构简介：自然美美容SPA生活馆（大名城店—可丽美），成立于2009年，自创办来秉承着“诚信经营，以人为本，优质经营”的理念，不断地发展壮大，努力为顾客创造健康美容服务理念，提供先进技为了更好地培养人才，为福州广大的美容爱好者提供得天独厚的学习条件，可丽美借助中和亚健康服务中心权威师资力量，打造了一批具有高级技术的人才。帮助顾客了解生命规律，科学规范的养生，远离疾病，改善生活，健康快乐，解决顾客亚健康问题。

服务水平等级：★★★

机构地址：福州市晋安区福马路168号大名城2号楼07店

韩美堂医疗投资有限公司

机构编码：05910241

机构简介：福建韩美堂医疗投资有限公司成立于2016年，主要经营健康信息咨询、健康管理、生活美容养生等内容，使用敖氏专业的百项亚健康中医调理技术，为腰椎胯骨异位、乳腺增生等慢病患者提供辅助康复调理。

服务水平等级：待定

机构地址：福建省福州市晋安区远洋路 58 号

甘肃省

海石湾茶母美容美体店

机构编码：09310185

机构简介：红古区海石湾茶母美容美体店，是在河南中和亚健康服务中心指导下，按照亚健康专业调理机构星级评定标准建设成的亚健康专业调理机构，机构设施完整，服务人员专业，亚健康服务项目丰富，能为社区居民提供完善的中医预防保健服务。本着以专业求发展的理念，立志服务于全民健康。

服务水平等级：待定

机构地址：甘肃省兰州市红古区海石湾路

广东省

艾美诗美容美体 SPA 养生馆

机构编码：Zh131207543011

机构简介：艾美诗美容美体 SPA 养生馆位于广东省汕头市潮南区南阳联堤上洋工业区 4 路，成立于 2009 年，装修独特，环境优雅，是追求休闲美丽健康的最佳场所，顾客群涉及广大男女老幼。专业的精英服务团队，专业的亚健康调理师以精湛的技术、周到的服务为众多亚健康人群解决多种问题，获得店内顾客一致好评。店内主要经营项目有：生活美容、中医养生、能量汗蒸等。我们秉承“成就健康美，创造自然美”的宗旨，和“以仁为本，以客为上，以信为业”的经营理念，以维护健康、追求自然、改善生活品质及绿色为主体思想，将现代美容技术与我国传统中医理论融为一体，重在由内养生，全心全意为顾客带来完美的服务体验。

服务水平等级：★★★

机构地址：广东省汕头市潮南区南阳联堤上洋工业区 4 路

春雨健康养生会所

机构编码：Zh131207535015

机构简介：春雨健康养生会所成立于 1994 年 5 月，位于梅州市梅江区江南嘉应东路，是现代专业美容养生机构。会所坚持以：为顾客带来美丽，为企业创造财富，为自我成就价值，为社会营造和谐为宗旨。

服务水平等级：★★★★★

机构地址：广东省梅州市梅江区江南嘉应东路（二横街）32 号

美之秀养生馆

机构编码：Zh131207544014

机构简介：美之秀养生馆成立于 2006 年，本着“信誉第一，服务至上”的经营理念，让所有爱美人士得以健康美丽。本院于 2009 年，经营四季康美养生品牌本着坚持不懈的发扬中医养生化，利用中医治未病做一份有价值的良心事业，立志传播亚健康体质调理概念，让现代人重视健康。打造当地的养生名店。

服务水平等级：★★★★

机构地址：广东省汕头市澄海区益民路汇景花园 C3 栋 157 铺

茂名贵族美容院

机构编码：Zh131206683017

机构简介：茂名贵族美容院是专门为女性打造的美容养生机构，不仅通过中医之法提供非医学美容，而且扩展美发等多项服务，人员专业，设备齐全，能够为广大爱美女性提供全身心的豪华享受。

服务水平等级：★★★

机构地址：广东省茂名市文明路 2 号西面二楼

镜中缘美容中心

机构编码：Zh131207533010

机构简介：镜中缘美容中心坐落于广东省梅陇西路 12 号，成立于 2001 年，是一家集护肤、美容、问题皮肤调理、亚健康调理、泡浴等为一体的大型综合养生会馆。店内装修独特，环境优雅，是追求休闲美丽健康的最佳场所。现店内开设贵宾区、顾客休闲区、专业护理区、整体浴区等服务区。顾客群涉及广大男女老幼。

服务水平等级：★★★

机构地址：广东省梅陇西路 12 号

四季康美妆园美容中心

机构编码：Zh131206623016

机构简介：四季康美妆园美容中心自成立以来，本着“让更多人健康”的服务宗旨，面向各类群体，提供专业、特色服务。中心在正式成立之前，已有十年的开店经验，对于健康、美容、养生等方面有着自身的独到见解。近年来，积极引入中医健康养生之法，以求由外到内为顾客提供全面服务，让美容养生更加科学、专业。优美的地理环境，专业的操作手法，全新的服务理念，为顾客提供的不只是外在的养护体验，更是一次身心的全面放松。

服务水平等级：★★★

机构地址：广东省阳江市西城区建设一路德信华城 6 栋 13 号

思妍轩生活馆

机构编码：Zh131207543018

机构简介：思妍轩生活馆位于汕头市澄海区，地理位置优越，环境宜人，交通便利，设施齐全。自 2007 年成立以来一直将养生作为主要的服务项目，并发展形成了“让更多的人收获健康”的服务宗旨。经营特色是面向所有人群，提供养生服务。把亚健康调理与中医养生相结合，打造专业、专一、全面的养生服务。

服务水平等级：★★★

机构地址：广东省汕头市澄海区莲下槐东莲东路直华木业斜对面

仙妮美容生活馆有限公司

机构编码：Zh131207545013

机构简介：仙妮美容生活馆有限公司成立于 1998 年。机构引进高尖端设备，打造一流的环境，配备五星级服务与国际流行的技术，成为集美容、美体、化妆、四季养生、SPA、汗蒸、生殖抗衰、教育等服务项目为一体的奢华美容养生馆。

服务水平等级：★★★★★

机构地址：广东省潮州市潮州大道汇贤居楼下 31 号

雅康妮瑜伽养生会所

机构编码：Zh131207543012

机构简介：雅康妮瑜伽养生会所坐落于广东省汕头市潮南区峡山凤华路 35-39 号，成立于 1996 年，拥有悠久的历史，是首家专业瑜伽、美容护肤、亚健康理疗为一体的专业会所。现店内开设贵宾区、药膳区、顾客休闲区、专业护理区等服务区。专业的精英服务团队为顾客带来至上的服务。

服务水平等级：★★★

机构地址：广东省汕头市潮南区峡山凤华路 35-39 号

伊之韵美容养生馆

机构编码：Zh131207603019

机构简介：伊之韵美容养生馆成立的目的是传播美丽与爱。自 2004 年成立以来，一直坚持这一服务目标，并发展形成“关爱健康”的服务宗旨。经营特色是以养生为主，结合中医调理，达致身体平衡。服务多专注于女性，业务以美容护理为主。现在引入中医养生之法，服务群体扩展至男女老少。不仅能为顾客带来美丽容颜，还能帮助其获得一个健康的身体。

服务水平等级：★★★

机构地址：广东省中山市古镇镇海州海关路南三路22号

鱼美人美容有限公司广州分公司丽湾美容院

机构编码：0200025

机构简介：深圳市鱼美人美容有限公司成立于1987年，是国内首家以中医经络为导向的专业美容连锁集团。始终秉承着美容需要真才实学的专业理念，坚持兑现对客户的承诺是最大的诚信，致力于向顾客提供全方位的经络减肥、美容、美体、养生等系列专业级服务。丽湾美容院是公司旗下一所专业的亚健康调理机构。

服务水平等级：待定

机构地址：广东省广州市越秀区寺右新马路19号四楼

鱼美人美容有限公司广州分公司圆梦美容院

机构编码：0200026

机构简介：圆梦美容院是鱼美人美容有限公司旗下的一所美容会所，成立8年来一直从事美容、美体、中医经络调理、养生等健康工作。现拥有甲等专业人员2名，亚健康调理人员10名。以专业、高效为广大客户提供美容、养生服务。

服务水平等级：待定

机构地址：广东省广州市越秀区238号七层7016铺

自然美容阁

机构编码：Zh131206683020

机构简介：自然美容阁始建于2007年，有着多年的美容养生经验。成立的目的就是为了更好地服务大众，让更多的人收获健康，遵循国家中医治未病的方向，发展现代美容养生服务。在多年经营过程中，自然美容阁一直依据四季康美的亚健康调理项目模式来进行操作，同时也根据当地情况发展出自身的特色服务，因而在美容养生方面获得了快速发展，得到了业内外的充分肯定。

服务水平等级：★★★

机构地址：广东省高州市府前北路149号

维纳莉斯美容养生会所

机构编码：zh141107693065

机构简介：维纳莉斯美容养生会所成立十四年以来，以让更多人健康、美丽为目的，以员工共同创业、成为国内最专业的养生会所为宗旨。机构依靠经络养生等特色调理技术，吸纳亚健康专业调理干预测评设备与技术，立足中高端市场，发展前景一片光明。

服务水平等级：★★★

机构地址：广东省东莞市厚街镇珊瑚路130号

千妃丝养生馆

机构编码：zh141107573066

机构简介：千妃丝养生馆是一家专业的亚健康调理机构。机构将传统中医养生保健技术与亚健康干预调理手段相结合，在中医体质调理与常见亚健康证候方面，有精湛的调理技术与手法，获得了顾客一致好评。

服务水平等级：★★★

机构地址：广东省佛山市三水区西南镇张边路6号恒达花园

陈善堂养生馆

机构编码：0763044

机构简介：英德市黄花镇陈善堂养生馆是当地第一家专门针对 63 种亚健康症状的综合性养生馆，通过中医手法、传统理疗、经络疏通等方法为亚健康人群提供专业、有效的健康服务。

服务水平等级：待定

机构地址：广东省清远市英德市黄花镇三山村委会丹竹山一组

广西壮族自治区

阿兰芳香美容会所

机构编码：Zh131207793011

机构简介：阿兰芳香美容会所坐落于广西壮族自治区河池市新建路 35 号，成立于 2007 年。作为一家集美容护肤、化妆纹绣、祛斑减肥、芳香减压和中医养生为一体的专业美容机构，店面布置雅致、环境优美，拥有专业的精英服务团队。以帮助亚健康人群重回健康为目标，努力成为一个为顾客提供至上服务的专业中医养生调理机构。

服务水平等级：★★★

机构地址：广西河池市新建路 35 号

汇美轩养生美容会所

机构编码：Zh131207783010

机构简介：汇美轩养生美容会所从创办之初一直专注于女性美容养生，在我们看来，幸福的意义首要包含健康，其次是美丽，再则是身心的和谐。因此，我们就是建设"幸福女人的港湾"。本店的经营特色为：小儿预防感冒发热项目、头部经络养护技术、小儿脾胃养护项目、面部经络养护技术、老人关节养护项目、全身经络养护技术、女性产后养护项目、任督二脉养护技术等。

服务水平等级：★★★

机构地址：广西北海市北海大道中路翔信花园 3 栋

贵州省

鸿美养生馆

机构编码：08530264

机构简介：安顺市西秀区鸿美养生馆成立于 2016 年，主要从事中医健康养生。专业有效的亚健康调理技术是机构之本，开业以来以专业的中医健康服务赢得了顾客的满意。

服务水平等级：待定

机构地址：贵州省安顺市西秀区旧州镇金街 F1 栋 1-6-7 号

御善芳典美容院

机构编码：08520265

机构简介：习水县御善芳典美容院致力于天下女性健康美丽，提供最专业、最热情、最高端的服务。以中医理念、快乐养生为主，专业性的女性亚健康调理项目为支撑。

服务水平等级：待定

机构地址：贵州省遵义市习水区杉王街虹顶社区红都世纪城 56 栋 9-1 号

鸿美养生馆

机构编码：ZH181008531006

机构简介：安顺市西秀区鸿美养生馆以亚健康专业调理为核心，具备一星级亚健康调理机构的人员、设备、检测技术和方法等要求，是专业的亚健康调理机构。

服务水平等级：★

机构地址：贵州省安顺市西秀区旧州镇金街 F1 栋 1-6-7 号

黑龙江省

郦芙蓉健康主题美容会所

机构编码：Zh131204673010

机构简介：郦芙蓉健康主题美容会所成立于 1994

年，至今已有 20 年历史。初始以直销美容诗夫农为主，自 2000 年起引进四季康美养生品牌并发展至今。在 2013 年，本店 5 名人员获得亚健康体质调理师、专业美容师、健康管理师等资格证书，在美容养生方面开辟了更为专业的服务。

服务水平等级：★★★

机构地址：黑龙江省鸡西市园林小区 9 号楼

湖北省

安丽尔 SPA 会所

机构编码：Zh131207124013

机构简介：安丽尔 SPA 会所坐落于湖北省孝感市长征路保丽广场四楼，成立于 2001 年。本店的经营特色主要有：亚健康症状调理、美容、美体、养生、塑性、抗衰老等，服务范围十分广阔。

服务水平等级：★★★★

机构地址：湖北省孝感市长征路保丽广场四楼

红唇阁美容减肥连锁机构

机构编码：Zh131200273010

机构简介：红唇阁美容减肥连锁机构，成立于 1999 年，是国内较早成立的美容养生机构。以美容、减肥、养生等服务为特色，全方位、多角度为大众打造时尚健康生活。红唇阁加强自身服务管理，注重文化建设，不断增加亚健康调理服务项目，积极开创新的服务手法，多年来为大众提供舒适、有效、称心的服务。

服务水平等级：★★★

机构地址：湖北省武汉市中山大道利济路

环亚美容养生连锁机构

机构编码：Zh131207144015

机构简介：自成立以来专注于创立自己的本土养生文化，崇尚自然赋予的美丽，倡导“内调外养”的全新养生理念。拥有极高的客户口碑，并得到了社会劳动部门、物业部门的认可。秉承“学习劳动企业发展，用知识创造生产力”的理念，坚持致力于传播美丽、健康的养生理念，将机构做好、做专业。

服务水平等级：★★★★

机构地址：湖北省黄石市颐阳路医药大厦内

黄冈菲亚养生馆

机构编码：Zh131207133016

机构简介：黄冈菲亚养生馆，坐落于湖北省黄冈市黄州区宝塔大道，是一家以亚健康调理为主的养生会馆，拥有专业的精英服务团队，专业的亚健康咨询师、调理师以精湛的技术、执氿的服务为众多亚健康女性解决多种问题，获得店内顾客一致好评。

服务水平等级：★★★

机构地址：湖北省黄冈市黄州区宝塔大道菲亚养生馆

康美源养生美容会所

机构编码：Zh131200273011

机构简介：康美源养生美容会所，成立于 2007 年，位于湖北省武汉市洪山区民族大道，本店自成立以来，致力于与亚健康有关的中医经络调理，形成头部经络和身体经络方面的特色服务。目前店内咨询室、调理室、检测室、休息区等一应俱全，并积极引进先进技术设备，全力打造一流的环境，为顾客提供星级的服务。

服务水平等级：★★★

机构地址：湖北省武汉市洪山区民族大道江南家园 5 号门面

梦境园健康美容养生馆

机构编码：Zh131207103014

机构简介：梦境园健康美容养生馆坐落于湖北省枣

阳市人民路香格城市花园，成立于2003年，是一家集护肤美容、问题皮肤调理、亚健康调理等为一体的综合养生会馆，现店内开设贵宾区、顾客休闲区、调理室、专业护理区等服务区。专业的精英服务团队以精湛的技术、热心的服务为众多亚健康人群解决多种问题，获得店内顾客一致好评。

服务水平等级：★★★

机构地址：湖北省枣阳市人民路香格城市花园

佑春女子美容养生会所

机构编码：Zh131207133017

机构简介：佑春女子美容养生会所，位于湖北省黄冈市黄州区宝塔大道，交通便利，周边设施齐全，是爱美女性的首选之地。自2004年成立以来，佑春注重亚健康调理项目的发展，与传统概念的美容院相区别，强调以内养外，内外兼修。涵盖的服务项目包括中医体质调理、中医五脏调理、中医脊柱调理等方面。目前佑春已在本地区建立5家连锁机构，发展前景一片光明。

服务水平等级：★★★

机构地址：湖北省黄冈市黄州区宝塔大道

云妥养生馆

机构编码：Zh131200274018

机构简介：云妥养生馆针对五脏分别用排、通、调、补、固来养生。通过排遣心里的不良情绪、心理垃圾和体内毒素，通宣理肺，调肝理气，补脾和胃，固肾开阳，从而达到养身的效果。通过调理心、肺、肝、脾、肾等内部脏器来使身体机能协调，养内安外。

服务水平等级：★★★★

机构地址：湖北省武汉市青山区青山广场A座1楼1288附5号

植美养生美容会所

机构编码：Zh131200274012

机构简介：植美养生美容会所位于武汉市武昌区水果湖中北路21号，自2003年成立以来，一直为18～25岁的女性朋友提供美容、身体调理等特色服务，手法专业，设备齐全，为广大女性朋友减轻了头痛、失眠、情绪低落等困扰，受到顾客一致好评。植美服务项目涵盖皮肤年轻化、亚健康调理、体质调理、经络调理等方面，与传统中医学理相契合，又结合顾客需求打造个性化服务。

服务水平等级：★★★★

机构地址：湖北省武汉市武昌区水果湖中北路21号安顺花园B栋1—2层3号

半边天亚健康专业调理机构

机构编码：Zh150907183029

机构简介：机构城创建于1994年，现位于国泰广场一楼，拥有500平方米的场地。秉承以专业服务为基础，品质为荣的经营理念。为逐渐向专业的亚健康调理机构转型，运用中医基础理论对亚健康人群进行调理，受到了广泛的支持。同时，机构为爱美女性提供展现自我的空间，舒适优雅的VIP房间，高品质的护肤品，最新的美容资讯，专业美容师的星级服务，真诚服务于每一位追求健康美的女性。

服务水平等级：★★★

机构地址：湖北省利川市国泰广场一楼

伍家区华御国灸养生馆

机构编码：Zh150907173030

机构简介：伍家区华御国灸养生馆位于湖北省宜昌市伍家区，地段繁华，交通便利。从机构转型升级做亚健康专业调理后，运用中医基础理论对亚健康人群进行调理，至今已调理过上万次，经验丰富，做出了许多成功案例，取得了非常不错的社会效应与经济效益。

服务水平等级：★★★

机构地址：湖北省宜昌市伍家区伍临路 1 号

楚灸堂亚健康专业调理机构

机构编码：Zh150907103031

机构简介：楚灸堂位于湖北省襄阳市樊城区长虹北路万达金街（路）10-113 号，交通便利，人流量极大。机构场地设置规范，人员专业，有效检测与调理设备一应俱全，涵盖项目众多，机构擅长以艾灸为亚健康人群调理身体，并推出了“25 节气灸”，在襄阳市获得了不错的口碑，得到顾客的赞誉。

服务水平等级：★★★

机构地址：湖北省襄阳市樊城区长虹北路万达金街（路）10-113 号

美之道养生会所

机构编码：07180215

机构简介：恩施市美之道养生会所，秉承“爱自己、爱美丽”的经营宗旨，以“顾客百分之百的满意与信赖”为追求，把“拥有健康、美丽自信”作为企业价值观，倾力打造美容业优质品牌。

服务水平等级：待定

机构地址：湖北省恩施市施州大道清逸大厦 B 栋 401 室

四季康贝（荆州）健康咨询有限公司

机构编码：07160219

机构简介：四季康贝（荆州）健康咨询有限公司于 2017 年 8 月 9 日成立于湖北省荆州市沙市区武德路 1 号，面积共 500 平方米，上下两层。一楼分为接待、咨询、食疗、材料贮备等功能区域，二楼为调理区、办公区、成人调理区等。

服务水平等级：待定

机构地址：湖北省荆州市沙市区新城国广场 63 栋 102 儿童亚健康调理中心

湖南省

艾尚美养生会所

机构编码：zh30507314003

机构简介：机构成立已三年。从 2010 年 09 月 16 日至今，艾尚美专注中医养生。从事亚健康调理的专业人员中，均受过系统的亚健康调理养生专业培训。检测、调理设备新。干预与调理方法多。因为艾尚美从 2010 年开业起就专与四季康美公司合作，所以干预与调理方法进入《百项亚健康中医调理技术》的多达 11 项。艾尚美每月有三天养生日，免费为消费者提供养生项目的服务。

服务水平等级：★★★★

机构地址：湖南省耒阳市五梅路 303 号

安妮美容健身有限公司

机构编码：0100022

机构简介：从 1996 年创办至今，本着“您的美丽健康，安妮的使命和责任”的经营宗旨，实现了众多女性美的梦想，成功引领了美颜时尚，提升了个人幸福指数。曾多次荣获《全国首批放心美容院》《湖南省维权示范窗口》《湖南省十佳美容院》等嘉奖。多年来受到业界同人和广大客户的一到处好评和眷顾。安妮专业品牌，值得我们依赖的美丽家园。

服务水平等级：待定

机构地址：湖南省长沙市芙蓉区五一大道新世界百货 1101 室

安妮美容健身有限公司香熏护肤馆

机构编码：0100023

机构简介：从 1996 年创办至今，本着“您的美丽健康，安妮的使命和责任”的经营宗旨，实现了众多女性美的梦想，成功引领了美颜时尚，提升了个人幸福指数。曾多次荣获《全国首批放心美容院》《湖南省维权示范窗口》《湖南省十佳美容院》等嘉奖。多年来受到业界同人和广大客户的一到处好评和眷顾。安妮专业品牌，值得我们依赖的美丽家园。

服务水平等级：待定

机构地址：湖南省长沙市芙蓉区韶山路 19 号湘农大厦二楼

安妮苑美容养生会所

机构编码：0100054

机构简介：安妮苑创办于 2003 年至今已有 10 年历程，一直以“诚实”经营的理念，并为客人着想，为员工有发展进出口取。

服务水平等级：待定

机构地址：湖南省长沙市雨花区高桥上河国际 A8 栋 108 号

八一名剪水木秀美容美发机构

机构编码：0100028

机构简介：八一名剪水木秀是集美容美发于一体，由严小辉女士独立创办于 1986 年 5 月 2 日正式成立。本机构从事的艾丽素、镕康、SOD 项目，得到了顾客的一致好评和充分肯定，并对我们的服务非常满意，正足因为有了这些忠实的顾客的支持，我们也更有信心迎接八一名剪更加美好的明天。

服务水平等级：待定

机构地址：湖南省长沙市宁乡区一环街富豪山庄

藏美阁美容美体生活馆

机构编码：Zh131207313010

机构简介：藏美阁美容美体生活馆位于长沙芙蓉区马王堆王家湖路，在长沙市人民检察院里，环境优美，内部环境是东南亚风格，有迎宾接待区，女宾养生美容区，药浴区，员工住宿休息区，总面积 300 平方米，2010 年，被评为当地优秀服务会所，2010 年，被评为当地十大优秀杰出企业，2012 年创办芙蓉区第一届养生文化节。2013 年，使用“四季康美”明星商品为亚健康患者作出重大贡献。

服务水平等级：★★★

机构地址：长沙市芙蓉区马王堆王家湖路东莱苑北栋西单元 201

慈利凤妃堂养生馆

机构编码：0100037

机构简介：慈利凤妃堂养生馆成立于 2005，至今有 9 个年头，在这九年的风雨中帮无数顾客调理了身体亚健康状态，让更多的女性越来越自信，越来越美丽，让更多的家庭幸福和谐。

服务水平等级：待定

机构地址：湖南省张家界市慈利区慈姑街一号

脉道养生健康中心（洞口县）

机构编码：0100052

机构简介：脉道经络养生是集健康经络理疗、健康教育、服务于一体全面解决人体亚健康问题的运营机构，全新的管理理念和理性文化。目前拥有洪光经络专业养生、远红线能量养生、和谐灸疗、砭石理疗等多个领域的顶级产品，致力打造专业经络养生健康中心，因为我们只做最好的！

服务水平等级：待定

机构地址：湖南省邵阳市洞口县雪峰东（路）65 号

都市丽人调理养生馆

机构编码：0100025

机构简介：本机构成立于 2006 年，于最初一个店 100 平方米，发展到现在的两个店 600 平方米；由最初的单一美容发展到现在的美容美体养生亚健康调理泡浴、艾灸等全方位的服务。

服务水平等级： 待定

机构地址： 湖南省邵阳市隆回区六都寨镇开发区

都市丽人美容养生妆园

机构编码： zh130507314002

机构简介： 都市丽人美容养生妆园创立于2002年，是集高科技健康养生，亚健康调理等系列服务为一体的600平方米创美机构，店内环境优雅舒适，配备前台接待厅，养生休息厅，咨询诊断室，拥有调理室单人间4间，双人间2间，普通间和能量养生房，开放式产品调配，员工休息室，沐浴室，卫生间，消毒室等，都市丽人秉承还您一个“美丽的人生”的宗旨帮助了无数广大爱美人士找回健康，变得美丽。

服务水平等级： ★★★★

机构地址： 湖南常德石门宝峰都市丽人养生妆园

好养眼抗衰国际美容中心

机构编码： 0100020

机构简介： 好养眼抗衰国际美容中心于1997年成立，会所总面积300平方米，在职6人，其中亚健康经络调理师有4人，管理人员1人，前台1人，独立房间，VIP专属物品及房间。

服务水平等级： 待定

机构地址： 湖南省长沙市雨花区古曲南路107号

六月女子会所

机构编码： Zh131207343011

机构简介： 六月女子会所是一家以健康美容，亚健康调理养生为一体的专业女性美容，健康养生品牌。一直以来努力地为客户创造一个高品质的舒适空间，让更多的爱美女性享受健康与美丽。一直以健康、天然、安全、有效的产品服务顾客。经营特色：经络养生、泡浴养生、食疗养生、肩颈养生、胸部保养、内分泌养生等特色养生项目。六月女子养生会所创造一个让消费者可以安心及贴心的美容、健康养生品牌。

服务水平等级： ★★★

机构地址： 湖南省衡阳市环城北路61号

湖南郴州市俏丽屋专业美容院

机构编码： 0100035

机构简介： 湖南郴州市俏丽屋专业美容院于2000年7月开业至今，在2005年以前都是以面部美容为主导，使用活能产品，做问题性肌肤修复，使许多问题性肌肤的顾客皮肤得到了改善和恢复了健康，2003年被评为“中华医学会美容分会问题性肌肤专家修复名店”；2005年引进凤妃堂，运用中医经络学，对顾客有肩颈、腰背酸痛等进行经络推拿，对高血糖、糖料病等进行调理，解决了许多顾客的困扰，得到顾客的高度肯定，对亚健康人群进行调理收获一些心得。

服务水平等级： 待定

机构地址： 湖南省郴州市北湖区北湖路30号

怀化丽人岛美丽事业连锁有限公司

机构编码： 0100019

机构简介： 怀化丽人岛美丽事业连锁有限公司成立于1992年，至今有19年的历程。由13平方米的门店，发展为现在2000平方米的美容会所。一群美丽的女人，在一个环境美丽、恬静而散发出淡淡香气的地方，为一群同样美丽的女人，创造着美的形象，美的心灵，美的人生！在现任董事长王兰女士的带领下，创办了三家终端连锁美容会所、美容美发学校、美容化妆品公司及一家美发店。现有员工100多人，年产值百万元，公司资产上千万元的连锁企业。

服务水平等级： 待定

机构地址：湖南省怀化市鹤城区（县）富程街 67 号

怀化倾国倾城

机构编码：Zh131207453012

机构简介：怀化倾国倾城是一家专业养生、高科技绿色整体抗衰、美胸、全球权威祛斑美肤系统为一美容养生连锁机构。机构成立的目的：为女性朋友搭建一个平台，帮助女性朋友实现美丽、年轻、健康、智慧的幸福人生。机构纲领：帮助女性 60 岁依然保持有 30 岁的魅力，健康、形体及面部轮廓！

服务水平等级：★★★

机构地址：湖南省怀化市丰中路太平桥市场

金古屋养生会所

机构编码：0100024

机构简介：2002 年成立至今，11 年以来诚信经营，在城步县有着良好的口碑，从 2008 年从事亚健康调理，在全体工作人员的刻苦学习，努力专研下，本机构的亚健康调理技术达到了一定的水平，得到了客户的广大认可。

服务水平等级：待定

机构地址：湖南省邵阳市城步区人民街 88 号

晶美·汎歌至尊美容会所

机构编码：0100018

机构简介：晶美·汎歌至尊美容会所创立于 2005 年 9 月，是一家专业从事美容、美体、养生综合性美容服务会所，会所先位于长沙市星沙板仓中路晶华美地 B 栋 4 号，会所多次荣获湖南省美协授予“优秀美容机构”。晶美·汎歌一直秉承“倡导人本细想、讲究安全之美”的经营理念，以专业、专心、品质、诚信为先导，从日常的皮肤美护到高科技抗衰老及美白、保湿、平皱，从基础的美体到个性化的养生，调理亚健康，改善体质。从内到外解决健康美丽的需求。

服务水平等级：待定

机构地址：湖南省长沙市星沙县区板仓中路晶华美地街 4 号

靓妆坊养生馆

机构编码：0100056

机构简介：靓妆坊养身馆从事美容养身长达 8 年时间，是当地一家小有名气的美容养生会所，本店地理位置好、环境优雅、设施完善、客源稳定，顾客消费档次高，本店员工都是从事美容养生行业三年以上的老员工，有着扎实的功底，特别是对人体的经络和穴位定位准确，本店还经常参加一些关于中医养生，食疗方面的培训，来提高店员的综合素质以便更好地服务于顾客。

服务水平等级：待定

机构地址：湖南省怀化市芷江区进修学校 4 号门面

久美神话健康生活会所

机构编码：zh130307315001

机构简介：久美神话健康生活会所东塘店面积为 1170 平方米，其中营业面积为 710 平方米。营业区域分为接待区和服务区，接待区含接待大厅、咨询室、检测室、消毒室、员工休息室、多个卫生间；服务区含泡浴间、淋浴区、多个卫生间、消毒间、瑜伽室，以及豪华间、单间、双人间、三人间等调理室。接待大厅有提供养生茶、营养粥、沙发、休闲椅、服务指南、价目表、客人须知、报刊、养生书籍等，方便顾客休息和聊天。前台接待均为能流利英语具本科学历的工作人员。店面均有电梯直达，方便残疾人进出。

服务水平等级：★★★★★

机构地址：湖南省长沙市东塘北兴威名座南楼 21 楼 C

丽居美容养生馆

机构编码：0100051

机构简介：丽居美容养生馆 1997 年由李超平女士在湖南省株洲市田心成立。16 年来，企业以弘扬传统中医养生文化为己任，立志做专业的养生机构。目前有 2 家店，大的店有 300 平方米，小的店有 200 平方米。主要从事美容和亚健康调理，有员工 16 人，其中李超平：国家一级美容师、高级美容考评员、三级健康管理师；邓勇：国家二级营养师、三级按摩师、三级健康管理师，擅长颈、肩、腰、腿痛调理，企业还有国家三级美容师 6 人。

服务水平等级：待定

机构地址：湖南省株洲市石峰区田心田红路 110 号

丽人岛美丽事业连锁有限公司

机构编码：ZH130507314001

机构简介：丽人岛美丽事业连锁有限公司旗舰店面积为 500 平方米，其中营业面积为 400 平方米。营业区域分为接待区和服务区，接待区包含接待大厅、咨询室、检测室、消毒室、员工休息室、卫生间、淋浴间以及瑜伽室；服务区包含豪华间、单间、双人间调理室（每个调理室内有泡浴区、淋浴区、卫生间）、顾客休息区、消毒间、保洁间，顾客休息区有为做完调理的顾客提供营养粥。接待大厅有提供养生茶、休闲椅、价目表、报刊、养生书籍等，方便顾客休息和聊天。所有工作人员均以普通话提供接待、问询、预约、结账等服务。

服务水平等级：★★★★

机构地址：湖南省怀化市鹤城区富程路 67 号

玲惠珍美素肌美人诞生馆

机构编码：0100032

机构简介：玲惠珍美素肌美人诞生馆自 2004 年成立以来，坚持秉承以“质量求生存，以信誉促发展”的经营理念。凭借优质的品牌和模式不断地更新和完善。以提供专业而专注的服务来赢得人们的尊敬。一直追随美容真理，挑战惰性自我，不断学习新知，玲惠珍美是一家美容、美体、养生、纹绣为一体的专业美容养生馆，拥有着一支从事美容行业多年，激情好学、团结向上的精英团队。

服务水平等级：待定

机构地址：湖南省怀化市芷江区西街

美丽国度美容养生健康会馆

机构编码：Zh131207454015

机构简介：美丽国度美容养生健康会馆创立于 2001 年，经营面积 700 平方米，会员 300 余名，是芷江县面积最大的女士专业抗衰养生会馆。店内环境优雅舒适，配备前台接待厅，养生休息厅、咨询诊断室、调理室。美丽国度员工 15 人，其中高级美容师和亚健康咨询师 1 名、店长 1 名，顾问 2 名，调理师 6 名、后勤人员 4 名。美丽国度是以提供专业产品技术和服务的企业，常年聘请专家以诊断服务模式为广大顾客服务，给您看得见的效果。

服务水平等级：★★★★

机构地址：湖南省芷江县南街凯旋路太阳村一栋 2 楼

长沙美莱美

机构编码：0100014

机构简介：长沙美莱美是一家大型美容企业集团公司，平均营业面积为 500 平方米左右，以欧式风情为格调，让您感受到温馨高雅，美莱美一直坚持“美丽与健康同在，时尚与科技并存”文化理念，秉承“让您越来越美的崇高使命”，以服务专业化、管理标准化的市场运作，走国际化与民族化相结合的连锁发展道路。

服务水平等级：待定

机构地址：湖南省长沙市岳麓区金星中路美林银谷2楼

魅演会国际美容养生保健连锁机构

机构编码：0100033

机构简介：魅演会国际美容养生保健连锁机构，有4家直营店，总面积2500平方米，员工人数88人。其中一家明星店坐落在湖南卫视旗下圣爵菲斯大酒店。已接待过全国著名明星主持1000多人次。以高科技美容养生定位，服务高端人群，被誉为“国际美容保健中国高端保健首选品牌”。

服务水平等级：待定

机构地址：湖南省长沙市芙蓉区解放中路18号

千禧亚健康调理中心

机构编码：0100057

机构简介：千禧亚健康调理中心始建于2011年12月18日，现有面积200平方米，主要从事男女性及儿科中医调理工作，主要项目有中医推拿、小儿推拿、女性卵巢保养及女性美容养颜护理、拔罐、刮痧、艾灸等多个调理项目，调理效果显著，调愈1000多人，已获得各位患者一致好评。

服务水平等级：待定

机构地址：湖南省长沙市雨开福区

清花池美容美体有限公司

机构编码：0100030

机构简介：清花池美容美体有限公司经营面积480平方米，由湖南省美容协会张鸣女士创办，主要经营亚健康调理、养生美容，至今已获“文明诚信单位”“湖南省最佳服务美容机构”“湖南省美容理事单位”等殊荣，清花池在健康养生领域独树一帜。

服务水平等级：待定

机构地址：湖南省长沙市开福区蔡锷北路411号101房

森蓝企业管理有限公司

机构编码：0100017

机构简介：森蓝企业管理有限公司成立于2003年，目前已发展成为一家集美容院连锁、美容产品销售及服务、美容院营销管理咨询、职业教育培训于一体的多元化现代美容集团企业。

服务水平等级：待定

机构地址：湖南省长沙市开福区芙蓉中路财富中心1908号

观自在养生美容会所

机构编码：0100026

机构简介：观自在养生美容会所是一家一直致力于中医养生以及中国传统文化推广的企业，诚信服务于广大客户，十年来，从一家30平方米的小美容院发展成为总营业面积达1200平方米的两家大型禅学养身美容连锁机构，公司旗下拥有12大品牌（魅赫蕾妮、晨霞养身、皇瑶泡浴、甜蜜樱花、魔丽姿内衣、道和堂酵素浴、魔力紫晶胸部、韩式减肥、康雅莱盆腔修复、琪钰胶原蛋白、形象设计等等），30余种特色项目，是目前邵阳地区项目最齐全，设备最先进的养身抗衰会所。

服务水平等级：待定

机构地址：湖南省邵阳市大祥区双拥路口

四季美诺美颜养生会所

机构编码：Zh131207313013

机构简介：四季美诺美颜养生会所成立于2013年，位于长沙井湾子商圈，地处繁华商业区，专业从事亚健康调理养生的机构。

本会所以四季康美期下品牌、健康工坊、养心源、全美高科技能量系列。会所面积300平方米，装修古典雅致、设有专门的调理室、咨询室、浴室、员工休息室、专业消毒柜等，环境整洁、干净、温馨，拥有浓郁的中医养生氛围。

服务水平等级：★★★

机构地址：湖南省长沙市雨花区井湾子南亚商国际3栋1443

天香亚健康调理中心

机构编码：0100016

机构简介：天香亚健康调理中心所于2009年成立，会所总面积300平方米，在职7人，其中亚健康经络调理师有4人，管理人员1人，保洁1人，营养师1人，独立房间，VIP专属物品及房间。会所一直坚持以中医理论为基础，以爱心与诚心帮助每一个顾客为服务宗旨，深受当地市民的好评。

服务水平等级：待定

机构地址：湖南省岳阳市岳阳楼区站前西路街鑫和楼38号

天心区御玺堂休闲会所

机构编码：0100055

机构简介：天心区御玺堂休闲会所是旗下有御玺堂藏式SPA养生会所是广州御玺堂生物科技有限公司和香港藏医药文化国际传播合作经营的加盟店，也是长沙市第一家旗舰店。为全民健康保健养生事业作出了卓越的贡献。

服务水平等级：待定

机构地址：湖南省长沙市天心区木莲街湘井小区1146

靓之丽美容养生会所（湘潭市雨湖区）

机构编码：0100034

机构简介：机构位于湘潭市最繁华的河西基建营商圈，面积约620平方米，内部装修高档豪华，为本市第一流的养生美容会所；我们以中医传统阴阳五行经络理论为指导，结合国际先进的亚健康调理理念，为客户提供包括：经络推拿、艾灸药浴、辟谷禅修、内分泌腺体调理等全方位的亚健康调理服务，赢得了广泛的赞誉。

服务水平等级：待定

机构地址：湖南省湘潭市雨湖区车站路

妍辉美容养生

机构编码：0100031

机构简介：本机构坐落于五一大道湘域中央，属高档小区，自购二套商品房用于美容养生，机构成立于1998年9月，原址大友谊商店6楼。刚创立时以美容护肤为主，2002年开始介入养生项目，由于个人兴趣爱好，逐步转入以中医美容养生为导向健康调理为主。其间以自然疗法肝排毒和肠排毒为基础，提升客人个体腹温、增强客人的免疫力和自愈能力，中医倡导“以通为补”的指导方针。是现代人养生调理的方向。

服务水平等级：待定

机构地址：湖南省长沙市芙蓉区五一路

爱唯美养生馆（永顺县）

机构编码：0100027

机构简介：养生馆成立于2010年，现在拥有400平方米，涵盖砭石能量房及瑜伽、瑶浴、泡澡、中医保健按摩等，从业人员都经过正规培训上岗，致力于改善客人亚健康状态。

服务水平等级：待定

机构地址：湖南省湘西州永顺（县）府正家园

于静专业美容养生会所

机构编码：0100036

机构简介：于静专业美容养生会所成立于1997年，以基因美容和经络养生调理为特色，深受广大女性朋友喜爱，被中华医学会权威认可问题性皮肤基因修复专家名店，先后开设了5家美容连锁机构，为许多广大顾客朋友解决了头痛、失眠、便秘、痛经等许多亚健康问题。

服务水平等级：待定

机构地址：湖南省常德市临澧区朝阳路83号

丽轩美容会馆

机构编码：0100053

机构简介：丽轩美容会馆是集美容、美体、瑜伽为一体的专业养生美容会所，地处芙蓉中路，地理位置优越，装修豪华，宫廷欧式风格，富丽堂皇又独具创新，让顾客感到极为轻松愉悦，领略贵宾待遇。"帮助顾客实现健康和美丽的梦想"是我们的服务理念，用最高级的产品、最独特的手法帮助顾客达到健康与美丽，让每一位进入丽轩的顾客感受尊宠与高贵。

服务水平等级：待定

机构地址：湖南省长沙市雨花区小林子冲路13号芙蓉公馆302号

曾小红美容养生会所

机构编码：0100029

机构简介：曾小红美容养生会所创办于1989年，由湖南省衡阳市美容美发协会副会长曾小红女士创办。她一直以专业，用心，负责的态度和永不言败永不放弃的精神带领整个团队，帮助了一批广大女性解决了美丽的需求。

服务水平等级：待定

机构地址：湖南省衡阳市祁东县县正电影院对面二楼

赋养宫养生美容会所

机构编码：Zh131207453014

机构简介：赋养宫养生美容会所成立于2009年9月，是一家集养生、理疗、调理、美容、足浴、SPA为一体的综合养生美容会所。赋，代表"赋予"赋予对生命、健康研究的智慧。养，代表"调养、力量"，对身、心灵的调养。宫，代表"对养生事业的严肃态度及追求、向往"。

服务水平：★★★

机构地址：湖南省怀化市芷江县凯旋路

佐氏健康会所

机构编码：0100021

机构简介：佐氏健康会所成立于1998年，目前拥有两家上千平方米的高端会所。一家位于求索东路南湖湖光三色三楼，以简欧风格为主。拥有高贵优雅的环境。另一家位于八字门旭园路，以新中式风格为主。经营项目四大系统调理：免疫系统，消化系统，血液净化系统，内分泌系统。

服务水平等级：待定

机构地址：湖南省岳阳市新城区旭园街264号

美丽国度美容养生健康会馆

机构编码：Zh140507454028

机构简介：创立于2001年，经营面积700平方米，是芷江县面积最大的女士专业抗衰养生会馆。店内环境清新舒适、优雅大气，布局合理。会馆采用了百项亚健康调理技术，其中洪光经络腹部保养、扶阳罐疗法、女性生殖私密调理技术、绿色整体抗衰疗法（北京松鹤富丽李丽莎博士研发）等为其特色干预调理方法。会馆常年聘请专家为广大顾客服务。13年来，以服务至上，团队第一，诚信务实，学习创新为企业精神，赢得顾客的支持与爱戴。

服务水平等级：★★★★

机构地址：湖南省芷江县南街凯旋路太阳村一栋2楼

久美神话养生养颜会所（娄底市）

机构编码：Zh140507384029

机构简介：湖南省娄底市久美神话养生养颜会所地处娄底市中心石马公园对面，环境优美，空气清新。自 2006 年成立以来，一直从事亚健康调理，先后得到多方行业人士的专业指导。会所有康顾问（系从事中医 30 年的退休医师）为顾客提供专业的养生保健与亚健康干预调理方案，日常经营项目主要是中医经络养生、亚健康调理、美容美体。几年来先后荣获 “湖南十佳亚健康调理机构”、中国医师协会“治未病”C 级健康服务站、“盆腔保健养护最佳名店”等赞誉。

服务水平等级：★★★★

机构地址：湖南省娄底市湘阳街

邵阳市观自在养身美容会所

机构编码：Zh140507394030

机构简介：邵阳市观自在养身美容会所位于邵阳市的繁华地段，总营业面积达 1200 平方米的两家大型禅学养身美容连锁机构。中式宫廷风格，禅学养身理念，环境优雅宁静，布局和功能划分合理。会所具有 30 余种特色项目，专业权威的亚健康服务项目的服务，是目前邵阳地区项目最齐全，设备最先进的养生抗衰预防亚健康会所。资深专家顾问，专业的调理人员，有效的干预手段，真诚的服务态度，为会所赢得了顾客的广大好评。

服务水平等级：★★★★

机构地址：湖南省邵阳市大祥区双拥路口观自在养生美容会所

郴州俏丽屋专业美容院

机构编码：Zh140507353031

机构简介：郴州俏丽屋专业美容院成立于 2000 年，位于郴州市最繁华的北湖路，店内环境温馨舒适。14 年来，本店专心、专业、专注，用心地为每一位顾客带来健康与美丽。秉承“诚信经营、以人为本”的原则，为顾客提供高质量的专业亚健康项目调理服务，赢得了良好的口碑，树立了极佳的社会形象。荣获“湖南省十佳美容院”“湖南省诚信美容机构”“郴州市美容协会副会长理事单位”等荣誉称号。

服务水平等级：★★★

机构地址：湖南省郴州市北湖路 30 号

尊颜美汇养生美疗连锁机构

机构编码：Zh140507454032

机构简介：尊颜美汇养生美疗连锁机构位于湖南省怀化市新晃县，已有十三年的从业时间。以“健康大众”为目的，面向各类群体，提供专业、有效以及特色的服务。机构按照亚健康咨询、检测、制定方案、调理、疗效评估、客户跟踪管理流程服务，人员分工明确、各司其职，成效显著。目前有扶阳养生亚健康调理技术、小儿养生脾胃养护、女性产后养护、瑶药泡浴养生技术、樱美女性私密保养技术等特色调理技术。机构公益健康活动频繁举办，常邀请湖南本土养生专家做健康讲座外，曾邀请到中国妇联特聘专家彭华教授、中国人民解放军军医（团长）周桂瑕教授等生殖专家来新晃公益讲座。

服务水平等级：★★★★

机构地址：湖南省怀化市新晃县梅林春天 8 栋

贵人坊美容养生机构

机构编码：Zh140507314033

机构简介：贵人坊美容养生机构位于长沙市雨花区劳动东路四楼，贵人访经营 27 年，由长沙市美容协会终身荣誉会长王微女士创办。主要经营中医养生调理及面部护理，机构拥有多个亚健康调理师，一直以“博爱如已，思达利人”的敬业精神，率先倡导“美丽必须建立在健康的基础上”的中医养生文化。目前有体质检测，脊椎保养，艾灸补阳，砭石温经，肝胆排毒，药浴等调理技术，2012 年被中国医师协会授予“治未病”C 级健康服务站。机构结合中国传统养生文化，致力于打造全方位健康美丽的生命工程。

服务水平等级：★★★★

机构地址：湖南省长沙市雨花区劳动东路四楼

经福堂

机构编码：Zh141107315064

机构简介：旌福健康服务有限公司旗下的养生会所经福堂，是按照中和亚健康服务中心五星级标准打造的亚健康专业调理机构。总营业面积约为 1000 平方米左右。会所按照“中式风”进行设计和装饰，其中接待室 1 间，调理间 18 间，专业人员 20 名左右。开展以睡眠调理、女性保健、儿童保健为主要特色的亚健康调理服务项目。先后引进了红外检测设备；音乐调理一体仪并通过了中和亚健康服务中心在百项技术：红外检测、CPC 测评以及音乐调理技术的系统培训。

服务水平等级：★★★★★

机构地址：湖南省长沙市芙蓉中路二段天玺大酒店

克拉美容会所

机构编码：07360165

机构简介：克拉美容会所 2005 年成立，2013 年搬迁至石门楚江镇老西门居委会九澧路工商局对面，直营面积约 160 平方米，环境舒适。会所经过十多年来的不懈追求和努力，如今发展成一家集美容、美体、亚健康调理、亚健康培训管理于一体的养生会所。倡导中医养生，坚持养生在于“扶阳”和五脏六腑的平衡，提高人体的自愈能力，提高人体的免疫能力。

服务水平等级：待定

机构地址：湖南省常德石门九澧

吉首市袖珍汗蒸馆

机构编码：07430166

机构简介：吉首市袖珍汗蒸馆成立于 2009 年 9 月 9 日，集汗蒸、美容、美体养生、身材管理等为一体的专业亚健康调理机构。经过 6 年的发展与壮大，管理方式日趋完善、服务品质不断提升，倡导健康养生、因爱永恒的理念，为顾客提供全方位的健康调理项目，让每一位消费者享受最专业的服务。

服务水平等级：待定

机构地址：湖南省吉首市乾州锦锈湘西大厦 5 楼

艾芦世界

机构编码：07430167

机构简介：艾芦世界是集美容与养生为一体的国际连锁机构，拥有一批高素质的美容天使，从国外引进美容新理念和技术，本着“诚信、务实”的做事原则，受到顾客的一致认可和赞誉，先后被评为“3.15 诚信单位，2007 年被评为湖南省十大最具有影响力美容院荣誉称号”2009 年被评为湖南省香熏 SPA 五星级专业美容机构，十多年的专注，铸就了品牌信誉。

服务水平等级：待定

机构地址：湖南省吉首市花坦边贸市场艾芦世界兴贸街 153 号

贵人访（四方坪店）亚健康专业调理机构

机构编码：07310168

机构简介：贵人访创办于 1988 年，28 年来奉行“博爱如已，思达利人”的企业精神，率先倡导“美丽必须建立在健康的基础上”的中医养生文化，凭着“诚实、诚信”

的经营理念获得社会各界的一致好评，2014 年链接中国中医药局旗下的中和亚健康服务机构，对本机构进行服务转型做准备，同年被评为“四星级亚健康专业调理机构”。

服务水平等级：待定

机构地址：湖南省长沙市开福区三一大道 303 号

倾国娇颜美容美体养生馆

机构编码：07450169

机构简介：会所于 2006 年创立，直营面积达 200 平方米，环境温馨、舒适，以热情的服务，让顾客享受上帝般的待遇。倾国娇颜经过十年的不懈追求和发展，成为一家集美容、美体、亚健康调理养生、亚健康管理咨询为一体的养生会所，一直坚持并倡导中医养生。坚信养生在于扶阳，提高人体自愈能力从而达到中医的扶正祛邪。

服务水平等级：待定

机构地址：湖南省怀化市新晃区太阳坪街财富大厦

圣女美颜（洪韵）养生馆

机构编码：07350170

机构简介：汝城县圣女美颜（洪韵）养生馆，是一家中医养生美容亚健康体力机构。成立于 2001 年，现已有直营店 3 家。15 年来一直坚持“顾客第一，服务至上，诚信为本，技术领先”的服务理念。坚持产品系统化、技术专业化、管理现代化、服务优质化的经营原则。他们的目标是：做中国中医亚健康调理连锁第一品牌。

服务水平等级：待定

机构地址：湖南省郴州市汝城区劳动街 99 号

神农蜂健康养生有限公司

机构编码：07350209

机构简介：郴州神农蜂健康养生有限公司由多个分支机构组成，集医疗保健，蜂产品生产加工、生态旅游于一体。基于生态蜂业以及相关农、林、牧、旅游业原生态产业链的构建基础，我们建立了养蜂合作社、果蔬合作社，以及农产品传统作坊土特产加工区。

服务水平等级：待定

机构地址：湖南省郴州市北湖区龙泉街 16 号

美人制造美容养生会所

机构编码：07450210

机构简介：芷江区美人制造美容养生会所，是一家集肌肤管理、健康管理、形体管理，形象管理等为一体的专业亚健康调理机构。经过多年的发展与壮大，管理日趋完善，服务品质不断提升，并与中和亚健康服务中心合作开展健康服务工作。现推出中医“治未病”理念，为顾客提供全方位的健康调理项目。

服务水平等级：待定

机构地址：湖南省怀化市芷江区进修学校 4 号门面

巴布母婴会所（平湖店）

机构编码：07340212

机构简介：衡阳市高新技术产业开发区巴布母婴会所平湖店运营婴童水育、产后恢复、健康管理等服务项目，依托技术力量雄厚的专业院校，致力于成为一个持续健康发展的母婴高端服务行业先锋。

服务水平等级：待定

机构地址：湖南省衡阳市华新白云路电力新村南门 30-32 号店面

巴布母婴会所（太阳店）

机构编码：07340213

机构简介：衡阳市高新技术产业开发区巴布母婴会所太阳店运营婴童水育、产后恢复、健康管理等服务项目，依托技术力量雄厚的专业院校，致力于成为一个持续健康发展的母婴高端服务行业先锋。

服务水平等级：待定

机构地址：湖南省蒸湘区延安路 19 号

海南省

海南绿康元健康养生有限公司

机构编码：0100012

机构简介：该机构一直贯彻以“绿色铸就健康、真诚奉献美丽”为服务宗旨，追求绿色健康和品质生活。经过不断的探索和提升，逐渐发一家综合性的专业调理机构，并独创了“全息气血调理减肥技术”，获得了广泛的好评。

服务水平等级：待定

机构地址：海南省海口市世贸东路世贸大厦 E 座三楼

江苏省

美丽心情美容生活馆

机构编码：Zh131205123011

机构简介：美丽心情本着“让我们的客户美丽、健康、尊贵”的经营宗旨，多年来一直主打美容、养生服务、亚健康调理，力争发展中高端客户，成为国内一流调理机构。

服务水平等级：★★★

机构地址：江苏省苏州市沧浪区解放西路公园天下 3 幢 111 室

唯美伊人美容院（香榭丽）

机构编码：Zh131205113012

机构简介：唯美伊人美容院最初成立的目的是为帮助更多的女性朋友实现无斑更美的梦想，在昆山短短几年，一直加强对养生的关注和了解，严格按照行业标准，培养出专业的亚健康调理师的技术人才，打造星级标准，成为一家真正养生馆，为更多顾客预防、改善、调理亚健康问题。

服务水平等级：★★★

机构地址：江苏省昆山市柏庐路 206 号

宜兴锦绣苑抗衰老健康会所

机构编码：Zh131205103010

机构简介：成立初期以面部为主，后调整为养生为主，在短期内整体调理，从调理经络、调脏腑、调体质、身心灵排毒净化身体脏腑功能。本机构为宜兴地区首家专业的亚健康调理机构，旨在帮助更多的人远离疾病，提高品质生活。

服务水平等级：★★★

机构地址：江苏省宜兴解放西路公园天下 3 幢 111 室

兰陵艺丰保健按摩服务部

机构编码：Zh140805193050

机构简介：常州市天宁区兰陵艺丰保健按摩服务部常州市天宁区，营业面积 300 平方米，机构成立于 2013 年 8 月 1 日，主要以美容、美体，中医养生保健为主，成立至今深受顾客信赖。一直以“诚信服务、专业取胜”的经营理念，在顾客、业内得到很好的口碑。特于 2014 年 7 月年申报中和亚健康服务中心三星级亚健康专业调理机构并成功挂牌，在亚健康调理技术，干预测评设备，以及专业的调理路径与人员素质方面得到了极大提升。

服务水平等级：★★★

机构地址：江苏省常州市九州新世纪花苑 10-7 号

大汉松骨足疗馆

机构编码：Zh141005193058

机构简介：常州大汉松骨足疗馆位于怀德桥的繁华路段，成立以来诚信经营，凭着“诚实”“诚信”受到了顾客的好评，机构装修优美，功能区划分有序。是集传统中医经络调理、健康咨询、亚健康状态干预等于一体的专业调理机构，全新的管理与企业文化熏陶使得员工拥有神圣的使命与归属感，全心全意为顾客进行服务。

服务水平等级：★★★

机构地址：江苏省常州市怀德桥河景花园74号

澄北姿彩化妆品商行

机构编码：Zh141105104067

机构简介：江阴市澄江镇澄北姿彩化妆品商行成立于1997年，坐落于江阴虹桥北路125-1号，营业面积880平方米，经营理念：专业创新、品质卓越、服务超群。在顾客和整个行业都有很好的口碑，在江阴当地有很大的影响力，选择专业的养生项目，在常规亚健康调理方面有着显著的效果，机构采取内训、外训、技术考核、理论知识考核、演讲等方法不断的培训和提升员工的技术和专业，旨在更好地服务于亚健康人群。

服务水平等级：★★★★

机构地址：江苏省江阴市澄江镇虹桥北路125-1号

唯因亚健康专业调理机构

机构编码：zh150305105001

机构简介：在江苏中和亚健康服务中心的大力支持下，从规模、设备、技术等全方面规范，全力打造江苏首家五星级亚健康专业调理机构。力将唯因五星级亚健康专业调理机构树立成江苏乃至华东地区顶级样板店。机构按照亚健康专业调理机构功能分区配备相应职员，拥有亚健康体质调理师15名，咨询师10名、管理师4名、前台接待3名。同时配有红外成像检测仪一台、CPC10组、音乐调理床一套等亚健康专业干预调理设备。多名员工已接受江苏中和亚健康服务中心专业亚健康体质调理师培训与十五项百项亚健康中医调理技术的培训，使用疏通经络养生手法，体质调理，中药外敷热灸等亚健康专业调剂手段。机构将配合中医养生保健行业规范化经营，在未来的工作中会担负起样板和典型的责任，在社区服务中彰显机构的专业性，为江苏省亚健康事业做出积极的贡献。

服务水平等级：★★★★★

机构地址：江苏省江阴市虹桥南路168号福满楼6-7楼全层

菩提晏健康养生咨询馆

机构编码：Zh150305135007

机构简介：机构营业面积1100平方米。在全国范围内，较早引入红外热成像技术、睡眠健康检测与调理、扶阳罐等亚健康专业干预调理技术。全面按照国家标准规模、设备、技术等全方面规范化建设五星级亚健康专业调理机构，全力配合江苏中和亚健康服务中心，打造江苏五星级样板。目前机构配有亚健康体质调理师15名，培训总监1名、咨询师10名、管理师4名、仓库2名、前台接待3名、配料师2名，专业保洁2名。机构将配合中医养生保健行业规范化经营，在未来的工作中担负起规范化建设的责任，在社区服务中彰显机构的专业性，为江苏省亚健康事业做出积极的贡献。

服务水平等级：★★★★★

机构地址：江苏省南通市洪江路鑫乾国际广场A座26楼全层

世贸贵夫人美容会所

机构编码：zh150305123008

机构简介：机构位于江苏省常熟市，是一家致力于亚健康调理、生活美容以及传统中医养生保健为一体的综合型亚健康专业调理机构，机构运用百项亚健康中医调理技术以及现代养生、营养配餐、心理疏导等技术方法，让每一位来店客人都能享用个性化的调理方案。

服务水平等级：★★★

机构地址：江苏省常熟市闽江东路世贸三期 14-9 号

雪之秀美容中心

机构编码：Zh15080253013

机构简介：雪之秀地处南京市鼓楼区，店内装潢独特，环境雅致，是追求休闲美丽健康的最佳场所。机构内设有多种主题功能区，如中医养生、药浴养生、纤体美颜、SPA、亚健康调理等，雪之秀将韩国抗衰与中国传统养生结合，着重推广亚健康专业调理技术，细致耐心为亚健康人群解决多种问题，服务覆盖面广，服务效果卓越。

服务水平等级：★★★

机构地址：江苏省南京市鼓楼区山西路 68 号颐和商厦 26 层 C.D 座

萨拉妮美容中心

机构编码：Zh15080253014

机构简介：机构位于南京市的繁华市区，交通便利。机构成立的目的在于带给大家美丽，调理亚健康状态，让更多的人健康长寿。目前机构主要经营亚健康状态调理、经络养护、中医体质调理等项目，专业的精英服务团队，众多有效的干预调理手段，机构收到了顾客的一致好评。

服务水平等级：★★★

机构地址：江苏省南京市玄武区太平门街 81 号二楼

皇嘉亚健康专业调理机构

机构编码：Zh150805143015

机构简介：高邮皇嘉商务有限公司旗下的高邮皇嘉亚健康专业调理机构是一家从事亚健康管理、咨询、调理的专业机构。机构拥有专业的从业人员，行之有效的亚健康干预检测设备，权威认证的百项亚健康中医调理技术，在当地拥有极高的社会口碑。同时，机构不断加强服务管理，注重文化建设，提高员工专业技能，致力做专业的亚健康调理机构。

服务水平等级：★★★

机构地址：江苏省高邮市屏淮南路康华园现代城 32 号

皇开真沙廊八圩店

机构编码：Zh150805233016

机构简介：机构地处靖江市八圩镇，在当地有良好的口碑和社会效应，有着稳定的客户群体。并且机构将传统中医养生保健技术与亚健康调理技术相结合，专心、专业、专注、为顾客服务，用心为每一位顾客带来健康，获得了广泛的好评。

服务水平等级：★★★

机构地址：江苏省靖江市八圩镇公所桥东进路 3-6-7 号

溧城优澜国际美容养生 SPA 会所

机构编码：Zh150805193017

机构简介：机构地处于江苏省溧阳市闹市区，交通便利，商业繁华。机构成立的目的是服务人民，改善人民的亚健康状态。以顾客与服务至上为店内宗旨。主营亚健康调理，中医刮痧、经络与体质调理、艾灸拔罐等技术项目，将中医系统养生与现代美容技术结合，极大提高了服务品质。

服务水平等级：★★★

机构地址：江苏省溧阳市和平新村一区 29—30 号

皇开真沙廊分店

机构编码：Zh150805233018

机构简介：机构自成立起就秉承“诚信至上，优质服务”的经营理念，严格选择、培训在职工作队伍，始终坚持为顾客提供最好的项目与服务，多年以来积累了丰富的亚健康调理经验，得到了消费者的认可，拥有非常高的知名度与口碑。

服务水平等级：★★★

机构地址：江苏省泰州市靖江人民南路 98 号（农机大楼）

琼玉亚健康专业调理机构

机构编码：Zh150805115019

机构简介：琼玉亚健康专业调理机构是通过中和亚健康服务中心申报、审核、权威认证的五星级亚健康专业调理机构。能够提供全方位的亚健康专业调理，调理房间设施齐全，亚健康调理专业人才众多，调理方法与技术非常专业，亚健康检测及干预设备完善。高质量提供亚健康管理服务，专业性非常强。常规调养服务项目有脏腑常规调养服务项目、经络常规调养服务项目、脊柱常规调养服务项目、以中医五音-五脏理论为基础的——音波耳机调理项目、以中医体质养生理论为基础的—体质调理与养生项目、失眠亚健康状态调理、肩颈疼痛亚健康状态、女性亚健康状态调理等调理项目。琼玉亚健康专业调理机构凭借其机构的专业度，让人远离亚健康，获得顾客的忠实信任。

服务水平等级：★★★★★

机构地址：江苏省句容市华阳北路清华公寓 1 号

艾度亚健康专业调理机构

机构编码：Zh150805103020

机构简介：机构环境优美，场地设施规范，专业的从业人员，有效的亚健康干预建设设备一应俱全，涵盖项目多元化。作为新转型的亚健康专业调理机构，通过专业、专注的经营理念，获得行业内外的一致好评。

服务水平等级：★★★

机构地址：无锡市崇安区中山路镇巷 28 号

佳佳时尚美容生活馆

机构编码：Zh150805103021

机构简介：机构成立于 2001 年，店面布置雅致，功能区划分明显。服务范围广泛，主要服务有亚健康调理、美容美体、滋补养生、经络体质调理以及慢性病的常规养护等项目。

服务水平等级：★★★

机构地址：江苏省江阴市长泾镇文化路 45-47 号

康丽美人纤体养生馆

机构编码：Zh150805193022

机构简介：机构成立于 2000 年，自 2007 年以来机构致力于亚健康调理，在经营过程以顾客需求为中心，以需求为导向将中医调理与现代高科技结合，为顾客提供专业的亚健康调理服务。机构按照亚健康专业调理机构功能分区，设有咨询室、检测室、调理室等模块。致力于打造专业亚健康调理机构，始终如一地为顾客健康而努力。

服务水平等级：★★★

机构地址：江苏省常州市（金坛市）东环二路翠园商业广场北 5 楼

皇开芳菲美容会所

机构编码：Zh160405233013

机构简介：会所成立于 2005 年，营业面积 400 平方米，曾荣获“泰州市质量信得过单位”“青年文明号”“先进会员企业”“靖江消费者最喜爱的十大品牌之一”“靖江市药监局 A 级单位”等称号。给顾客传授健康养生知识，预防胜于治疗的理念，调理顾客身体亚健康，得到了顾客一致认可。

服务水平等级：★★★

机构地址：江苏省泰州市靖江市新天地滨江花园 f-2

婉如清扬美容养生馆

机构编码：Zh160405183014

机构简介：婉如清扬美容养生馆成立于 2010 年，名称取自于中国最浪漫诗集《诗经》，以“安全，健康，科学美容”为理念，以“让每位女性拥有健康，自信的美丽人生”为使命。以产品是根本，技术是关键，服务是保障为宗旨，设有五大经典、八大王牌、十大特设等多种项目，在行业中有着很好的口碑，给顾客传输预防大于治疗的理念，调理顾客亚健康问题，得到顾客一致认可。

服务水平等级：★★★

机构地址：江苏省连云港市新浦区绿园南路 58 号

半边天美容美发中心

机构编码：Zh160405273015

机构简介：沭阳县半边天美容美发中心成立于 2003 年，坐落于宿迁市沭阳县沭阳街 144 号。营业面积 360 平方米，该店的经营理念是：专业创新，追求卓越，服务至上。在整个行业都有着很好的口碑。在当地有很大的影响力，公司引进的项目有：自然蜜语，羽丝蕊，萨兰贝，络瑶等。给顾客传授养生知识，预防胜于治病的理念，调理顾客身体亚健康，得到顾客一致认可。

服务水平等级：★★★

机构地址：江苏省宿迁市沭阳县沭阳街 144 号

若莲美容养生会所

机构编码：Zh160405123016

机构简介：苏州市工业园区若莲美容养生会所成立于 2014 年，坐落于苏州工业园塘浦路 2 号，营业面积达 531 平方米。该会所经营理念是：专业创新，追求卓越，服务至上。在整个行业中有着很好的口碑，在当地具有很大的影响力。

服务水平等级：★★★

机构地址：江苏省苏州市工业园塘浦路 2 号

金夫人女子俱乐部海安贵都加盟店

机构编码：Zh160402503017

机构简介：南京金夫人女子俱乐部海安贵都加盟店成立于 2004 年，营业面积 900 平方米。该店的经营理念是：“服务女士，妆点人生，创造完美，回报社会。”在整个行业有着很好的口碑，在当地也有很大的影响力。该单位引进了聚阳艾灸，皇莎胸护，淋巴排毒等。传授顾客养生知识，调理顾客亚健康。

服务水平等级：★★★

机构地址：江苏省南京市海安县海安镇中坝南路 27 号贵都广场 9 楼

叶老头儿童推拿馆

机构编码：05270239

机构简介：宿城区叶老头儿童推拿馆自 2000 年开始从事小儿推拿调理、中药贴敷、经络调理等服务项目，针对儿童感冒、发烧、腹泻、遗尿等症状效果良好，同时，馆内也提供成人的慢病辅助调理项目。

服务水平等级：待定

机构地址：江苏省宿迁市泗洪县南山龙郡 2-2-104

金鑫金健康食品经营部

机构编码：05270240

机构简介：泗阳县穿城金鑫金健康食品经营部从 2014 年开始从事慢病辅助调理、皮肤亚健康调理等服务项目，为了丰富服务内容，又增加了经络调理、小儿推拿调理等内容，为更多亚健康人群带来福音。

服务水平等级：待定

机构地址：江苏省宿迁市泗阳县穿城镇路东居委会八组

江西省

南昌颐景园实业有限公司江右分公司

机构编码：ZH131207915012

机构简介：南昌颐景园实业有限公司江右分公司作为文化颐景园 2013 年问鼎之作，是颐景园倾力打造的集养生大成为一体的专业养生调理机构，打造成为江西首家“人体健康养护 4S 店”。

服务水平等级：★★★★★

机构地址：江西省南昌市八一大道 356 号（江西饭店后院）

伟珍美容养生会所

机构编码：Zh131207974010

机构简介：本机构成立的目的是服务人民，改善人民的亚健康。本店的宗旨，顾客至上，服务至上，精益求精。本会所主营，亚健康理疗、中医刮痧、艾灸拔罐、皮肤修复、抗衰、胸部保健、减肥，将中医系统养生和现代科技美容结合的多元化会所。本会所针对亚健康群体努力把连锁店发展。

服务水平等级：★★★★

机构地址：江西省瑞金市金都大道国税局正对面伟珍美容会所

月亮湾美容 SPA 会所

机构编码：Zh131207974011

机构简介：月亮湾成立于 1997 年，利用中医养生调理法，疏通经络、改善体质，解决人体各种亚健康，将中国千年的中医养生和现代科技相结合，拥有专业的团队，贴心的服务，齐全的调理项目，为更多的人带来健康和美丽。

服务水平等级：★★★★

机构地址：江西省石城县

靓点生活美容坊

机构编码：Zh140807983051

机构简介：江西省乐平市靓点生活美容坊位于乐平市中心繁华地段，地处商业中心。位置优越，交通便利。作为专业亚健康调理机构，以专业的调理获得了顾客的好评，受到了社会上广大赞誉。

服务水平等级：★★★

机构地址：江西省乐平市洎阳中路 137 号

延宗堂保健服务中心

机构编码：07970243

机构简介：赣县区延宗堂保健服务中心是一家集经络调理、中医外治、藏药熏蒸等亚健康调理项目于一体的综合性亚健康专业调理机构，主要服务对象为亚健康人群及慢病患者。

服务水平等级：待定

机构地址：江西省赣州市赣县区梅林镇城南二期安置区 B6 11-13 号

辽宁省

迷你美容养生会馆

机构编码：Zh131204144010

机构简介：让山城所有的健康美丽，以中医养生“一元整体”观为宗旨，充分发挥中医“知未病”养生特色，21 世纪是健康的时代在经济腾飞之后我们不得不考虑以另外一个关系到地球是否可以持续保持健康下去的世纪，生活在这个关键时代我们有责任塑造人类健康。

服务水平等级：★★★★

机构地址：辽宁省本溪满族自治县迷你美容养生会馆

春荣美容亚健康调理养生会馆

机构编码：zh130304173002

机构简介：春荣美容亚健康调理养生会馆，由春荣女士创建于 1983 年。时至今日，经过 27 年的风雨历程本着诚信·高效·务实的创业理念，如今已打造出一支拥有优质服务经验和雄厚技术力量的优秀团队。春荣美容亚健康调理养生会馆秉持由内而外“健康的美才是真的美”的服务宗旨，为广大客户服务。

服务水平等级：★★★

机构地址：辽宁营口经济技术开发区辽东湾大街中段（世纪广场西侧招商银行旁）

金城美容机构

机构编码：Zh131204154012

机构简介：丹东市金城美容机构是一家致力于亚健康调理及医疗整形美容、抗衰、养生为一体的综合性美容机构，经营特色是抗衰，养生及解决顾客问题，市场定位针为高端亚健康人群，宗旨是帮助更多的人实现健康美丽人生，金澄本着做丹东美容龙头企业多家连锁机构的愿景，让抗衰养生事业，在金澄更好地为所需要的人服务。

服务水平等级：★★★★

机构地址：丹东市振兴区八街王伟路 21-4

碧海青洲养生会所

机构编码：Zh131204184013

机构简介：本店成立于 2006 年，目的是为广大群众提供健康塑造美丽。宗旨是让全岛的人来这里，特色以养生为主。市场定位中高端。专业引领阜新养生行业，为广大群主提供更专业的服务，为疾病痛苦的人群减轻病痛。

服务水平等级：★★★★

机构地址：阜新市西州区矿总医院东门斜对面

亮亮亮美容会馆（瓦房店）

机构编码：Zh131204114011

机构简介：会馆成立于 1998 年，位于瓦房店文兰桥南，以改变周边人群及朋友家人的身体状况为目标，提供亚健康调理项目和相关养生服务。

服务水平等级：★★★★

机构地址：瓦房店文兰桥南 10 米

曼谷阳光美容养生 SPA 会馆

机构编码：Zh131204174014

机构简介：作为营口第一家专业的泰国 SPA，曼谷阳光美容养生 SPA 会馆一直致力于为每位客户提供个性化的服务。曼谷阳光的项目都是根据中医原理，为平衡和恢复可人的精神体力交心而设计。重新发现自己来曼谷阳光放松身心，缓解压力，预防疾病，真正实现身心对话，在了解自己的基础上活的真实，内省无忧，外省不惧，才是最高境界。

服务水平等级：★★★★

机构地址：营口市渤海大街东 1-甲 5 号

明珠 SPA 会馆

机构编码：Zh131204143016

机构简介：明珠 SPA 会馆成立于 1992 年，是一家多元素发展企业。本店涉足美容行业已经有 19 年的历史，已获得了业界的认可和顾客的普遍好评。本会所集亚健康调理、美容、美体、美发、养生为一体，有员工 230 余个，以优质的服务、高品质的产品吸引了大量的顾客，目前为止已经累积了 2000 多名会员。

服务水平等级：★★★

机构地址：本溪市平山区明珠大酒店

莱香（国际）美容美体中心泰山店

机构编码：zh130300243003

机构简介：莱香（国际）美容连锁成立于 2003 年，

近年来，作为“中和亚健康服务中心”战略合作伙伴和“中华中医药学会亚健康分会”战略协作单位，莱香企业响应国家政府号召积极推动“中医治未病”健康工程与健康产业发展，大力开展亚健康科普知识宣传教育普及工作，莱香企业在亚健康干预方面，拥有自己独特的理念和技术，企业发展迅速，应得了众多世界同仁和广大消费者的一致好评。

服务水平等级：★★★

机构地址：沈阳市皇姑区泰山路 27 号

十美康整体美容院

机构编码：Zh131200243017

机构简介：十美康整体美容院创立于 2000 年。以高品质的产品、优惠的价位，广受顾客的喜爱。本店的市场定位主要针对高消费女性顾客群，始终致力于打造高端大气上档次的整体形象。本店坐落于沈阳市的繁华地带，店内装潢别致优雅，环境宁静安逸。是一家专业的亚健康调理机构。

服务水平等级：★★★

机构地址：沈阳市沈河区十三纬路 92 号甲

唐漫养生会所

机构编码：Zh131204114015

机构简介：唐漫养生会所作为现代亚健康调理机构，以传播健康理念，普及健康知识，让每个人重视健康为目标，自成立以来主打亚健康服务项目，积极为顾客提供星级标准服务。

服务水平等级：★★★★

机构地址：辽宁省大连市经济开发区

富亚华医医疗美容整形诊所

机构编码：Zh140504153034

机构简介：富亚华医医疗美容整形诊所位于辽宁省丹东市元宝区京剧院小区。机构有着丰富的养生保健经验，作为将传统中医养生理念与亚健康形态测评调理有机结合的专业亚健康调理机构，科学、健康、有效是其特点。专业的亚健康专业调理机构“4S”服务流程，先进的干预效果测评设备，为众多亚健康人群解决诸多问题。

服务水平等级：★★★

机构地址：辽宁省丹东市元宝区京剧院小区 1 号楼

今生有约美容养生会馆

机构编码：Zh140704114039

机构简介：会馆成立于 2000 年 6 月，十四年来一直秉承“诚信”经营的理念 ，与客户共享健康与美丽，与员工共享企业发展带来的成果，让爱充满企业，让爱传播给顾客，让爱传播到社会更大范围。宗旨：缔造健康、美丽和幸福。调理的项目包括目干涩、耳鸣、头晕头痛、经前乳胀调理、 腹胀调理、身体疼痛调理、失眠调理肥胖症前期调理、面部敏感修复、面部抗衰、情绪低落调理、泡浴、身体抗衰老等亚健康症状。

服务水平等级：★★★★

机构地址：辽宁省大连市瓦房店大宽街 3 段 88 号

还童亚健康康复调理中心

机构编码：Zh140904165052

机构简介：还童亚健康康复调理中心（锦州）位于辽宁省锦州市科技路繁华地段，依山傍水，面临繁华步行街街道，背靠高档小区。经营面积 5000 平方米，拥有客户接待区、设施齐全的亚健康调理间 23 间。各种亚健康功能区 21 处（包括儿童调理区、读书区、红外检测区、食疗区等等）。机构 2014 年从美容美发领域成功转向亚健康中医经络调理，至今已调理了上万人次，通过专业、专注的服务与调理技术，取得了很好地社会效益的同时也收到了不错的经济效益。

服务水平等级：★★★★★

机构地址：辽宁省锦州市科技路书香门第小区 17 号楼 18 号

淑漫美容会馆

机构编码：Zh141004154059

机构简介：淑漫美容会馆在辽宁美容行业享有盛誉，机构有着丰富的美容、养生经验，以中医传统养生理念为本，以“内养外调”为手段。机构始终秉承以顾客为中心，以顾客需求为向导，以精心的服务定位，倾心打造亚健康专业调理机构“4S”店，得到了顾客的一致好评与忠实的支持。

服务水平等级：★★★★

机构地址：辽宁省丹东市元宝区锦山大街 78-9 号

逸轩商务会所

机构编码：Zh150304274009

机构简介：锦逸轩商务会所，是由中国 SPA 协会、中国芳疗协会联合推荐的盘锦地区首家顶级新派芳香 SPA 养生商务会所。是集养生与休闲、尊贵与奢华、时尚与内涵为一体的五星级高端会所。将东南亚 SPA 文化、现代养生，营养配餐，心理疏导，特色调理，预防衰老以及中医未病先防的理念高度融合。会所内独具特色的 100 余种亚健康调理和美容美体养生项目，让前来逸轩的每一位贵宾都能享受到世界级明星般的尊贵护理。

服务水平等级：★★★★

机构地址：辽宁省盘锦市兴隆台区兴隆大街 110 号

内蒙古自治区

白术健康管理服务有限公司

机构编码：04720285

机构简介：包头市白术健康管理服务有限公司是一家专注于儿童健康管理、人才培训、店面运营的企业。

服务水平等级：待定

机构地址：内蒙古自治区包头市青山区青山路西端神华佳苑 17-107

宁夏回族自治区

女人湾美容会所

机构编码：Zh160209533001

机构简介：会所占地约 300 平方米，上下三层楼。环境优雅舒适。该会所一直致力于改善顾客亚健康，员工时常去北京、山西、广州、银川等地进行专业的培训，每个星期日在店里对所有员工进行考核，以便更专业、有效的解决顾客的亚健康症状。本会所在当地拥有良好的口碑，得到顾客一致好评。曾荣获“亚健康专业调理”与“优秀美容院”称号。

服务水平等级：★★★

机构地址：宁夏吴忠市利通区吴灵西路 90 号

芙蓉美容美发中心

机构编码：Zh161009523019

机构简介：宁夏石嘴山市大武口区芙蓉美容美发中心集美容美发、抗衰老、调理亚健康为一体，面积 230 平方米，有 8 张美容床，长期以来专门服务爱美及受亚健康困扰的群众，芙蓉美容美发中心成立于 1991 年，至今已有二十多年，培养了一支专业精英团队，深受广大顾客的喜欢及好评。芙蓉人本着“诚信进取，专业创新”的服务理念为大家服务。

服务水平等级：★★★

机构地址：宁夏回族自治区石嘴山市大武口区兴隆街商业广场 B 区 11 号

山东省

澳柏圣都养生健康有限公司

机构编码： Zh131205324010

机构简介： 本店成立于 2004 年，我们按照 ISO9000 经营管理模式，通过最规范的系统流程来监督管控我们的品牌，目前旗下设有两家会所，服务内容包括美容美体，SPA 水疗，中医养生，抗衰老发型设计教育培训等。我们重金导入美国软水系统使顾客的美丽健康更上一层楼，我们要给予我们要回馈，要将体质调理，中医养生理念带给顾客，以及她的朋友及家人，让客户远离亚健康，永葆青春。

服务水平等级： ★★★★

机构地址： 山东省潍坊市福寿街新城西路北 50 米

乳山蒙妮坦美容 SPA 馆

机构编码： Zh131206313013

机构简介： 蒙妮坦美容 SPA 馆成立 1999 年，乳山标杆式美容企业。蒙妮坦不断突破传统美容观念将高科技仪器生物工程于养生 spa 有机结合，凭借着高标准的用心服务，创造出一站式的亚健康症状调理及美容美体养生服务体系，坚持以高科技项目为主打，不断领导于世界同步的美容新潮流，蒙妮坦选用的均是世界顶尖的天然护肤产品，光华璀璨的世界品牌，历经市场经验证明质地温和的美容瑰宝，完全顺应身体自然生长机能。

服务水平等级： ★★★

机构地址： 山东省乳山市新华街中殷富大丽园小区 318-3

康奈尔 SPA 养生美容会所

机构编码： Zh131206314014

机构简介： 威海康奈尔 SPA 养生美容会所成立于 1998 年，有 5 个直营店，60 多个经过严格培训的养生队伍，自成立起就秉承“诚信至上，正道经营”“经营美，传播爱”的理念。始终，坚持为客户提供最好的项目与服务，多年来积累了大量的亚健康的实际经验，拥有许多的成功案例，得到了消费者的认可，拥有非常好的口碑及品牌知名度，在市场上有很大的发展及前途。

服务水平等级： ★★★★

机构地址： 山东省威海市青岛中路滨海龙城 22 号

明沙丽研境会所

机构编码： Zh131205364012

机构简介： 潍坊明沙丽研境会所是山东省潍坊市唯一一家集专业养生专业亚健康调理的美容机构。成立初期，本机构成立初期，本机构秉承“让心灵栖息沉淀，让美有内而生”这一理念让潍坊消费者不但从传统得到面部护理，而是从身心灵，由内而外的调理。遵循这一经营理念，本会所从客人的身体的亚健康护理，直至身心灵的关注，打造潍坊至山东省第一家“亚健康”身心灵的健康护理中心。

服务水平等级： ★★★★

机构地址： 山东省潍坊市福寿街新城西路北 50 米

名门润秀养生会所

机构编码： Zh131205354011

机构简介： 烟台名门润秀养生会所成立至今，一直秉承中医养生治未病，调理亚健康以及“未病先防、已病防变、病后修复”为宗旨。针对八大体质，进行针对性调理，目前是港城人首选养生品牌未来我们将养生观念带给港城的千家万户，让所有人远离疾病，走向健康。

服务水平等级： ★★★★

机构地址： 山东省烟台市芝罘区大马路 44 号名门闺秀

雨晴莎莎养生美容院

机构编码：Zh131206353015

机构简介：创立于 1998 年，以高品质的产品、优惠的价位，广受临清人民的喜爱，先后拥有六家日化直营店和几十家加盟店。2005年创立了600平方米临清最高端的莎莎养生美容院。先后在 2006 年开了具有韩式特色的韩王妃养生美容院，2010 年开设精致典雅的燕莎养生美容院。

服务水平等级：★★★

机构地址：山东省临清市红星路大家庭对面

西子佳人美容有限公司

机构编码：Zh140505353018

机构简介：西子佳人美容有限公司位于的繁华地段，店内环境优美，布置雅致、温馨、舒适。旗下的西子佳人亚健康调理中心是追求休闲、调理、健康美丽的最佳场所。获得过“2009 年百姓笑脸满意品牌”“2010 年中国减肥大会强势推荐机构”“2012 年国际减肥美体行业高级纤体师北京人力资源部合作培训单位”“2013 年中国减肥大会推荐瘦身机构”“2013 年烟台美容俱乐部优质会员单位”“2014 年中国专业减肥发展 15 周年百家店”等赞誉。目前全力致力于常规亚健康方面的调理。

服务水平等级：★★★

机构地址：山东省烟台市芝罘区西盛街

山东绿康中和健康管理咨询有限公司

机构编码：Zh160205313003

机构简介：山东绿康中和健康管理咨询有限公司位于山东省曲阜市金茂栖庭水岸别墅区，周围环境幽静美丽，交通便捷。店内设施齐全，有亚健康专业调理团队，服务周到。在行业内有着很好的口碑，并得到顾客的一致认可。

服务水平等级：★★★

机构地址：山东省曲阜市金茂栖庭水岸 54 号别墅

济安堂养生会所

机构编码：Zh160305383009

机构简介：泰安市岱岳区天平办事处济安堂养生会所占地 400 平方米，地处环境优美的别墅社区。店内引进了慈惠仁经络排毒，楚灸棠艾灸，及各种经络疏通套盒。店里员工 6 位，都具有资深的经验和调理技术，日均销售额达到 1 万多。该会所经营理念是：专业创新，追求卓越，服务至上。在整个行业中有着很好的口碑，在当地具有很大的影响力。

服务水平等级：★★★

机构地址：山东省泰安市岱岳区天平龙湾别墅联排 18-1

御臻堂养生会所

机构编码：Zh160306343010

机构简介：莱芜市莱城区御臻堂养生会所占地面积 500 平方米，拥有独立停车场，交通便捷，环境幽雅，设备齐全；拥有专业中医亚健康调理师团队，目前引进了慈惠仁经络排毒百项亚健康中医调理技术。店内养生调理师共 6 名，均拥有良好的专业素质及专业技术，拥有较强的沟通能力，专业技术方面各有所长，并不断学习提高调理经验。

服务水平等级：★★★

机构地址：山东省莱芜市莱城区吕花园美食街

中和养生有限公司

机构编码：Zh160305363011

机构简介：公司位于城市文化经济中心，交通便利。公司拥有多种亚健康养生设备仪器以及亚健康调理技术，店内环境优雅，设备完善，并拥有优质的配套服务。该公司自成立以来，始终奉行“感恩、诚信、养生”的核心价值观，以养为本，以客为尊，致力于推广亚健康调理方法，倡导中医养生保健生活方式，为百姓提高生命质量，创造健康生活，在亚健康调理养生行业中独树一帜。

联系人：张晓丽

联系电话：13356722533

服务水平等级：★★★

机构地址：山东省潍坊市文化路与院校街西行 100 米路南潍坊中和亚健康调理中心

鑫瑞化妆品有限公司

机构编码：Zh160305393012

机构简介：临沂鑫瑞化妆品有限公司占地面积 300 平方米，店内环境优雅，设备完善。鑫瑞化妆品有限公司本着服务社会，造福社会，给亚健康人群带来福音为宗旨，开设亚健康调理服务。目前引入的项目有：中医药疗法，食疗，推拿疗法，慈惠仁经络排毒百项亚健康中医调理技术、自然疗法等。并对在店调理的每位顾客进行跟踪服务，获得当地消费者一致好评。

服务水平等级：★★★

机构地址：山东省临沂市兰山区金雀山路 97 号 A 号楼

慈惠仁养生堂

机构编码：Zh160305315009

机构简介：慈惠仁养生堂占地面积 2000 平方米，环境幽雅，功能齐全，交通便捷；拥有专业中医亚健康调理师团队，并邀请老中医坐诊。该店曾荣获：慈惠仁中医养生事业突出贡献奖，21 世纪养生之冠荣誉称号；2014 年入选国家中医药管理局中和亚健康服务中心百项亚健康中医调理技术。该店本着遵循先人遗志，弘扬传统中医，恢复人类健康，共建大同世界的宗旨为顾客服务。

服务水平等级：★★★★★

机构地址：山东省济南市历下区旅游路 21737 号

龙港中和健康养生中心

机构编码：05370161

机构简介：龙口市龙港中和健康养生中心位于龙口市西城区新龙家苑北区，面临公路主干繁华街道，后接居民区。该店自开业以来主要服务周边的广大居民，以出色的中医亚健康调理技术获得顾客的认可。

服务水平等级：待定

机构地址：山东省烟台龙口市龙口新龙家苑 1#301 号

花仙子元香美容会所

机构编码：06310162

机构简介：环翠区花仙子元香美容会所位于威海市环翠区中心，面临公路主干繁华街道，后接居民区。该店自开业以来主要服务周边的广大居民，以出色的中医亚健康调理技术获得顾客的认可。在卫生和诚信经营方面受到政府机构的一致好评。

服务水平等级：待定

机构地址：山东省威海市环翠区统一路 29 号财智广场 709

海玉理发店

机构编码：05350178

机构简介：莱州市艺苑小区海玉理发店，位于莱州市中心区艺苑小区，面临公路主干繁华街道，后接居民区。交通便利，环境优美。该店自开业以来主要服务周边的广大居民，以出色的中医亚健康调理技术获得顾客的认可。

服务水平等级：待定

机构地址：山东省烟台市莱州区文昌街艺苑小区 5-13 号商业房

柠檬美容美体馆

机构编码：05350179

机构简介：芝罘区柠檬美容美体馆，位于烟台市芝罘区南大街 78 号振华购物中心，属于市中心繁华地段。该店自开业以来主要服务周边的白领，以出色的中医亚健康调理技术获得顾客的认可。

服务水平等级：待定

机构地址：山东省烟台市芝罘区南大街 78 号振华购物中心 12 楼 1217A 号

佳易华颜美容美发有限公司

机构编码：05310238

机构简介：济南佳易华颜美容美发有限公司交通便利，环境宜人。自成立以来一直为客户提供经络和体质调理服务，是一家设备齐全、技术先进、人员专业的亚健康调理机构。

服务水平等级：待定

机构地址：山东省济南市槐荫区经十路 27999 号营业大楼一层

山西省

橘圣源养生美容会馆

机构编码：Zh131203515010

机构简介：橘圣源养生美容会馆，坐落于太原市云路街凯旋大地底商 6 号，成立于 1993 年，是一家集护肤、着重、问题皮肤调理、亚健康调理、泡浴等为一体的大型综合养生会馆，营业面积已达 500 平方米，装修独特，环境优雅，是追求休闲美丽健康的最佳场所。现店内开设贵宾区、药膳区、顾客休闲区、专业护理区、整体浴区等服务区。专业的精英服务团队，专业的亚健康咨询师、调理师以精湛的技术、执沈的服务为众多亚健康女性解决多种问题，获得店内顾客一致好评。

服务水平等级：★★★★★

机构地址：山西省太原市迎泽区云路街凯旋底商 6 号

美多美容美发店

机构编码：ZH131203494012

机构简介：美多美容美发店创办于 1996 年，18 年间，在白女士的带领下，经过美多人不懈的努力和开发创新，以优质的服务，高新的设备，大爱的胸怀和高超的专业技能，立足于朔城区。现已发展成为独树一帜的具有专业化的大型综合性美容美发店。更于 2013 年，荣幸地被中和亚健康服务中心评审为亚健康专业调理机构。项目：四季康美中医调理亚健康技术，活能因子生物除皱美容项目、皙泉面部美雕项目、仿生绣眉、疏通经络瘦身、药浴养生等等。始终走在了朔州美容养生业的前列。赢得了广大顾客的信任，得到了广大顾客的赞誉。帮助数千人实现了健康的梦想，美丽的梦想。

服务水平等级：★★★★

机构地址：山西省朔州市平朔北路路东 45 号

中梅养生会馆

机构编码：Zh131203504011

机构简介：中梅养生会馆，位于山西省忻州市代县东关吊桥绿缘小区，是一家专门为女性打造的美容养生会馆。成立于 2008 年，经过多年发展，已从原来的美容、美发发展到现在兼做部分身体项目。通过专业、专一、专注的经营理念，已在竞争激烈的美容行业稳步成长。目前，本店在代县已有 2 家店面，共计店员 15 名，设有调理室、消毒室等多间工作室，设备齐全，人员充足。

服务水平等级：★★★★

机构地址：山西省忻州市代县东关吊桥绿缘小区

鹤年堂亚健康调理中心

机构编码：Zh140903505055

机构简介：鹤年堂中医药养生有限公司旗下的鹤年堂亚健康调理中心位于忻州新城区核心地带，地理位置优越，紧邻市委、市政府宿舍区和城市最高端开莱国际社区等住宅区及规划商务区。场地分三层，共约600平方米。在全国范围内，较早引入红外热成像检测技术、CPC、少儿推拿调理、扶阳罐等。多年运用北京鹤年堂（国家级非物质文化遗产）养生理念的经验，同时是国家级名老中医传承人诊疗合作单位。在睡眠障碍干预调理中引入经络催眠术。机构有成熟的膏滋产品与其他养生保健食品。在亚健康产业快速发展且竞争与日俱增的今天，将千年传承的中医养生与现代科研设备相结合于一体的五星级亚健康专业调理机构—鹤年堂，必定散发出它应有的耀眼光芒。

服务水平等级：★★★★★

机构地址：山西省忻州市七一北路鹏宇大厦

曼嘉漂亮宝贝生命美文化会所

机构编码：Zh151003513033

机构简介：机构位于山西省太原市小店区，店面布置典雅，店内开设专业调理区、咨询区、检测区、药膳区、顾客休闲区等，具备专业亚健康调理师资质的有 10 人，从事气郁体质、气虚体质、痰湿体质、阳虚体质、阴虚体质、全身经络养护、面部经络养护、艾灸、刮痧等技术项目的操作。机构以其专业性与有效性，获得顾客赞誉，在行业内稳步发展。

服务水平等级：★★★

机构地址：山西省太原市小店区体育西路339号

海世界亚健康专业调理机构

机构编码：Zh151003593034

机构简介：稷山县海世界商贸有限公司旗下的稷山海世界亚健康调理机构，位于山西省运城市稷山县步行东街口，2014年在中和亚健康服务中心业务指导下转型为亚健康专业调理机构。公司地处稷山城中心，地理位置优越，总面积为 4800 余平方米，亚健康调理中心为800平方米。借助四季康美百项亚健康中医调理技术，与亚健康评测系统（测评、咨询、调理）结合起来，从身心改善亚健康的状态。现为运城稷山唯一集检测、预防、调理为一体的特色中医“治未病”调理机构。

服务水平等级：★★★

机构地址：山西省运城市稷山县步行东街口

彩英佳人健康美疗生活会所

机构编码：03510155

机构简介：该会所成立于 2008 年，在王彩英院长的带领下，由单一美容发展成美容养生为一体的综合性亚健康专业调理机构。店内引进的主要项目以四季康美为主。经过多年的努力，在当地有着很好的口碑，并获得顾客的一致认可。

服务水平等级：待定

机构地址：山西省太原市小店区文兴苑 5 号

康童堂少儿按摩服务中心

机构编码：03510163

机构简介：康同堂少儿推拿按摩服务中心是一家集成人亚健康调理与少儿亚健康调理为一体的综合性亚健康专业调理机构，专注个性化服务，环境优良，服务专业，具有亚健康调理专业人员及少儿亚健康推拿调理专业人员数十名。

服务水平等级：待定

机构地址：山西省太原市小店区平阳路平阳景苑 10 号

慧美韩妆化妆品店

机构编码：Zh170303593005

机构简介：运城市盐湖区东城慧美韩妆化妆品店从2011年成立以来，由原来的单一化妆品销售发展为集日化、美容、养生为一体的专业亚健康调理机构，一直秉承热情、诚信、专业的服务理念，得到了顾客的一致好评。

服务水平等级：★★★

机构地址：山西省运城市盐湖区鑫源服装城D3区017-019号

陕西省

佳丽四季养生会所

机构编码：Zh131200293010

机构简介：佳丽四季养生会所坐落于陕西省西安市户县甘亭镇人民路国税小区门12号，成立于1987年，已有二十多年的历史。本店的服务范围包括亚健康调理、中医养生、西医抗衰、高护与纹刺等多个方面，始终秉承使用安全、有效的产品为根本，有稳定的工作团队。

服务水平等级：★★★

机构地址：陕西省西安市户县甘亭镇人民路国税小区门12号

梅子健康美容会所

机构编码：Zh131200293011

机构简介：梅子健康美容会所初始成立于2005年8月，通过专业、专一、专注的经营理念，已在竞争激烈的美容行业稳步成长。会所总面积达到500平方米，项目涵盖：亚健康调理、美容、美体、SPA、芳香疗法、中医养生、纤体塑身等方面，并拥有专业的高科技美容仪器，具有精湛的美容技术和规范的服务运作流程，为广大爱美女性提供保障肤质的技术服务。

服务水平等级：★★★

机构地址：陕西省榆林市神木县大柳塔镇神东购物中心四楼

千姿健康美容馆

机构编码：Zh131209173012

机构简介：千姿健康美容馆位于宝鸡市的繁华地段，店面布置雅致、环境优美。成立于2004年，是一家集护肤、美容、问题皮肤调理、亚健康调理等为一体的大型综合养生会馆。

服务水平等级：★★★

机构地址：陕西省宝鸡市岐山县蔡家坡人民路本段剧院二楼

馨泉养生馆

机构编码：Zh131209173014

机构简介：馨泉养生馆位于宝鸡市的繁华地段，成立于2005年，店面布置雅致、环境优美，顾客群涉及广大男女老幼。现店内开设贵宾区、调理室、顾客休闲区、专业护理区等服务区。专业的精英服务团队，专业的亚健康咨询师、调理师以精湛的技术、热忱的服务为众多亚健康人群解决多种问题，获得店内顾客一致好评。

服务水平等级：★★★

机构地址：陕西省宝鸡市渭滨区经三路50号楼1608室

张波美容美体养生馆

机构编码：Zh131200293013

机构简介：张波美容美体养生馆位于市中心的高档小区，成立于2005年，店面布置雅致、环境优美，设置有贵宾区、药膳区、顾客休闲区、专业护理区等服务区。服务范围广阔，主要服务：亚健康调理、美容、美体、中医药调理、滋补养生以及慢性疾病的治疗等多方面。

服务水平等级：★★★
机构地址：陕西省西安市碑林区南二环中段 15 号飞天小区

雅方美容美体中心
机构编码：Zh171100292012
机构简介：三原县雅方美容美体中心本着“散播快乐，铸就健康”为宗旨，关爱每一个家庭的健康，用最专业的技术，最细致的服务，最优良的调理方案，为更多的人带去健康和美丽。
服务水平等级：★★
机构地址：陕西省咸阳市三原县政府街屈家巷内 50 米

添滋润美容养生馆
机构编码：Zh170109171001
机构简介：宝鸡市渭滨区添滋润美容养生馆是一家集生活美容服务、化妆品批发兼零售的会所。添滋润专注“自然”天地精华，服务专业，品质高端，环境幽雅舒适。
服务水平等级：★
机构地址：陕西省宝鸡市渭滨区清姜路 46 号

天养金典美容养生会所
机构编码：Zh170109172002
机构简介：宝鸡高新开发区天养金典美容养生会所，始于 1994 年。是在河南中和亚健康服务中心指导下，按照亚健康专业调理机构星级评定标准建设成的陕西省宝鸡市第一家亚健康专业调理机构，机构设施完整，服务人员专业，亚健康服务项目丰富，能为社区居民提供完善的中医预防保健服务。
服务水平等级：★★
机构地址：陕西省宝鸡市高新区高新 6 街

好孩子转盘店
机构编码：09120252
机构简介：好孩子转盘店主营小儿推拿、母婴综合产品、咨询培训、加盟连锁等项目。下属四家母婴连锁门店已有 10 年历史，其小儿推拿、儿童亚健康调理、儿童经络穴位贴敷等项目在行业内及会员中颇享盛誉。
服务水平等级：待定
机构地址：陕西省榆林市横山区转盘

怡生昌泰健康管理有限公司
机构编码：00290266
机构简介：怡生昌泰健康管理有限公司是一家集健康养生、疾病保健、心理咨询、休闲娱乐于一体的综合性体验式的健康养生连锁机构。
服务水平等级：待定
机构地址：西安经济技术开发区未央路 136 号濠璟商务大厦 2501 室

糖糖妈咪母婴用品
机构编码：09110253
机构简介：富县糖糖妈咪母婴用品是一家以小儿推拿、儿童亚健康调理、儿童经络穴位贴敷等为主的专业母婴健康服务机构，自开业以来通过绿色手法服务了当地近千家庭。
服务水平等级：待定
机构地址：陕西省延安富县正街高盛大厦一楼

御庭馨母婴健康管理有限公司
机构编码：00290254
机构简介：西安御庭馨母婴健康管理有限公司以关爱“孩子健康成长、妈妈美丽健康”为宗旨，主营母婴保健、儿童及成人亚健康调理，小儿推拿、产后恢复、中医美容美体、母婴综合产品、咨询培训、加盟连锁等。
服务水平等级：待定
机构地址：陕西省西安市高陵区姬家街办综合写字

楼 4 号楼 12 层

聪明屋母婴用品店

机构编码：03740257

机构简介：西咸新区沣东新城聪明屋母婴用品店主要经营婴幼儿用品、产后用品、营养保健食品的销售等。后增加了少儿亚健康推拿调理项目，并逐渐成为店内的主营项目。

服务水平等级：待定

机构地址：陕西省西咸新区沣东新城三桥街办阿房四路 1 号

兰芽母婴健康管理有限公司

机构编码：09120286

机构简介：靖边县兰芽母婴健康管理有限公司是一家专注于儿童健康管理、人才培训、店面运营的企业。以“弘扬中医文化、关注儿童健康”为己任，为让中医技术惠及千万孩子健康献出应有的一份力量。

服务水平等级：待定

机构地址：陕西省榆林市靖边县西新街天然气公司一楼 56 号

四川省

菩提美容养生会馆

机构编码：Zh131208265012

机构简介：菩提美容养生会馆是一个集品味、温馨、舒适、静谧为一体的养生美容会所，始终秉承诚信经营的理念，致力于打造广安亚健康调理第一品牌。菩提美容养生会馆拥有“百项中医亚健康调理技术”中的十五项，并成功推出循天之序、四季养生以及“春生夏长，秋收冬藏”的养生理念。

服务水平等级：★★★★★

机构地址：四川省广安市宁南路 299 号

秀颜棠美容美体养生会所

机构编码：Zh131208253011

机构简介：秀颜棠美容美体养生会所成立于 2010 年 7 月，店内环境优美，装潢典雅舒适。本店的经营产品有四季康美百项亚健康调理技术、健康饮食指导、疏通全身经络、调整人体气血、平衡阴阳等。其中主要特色项目有：头、心肺、肝胆、肠胃、腰肾、小儿调理脾胃、老人调理脾胃、深层滋养排毒等。

服务水平等级：★★★

机构地址：四川省遂宁市盐关街 64 号

莲美容养生会所

机构编码：Zh131200285010

机构简介：莲美容养生会所，作为新晋的养生场所，成立于 2012 年 9 月，坐落于四川省资阳市娇子大道二段 113 号，机构环境优美，场地设置规范，专业人员、设备、技术等一应俱全，涵盖项目多元，在亚健康服务服务方面较为专业。本机构通过专业、专注的经营理念，目前已在竞争激烈的美容行业稳步成长。

服务水平等级：★★★★★

机构地址：四川省资阳市娇子大道二段 113 号

杏逸堂

机构编码：Zh140300285018

机构简介：杏逸堂位于成都市的繁华地段，店内装修风格古典、环境优雅舒适、卫生干净整洁。前共使用的有任督二脉养护技术、面部经络养护技术、全身经络养护技术、头部经络养护技术、老人关节养护技术、小儿预防感冒发热项目、女性产后养护项目、小儿养生脾胃养护项日、 气虚体质亚健康调理、气郁体质亚健康调理、血瘀体质亚健康调理、痰湿体质亚健康调理、湿热体质亚健康调理、阳虚体质亚健康调理、阴虚体质亚健康调理等亚健康专业调理技术。本店在属于大型养生机构，具有很强的知名度。常年聘请专家坐诊，将亚健康调理与中医养生相结合。使亚健康调理更加科学、专业、专一。获得了社会诸多好评，并在当地树立了权威。

服务水平等级：★★★★★

机构地址：四川省成都市科华北路 153 号宏地大厦三楼

延寿堂养生馆

机构编码：Zh140308163019

机构简介：延寿堂是一家以中医传统自然疗法为特色的机构，现代社会生活节奏快，压力大，各种污染严重，亚健康问题都普遍存在，为了减少和降低各种疾病的发病率。本着中医治未病的原理，延寿堂于 2013 年 3 月成立。机构先后引进了十五项亚健康调理技术以及和谐灸亚健康调理技术，扶阳罐亚健康调理技术，亚健康体质测评系统，一滴血检测仪，经络检测仪，光子能量床，汗蒸等。以“实现顾客的愿望”为经营宗旨，认真服务好每一位顾客，让顾客了解自己的身体状况、病症的形成原因以及居家生活怎么配合调理从而解决问题之根本。

服务水平等级：★★★

机构地址：四川省绵阳江油市良友小区 17 号门面

悠兰美容会馆

机构编码：Zh140300283020

机构简介：悠兰美容会馆位于四川省成都彭州市天彭镇天泰商业街，在从事养生美容事业多年来，取得了良好的社会效益，目前致力于亚健康项目服务，诚挚服务于亚健康人群。

服务水平等级：★★★

机构地址：四川省成都彭州市天彭镇天泰商业街 1 号楼 2 层 1-3 号

摩芳康美生活馆

机构编码：Zh140300283021

机构简介：摩芳康美生活馆是以关心现代亚健康问题的一家机构，以中医理论为基础，以四季更迭，时序养生为原则，运用大自然草本精华调理人体自身的动化机能，改善体质并以养心诸内，净心诸中，养颜诸外。同时，专业的调理师会根据顾客具体的体质亚健康形态制定个性化专业的调理方案，包括起居、调养、药膳食疗、情绪调节、动静养生和经络、穴位脏腑、气血、助代谢等。从而达到“未病先防”维护健康的目的。

服务水平等级：★★★

机构地址：四川省成都市华阳戛纳印象电影院 D 栋

天人经络亚健康调理机构

机构编码：Zh151000283035

机构简介：天人经络亚健康调理机构位于四川省成都市大邑县晋原镇，在从事养生美容事业多年来，取得了良好的社会效益，目前致力于发展亚健康专业调理服务，为社区百姓提供更加专业有效的调理，诚挚服务于亚健康人群。

服务水平等级：★★★

机构地址：四川省成都市大邑县晋原镇华强街 2 号楼

丽园亚健康调理机构

机构编码：Zh151000283036

机构简介：机构环境温馨舒适，装修温馨简约，室内卫生整洁，光线充足，通风良好，面积 150 平方米。目前所使用的亚健康干预与调理的技术与方法有任督二脉养护技术、全身经络养护技术、头部经络养护技术、老年关节养护技术、小儿脾胃养护技术、痰湿体质亚健康调理技术、湿热体质亚健康调理技术、阳虚体质亚健康调理技术、血瘀体质亚健康调理技术等中医体质与经络调养。丽园，在龙泉老百姓心中口碑较好，调理好过很多案例，获得了诸多来店顾客的支持。

服务水平等级：★★★

机构地址：四川省成都市龙泉驿区十陵街办月香丽苑

唯美度亚健康调理中心

机构编码：Zh151208163037

机构简介：机构位于四川省安县花荄镇恒源大道千佛小区，自成立以来就秉承“诚信至上，正道经营”，立志服务好社区群众，坚持为群众提供安全有效的亚健康调理项目，多年以来积累了大量的临床案例，得到了社区百姓的认可，拥有非常好的口碑与经济效益。

服务水平等级：★★★

机构地址：四川省安县花荄镇恒源大道千佛小区

星梦十八亚健康调理中心

机构编码：08160159

机构简介：平武县星梦十八亚健康调理中心位于平武县城中心位置，地理位置优越，人口流动量大，现有员工6人，在册顾客300人，2001年成立至今15年来受到平武各界的好评和认可，2015年在四季康美的大力支持下，逐渐走向专业化和正规化，为更多的亚健康人群带来福音，我店现有国家百项亚健康中医调理技术5项，这些技术提高了星梦十八的专业性和权威性。

服务水平等级：待定

机构地址：四川省绵阳市平武区龙安镇东街

御妍堂保健养生馆

机构编码：08160160

机构简介：养生馆位于绵阳市中心位置，地理位置优越，人口流动量大，现有员工3人，在册顾客100人，2015年初成立至今受到绵阳各界的好评和认可，2015年6月在四季康美的大力支持下，逐渐走向专业化和正规化，为更多的亚健康人群带来福音，现有国家百项亚健康中医调理技术5项，这些技术提高了御妍堂的专业性和权威性。

服务水平等级：待定

机构地址：四川省绵阳市涪城区长虹大道中断街9号11-12幢一楼

御善芳典专业亚健康调理机构

机构编码：Zh170308273006

机构简介：巴中市巴州区御善芳典专业亚健康调理机构本着“散播快乐，铸就健康”，打造属于21世纪的魅力女性为宗旨，用最专业的技术，最细致的服务，最优良的调理方案，为更多的人带去健康和美丽。

服务水平等级：★★★

机构地址：四川省巴中市巴州区红军路三号桥南岸西侧10层2楼

御养筋骨堂美容店

机构编码：Zh171008393008

机构简介：利州区御养筋骨堂美容店推广健康，创建家庭的和谐与快乐，我们全力以赴回报社会，给您最佳效果的感受，给您最高品质的保障，纯天然、高科技、符合完美要求。

服务水平等级：★★★

机构地址：四川省广元市东坝御景湾16栋4单元1楼2号

恩域鼎城美容美体店

机构编码：Zh171008163009

机构简介：绵阳市涪城区恩域鼎城美容美体店本着“散播快乐，铸就健康”，打造属于21世纪的魅力女性为宗旨，将用最专业的技术，最细致的服务，最优良的调理方案，为更多的人带去健康和美丽。

服务水平等级：★★★

机构地址：四川省绵阳市涪城区临园路富临大都会4栋3层12号

美丽一生化妆品店

机构编码：Zh171108391011

机构简介：青川县三锅镇美丽一生化妆品店本着“散播快乐，铸就健康”，打造属于21世纪的魅力女性为宗旨，将用最专业的技术，最细致的服务，最优良的调理方案，为更多的人带去健康和美丽。

服务水平等级：★

机构地址：四川省广元市青川三锅镇通达街

平昌县美丽人生健康咨询管理有限公司

机构编码：Zh171108273013

机构简介：平昌县美丽人生健康咨询管理有限公司本着“散播快乐，铸就健康”，打造属于21世纪的魅力女性为宗旨，将用最专业的技术，最细致的服务，最优良的调理方案，为更多的人带去健康和美丽。

服务水平等级：★★★

机构地址：四川省平昌县同州街道办事处廖家咀社区新平街东段5号

双颜养生堂

机构编码：Zh171108391014

机构简介：广元市昭化区双颜养生堂，秉承着“爱”文化，坚持“技术第一，服务第一，效果第一”的发展远景。以“我们的成功是因为顾客的满意”为经营理念，专业、专注于发展亚健康事业，带给顾客健康的美。

服务水平等级：★

机构地址：四川省广元市昭化区昭化镇吐费街6号2楼

瑞御美容养生馆

机构编码：08390189

机构简介：广元市城区瑞御美容养生馆以品质赢得顾客的信赖，以服务赢得顾客的满意，我们的目标：追求第一，至善至美。我们的服务准则：热忱亲切，注重细节。以热情得到顾客的认可，以行动赢得顾客的满意。

服务水平等级：待定

机构地址：四川省广元市市利州区公园路皇冠利都

伊美媛美容店

机构编码：08270190

机构简介：平昌县伊美媛美容店凭借强大品牌的实力，携手优秀团队的力量，利用一流的功效产品，科学合理的疗程设置，解决了一个又一个美丽和健康的难题。

服务水平等级：待定

机构地址：四川省巴中市平昌县上城丽景H栋15楼9号

美龄康健养生美容有限公司

机构编码：08330191

机构简介：美龄康健养生美容有限公司成立于2014年12月，本着“客户第一，诚信至上”的经营原则，以“缔造美丽、康健人生、悦品生活”为企业使命，致力于打造成乐山地区规模最大、功能最全、服务最好、环境最美、信誉最佳、专业度最高的亚健康调理中心和美丽定制中心。

服务水平等级：待定

机构地址：四川省乐山市市中区人民北路162号

丽然美容养身馆—万兴店

机构编码：08380192

机构简介：旌阳区丽然美容养身馆—万兴店成立于2006年，是一家以专业美容美体，健康养生为主的养生会所。运用精湛的技术，以天然无添加，健康修复产品，以及真诚的关爱，为每一位顾客提供专属定制的美容护肤，抗衰养生。

服务水平等级：待定

机构地址：四川省德阳市旌阳区天山北路 398 号

兴亿医学美容诊所

机构编码：08330193

机构简介：峨眉山兴亿医学美容诊所位于峨眉山市滨湖西路 240 号，是当地最大的医学美容诊所。以人为本，铸造品牌，科学管理，诚信经营，缔造当今美容行业的企业典范。

服务水平等级：待定

机构地址：四川省峨眉山市滨湖西路 240 号

秀域鼎城美容店

机构编码：08160194

机构简介：科学城秀域鼎城美容店秉承着“以人为本，品质铸就未来；以客为尊，服务创造价值”的理念，追求“天然、绿色、健康、高效”，由内而外的调理方法。

服务水平等级：待定

机构地址：四川省绵阳市华丰新村 9 号 5 区 109 门面

欧蔓绮美容服务有限公司

机构编码：00280195

机构简介：欧蔓绮美容服务有限公司本着“品质第一，服务至上”的原则，以纯天然的产品和卓越的效果，服务好每一位顾客，专注于每一个细节的服务，努力提高美容师的素质观、服务观，让每一位顾客都有宾至如归的感觉。

服务水平等级：待定

机构地址：四川省绵竹市剑南镇商业场横街 8 号

丽人蜜语美容店

机构编码：08390197

机构简介：苍溪县丽人蜜语美容店，为您开启美颜养生的秘密，为您提供贴心式的服务，让您获得美丽的容颜、年轻的生命，处处彰显您的尊贵和优越，在丽人蜜语美容店，年轻奇迹，唾手可得。

服务水平等级：待定

机构地址：四川省广元市苍溪县红滨路 77 号

相娥花语养生馆

机构编码：08390198

机构简介：剑阁县相娥花语养生馆已经经营了 5 年多，一直把专业的技能、良好的售后服务以及店面的经营管理理念放在首位，全方位的服务好每一位客户，是相娥花语养生馆的核心宗旨。

服务水平等级：待定

机构地址：四川省广元市剑阁区顺城街

何氏美容

机构编码：08390199

机构简介：苍溪县何氏美容的服务理念为“老实做人，认真做事；真诚待人，诚信经营；用心服务，保证质量；关爱健康，缔造美丽”。

服务水平等级：待定

机构地址：四川省广元市苍溪县永宁镇信用社对面

梵洁诗

机构编码：08390200

机构简介：梵洁诗时刻履行着为满足女性的需求，让每一位女性活力四射、张扬个性、极致魅力，绽放青春光彩的经营理念。

服务水平等级：待定

机构地址：四川省广元市青川县乔庄镇木牍街

金美人专业瘦身连锁

机构编码：08330201

机构简介：金美人专业瘦身连锁，以“优雅、时尚、精致”为理念，服务好每一位顾客。

服务水平等级：待定

机构地址：四川省乐山市嘉定中路519号

御善芳典生活馆

机构编码：08390202

机构简介：广元市利州区御善芳典生活馆凭着特色的产品和优质的服务、独特的技能引领当地，“高品质、高形象、高服务”带给您女王般的享受。

服务水平等级：待定

机构地址：四川省广元市利州区老城南街南苑公寓2单元2号

兰黛之谜生活美容养生馆

机构编码：08320203

机构简介：内江市东兴区兰黛之谜生活美容养生馆本着“诚信、创新，共享科技美容”的理念，不断的追求上进，倡导完美的服务品质，把更多的美丽、健康与快乐，带给每一位客户。

服务水平等级：待定

机构地址：四川省内江市东兴区兴盛街19号

秀媛堂美容院

机构编码：08390204

机构简介：广元市利州区秀媛堂美容院怀抱着“让更多的女人美丽、健康、优雅”的美好愿望与共同使命，不断进取、不断总结、不断成长，只为感恩每一位顾客的一路跟随与陪伴。

服务水平等级：待定

机构地址：四川省广元市利州区

蝶变女人美容养生馆

机构编码：08380205

机构简介：四川省中江县蝶变女人美容养生馆本着“散播快乐，铸就健康”，打造属于21世纪的魅力女性为宗旨，用最专业的技术，最细致的服务，最优良的调理方案，为更多的人带去健康和美丽。

服务水平等级：待定

机构地址：四川省中江县凯江镇和顺街69号

御善芳典美容养生馆

机构编码：08390206

机构简介：苍溪县御善芳典美容养生馆以“建设和谐、幸福、健康、快乐的美容美体新领域”为美好愿望，以良好的服务品质和技能，服务好我们的每一位顾客。

服务水平等级：待定

机构地址：四川省市苍溪县陵江镇解放路西段

瑞倪维儿美容院

机构编码：08390208

机构简介：广元市瑞倪维儿美容院本着“诚信经营、以客至上”的经营理念，以真诚建立顾客的信心，以品质赢得顾客的信赖，以服务获得顾客的满意，以热情得到顾客的认可。

服务水平等级：待定

机构地址：四川省广元市利州区东坝110厂三角地菜市场

泊莲美容院

机构编码：08160211

机构简介：绵阳市涪城区泊莲美容院成立于2010年，是集美容养生为一体的美容养生会所，设施齐全，从业人员从事本行业都在3年以上，手法专业技术过硬，得到顾客的一致好评。

服务水平等级：待定

机构地址：四川省绵阳市涪城区长虹大道街85号

艾妃姿美肤堂

机构编码：08250220

机构简介：船山区艾妃姿美肤堂，秉承着“爱”文化，坚持“技术第一，服务第一，效果第一”的发展远景，以“我们的成功是因为顾客的满意”为经营理念，专业、专注于发展亚健康事业，带给顾客健康的美。

服务水平等级：待定

机构地址：四川省遂宁市船山区老兴街 46 号综合楼 1 层 11 号营业房

皇家天使

机构编码：08390222

机构简介：皇家天使秉承着“爱”文化，坚持“技术第一，服务第一，效果第一”的发展远景，以“我们的成功是因为顾客的满意”为经营理念，专业、专注于发展亚健康事业，带给顾客健康的美。

服务水平等级：待定

机构地址：四川省广元市利州区绵谷路 96 号

雅韵美容店

机构编码：08390223

机构简介：广元经济技术开发区雅韵美容店本着“散播快乐，铸就健康”为宗旨，关爱每一个家庭的健康，注重细节，用效果说话，用最专业的技术，最细致的服务，最优良的调理方案，为更多的人带去健康和美丽。

服务水平等级：待定

机构地址：四川省广元市利州区下西坝惠家沟合力路 14 号

御养筋骨堂养生馆

机构编码：08270225

机构简介：平昌县御养筋骨堂养生馆，为您开启美颜养生的秘密，为您提供贴心式的服务，让您获得美丽的容颜、年轻的生命，处处彰显您的尊贵和优越，在丽人蜜语美容店，年轻奇迹，唾手可得。

服务水平等级：待定

机构地址：四川省巴中市平昌县金宝新区路

瘦倾城美容院

机构编码：08330226

机构简介：乐山市市中区瘦倾城美容院本着“散播快乐，铸就健康”为宗旨，关爱每一个家庭的健康，用最专业的技术，最细致的服务，最优良的调理方案，为更多的人带去健康和美丽。

服务水平等级：待定

机构地址：四川省乐山市市中区南郡路 375 号

湘夫人营养健康咨询服务部

机构编码：08330227

机构简介：乐山市市中区湘夫人营养健康咨询服务部本着“散播快乐，铸就健康”为宗旨，关爱每一个家庭的健康，用最专业的技术，最细致的服务，最优良的调理方案，为更多的人带去健康和美丽。

服务水平等级：待定

机构地址：四川省乐山市肖坝路 776 号锦邻小区 3 单元 2 楼 2 号

协美美容中心

机构编码：00280228

机构简介：青白江区协美美容中心的目标是让美容养生行业以我们为标准；经营理念是诚信做人，用心做事。服务理念是一切以满足顾客的需求为根本。

服务水平等级：待定

机构地址：四川省成都市青白江区华金大道 66 号

美之匙健康咨询有限公司

机构编码：08330229

机构简介：乐山美之匙健康咨询有限公司亚健康专业调理机构本着“散播快乐，铸就健康”为宗旨，用最专业的技术，最细致的服务，最优良的调理方案，为更多的人带去健康和美丽。

服务水平等级：待定

机构地址：四川省乐山市市中区长青路 448 号 35

栋 5 单元 6 楼 10 号

香凝坊美容店

机构编码：08180260

机构简介：渠江镇万兴广场香凝坊美容店本着“弘扬中医文化，调理身心健康”的企业精神，着力于女性健康蜂疗技术的使用和推广，调理项目包括颈肩、乳腺、疏肝利胆等。

服务水平等级：待定

机构地址：四川省达州市渠区万兴广场万春苑 8 单元 2-1 号

雅韵美容店

机构编码：08390261

机构简介：广元经济技术开发区雅韵美容店成立于 2012 年，本着诚信、创新、团结、互助的精神，着力于推广颈肩亚健康调理技术和方法，让顾客找到自信，美丽，健康，建设幸福和谐快乐的中医养生新领域。

服务水平等级：待定

机构地址：四川省广元市利州县下西街

雅思佳人美容店

机构编码：08160262

机构简介：江油市中坝镇雅思佳人美容店本着“做人以道为先，做事以德为先，做养生以专业为先”的服务宗旨，为广大顾客提供经络养生、体质养生、脏腑养生等亚健康专业服务。

服务水平等级：待定

机构地址：四川省江油市青龙小区二期 2 栋 1 楼 5-7 号

花荄名鼎美容馆

机构编码：08160263

机构简介：安县花荄名鼎美容馆一直以养生为重点服务于客户。在经营过程中以顾客为中心，以需求为导向将中医调理、高科技仪器相结合，为客户提供专业养生服务。

服务水平等级：待定

机构地址：四川省绵阳市安州区银都宝座商业街

雅韵美容店

机构编码：ZH181008391004

机构简介：广元经济技术开发区雅韵美容店以亚健康专业调理为核心，具备一星级亚健康调理机构的人员、设备、检测技术和方法等要求，是专业的亚健康调理机构。

服务水平等级：★

机构地址：四川省广元市利州县下西街

雅思佳人美容店

机构编码：ZH181008162005

机构简介：江油市中坝镇雅思佳人美容店以亚健康调理为核心，具备二星级亚健康调理机构的人员、设备、检测技术和方法等要求，是专业的健康管理机构。

服务水平等级：★★

机构地址：四川省江油市青龙小区二期 2 栋 1 楼 5-7 号

天津市

玮琦神亿美容有限公司

机构编码：00220237

机构简介：天津市玮琦神亿美容有限公司服务对象是亚健康人群，主要通过经络调理、艾灸保健理疗、熏蒸和药拓等技术调理身体亚健康状态，达到为服务对象提供持续、科学、有效的健康服务。

服务水平等级：待定

机构地址：天津市大港油田幸福路 594 号

西藏自治区

金手指养生会所

机构编码：Zh171008942007

机构简介：巴宜区八一镇金手指养生会所本着“散播快乐，铸就健康”为宗旨，用最专业的技术，最细致的服务，最优良的调理方案，为更多的人带去健康和美丽。

服务水平等级：★★

机构地址：西藏自治区林芝市巴宜区八一镇昊林大厦 2 楼

御善芳典专业亚健康调理中心

机构编码：ZH181008912003

机构简介：御善芳典专业亚健康调理中心以亚健康调理为核心，具备二星级亚健康调理机构的人员、设备、检测技术和方法等要求，是专业的健康管理机构。

服务水平等级：★★

机构地址：西藏拉萨市城关区天海路天海商业中心德康鑫居 13 号

浙江省

红珊瑚亚健康专业调理中心

机构编码：zh131205735010

机构简介：红珊瑚亚健康专业调理中心坐落于浙江省嘉兴市嘉善县中心繁华地带，是在原有的美容养生店基础上改造和转型而来，是浙江省首家五星级亚健康专业调理机构。该调理中心根据专业亚健康调理机构的标准按照亚健康咨询、检测、方案制定、调理、评估、客户跟踪的服务流程，使用目前国内先进的中医可视化红外热成像检测专业设备，常年聘请来自上海、北京等地的资深专家坐诊，在女性健康养护、少儿亚健康养护、亚健康调理、亚健康检测、亚健康科普宣传、名医养生咨询等方面独具优势。

服务水平等级：★★★★★

机构地址：浙江省嘉兴市嘉善县建设路 38 号

美景美容护肤室

机构编码：Zh140805764042

机构简介：美景美容护肤室成立于 1992 年，历经 20 余年至今拥有数千名会员，是一家集高品质、高标准护肤、高效调理于一身的整体调理式美容养生机构，在当地颇有影响力。2011 年，真正开始走上亚健康产业的道路。女性私密调理、艾灸调理、食疗、膏方净化排毒等是其特色调理技术。20 年来我们秉承一贯的诚信、安全、有效的服务理念以个性化人性化服务于大众。

服务水平等级：★★★★

机构地址：浙江省温岭市松门镇大帝巷 62 号

卡丽雅美容造型馆

机构编码：Zh140505743036

机构简介：卡丽雅美容造型馆成立于 2006 年，位于余姚市东旱门北路繁华地段， 店面布置雅致，环境优美，经营 8 年来，受到了广大客户的一直支持与厚爱。肥胖调理、痛症调理与脊柱调理等是本机构的特色服务项目。为了更好地服务顾客，更加规范化的经营，店里的调理师都经过了专业的亚健康调理培训，为客户的健康美丽保驾护航。

服务水平等级：★★★

机构地址：浙江省余姚市东旱门北路 48 号

魅力佳健康美容会所

机构编码：Zh140505754037

机构简介：魅力佳健康美容会所位于上虞市百官街道城北凤鸣路，机构装修高档、大气，设备齐全。有美容、养生、瑜伽、健身等服务项目。女性私密养护、痛症调理等是其特色亚健康调理项目。专业的服务团队，精湛的调理技术，真诚的服务态度，机构受到了顾客的广大好评。

服务水平等级：★★★★

机构地址：浙江省上虞市百官街道城北凤鸣路 370 号

美丽之约养生会所

机构编码：Zh140505724038

机构简介：美丽之约养生会所位于德清武康镇蓝色港湾曲园路的繁华地带，机构环境优美，装修典雅。我们已有十七年的历史，坚持诚信经营，优质服务，以亚健康调理技术为主导。引进高端设备，以五星级亚健康专业调理机构标准，为亚健康人群服务。

服务水平等级：★★★★

机构地址：浙江省德清武康镇蓝色港湾曲园路 71-73 号

好美尊尚美容会所

机构编码：Zh140805774041

机构简介：会所创始于 1995 年，经过 18 年的发展与壮大，拥有极高的社会口碑。亚健康调理师 12 名，百项中医亚健康调理技术 17 项、CPC 检测设备等。会所不断加强服务管理，注重文化建设，提高员工专业技能。在中和亚健康服务中心的大力支持下，一定做最专业的亚健康调理机构。

服务水平等级：★★★★

机构地址：浙江省温州市泰顺县罗阳镇泓文花园 19-20 号

新昌县城关白莲叶美容美肤店

机构编码：Zh140805753045

机构简介：新昌县城关白莲叶美容美肤店坐落于浙江新昌县秀水苑，是一家以亚健康干预调理为主的养生机构。以中医体质、五脏、经络调理为主，同时对于目干涩、身体疼痛、头晕、头疼等常见亚健康状态项目调理有较强的研究，痛症调理与女性亚健康调理是其特色服务项目。会所多年以来，长期为客户提供舒适。有效、专业的服务。

服务水平等级：★★★

机构地址：浙江省新昌县阳光路秀水苑 2 幢 221 室

琪幻亚健康调理中心

机构编码：Zh140805713046

机构简介：琪幻亚健康调理中心地处于杭州市余杭区，本店是在当地最具专业、最具规模的一家养生美容会所，拥有专业的亚健康方面调理项目，引进了众多有效的干预调理手段，更有利于为顾客提供专业、优质的服务。

服务水平等级：★★★

机构地址：浙江省杭州市余杭区乔司南街 45 号

巧莲美容会所

机构编码：Zh140805713048

机构简介：巧莲美容会所位于建德市大同镇的繁华路段，会所已经经营了 18 年，在当地有着良好的口碑和社会效应，有着稳定的客户群体，我们将传统的中医养生保健技术与亚健康专业干预调理手段相结合，调理效果更加显著，受到了客户的一致好评。

服务水平等级：★★★

机构地址：浙江省建德市大同镇中街路 25 号

中济堂亚健康调理中心

机构编码：Zh140805713049

机构简介：中济堂亚健康调理中心位于杭州市江干区九堡金堡商业街的繁华路段，负责人伍风业为中医药报社常务理事，以弘扬中医养生为己任，从事中医临床康复保健 20 余年，获得中医康复保健师、中药师、高级按摩师、并获得了北京中医药大学针灸学院证书、中国中医科学院针灸师等证书，擅长自然疗法以及亚健康状态调理和社区老年人身体调理。在当地有一定的信誉基础和社会群众口碑，转型升级为专业的亚健康调理机构，为社区人群带来更为优质、便利的服务。

服务水平等级：★★★

机构地址：浙江省杭州市江干区九堡金堡商业街336号

易俪尚怡美容养生会所

机构编码：Zh141105774062

机构简介：易俪尚怡美容养生会所成立于2009年。以肠道养护、肝胆排毒以及胸部保养为特色调理技术。目前致力于常规亚健康调理。

服务水平等级：★★★★

机构地址：浙江省乐清市乐成宁康西路 96 号金鼎大酒店4楼

元亨堂亚健康调理中心

机构编码：Zh141105753063

机构简介：元亨堂亚健康调理中心是一家专业的亚健康调理机构，从事亚健康常规项目服务，真诚服务于现代社会的亚健康人群。

服务水平等级：★★★

机构地址：浙江省嵊州市锦越名都73-75

白雪亚健康调理中心

机构编码：Zh1412C5754068

机构简介：机构自成立以来，经过 15 年的诚信经营，已经有2家连锁，规模在450平方米以上的专业亚健康调理机构。机构装修豪华，环境优雅，服务热情，调理技术专业，选用十六项是百项亚健康技术，深得顾客信任。其中，证候调理、体质调理、小儿推拿调理等亚健康专业跳霹雳技术是其特色，机构有信心把亚健康产业进行到底，也把本店打造成当地最具有影响力，最专业化的亚健康调理机构。

服务水平等级：★★★★

机构地址：浙江省绍兴市新昌县南明路62号

纤姿妍美容院

机构编码：Zh150305784003

机构简介：纤姿妍美容院成立于 2005 年，有经过严格培训的亚健康专业从业人员，自成立起就秉承“服务人类健康，远离疾病”的理念，“诚信至上，正道经营”。坚持亚健康专业调理机构 4S 店服务流程，为顾客提供行之有效的亚健康常规调理项目以及特色调理项目，拥有许多成功案例，得到消费者的一致认可。

服务水平等级：★★★★

机构地址：浙江省丽水市花园路330号

瑞安都市点点健康管理美丽定制中心

机构编码：Zh150305774002

机构简介：机构成立于 2003 年，是一家从事健康管理、亚健康状态调理的专业性机构。秉承真诚、诚信、追求卓越的优质服务和专业技术的经营理念，倾力于打造健康养生第一平台。机构博采中华传统医学之精华，独创中医经络保健，点穴减肥等经典技术，先后引进十余项百项亚健康中医调理技术，灵活结合亚健康状态调理，调理技术显著提高。2015年，机构成为瑞安首家四星级亚健康专业调理 4S 机构，将给瑞城各界人士提供更专业、更规范、更有效的个性化服务。

服务水平等级：★★★★

机构地址：浙江省瑞安市仲容路197-199号

安杰玛美容会所

机构编码：Zh150305713004

机构简介：机构位于杭州市的繁华地段，在 2015 年完成了亚健康专业调理机构的转型。通过引进亚健康专业从业人员以及亚健康专业调理技术，以中医体质调理，全身经络养护，任督二脉经络养护等技术，为亚健康人群解决诸多问题，获得店内顾客一致好评。

服务水平等级：★★★

机构地址：浙江省杭州市下城区杭州大厦 c 坐 5 楼

幽兰美妍纤体会所

机构编码：Zh150305713005

机构简介：幽兰美妍纤体会所，坐落于杭州市下城区杭州大厦，是一家集亚健康管理，中医养生保健等为一体的综合型养生会所。装饰独特，环境优雅，是追求健康与美丽的最佳场所。机构有专业的亚健康调理技术与传统养生保健调理手段，能够为广大群众提供最有效、最优质的健康服务。

服务水平等级：★★★

机构地址：浙江省杭州市下城区杭州大厦 b 座 8 楼

杭州幽兰亚健康专业调理机构

机构编码：Zh150305713006

机构简介：杭州幽兰亚健康专业调理机构是杭州幽兰健康管理咨询有限公司旗下的一家从事亚健康管理、咨询、调理的专业机构，位于杭州市江干区的核心地带。本着中医治未病原理，机构通过健康饮食指导、亚健康状态调理、慢性病常规养护等项目，让顾客了解自己的身体状况、病症的形成原因以及居家生活怎么配合调理从而解决问题至根本。

服务水平等级：★★★

机构地址：浙江省杭州市江干区富春路 701 号万象城 618 商铺

黎明莲心瑜伽馆

机构编码：Zh130900103004

机构简介：温州市鹿城区黎明莲心瑜伽馆地处市区周边高档小区中心，周边文化气息浓郁。成立 6 年来，拥有 500 多的会员，独特的瑜伽结合中医疗法让很多会员受益，并带着家人一起来调理。温州地区都市报，电视台多次专访瑜伽馆，机构老师也经常受社区邀请讲课，为市民传授健康养生。机构以瑜伽和中医经络结合，有罐诊，面诊，手诊等检测手段，有罐疗、艾灸、药油加手法局部调理面部抗衰疗法等调理项目，并成立心瑜伽商学院，打造专业的养生师，是集休闲与养生、尊贵与奢华、时尚与专业为一体的亚健康调理机构。

服务水平等级：★★★

机构地址：浙江省温州市鹿城区新城宏源路 131 号

彭氏休闲会所

机构编码：Zh150505724012

机构简介：彭氏休闲会所位于湖州市南浔区嘉业路河西 38 号，在南浔从事养生调理已有 18 年的历史，同时机构积德行善，从事公益活动，充分得到当地群众认可。机构拥有十二经络养护技术、体质调理技术、荷尔蒙调理项目、红外线检测与调理、汪氏火罐等调理项目。在引进亚健康常规调理项目后，机构的专业性得到了更全面的提升，服务效果卓越，解决了南浔亚健康人群的诸多问题。

服务水平等级：★★★★

机构地址：浙江省湖州市南浔区嘉业路河西 38 号

缙云县新区小俊美容中心

机构编码：05780171

机构简介：该中心成立于 1996 年，成立之初为女子专业护肤中心，为适应社会的发展，从 2010 年开始，该美容中心增加了芳香疗法与中医经络按摩项目，得到了一致认可。未来一定秉承养生大于治疗的理念，更加努力为大众服务！

服务水平等级： 待定

机构地址： 浙江省丽水市缙云市紫薇路 23-3 号

濮院博兰美容院

机构编码： 05730172

机构简介： 桐乡市濮院博兰美容院成立于 2015 年，内设贵宾休息区，员工休息室，咨询室，七个操作包间，两个调配消毒间。主要是以中医经络穴位理论为基础开展各类皮肤调理及颈椎护理，乳腺调理，臀部护理，头疗等。在经营过程中团队和谐，合作意识强，积极进取，得到顾客一致认可和支持。

服务水平等级： 待定

机构地址： 浙江省桐乡市濮院镇凯旋路 1958 号

博兰美容院

机构编码： 05730173

机构简介： 嘉兴市南湖区城东博兰美容院成立于 2013 年，环境优雅，设备齐全。该美容院主要是以中医经络穴位理论为基础开展各类皮肤调理及颈椎护理，乳腺调理，臀部护理，头疗等。在经营过程中团队和谐，合作意识强，积极进取，得到顾客一致认可和支持。

服务水平等级： 待定

机构地址： 浙江省嘉兴市南湖区纺工街 1177 号

洪合博纳美容店

机构编码： 05730174

机构简介： 嘉兴市秀洲区洪合博纳美容店成立于 2014 年，占地面积约达 400 平方米，环境优雅，设备齐全。该美容院主要是以中医经络穴位理论为基础开展各类皮肤调理及颈椎护理，乳腺调理，臀部护理，头疗等。在经营过程中团队和谐，合作意识强，积极进取，得到顾客一致认可和支持。

服务水平等级： 待定

机构地址： 浙江省嘉兴市秀洲区民和街 450 号

嘉兴市秀洲区新城街道博纳美容院

机构编码： 05730175

机构简介： 嘉兴市秀洲区新城街道博纳美容院成立于 2012 年，占地面积 380 平方米，环境优雅，设备齐全，配备了亚健康调理专业技师。该美容院主要是以中医经络穴位理论为基础开展各类皮肤调理及颈椎护理，乳腺调理，臀部护理，头疗等。在经营过程中团队和谐，合作意识强，积极进取，得到顾客一致认可和支持。

服务水平等级： 待定

机构地址： 浙江省嘉兴市秀洲新区新洲街 386 号

自然风美容美发店

机构编码： 05710176

机构简介： 杭州富阳区富春街道自然风美容美发店成立已十余年，占地面积 300 平方米，环境优雅。近两年以美容减肥为主要经营内容，美容顾客会员多达 300 余人。减肥会员多达 1000 人。该单位为公益带头单位，五好经营户，顾客对其一致好评，立志为亚健康产业做一份贡献！

服务水平等级： 待定

机构地址： 浙江省杭州市富阳区富春街道江滨西大道 12-1 号

博兰美容店

机构编码： 05730233

机构简介： 嘉兴市秀洲区新城街道博兰美容店始于 2017 年 3 月，是一家集美容，亚健康调理，休闲，保健于一体的会所，服务及技术深得顾客喜欢，顾客满意度极高。

服务水平等级：待定

机构地址：浙江省嘉兴市秀洲区中山大厦综合楼

绅花生活美容馆

机构编码：05710234

机构简介：杭州市拱墅区绅花生活美容馆始于 2016 年 10 月，服务宗旨是传承以人为本，顾客至上，以专业的调理技术为广大亚健康人群提供最优质的服务。

服务水平等级：待定

机构地址：浙江省杭州市拱墅区润园街 35 幢

佳静美容生活馆

机构编码：05710235

机构简介：杭州余杭区五常街道佳静美容生活馆始于 2012 年 8 月，至今已有 5 年的时间，目前拥会员三百余人，本机构旨在顾客至上，优质服务每一位亚健康人群为理念，为亚健康人群提供专业的调理服务。

服务水平等级：待定

机构地址：浙江省杭州市余杭区五常街道西溪风情花园水榭茗邸 83 幢

纤之悦美体瘦身院

机构编码：05710236

机构简介：杭州之江度假区纤之悦美体瘦身院始于 2006 年 1 月，成立至今，始终坚持服务宗旨：传承以人为本，顾客至上，服务优先的优良传统为广大亚健康人群提供最优质的服务，本会所是一家集美容，亚健康，休闲，保健于一体的会所，服务及技术深得顾客喜欢，顾客满意度极高。

服务水平等级：待定

机构地址：浙江省杭州市西湖区转塘街道街杜家浦路 1 号美上商业中心

九鑫美容养生馆（医鼻世家）

机构编码：05790249

机构简介：金华市婺城区九鑫美容养生馆（医鼻世家）从业员工 17 名，拥有多台专业的亚健康检测和调理设备，通过鼻炎调理、颈肩调理、扶阳调理、负离子调理等手法和项目为亚健康人群提供服务，已经成为当地亚健康专业调理的知名品牌。

服务水平等级：待定

机构地址：浙江省金华市婺城区兰溪街 970 号

丹霞美容院

机构编码：05760256

机构简介：玉环丹霞美容院成立于 1994 年，是一家集美容美体、中医养生于一体的综合性养生保健机构。通过远红外技术、负离子高周波技术及颈肩调理项目等，为周边亚健康人群提供服务。

服务水平等级：待定

机构地址：浙江省玉环市玉城街道广陵南 266 号

莲莲美容化妆艺术沙龙一号美容会所

机构编码：05710258

机构简介：地处建德市区繁华地段，创立至今已有 26 年，经营项目包含美容美体、亚健康调理等，是建德养生行业的佼佼者，让员工因莲莲而成功，顾客因莲莲而更幸福，这是莲莲一直坚持的价值观，打造百年老店，成为浙江区域性强势品牌。

服务水平等级：待定

机构地址：浙江省杭州市建德市新安东路 162 号

集丽坊美容服务部

机构编码：05710267

机构简介：杭州市西湖区集丽坊美容服务部始于 2005 年，从专业的皮肤护理丽颜抗衰起步，逐渐升级为中医亚健康专业调理为主营项目，成为养颜养生养心的人生三养模式的口碑店。
服务水平等级：待定
机构地址：浙江省杭州市西湖区通济街白马尊邸21-22号

美之源护肤美容院
机构编码：05790268
机构简介：武义县壶山美之源护肤美容院成立于2002年，连续三年被浙江省消费者协会评为《消费者满意信得过单位》。院内环境幽雅、服务专业，是当地亚健康专业调理机构的示范店。
服务水平等级：待定
机构地址：浙江省金华市武义区壶山街202号

仟佰俪健康管理有限公司
机构编码：05710270
机构简介：杭州仟佰俪健康管理有限公司创始于1999年，创始人莫春华秉承着中医传统文化的精神理念帮助众多亚健康人群过上健康快乐生活。目前企业已发展为五家连锁机构。
服务水平等级：待定
机构地址：浙江省杭州市余杭区邱山大街172号

仟佰丽美容生活馆东湖街道邱山大街分店
机构编码：05710269
机构简介：杭州市余杭区塘西仟佰丽美容生活馆东湖街道邱山大街分店是杭州仟佰俪健康管理有限公司五家连锁机构之一。
服务水平等级：待定
机构地址：浙江省杭州市余杭区邱山大街660号

仟佰俪美容生活馆
机构编码：05710271
机构简介：杭州仟佰俪美容生活馆是杭州仟佰俪健康管理有限公司五家连锁机构之一。
服务水平等级：待定
机构地址：浙江省杭州市余杭区绿荫路389号

仟佰俪美容养生馆南苑街道人民大道分店
机构编码：05710272
机构简介：杭州仟佰俪美容养生馆南苑街道人民大道分店是杭州仟佰俪健康管理有限公司五家连锁机构之一。
服务水平等级：待定
机构地址：浙江省杭州市余杭区人民大街661号

仟佰俪美容生活馆一分店
机构编码：05710273
机构简介：杭州仟佰俪美容生活馆一分店是杭州仟佰俪健康管理有限公司五家连锁机构之一。
服务水平等级：待定
机构地址：浙江省杭州市余杭区绿荫街107号

香曼丽娜（杭州）健康管理有限公司
机构编码：05710275
机构简介：香曼丽娜（杭州）健康管理有限公司创建于1998年，旗下有三家连锁机构。曾先后获得杭州市诚信单位、2015年中国美容化妆品行业十佳明星美容院等荣誉。
服务水平等级：待定
机构地址：浙江省杭州市滨江区江陵街1916号

歌丽姿健康管理服务部
机构编码：05760277
机构简介：台州市路桥区歌丽姿健康管理服务部成立于2000年，是一家集美容美体、养生、自然医学于一体的健康管理机构。现已拥有五家连锁分店，员工达100多名，致力于打造整体健康的新生活理念。
服务水平等级：待定
机构地址：浙江省台州市路桥区会展东路29-31号

欧树健康管理有限公司

机构编码：05710276

机构简介：杭州欧树健康管理有限公司地处杭州市区繁华地段，创立至今已有 18 年，旗下拥有两家大型美容养生机构，是杭州市养生保健行业的佼佼者，成为杭州区域性的强势品牌。

服务水平等级：待定

机构地址：浙江省杭州市下城区体育场街 229 号

华妃美容店

机构编码：05730278

机构简介：海宁市海洲街道华妃美容店秉承诚实、守信、勤勉的宗旨，以“皮肤管理、身体管理、健康管理”三大核心特色为中心，专注品牌专业技术核心，让每一位走进华氏的人士获得健康自信。

服务水平等级：待定

机构地址：浙江省嘉兴市海宁区西山街 876 号

心娟日化商行

机构编码：05710279

机构简介：淳安县心娟日化商行成立于 2002 年，主要从事健康管理及中医养生。旗下有两家健康管理公司，致力于亚健康专业调理项目和技术的推广。

服务水平等级：待定

机构地址：浙江省杭州市淳安千岛湖镇新安大街 104——2 号

梦芭蕾专业女子美容院

机构编码：05740280

机构简介：宁波江东百丈梦芭蕾专业女子美容院成立于 1997 年，为了服务更多亚健康人群，机构以“一人一室一方案”的私享订制服务，展示高品质健康管理服务。

服务水平等级：待定

机构地址：浙江省宁波市鄞州区中山东路 412 弄 15 号 3-24

清丽坊美容院

机构编码：05710281

机构简介：杭州富阳区富村街道清丽坊美容院成立于 2012 年，一路前行，秉承初心，以养颜、养生、养心的三养文化。从心出发，用爱的方式管理顾客，把健康美丽带给更多的人。

服务水平等级：待定

机构地址：浙江省杭州市富阳区文教街 88 号

小丽美容美发店

机构编码：05740282

机构简介：余姚市低塘街道小丽美容美发店地处余姚市区繁华地段，创立至今已有 28 年，旗下拥有六家连锁机构，以专业的亚健康调理技术和方法成为宁波区域性强势品牌。

服务水平等级：待定

机构地址：浙江省宁波市余姚市低塘镇南街 43 号

伊曼莎女子美容院

机构编码：05790283

机构简介：金华市婺城区伊曼莎女子美容院成立于 1994 年，现有三家连锁机构。伊曼莎倡导由内养外，内外兼养的健康理念，以“皮肤管理，身材管理，健康管理”三大核心特色为中心，秉承专业创新精神，匠心精神，推动行业健康发展。

服务水平等级：待定

机构地址：浙江省金华市婺城区解放东路 215 号宾虹广场 3 楼

齐达保健按摩店

机构编码：05740287

机构简介：宁海齐达保健按摩店成立于 2014 年，主要从事经络调理和皮肤亚健康的调理。成立以来，因帮助众多亚健康人群获得健康而成为当地知名的中医养生机构。

服务水平等级：待定
机构地址：浙江省宁波市宁海县跃龙街道怡惠路96号

至尊丽人美容院
机构编码：05730246
机构简介：桐乡市梧桐振东至尊丽人美容院成立于2009年，拥有专业的服务团队，资深的工作经验，主要通过颈肩经络调理为亚健康人群提供专业服务。
服务水平等级：待定
机构地址：浙江省桐乡市振东区梧桐街511号

纤婷美容店
机构编码：05720247
机构简介：南浔纤婷美容店是一家连锁的美容养生机构，秉承顾客第一、客户利益高于一切的服务精神，为亚健康人群提供优质高效的服务。
服务水平等级：待定
机构地址：浙江省湖州市南浔区人瑞街530号

喜芙浓尊尚美容养生会所
机构编码：05730248
机构简介：海盐县喜芙浓尊尚美容养生会所成立于2004年，开业十几年来已成为当地颇具影响力的综合养生会所，服务项目集美容、美体、中医养生、科技抗衰、亚健康诊断和调理于一体。
服务水平等级：待定
机构地址：浙江省嘉兴市海盐县延平塘东街365号

上海市

上海俊辰儿童健康调理中心
牌匾编号：0100011
机构简介：上海俊辰儿童健康调理中心是国内第一家专为儿童提供服务的“儿童健康4S店”和“儿童亚健康专业调理连锁机构”，主要通过小儿推拿等多项中医类辅助手段为儿童的日常养生保健和亚健康状况提供专业化的咨询、指导、调理等服务。主要项目有：儿童增高、益智、减肥；针对不同体质的儿童的四季保养；儿童厌食、易感、免疫力低下等亚健康状况调理；儿童慢性病康复辅助性调理；实用儿童中医养生保健技术家长培训等。
服务水平等级：待定
机构地址：上海市宝山区大华路518号霓虹儿童广场二楼D33-34

重庆市

艾妮养生堂
机构编码：Zh131200233011
机构简介：艾妮养生堂位于重庆市的繁华地段，成立于2002年，店面布置雅致、环境优美，顾客群涉及广大男女老幼。本店的经营特色主要有：任督二脉养护技术、全身经络养护技术、头部经络养护技术、老人关节养护技术、小儿脾胃调理养护技术、小儿发热养护技术、女性产后恢复技术、面部经络调理技术。
服务水平等级：★★★
机构地址：重庆市开县开州大道东1227号

漂亮女人美容会所
机构编码：Zh131200233014
机构简介：漂亮女人美容会所坐落于重庆市彭水县河堡街亦君小区，成立于2000年，距今已有十多年的历史。店面布置雅致、环境优美。现店内开设贵宾区、药膳区、顾客休闲区、专业护理区、整体浴区等服务区。专业的精英服务团队，专业的亚健康咨询师、调理师以精湛的技术、热忱的服务为众多亚健康女性解决多种问题。

服务水平等级：★★★

机构地址：重庆市彭水县河堡街亦君小区

伍昱洁养生会所

机构编码：Zh131200233013

机构简介：伍昱洁养生会所坐落于重庆市训涂县巷口镇建设东路 1 号，成立于 2006 年，店内装潢独特、环境雅致，是追求休闲美丽健康的最佳场所。我们的经营主要以养生、美容、汗蒸等方式，服务范围广阔。

服务水平等级：★★★

机构地址：重庆市训涂县巷口镇建设东路 1 号

岩盘自然养生会馆

机构编码：Zh131200233010

机构简介：岩盘自然养生会馆位于重庆市开县盛苑后门二楼，成立于 2009 年 3 月，会馆成立的目的在于带给大家美丽、改善不良亚健康状态，让更多的人健康长寿。主要经营岩盘浴、美容护肤、亚健康调理等几大领域。现店内开设贵宾区、药膳区、顾客休闲区、专业护理区、整体浴区等服务区。专业的精英服务团队，专业的亚健康咨询师、调理师以精湛的技术、细致耐心的服务为众多亚健康人群性解决多种问题，获得店内顾客一致好评。

服务水平等级：★★★

机构地址：重庆市开县盛苑后门二楼

亚健康调理中心

机构编码：Zh131200234012

机构简介：亚健康调理中心位于重庆市的繁华地段，经营特色主要体现在“八大项目，七大体质”。所谓“八大项目”包括：全身经络养护技术、面部经络养护技术、头部经络养护技术、任督二脉养护技术、小儿养身脾胃养护项目、小儿预防感冒发热养护项目、老人关节养护项目、女性产后养护项目。所谓“七大体质”包括：阳虚体质养护项目、阴虚体质养护项目、气虚体质养护项目、湿热体质养护项目、痰湿体质养护项目、血瘀体质养护项目、气郁体质养护项目。服务覆盖面广，服务效果卓越。

服务水平等级：★★★★

机构地址：重庆市渝北区龙山大道龙湖紫都城东南门二楼

贝安琪美容女子养生馆

机构编码：Zh171100232010

机构简介：璧山区贝安琪美容女子养生馆于 2013 年 3 月 4 号成立。是一家集科研、生产、美容护理、美容教育、美容服务为一体的养生馆。

服务水平等级：★★

机构地址：重庆市璧山区璧城街道名豪购物广场 3 楼 2 号

附录二：

百项亚健康中医调理技术一览表

（按评审年度排序）

2010年度首批“百项亚健康中医调理技术”

技术名称：恒清乐全身经络养护技术
评审时间：2010年8月
技术简介：以器械辅助手法，通过乳霜药油等介质，对经络和相关部分进行调理的技术。主要功效是疏通经络，排除毒素，缓解疼痛。
申报单位：广州四季康美园美容服务有限公司
联系地址：广州市天河北龙口中73号

技术名称：恒神气头部经络养护技术
评审时间：2010年8月
技术简介：以器械辅助手法，通过乳霜药油等介质，对头部进行调理的技术。活化肩颈头部，补充头部经络气血，改善头晕脑胀、头晕头痛、记忆下降，失眠多梦、健忘、睡眠质量下降、记忆力衰退、健忘、反应减慢、脱发、发质枯黄、断裂开叉、情绪不良及压力大等问题。
申报单位：广州四季康美园美容服务有限公司
联系地址：广州市天河北龙口中73号

技术名称：恒焕采面部经络养护技术
评审时间：2010年8月
技术简介：以器械辅助手法，通过乳霜药油等介质，对面部进行调理的技术。可改善因面部气血瘀滞造成的暗黄、松弛、色斑、黑眼圈及眼睛酸胀、鼻塞耳鸣以及因面部五官燥热造成的面疱、痘疹及眼睛干涩、鼻咽干涩等症。
申报单位：广州四季康美园美容服务有限公司
联系地址：广州市天河北龙口中73号

技术名称：恒养乐任督二脉养护技术
评审时间：2010年8月
技术简介：以器械辅助手法，通过乳霜药油等介质，对任督二脉进行调理的技术。疏通任、督二脉，纠正经络不通所致的阴阳失衡，改善机体亢奋或虚弱，滋阴补阳增强体质。
申报单位：广州四季康美园美容服务有限公司
联系地址：广州市天河北龙口中73号

技术名称：小儿养生脾胃养护项目
评审时间：2010年8月
技术简介：主要以手法通过乳霜药油等介质对小儿脾胃相关亚健康症状进行调理，同时配合内服产品。
申报单位：广州四季康美园美容服务有限公司
联系地址：广州市天河北龙口中73号

技术名称：小儿预防感冒发热项目
评审时间：2010年8月
技术简介：主要以手法通过乳霜药油等介质对小儿免疫力低下，易感冒体质等进行调理，同时配合内服产品。适宜风寒感冒起病较急，发热，畏寒，甚至寒战，无汗，鼻塞，流清涕，咳嗽，痰稀色白，头痛，周身酸痛，食欲减退，大小便正常，舌苔薄白等。
申报单位：广州四季康美园美容服务有限公司
联系地址：广州市天河北龙口中73号

技术名称：女性产后养护项目
评审时间：2010 年 8 月
技术简介：主要以手法通过乳霜药油等进行调理，同时配合内服、贴敷、药浴、阴道锭等产品的综合调理项目。适宜气血两虚面色苍白、体弱无力、免疫力低下、奶水不足。
申报单位：广州四季康美园美容服务有限公司
联系地址：广州市天河北龙口中 73 号

技术名称：老人关节养护项目
评审时间：2010 年 8 月
技术简介：主要以手法通过乳霜药油等进行调理，同时配合贴敷、药浴等进行综合调理。用于老人的关节活动不利、疼痛等。
申报单位：广州四季康美园美容服务有限公司
联系地址：广州市天河北龙口中 73 号

技术名称：扶阳罐温刮温灸亚健康调理技术
评审时间：2010 年 8 月
技术简介：以通电器械扶阳罐配合药油和手法对相关症状进行调理，可温灸、可刮痧。
申报单位：株洲扶阳医疗器械有限公司
联系地址：湖南省株洲市天元区黄河南路天台金谷工业园一栋

技术名称："张胜利养源粉"五谷为养中医亚健康调理技术
评审时间：2010 年 8 月
技术简介：依据中医学阴阳理论，从食物四气五味出发，调整人体阴阳，以五谷为媒介，使机体阴阳达到平衡。
申报单位：河北省保定市利禾食品有限公司
联系地址：河北省保定市望都县绿色食品工业园区

技术名称：中和能量平衡健脊术
评审时间：2010 年 8 月
技术简介：以手法配合药油，改善脊柱问题引起的各型病变及疲劳、肌痛、失眠、健忘、情绪低落等各型躯体性亚健康。
申报单位：湖南中和亚健康服务有限公司
联系地址：湖南长沙市朝阳路 253 号铁银商务楼 401

技术名称：中和温体通络祛痰利湿降脂术
评审时间：2010 年 8 月
技术简介：以手法配合药油，调理身重不爽，易困倦，睡眠不佳，体形肥胖，多汗且粘，胸闷，痰多，面色淡黄而暗，舌胖苔白腻，口粘腻或甜等亚健康症状。
申报单位：湖南中和亚健康服务有限公司
联系地址：湖南长沙市朝阳路 253 号铁银商务楼 401

2010 年度第二批"百项亚健康中医调理技术"

技术名称：玉玄推针术
评审时间：2010 年 9 月
技术简介：以器械配合手法药油，主要作用为疏通经络，调理疼痛。
申报单位：广东省佛山市玉玄宫科技开发有限公司
联系地址：广东省佛山市祖庙路 51 号

技术名称：世明泉天然苏打水亚健康调理技术
评审时间：2010 年 9 月
技术简介：天然营养矿物苏打水。
申报单位：黑龙江省华远世明泉天然苏打水饮品有限公司
联系地址：黑龙江省五大连池生态区

技术名称：中医"三维一体"疗法
评审时间：2010 年 9 月
技术简介：用整脊、理筋等手法，配合药物外敷和内服进行综合调理的技术。
申报单位：福建省福州鼓楼永同惠中医门诊部
联系地址：福州市西二环北梦山路湖滨新城一层（福州总院斜对面往西湖方向 50 米）

技术名称：中医吐纳疗法
评审时间：2010 年 9 月

技术简介：主要在传统“六字诀”的基础上改进的吐纳导引养生法，须自我锻炼，可补可泄。
申报单位：（河北）全国高健委医疗保健康复专业委员会清河（吐纳疗法）康复工作指导中心
联系地址：河北省清河县运河大街13号

技术名称：康壮保健酒补益肝肾法
评审时间：2010年9月
技术简介：一种有补益功效的中药药酒。
申报单位：成都彭州市康壮食品酒业有限公司
联系地址：成都市洗面桥街21号1栋7楼A座

技术名称：壮家养发疗法
评审时间：2010年9月
技术简介：通过头部手法及配合洗护液和内服产品，综合养发的技术。
申报单位：广西南宁青秀县覃忠阳（个人）
联系地址：中国广西南宁市青秀区同兴路西五里40号

技术名称：冬虫夏草养身法
评审时间：2010年9月
技术简介：以中药冬虫夏草为主研发的保健技术产品。
申报单位：大连蓝氏北虫草科技有限公司
联系地址：大连市西岗区长春街18号

技术名称：夏氏中医灸法调理技术
评审时间：2010年9月
技术简介：以艾灸方式的保健养生技术。
申报单位：辽宁省抚顺市夏氏康复院
联系地址：抚顺市顺城区分公司在加油站附近（东方向43米左右）

技术名称：虫草养生调理技术
评审时间：2010年9月
技术简介：以中药冬虫夏草为主研发的保健技术产品。
申报单位：保定市曾氏虫草开发有限公司
联系地址：保定市朝阳南路91号

技术名称：松龄春益肾活血通络法调理技术
评审时间：2010年9月
技术简介：多种中药研制的药酒，可提高免疫力，止痛等。
申报单位：广西兴业县松龄春酒厂
联系地址：广西区玉林市兴业县松龄春酒厂

技术名称：盈实牌参葛胶囊调理脾胃法
评审时间：2010年9月
技术简介：主要成分原料：人参、白芍、黄精、淫羊藿、首乌藤、佛手、葛根等，可抗疲劳，调理脾胃等。
申报单位：北京天枢瑞草医药科技有限公司
联系地址：北京市海淀区上地东里四区3号楼1单元402室

技术名称：五行蔬菜汤、牛蒡茶、蔬菜养生保健法
评审时间：2010年9月
技术简介：主要是通过“五行蔬菜汤”“糙米茶”“牛蒡茶”等系列食疗保健品种，对于改善人的饮食结构和身体素质，调节酸碱平衡，改善亚健康体质。
申报单位：天益食品（徐州）有限公司
联系地址：中国徐州经济技术开发区宝莲寺路18号

技术名称：全息气血调理与减肥技术
评审时间：2010年9月
技术简介：根据中医理论进行八纲辨证，将中医拔罐、刮痧、经络按导、推拿、点穴、艾灸等简单安全的操作方法揉合在一起，达到平衡阴阳、调补气血、刺激代谢、改善和提升脏腑功能的目的，使过多的脂肪分解、体重减轻、垃圾毒素排出，达到调节机体亚健康状态的作用。

申报单位：海南绿康元健康养生有限公司
联系地址：海南省海口市世贸中路世贸大厦 E 座三楼

技术名称：**鳳字工间操亚健康干预技术**
评审时间：2010 年 9 月
技术简介：一种锻炼颈部肌肉的工间操，可保健颈椎不适等。
申报单位：四川中西医结合医院
联系地址：成都市人民南路四段 51 号

技术名称：**中医药秘方“茯甘金”调理亚健康技术**
评审时间：2010 年 9 月
技术简介：中药内服保健技术，可疏肝理气、活血散瘀、消食健胃、健脾宁心、清热解毒、行气和中，增强机体解毒力、提高机体免疫力、改善内分泌、平衡脏腑功能，使身体快速恢复健康状态。
申报单位：惠州市力康保健品有限公司
联系地址：惠州市河南岸螺仔湖北街 6 巷 23 号

技术名称：**蜂宝热敷袋缓解疼痛康复疗法**
评审时间：2010 年 9 月
技术简介：发热外敷药袋，可缓解疼痛。
申报单位：开封市红星蜂疗保健品有限公司
联系地址：开封市禹王台区铁路北沿街 104 号

技术名称：**路老膏方调理技术**
评审时间：2010 年 9 月
技术简介：根据国医大师路志正处方研制的内服中药膏方，可调理头晕、头痛、疲劳、失眠、健忘、目干涩、便秘、身体酸痛、月经失调、无食欲、面色晦暗、内分泌失调、畏寒、情绪低落、烦躁易怒、下肢无力等症状。
申报单位：北京路志正中医药研究院
联系地址：北京市大兴区西红门镇福伟路 12 号

技术名称：**岐伯堂头痛中医经络技术**
评审时间：2010 年 9 月
技术简介：以推拿手法调理结合刮痧拔罐等对经络和相关部位进行调理的技术，可调理头痛头晕等症状。
申报单位：养生利康（北京）健康科技有限公司
联系地址：北京市海淀区阜成路 42 号中裕商务花园 22 号楼 b 座 2 层

技术名称：**岐伯堂脾胃不和中医经络技术**
评审时间：2010 年 9 月
技术简介：以推拿手法调理结合刮痧拔罐等对经络和相关部位进行调理的技术，可脾胃不和引起的腹胀、消化不良等症状。
申报单位：养生利康（北京）健康科技有限公司
联系地址：北京市海淀区阜成路 42 号中裕商务花园 22 号楼 b 座 2 层

技术名称：**岐伯堂便秘中医经络技术**
评审时间：2010 年 9 月
技术简介：以推拿手法调理结合刮痧拔罐等对经络和相关部位进行调理的技术，可调理便秘、腹胀等症状。
申报单位：养生利康（北京）健康科技有限公司
联系地址：北京市海淀区阜成路 42 号中裕商务花园 22 号楼 b 座 2 层

技术名称：**岐伯堂腰痛中医经络技术**
评审时间：2010 年 9 月
技术简介：以推拿手法调理结合刮痧拔罐等对经络和相关部位进行调理的技术，可调理腰疼等症状。
申报单位：养生利康（北京）健康科技有限公司
联系地址：北京市海淀区阜成路 42 号中裕商务花园 22 号楼 b 座 2 层

技术名称：**伊点伍日康视疗仪眼部调理技术**
评审时间：2010 年 9 月
技术简介：用佩戴在眼部的仪器伊点伍日康视疗仪，调理青少年近视、弱视、散光等。

申报单位：中科视必康（北京）国际医学研究院
联系地址：北京市丰台区方庄芳星园三区4号楼605号

技术名称：**虫草养生技术**
评审时间：2010年9月
技术简介：用中药冬虫夏草研发的内服，提高免疫的养生保健技术。
申报单位：湖南省益康生物高科技有限公司
联系地址：国家级经济技术开发区长沙国家生物产业基地康翼路218号

技术名称：**利足牌中药复方浴足泡腾片亚健康调理技术**
评审时间：2010年9月
技术简介：一种用于足浴保健的中药泡腾片。
申报单位：广东养美医药投资有限公司
联系地址：广东省广州市萝岗区永和街新庄二路30号

技术名称：**少儿亚健康腹泻推拿调理技术**
评审时间：2010年9月
技术简介：主要是运用独特的推拿手法，在少儿体表特定的部位或穴位触摸做功，使其产生一定的能量，通过信息传递，达到健脾化湿止泻的目的。
申报单位：四季康贝（北京）健康科技有限公司
联系地址：北京市朝阳区三里屯幸福一村55号国家中医药管理局机关服务局309室

技术名称：**少儿亚健康厌食推拿调理技术**
评审时间：2010年9月
技术简介：主要是运用独特的推拿手法，在少儿体表特定的部位或穴位触摸做功，调理少儿厌食的问题。
申报单位：四季康贝（北京）健康科技有限公司
联系地址：北京市朝阳区三里屯幸福一村55号国家中医药管理局机关服务局309室

技术名称：**少儿亚健康易感体质推拿调理技术**
评审时间：2010年9月
技术简介：主要是运用独特的推拿手法，在少儿体表特定的部位或穴位触摸做功，提高少儿免疫力，增强抗病能力。
申报单位：四季康贝（北京）健康科技有限公司
联系地址：北京市朝阳区三里屯幸福一村55号国家中医药管理局机关服务局309室

技术名称：**路老牌足浴康养生调理技术**
评审时间：2010年9月
技术简介：根据国医大师路志正处方研制的足浴养生技术，可清热凉血、疏风散寒、祛湿通络、活血行瘀、通阳健脾、利筋养脉的改善人体循环障碍功能。
申报单位：北京路志正中医药研究院
联系地址：北京市大兴区西红门镇福伟路12号

技术名称：**温灸·隔物灸亚健康调理技术**
评审时间：2010年9月
技术简介：一种可发热的穴位贴敷灸法，可用于中老年人士或慢性疾病患者保健和疼痛亚健康等。
申报单位：宁波三环自然疗法研究所有限公司
联系地址：宁波市鄞州区迎春路399号

技术名称：**天灸技术**
评审时间：2010年9月
技术简介：是采用对皮肤有刺激性的药物敷贴于穴位或患处，使其局部皮肤自然充血、潮红或起泡的治疗方法。可用于慢性病的康复保健。
申报单位：广东省中医院
联系地址：广东省广州市越秀区大德路111号

技术名称：**莱香三养疗法·花姿婷妇科亚健康调理技术**
评审时间：2010年9月
技术简介：用手法通过介质对女性相关部位进行推

拿，并配合内服的综合调理方法。
申报单位： 上海莱香化妆品有限公司
联系地址： 沈阳市沈河区西顺城街 125 号（怀远门北 20 米统丽美容美发学校三楼）

技术名称：莱香三养疗法·唯健堂亚健康体质调理技术
评审时间： 2010 年 9 月
技术简介： 用手法通过介质对身体进行调理，并配合内服的综合调理方法，可养气、养血、养经络。
申报单位： 上海莱香化妆品有限公司
联系地址： 沈阳市沈河区西顺城街 125 号（怀远门北 20 米统丽美容美发学校三楼）

技术名称：莱香三养疗法·莱香酵素调理技术
评审时间： 2010 年 9 月
技术简介： 用手法通过介质对身体进行调理，并配合内服的酵素饮品，可促进新陈代谢，活化细胞，调和体内营养状态，平衡内分泌。
申报单位： 上海莱香化妆品有限公司
联系地址： 沈阳市沈河区西顺城街 125 号（怀远门北 20 米统丽美容美发学校三楼）

技术名称：莱香三养疗法·欧宝亚健康经络调理技术
评审时间： 2010 年 9 月
技术简介： 用手法通过介质对身体进行调理，并配合泡浴、内服酵素等饮品，可促进新陈代谢，活化细胞，调和体内营养状态，平衡内分泌。
申报单位： 上海莱香化妆品有限公司
联系地址： 沈阳市沈河区西顺城街 125 号（怀远门北 20 米统丽美容美发学校三楼）

技术名称：诗艾芳香疗法
评审时间： 2010 年 9 月
技术简介： 用手法通过芳香介质对身体进行全面调理。
申报单位： 广州市力欣国际贸易有限公司
联系地址： 广州市越秀区水荫路水荫直街西六巷 39 号首层

技术名称：一指禅并温和灸亚健康调理技术
评审时间： 2010 年 9 月
技术简介： 用“一指禅”推拿手法，结合走罐和温灸对身体进行调理的综合技术。
申报单位： 北京美年中医医院有限公司
联系地址： 北京朝内大街 296 号瀚海科技大厦 B 座

技术名称：天养玄灸女性健康保养技术
评审时间： 2010 年 9 月
技术简介： 用艾和檀香、降香、藿香、川乌、丹参等中药特制而成的艾条，在皮肤上方进行循经走脉，使纯阳的热能非常有效地将药力直接转换为人体所需的能量，从而起到补正驱邪、填精壮阳、疏通经络、通畅气血、祛寒祛湿、解痉止痛、活血化瘀、美容强身的作用。
申报单位： 南京新感觉科贸有限公司
联系地址： 南京中央路 417 号先锋广场 8 层 807

技术名称：RPA/TPA 中医通络养生美容技术
评审时间： 2010 年 9 月
技术简介： RPA/TPA 中医通络养生美容技术与项目的核心内容是利用一种可通过美容师传到人体的、十分安全的弱电磁能量进行美容的“通络能量发生器”，结合既不是膏霜也不是精油的被称之为“能量元素”（中草药高技术提取物）的产品，共同作用于人体的穴位和经络，代替传统的针灸、刮痧、点穴、按摩等手段，其作用兼容并超越这些传统项目，从而调节人体的亚健康的状态。
申报单位： 南京新感觉科贸有限公司
联系地址： 南京中央路 417 号先锋广场 8 层 807

技术名称：中药膏方调理技术
评审时间：2010 年 9 月
技术简介：用中药膏剂进行内服的亚健康调理技术。
申报单位：广州中医药大学第一附属医院
联系地址：广州机场路 16 号大院

2011 年度第一批“百项亚健康中医调理技术”

技术名称：“金柄谷养生酒”亚健康调理技术
评审时间：2011 年 12 月
技术简介：复方中药药酒，可温补元气、通经活络、祛风除湿、止痛消炎、活络筋骨。
申报单位：重庆金柄谷上酒业有限公司
联系地址：重庆市南岸区南坪万达广场商务楼 4 栋 7016-7017 室

技术名称：赵氏雷火灸亚健康调理技术
评审时间：2011 年 12 月
技术简介：雷火灸是利用药物燃烧时产生的热力、红外线辐射力和药化因子、物理因子通过脉络和腧穴的循经感传共同达到温通经络、调节人体机能、改善肌体状况。
申报单位：赵氏雷火灸传统医药研究所
联系地址：重庆市渝中区解放西路 207 号

技术名称：玉玄拨筋术亚健康调理技术
评审时间：2011 年 12 月
技术简介：以器械配合手法拨动筋脉，以行气理气，软化僵硬的“筋结”组织，使气血流畅，强化内脏健康，调理各种亚健康及慢性疾病，达到抗衰老、养生美容的目的。
申报单位：广东省佛山市玉玄宫科技开发有限公司
联系地址：广东省佛山市祖庙路 51 号

技术名称：中和亚健康音乐调理技术
评审时间：2011 年 12 月
技术简介：利用调理音乐声波的五音→经脉腧穴→五脏的谐频共振效应，达到疏通经络，安定心神，改善情绪，改善气血紊乱和脏腑功能失调的目的。
申报单位：富智中和（北京）健康科技有限公司
联系地址：北京市朝阳区幸福一村 55 号 2 幢 408 室

技术名称：多功能艾灸仪亚健康调理技术
评审时间：2011 年 12 月
技术简介：多功能艾灸亚健康调理技术根据传统的壮灸原理，采用现代的计算机电子技术、磁疗方法，在保持传统艾灸的基础上，消除了艾灸燃烧冒烟、污染环境、操作不便、效率低下等弊端。可完全替代壮灸、艾条灸、并可实施隔姜灸、隔蒜灸、隔盐灸、隔附子饼灸及温针灸、发泡灸、化脓灸等。
申报单位：齐齐哈尔市祥和中医器械有限责任公司
联系地址：齐齐哈尔市铁锋区先锋街 151 号

技术名称：经络灸导仪亚健康调理技术
评审时间：2011 年 12 月
技术简介：一种通过自身研发的介质对经络穴位进行电、磁灸疗的仪器。
申报单位：辽宁开宇经络灸导仪发展有限公司
联系地址：沈阳市沈河区长青街 52 甲 6 门

技术名称：中药药罐亚健康调理技术
评审时间：2011 年 12 月
技术简介：通过药液浸煮中药药液，再进行拔罐的养生保健技术。
申报单位：璧山县佰益清美容院
联系地址：重庆市璧山县上海城 A 栋 2 单元 4-11

技术名称：热罐仪亚健康调理技术
评审时间：2011 年 12 月
简技术介：热罐仪是集拔罐、温灸、推拿、热疗、磁疗为一体的具有综合功能的温通经络的理疗产品。
申报单位：贵州省贵阳市花溪区梁俊（个人）

联系地址：北京市大兴区（县）西红门镇民生路北区东六条 7 号永利居 B 座 101 室

技术名称：宇泉多功能罐疗亚健康调理技术
评审时间：2011 年 12 月
技术简介：集诊断、调理于一体的成套气罐技术。
申报单位：山西宇泉医疗器械有限公司
联系地址：山西省晋中地区祁县西关大街 48 号

技术名称：吸闻康亚健康调理技术
评审时间：2011 年 12 月
技术简介：通过鼻饲给药，进行养生保健的技术，可提高免疫力，开窍醒神。
申报单位：黑龙江宗博堂众生医疗技术开发有限公司
联系地址：哈尔滨高新技术产业开发区海外学人创业园

技术名称：诗艾芳香调经通络亚健康调理技术
评审时间：2011 年 12 月
技术简介：以手法配合精油等介质对经络进行疏通调理的综合调理技术，可调理肤色暗黄、长斑、长痘、腰酸背痛、疲劳、失眠、多梦、记忆力下降、头晕、头痛、精神紧张，压力大、脊椎僵硬或疼痛、局部肥胖、更年期综合征等。
申报单位：广州市力欣国际贸易有限公司
联系地址：广州市越秀区水荫路水荫直街西六巷 39 号首层

技术名称：梵缇玫瑰密语生殖养护亚健康调理技术
评审时间：2011 年 12 月
技术简介：以手法配合精油等介质对女性妇科进行保健的技术。
申报单位：广州市力欣国际贸易有限公司
联系地址：广州市越秀区水荫路水荫直街西六巷 39 号首层

技术名称：五步养生法亚健康调理技术
评审时间：2011 年 12 月
技术简介：以手法、器械外调加内服进行综合调理的技术。
申报单位：北京松瑞源中医药研究院
联系地址：北京市朝阳区六里屯丽水嘉园 1 号楼 2802 室

技术名称：中和亚健康中医导引调理技术
评审时间：2011 年 12 月
技术简介：以传统中医导引技术进行慢性病保健和疾病预防的自我锻炼方法。
申报单位：富智中和（北京）健康科技有限公司
联系地址：北京市朝阳区幸福一村 55 号 2 幢 408 室

技术名称：四季康贝少儿亚健康强肺卫、增体质推拿调理技术
评审时间：2011 年 12 月
技术简介：主要是运用独特的推拿手法，在少儿体表特定的部位或穴位触摸做功，使其产生一定的能量，通过信息传递，达到强肺卫、增体质，预防感冒的目的。
申报单位：四季康贝（北京）健康科技有限公司
联系地址：北京市朝阳区三里屯幸福一村 55 号国家中医药管理局机关服务局 309 室

技术名称：四季康贝少儿亚健康健脾胃、增食欲推拿调理技术
评审时间：2011 年 12 月
技术简介：主要是运用独特的推拿手法，在少儿体表特定的部位或穴位触摸做功，使其产生一定的能量，通过信息传递，达到健脾胃、增食欲的目的。
申报单位：四季康贝（北京）健康科技有限公司
联系地址：北京市朝阳区三里屯幸福一村 55 号国家中医药管理局机关服务局 309 室

技术名称：扶阳罐对失眠多梦亚健康状态的调理技术

评审时间：2011 年 12 月
技术简介：以通电器械扶阳罐配合药油和手法对相关症状进行调理，可调理失眠多梦等亚健康症状的技术。
申报单位：株洲扶阳医疗器械有限公司
联系地址：湖南省株洲市天元区黄河南路天台金谷工业园一栋

技术名称：兴凯金元四家复合体质养生技术
评审时间：2011 年 12 月
技术简介：以手法通过介质对经络穴位进行推拿，再配合足浴综合调理的技术。
申报单位：兴凯国际贸易有限公司
联系地址：香港九龙尖沙咀广东道 30 号新港中心第 2 座 5 楼 503 室

技术名称：和合能量球亚健康调理技术
评审时间：2011 年 12 月
技术简介：以太极和合能量球进行理疗的保健技术。
申报单位：北京太极和合科技发展有限公司
联系地址：北京阜成路 67 号银都大厦 8 层

技术名称：和合治疗仪亚健康调理技术
评审时间：2011 年 12 月
技术简介：以和合治疗仪进行光、热理疗的保健技术。
申报单位：北京太极和合科技发展有限公司
联系地址：北京阜成路 67 号银都大厦 8 层

技术名称：岐伯堂血糖异常中医经络技术
评审时间：2011 年 12 月
技术简介：以推拿手法结合刮痧拔罐等对经络和相关部位进行调理的技术，可调理血糖异常等症状。
申报单位：养生利康（北京）健康科技有限公司
联系地址：北京市海淀区阜成路 42 号中裕商务花园 22 号楼 b 座 2 层

技术名称：孙云汉牌虫草软胶囊调理亚健康技术
评审时间：2011 年 12 月
技术简介：以中药虫草为主研制的进行内服的保健产品。
申报单位：上海云汉生物科技有限公司
联系地址：上海市杨浦区杨树浦路 2310 号 S222 室

技术名称：贝乐元生机食疗亚健康调理技术
评审时间：2011 年 12 月
技术简介：以有机食疗改善体内代谢从而调理内环境的保健技术。
申报单位：厦门贝乐元生物科技有限公司
联系地址：厦门火炬高新区留学人员创业园创业大厦 701

2012 年度第一批“百项亚健康中医调理技术”

技术名称：四季康贝少儿亚健康养生保健推拿调理技术
评审时间：2012 年 2 月
技术简介：主要是运用独特的推拿手法，在少儿体表特定的部位或穴位触摸做功，使其产生一定的能量，通过信息传递，达到补肺益气，健脾和胃的目的。
申报单位：四季康贝（北京）健康科技有限公司
联系地址：北京市朝阳区三里屯幸福一村 55 号国家中医药管理局机关服务局 309 室

技术名称：诗艾芳香性腺滋养亚健康调理技术
评审时间：2012 年 2 月
技术简介：用手法通过芳香介质对女性身体进行全面调理，可改善经前证候群、乳房松弛、胀痛、精神萎靡、两性生活不和谐、月经不调、更年期症状等。
申报单位：广州市力欣国际贸易有限公司
联系地址：广州市越秀区水荫路水荫直街西六巷 39 号首层

技术名称：四季康贝少儿亚健康补肾益智推拿调理

技术

评审时间：2012 年 2 月

技术简介：主要是运用独特的推拿手法，在少儿体表特定的部位或穴位触摸做功，使其产生一定的能量，通过信息传递，达到补肾益智的目的。

申报单位：四季康贝（北京）健康科技有限公司

联系地址：北京市朝阳区三里屯幸福一村 55 号国家中医药管理局机关服务局 309 室

技术名称：四季康贝少儿亚健康养心安神推拿调理技术

评审时间：2012 年 2 月

技术简介：主要是运用独特的推拿手法，在少儿体表特定的部位或穴位触摸做功，使其产生一定的能量，通过信息传递，达到养心安神的目的。

申报单位：四季康贝（北京）健康科技有限公司

联系地址：北京市朝阳区三里屯幸福一村 55 号国家中医药管理局机关服务局 309 室

技术名称：碳能（生物电）亚健康调理技术

评审时间：2012 年 2 月

技术简介：通过中药碳化制成的布匹，再制成衣被等用于日常穿戴保健。

申报单位：广州神布医疗科技有限公司

联系地址：广州越秀北路 222 号越良大厦 12 楼 1208

技术名称：诗艾芳香体质净化亚健康调理技术

评审时间：2012 年 2 月

技术简介：用手法通过芳香介质对身体进行全面调理，再配合内服，可改善体质和代谢功能等，调理各种亚健康。

申报单位：广州市力欣国际贸易有限公司

联系地址：广州市越秀区水荫路水荫直街西六巷 39 号首层

技术名称：苏克天然苏打水亚健康调理技术

评审时间：2012 年 2 月

技术简介：天然矿物苏打水饮品。

申报单位：黑龙江世一泉饮品有限公司

联系地址：北京市朝阳区林萃西里 55 号国际气候大厦

技术名称：四季康贝少儿亚健康肥胖推拿调理技术

评审时间：2012 年 2 月

技术简介：主要是运用独特的推拿手法，在少儿体表特定的部位或穴位触摸做功，使其产生一定的能量，通过信息传递，达到调理少儿体重异常的目的。

申报单位：四季康贝（北京）健康科技有限公司

联系地址：北京市朝阳区三里屯幸福一村 55 号国家中医药管理局机关服务局 309 室

技术名称：四季康贝少儿亚健康增高推拿调理技术

评审时间：2012 年 2 月

技术简介：主要是运用独特的推拿手法，在少儿体表特定的部位或穴位触摸做功，使其产生一定的能量，通过信息传递，达到促进少儿增高的目的。

申报单位：四季康贝（北京）健康科技有限公司

联系地址：北京市朝阳区三里屯幸福一村 55 号国家中医药管理局机关服务局 309 室

技术名称：本草拓灸亚健康调理技术

评审时间：2012 年 2 月

技术简介：用独特的拓灸方法，进行养生保健的技术。

申报单位：北京颐芝道品牌管理有限公司

联系地址：北京市东城区东四 10 条甲 22 号

技术名称：郎槌郭原生态正骨亚健康调理技术

评审时间：2012 年 2 月

技术简介：用手法进行整骨，在用泥灸进行骨骼保健的技术。

申报单位：西安市莲湖区郭范氏健康推拿服务部

联系地址：西安市莲湖区丰禾路人行天桥东侧向南 20 米（星火路东侧）

技术名称：四季康美能量床垫亚健康调理技术
评审时间：2012 年 2 月
技术简介：是用电、磁、红外热源结合的家居床垫保健技术。
申报单位：广州四时养元文化传播有限公司
联系地址：广州市天河北龙口中 73 号

技术名称：四季康美贴心眠睡眠检测仪技术
评审时间：2012 年 2 月
技术简介：是用心电呼吸进行睡眠质量检测的技术。
申报单位：广州四时养元文化传播有限公司
联系地址：广州市天河北龙口中 73 号

技术名称：四季康美能量亚健康调理技术
评审时间：2012 年 2 月
技术简介：用光子能量调理法结合高科技养生设备仪器——玄兴光子健康床垫，借助其产生的热量、光波、远红外线、负离子、频谱振动等多重效应，进行亚健康体质调理的技术。
申报单位：广州四时养元文化传播有限公司
联系地址：广州市天河北龙口中 73 号

2012 年度第二批“百项亚健康中医调理技术”

技术名称：顾氏女性三联亚健康调理技术
评审时间：2012 年 7 月
技术简介：以手法通过介质按摩，再配合阴道给药的综合调理方法，主要调理经前乳胀、月经失调、带下量多等女性亚健康症状。
申报单位：徐州市固医堂生物科技有限公司
联系地址：江苏省邳州市运河镇聚宝花园 10 号 B 座 6 号

技术名称：一灵砭术（砭石调理）亚健康调理技术
评审时间：2012 年 7 月
技术简介：以二十一种砭石技法进行亚健康症状调理的技术。
申报单位：宋振虎（个人）
联系地址：北京市朝阳区金蝉北里 8 号楼 201

技术名称：岳氏推拿亚健康调理技术
评审时间：2012 年 7 月
技术简介：以纯中医手法进行全身调理的保健技术。
申报单位：滨州市丙秋科技有限公司
联系地址：山东省滨州市滨城区渤海十六路 698 号中海豪庭

技术名称：王氏耳穴综合亚健康调理法
评审时间：2012 年 7 月
技术简介：以耳穴按摩为主，对各种亚健康症状进行调理的技术。
申报单位：王和见（个人）
联系地址：北京市海淀区阜石路甲 19 号

技术名称：营养纠偏食品亚健康调理技术
评审时间：2012 年 7 月
技术简介：以山西省品种多、品质好的小杂粮，山野菜、真菌类、海藻类、多种膳食纤维和小麦粉等精选 36 种食材为原料，经过高科技的独特配伍及工艺调制而成的杂粮保健膳食。
申报单位：北京美洋科技发展有限公司
联系地址：北京市丰台区蒲黄榆时代芳群 c 座 1104

技术名称：中和亚健康音乐调理-疲劳缓解综合服务专项技术
评审时间：2012 年 7 月
技术简介：以音乐配合按摩震动床垫，进行整体体感音波的调理技术，可有效缓解疲劳。
申报单位：富智中和（北京）音乐调理健康科技有限公司
联系地址：长沙朝阳路 253 号铁银商务楼 402

技术名称：中和亚健康音乐调理-失眠调理综合服务专项技术
评审时间：2012 年 7 月
技术简介：以音乐配合按摩震动床垫，进行整体体感音波的调理技术，可有效缓解失眠症状。
申报单位：富智中和（北京）音乐调理健康科技有限公司
联系地址：长沙朝阳路 253 号铁银商务楼 402

技术名称：中和亚健康音乐调理-疼痛缓解综合服务专项技术
评审时间：2012 年 7 月
技术简介：以音乐配合按摩震动床垫，进行整体体感音波的调理技术，可有效缓解疼痛症状。
申报单位：富智中和（北京）音乐调理健康科技有限公司
联系地址：长沙朝阳路 253 号铁银商务楼 402

技术名称：中和亚健康音乐调理—体质调理综合服务专项技术
评审时间：2012 年 7 月
技术简介：以音乐配合按摩震动床垫，进行整体体感音波的调理技术。
申报单位：富智中和（北京）音乐调理健康科技有限公司
联系地址：长沙朝阳路 253 号铁银商务楼 402

技术名称：中和亚健康音乐调理—胃肠功能调理综合服务专项技术
评审时间：2012 年 7 月
技术简介：以音乐配合按摩震动床垫，进行整体体感音波的调理技术，可有效调理胃肠功能。
申报单位：富智中和（北京）音乐调理健康科技有限公司
联系地址：长沙朝阳路 253 号铁银商务楼 402

技术名称：莱香三养疗法·欧宝泡浴调理技术
评审时间：2012 年 7 月
技术简介：用手法进行放松，在用药浴进行身体调理的技术。
申报单位：上海莱香化妆品有限公司
联系地址：沈阳市沈河区西顺城街 125 号

技术名称：莱香三养疗法·唯健堂国医草本灸疗调理技术
评审时间：2012 年 7 月
技术简介：用手法通过介质进行推拿，再用特制艾灸进行灸法调理的技术。
申报单位：上海莱香化妆品有限公司
联系地址：沈阳市沈河区西顺城街 125 号

技术名称：永林综合治疗仪亚健康调理技术
评审时间：2012 年 7 月
技术简介：用仪器在足浴的同时进行电、磁、水、热保健的技术。
申报单位：沈阳永林医疗器械有限公司
联系地址：辽宁省沈阳市苏家屯区丁香街 189 号

技术名称：全息耳穴经络自疗仪亚健康调理技术
评审时间：2012 年 7 月
技术简介：用仪器在全部耳穴上进行刺激的保健仪器。
申报单位：上海红医保健器械有限公司
联系地址：中国上海闸北区通阁路 183 号

技术名称：云春岛本草气疗亚健康调理技术
评审时间：2012 年 7 月
技术简介：用药包加蒸汽熏蒸的养生保健技术。
申报单位：北京云春岛中医研究院
联系地址：北京市海淀区复兴路 20 号

技术名称：辅助调理血糖异常亚健康技术
评审时间：2012 年 7 月
技术简介：用中药药酒进行穴位按摩及沐足的养生保健技术。

申报单位：高绪朋（个人）
联系地址：广东省鹤山市东升路 1 号

技术名称：**中医高频无痛整筋按摩亚健康调理技术**
评审时间：2012 年 7 月
技术简介：用仪器声频震动配合介质对肌肉筋骨进行手法松解的保健技术。
申报单位：北京陈建国医学研究院
联系地址：北京市体育馆路 13 号院 165 号

技术名称：**泽正养生膏方亚健康调理技术**
评审时间：2012 年 7 月
技术简介：根据不同的证型与表现，予以不同的调理，辨证用膏方。可平衡阴阳、燮理脏腑、补气养血、强壮体质。
申报单位：佛山市顺德区勒流泽正保健堂
联系地址：广东省佛山市顺德勒流黄连萧地大马路 57 号

技术名称：**元和内家点穴疗法亚健康调理技术**
评审时间：2012 年 7 月
技术简介：元和内家点穴疗法，是以内功为基础，融中国医家点穴技法于一体的中医点穴疗法。
申报单位：深圳市元和健康技术开发有限公司
联系地址：深圳罗湖区爱国路 3046 号 10 楼 1005 室

技术名称：**孟氏透皮亚健康调理技术**
评审时间：2012 年 7 月
技术简介：药液配合手法操作的综合调理技术，可止痛，提高代谢水平。
申报单位：石家庄市延生科技发展有限公司
联系地址：石家庄平安南大街 153 号

技术名称：**耳穴诊疗亚健康调理技术**
评审时间：2012 年 7 月
技术简介：耳穴诊疗是通过耳穴的探测和诊查判断亚健康形态，并用多种方法对耳部穴位进行刺激的调理技术。
申报单位：佛山市中医院
联系地址：佛山市亲仁路 6 号

技术名称：**飞磁宝垫亚健康调理技术**
评审时间：2012 年 7 月
技术简介：飞磁宝垫是中式整脊理疗养生保健器械产品，可促进全身气血周流、心身舒畅，缓解病痛。
申报单位：中国针灸手力治疗学院
联系地址：香港湾仔骆克道 66 号世球大厦 10-11 楼

技术名称：**普云五行艾灸亚健康调理技术**
评审时间：2012 年 7 月
技术简介：普云五行艾灸疗法引进韩国五行艾灸器结合传统中医艾灸疗法，对人体亚健康疾病进行施灸，可以达到调理脏腑、温热除湿、祛风散寒、调理气血通络、缓解疼痛的效果。
申报单位：吉林省普云健康养生咨询服务有限公司
联系地址：吉林省长春市经济技术开发区六区临河街 5658 号

技术名称：**中和亚健康红外测评孙氏男性生殖调理技术**
评审时间：2012 年 7 月
技术简介：以手法配合介质对相关经络腧穴加以按摩并配合内服产品的综合调理技术，可改善男性生殖机能。
申报单位：富智中和（北京）健康科技有限公司
联系地址：北京市朝阳区幸福一村 55 号 2 幢 408 室

技术名称：**中和亚健康红外测评傅氏女性生殖调理技术**
评审时间：2012 年 7 月
技术简介：以手法配合介质对相关经络腧穴加以按摩并配合内服产品的综合调理技术，可改善女性生殖机能。

申报单位：富智中和（北京）健康科技有限公司
联系地址：北京市朝阳区幸福一村 55 号 2 幢 408 室

技术名称：中和亚健康红外测评干预技术——“纾压减脂降糖”调理
评审时间：2012 年 7 月
技术简介：以手法配合介质对相关经络腧穴加以按摩并配合内服产品的综合调理技术，可改善人体代谢机能。
申报单位：富智中和（北京）健康科技有限公司
联系地址：北京市朝阳区幸福一村 55 号 2 幢 408 室

技术名称：中和亚健康红外测评岐黄八法体质调理技术
评审时间：2012 年 7 月
技术简介：以手法配合介质对相关经络腧穴加以按摩并配合内服产品的综合调理技术，可改善血压、血糖异常。
申报单位：富智中和（北京）健康科技有限公司
联系地址：北京市朝阳区幸福一村 55 号 2 幢 408 室

技术名称：中和亚健康红外测评技术金元十四法经络调理
评审时间：2012 年 7 月
技术简介：以手法配合介质对相关经络腧穴加以按摩并配合内服产品的综合调理技术，可提高人体免疫力。
申报单位：富智中和（北京）健康科技有限公司
联系地址：北京市朝阳区幸福一村 55 号 2 幢 408 室

技术名称：中和亚健康红外测评技术秦氏千金膏方调理
评审时间：2012 年 7 月
技术简介：以手法配合介质对相关经络腧穴加以按摩并配合内服产品的综合调理技术，可改善人体偏颇体质。
申报单位：富智中和（北京）健康科技有限公司
联系地址：北京市朝阳区幸福一村 55 号 2 幢 408 室

2012 年度第三批“百项亚健康中医调理技术”

技术名称：同龄益生颗粒“1+1”联合扶正亚健康调理技术
评审时间：2012 年 9 月
技术简介：以同龄益生颗粒（国食健字 20060073 号）配合保健茶，可增强免疫力，缓解中老年失眠、便秘、乏力、头晕、心区不适、消化不良、易感冒体质等亚健康症状。
申报单位：北京绿源求证科技发展有限责任公司
联系地址：北京市石景区杨庄大街 69 号

技术名称：负离子能量火罐旋转四维健康减肥亚健康调理技术
评审时间：2012 年 9 月
技术简介：以药油配合走罐、定罐等手法在经络穴位上进行操作的技术，其罐用陶土制成。
申报单位：北京助元康力恒科技有限公司
联系地址：北京市海淀区昆明湖南路 9 号南区 7 号楼云航大厦 5 层 5018 室

技术名称：三九虫草养生酒亚健康调理技术
评审时间：2012 年 9 月
技术简介：以冬虫夏草、鹿茸、灵芝、高山红景天、枸杞子等多种中药原料配制的养生药酒。
申报单位：海口天方天然保健品有限公司
联系地址：海南省海口市海秀东（路）19 号首力大厦 17 楼 B1 室

技术名称：易虹膜亚健康体质分析技术
评审时间：2012 年 9 月

技术简介：以通过分析人的瞳孔虹膜变化，进行亚健康诊断的检测技术。
申报单位：北京澳根泥克商贸有限公司
联系地址：北京市朝阳区松榆西里 39 号

技术名称：禅泉子宫修复女性亚健康调理技术
评审时间：2012 年 9 月
技术简介：以仪器通过介质对女性子宫进行养护的技术。
申报单位：上海禅泉生物技术有限公司
联系地址：上海市松江区春九路 188 弄伊莎士花园 162 号

技术名称：砭经养生疗法亚健康调理技术
评审时间：2012 年 9 月
技术简介：以特制的砭石器具对经络进行手法调理的技术。
申报单位：北京聚生堂健身服务有限公司
联系地址：北京市朝阳区松榆南街 38 号

技术名称：雪蓝茶亚健康调理技术
评审时间：2012 年 9 月
技术简介：以雪茶素、过氧化麦角甾醇和 11 种化合物配制的保健茶，可调理三高等亚健康症状。
申报单位：四川省利健济世科技有限公司
联系地址：四川省成都市武侯区洗面桥 9 号 4 栋 1 单元 3 号

技术名称：群灸亚健康中医调理技术
评审时间：2012 年 9 月
技术简介：本技术利用远红外热气将中药渗入穴位、经络、骨髓，疏通人体气血。
申报单位：张令君（个人）
联系地址：新疆维吾尔自治区库尔勒市新城南街 28 号

技术名称：诺蒙达女性卫生养护技术
评审时间：2012 年 9 月
技术简介：以药用植物为原料，运用生物发酵工程技术和生化工程技术研发出的用于改善局部生态环境的技术产品。
申报单位：云南明侍达生物科技有限责任公司
联系地址：云南省昆明市西山区科发路高新区国家大学科技园 A3 栋 2 楼

技术名称：五行回元亚健康调理技术
评审时间：2012 年 9 月
技术简介：以拔罐、温灸、脊柱推拿、食疗指导、手足反射疗法五法并用的亚健康调理技术。
申报单位：北京木文知医疗科技有限责任公司
联系地址：北京市西城区裕中西里街（路）42 号

技术名称：中医非药物应激疗法技术
评审时间：2012 年 9 月
技术简介：以手法拨筋、再通过应激治疗仪进行经络穴位调理的技术。
申报单位：董子民（个人）
联系地址：北京市怀柔区青春路六院 1 号楼 1 单元

技术名称：“傅氏秘灸”月经不调经络亚健康调理术
评审时间：2012 年 9 月
技术简介：以艾绒、沉香、木香、乳香、羌活、干姜、杜仲、皂角、独活、穿山甲、川芎、麝香、枳壳为主要材料制成艾条或艾炷，点燃后熏灼腧穴，起到通行诸经，调理气血的功效，从而达到调理月经不调的作用。
申报单位：嘉善傅宾平养生有限公司
联系地址：浙江省嘉善县中信路 2-8 号

技术名称：“傅氏秘灸”头痛失眠经络亚健康调理术
评审时间：2012 年 9 月
技术简介：以艾绒、沉香、木香、乳香、羌活、干姜、杜仲、皂角、独活、穿山甲、川芎、麝香、枳壳为主要材料制成艾条或艾炷，点燃后熏灼腧穴，起到通行诸经，调理气血的功效，从而达到调理头痛失眠的作用。

申报单位：嘉善傅宾平养生有限公司

联系地址：浙江省嘉善县中信路 2-8 号

技术名称：“傅氏秘灸”胃肠功能紊乱经络亚健康调理技术

评审时间：2012 年 9 月

技术简介：以艾绒、沉香、木香、乳香、羌活、干姜、杜仲、皂角、独活、穿山甲、川芎、麝香、枳壳为主要材料制成艾条或艾炷，点燃后熏灼腧穴，起到通行诸经，调理气血的功效，从而达到调理胃肠功能紊乱的作用。

申报单位：嘉善傅宾平养生有限公司

联系地址：浙江省嘉善县中信路 2-8 号

技术名称：“傅氏秘灸”颈腰椎经络亚健康调理术

评审时间：2012 年 9 月

技术简介：以艾绒、沉香、木香、乳香、羌活、干姜、杜仲、皂角、独活、穿山甲、川芎、麝香、枳壳为主要材料制成艾条或艾炷，点燃后熏灼腧穴，起到通行诸经，调理气血的功效，从而达到调理颈腰椎不适的作用。

申报单位：嘉善傅宾平养生有限公司

联系地址：浙江省嘉善县中信路 2-8 号

技术名称：“青稻夫”多肽片亚健康调理技术

评审时间：2012 年 9 月

技术简介：以高科技提取技术采用活体水蛭反复多次提取水蛭素多肽而制成的保健品，可用于心脑血管亚健康等。

申报单位：南宁市金海科康生物医药科技有限公司

联系地址：广西壮族自治区南宁市高新区大岭路 98 号

技术名称：艾灸养生亚健康调理技术

评审时间：2012 年 9 月

技术简介：采用中医传统按摩技法，运用特殊专利灸罐配合以特效中草药配方制定的五元艾元素，以五元艾元素火的温和热力，结合灸罐药物离子的作用、旋磁的作用、远近红外线的作用、艾药烟的药理作用，调理人体经络穴位。

申报单位：广州柔嘉生物科技有限公司

联系地址：广州市白云区新市齐富路云丽大厦 10 楼 1012、1013 室

技术名称：经络养生亚健康中医调理技术

评审时间：2012 年 9 月

技术简介：采用中医传统按摩技法，结合纯中草药精油，通过对肩、背、腰、腹及全身经络穴位按摩，以调理人体经络脏腑等。

申报单位：广州柔嘉生物科技有限公司

联系地址：广州市白云区新市齐富路云丽大厦 10 楼 1012、1013 室

技术名称：艾氏颈肩腰腿痛亚健康调理技术

评审时间：2012 年 9 月

技术简介：运用中医手法，以活血化瘀、祛寒除湿、疏通经络、温经止痛，达到缓解颈肩腰腿疼痛、预防颈肩腰腿不适等表现的目的。

申报单位：北京益寿源亚健康足底保健技术开发中心

联系地址：北京市东城区东直门南大街 14 号保利大厦 B 座 205 室

技术名称：滋肾健脑液亚健康调理技术

评审时间：2012 年 9 月

技术简介：以覆盆子、菟丝子、枸杞子、金樱子、女贞子、黄芪等研制的纯天然滋肝补肾健脑安神口服液，具有滋补肝肾，健脑安神功效，适用于肝肾亏损所致的头晕头昏、健忘失眠、腰膝酸软、夜尿频作

等。

申报单位：湖南新汇制药股份有限公司

联系地址：湖南省长沙市望城经济开发区唯罗克路18号

2013年度第一批“百项亚健康中医调理技术”

技术名称：“三高”气血通亚健康调理技术

评审时间：2013年1月

技术简介：通过中医拔罐、点穴等方法，从而达到疏通三焦经络、调和气血、调节脏腑、改善代谢、促进垃圾毒素排出的目的。主要适应于：调理血压异常、血糖异常等代谢障碍引起的系列亚健康症状。

申报单位：海南绿康元健康养生有限公司

联系地址：海南省海口市龙华区世贸东街2号世贸大厦E座3楼

技术名称：乳腺通经养护亚健康调理技术

评审时间：2013年1月

技术简介：通过乳腺局部的药酒、药油以及刮痧、穴位点按、手法按摩以及草本植物精制的泥灸加热外敷等多重局部操作，疏通乳腺经络及乳腺腺管、刺激乳周穴位，对改善血液循环、缓解乳胀及乳部疼痛等有很好的调理效果。主要适应于：乳腺发育不良、胸部松软下垂、乳胀、乳痛等。

申报单位：海南绿康元健康养生有限公司

联系地址：海南省海口市龙华区世贸东街2号世贸大厦E座3楼

技术名称：艺馨堂自然康寿疗法亚健康调理技术

评审时间：2013年1月

技术简介：通过自身配方配制的中药进行泡浴熏蒸等调理的技术。

申报单位：艺馨堂民间医药研究成果开发有限公司

联系地址：湖南省怀化市鹤城区沿河南街82号

技术名称：液态电气石汗蒸亚健康中医调理技术

评审时间：2013年1月

技术简介：通过液态电气石进行桑拿汗蒸的保健技术，主要可驱寒除湿。

申报单位：常秋荣（个人）

联系地址：北京市朝阳区红坊路

技术名称：孙氏女性养护亚健康调理技术

评审时间：2013年1月

技术简介：以手法结合介质对女性身体进行调理的技术。

申报单位：北京康道利源国际医学研究院

联系地址：北京市丰台区华源三里首科花园小区4号楼1107

技术名称：扶阳罐肠胃不适亚健康调理技术

评审时间：2013年1月

技术简介：扶阳罐通过介质，结合手法进行相关经络穴位调理的技术。

申报单位：株洲扶阳医疗器械有限公司

联系地址：湖南省株洲市天元区黄河南路天台金谷工业园1栋4楼

技术名称：扶阳罐宫寒亚健康调理技术

评审时间：2013年1月

技术简介：扶阳罐通过介质，结合手法进行相关经络穴位调理的技术。

申报单位：株洲扶阳医疗器械有限公司

联系地址：湖南省株洲市天元区黄河南路天台金谷工业园1栋4楼

技术名称：扶阳罐肩颈酸痛亚健康调理技术

评审时间：2013年1月

技术简介：扶阳罐通过介质，结合手法进行相关经络穴位调理的技术。

申报单位：株洲扶阳医疗器械有限公司

联系地址：湖南省株洲市天元区黄河南路天台金谷工业园1栋4楼

技术名称：扶阳罐肾虚亚健康调理技术
评审时间：2013 年 1 月
技术简介：扶阳罐通过介质，结合手法进行相关经络穴位调理的技术。
申报单位：株洲扶阳医疗器械有限公司
联系地址：湖南省株洲市天元区黄河南路天台金谷工业园 1 栋 4 楼

技术名称：扶阳罐痛经亚健康调理技术
评审时间：2013 年 1 月
技术简介：扶阳罐通过介质，结合手法进行相关经络穴位调理的技术。
申报单位：株洲扶阳医疗器械有限公司
联系地址：湖南省株洲市天元区黄河南路天台金谷工业园 1 栋 4 楼

技术名称：扶阳罐膝关节疼痛亚健康调理技术
评审时间：2013 年 1 月
技术简介：扶阳罐通过介质，结合手法进行相关经络穴位调理的技术。
申报单位：株洲扶阳医疗器械有限公司
联系地址：湖南省株洲市天元区黄河南路天台金谷工业园 1 栋 4 楼

技术名称：扶阳罐腰酸背痛亚健康调理技术
评审时间：2013 年 1 月
技术简介：扶阳罐通过介质，结合手法进行相关经络穴位调理的技术。
申报单位：株洲扶阳医疗器械有限公司
联系地址：湖南省株洲市天元区黄河南路天台金谷工业园 1 栋 4 楼

技术名称：扶阳罐脊柱平衡亚健康调理技术
评审时间：2013 年 1 月
技术简介：扶阳罐通过介质，结合手法进行相关经络穴位调理的技术。
申报单位：株洲扶阳医疗器械有限公司
联系地址：湖南省株洲市天元区黄河南路天台金谷工业园 1 栋 4 楼

技术名称：美洋音波经络调理技术
评审时间：2013 年 1 月
技术简介：通过音波设备系统播放功能音乐，同时用体感音波换能振子按中医的 12 正经及任督二脉的 14 条经络上的重点穴位与阿是穴上的正确摆放，通过高效换能器分拣出 16-150Hz 低频音波，振动及音波穿透人体经络及穴位，使音波的“外源性物理振动”与身体的“内源性生物振动”发生共鸣，达到疏通经络、激发身体活性、消除病症、调理亚健康的技术。
申报单位：北京美洋科技发展有限公司
联系地址：北京市朝阳区光华路旺座中心西塔 1502 室

技术名称：艾曼可现代男性亚健康调理技术
评审时间：2013 年 1 月
技术简介：采用多频超声的物理能量联合中医方剂将有效的调理和营养制剂耦合输送到性腺组织的调理方法。
申报单位：南京早春医疗器械有限公司
联系地址：江苏省南京市建邺区梦都大街 176-3 号 301 室

技术名称：艾曼可现代减肥瘦身亚健康调理技术
评审时间：2013 年 1 月
技术简介：针对人体不同部位的脂肪堆积采用双频超声能、射频电能和纳米光波，加上有效的中药方剂作为声波和射频的耦合剂渗透达到最佳的减肥塑身美容功效。
申报单位：南京早春医疗器械有限公司
联系地址：江苏省南京市建邺区梦都大街 176-3 号 301 室

技术名称：腹揉康传统揉肚亚健康调理技术
评审时间：2013 年 1 月

技术简介：“腹揉康”揉肚疗法施治是根据腹诊结果，运用各种手法，以揉为主，全面施术，达到调理亚健康的效果。
申报单位：腹揉康传统揉肚特色疗法研究所
联系地址：山西省运城市盐湖区禹西路御溪苑东门北 1605 号

技术名称：视力矫正多功能治疗仪亚健康调理技术
评审时间：2013 年 1 月
技术简介：该技术产品运用磁生物学、光学、声感系统结合中医经络穴位及音乐调理为主导，通过特定的磁能帽对神经系统进行调节，产生神经细胞的兴奋，改善微循环，修复损伤细胞，恢复已失去的调节功能。
申报单位：广西视界健康管理有限公司
联系地址：广西壮族自治区南宁市兴宁区民主路 17 号

技术名称：万里云天中药饮料亚健康调理技术
评审时间：2013 年 1 月
技术简介：该技术根据中医经典理论，结合临床经验研制，由中药复方组成，对人体具有多层次和整体性调理功能饮料。
申报单位：深圳市万里云天健康管理咨询有限公司
联系地址：广东省深圳市罗湖区太白路 4007 号

2013 年度第二批“百项亚健康中医调理技术”

技术名称：“大寿大乐养生酒”多靶点亚健康调理技术
评审时间：2013 年 5 月
技术简介：该技术是用茅台酒作基酒浸泡的养生保健酒。
申报单位：贵州长寿长乐原生食品有限公司
联系地址：贵州省贵阳市金阳区世纪城

技术名称：EMC 经络非力学整脊亚健康调理技术
评审时间：2013 年 5 月
技术简介：以独特理念指导的手法调理各种骨关节亚健康的技术。
申报单位：北京国术堂脊椎康复保健中心
联系地址：北京东城区车站前街 9 号湖南大厦 522 房间

技术名称：EMC 经络非力学整脊亚健康调理技术
评审时间：2013 年 5 月
技术简介：以独特理念指导的手法调理各种骨关节亚健康的技术。
申报单位：北京国术堂脊椎康复保健中心
联系地址：北京东城区车站前街 9 号湖南大厦 522 房间

技术名称：和谐灸亚健康调理技术
评审时间：2013 年 5 月
技术简介：以火山泥加热进行外敷的一种泥灸方法。
申报单位：秦皇岛易坤商贸有限公司
联系地址：河北省秦皇岛市山海关区街港苑新居 21-3 号

技术名称：三法通任督亚健康调理技术
评审时间：2013 年 5 月
技术简介：以独特手法进行全身经络穴位调理的技术。
申报单位：杨洪广（个人）
联系地址：海南省海口市龙华区世贸东街 2 号世贸大厦 E 座 3 楼

技术名称：“曲之恋”肥胖前期亚健康调理技术
评审时间：2013 年 5 月
技术简介：以独立开发的产品与特殊手法操作相配合，产品包括：修身精油、脐部调理袋、中药燃脂液和修身膏。其主要功效为：疏通经络、祛风散寒、清热解毒、深层燃烧脂肪、利尿利便、促进皮肤收紧。
申报单位：王信娟（个人）

联系地址：海南省海口市龙华区世贸东街2号世贸大厦E座3楼

技术名称：**高锶天然泉水亚健康调理技术**
评审时间：2013年5月
技术简介：巴马当地的天然矿泉水保健饮品。
申报单位：巴马百年食品饮料有限公司
联系地址：广西壮族自治区河池市巴马县燕洞乡

技术名称：**扶阳罐足疗亚健康中医调理技术**
评审时间：2013年5月
技术简介：扶阳罐配合药油和手法对足部进行调理。
申报单位：株洲扶阳医疗器械有限公司
联系地址：湖南省株洲市天元区黄河南路天台金谷工业园一栋

技术名称：**久美神话女性生殖养护调理技术**
评审时间：2013年5月
技术简介：私密养护服务技术是采用获得国家专利的高科技女性护理仪，子宫氧吧仪进行理疗，同时使用由十几种名贵天然中草药配制而成的宫廷秘方排毒滋养丹内置女子胞中（冲任二脉的起始点）及用十八味名贵中草药组成的药包熏脐。
申报单位：长沙市雨花区久美神话健康生活会所
联系地址：湖南省长沙市雨花区韶山北路460号兴威名座南楼9楼D座

技术名称：**扶阳罐风寒头痛亚健康调理技术**
评审时间：2013年5月
技术简介：扶阳罐通过介质，结合手法进行相关经络穴位调理的技术。
申报单位：株洲扶阳医疗器械有限公司
联系地址：湖南省株洲市天元区黄河南路天台金谷工业园1栋4楼

技术名称：**扶阳罐肝郁亚健康调理技术**
评审时间：2013年5月
技术简介：扶阳罐通过介质，结合手法进行相关经络穴位调理的技术。
申报单位：株洲扶阳医疗器械有限公司
联系地址：湖南省株洲市天元区黄河南路天台金谷工业园1栋4楼

技术名称：**扶阳罐乳房胀痛亚健康调理技术**
评审时间：2013年5月
技术简介：扶阳罐通过介质，结合手法进行相关经络穴位调理的技术。
申报单位：株洲扶阳医疗器械有限公司
联系地址：湖南省株洲市天元区黄河南路天台金谷工业园1栋4楼

技术名称：**扶阳罐少儿肺虚亚健康调理技术**
评审时间：2013年5月
技术简介：扶阳罐通过介质，结合手法进行相关经络穴位调理的技术。
申报单位：株洲扶阳医疗器械有限公司
联系地址：湖南省株洲市天元区黄河南路天台金谷工业园1栋4楼

技术名称：**扶阳罐少儿脾虚亚健康调理技术**
评审时间：2013年5月
技术简介：扶阳罐通过介质，结合手法对少儿进行相关经络穴位调理的技术。
申报单位：株洲扶阳医疗器械有限公司
联系地址：湖南省株洲市天元区黄河南路天台金谷工业园1栋4楼

技术名称：**扶阳罐易疲劳亚健康调理技术**
评审时间：2013年5月
技术简介：扶阳罐通过介质，结合手法进行相关经络穴位调理的技术。
申报单位：株洲扶阳医疗器械有限公司
联系地址：湖南省株洲市天元区黄河南路天台金谷工业园1栋4楼

2013年度第三批“百项亚健康中医调理技术”

工业园1栋4楼

技术名称：福珍灵通络包亚健康中医调理技术
评审时间：2013年8月
技术简介：根据不同的证型与体征，用特制的中药药包外用敷贴的调理技术。
申报单位：北京彭祖中医科学研究院
联系地址：北京市朝阳区林萃路

技术名称：二仙膏亚健康中医调理技术
评审时间：2013年8月
技术简介：根据传统中药方剂而制成的中药膏剂，具有滋阴助阳、益气益血的功效。用于倦怠乏力、失眠健忘、气血两虚、疲劳综合征等亚健康症状的调理。
申报单位：山东方健制药有限公司
联系地址：山东省济宁市太白东街40号

技术名称：世家康健易医固脊疗法亚健康调理技术
评审时间：2013年8月
技术简介：主要通过手法对脊柱进行保养的技术。
申报单位：徐州世家康健健康管理咨询有限公司
联系地址：江苏省徐州市泉山区西安路恒茂大厦2111

技术名称：神乐百脉疏通膏亚健康调理技术
评审时间：2013年8月
技术简介：以火山泥加热后进行外敷热灸的保健技术。
申报单位：北京清蛊风医药科技有限公司
联系地址：北京市平谷区大华山镇大华山大街269号

技术名称：扶阳罐气血虚弱亚健康调理技术
评审时间：2013年8月
技术简介：扶阳罐通过介质，结合手法对少儿进行相关经络穴位调理的技术。
申报单位：株洲扶阳医疗器械有限公司
联系地址：湖南省株洲市天元区黄河南路天台金谷

技术名称：通体连环循温灸法亚健康调理技术
评审时间：2013年8月
技术简介：通过HFA716型自动点火艾灸床对人体进行全身艾灸的保健技术。
申报单位：广州海福保健电器具有限公司
联系地址：广东省广州市番禺区沙头街横江村第三工业区二幢20号

技术名称：花生食疗血压异常亚健康调理技术
评审时间：2013年8月
技术简介：从传统食品花生中提取出高生理活性花生短肽，用于血压异常亚健康的调理。
申报单位：华隆（乳山）食品工业有限公司
联系地址：山东省威海市乳山市徐家镇驻地

技术名称：灵芝食疗血糖异常亚健康调理技术
评审时间：2013年8月
技术简介：从中药灵芝中提取出有效成分，用于提高免疫力的保健技术。
申报单位：华隆（乳山）食品工业有限公司
联系地址：山东省威海市乳山市徐家镇驻地

技术名称：四季康美气虚体质亚健康调理技术
评审时间：2013年8月
技术简介：是集手法调理、熏蒸、艾灸、内服等于一体的针对气虚体质进行调理的保健技术。
申报单位：广州市四季康美企业管理咨询有限公司
联系地址：广东省广州市天河区龙口中街73号三楼一房

技术名称：四季康美气郁体质亚健康调理技术
评审时间：2013年8月
技术简介：是集手法调理、熏蒸、艾灸、内服等于一体的针对气郁体质进行调理的保健技术。
申报单位：广州市四季康美企业管理咨询有限公司

联系地址：广东省广州市天河区龙口中街 73 号三楼一房

技术名称：**四季康美湿热体质亚健康调理技术**
评审时间：2013 年 8 月
技术简介：是集手法调理、熏蒸、艾灸、内服等于一体的针对湿热体质进行调理的保健技术。
申报单位：广州市四季康美企业管理咨询有限公司
联系地址：广东省广州市天河区龙口中街 73 号三楼一房

技术名称：**四季康美痰湿体质亚健康调理技术**
评审时间：2013 年 8 月
技术简介：是集手法调理、熏蒸、艾灸、内服等于一体的针对痰湿体质进行调理的保健技术。
申报单位：广州市四季康美企业管理咨询有限公司
联系地址：广东省广州市天河区龙口中街 73 号三楼一房

技术名称：**四季康美血瘀体质亚健康调理技术**
评审时间：2013 年 8 月
技术简介：是集手法调理、熏蒸、艾灸、内服等于一体的针对血瘀体质进行调理的保健技术。
申报单位：广州市四季康美企业管理咨询有限公司
联系地址：广东省广州市天河区龙口中街 73 号三楼一房

技术名称：**四季康美阳虚体质亚健康调理技术**
评审时间：2013 年 8 月
技术简介：是集手法调理、熏蒸、艾灸、内服等于一体的针对阳虚体质进行调理的保健技术。
申报单位：广州市四季康美企业管理咨询有限公司
联系地址：广东省广州市天河区龙口中街 73 号三楼一房

2014 年度第一批“百项亚健康中医调理技术”

技术名称：**圆通经络自然疗法亚健康中医调理技术**
评审时间：2014 年 1 月
技术简介：圆通经络自然疗法调理技术，是北京正德圆通中医科技研究院黄瑞明先生在三十余年的临床经验上，根据传统中医药的理论，发明的整体调理人体身心的自然疗法，以经络疗法为基本操作方法，配合刮痧、罐疗、艾法、外治、导引运动等符合现代人体质的综合调养的技术。
申报单位：北京正德圆通中医药科技研究院
联系地址：北京市丰台区宋庄路 71 号院 2 号楼 601 室

技术名称：**固医堂血压增高亚健康中医调理技术**
评审时间：2014 年 1 月
技术简介：固医堂经络调理技术重在运用手法，通过经筋调理，使血压增高引起的亚健康症状者得到缓解的技术。
申报单位：徐州市固医堂生物科技有限公司
联系地址：江苏省徐州市云龙区解放路

技术名称：**树德堂皮肤亚健康中医调理技术**
评审时间：2014 年 1 月
技术简介：树德堂皮肤亚健康中医调理技术主要应用于中医美容领域，该技术融修复与养护为一体，综合推拿、艾灸、砭术、刮痧等整体改善皮肤亚健康状态，有效延缓肌肤衰老的技术。
申报单位：北京树馨怀德中医门诊部
联系地址：北京市朝阳区向军南里二巷五号

技术名称：**慈惠仁经络排毒亚健康调理技术**
评审时间：2014 年 1 月
技术简介：本技术以药贴外敷后再进行拔罐，以调理代谢异常所引起的各种亚健康。

申报单位： 付金菊（个人）
联系地址： 山东省济南市历城县洪楼南路 11 号

技术名称：半导体激光治疗仪亚健康调理技术
评审时间： 2014 年 1 月
技术简介： 以弱激光进行穴位灸法的亚健康调理技术。
申报单位： 正安（北京）医疗设备有限公司
联系地址： 北京市密云区工业开发区康宝路 18 号

技术名称：清畅疗法亚健康调理技术
评审时间： 2014 年 1 月
技术简介： 以拔罐配合酵素内服来改善人体内环境从而调理代谢性亚健康的技术。
申报单位： 上海路加生物科技有限公司
联系地址： 上海市普陀区祁连山路 689 号 2 号楼 584 室

技术名称：扶正堂经络养生操亚健康调理技术
评审时间： 2014 年 1 月
技术简介： 创编的自我保健的养生操，以疏通筋骨、调动气血运行，解除由于久坐等长时间单一姿势造成的气血循环差和肌肉劳损的情况。
申报单位： 广州市扶正堂美容用品有限公司
联系地址： 广东省广州市海珠区艺泓路北二街 1 号 1202 房

技术名称：扶正堂养胃健脾亚健康调理技术
评审时间： 2014 年 1 月
技术简介： 通过药草油作为介质，疏通督脉、任脉和膀胱经、脾胃经，并结合腹部推拿的保健技术。
申报单位： 广州市扶正堂美容用品有限公司
联系地址： 广东省广州市海珠区艺泓路北二街 1 号 1202 房

技术名称：扶正堂通督纠脊亚健康调理技术
评审时间： 2014 年 1 月
技术简介： 运用中医推拿技术结合杨宗堂正骨手法把中国特色的药草油作为媒介，通过手法的疏通可以纠正错位的脊柱小关节，促进气血的运行。
申报单位： 广州市扶正堂美容用品有限公司
联系地址： 广东省广州市海珠区艺泓路北二街 1 号 1202 房

技术名称：扶正堂温阳固肾亚健康调理技术
评审时间： 2014 年 1 月
技术简介： 运用中医推拿技术，把药草油作为介质，疏通督脉和任脉，调动气血运行，内外双向调理的技术。
申报单位： 广州市扶正堂美容用品有限公司
联系地址： 广东省广州市海珠区艺泓路北二街 1 号 1202 房

技术名称：晴轩关节疼痛亚健康调理技术
评审时间： 2014 年 1 月
技术简介： 以特制中药精油配合手法的调理技术。
申报单位： 浙江省杭州市山日山口化妆品有限公司
联系地址： 浙江省杭州市拱墅区大关街 188 号

技术名称：晴轩疏肝利胆调理技术
评审时间： 2014 年 1 月
技术简介： 以特制中药精油配合手法的调理技术。
申报单位： 浙江省杭州市山日山口化妆品有限公司
联系地址： 浙江省杭州市拱墅区大关街 188 号

技术名称：旭进堂律动床亚健康调理技术
评审时间： 2014 年 1 月
技术简介： 该产品采用舒曼波共振原理，使床在特定频率下振动，促进血液中的一氧化氮生成，改善人体微循环、新陈代谢和老人记忆力的亚健康调理技术。
申报单位： 杭州旭进堂健康咨询有限公司
联系地址： 浙江省杭州市西湖区教工路 23 号百脑汇科技大厦 1123 室

技术名称：旭进堂亚健康调理技术
评审时间：2014 年 1 月
技术简介：以特制仪器发放舒曼波进行居家亚健康调理。
申报单位：杭州旭进堂健康咨询有限公司
联系地址：浙江省杭州市西湖区教工路 23 号百脑汇科技大厦 1123 室

技术名称：三高水疗亚健康调理技术
评审时间：2014 年 1 月
技术简介：以特殊仪器将普通水进行加工，然后饮用保健的技术。
申报单位：北京豪格科技发展有限公司
联系地址：北京市海淀区吴家场路 1 号

技术名称：本韵玉石温面艾灸法皮肤亚健康调理技术
评审时间：2014 年 1 月
技术简介：以药油配合玉石器械，用手法进行面部调理的技术。
申报单位：广州本韵生物科技有限公司
联系地址：广州市白云区新市齐富路云丽大厦 10 楼 1012、1013 室

技术名称：一指通禅点穴推拿中医调理技术
评审时间：2014 年 1 月
技术简介：本法以指代针，将剑指法、香炉法、蛇行法、探爪法、雀嘴法与传统的点、按、摩、抖、滚、揉、搓、扣、击、捏、抹、摇等相结合，形成了摆动类、震动类、摩擦类、挤压类、叩击类、运功类等四十多种手法的技术。
申报单位：北京澳根尼克商贸有限公司
联系地址：北京市朝阳区松榆西里 39 号

技术名称：御足瘦“泡脚十三针”体重异常亚健康调理技术
评审时间：2014 年 1 月
技术简介：以手法进行点穴推拿并结合足浴的调理技术。
申报单位：银川鑫宝丽商贸有限公司
联系地址：宁夏回族自治区银川市贺兰县银河东路路 3 号

技术名称：中华按跷术
评审时间：2014 年 1 月
技术简介：在特制推拿床上以脚踩特定部位和进行经络疏通的保健技术。
申报单位：谢春合（个人）
联系地址：北京市海淀区北洼路中海雅园

技术名称：中医封包综合治疗仪亚健康调理技术
评审时间：2014 年 1 月
技术简介：结合的药、电、磁、热立体式能量聚合治疗仪，用仪器将药物渗透入人体的外治调理技术。
申报单位：湖南省健缘医疗科技有限公司
联系地址：湖南省娄底市经济技术开发区工业园洪冠街

技术名称：体液清瘀亚健康调理技术
评审时间：2014 年 1 月
技术简介：以拔罐配合中药制剂内服来改善人体内环境从而调理代谢性亚健康的技术。
申报单位：上海路加生物科技有限公司
联系地址：上海市普陀区祁连山路 689 号 2 号楼 584 室

技术名称：晴轩乳腺增生倾向亚健康调理技术
评审时间：2014 年 1 月
技术简介：以特制中药精油配合手法的调理技术。
申报单位：浙江省杭州市山日山口化妆品有限公司
联系地址：浙江省杭州市拱墅区大关街 188 号

技术名称：晴轩颈椎亚健康调理技术
评审时间：2014 年 1 月
技术简介：以特制中药精油配合手法的调理技术。
申报单位：浙江省杭州市山日山口化妆品有限公司

联系地址：浙江省杭州市拱墅区大关街 188 号

技术名称：晴轩腰椎亚健康调理技术
评审时间：2014 年 1 月
技术简介：以特制中药精油配合手法的调理技术。
申报单位：浙江省杭州市山日山口化妆品有限公司
联系地址：浙江省杭州市拱墅区大关街 188 号

技术名称：晴轩健脾养胃亚健康调理技术
评审时间：2014 年 1 月
技术简介：以特制中药精油配合手法的调理技术。
申报单位：浙江省杭州市山日山口化妆品有限公司
联系地址：浙江省杭州市拱墅区大关街 188 号

技术名称：新泾康亚健康调理技术
评审时间：2014 年 1 月
技术简介：从中药水蛭中提取有效成分进行保健的技术。
申报单位：南宁市净雪皇生物工程有限公司
联系地址：广西壮族自治区南宁市高新区南宁市高新区高新大道东段 25 号

2014 年度第二批“百项亚健康中医调理技术”

技术名称：艾安康养脊通督亚健康调理技术
评审时间：2014 年 5 月
技术简介：是综合推拿、热石点穴、远红外旋磁灸的综合养脊柱调理技术。
申报单位：广州柔嘉生物科技有限公司
联系地址：广州市白云区新市齐富路云丽大厦 10 楼 1012、1013 室

技术名称：安康灸清青盈春亚健康调理技术
评审时间：2014 年 5 月
技术简介：是综合推拿、玉石刮痧、艾灸的综合调理技术。
申报单位：广州柔嘉生物科技有限公司
联系地址：广州市白云区新市齐富路云丽大厦 10 楼 1012、1013 室

技术名称：安康灸脾胃亚健康调理技术
评审时间：2014 年 5 月
技术简介：是综合熏蒸、推拿、玉石点穴、艾灸的综合调理技术。
申报单位：广州柔嘉生物科技有限公司
联系地址：广州市白云区新市齐富路云丽大厦 10 楼 1012、1013 室

技术名称：本韵益肾理疗泥灸亚健康调理技术
评审时间：2014 年 5 月
技术简介：是结合推拿、天然火山矿物泥灸及远红外旋磁灸疗法的综合调理技术。
申报单位：广州柔嘉生物科技有限公司
联系地址：广州市白云区新市齐富路云丽大厦 10 楼 1012、1013 室

技术名称：灸安康肩颈无忧亚健康调理技术
评审时间：2014 年 5 月
技术简介：是结合精油推拿、天然火山矿物泥灸及艾灸的综合调理技术。
申报单位：广州柔嘉生物科技有限公司
联系地址：广州市白云区新市齐富路云丽大厦 10 楼 1012、1013 室

技术名称：中里康安灸通经健脑亚健康调理技术
评审时间：2014 年 5 月
技术简介：是结合精油推拿、远红外旋磁灸的综合养脊柱调理技术。
申报单位：广州柔嘉生物科技有限公司
联系地址：广州市白云区新市齐富路云丽大厦 10 楼 1012、1013 室

技术名称：艾安康清肺驱霾亚健康调理技术
评审时间：2014 年 5 月
技术简介：是结合精油推拿、火疗、远红外旋磁灸的综合养脊柱调理技术。
申报单位：广州柔嘉生物科技有限公司

联系地址：广州市白云区新市齐富路云丽大厦 10 楼 1012、1013 室

技术名称：**阿娜隶女性乳腺亚健康调理技术**
评审时间：2014 年 5 月
技术简介：主要以手法配合不同功效按摩霜进行调理的技术。
申报单位：郑州市嘉蓓丽生物科技有限公司
联系地址：河南省郑州市高新开发区冬青街 10 号

技术名称：**阿娜隶腰腿疼痛亚健康调理技术**
评审时间：2014 年 5 月
技术简介：以熏蒸、推拿、罐法、灸法相结合运用的调理技术。
申报单位：郑州市嘉蓓丽生物科技有限公司
联系地址：河南省郑州市高新开发区冬青街 10 号

技术名称：**阿娜隶皮肤亚健康拨筋调理技术**
评审时间：2014 年 5 月
技术简介：以手法配合介质在面部进行调理的技术。
申报单位：郑州市嘉蓓丽生物科技有限公司
联系地址：河南省郑州市高新开发区冬青街 10 号

技术名称：**杨奕全息反射亚健康调理技术**
评审时间：2014 年 5 月
技术简介：以全息理论指导进行足部按摩的调理技术。
申报单位：天津杨奕全息健康管理服务有限公司
联系地址：天津市河北区博爱道 1 号君临天下 2721 室

技术名称：**太和脐养亚健康调理技术**
评审时间：2014 年 5 月
技术简介：在脐部进行药物外敷的外治疗法，配合推拿和拓灸。
申报单位：杭州太和堂健康管理有限公司
联系地址：浙江省杭州市上城区清波街劳动路 168 号

技术名称：**太和神熨亚健康调理技术**
评审时间：2014 年 5 月
技术简介：在脐部给药结合艾灸的调理技术。
申报单位：杭州太和堂健康管理有限公司
联系地址：浙江省杭州市上城区清波街劳动路 168 号

技术名称：**肠胃宝亚健康调理技术**
评审时间：2014 年 5 月
技术简介：以药食同源植物研制的平衡肠道有益菌的调理技术。
申报单位：浙江劲膳美生物科技有限公司
联系地址：浙江省兰溪市越中路 21 号

技术名称：**慷忱中药芳香亚健康调理技术**
评审时间：2014 年 5 月
技术简介：以多种中药配制的中药药枕，可安神助眠。
申报单位：南京丰生永康软件科技有限责任公司
联系地址：江苏省南京市雨花台区凤华路 18 号

技术名称：**坤葆中医盆腔养护技术**
评审时间：2014 年 5 月
技术简介：本技术以暖宫护巢按摩手法、纯中药液熏蒸、纯中药扶阳膜敷贴组成。全面提升女性身体阳气，改善盆腔环境。
申报单位：湖南仟普安生物科技有限公司
联系地址：湖南省雨花区环保中路 188 号环保科技园 6 栋 B-301 号

技术名称：**经络能量拉伸法亚健康调理技术**
评审时间：2014 年 5 月
技术简介：配合仪器，对筋经进行拉伸调理的技术。
申报单位：洪光经络医疗信息咨询长沙公司
联系地址：湖南省长沙市芙蓉区车站北路万象新天公馆 1 栋 1804

技术名称：**砭熨热灸亚健康调理技术**

评审时间：2014 年 5 月
技术简介：本技术（产品）运用了古代中医的起源砭石为工具，配合砭石专用秘方能量药油，根据中医经络脏腑理论依据，对人体进行全面阴阳平衡调理。
申报单位：长沙泰源方生物科技有限公司
联系地址：湖南省长沙市开福区芙蓉中路一段 468 号湖南财富中心财座 1202 室

技术名称：盛仙蔓脊椎修正热灸亚健康调理技术
评审时间：2014 年 5 月
技术简介：本技术主要针对脊椎部位，采用名贵中草药配方配合独特的手法，在受术者特定的部位或穴位触摸舒缓按摩并敷药，达到调理亚健康体质的作用。
申报单位：常州正康化妆品有限公司
联系地址：江苏省常州市天宁区关河东路 88 号

技术名称：盛仙蔓女性乳腺热灸亚健康调理技术
评审时间：2014 年 5 月
技术简介：本技术主要是采用珍贵中草药配方配合独特的推拿手法，在受术者特定的部位或穴位触摸舒缓按摩并敷药，达到增加胸部的血液循环、补充气血、疏肝理气、祛瘀散结的目的。
申报单位：常州正康化妆品有限公司
联系地址：江苏省常州市天宁区关河东路 88 号

2014 年度第三批“百项亚健康中医调理技术”

技术名称：通正阴阳平衡草本药浴养疗汤灸技术
评审时间：2014 年 9 月
技术简介：以配制的中药方剂制成汤液，进行药浴调理的技术。用于各种因阴阳失衡，风寒湿痹、气滞血瘀引起的全身、筋骨疼痛、筋粗、筋翻、体重过重、消化不良等亚健康症状。
申报单位：重庆通正堂健康管理顾问公司
联系地址：重庆市南岸区万寿路 2 号

技术名称：通正还元排湿草本药浴养疗汤灸技术
评审时间：2014 年 9 月
技术简介：以配制的中药方剂制成汤液，进行药浴调理的技术，主要适用于风湿不适。
申报单位：重庆通正堂健康管理顾问公司
联系地址：重庆市南岸区万寿路 2 号

技术名称：盛仙蔓颈椎药枕亚健康调理技术
评审时间：2014 年 9 月
技术简介：特殊设计的枕形，结合内填中草药，研制的药枕。
申报单位：江苏富智健康管理咨询有限公司
联系地址：江苏省常州市天宁区关河东路 88 号

技术名称：皓月阐心疏肝利胆亚健康调理技术
评审时间：2014 年 9 月
技术简介：该技术针对肝胆、胸胁部位，采用中医验方，结合药酒外敷、悬灸热疗，配合独特推拿法，在相应部位或者穴位进行热敷和按摩的综合调理技术。
申报单位：广州悟真化妆品有限公司
联系地址：广东省广州市白云区石井街夏茅十一社新工业区 12 号

技术名称：皓月阐心关节疼痛亚健康调理技术
评审时间：2014 年 9 月
技术简介：该技术针对关节部位，采用中医验方，结合药酒外敷、悬灸热疗，配合独特推拿法，在相应部位或者穴位进行热敷和按摩的综合调理技术。
申报单位：广州悟真化妆品有限公司
联系地址：广东省广州市白云区石井街夏茅十一社新工业区 12 号

技术名称：皓月阐心肩颈原始点亚健康调理技术
评审时间：2014 年 9 月
技术简介：该技术针对肩颈部位，采用中医祖传配方，结合药酒外敷、悬灸热疗，配合独特推拿法，在相应部位或者穴位进行热敷和按摩的综合调理技术。

申报单位： 广州悟真化妆品有限公司

联系地址： 广东省广州市白云区石井街夏茅十一社新工业区 12 号

技术名称： **皓月阐心淋巴疏通亚健康调理技术**

评审时间： 2014 年 9 月

技术简介： 该技术针对淋巴部位，采用中医验方，结合药酒外敷、悬灸热疗，配合独特推拿法，在相应部位或者穴位进行热敷和按摩的综合调理技术。

申报单位： 广州悟真化妆品有限公司

联系地址： 广东省广州市白云区石井街夏茅十一社新工业区 12 号

技术名称： **皓月阐心护巢热疗亚健康调理技术**

评审时间： 2014 年 9 月

技术简介： 该技术针对女性盆腔部位，采用中医验方，结合药酒外敷、悬灸热疗，配合独特推拿法，在相应部位或者穴位进行热敷和按摩的综合调理技术。

申报单位： 广州悟真化妆品有限公司

联系地址： 广东省广州市白云区石井街夏茅十一社新工业区 12 号

技术名称： **皓月阐心润肺补气亚健康调理技术**

评审时间： 2014 年 9 月

技术简介： 该技术针对心肺部位，采用中医验方，结合药酒外敷、悬灸热疗，配合独特推拿法，在相应部位或者穴位进行热敷和按摩的综合调理技术。

申报单位： 广州悟真化妆品有限公司

联系地址： 广东省广州市白云区石井街夏茅十一社新工业区 12 号

技术名称： **皓月阐心化瘀利湿亚健康调理技术**

评审时间： 2014 年 9 月

技术简介： 该技术针对脾胃相关部位，采用中医验方，结合药酒外敷、悬灸热疗，配合独特推拿法，在相应部位或者穴位进行热敷和按摩的综合调理技术。

申报单位： 广州悟真化妆品有限公司

联系地址： 广东省广州市白云区石井街夏茅十一社新工业区 12 号

技术名称： **皓月阐心固本培元亚健康调理技术**

评审时间： 2014 年 9 月

技术简介： 该技术针对腰肾相关部位，采用中医验方，结合药酒外敷、悬灸热疗，配合独特推拿法，在相应部位或者穴位进行热敷和按摩的综合调理技术。

申报单位： 广州悟真化妆品有限公司

联系地址： 广东省广州市白云区石井街夏茅十一社新工业区 12 号

技术名称： **皓月阐心清利湿热亚健康调理技术**

评审时间： 2014 年 9 月

技术简介： 该技术针对心、脾胃相关部位，采用中医验方，结合药酒外敷、悬灸热疗，配合独特推拿法，在相应部位或者穴位进行热敷和按摩的综合调理技术。

申报单位： 广州悟真化妆品有限公司

联系地址： 广东省广州市白云区石井街夏茅十一社新工业区 12 号

技术名称： **皓月阐心减压安神亚健康调理技术**

评审时间： 2014 年 9 月

技术简介： 该技术针对心、脑相关部位，采用中医验方，结合药酒外敷、悬灸热疗，配合独特推拿法，在相应部位或者穴位进行热敷和按摩的综合调理技术。

申报单位： 广州悟真化妆品有限公司

联系地址： 广东省广州市白云区石井街夏茅十一社新工业区 12 号

技术名称： **皓月阐心暖宫热疗亚健康调理技术**

评审时间：2014 年 9 月
技术简介：该技术针对女性子宫部位，采用中医验方，结合药酒外敷、悬灸热疗，配合独特推拿法，在相应部位或者穴位进行热敷和按摩的综合调理技术。
申报单位：广州悟真化妆品有限公司
联系地址：广东省广州市白云区石井街夏茅十一社新工业区 12 号

技术名称：皓月阐心女性乳腺亚健康调理技术
评审时间：2014 年 9 月
技术简介：该技术针对女性乳腺部位，采用中医验方，结合药酒外敷、悬灸热疗，配合独特推拿法，在相应部位或者穴位进行热敷和按摩的综合调理技术。
申报单位：广州悟真化妆品有限公司
联系地址：广东省广州市白云区石井街夏茅十一社新工业区 12 号

技术名称：皓月阐心温阳补气亚健康调理技术
评审时间：2014 年 9 月
技术简介：该技术针对心肺相关部位，采用中医验方，结合药酒外敷、悬灸热疗，配合独特推拿法，在相应部位或者穴位进行热敷和按摩的综合调理技术。
申报单位：广州悟真化妆品有限公司
联系地址：广东省广州市白云区石井街夏茅十一社新工业区 12 号

技术名称：皓月阐心滋阴养血亚健康调理技术
评审时间：2014 年 9 月
技术简介：该技术针对心、脾相关部位，采用中医验方，结合药酒外敷、悬灸热疗，配合独特推拿法，在相应部位或者穴位进行热敷和按摩的综合调理技术。
申报单位：广州悟真化妆品有限公司
联系地址：广东省广州市白云区石井街夏茅十一社新工业区 12 号

技术名称：皓月阐心行气活血亚健康调理技术
评审时间：2014 年 9 月
技术简介：该技术针对经络气血相关部位，采用中医祖传配方，结合药酒外敷、悬灸热疗，配合独特推拿法，在相应部位或者穴位进行热敷和按摩的综合调理技术。
申报单位：广州悟真化妆品有限公司
联系地址：广东省广州市白云区石井街夏茅十一社新工业区 12 号

技术名称：脏腑经络推拿亚健康调理技术
评审时间：2014 年 9 月
技术简介：该技术是主要应用手法，按脏腑相关辨证进行推拿调理的技术。
申报单位：北京康芝堂中医研究院
联系地址：北京市朝阳区曙光西里甲 5 号

技术名称：中医治未病生物电亚健康检测技术
评审时间：2014 年 9 月
技术简介：该技术是以仪器通过手部信息采集从而判断人体经络、脏腑、脊柱、气血亚健康状态的检测技术。
申报单位：苏州龙唐信息科技有限公司
联系地址：浙江杭州市文三路 232 号浙大西溪校区北园东大楼 6 楼

技术名称：悦本堂膏方亚健康调理技术
评审时间：2014 年 9 月
技术简介：该技术中医体质学创始人王琦教授的体质辨识理论，在国医大师路志正教授独家配方的基础上，参考国医大师颜德馨膏方精华，朱南孙膏方经验选等，博采众家之所长，独创“体质辨识→养生调理→营养修护→预防治疗”四维一体的内服悦本堂千金十二方。
申报单位：北京健道生物科技发展有限公司
联系地址：北京市朝阳区高碑店乡八里庄产业园联信国际大厦 405 室

技术名称：“傅氏秘灸”女性产后养护技术
评审时间：2014 年 9 月
技术简介：以草药制成的灸条，燃烧后用布裹，在选定穴位上施灸的灸法技术。
申报单位：无锡市傅氏秘灸发展连锁有限公司
联系地址：江苏省无锡市滨湖区太湖大道 1890 号

技术名称：“傅氏秘灸”解除疲劳亚健康调理技术
评审时间：2014 年 9 月
技术简介：以草药制成的灸条，燃烧后用布裹，在选定穴位上施灸的灸法技术。
申报单位：无锡市傅氏秘灸发展连锁有限公司
联系地址：江苏省无锡市滨湖区太湖大道 1890 号

技术名称：“傅氏秘灸”皮肤护理亚健康调理技术
评审时间：2014 年 9 月
技术简介：以草药制成的灸条，燃烧后用布裹，在选定穴位上施灸的灸法技术。
申报单位：无锡市傅氏秘灸发展连锁有限公司
联系地址：江苏省无锡市滨湖区太湖大道 1890 号

技术名称：“傅氏秘灸”前列腺经络亚健康调理技术
评审时间：2014 年 9 月
技术简介：以草药制成的灸条，燃烧后用布裹，在选定穴位上施灸的灸法技术。
申报单位：无锡市傅氏秘灸发展连锁有限公司
联系地址：江苏省无锡市滨湖区太湖大道 1890 号

技术名称：电砭十四经络亚健康调理技术
评审时间：2014 年 9 月
技术简介：本技术采用扁鹊石热灸理疗仪，用砭石对经络手法按摩、贴敷、热灸的综合调理技术。
申报单位：长沙泰源方生物科技有限公司
联系地址：湖南省长沙市开福区芙蓉中路一段 468 号湖南财富中心财座 1202 室

技术名称：砭熨热灸肩颈亚健康调理技术
评审时间：2014 年 9 月
技术简介：本技术是采用精油推拿、砭石热熨、泥灸的综合调理技术。
申报单位：长沙泰源方生物科技有限公司
联系地址：湖南省长沙市开福区芙蓉中路一段 468 号湖南财富中心财座 1202 室

技术名称：砭熨热灸暖宫亚健康调理技术
评审时间：2014 年 9 月
技术简介：本技术是采用精油推拿、砭石热熨、泥灸的综合调理技术。
申报单位：长沙泰源方生物科技有限公司
联系地址：湖南省长沙市开福区芙蓉中路一段 468 号湖南财富中心财座 1202 室

技术名称：砭熨热灸脾胃亚健康调理技术
评审时间：2014 年 9 月
技术简介：本技术是采用精油推拿、砭石热熨、泥灸的综合调理技术。
申报单位：长沙泰源方生物科技有限公司
联系地址：湖南省长沙市开福区芙蓉中路一段 468 号湖南财富中心财座 1202 室

技术名称：砭熨热灸乳腺亚健康调理技术
评审时间：2014 年 9 月
技术简介：本技术是采用精油推拿、砭石热熨、泥灸的综合调理技术。
申报单位：长沙泰源方生物科技有限公司
联系地址：湖南省长沙市开福区芙蓉中路一段 468 号湖南财富中心财座 1202 室

技术名称：砭熨热灸腰肾亚健康调理技术
评审时间：2014 年 9 月
技术简介：本技术是采用精油推拿、砭石热熨、泥灸的综合调理技术。
申报单位：长沙泰源方生物科技有限公司
联系地址：湖南省长沙市开福区芙蓉中路一段 468 号湖南财富中心财座 1202 室

技术名称： 自然冲击疗法亚健康调理技术
评审时间： 2014 年 9 月
技术简介： 本技术是采用特定部位拍打法进行身体调理的保健技术。
申报单位： 中国泰山自然冲击疗法健康中心
联系地址： 山东省泰安市泰山区虎山东街共建巷 2 号

技术名称： 气罐排毒亚健康调理技术
评审时间： 2014 年 9 月
技术简介： 用气罐拔罐进行保健的技术。
申报单位： 北京银针秀国际医学美容研究院
联系地址： 北京市东城区和平里东街街 3 号楼 208 室

技术名称： 思侗肛肠亚健康调理技术
评审时间： 2014 年 9 月
技术简介： 主要是运用高科技臭氧固化产品的强氧化性来改善局部环境，达到排出肠道宿便毒素、活血化瘀、去腐生肌的目的。
申报单位： 苏州思侗健康信息咨询有限公司
联系地址： 江苏省苏州市群星三路 68 号

技术名称： 思侗皮肤亚健康调理技术
评审时间： 2014 年 9 月
技术简介： 主要是运用高科技臭氧固化产品的强氧化性来改善受损皮肤，达到活血化瘀、去腐生肌的目的。
申报单位： 苏州思侗健康信息咨询有限公司
联系地址： 江苏省苏州市群星三路 68 号

技术名称： 中医综合诊断亚健康调理技术
评审时间： 2014 年 9 月
技术简介： 以一套产品和软件可用于检测中医脉象、舌面、体质等，从而给出个性化中医养生调理方案。
申报单位： 芜湖圣美孚科技有限公司
联系地址： 安徽省芜湖市天井山路高新技术开发区软件园四楼 401、403-407 号

技术名称： 思侗女性清洁亚健康调理技术
评审时间： 2014 年 9 月
技术简介： 主要是运用高科技臭氧固化产品的强氧化性来改善女性子宫环境，达到活血化瘀、去腐生肌的目的。
申报单位： 苏州思侗健康信息咨询有限公司
联系地址： 江苏省苏州市群星三路 68 号

技术名称： 岐黄八法亚健康中医调理技术
评审时间： 2014 年 9 月
技术简介： 主要通过自身独特的手法对脊柱关节进行保健的技术。
申报单位： 北京医源堂中医研究院
联系地址： 北京市朝阳区广渠路 28 号珠江帝景 B6

技术名称： 灵芝破壁孢子粉亚健康干预技术
评审时间： 2014 年 9 月
技术简介： 以新技术将中药灵芝孢子粉进行破壁加工的内服保健技术。
申报单位： 无锡市三联高科技开发有限公司
联系地址： 江苏省无锡市永和路 10-8 号

技术名称： 古之源元极生命排瘀亚健康调理技术
评审时间： 2014 年 9 月
技术简介： 运用传统中医古法，分为头诊、面诊、耳诊、手诊、足诊、脉诊、气诊、骨诊。运用熏蒸洗泡敷扶灸等方式方法。达到调整脏腑、疏通经脉、理筋复位，形成气血的作用。
申报单位： 北京波运恒达贸易有限公司
联系地址： 北京市丰台区长辛店二老庄 3 号

技术名称： 健来福路老国医古方食疗养生亚健康中医调理技术
评审时间： 2014 年 9 月
技术简介： 以广州中医药大学养生研究院的中医实践为依据，合理运用食材的四性五味，对应人体的五脏六腑，自然界的四季，

科学搭配，开发出养生汤料，养生粥，养生粉，养生膏，营养早餐，萃取口服液，姜茶，常润梅等十多种系列食疗系列产品，综合调理人体亚健康状态。

申报单位：东莞市健来福实业投资有限公司

联系地址：广东省东莞市东城区东城大道福民广场7-9号

技术名称：音频亚健康检测技术

评审时间：2014年9月

技术简介：该技术是应用声呐探测的方式通过耳机将声呐脉冲信号发出，然后探测反射回波，利用计算机分析并与数据库中的大量病例数据作比对，用于疾病诊断，也可用于亚健康测评。

申报单位：北京东方凯发音响有限公司

联系地址：北京市朝阳区将台路5号

技术名称：灵芝破壁孢子粉胶囊亚健康干预技术

评审时间：2014年9月

技术简介：以新技术将中药灵芝孢子粉进行破壁加工，并制成胶囊内服的保健技术。

申报单位：无锡市三联高科技开发有限公司

联系地址：江苏省无锡市永和路10-8号

技术名称：心脑血管亚健康调理技术

评审时间：2014年9月

技术简介：用电脑调频治疗仪通过调理人员的生物电，对经络穴位进行手法操作的调理技术。

申报单位：大连金州新区绅医职业培训学校

联系地址：辽宁省大连市开发区兴城街8号

技术名称：腰椎多维平衡亚健康调理技术

评审时间：2014年9月

技术简介：用特制的仪器对人体脊柱腰椎等进行调整的技术。

申报单位：健康王（大连）科技发展有限公司

联系地址：辽宁省大连市开发区兴城街8号

技术名称：呼吸系统亚健康调理技术

评审时间：2014年9月

简技术介：用电脑调频治疗仪通过调理人员的生物电，对经络穴位进行手法操作的调理技术。

申报单位：健康王（大连）科技发展有限公司

联系地址：辽宁省大连市开发区兴城街8号

技术名称：眼疲劳亚健康调理技术

评审时间：2014年9月

技术简介：用电脑调频治疗仪通过调理人员的生物电，对眼部经络穴位进行手法操作的调理技术。

申报单位：健康王（大连）科技发展有限公司

联系地址：辽宁省大连市开发区兴城街8号

技术名称：醒脑益智推拿亚健康调理技术

评审时间：2014年9月

技术简介：主要是运用独特的推拿穴位疗法，通过穴位传递，激发机体内部的生理功能，使其气血旺盛，从而达到平衡阴阳，调和气血，益气固表，使受术者达到康复的目的。

申报单位：大连绅医中医医院

联系地址：辽宁省大连市开发区兴城街8号

技术名称：电脑调频治疗仪亚健康调理技术

评审时间：2014年9月

技术简介：主要运用电脑调频治疗仪通过调理人员的生物电，对经络穴位进行手法操作的调理技术。

申报单位：大连绅医中医医院

联系地址：辽宁省大连市开发区兴城街8号

技术名称：生物信息红外肝部理疗仪亚健康调理技术

评审时间：2014年9月

技术简介：生物信息红外肝部理疗仪传承和创新中

医雀啄灸的传统理论，采用现代 BILT 生物反馈技术，自动提取使用者的心率信息，发出与使用者心率同步的红光与近红外共振光谱，从而增强了红光、近红外对组织的渗透、能量转运和利用率，有效改善深部微循环、增加单位内的血流量和血流速度，起到温经散寒、消瘀散结、温通经络、活血化瘀、增加脏腑机能等功效。

申报单位：杭州大力神医疗器械有限公司

联系地址：浙江省杭州市萧山区建设二路 100 号

技术名称：大力神心肝宝亚健康调理技术

评审时间：2014 年 9 月

技术简介：用生物信息红外肝部理疗仪进行家庭自我保健的技术。

申报单位：杭州大力神医疗器械有限公司

联系地址：浙江省杭州市萧山区建设二路 100 号

技术名称：四季康贝儿童脊柱推拿调理技术

评审时间：2014 年 9 月

技术简介：是根据儿童的生长发育特点来保健推拿调理的技术，主要是通过手法配合介质精油。

申报单位：四季康贝（北京）健康科技有限公司

联系地址：北京市朝阳区幸福三村 55 号

技术名称：四季康贝儿童内热质推拿调理技术

评审时间：2014 年 9 月

技术简介：是根据儿童的生长发育特点来保健推拿调理的技术，主要是通过手法配合介质精油。

申报单位：四季康贝（北京）健康科技有限公司

联系地址：北京市朝阳区幸福三村 55 号

技术名称：四季康贝儿童平和质推拿调理技术

评审时间：2014 年 9 月

技术简介：是根据儿童的生长发育特点来保健推拿调理的技术，主要是通过手法配合介质精油。

申报单位：四季康贝（北京）健康科技有限公司

联系地址：北京市朝阳区幸福三村 55 号

技术名称：四季康贝儿童气虚质推拿调理技术

评审时间：2014 年 9 月

技术简介：是根据儿童的生长发育特点来保健推拿调理的技术，主要是通过手法配合介质精油。

申报单位：四季康贝（北京）健康科技有限公司

联系地址：北京市朝阳区幸福三村 55 号

技术名称：四季康贝儿童痰湿质推拿调理技术

评审时间：2014 年 9 月

技术简介：是根据儿童的生长发育特点来保健推拿调理的技术，主要是通过手法配合介质精油。

申报单位：四季康贝（北京）健康科技有限公司

联系地址：北京市朝阳区幸福三村 55 号

技术名称：四季康贝儿童阴虚质推拿调理技术

评审时间：2014 年 9 月

技术简介：是根据儿童的生长发育特点来保健推拿调理的技术，主要是通过手法配合介质精油。

申报单位：四季康贝（北京）健康科技有限公司

联系地址：北京市朝阳区幸福三村 55 号

技术名称：敖氏肩颈酸痛调理技术

评审时间：2014 年 9 月

技术简介：用手法配合介质如精油、药露、药贴、外敷膏等进行综合调理的技术。

申报单位：广州正元通化妆品有限公司

联系地址：广东省广州市海珠区

技术名称：敖氏女性乳腺亚健康调理技术

评审时间：2014 年 9 月

技术简介：用手法配合介质如精油、药露、药贴、外敷膏等进行综合调理的技术。

申报单位：广州正元通化妆品有限公司
联系地址：广东省广州市海珠区

技术名称：**敖氏暖宫散寒亚健康调理技术**
评审时间：2014 年 9 月
技术简介：用手法配合介质如精油、药露、药贴、外敷膏等进行综合调理的技术。
申报单位：广州正元通化妆品有限公司
联系地址：广东省广州市海珠区

2015 年度第一批“百项亚健康中医调理技术”

技术名称：**氧沐微压平衡疗法亚健康调理技术**
评审时间：2015 年 4 月
技术简介：通过微压氧仓增加血氧含量，促进脑细胞新陈代谢，提高免疫力，从而改善亚健康状态。
申报单位：氧沐国际高新技术（北京）股份有限公司
联系地址：北京市朝阳区东三环中路 39 号建外 SOHO 西区 13 号楼 5 层

技术名称：**思迈莱福胃肠治疗仪亚健康调理技术**
评审时间：2015 年 4 月
技术简介：通过电压脉冲仪器调理消化不良、呕吐、腹痛、便秘、腹胀等胃肠亚健康。
申报单位：北京思迈莱福医疗器械有限责任公司
联系地址：北京市昌平区沙河街 9 号

技术名称：**莲都阿是穴温灸理疗亚健康调理技术**
评审时间：2015 年 4 月
技术简介：通过灸器配合阿是穴经络手法调理各种亚健康。
申报单位：扬州莲都养生会所管理有限公司
联系地址：银川兴庆区中山北街 379 号

技术名称：**蛭肽素多肽压片亚健康调理技术**
评审时间：2015 年 4 月
技术简介：水蛭提取物内服产品，可清除自由基、抗氧化，调理血脂，帮助疏通血管，调理心血管亚健康。
申报单位：广州蛭肽素医药科技有限公司
联系地址：广州市南沙区环市大道中富汇街 3 号 701 房

技术名称：**康元离子强化钙固体饮料亚健康调理技术**
评审时间：2015 年 4 月
技术简介：是牡蛎、贝壳等碳酸钙高温电解烧制的内服粉末，可补充人体所需的多种微量元素和矿物质，调节人体酸碱平衡。
申报单位：长春九华盛世科技有限公司
联系地址：吉林省长春市高新区锦河街 155 号

技术名称：**伊洛蒙美腺体亚健康调理技术**
评审时间：2015 年 4 月
技术简介：通过手法配合精油，经皮肤、经络、穴位按摩，全方位抗衰老及调理亚健康。
申报单位：广州市力欣国际贸易有限公司
联系地址：广东省广州市越秀区水荫路西六街 39 号

技术名称：**紫薇星“王中王”多功能理疗仪经络亚健康调理技术**
评审时间：2015 年 4 月
技术简介：通过高频筛动按摩加热疗、电疗、磁疗通过经络调理各种亚健康。
申报单位：黄山市昱城老年养生服务所
联系地址：安徽省黄山市屯溪区前园北路 4 号

技术名称：**磁动力远红外负离子复合亚健康调理技术**
评审时间：2015 年 4 月
技术简介：此技术是运用特别材料制作的卫生巾，可以有效缓解女性生理期痛经症状，起效快，30 分钟可有效缓解宫寒性痛经。
申报单位：广州萱岱贸易有限公司

联系地址：广东省广州市天河区广汕一路 15 号 1-3 层

技术名称：纳米银溶胶亚健康调理技术
评审时间：2015 年 4 月
技术简介：此技术是特别技术开发的卫生巾复合型功能芯片，可用于女性生殖亚健康的调节。有杀菌、止痒、暖宫的功效。
申报单位：广州萱岱贸易有限公司
联系地址：广东省广州市天河区广汕一路 15 号 1-3 层

技术名称：东方神参海参饮料亚健康调理技术
评审时间：2015 年 4 月
技术简介：此技术是用海参提取的保健饮品，可滋补强壮，提高免疫力。
申报单位：山东圣洲海洋生物科技股份有限公司
联系地址：山东省威海市工业新区草庙子镇青威路西江苏东路南

技术名称："糖泰康" 黔南州传统苗医血糖调理脐膏技术
评审时间：2015 年 4 月
技术简介：创新传统苗药工艺，从中药活性物质的萃取到油相、水相、药相的结合，乳化成膏，通过脐部及穴位的吸收，达到调理的作用。
申报单位：长沙一世容颜生物科技有限公司
联系地址：湖南省长沙市开福区中青路 1318 号

技术名称："香港磁立瘦臻享瘦"苗医血脂异常亚健康脐膏调理技术
评审时间：2015 年 4 月
技术简介：创新传统苗药工艺，从中药活性物质的萃取到油相、水相、药相的结合，乳化成膏，通过脐部及穴位的吸收，达到调理的作用。
申报单位：长沙一世容颜生物科技有限公司
联系地址：湖南省长沙市开福区中青路 1318 号

技术名称："一世容颜" 苗医妇科脐膏亚健康调理技术
评审时间：2015 年 4 月
技术简介：创新传统苗药工艺，从中药活性物质的萃取到油相、水相、药相的结合，乳化成膏，通过脐部及穴位的吸收，达到调理的作用。
申报单位：长沙一世容颜生物科技有限公司
联系地址：湖南省长沙市开福区中青路 1318 号

技术名称："一世容颜"苗医养肾膏亚健康调理技术
评审时间：2015 年 4 月
技术简介：创新传统苗药工艺，从中药活性物质的萃取到油相、水相、药相的结合，乳化成膏，通过脐部及穴位的吸收，达到调理的作用。
申报单位：长沙一世容颜生物科技有限公司
联系地址：湖南省长沙市开福区中青路 1318 号

技术名称：远红外舒筋活络热疗技术
评审时间：2015 年 4 月
技术简介：利用远红外热能发热，可根据需要加热调节，腰、肩、胃、腿、脚及全身理疗。
申报单位：北京科华光翌生物科技有限公司
联系地址：北京市朝阳区广渠门外大街 8 号优士阁 B 座 3009

技术名称：盛仙蔓关节疏通热灸亚健康调理技术
评审时间：2015 年 4 月
技术简介：采用名贵中草药配方配合独特的推拿手法，在受术者特定的部位或穴位触摸舒缓按摩并敷药，达到调理亚健康体质的作用。
申报单位：常州富智健康管理咨询有限公司
联系地址：江苏省常州市天宁区关河东路 88 号

技术名称：盛仙蔓肩颈经络热灸亚健康调理技术

评审时间： 2015年4月
技术简介： 采用名贵中草药配方配合独特的推拿手法，在受术者特定的部位或穴位触摸舒缓按摩并敷药，达到调理亚健康体质的作用。
申报单位： 常州富智健康管理咨询有限公司
联系地址： 江苏省常州市天宁区关河东路88号

技术名称：盛仙蔓强身固本热灸亚健康调理技术
评审时间： 2015年4月
技术简介： 采用名贵中草药配方配合独特的推拿手法，在受术者特定的部位或穴位触摸舒缓按摩并敷药，达到调理亚健康体质的作用。
申报单位： 常州富智健康管理咨询有限公司
联系地址： 江苏省常州市天宁区关河东路88号

技术名称：盛仙蔓强心润肺热灸亚健康调理技术
评审时间： 2015年4月
技术简介： 采用名贵中草药配方配合独特的推拿手法，在受术者特定的部位或穴位触摸舒缓按摩并敷药，达到调理亚健康体质的作用。
申报单位： 常州富智健康管理咨询有限公司
联系地址： 江苏省常州市天宁区关河东路88号

技术名称：盛仙蔓疏肝利胆热灸亚健康调理技术
评审时间： 2015年4月
技术简介： 采用名贵中草药配方配合独特的推拿手法，在受术者特定的部位或穴位触摸舒缓按摩并敷药，达到调理亚健康体质的作用。
申报单位： 常州富智健康管理咨询有限公司
联系地址： 江苏省常州市天宁区关河东路88号

技术名称：盛仙蔓疏经护臀热灸亚健康调理技术
评审时间： 2015年4月
技术简介： 采用名贵中草药配方配合独特的推拿手法，在受术者特定的部位或穴位触摸舒缓按摩并敷药，达到调理亚健康体质的作用。
申报单位： 常州富智健康管理咨询有限公司
联系地址： 江苏省常州市天宁区关河东路88号

技术名称：盛仙蔓胃肠平和热灸亚健康调理技术
评审时间： 2015年4月
技术简介： 采用名贵中草药配方配合独特的推拿手法，在受术者特定的部位或穴位触摸舒缓按摩并敷药，达到调理亚健康体质的作用。
申报单位： 常州富智健康管理咨询有限公司
联系地址： 江苏省常州市天宁区关河东路88号

技术名称：盛仙蔓温宫散寒热灸亚健康调理技术
评审时间： 2015年4月
技术简介： 采用名贵中草药配方配合独特的推拿手法，在受术者特定的部位或穴位触摸舒缓按摩并敷药，达到调理亚健康体质的作用。
申报单位： 常州富智健康管理咨询有限公司
联系地址： 江苏省常州市天宁区关河东路88号

技术名称：易肌雪补气焕颜亚健康调理技术
评审时间： 2015年4月
技术简介： 通过易肌雪植物精粹物配合手法对面部进行护理的技术。
申报单位： 江苏普罗赛生物技术有限公司
联系地址： 江苏省常州市武进区常武中801号常州科教城天润科技大厦D座9楼

技术名称：易肌雪清热润肤亚健康调理技术
评审时间： 2015年4月
技术简介： 通过易肌雪植物精粹物配合手法对面部进行护理的技术。
申报单位： 江苏普罗赛生物技术有限公司
联系地址： 江苏省常州市武进区常武中801号常州科教城天润科技大厦D座9楼

技术名称：易肌雪祛风凉血美肤亚健康调理技术
评审时间：2015 年 4 月
技术简介：通过易肌雪植物精粹物配合手法对面部进行护理的技术。
申报单位：江苏普罗赛生物技术有限公司
联系地址：江苏省常州市武进区常武中 801 号常州科教城天润科技大厦 D 座 9 楼

技术名称：御视力青少年视力康复亚健康调理技术
评审时间：2015 年 4 月
技术简介：御视力“四维一体明目疗法”利用“体控高能生物磁疗仪”“眼视光直线训练仪”“视野训练仪”“草本明目膏”结合经穴按摩、穴位敷贴、视力训练、营养支持等多种手段，综合而成的一种视力康复调理方法。
申报单位：无锡御视力生物科技有限公司
联系地址：无锡市北塘区民丰路 198 号-2301

技术名称：PULSTAR 肌肉关节振动治疗亚健康调理技术
评审时间：2015 年 4 月
技术简介：用仪器检查后，手持感应振动式脉冲活化器，对关节部位肌肉松解和矫正，调理关节脊柱亚健康。
申报单位：上海迈普瑞生物科技有限公司
联系地址：北京市海淀区花园东街甲 32 号

技术名称：女性健康灸养管理系统肩部保养技术
评审时间：2015 年 4 月
技术简介：以手法为主，配合精油、罐疗，对肩颈进行经络调理的技术。
申报单位：湖北华御生物科技有限公司
联系地址：湖北省襄阳市樊城区紫薇街紫贞景苑 2 号楼 603 号

技术名称：华御八卦灸亚健康调理技术
评审时间：2015 年 4 月
技术简介：以特制的八卦灸器，对人体经络穴位进行组合灸疗的技术。
申报单位：湖北华御生物科技有限公司
联系地址：湖北省襄阳市樊城区紫薇街紫贞景苑 2 号楼 603 号

技术名称：华御掌通气罐亚健康调理技术
评审时间：2015 年 4 月
技术简介：以特制气罐，对人体经络穴位进行组合灸疗的技术。
申报单位：湖北华御生物科技有限公司
联系地址：湖北省襄阳市樊城区紫薇街紫贞景苑 2 号楼 603 号

技术名称：女性灸养管理系统腰部养护技术
评审时间：2015 年 4 月
技术简介：以手法配合精油，综合艾灸，对人体经络穴位进行推拿调理技术。
申报单位：湖北华御生物科技有限公司
联系地址：湖北省襄阳市樊城区紫薇街紫贞景苑 2 号楼 603 号

技术名称：女性灸养管理系统膝部保养技术
评审时间：2015 年 4 月
技术简介：以手法配合精油，综合艾灸，对人体经络穴位进行推拿调理技术。
申报单位：湖北华御生物科技有限公司
联系地址：湖北省襄阳市樊城区紫薇街紫贞景苑 2 号楼 603 号

技术名称：女性灸养管理系统女性生殖养护技术
评审时间：2015 年 4 月
技术简介：以手法配合精油，综合艾灸，对人体经络穴位进行推拿调理技术。
申报单位：湖北华御生物科技有限公司
联系地址：湖北省襄阳市樊城区紫薇街紫贞景苑 2 号楼 603 号

技术名称：女性灸养管理系统乳腺亚健康调理技术
评审时间：2015 年 4 月

技术简介：以手法配合精油，综合艾灸，对人体经络穴位进行推拿调理技术。
申报单位：湖北华御生物科技有限公司
联系地址：湖北省襄阳市樊城区紫薇街紫贞景苑 2 号楼 603 号

技术名称：**合灸健脾排浊消脂亚健康调理技术**
评审时间：2015 年 4 月
技术简介：综合药浴、熏蒸、艾灸仪器、凉茶对亚健康症状进行综合调理的技术。
申报单位：合灸堂（北京）健康科技有限公司
联系地址：北京市朝阳区幸福一村 55 号

技术名称：**合灸清肺排浊亚健康调理技术**
评审时间：2015 年 4 月
技术简介：综合药浴、熏蒸、艾灸仪器、凉茶对亚健康症状进行综合调理的技术。
申报单位：合灸堂（北京）健康科技有限公司
联系地址：北京市朝阳区幸福一村 55 号

技术名称：**青主合灸祛寒亚健康调理技术**
评审时间：2015 年 4 月
技术简介：综合药浴、熏蒸、艾灸仪器、凉茶对亚健康症状进行综合调理的技术。
申报单位：合灸堂（北京）健康科技有限公司
联系地址：北京市朝阳区幸福一村 55 号

技术名称：**通体合灸补虚亚健康调理技术**
评审时间：2015 年 4 月
技术简介：综合药浴、熏蒸、艾灸仪器、凉茶对亚健康症状进行综合调理的技术。
中报单位：合灸堂（北京）健康科技有限公司
联系地址：北京市朝阳区幸福一村 55 号

技术名称：**仲景合灸疏肝亚健康调理技术**
评审时间：2015 年 4 月
技术简介：综合药浴、熏蒸、艾灸仪器、凉茶对亚健康症状进行综合调理的技术。
申报单位：合灸堂（北京）健康科技有限公司
联系地址：北京市朝阳区幸福一村 55 号

2015 年度第二批“百项亚健康中医调理技术”

技术名称：**手护宝贝儿童功能性便秘综合养护技术**
评审时间：2015 年 9 月
技术简介：通过推拿、拔罐、饮食管理等多种手段对儿童便秘进行辨证调理的中医特色技术。
申报单位：广州市手护宝贝健康咨询有限公司
联系地址：广东省广州市天河区

技术名称：**扶阳罐蝴蝶袖亚健康调理技术**
评审时间：2015 年 9 月
技术简介：用专利特色器械扶阳罐对蝴蝶袖症状进行调理的技术。
申报单位：株洲扶阳医疗器械有限公司
联系地址：湖南省株洲市天元区黄河南路天台金谷工业园 1 栋 4 楼

技术名称：**扶阳罐臀部亚健康调理技术**
评审时间：2015 年 9 月
技术简介：用专利特色器械扶阳罐对臀部进行调理、塑形的技术。
申报单位：株洲扶阳医疗器械有限公司
联系地址：湖南省株洲市天元区黄河南路天台金谷工业园 1 栋 4 楼

技术名称：**腹部太极能量调理技术**
评审时间：2015 年 9 月
技术简介：用手法配合产品对腹部进行调理以达到调理脏腑，健脾益肾，疏通气血，镇静止痛的功效。
申报单位：郑州市嘉蓓丽生物科技有限公司
联系地址：河南省郑州市高新开发区冬青街 10 号

技术名称：**菲水深睡香水睡眠亚健康调理技术**
评审时间：2015 年 9 月
技术简介：用独特萃取技术制作的中药香水，可起到安神，促进深度睡眠，提高睡眠质量的功效。
申报单位：菲水（湖南）生物科技有限公司
联系地址：湖南省长沙市岳麓区麓龙街 199 号

技术名称：熊氏五行草本中药浸浴颈肩腰综合征调理技术
评审时间：2015 年 9 月
技术简介：用独特配方的中药进行浸泡外治的调理技术。
申报单位：熊建林（个人）
联系地址：四川省成都市青白江区白塔巷 26 栋 3-3-25 号

技术名称：熊氏五行草本中药药浴免疫增强亚健康调理技术
评审时间：2015 年 9 月
技术简介：用独特配方的中药进行泡浴调理，以增强免疫力的技术。
申报单位：熊建林（个人）
联系地址：四川省成都市青白江区白塔巷 26 栋 3-3-25 号

技术名称：安康益健卵巢养护亚健康艾灸调理技术
评审时间：2015 年 9 月
技术简介：采用传统的中药油和碳化艾灸的结合，配合远红外线药灸仪，并运用独特的推拿按摩手法，对女性卵巢进行养护的技术。
申报单位：广东广州市科元化妆品厂
联系地址：广东省广州市白云区元下田丛云路 819 号

技术名称：安康益健肩颈养护亚健康艾灸调理技术
评审时间：2015 年 9 月
技术简介：采用传统的中药油和碳化艾灸的结合，配合远红外线药灸仪，并运用独特的推拿按摩手法，对肩颈部位进行保健调理的技术。
申报单位：广东广州市科元化妆品厂
联系地址：广东省广州市白云区元下田丛云路 819 号

技术名称：安康益健艾美圣护肾亚健康艾灸调理技术
评审时间：2015 年 9 月
技术简介：采用传统的中药油和碳化艾灸的结合，配合远红外线药灸仪，并运用独特的推拿按摩手法，对肾功能进行保养的技术。
申报单位：广东广州市科元化妆品厂
联系地址：广东省广州市白云区元下田丛云路 819 号

技术名称：五行香灸亚健康调理技术
评审时间：2015 年 9 月
技术简介：用中药配制的独特艾灸，配以施灸者独特的手法，对各种亚健康进行调理的技术。
申报单位：河北福妙堂医药科技有限公司
联系地址：河北省石家庄市桥西区建设南大街 60 号

技术名称：甘本堂女性益气养心亚健康调理技术
评审时间：2015 年 9 月
技术简介：在中医基础理论的指导下，运用植物（中草药）的纯净精油及膏方来辅助消除或缓减女性心系不适所导致的亚健康症状。
申报单位：富智中和（北京）健康科技有限公司
联系地址：北京市朝阳区幸福一村 55 号

技术名称：甘本堂女性疏肝利胆亚健康调理技术
评审时间：2015 年 9 月
技术简介：在中医基础理论的指导下，运用植物（中草药）的纯净精油及膏方来辅助消除或缓减女性肝胆系统亚健康的技术。
申报单位：富智中和（北京）健康科技有限公司

联系地址：北京市朝阳区幸福一村 55 号

技术名称：甘本堂女性月经不调亚健康调理技术
评审时间：2015 年 9 月
技术简介：在中医基础理论的指导下，运用植物（中草药）的纯净精油及膏方来辅助消除或缓减女性月经不调的技术。
申报单位：富智中和（北京）健康科技有限公司
联系地址：北京市朝阳区幸福一村 55 号

技术名称：甘本堂女性宫寒亚健康调理技术
评审时间：2015 年 9 月
技术简介：在中医基础理论的指导下，运用植物（中草药）的纯净精油及膏方来辅助消除或缓减女性宫寒相关亚健康症状的技术。
申报单位：富智中和（北京）健康科技有限公司
联系地址：北京市朝阳区幸福一村 55 号

技术名称：甘本堂女性乳腺增生亚健康调理技术
评审时间：2015 年 9 月
技术简介：在中医基础理论的指导下，运用植物（中草药）的纯净精油及膏方来辅助消除或缓减女性乳腺增生倾向的技术。
申报单位：富智中和（北京）健康科技有限公司
联系地址：北京市朝阳区幸福一村 55 号

技术名称：甘本堂女性肩颈不适亚健康调理技术
评审时间：2015 年 9 月
技术简介：在中医基础理论的指导下，运用植物（中草药）的纯净精油及膏方来辅助消除或缓减女性肩颈不适的技术。
申报单位：富智中和（北京）健康科技有限公司
联系地址：北京市朝阳区幸福一村 55 号

技术名称：甘本堂女性腰腿疼痛亚健康调理技术
评审时间：2015 年 9 月
技术简介：在中医基础理论的指导下，运用植物（中草药）的纯净精油及膏方来辅助消除或缓减女性腰腿疼的技术。
申报单位：富智中和（北京）健康科技有限公司
联系地址：北京市朝阳区幸福一村 55 号

技术名称：甘本堂女性关节不适亚健康调理技术
评审时间：2015 年 9 月
技术简介：在中医基础理论的指导下，运用植物（中草药）的纯净精油及膏方来辅助消除或缓减女性关节亚健康的技术。
申报单位：富智中和（北京）健康科技有限公司
联系地址：北京市朝阳区幸福一村 55 号

技术名称：甘本堂女性头痛亚健康调理技术
评审时间：2015 年 9 月
技术简介：在中医基础理论的指导下，运用植物（中草药）的纯净精油及膏方来辅助消除或缓减女性头痛的技术。
申报单位：富智中和（北京）健康科技有限公司
联系地址：北京市朝阳区幸福一村 55 号

技术名称：甘本堂女性痛经亚健康调理技术
评审时间：2015 年 9 月
技术简介：在中医基础理论的指导下，运用植物（中草药）的纯净精油及膏方来辅助消除或缓减女性痛经的技术。
申报单位：富智中和（北京）健康科技有限公司
联系地址：北京市朝阳区幸福一村 55 号

2015 年度第三批“百项亚健康中医调理技术”

技术名称：五行透骨亚健康中医调理技术
评审时间：2015 年 11 月
技术简介：用独特的中药将被调理人全身外敷，从而从上到下，由内而外排出体内瘀积湿气和脏腑浊气，达到祛病解痛的功效。
申报单位：库尔勒香梨大道友益德艾堂保健会馆
联系地址：新疆维吾尔自治区库尔勒市库尔勒区香梨大道街路 32-7 号

技术名称：泽正保健堂补肾养生亚健康调理技术

评审时间：2015 年 11 月
技术简介：通过中医综合调理方法，达到行气活血、益气补肾的目的。
申报单位：佛山市顺德区勒流泽正保健堂
联系地址：广东省佛山市顺德勒流黄连萧地大马路 57 号 202

技术名称：**阿娜隶失眠亚健康调理技术**
评审时间：2015 年 11 月
技术简介：通过手法配合产品调理，达到改善失眠症状的功效。
申报单位：郑州市嘉蓓丽生物科技有限公司
联系地址：河南省郑州市高新开发区冬青街 10 号

技术名称：**阿娜隶徒手整形调理技术**
评审时间：2015 年 11 月
技术简介：通过手法配合产品调理，达到美化面部皮肤的作用。
申报单位：郑州市嘉蓓丽生物科技有限公司
联系地址：河南省郑州市高新开发区冬青街 10 号

技术名称：**阿娜隶肌肤亚健康调理技术**
评审时间：2015 年 11 月
技术简介：通过手法配合产品调理，达到改善面部皮肤亚健康的作用。
申报单位：郑州市嘉蓓丽生物科技有限公司
联系地址：河南省郑州市高新开发区冬青街 10 号

技术名称：**晓曦红肠胃亚健康调理技术**
评审时间：2015 年 11 月
技术简介：通过手法配合产品调理，达到改善胃肠亚健康症状的功效。
申报单位：宜昌市晓曦红果品深加工有限公司
联系地址：湖北省宜昌市夷陵区汉宜街 392 号

技术名称：**中药外涂亚健康调理技术**
评审时间：2015 年 11 月
技术简介：用独特配制的中药，施以涂抹技术，可引邪外出，对各种亚健康状态进行调理。
申报单位：河北福妙堂医药科技有限公司
联系地址：河北省石家庄市桥西区建设南大街 60 号

技术名称：**汉唐吸附式激光治疗仪亚健康调理技术**
评审时间：2015 年 11 月
技术简介：用激光治疗仪，通过穴位照射，对各种亚健康状态进行调理。
申报单位：南京翔宇医疗设备有限公司
联系地址：南京市秦淮区石门坎 104 号现代服务大厦 A 座 903 室

技术名称：**私密紧致滋养技术**
评审时间：2015 年 11 月
技术简介：用瑶族特色草药配制，经加工制成的外用制剂，可调理女性妇科亚健康。
申报单位：南宁吉祥天商贸有限公司
联系地址：广西壮族自治区南宁市青秀区民族大道 166 号

技术名称：**私密清洁技术**
评审时间：2015 年 11 月
技术简介：用瑶族特色草药配制，经加工制成的外用制剂，可清洁女性妇科。
申报单位：南宁吉祥天商贸有限公司
联系地址：广西壮族自治区南宁市青秀区民族大道 166 号

技术名称：**暖宫驱寒技术**
评审时间：2015 年 11 月
技术简介：用瑶族特色草药配制，经加工制成的外用制剂，可调理女性子宫相关亚健康症状。
申报单位：南宁吉祥天商贸有限公司
联系地址：广西壮族自治区南宁市青秀区民族大道 166 号

技术名称：**调和气血技术**

评审时间：2015 年 11 月

技术简介：用瑶族特色草药配制，配合外用手法，可调理女性身体，调补气血。

申报单位：南宁吉祥天商贸有限公司

联系地址：广西壮族自治区南宁市青秀区民族大道 166 号

技术名称：祛寒湿泡浴技术

评审时间：2015 年 11 月

技术简介：用瑶族特色草药配制，经加工制成的外用制剂，可通过浸泡调理寒湿体质亚健康。

申报单位：南宁吉祥天商贸有限公司

联系地址：广西壮族自治区南宁市青秀区民族大道 166 号

技术名称：光讯子启能灯亚健康调理技术

评审时间：2015 年 11 月

技术简介：通过灯照射，使热能辐射，同时辅以负氧离子吸收，共同作用人体，使人体得到全面的调理。

申报单位：上海羟利光电科技有限公司

联系地址：上海市闵行区七莘街 3168 号

技术名称：恩鹏红外医学面部皮肤亚健康调理技术

评审时间：2015 年 11 月

技术简介：通过专利产品恩鹏高丽康远红外能量照射，产生温热效应，促使皮下深层温度上升，扩张微细血管，将瘀血等妨碍新陈代谢的物质清除出体外，配合手法等共同调理，可调理面部皮肤。

申报单位：深圳恩鹏健康产业股份有限公司

联系地址：广东省深圳市龙岗区龙岗街道同乐社区吓坑 2 路 44 号

技术名称：恩鹏红外医学失眠亚健康调理技术

评审时间：2015 年 11 月

技术简介：通过专利产品恩鹏高丽康远红外能量照射设备，产生温热效应，促使皮下深层温度上升，扩张微细血管，将瘀血等妨碍新陈代谢的物质清除出体外，配合手法等共同调理，可调理失眠症状。

申报单位：深圳恩鹏健康产业股份有限公司

联系地址：广东省深圳市龙岗区龙岗街道同乐社区吓坑 2 路 44 号

技术名称：恩鹏红外医学体重异常亚健康调理技术

评审时间：2015 年 11 月

技术简介：通过专利产品恩鹏高丽康远红外能量照射设备，产生温热效应，促使皮下深层温度上升，扩张微细血管，将瘀血等妨碍新陈代谢的物质清除出体外，配合手法等共同调理，可调理体重异常症状。

申报单位：深圳恩鹏健康产业股份有限公司

联系地址：广东省深圳市龙岗区龙岗街道同乐社区吓坑 2 路 44 号

技术名称：恩鹏红外医学便秘调理技术

评审时间：2015 年 11 月

技术简介：通过专利产品恩鹏高丽康远红外能量照射设备，产生温热效应，促使皮下深层温度上升，扩张微细血管，将瘀血等妨碍新陈代谢的物质清除出体外，配合手法等共同调理，可调理便秘亚健康。

申报单位：深圳恩鹏健康产业股份有限公司

联系地址：广东省深圳市龙岗区龙岗街道同乐社区吓坑 2 路 44 号

技术名称：恩鹏红外医学关节不利亚健康调理技术

评审时间：2015 年 11 月

技术简介：通过专利产品恩鹏高丽康远红外能量照射设备，产生温热效应，促使皮下深层温度上升，扩张微细血管，将瘀血等妨碍新陈代谢的物质清除出体外，配合手法等共同调理，可调理关节亚健康。

申报单位：深圳恩鹏健康产业股份有限公司

联系地址：广东省深圳市龙岗区龙岗街道同乐社区吓坑 2 路 44 号

技术名称：恩鹏红外医学乳腺亚健康调理技术
评审时间：2015年11月
技术简介：通过专利产品恩鹏高丽康远红外能量照射设备，产生温热效应，促使皮下深层温度上升，扩张微细血管，将瘀血等妨碍新陈代谢的物质清除出体外，配合手法等共同调理，可调理女性乳腺亚健康。
申报单位：深圳恩鹏健康产业股份有限公司
联系地址：广东省深圳市龙岗区龙岗街道同乐社区吓坑2路44号

技术名称：恩鹏红外医学女性卵巢亚健康调理技术
评审时间：2015年11月
技术简介：通过专利产品恩鹏高丽康远红外能量照射设备，产生温热效应，促使皮下深层温度上升，扩张微细血管，将瘀血等妨碍新陈代谢的物质清除出体外，配合手法等共同调理，可调理女性卵巢亚健康。
申报单位：深圳恩鹏健康产业股份有限公司
联系地址：广东省深圳市龙岗区龙岗街道同乐社区吓坑2路44号

技术名称：恩鹏红外医学疼痛亚健康调理技术
评审时间：2015年11月
技术简介：通过专利产品恩鹏高丽康远红外能量照射设备，产生温热效应，促使皮下深层温度上升，扩张微细血管，将瘀血等妨碍新陈代谢的物质清除出体外，配合手法等共同调理，可调理身体疼痛。
申报单位：深圳恩鹏健康产业股份有限公司
联系地址：广东省深圳市龙岗区龙岗街道同乐社区吓坑2路44号

技术名称：恩鹏红外医学脏腑亚健康调理技术
评审时间：2015年11月
技术简介：通过专利产品恩鹏高丽康远红外能量照射设备，产生温热效应，促使皮下深层温度上升，扩张微细血管，将瘀血等妨碍新陈代谢的物质清除出体外，配合手法等共同调理，可调理脏腑系统。
申报单位：深圳恩鹏健康产业股份有限公司
联系地址：广东省深圳市龙岗区龙岗街道同乐社区吓坑2路44号

技术名称：恩鹏红外医学体质亚健康调理技术
评审时间：2015年11月
技术简介：通过专利产品恩鹏高丽康远红外能量照射设备，产生温热效应，促使皮下深层温度上升，扩张微细血管，将瘀血等妨碍新陈代谢的物质清除出体外，配合手法等共同调理，可调理偏颇体质。
申报单位：深圳恩鹏健康产业股份有限公司
联系地址：广东省深圳市龙岗区龙岗街道同乐社区吓坑2路44号

技术名称：恩鹏红外医学儿童体质亚健康调理技术
评审时间：2015年11月
技术简介：通过专利产品恩鹏高丽康远红外能量照射设备，产生温热效应，促使皮下深层温度上升，扩张微细血管，将瘀血等妨碍新陈代谢的物质清除出体外，配合手法等共同调理，可调理儿童体质。
申报单位：深圳恩鹏健康产业股份有限公司
联系地址：广东省深圳市龙岗区龙岗街道同乐社区吓坑2路44号

2016年度首批“百项亚健康中医调理技术”

技术名称：本清皮肤亚健康调理技术
评审时间：2016年5月
技术简介：采用现代先进的生物合成技术，使用生物技术萃取的天然可食用植物成分如酶解姜素、大蒜提取物等，以护肤型CMC为载体，迅速在涂抹表皮形成渗透性保护膜，利用高效透皮因子使其有效成分迅速渗透到皮肤深部。起到清洁皮肤垃圾，改善局部循环，促进新陈代谢的作用，适用于皮肤晦暗、死皮、表面粗糙等症状。

申报单位：湖北甲天下生物科技有限公司

联系地址：湖北省武汉市东西湖区 五环大道街（路） 23号（6）

技术名称：宫福源女性亚健康调理技术

评审时间：2016年5月

技术简介：利用生物识别共性，采用食用酵母菌为识别主体，将易感微生物的基因片断，接种于酵母识别主体，反复诱导刺激，使其具有识别靶细胞的特异功能。经生物发酵，萃取生物活性物质，由羧甲基纤维素钠将生物活性物质带到调理部位，生物活性物质迅速准确地寻找到其靶向生物体，将其吸附带出体外。

申报单位：湖北甲天下生物科技有限公司

联系地址：湖北省武汉市东西湖区五环大道街（路）23号（6）

技术名称：脊疗亚健康调理技术

评审时间：2016年5月

技术简介：应用高新生物“酶化转换”技术以及“过氧化物稳定”技术，将壳寡糖（生姜、大蒜提炼物）经特殊的生物酶技术降解得到的一种聚合度在2～20之间的寡糖产品，在清洁椎体周边皮肤的同时，通过“热导”和“推导”将其有效活性因子渗透至椎体使其吸收，从而达到修复破损的神经细胞和骨性细胞，改善亚健康状态、舒缓和修复“椎体”疲劳组织的效果。

申报单位：湖北甲天下生物科技有限公司

联系地址：湖北省武汉市东西湖区五环大道街（路）23号（6）

技术名称：赵红军拔灸一体罐亚健康调理技术

评审时间：2016年5月

技术简介：集砭石疗法，拔罐疗法，艾灸疗法，温蕴疗法，红外线疗法等为一体，通过穴位来调理相应脏器的功能，温通瘀滞，拔除瘀邪，达到人体的阴阳平衡状态，激发人体的自愈能力，有效调理亚健康。适用于产后亚健康、空调综合征、体重异常亚健康、抑郁型亚健康等。

申报单位：赵红军（个人）

联系地址：河北省涿州市范阳中路亨通北街新府百合1门1503 号

技术名称：经络调理亚健康技术

评审时间：2016年5月

技术简介：根据中医经络理论，按照中医经络和腧穴的功效主治，采取灸、推拿、按摩、导引等方式，达到疏通经络、调和阴阳而最终实现预防调理健康，使机体恢复阴平阳密的和谐状态。

申报单位：无锡华夏本草生物科技有限公司

联系地址：江苏省无锡市北塘区春申街（路）70号

技术名称：中药外敷男性亚健康调理技术

评审时间：2016年5月

技术简介：采用外敷中药，通过皮肤吸收药物的有效成分，局部用药，直接针对病理部位发生作用，适用于各类前列腺问题引发的男性亚健康的急、慢性不适。

申报单位：长春市久三中医外治研究所、朝阳区刘海宏中医骨伤诊所（联合）

联系地址：吉林省长春市朝阳区宽平大街（路）20号

技术名称：宗筋-脏腑体表反射区疗法亚健康调理技术

评审时间：2016年5月

技术简介：运用中医传统外治手法，对人体宗筋部位及体表脏腑反射区进行手法调理达到人体阴阳平衡，调理亚健康的目的。

申报单位： 北京承道易医药研究院
联系地址： 北京市昌平科技园区振兴路 28 号 2 号楼 227 室

技术名称：中和康贝博士猫儿童贴敷调理技术
评审时间： 2016 年 5 月
技术简介： 利用超临界萃取二十余味中草药的有效成分，添加植物透皮剂，使有效成分经由肚脐和足底吸收。主要功效为清洁肌肤污垢，提高免疫力，少儿苷症预防。
申报单位： 四季康贝（北京）健康科技有限公司
联系地址： 北京市朝阳区幸福一村 55 号

技术名称：中和康贝黄猫儿童贴敷调理技术
评审时间： 2016 年 5 月
技术简介： 利用超临界萃取二十余味中草药的有效成分，添加植物透皮剂，使有效成分经由肚脐和足底吸收。主要功效为清洁肌肤污垢，提高免疫力，缓解儿童感冒高热。
申报单位： 四季康贝（北京）健康科技有限公司
联系地址： 北京市朝阳区幸福一村 55 号

技术名称：中和康贝黄猫儿童健康草本精华露浴调理技术
评审时间： 2016 年 5 月
技术简介： 运用推拿手法，通过药露作介质，滋养肌肤，调整阴阳、促进气血运行、改善脏腑功能，增强机体抗病能力。
申报单位： 四季康贝（北京）健康科技有限公司
联系地址： 北京市朝阳区幸福一村 55 号

技术名称：中和康贝金猫儿童贴敷调理技术
评审时间： 2016 年 5 月
技术简介： 利用超临界萃取二十余味中草药的有效成分，添加植物透皮剂，使有效成分经由肚脐和足底吸收。主要功效为清洁肌肤污垢，提高免疫力，少儿时行感冒、百日咳的预防。
申报单位： 四季康贝（北京）健康科技有限公司
联系地址： 北京市朝阳区幸福一村 55 号

技术名称：尚道国际清蕴启脉疗法亚健康调理技术
评审时间： 2016 年 5 月
技术简介： 结合传统医学的启脉疗法及敷贴疗法，运用独特的手法作用在人体特定的穴位、经络上，做穴位的调拨、点按、使气血打开，通过疏通经络中瘀滞的气血，协调虚实，调整脏腑的功能平衡，从而达到改善人体亚健康的目的。
申报单位： 郑州尚妆化妆品有限公司
联系地址： 河南省郑州市管城区郑汴街（路）南熊耳河东 16 幢 1 单元 29 层 B 号

技术名称：敖氏十四基本舌型调理技术
评审时间： 2016 年 5 月
技术简介： 依据裂纹舌、胖大舌、齿痕舌等十四种基本舌型，利用传统中医外治疗法中的一泡、二敷、三推、四灸、五贴、六内调的方法，通过外援激活人体经络和腧穴功能，来平衡人体脏腑功能。
申报单位： 广州敖氏正元通营养健康咨询有限公司
联系地址： 广东省广州市海珠区

技术名称：轻苗康美（康美希）营养代餐亚健康调理技术
评审时间： 2016 年 5 月
技术简介： 通过食用富含高蛋白、高纤维以及多种人体所需营养元素营养粉，来控制糖分、脂肪、高热量食物的摄入，控制血糖震荡，平衡胰岛素的分泌，修复胰腺功能。促进内脏脂肪燃烧分解成热量作为能量来源，健康瘦身，有效减脂。
申报单位： 广州纵贤国际贸易有限公司
联系地址： 广东省广州市白云区云城南二路 175 号万达广场 C 区 2 栋 603 室

2016 年度第二批“百项亚健康中医调理技术”

技术名称：光子温阳汗法祛寒调养风寒感冒技术
评审时间：2016 年 9 月
技术简介：通过辨证论治，在少儿体表特定的部位或穴位运用独特的推拿手法，达到疏风解表、升阳祛寒、培补元气、益气健脾的作用。配合酵素补充，提升少儿抵抗力。
申报单位：山西康童堂健康管理咨询有限公司
联系地址：山西省太原市迎泽区大铁匠巷 28 号

技术名称：脐疗·光子腰带调养少儿泄泻技术
评审时间：2016 年 9 月
技术简介：通过辨证论治，在体表特定的部位或穴位运用独特的推拿手法，以达到运脾、化湿、止泻的作用。配合专用少儿酵素，调整肠道菌群，恢复肠道功能；加之温阳固本，远红外修复，快速恢复健康体魄。针对肠道部位脐疗贴敷，快速缓解症状。
申报单位：山西康童堂健康管理咨询有限公司
联系地址：山西省太原市迎泽区大铁匠巷 28 号

技术名称：温脾调肝少儿呕吐调养技术
评审时间：2016 年 9 月
技术简介：通过辨证论治，在少儿体表特定的部位或穴位运用独特的推拿手法，以达到健脾和胃、降逆止呕的作用。配合口服酵素，健脾益气，改善消化系统功能。
申报单位：山西康童堂健康管理咨询有限公司
联系地址：山西省太原市迎泽区大铁匠巷 28 号

技术名称：脐疗少儿便秘调养技术
评审时间：2016 年 9 月
技术简介：通过辨证论治，在少儿体表特定的部位或穴位运用独特的推拿手法，以达到清利肠道、通便导滞的作用。结合酵素和脐疗贴敷，增加肠道蠕动功能，调整肠道菌群，提升大肠传导功能；补益气血，润燥通便。
申报单位：山西康童堂健康管理咨询有限公司
联系地址：山西省太原市迎泽区大铁匠巷 28 号

技术名称：360 调养少儿咳嗽技术
评审时间：2016 年 9 月
技术简介：通过辨证论治，在少儿体表特定的部位或穴位运用独特的推拿手法，以达宣降肺气，理气止咳的作用。并配合口服酵素，古法贴敷等使作用持久。
申报单位：山西康童堂健康管理咨询有限公司
联系地址：山西省太原市迎泽区大铁匠巷 28 号

技术名称：耳穴贴敷少儿假性近视（弱视）推拿调养技术
评审时间：2016 年 9 月
技术简介：通过辨证论治，运用独特的推拿手法及耳穴贴敷等，在少儿体表、耳朵特定的部位或穴位刺激，以达到补养气血，通经明目的作用。
申报单位：山西康童堂健康管理咨询有限公司
联系地址：山西省太原市迎泽区大铁匠巷 28 号

技术名称：养泰软筋调骨亚健康调理技术
评审时间：2016 年 9 月
技术简介：每款产品由 38 种名贵中药成分的药油药酒按一定比例混合而成，皮肤给药，运用独特按摩、刮痧、泻血手法，在人体体表特定的部位或经络刮痧做功，通过疏通经络，排出毒素，软化筋结，补充能量，由恢复韧性的筋肉自动将骨骼复位，平衡阴阳，从而达到骨正筋柔，筋柔骨还，气血通畅的目的。
申报单位：广州市安煊美容化妆品有限公司
联系地址：广东省广州市越秀区环市东路 450 号

技术名称：一吃黑营养粉调理技术
评审时间：2016 年 9 月
技术简介：通过食用黑芝麻等食材制成的营养粉，

全面提升人体肾脏的机能，达到头发由白变黑，滋阴补肾，健脾暖肝，延长细胞寿命，提高机体免疫力，提高工作能力及运动能力，振奋精神，充沛体力，促进疲劳恢复。

申报单位：北京德世久生物科技有限公司

联系地址：北京市丰台区外环西路 26 号

技术名称：百益健光量子能量亚健康调理技术

评审时间：2016 年 9 月

技术简介：以火山岩提炼物作为技术原材料，混合后采用喷涂方式附着在墙面，通过有效改善人体微循环，抑制人体的过氧化反应，抑制脂质过氧化，有效减缓血管的氧化过程，预防血管硬化与脆化。达到对心血管疾病的保健调养作用。

申报单位：百益健（北京）生物科技有限公司

联系地址：北京市朝阳区高碑店街东（路）C-6-8 号

技术名称：女性健康蜂疗颈肩疏通保养技术

评审时间：2016 年 9 月

技术简介：以颈肩疏通蜂疗法为主结合药物外治为辅，在肩部要穴进行调理，温经通络，加速气血循环，配合以肩部保养手法和独有的养护药油，靶向型透皮给药，祛风除湿，活血化瘀，改善颈肩背僵直、痛连颈肩、颈部及大椎触之寒凉、手臂麻木、肢端发凉、手臂运动障碍有受寒史等肩颈问题。

申报单位：四川浩翔美业化妆品有限公司

联系地址：四川省成都市青羊区鼓楼南街（路）世界贸易中心 A 座 1006 号

技术名称：女性健康蜂疗关节养护保养技术

评审时间：2016 年 9 月

技术简介：以关节养护手法与蜂疗法相结合，以药物外治为辅，在关节部进行调理，温经散寒，加速关节处气血循环，配合以关节保养手法和独有的养护药油，靶向型透皮给药，祛除寒湿，温经通络，改善关节寒凉、疼痛、关节炎等关节问题。

申报单位：四川浩翔美业化妆品有限公司

联系地址：四川省成都市青羊区鼓楼南街（路）世界贸易中心 A 座 1006 号

技术名称：女性健康蜂疗健脾和胃保养技术

评审时间：2016 年 9 月

技术简介：以脾胃保养手法与蜂疗法相结合，以药物外治为辅，在脾胃部进行调理，温经散寒，疏通经络，配合以脾胃保养手法和独有的养护药油，靶向型透皮给药，调和气血，改善胃胀、胃痛、消化不良、四肢乏力等亚健康问题。

申报单位：四川浩翔美业化妆品有限公司

联系地址：四川省成都市青羊区鼓楼南街（路）世界贸易中心 A 座 1006 号

技术名称：女性健康蜂疗养脊通络保养技术

评审时间：2016 年 9 月

技术简介：以脊椎保养手法与蜂疗法相结合，以药物外治为辅，在脊椎要穴进行调理，温经通络，加速气血循环，配合以脊椎保养手法和独有的养护药油，靶向型透皮给药，祛风除湿，畅通气血，改善因脊椎受损引起的腰背疼痛、肩背僵直、肩颈劳损、背部高低不平、疲劳乏力、头晕失眠、怕冷等问题。

申报单位：四川浩翔美业化妆品有限公司

联系地址：四川省成都市青羊区鼓楼南街（路）世界贸易中心 A 座 1006 号

技术名称：女性健康蜂疗乳腺散结保养技术

评审时间：2016 年 9 月

技术简介：以肩部保养手法与蜂疗法相结合，以药物外治为辅，在乳房要穴进行调理，舒筋活络，畅通气血，配合以乳房保养手法和独有的养护药油，靶向型透皮给药，活血化瘀，消炎散结，适应于肝气郁结、经络瘀阻引起的经期乳房胀痛、乳头发痒、乳晕发暗、乳突、副乳等症状。

申报单位：四川浩翔美业化妆品有限公司

联系地址：四川省成都市青羊区鼓楼南街（路）世界贸易中心 A 座 1006 号

技术名称：女性健康蜂疗疏肝利胆保养技术

评审时间：2016 年 9 月

技术简介：以肝胆保养手法与蜂疗法相结合，以药物外治为辅，在肝胆要穴及经络进行调理，舒筋活络，加速气血循环，配合以肝胆保养手法和独有的养护药油，靶向型透皮给药，疏通经络，活血化瘀，适应于肝气郁结、经络瘀阻引起的肝区疼痛、心情烦躁、乳腺胀痛、头痛失眠、月经不调、眼角分泌物多、眼模糊、口苦等症状。

申报单位：四川浩翔美业化妆品有限公司

联系地址：四川省成都市青羊区鼓楼南街（路）世界贸易中心 A 座 1006 号

2017 年度首批“百项亚健康中医调理技术”

技术名称：全元康杂粮果纤维日常营养亚健康调理技术

评审时间：2017 年 5 月

技术简介：本技术由多种人体必需微量元素、维生素、蔬果膳食纤维、五谷杂粮素等营养物质提炼而成，具有提高人体免疫力，调节血脂异常和血糖异常，调理肠道内环境等作用。

申报单位：上海雄基生物技术股份有限公司

联系地址：上海市浦东新区锦绣路 3891 号

技术名称：全元康阿胶玉竹百合日常营养亚健康调理技术

评审时间：2017 年 5 月

技术简介：本技术由阿胶粉、红枣粉、桂圆粉、枸杞粉等营养物质提炼而成，能够滋补失血、贫血人群，具有提高人体免疫力，控制和减轻呼吸道异常等作用。

申报单位：上海雄基生物技术股份有限公司

联系地址：上海市浦东新区锦绣路 3891 号

技术名称：全元康荞麦花菌菇多糖疾病预防亚健康调理技术

评审时间：2017 年 5 月

技术简介：本技术由荞麦花粉、姬松茸多糖等营养物质提炼而成，具有提高人体免疫力，调解血压异常、血脂异常、血糖异常等作用。

申报单位：上海雄基生物技术股份有限公司

联系地址：上海市浦东新区锦绣路 3891 号

技术名称：携带型充电式高浓度氢气与氢水两用生成器亚健康调理技术

评审时间：2017 年 5 月

技术简介：本技术是集氢气和氢水为一体的亚健康调理技术。氢气与氢水能活化机体细胞尤其是免疫细胞、平衡内分泌、增强和改善人体免疫系统，具有抗疲劳，失眠，便秘等作用。

申报单位：株式会社东辉

联系地址：日本国东京都练马区高松 3-7-9

技术名称：洗浴用高浓度氢分子生成器亚健康调理技术

评审时间：2017 年 5 月

技术简介：本技术是集氢气和氢水为一体的携带型洗浴养生亚健康调理技术。氢气与氢水无毒无副作用，能给机体提供充分的氢原子，从而中和与清除体内的有害自由基，提高机体的抗氧化功能与免疫力。具有抗疲劳，失眠，颈肩酸痛或腰酸背痛等作用。

申报单位：株式会社东辉

联系地址：日本国东京都练马区高松 3-7-9

技术名称：经络散结理疗仪亚健康调理技术
评审时间：2017 年 5 月
技术简介：本技术是由温灸、磁疗、拔罐、刮痧、按摩、拿捏、推拿等多功能组合而成。具有调节腰腿酸痛、肌肉松弛、头部疼痛、失眠等作用。
申报单位：柳州市丽森美容化妆品有限责任公司
联系地址：广西壮族自治区柳州市城中区柳新街头 66 号

技术名称：一点圣手手法外调调理颈椎病症状标准五步法亚健康调理技术
评审时间：2017 年 5 月
技术简介：本技术通过疏通颈椎部相关穴位及经络、改善颈椎部疼痛情况。具有缓解颈椎部不适症状的作用。
申报单位：一点圣手网络科技有限公司
联系地址：北京市朝阳区幸福一村 55 号

技术名称：一点圣手手法外调调理“肩周炎/肩膀疼”症状标准五步法亚健康调理技术
评审时间：2017 年 5 月
技术简介：本技术通过疏通肩周部相关穴位及经络改善肩周部疼痛情况。具有缓解肩周部疼痛的作用。
申报单位：一点圣手网络科技有限公司
联系地址：北京市朝阳区幸福一村 55 号

技术名称：益筋经通脊疗法亚健康调理技术
评审时间：2017 年 5 月
技术简介：本技术通过“痛则不通，通则不痛”的原理，通过简单、安全、快速、有效的牵引、杠杆、旋转等手法进而达到调理各种亚健康的目的。具有强筋壮骨，疏通经络等作用。
申报单位：北京承道易医药研究院
联系地址：福建省厦门市思明区北门外街 5 号 3 楼后座

技术名称：宏杨贴消痛保健亚健康调理技术
评审时间：2017 年 5 月
技术简介：本技术遵循中医辨证论治及中药的功效、主治与归经的原则，由多味药物组合而成。具有调气血、通经络、散寒湿，消肿痛等作用。
申报单位：杭州弘农堂生物科技有限公司
联系地址：浙江省（自治区） 杭州市 滨江区（县）

技术名称：文玩核桃点刺法防治便秘亚健康调理技术
评审时间：2017 年 5 月
技术简介：本技术融合毫针、按摩、刮痧等中医传统疗法于一体，携带方便、不受时间及环境限制。运用核桃按摩一些特效穴位，并配合适当的手法，具有疏通经络、运行气血、防治便秘等作用。
申报单位：富智中和（北京）健康科技有限公司
联系地址：北京市朝阳区幸福一村 55 号

技术名称：文玩核桃点刺法防治抑郁亚健康调理技术
评审时间：2017 年 5 月
技术简介：本技术融合毫针、按摩、刮痧等中医传统疗法于一体，携带方便、不受时间及环境限制。运用核桃按摩一些特效穴位，并配合适当的手法，具有疏通经络、运行气血、防治抑郁等作用。
申报单位：富智中和（北京）健康科技有限公司
联系地址：北京市朝阳区幸福一村 55 号

技术名称：文玩核桃点刺法防治失眠亚健康调理技术
评审时间：2017 年 5 月
技术简介：本技术融合毫针、按摩、刮痧等中医传统疗法于一体，携带方便、不受时间及环境限制。运用核桃按摩一些特效穴位，并配合适当的手法，具有疏通经络、运行气血、防治失眠等作用。

申报单位：富智中和（北京）健康科技有限公司

联系地址：北京市朝阳区幸福一村 55 号

技术名称：**文玩核桃点刺法防治脾胃失调亚健康调理技术**

评审时间：2017 年 5 月

技术简介：本技术融合毫针、按摩、刮痧等中医传统疗法于一体，携带方便、不受时间及环境限制。运用核桃按摩一些特效穴位，并配合适当的手法，具有疏通经络、运行气血、防治脾胃失调等作用。

申报单位：富智中和（北京）健康科技有限公司

联系地址：北京市朝阳区幸福一村 55 号

技术名称：**中和康贝儿童体质调理能量包亚健康调理技术**

评审时间：2017 年 5 月

技术简介：本技术依据微量元素与中医辨证施治的微观理论，结合脾虚症状的实际需要，在调理脾虚整体气血补益配方上增加了铁、锌微量元素，维生素 D3 和叶酸而成。具有调理儿童脾胃功能，增强机体免疫力等作用。

申报单位：四季康贝（北京）健康科技有限公司

联系地址：北京市朝阳区幸福一村 55 号

技术名称：**负离子康健仪亚健康调理技术**

评审时间：2017 年 5 月

技术简介：本技术对人体及所有生物都具有良好的生物学效应。净化空气、消除污染、养生保健、防治亚健康状况。具有增强机体免疫力，帮助人体恢复到天然平衡状态，养生保健等作用。

申报单位：沈阳市华研电子有限公司

联系地址：辽宁省沈阳市和平区文体西路 21 号

技术名称：**源圣康艾养亚健康调理技术**

评审时间：2017 年 5 月

技术简介：本技术选用精细加工的上等金艾、除湿豆和数味名贵中草药研制而成，具有调理气血、通经活络、祛除寒湿、改善睡眠、增强机体免疫力等功效。

申报单位：源圣康（北京）健康管理有限公司

联系地址：山西省（自治区） 太原市杏花岭区（县）北大街 街（路） 10 号

2017 年度第二批“百项亚健康中医调理技术”

技术名称：**女性健康蜂疗管理系统强肾固精保养亚健康调理技术**

评审时间：2017 年 12 月

技术简介：本技术依托中医学的经络穴位原理，以肾部保养手法与蜂疗法相结合，以药物外治为辅助，具有温经通络、升阳排寒、强筋壮骨，改善睡眠，改善寒凉影响、久坐瘀堵引起的腰膝酸软、手脚发凉，增强肾藏精功能，预防肾功能衰退等作用。

申报单位：四川浩翔美业化妆品有限公司

联系地址：四川省成都市青羊区（县）鼓楼南街（路）世界贸易中心 A 座 1006 号

技术名称：**女性健康管理系统御养筋骨舒保养亚健康调理技术**

评审时间：2017 年 12 月

技术简介：本技术依托中医学的经络、骨骼、红外能量照射的原理，以热疗、药疗、理疗、磁疗相结合，以药物外治为辅助，促进筋骨温度上升，具有温经通络、排寒排瘀等作用。

申报单位：四川浩翔美业化妆品有限公司

联系地址：四川省成都市青羊区（县）鼓楼南街（路）世界贸易中心 A 座 1006 号

技术名称：**升阳固元功亚健康调理技术**

评审时间：2017 年 12 月

技术简介： 本技术应用了传统中医的辨证理论，结合脏腑的功能，用阴阳和合的对立统一规律，运用中医诊治八法中“汗、吐、下”的排毒原理，激发人体的免疫系统功能，具有防治颈椎部、肩周部、腰椎部不适、缓解便秘、调节神经衰弱、改善失眠等作用。

申报单位： 喜济健康科技（广州）有限责任公司

联系地址： 广东省广州市荔湾区花地大道南 66 号 1201 房

技术名称：畲医血糖异常亚健康中医调理技术

评审时间： 2017 年 12 月

技术简介： 本技术运用独特的畲医调理技巧，在人体表面特定的部位或穴位膏药敷贴，配合畲药足浴，使其产生一定的皮肤吸收效果，具有通经活络、平衡阴阳、恢复代谢等作用。

申报单位： 乐通宝（福建）健康管理有限公司

联系地址： 福建省福州市鼓楼区温泉街树汤路（路）66 号

技术名称：畲医疼痛亚健康中医调理技术

评审时间： 2017 年 12 月

技术简介： 本技术运用独特的畲医调理技巧，在人体表面特定的部位或穴位进行药功锤拍打、循经推筋、局部减压，使其产生一定的信息传导，通过信息传递，具有通经活络、泄浊祛瘀、调和阴阳等作用。

申报单位： 乐通宝（福建）健康管理有限公司

联系地址： 福建省福州市鼓楼区温泉街树汤路（路）66 号

技术名称：破壁灵芝孢子粉改善睡眠亚健康调理技术

评审时间： 2017 年 12 月

技术简介： 本技术在整体上双向调节人体机能平衡，调动机体内部活力，调节人体新陈代谢机能，提高自身免疫能力，促使内脏或器官机能正常化，具有扶正固本，增强免疫功能，提高机体抵抗力等作用。

申报单位： 北京林海源科技有限公司

联系地址： 北京市朝阳区黑庄户乡苏家屯商贸街 1 号

技术名称：升阳气血亚健康调理技术

评审时间： 2017 年 12 月

技术简介： 本技术采用微晶磁振技术，促使全身血液循环，刺激神经纤维细胞，激活细胞活性，提高免疫力，从而促进人体机能产生综合作用的康复能力。具有祛湿、除寒、化瘀及排毒等作用。

申报单位： 江门市富美康保健仪器科技有限公司

联系地址： 广东省江门市江海区金星路 197 号

技术名称：五行金赞酵素身体机能调节亚健康调理技术

评审时间： 2017 年 12 月

技术简介： 本技术是以中医五行为基础，以科学的方法配合高科技技术提取大自然的植物、谷物、水果等经过生物进化自然发酵而成，具有改善便秘、改善失眠、增强机体免疫力等作用。

申报单位： 广州欧若拉生物科技有限公司

联系地址： 广东省（自治区）广州市天河区（县）华穗路街（路）263 号

技术名称：易灵草灸亚健康调理技术

评审时间： 2017 年 12 月

技术简介： 本技术依照各大中医名家“外治为主，内治为辅”的理论基础，尊崇“治骨先治肌”理念，打通经络，使有效成分迅通过透皮吸收，改善局部的组织微循环，促进周边组织的机体免疫调节功能，具有通经活络，疏通瘀阻等作用。

申报单位： 中博仟亿健康科技发展有限公司

联系地址： 北京市门头沟区（县）永安路街（路）

20 号

技术名称：**眼周穴位贴亚健康调理技术**
评审时间：2017 年 12 月
技术简介：本技术直接贴敷在眼睛周围的攒竹穴、太阳穴和四白穴上，通过皮肤渗透、穴位给药、经络传导到眼部及眼周边组织，从而加速眼部的血液循环，调节交感神经和副交憾神经的平衡，改善眼肌痉挛，促进新陈代谢。具有改善眼部干涩、眼胀痛、视力模糊，眼部细胞修复与再生等作用。
申报单位：中慈爱尔（北京）眼保健医学研究院
联系地址：北京市丰台区南苑西路 76 号

技术名称：**纵贤光子养身能量床亚健康调理技术**
评审时间：2017 年 12 月
技术简介：本技术运用国际公认的光波热能疗法，遵循中西医预防医学原理：三分病七分养、阳气足，温度决定新陈代谢，利用光波热能高温解毒、排毒、排堵，具有增强人体自愈能力，增强免疫和代谢等作用。
申报单位：广州纵贤国际贸易有限公司
联系地址：广东省广州市天河区金穗街 3 号 1603 房

技术名称：**纵贤光子养身能量腰带亚健康调理技术**
评审时间：2017 年 12 月
技术简介：本技术运用国际公认的光波热能疗法，遵循中西医预防医学原理：三分病七分养、阳气足，具有改善腹部寒凉、腰酸腰凉、胀气、消化不良、腹部肥胖、肩颈酸胀、乳房胀痛、腿部循环差等作用。
申报单位：广州纵贤国际贸易有限公司
联系地址：广东省广州市天河区金穗街 3 号 1603 房

技术名称：**中和脊柱平衡亚健康调理技术**
评审时间：2017 年 12 月
技术简介：本技术是针对人体脊柱而设计，具有有氧被动运动、悬垂自重牵引、脊柱蛇形摆动、远红外线热疗为四大功能，具有消炎、镇痛、活血化瘀、活化细胞、提高人体的免疫力，改善微循环，缓解脊柱引起的疼痛等作用。
申报单位：华因康和（北京）基因应用科技有限责任公司
联系地址：北京市朝阳区街幸福一村 55 号

技术名称：**百德福活性短肽亚健康调理技术**
评审时间：2017 年 12 月
技术简介：本技术用高科技技术精制而成，在人体代谢方面有着更重要的生物活性。经酶解制得的海参肽，比普通海参制品有更高的生物效价、有更重要的生理功能。具有抗疲劳、增强体力；改善睡眠，提高生活质量；抗氧化，增强免疫力、减轻症状等作用。
申报单位：百德福生物科技有限公司
联系地址：河北省唐山市乐亭县工业聚集区

2018 年度“百项亚健康中医调理技术”

技术名称：**皓月阐心乌发防脱亚健康调理技术**
评审时间：2018 年 6 月
技术简介：皓月阐心乌发防脱亚健康调理技术主要是采用彝族民间配方，炮制而成的植物乌发滋养液和秀发滋养液。通过头皮吸收的方式，在头部结合按摩头皮和发根的方法，让滋养液直接作用于头皮和发根，起到乌发、防脱、养发、秀发的效果。
申报单位：广州家安生物科技有限公司
联系地址：广州市白云区石井街夏茅十一社新工业区 12 号

技术名称：**皓月阐心咽喉氧疗亚健康调理技术**

评审时间：2018 年 6 月

技术简介：皓月阐心咽喉氧疗亚健康调理技术主要是采用民间验方，根据君臣佐使的配伍原则，结合精华液外敷，辅助仪器和独特的按摩法，在受术者前胸部位、咽喉部位、上背部位，进行按摩，起到促进上胸部气血循环，排出肺内废气，改善咽部循环的作用，调理气短、胸闷，免疫力低下，咽喉不适、过敏性鼻问题等亚健康症状。

申报单位：广州家安生物科技有限公司

联系地址：广州市白云区石井街夏茅十一社新工业区 12 号

技术名称：益元盛康腿部亚健康调理技术

评审时间：2018 年 6 月

技术简介：以中药为原材料，根据药之特性入经，药液，药油，药膜，3+1 配方，运用推拿手法，在腿部不适区及相应穴位触摸做功，使其产生药性，通过吸收，达到缓解劳累，缓解腿部亚健康问题，预防不适的目的。

申报单位：河南瀚妍健康管理有限公司

联系地址：郑州市二七区航海路翔云路正商航广场 B 座八楼 805

技术名称：益元盛康胸部亚健康调理技术

评审时间：2018 年 6 月

技术简介：此技术配合以中药为原材料，根据药之特性入经，药液，药油，药膜，3+1 配方，从而达到加快胸部血液循环，疏通乳腺组织，活化胸部结缔组织，促进乳房再次发育及健康等效果。乳腺经络疏通亚健康调理技术主要是运用独特的疏通手法，根据乳腺管的走向进行疏通，从而使腺管畅通，缓解乳腺亚健康问题。

申报单位：河南瀚妍健康管理有限公司

联系地址：郑州市二七区航海路翔云路正商航广场 B 座八楼 805

名技术称：循经诊疗亚健康中医调理技术

评审时间：2018 年 6 月

技术简介：循经诊疗亚健康中医调理技术主要是运用循经按摩手法，疏通局部经络梗阻症状和重要经络段或穴位梗阻，达到疏通人体气血，消除和改善局部疼痛症状，达到保健养生目的。

申报单位：荆州市顿美医药有限公司

联系地址：湖北省荆州市开发区江津东路 155 号

技术名称：肩颈腰椎疼痛亚健康调理技术

评审时间：2018 年 6 月

技术简介：肩颈腰椎疼痛亚健康调理技术运用循经诊疗技术，疏通肩颈、腰腿部梗阻经络，达到疏通经络之气，气血通畅，疼痛症状得到改善，达到保健、治疗目的。

申报单位：荆州市顿美医药有限公司

联系地址：湖北省荆州市开发区江津东路 155 号

技术名称：蓝丝带先古推拿术亚健康调理技术

评审时间：2018 年 6 月

技术简介：蓝丝带先古推拿术亚健康调理技术主要采用民间验方，作用：疏通臀部经络，暖经散寒，活血化瘀；调理腿部酸胀乏力，臀部冰凉，皮肤暗沉，小腹胀痛，月经颜色暗红，血块等亚健康症状。

申报单位：淄博蓝丝带健康管理有限公司

联系地址：山东省淄博市高新区柳泉路 111 号创业火炬广场 B 座 20 楼南区

技术名称：净舒臻养亚健康中医调理技术

评审时间：2018 年 6 月

技术简介：主要改善面部沉积的黑色素（俗称蝴蝶斑）；通过发汗来调理、塑身、就使体形基本恢复至孕前水平。排毒、清理肌肤毒素、美化肌肤；真正有效针对性预防和改善产后风等诸多问题。

申报单位：广州晨升生物科技有限公司
联系地址：广州市白云区白云湖街夏茅十一社新工业区 12 号 B 栋 3 楼 302 室

技术名称：**中频康复微电脑治疗仪亚健康调理技术**
评审时间：2018 年 6 月
技术简介：中频康复微电脑治疗仪是运用了当代医用电子技术，通过电极贴片、热疗带等辅件贴于人体皮肤，将脉冲作用直达人体病灶，实施仿针灸、按摩、锤击、刮痧治疗方法，从而达到镇痛、锻炼肌肉、促进血液循环、软化瘢痕松解粘连的作用。
申报单位：北京康美益寿医疗科技有限公司
联系地址：北京市西城区（县）马连道路 11 号

技术名称：**红外五行能量亚健康调理技术**
评审时间：2018 年 6 月
技术简介：该技术具有促进血液循环，增加组织自愈力，调节细胞生物电活性，补充、平衡人体生物电，端正骨架，帮助骨骼发育及保护脏器，净化血液，强化免疫力，抵御真菌腐蚀，杀菌止痒、除湿除臭、镇痛、祛痘，调整自律神经等功效，达到细胞、筋骨、血管、血液等全方位的修复调理作用。
申报单位：福州市鼓楼区静懿生物科技有限公司
联系地址：福建省福州市鼓楼区温泉支路恒宇国际 A 楼 512 室

技术名称：**澳星云健康先生（耳机十衫）亚健康调理技术**
评审时间：2018 年 6 月
技术简介：健康云 • 衫通过全天候心率、心电、血压以及长时效心率变异性（HRV）的智能分析提供人体亚健康情况的分析报告，以及对人体身体健康不良状况及时提供预警。
申报单位：江苏澳星吉天智能科技有限公司
联系地址：江苏省（自治区）无锡市滨湖区（县）一街路 100 号

技术名称：**七扇门热场效应理疗贴亚健康调理技术**
评审时间：2018 年 6 月
技术简介：七扇门热场效应理疗贴是虹林科技研发的为核心的高科技专利产品，为患者缓解疼痛、疲劳。
申报单位：河南虹林健康科技有限公司
联系地址：河南省（自治区）郑州市郑东新区区（县）祥盛街（路）3 号

技术名称：**沈氏灸罐排毒通经亚健康调理技术**
评审时间：2018 年 6 月
技术简介：灸罐排毒通经法是用传统的艾灸、拔罐与外用贴敷膏，排出瘀血积液，有益无害。
申报单位：上海沈姬颖健康管理咨询有限公司
联系地址：上海市杨浦区包头南路 646 号 201 室

技术名称：**小分子水亚健康调理技术**
评审时间：2018 年 6 月
技术简介：主要通过作用纯物理过滤反应产生小分子水的独特技术，起到快速进入人体血管和清理人体内有害自由基的作用。
申报单位：北京蓝天畅通生态科技有限公司
联系地址：北京市海淀区温泉镇中央档案馆西侧（原温泉镇农业服务中心办公楼）423 号

技术名称：**蕈菌蛹虫草亚健康中医调理技术**
评审时间：2018 年 6 月
技术简介：本技术产品是香菇、灰树花、茯苓等多种活性真菌多糖高度浓缩、提纯、复壮而成的系统复合真菌多糖。可大补元气，温补肾阳填益精血。
申报单位：山东宣和生物科技有限公司
联系地址：山东省济宁市兖州区北环城路西首路北 7 号

技术名称：玉肤祾皮肤亚健康中医调理技术
评审时间：2018 年 6 月
技术简介：本技术产品使用分子量在 3000 道尔顿以下的具有生物活性的小分子胶原蛋白肽，通过修复皮肤胶原肽键和弹力网，促进肌肤修补与再生功能，刺激新的胶原蛋白生成，进而将皮肤细胞撑起，对皮肤问题造成的各种损伤具有显著的修复作用。
申报单位：山东宣和生物科技有限公司
联系地址：山东省济宁市兖州区北环城路西首路北 7 号

技术名称：喜雅图产后催乳亚健康调理技术
评审时间：2018 年 6 月
技术简介：喜雅图产后催乳调理技术改善女性产后乳腺导管堵塞、乳汁分泌不足、排泄不畅、产后乳房下垂等，达到疏通胸部经络、促进乳汁分泌、防止乳房下垂变形等作用。
申报单位：山东省喜雅图教育咨询有限公司
联系地址：山东省济宁市任城区建设路 107 号

技术名称：喜雅图骨盆闭合亚健康调理技术
评审时间：2018 年 6 月
技术简介：喜雅图骨盆闭合调理技术作用收紧韧带，复原骨盆位置，修复损伤的骨盆韧带，恢复未生产前的健康骨盆状态。
申报单位：山东省喜雅图教育咨询有限公司
联系地址：山东省济宁市任城区建设路 107 号

技术名称：筋骨养疗中药液亚健康调理技术
评审时间：2018 年 6 月
技术简介：筋骨养疗亚健康调理技术是在中医药理论指导下，运用按摩点穴手法，融合自制的中药调理液，改善经络通畅、气血运行、筋骨柔顺，以达到健筋壮骨，活血通经，调和阴阳，预防骨龄衰退的目的。
申报单位：中国健康集团股份有限公司
联系地址：香港干诺道中 137-139 号三台大厦 12 字楼全层街（路）

技术名称：生殖平衡养护中药液亚健康调理技术
评审时间：2018 年 6 月
技术简介：生殖平衡养护亚健康调理技术以调经止带，活血化瘀，调和气血，预防生殖早衰的目的。
申报单位：中国健康集团股份有限公司
联系地址：香港干诺道中 137-139 号三台大厦 12 字楼

技术名称：女性经期养护中药液亚健康调理技术
评审时间：2018 年 6 月
技术简介：女性经期养护亚健康调理技术是在中医药理论指导下，运用按摩点穴手法，改善经络通畅、气血运行，达到通经活血，活血化瘀，气血调和，预防月经不调的目的。
申报单位：中国健康集团股份有限公司
联系地址：香港干诺道中 137-139 号三台大厦 12 字楼

技术名称：驱寒祛湿体虚中药液亚健康调理技术
评审时间：2018 年 6 月
技术简介：驱寒祛湿体虚亚健康调理技术是在中医药理论指导下，运用独特的按摩点穴手法，改善经络通畅、气血调和，达到祛湿排寒，扶阳固本，改善气血运行的目的。
申报单位：中国健康集团股份有限公司
联系地址：香港干诺道中 137-139 号三台大厦 12 字楼

技术名称：妆点一生防脱育发液头皮亚健康调理技术
评审时间：2018 年 6 月

技术简介：防脱育发液防脱亚健康调理技术主要是根据中医治疗脱发的理法方药，筛选出合适的中草药成分，从中提取天然植物活性分子，深入头皮深处营养滋润毛囊，平衡皮脂分泌，以达到育发生发之功效。

申报单位：广东芙妍化妆品有限公司

联系地址：广东省广州市花都区花东镇金田工业园花都大道自编 8 号

技术名称：特种刮痧疗法亚健康调理技术

评审时间：2018 年 6 月

技术简介：李湘授特种刮痧疗法，运用刮、揉、点、按、挑、敲、拍、摩、弹拨等手法，通过对相应经络之穴、区、带进行刮拭刺激，激发人体经气运行，排除经络气血之瘀阻，使周身气血通畅，正气得以充实，扶正祛邪，提高人体免疫力和自愈力，从而达到养生、保健、治疗、康复的作用。

申报单位：李湘授健康管理（上海）有限公司

联系地址：上海市杨浦区（县）平凉路 1398 号 19 幢 2161 室

附录三：

中医治未病特色诊疗技术一览表

2018年度中医治未病特色诊疗技术

技术名称：中医数字红外诊断技术
评审时间：2018年4月
技术简介：以中医学理论为指导，通过被动接收人体热辐射所生成的红外图像信息的处理与分析，为在人体表有温差表现的病生理状态的诊断提供依据，用于中西医辅助诊断、重大疾病早期预警、中医体质辨识及疗效评估等的自动化数字辅助诊断技术。
申报单位：富智中和（北京）健康科技有限公司
联系地址：北京市朝阳区幸福一村55号2幢402室

技术名称：中医扶阳罐温刮温推疗法
评审时间：2018年4月
技术简介："中医扶阳罐温刮温推疗法"是根据中医"内病外治"和近代中医扶阳学说理论研创的中医外治技术，在运用时可以根据亚健康或者疾病状态的症状参照相关专业指导进行辨证选穴、或辨体选穴。
联系方式：13825275335
联系地址：株洲市天元区天易大道959号新马金谷工业园A9栋

技术名称：鲜天麻养生药膳调理技术
评审时间：2018年4月
技术简介：该技术秉承"上医治未病、鲜者尤良"理念，解决了鲜药保存、清洗、携带等困难，保留了鲜药药性、疗效和口感，并推广应用于中医治未病和日常养生保健。
申报单位：湖南鲜者尤良中药有限公司
联系地址：湖南省长沙市开福区湘江北路一段街359号

技术名称：生姜微发酵护胃药膳疗法
评审时间：2018年4月
技术简介：该技术主要用于治未病药膳调理。可以应用于胃肠不适、畏寒怕冷、呕逆、打嗝、四肢不温、宫寒等日常养生保健。
申报单位：上海风口健康科技有限公司
联系地址：上海市宝山区高逸路街111号

技术名称：畲医防治痛风性关节炎疗法
评审时间：2018年4月
技术简介：该技术主要辅助治疗痛风性关节炎及高尿酸血症，预防与治疗并重，内服与外治结合。是一款传承200多年的畲族医疗保健技术。在痛风和高尿酸血症以及并发症的治未病方面有广泛的应用前景。
申报单位：乐通宝（福建）健康管理有限公司
联系地址：福建省福州市鼓楼区温泉街树汤66号

技术名称：畲医防治糖尿病疗法
评审时间：2018年4月
技术简介：该技术主要运用独特的畲医调理技巧，在人体表面特定的部位或穴位膏药敷贴，配合畲药足浴，使其产生一定的经络传导，达到通经活络、平衡阴阳、恢复代谢的目的。
申报单位：乐通宝（福建）健康管理有限公司
联系地址：福建省福州市鼓楼区温泉街树汤66号

技术名称：中医神农蜂蜂疗法

评审时间：2018 年 4 月

技术简介：该技术是在传统陈氏蜂疗法的基础上延伸了内涵的广义的蜂疗法，继承并发扬了传统蜂疗法，把蜂疗法应用于亚健康治未病领域，经过祖湘蒙医生 30 年的实践应用和总结，使蜂疗法从民间技巧提升为一种具有完整理论体系的、疗效确切显著、治疗方法独特的一种医疗体系。

申报单位：郴州市神农蜂蜂业有限责任公司

联系地址：湖南省郴州市北湖区骆仙中路 18 号党派商会大楼 201

技术名称：**汤氏气味疗法**

评审时间：2018 年 4 月

技术简介：该技术是利用气味归经理论，通过不同气味刺激，调节人体脏腑、阴阳平衡、个人呼吸空气净化，确保吸入清香气体，用于中医治未病和亚健康调理等领域。

申报单位：益阳国医馆有限公司

联系地址：湖南省益阳市赫山区赫山街 106 号

技术名称：**汤氏气机（气息）疗法**

评审时间：2018 年 4 月

技术简介：该技术主要通过反复的气机升降出入训练，能补气、调气、理气，通任督，平阴阳，舒畅情志，强壮身体，缓解疲劳及病后康复等中医治未病领域。

申报单位：益阳国医馆有限公司

联系地址：湖南省益阳市赫山区赫山街 106 号

技术名称：**特种刮痧疗法**

评审时间：2018 年 9 月

技术简介：该技术主要以经络学说为指导，辨证施刮为基础。灵活运用刮、揉、点、按、挑、敲、拍、摩、弹拨等手法，通过对相应经络之穴、区、带进行刮拭刺激，激发人体经气运行，排除经络气血之瘀阻，使周身气血通畅，正气得以充实，扶正祛邪，提高人体免疫力和自愈力，从而达到养生、保健、治疗、康复的作用。

申报单位：李湘授健康管理（上海）有限公司

联系地址：上海市杨浦区平凉路 1398 号 19 幢 2161 室

技术名称：**中华绵道导引术疗法**

评审时间：2018 年 9 月

技术简介：该技术是一种自我锻炼及调理的慢病康复与体质改善技术。通过自我锻炼及调理，激发人体的免疫系统和自愈功能，排汗去湿、排便清毒、升阳固元，疏通人体循环系统，保持体内排毒系统的畅通，从而达到防病治病和自我健康的效果。

申报单位：喜济健康科技（广州）有限责任公司

联系地址：广东省广州市荔湾区花地大道南 66 号 1201 房

技术名称：**中药液透皮疗法**

评审时间：2018 年 9 月

技术简介：本疗法既具有对人体免疫功能调节作用，对人体具有痛症管理作用，尤其具备针对人体亚健康状态进行调理作用，为发扬祖国医学起到添砖加瓦的作用。

申报单位：中国健康集团股份有限公司

联系地址：香港干诺道中 137-139 号三台大厦 12 字楼全层

技术名称：**甘本堂女性乳腺外治疗法**

评审时间：2018 年 4 月

技术简介：该技术由北京市中和亚健康科学研究院女性亚健康研究所，在敖氏古方的基础上汇集众多名老中医、专家、教授继续研发，秉承女子养生，以肝为本理论指导，结合多年临床实践，建立起来的一种全新的中医乳腺外治疗法。

申报单位：富智中和（北京）健康科技有限公司
联系地址：北京市朝阳区幸福一村 55 号 2 幢 402 室

技术名称：**甘本堂中药熏浴疗法**
评审时间：2018 年 4 月
技术简介：该技术应用范围相当广泛，涉及内科、外科、妇科、男科、儿科、皮肤科、五官科、骨伤科和肛肠科等数百种疾病。熏浴疗法既是调理慢性病的好方法，又适用于急性病的辅助治疗；即可治病，又可防病，是治未病的一种重要手段。
申报单位：富智中和（北京）健康科技有限公司
联系地址：北京市朝阳区幸福一村 55 号 2 幢 402 室

技术名称：**脊柱平衡调理技术疗法**
评审时间：2018 年 4 月
技术简介：该技术通过运用具有悬垂自重牵引、有氧被动运动、脊柱蛇形摆动、远红外线热疗四大功能的“富智中和脊柱床”，不断提高人体的免疫力，营养末梢神经，改善微循环，达到消炎、镇痛、活血化瘀、活化细胞的作用，缓解脊柱及脊柱所引起的相关亚健康表现。
申报单位：华因康和（北京）基因应用科技有限责任公司
联系地址：北京市朝阳区幸福一村 55 号 2 幢 411 室

技术名称：**腰腿寒痹调理技术疗法**
评审时间：2018 年 4 月
技术简介：该技术主要是运用脊柱调理床配合扶阳罐、灸罐提高局部温度，使之经络舒通、气血畅通、温经散寒、活络止痛，局部温热刺激还可以引起大脑皮质抑制性物质的扩散，降低神经系统的兴奋性，从而达到镇静、止痛的作用，从而达到调理腰腿寒痹引起的亚健康症状。
申报单位：华因康和（北京）基因应用科技有限责任公司
联系地址：北京市朝阳区幸福一村 55 号 2 幢 411 室

技术名称：**开穴闭穴经络穴位贴敷技术**
评审时间：2018 年 4 月
技术简介：该技术是传统针灸疗法和药物疗法的有机结合，是一种结合经络、穴位、手法、药物的局部和全身作用为一体的治疗保健绿色技术。几种治疗技术相互作用、相互补充，共同发挥的整体叠加治疗保健作用。
申报单位：四季康贝（北京）健康科技有限公司
联系地址：北京市朝阳区幸福一村 55 号 2 幢 307 室

技术名称：**中和康贝儿童健脾胃、增食欲推拿疗法**
评审时间：2018 年 4 月
技术简介：该技术是根据少儿“脾常不足”的生理特点来养生保健调理。健脾胃、增食欲推拿是通过强健脾胃，增强食欲，调理气血，提高小儿身体素质，增强抵御疾病的能力，促进小儿生长发育。
申报单位：四季康贝（北京）健康科技有限公司
联系地址：北京市朝阳区幸福一村 55 号 2 幢 307 室

技术名称：**中和康贝儿童补肺强体推拿疗法**
评审时间：2018 年 4 月
技术简介：该技术是由四季康贝（北京）健康科技有限公司联合北京市中和亚健康科学研究院儿童健康研究所联合研发，根据儿童“肺常不足”的生理特点来养生保健调理，通过增强肺脏的功能，提高对外邪的抵抗能力，预防外感病的发生。
申报单位：四季康贝（北京）健康科技有限公司
联系地址：北京市朝阳区幸福一村 55 号 2 幢 307 室

技术名称：中和康贝儿童亚健康补肾益智推拿疗法
评审时间：2018年4月
技术简介：该技术是根据少儿“肾常虚”的生理特点来养生保健调理。肾为先天之本，肾气的生发是推动小儿生长发育、脏腑功能成熟的根本动力。肾主藏精，精生髓，髓上通于脑，故又称脑为髓之海，精足则令人智慧聪明。补肾益智推拿疗法可以促进小儿的脑部发育，补肾益精，健脑益智。
申报单位：四季康贝（北京）健康科技有限公司
联系地址：北京市朝阳区幸福一村55号2幢307室

技术名称：中和康贝儿童中医体质推拿疗法
评审时间：2018年4月
技术简介：该技术是通过在儿童特定穴位进行按摩调理，从而疏通经络、调和气血、提高机体免疫能力，从而改变儿童体质，具有未病先防的作用。
申报单位：四季康贝（北京）健康科技有限公司
联系地址：北京市朝阳区幸福一村55号2幢307室

技术名称：亚健康智能体感测评技术
评审时间：2018年4月
技术简介：该技术是将人体的电磁信息对应中医的全息理论，以数据化、图表化、标准化的形式展现。于生物与医学之研究院、大学、医院、卫生单位、保健美容产业及个人、家庭与企业使用。
申报单位：富智丰生（北京）健康科技有限公司
联系地址：北京市朝阳区幸福一村55号2幢409室

技术名称：中和艾安康悬磁罐艾灸调养技术
评审时间：2018年4月
技术简介：该技术对原发性宫寒痛经亚健康状态的调理技术是一种新的治疗方法，配合调理介质使用。在经前或经期采用扶阳罐调理，可达温煦脉络，通调气机，化瘀止痛，冲任之脉得以调畅，达到调治痛经等亚健康的目的。
申报单位：合灸堂（北京）健康科技有限公司
联系地址：北京市朝阳区幸福一村55号

技术名称：甘本堂肠胃不适扶阳罐疗法
评审时间：2018年4月
技术简介：该技术是通过扶阳罐温灸、温刮、温推配合点按、拿、指推、拳推等中医传统手法辅以扶阳朴香中药油作用于任脉、脾经、胃经等经络及穴位，对这些经络和穴位进行全面的疏通和调整，以协调阴阳及调整脏腑功能。
申报单位：富智中和（北京）健康科技有限公司
联系地址：北京市朝阳区幸福一村55号2幢402室

技术名称：甘本堂肩颈酸痛扶阳罐疗法
评审时间：2018年4月
技术简介：该技术是使用扶阳罐进行其独特的温刮、温推、温揉、温摩、温擦、温拨、温滚等操作，在人体相关经络、穴位表面进行理疗，效果快速、明显。该疗法操作简单、方便、安全，容易推广普及，受术者接受治疗时身体舒适，感受良好，受到百姓大众的欢迎。
申报单位：富智中和（北京）健康科技有限公司
联系地址：北京市朝阳区幸福一村55号2幢402室

技术名称：甘本堂失眠多梦扶阳罐疗法
评审时间：2018年4月
技术简介：该技术对失眠多梦亚健康状态的调理技术是一种新的治疗方法，使人体气机通畅、上下通达、心肾相交，阴阳调和，神自安宁，进而安睡。

申报单位：富智中和（北京）健康科技有限公司
联系地址：北京市朝阳区幸福一村 55 号 2 幢 402 室

技术名称：甘本堂腰腿疼痛扶阳罐疗法
评审时间：2018 年 4 月
技术简介：该技术是通过调理督脉、膀胱经等相关经络、穴位进行全面的疏通和调整，使腰腿部经络气血运行通畅，扶正固本，去除风寒邪气，以清热利湿、舒筋通络、活血化瘀、行气止痛达到消肿，消炎和镇痛的目的。
申报单位：富智中和（北京）健康科技有限公司
联系地址：北京市朝阳区幸福一村 55 号 2 幢 402 室

技术名称：甘本堂原发性宫寒痛经扶阳罐疗法
评审时间：2018 年 4 月
技术简介：该技术对原发性宫寒痛经亚健康状态的调理技术是一种新的治疗方法，配合调理介质使用可达温煦脉络，通调气机，化瘀止痛，冲任之脉得以调畅，达到调治痛经等亚健康的目的。
申报单位：富智中和（北京）健康科技有限公司
联系地址：北京市朝阳区幸福一村 55 号 2 幢 402 室

附录四：

第二届“万人艾灸挑战世界纪录”活动参与单位一栏表

主办单位：中和亚健康服务中心
中国中医药报社
河南省中医药管理局
河南中医药大学

支持单位：中华中医药学会亚健康分会
中华中医药学会治未病分会
世界中医药学会联合会亚健康专业委员会
中国中医药研究促进会治未病与亚健康分会

承办单位：广州柔嘉生物科技有限公司
广州本韵生物科技有限公司
广州百家灸生物科技有限公司
广州式颜商务咨询有限公司
乌鲁木齐柔嘉美芝源商贸有限公司
珠海市柔嘉健康产业发展有限公司
广州市传美化妆品有限公司
河南中医药大学针灸推拿学院
河南中医药大学第三附属医院

协办单位：中国亚健康产业总部基地管理中心
湖南中和亚健康服务中心
湖南中和大汉健康产业运营管理有限公司
各省、市中和亚健康服务中心
各城市亚健康干预效果测评中心
各城市亚健康干预效果社区公益测评站

代表单位：按省份划分（见以下内容）

天津市

代表单位：天津晟美源源化妆品商行
参与代表：冯　瑞

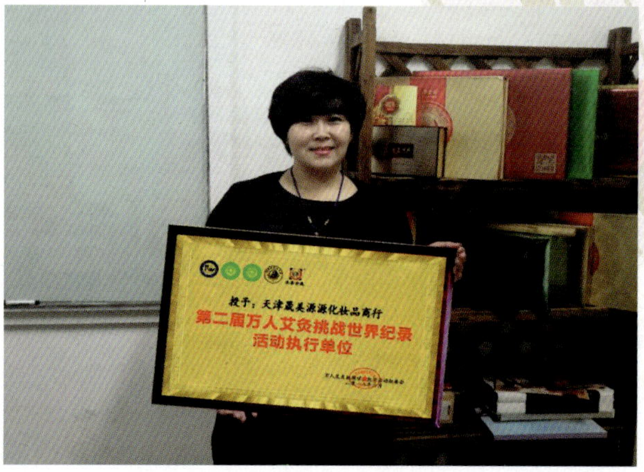

河北省

代表单位：河北天朗美容咨询服务有限公司
参与代表：李　贺

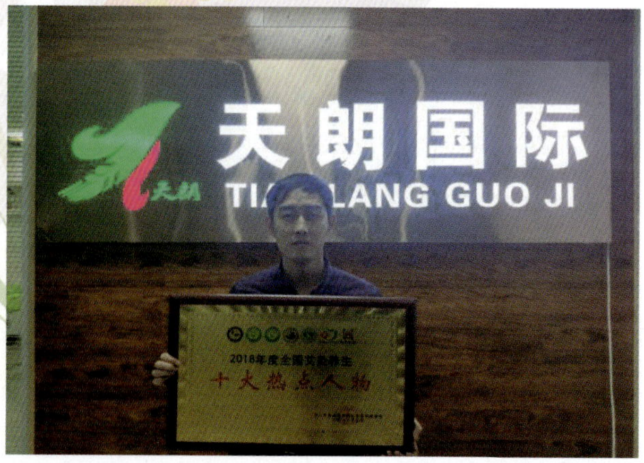

代表单位：北京仟城商贸有限公司

参与代表：陈立刚

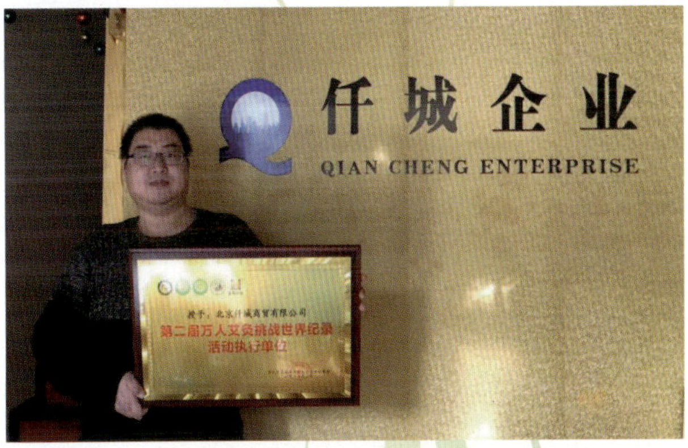

代表单位：邢台宸华美业

参与代表：邢丽娟

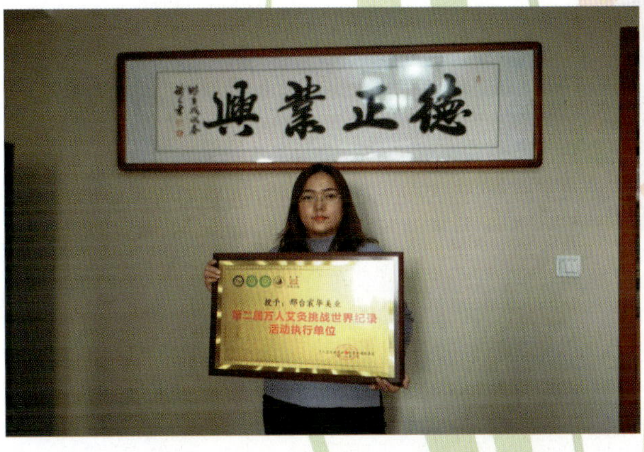

代表单位：河北保定市时尚女人日用化品

参与代表：刘洪刚

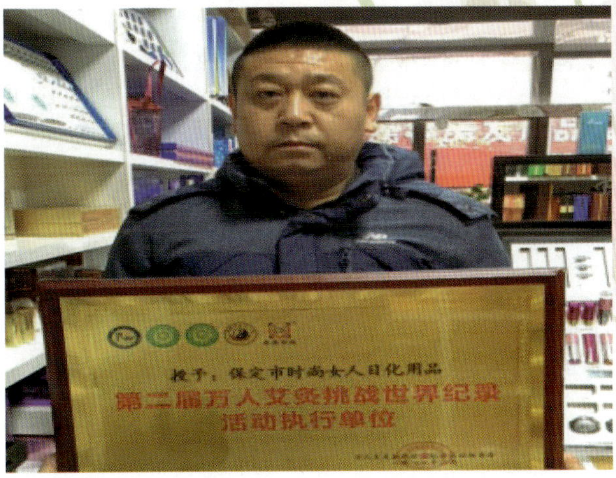

山西省

代表单位：山西康童堂健康管理咨询有限公司

参与代表：韩增喜

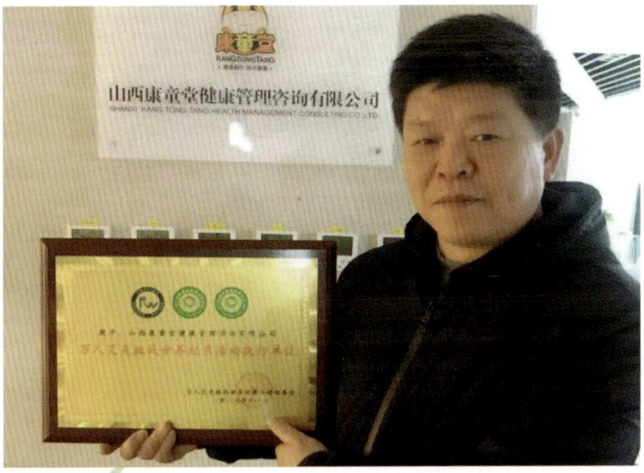

代表单位：禾麦科技美容公司

参与代表：王秀杰

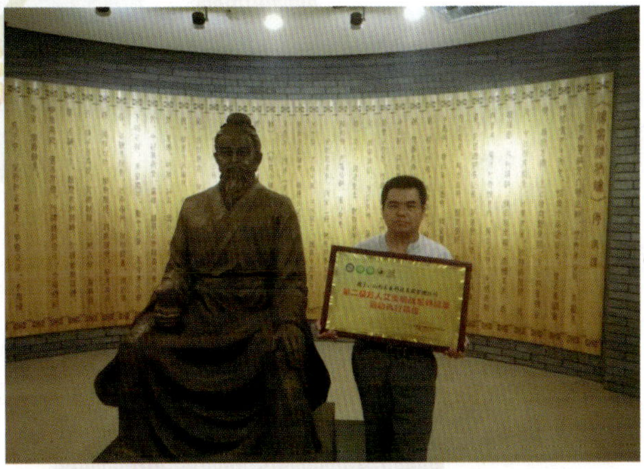

代表单位：山西太原鑫玉美业

参与代表：郑 乾

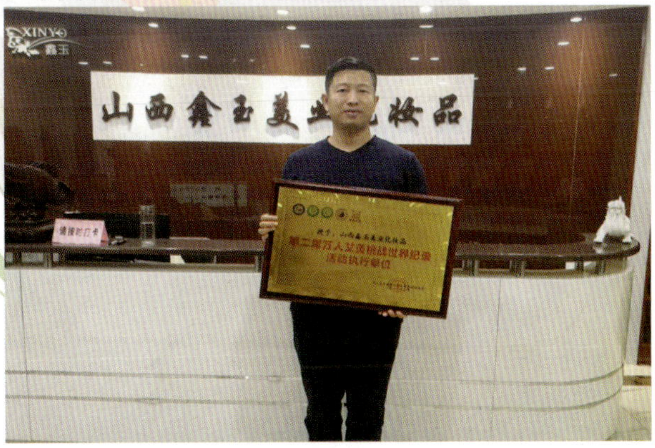

内蒙古自治区

代表单位：内蒙古青远化妆品有限公司

参与代表：吕　娟

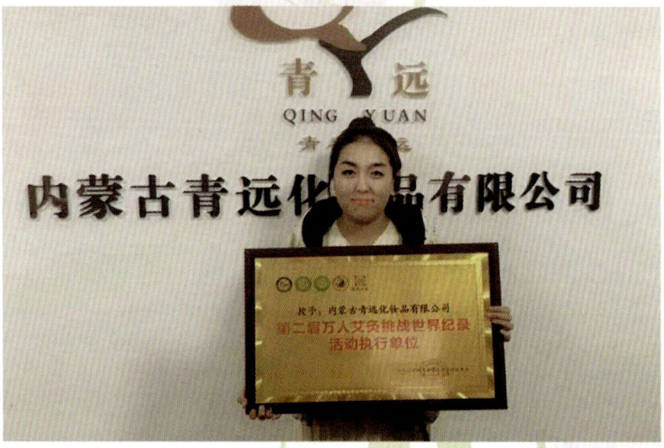

江苏省

代表单位：南京明熙涵企业管理有限公司

参与代表：陈　超

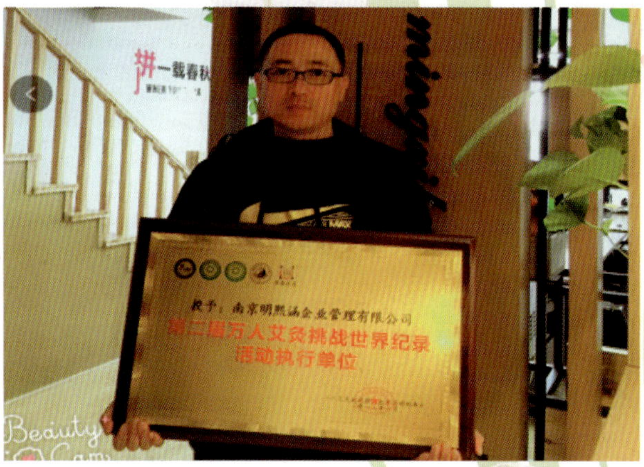

代表单位：徐州经济技术开发区兴耀晟源化妆品销售处

参与代表：李双全

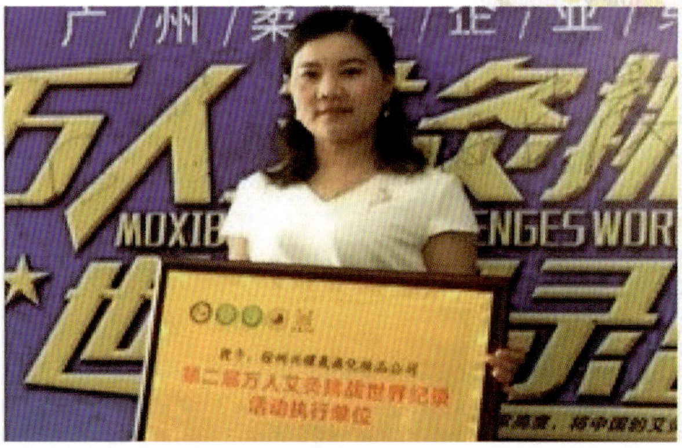

代表单位：江苏美丽雅化妆品有限公司

参与代表：宋　铖

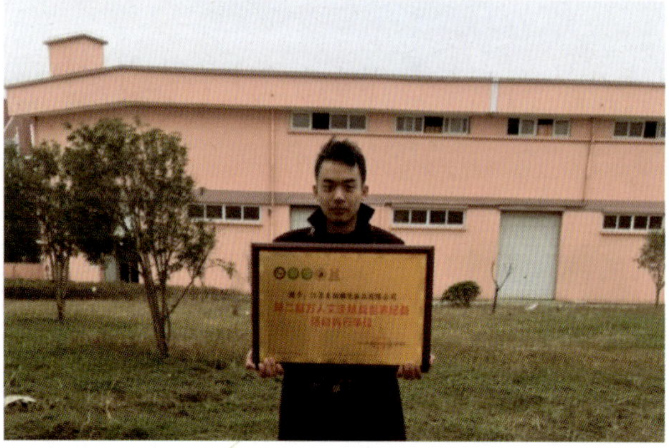

浙江省

代表单位：杭州万圣美容管理咨询有限公司

参与代表：顾　艳

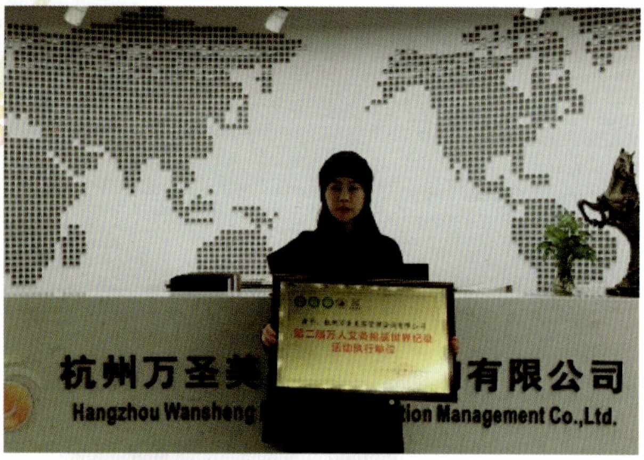

福建省

代表单位：厦门市鑫爱人美容用品有限公司

参与代表：高艳喜

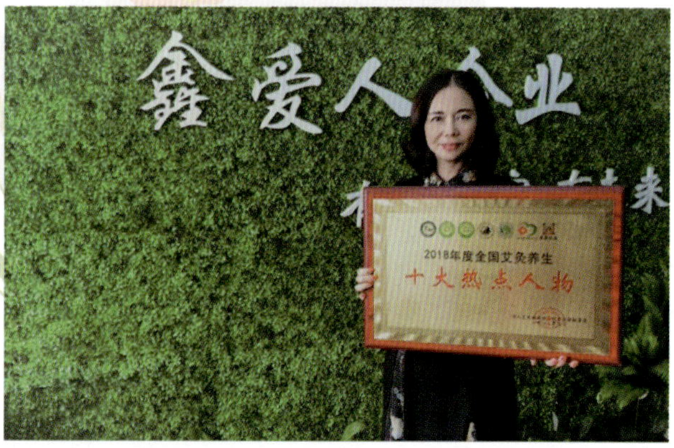

代表单位：福州丰意德化妆品有限公司

参与代表：杨德金

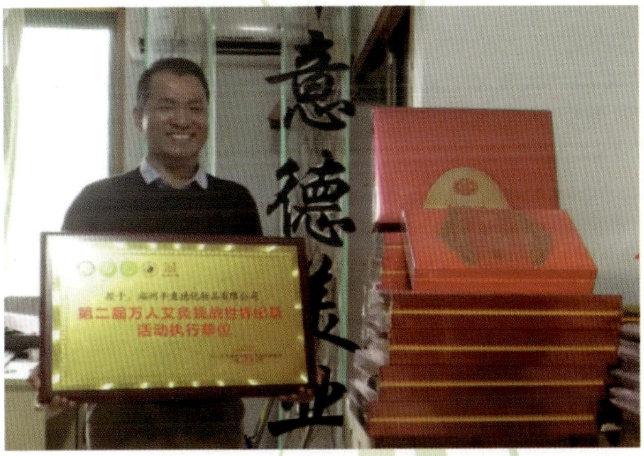

代表单位：福州金安泰化妆品有限公司

参与代表：江先华

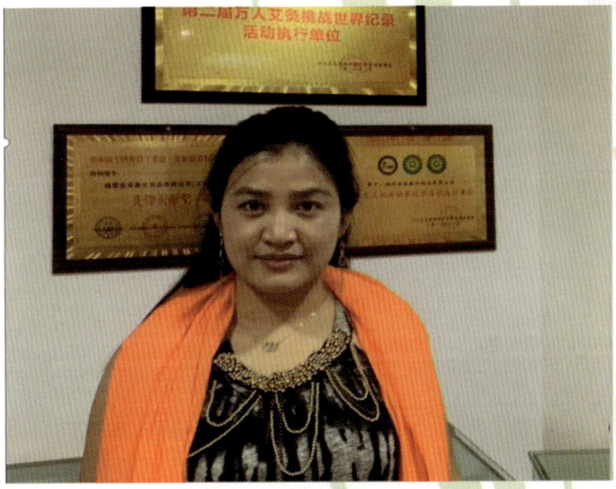

山东省

代表单位：烟台杰睿生物科技有限公司

参与代表：孙健杰

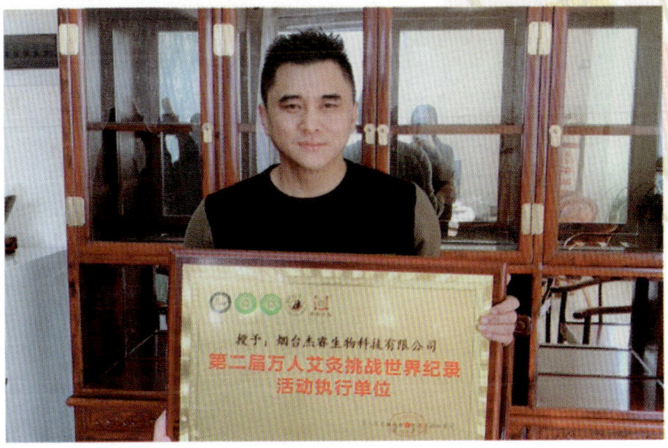

代表单位：山东智恒商贸有限公司

参与代表：李　琎

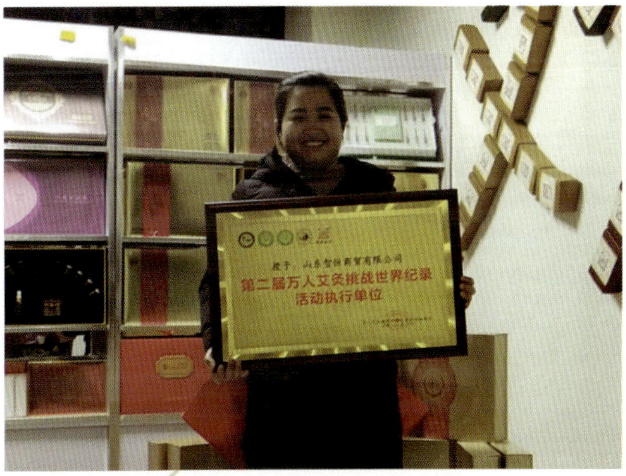

河南省

代表单位：郑州育泰美业有限公司

参与代表：赛涛

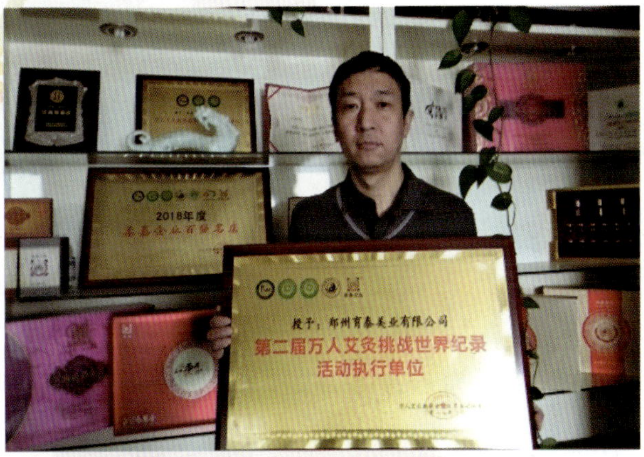

代表单位：天丽美业

参与代表：齐银针

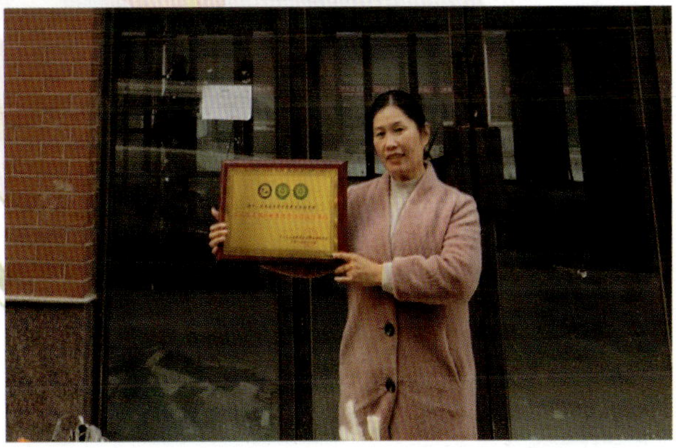

代表单位：河南雅丽化妆品咨询有限公司
参与代表：邹红魁

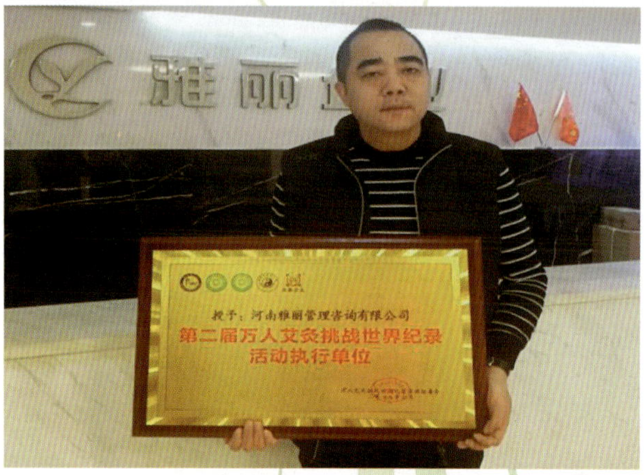

代表单位：郑州可依化妆品有限公司
代表人物：张淑红

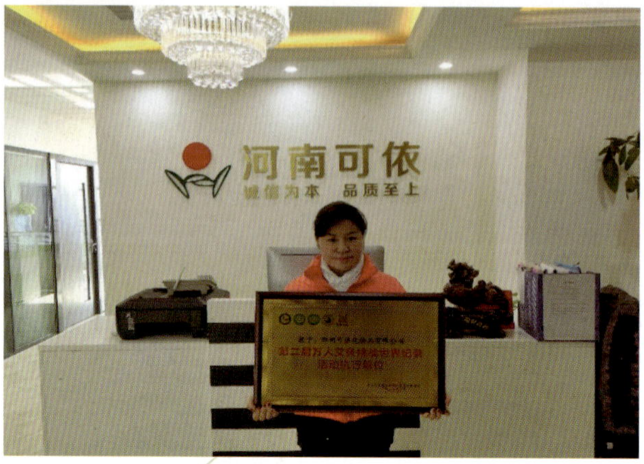

代表单位：郑州隆鑫美业有限公司
参与代表：叶紫馨

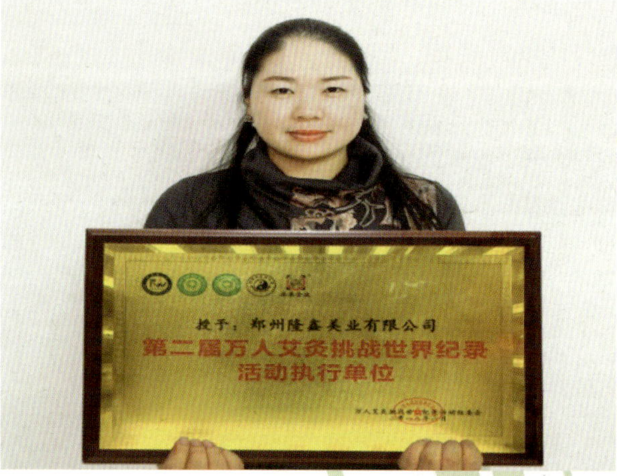

代表单位：育泰美业有限公司
代表人物：赛　伟

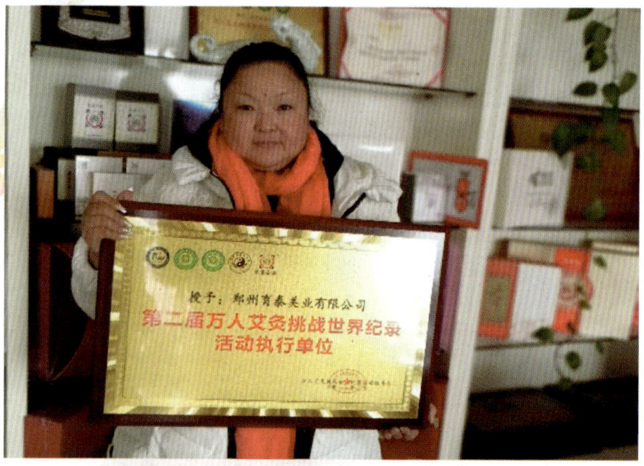

代表单位：潢川爱尚美养生会所
参与代表：刘巧云

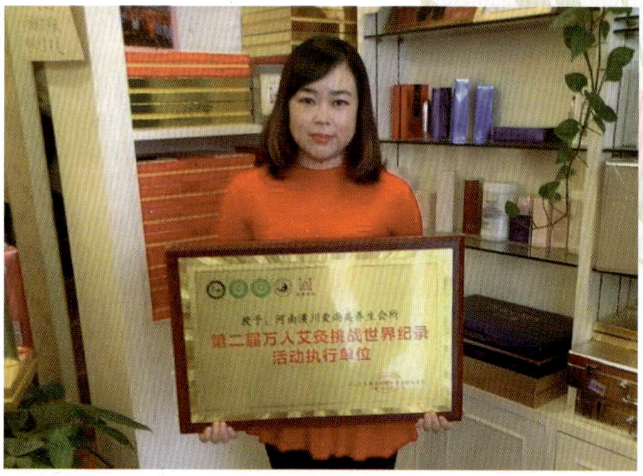

湖北省

代表单位：武汉美诗婷化妆品有限公司
参与代表：饶云强

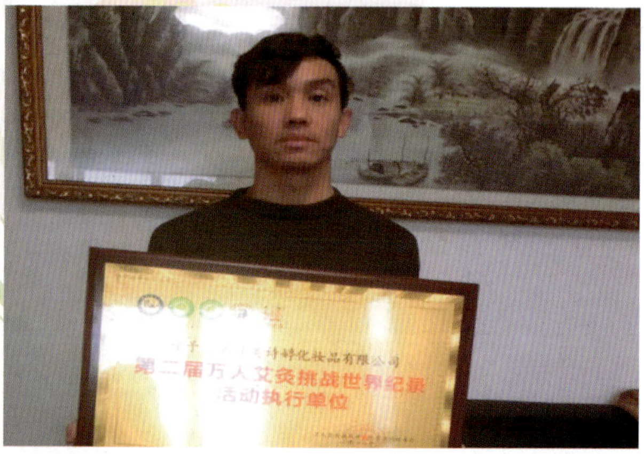

单位名称：湖北亚蒂商贸有限公司

参与代表：骆浪

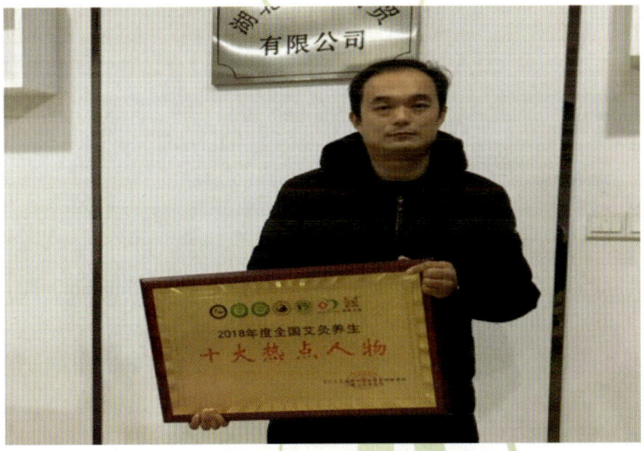

单位名称：菡美美容

参与代表：刘新蓉

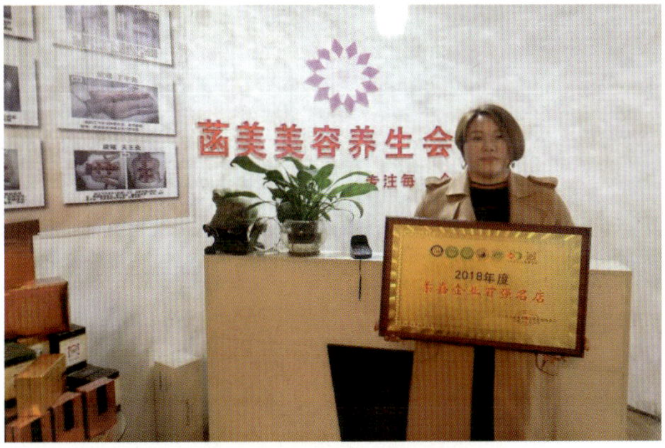

湖南省

单位名称：长沙神韵商贸有限公司

参与代表：汪国忠

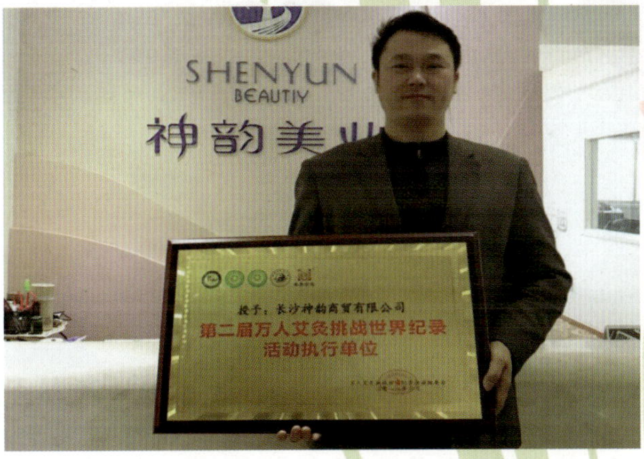

代表单位：湖南景谊集团公司

参与代表：张景菊

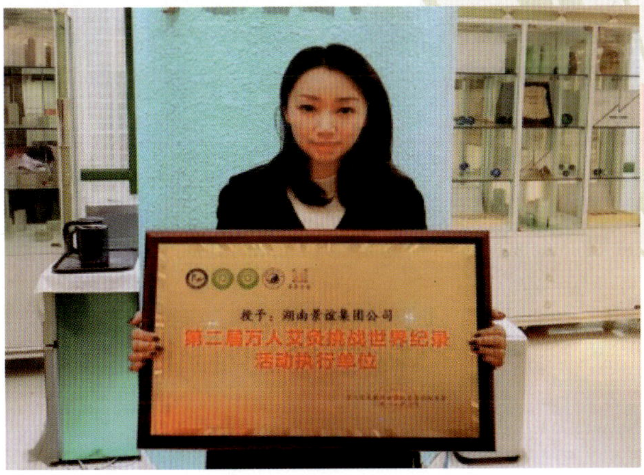

广西壮族自治区

代表单位：南宁御容堂健康管理有限公司

参与代表：郭兰英、陆艳红

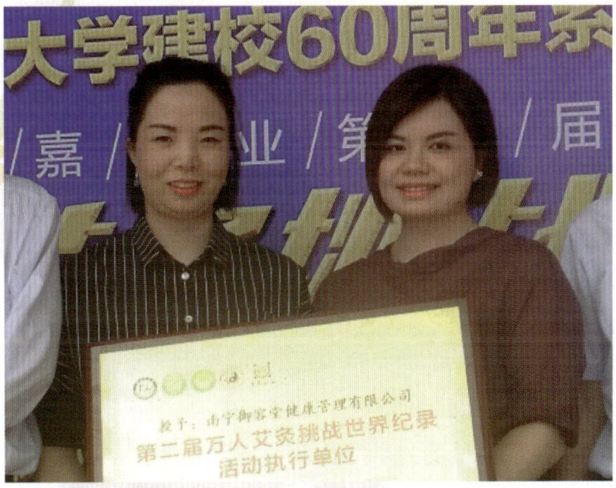

代表单位：南宁市大唐潮化妆品有限公司

参与代表：吴佑先

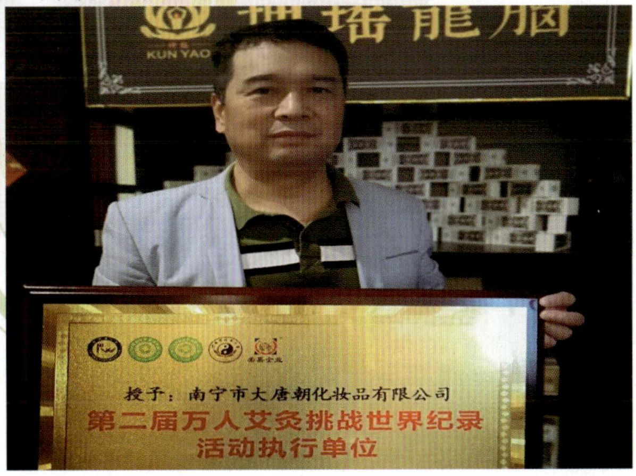

代表单位：佳燕美化妆品店

参与代表：覃小燕

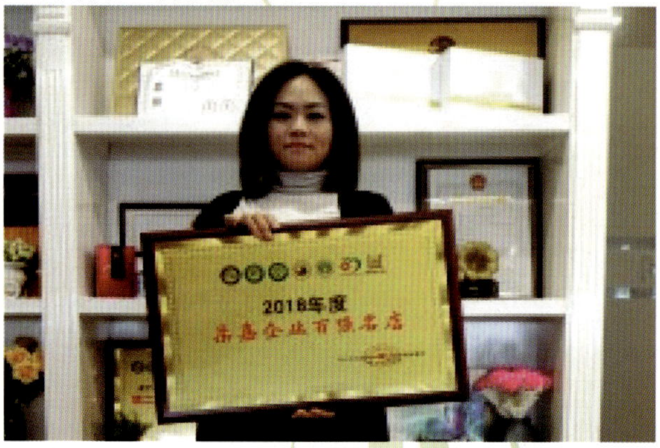

海南省

代表单位：海南三亚彩美丝达

参与代表：陈　瑶

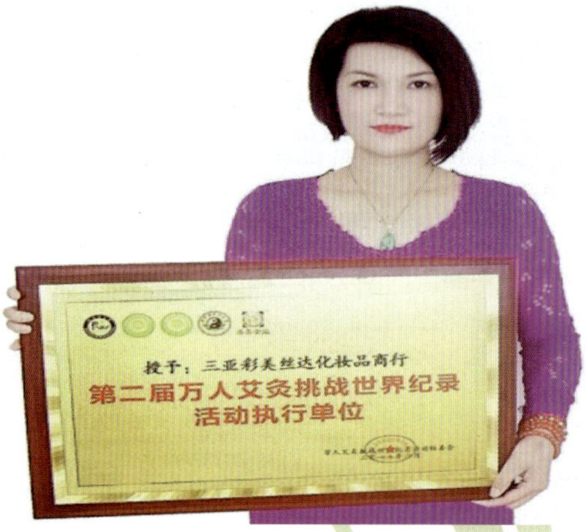

四川省

代表单位：成都情有独忠化妆品有限公司

参与代表：刘建涛

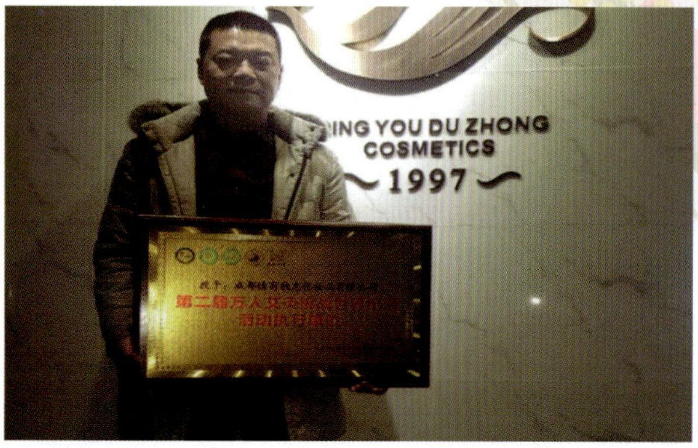

代表单位：四川宝嘉汇贸易有限责任公司

参与代表：刘庆华

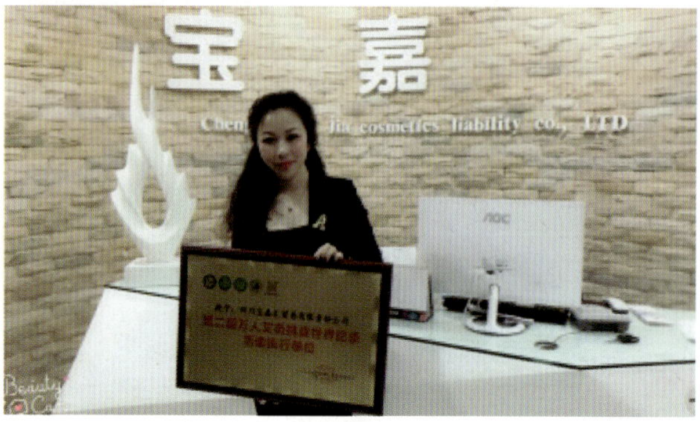

云南省

单位名称：云南颜妆化妆品贸易有限公司

单位代表：王军胜

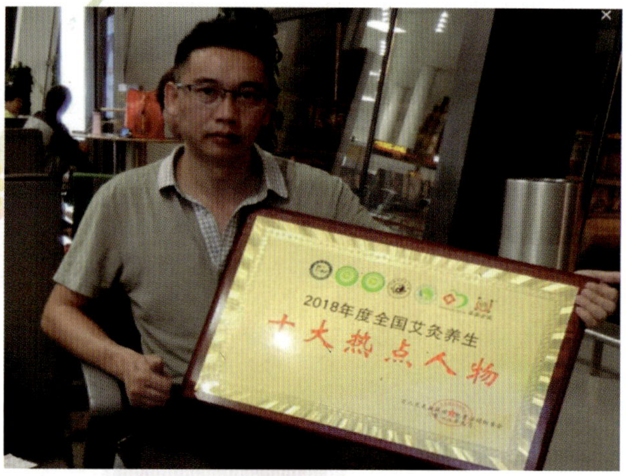

陕西省

单位名称：西安爵彩商贸有限公司

单位代表：石　晶

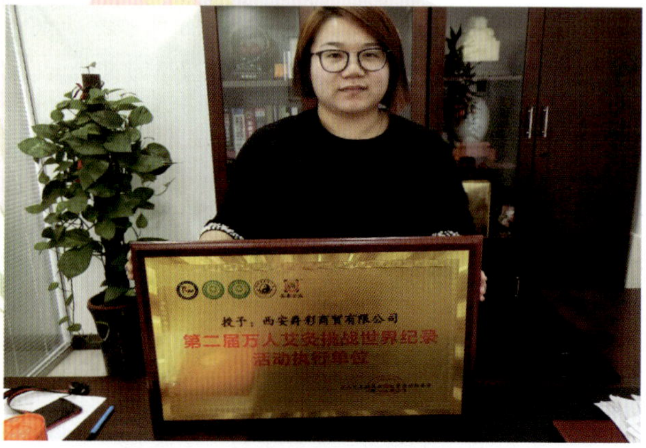

代表单位：雅衡西安卉宝

参与代表：凤翔县南环路九九艾堂艾灸馆

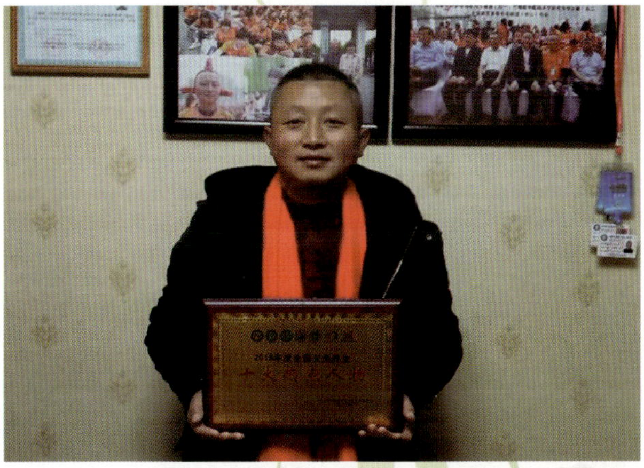

宁夏回族自治区

代表单位：中海国际绿瘦美学馆

参与代表：冯诗慧

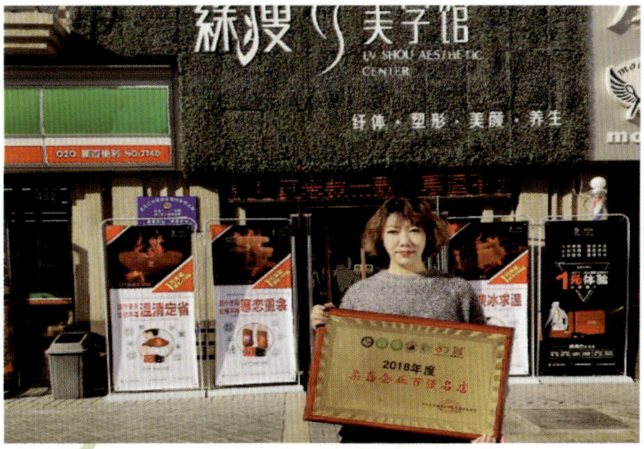

代表单位：西安天源容城美容公司

参与代表：肖永浩

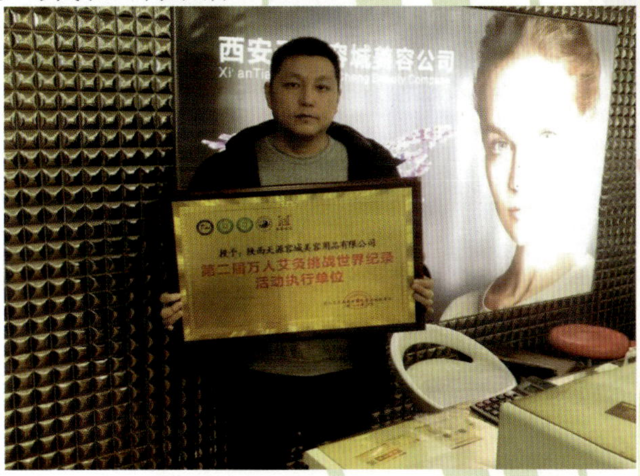

新疆维吾尔自治区

单位名称：新疆美源

参与代表：胡良林

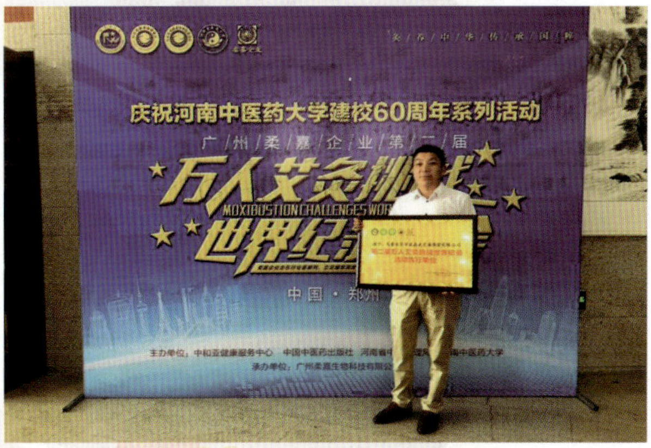

附录五：

亚健康艾灸调理规范技术推广百强单位一览表

（按省份拼音字母排序）

北京市

丸美女子养生 SPA 馆

单位简介：创始人：缪艳菊，丸美女子养生 SPA 馆院开业四年来，坚持用心服务每一位客户。企业的精神：学以致用、感恩团结、专业负责、感动服务、坚持到底。

单位地址：北京市密云区世纪家园北口

单位展示：

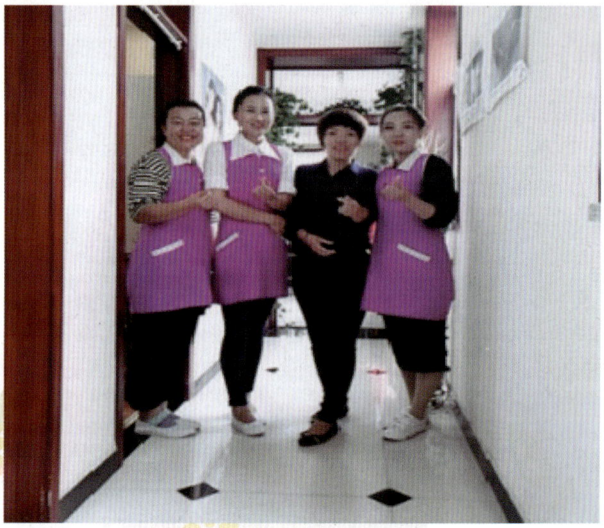

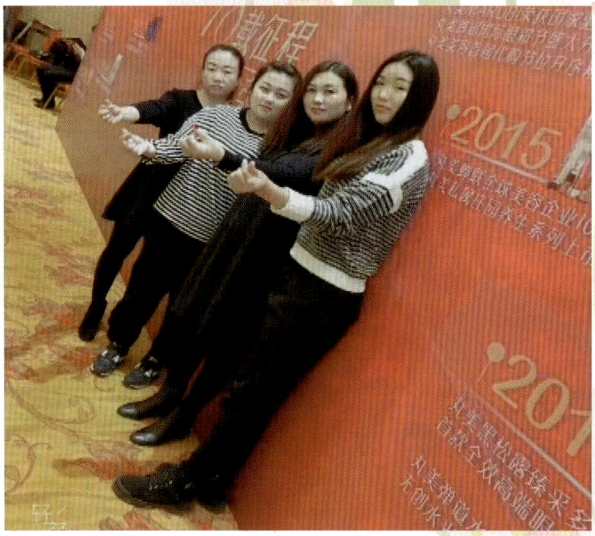

泽美美容美发

单位简介：创始人：张秋景，泽美成立于 2011 年，企业的使命：选择了泽美是美丽的开始；企业的精神 ：专业，负责，坚持到底。

单位地址：北京市海淀区韩家川

单位展示：

天津市

金丽雅美容院

单位简介：金丽雅自 2012 年发展至今，由宋小溪女士带领。历经六年磨炼，一直秉承着，诚实，信赖，永续经营的理念。传承着灸安康，灸养中华，传承国粹的艾灸文化，以健康养生为本。为每一位顾客的健康保驾护航。

单位地址：天津市油田测井红旗路 688

单位展示：

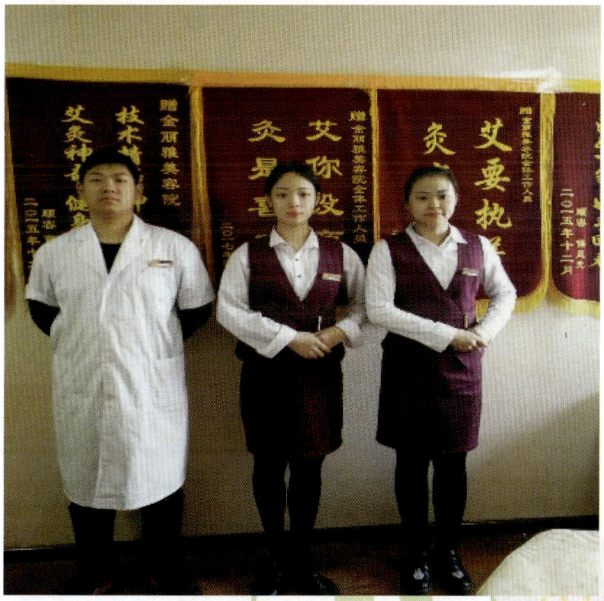

伊莲佰丽美容养生中心

单位简介：伊莲佰丽美容养生中心坐落于天津市空港经济区东五道 2 号，是一家以艾灸养生为主的美容会所。该店经营者王萌女士拥有二十年美容养生的运营管理经验，亲自创立“一、二、三、四”经营管理模式获得多家同行企业的认同与效仿。该店为灸安康品牌签约合作店，从产品源头严格把控质量关，为客人提供最安全的养生美容服务。

单位地址：天津自贸试验区

单位展示：

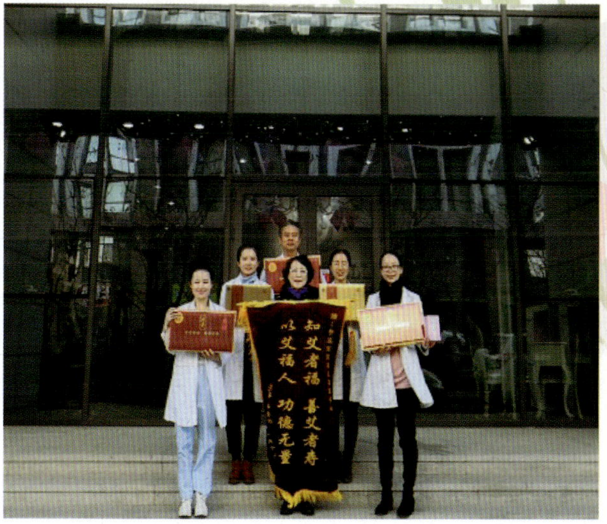

河北省

如玉美容养生会所

单位简介：如玉美容 2016 年发展至今，由刘霞女士带领。一直秉承着以人为本，诚信经营，做合格产品，以效果服人的经营理念。传承灸安康，灸养中华，传承国粹的艾灸文化。

单位地址：河北省衡水市武邑县新时代家园西门北行 150 米路东

单位展示：

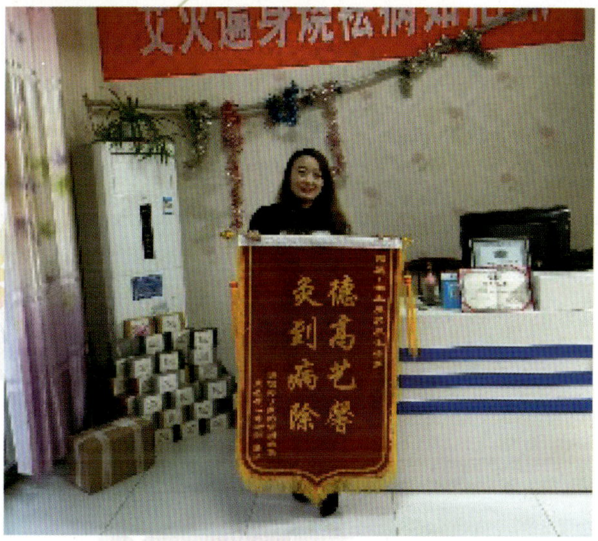

时尚女人美容养生会所

单位简介：创始人：马燕琳。2012 年开始做专业养生 6 年。企业使命：诚信，专业，解决任何的亚健康问题。企业宣言：灸养中华，传承国粹，让每一位来到时尚女人的顾客感受到我们无微不至的关爱，和顶尖的专业与最真诚的爱和最专业技术调理更多亚健康人群。

单位地址：河北省保定市唐县

单位展示：

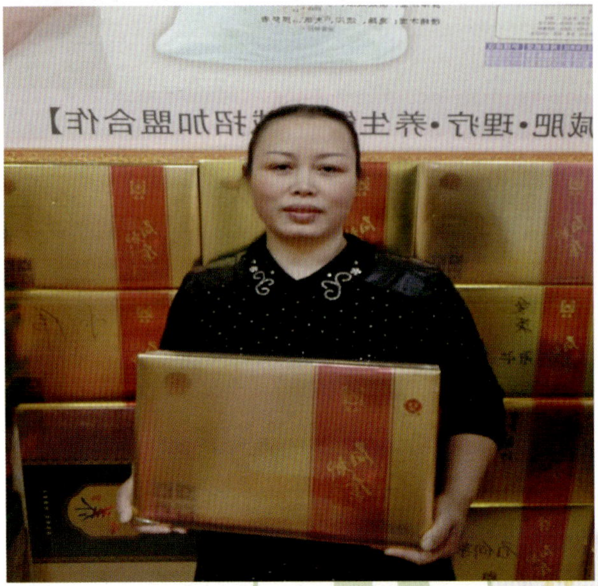

时尚女人美容养生会所

单位简介：创始人：张艳丽 。2010 年开始做专业养生 8 年，企业使命：诚信经营，不断创新，专业，为客户带来健康美丽奋斗终身。企业的精神：不断创新，开拓进取。

企业宣言：灸养中华，传承国粹，让每一位来到艳丽美容养生会所的顾客感受到我们的专业服务，让更多的人和家庭健康快乐。

单位地址：河北保定市徐水区崔庄镇东崔庄村

单位展示：

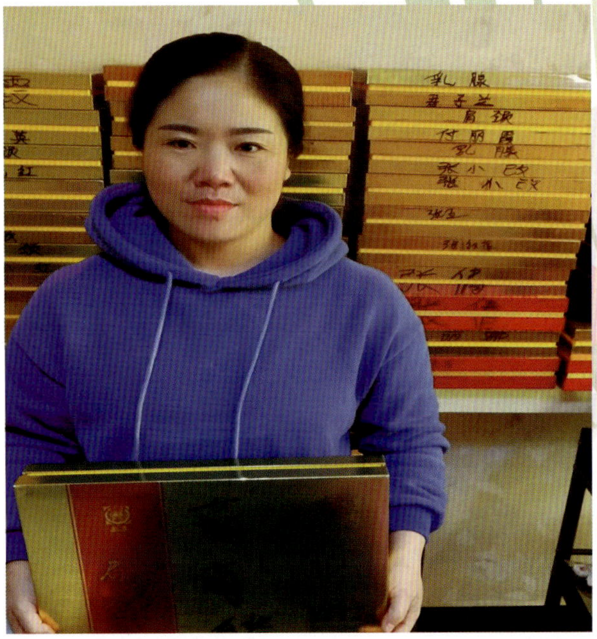

时尚女人美容养生会所

单位简介：创始人：宁胜伟。2010 年开始做专业养生 8 年。企业使命：真诚，专业，帮助每一个顾客解决亚健康问题。

单位地址：河北省保定市清苑县北王力乡刘村

单位展示：

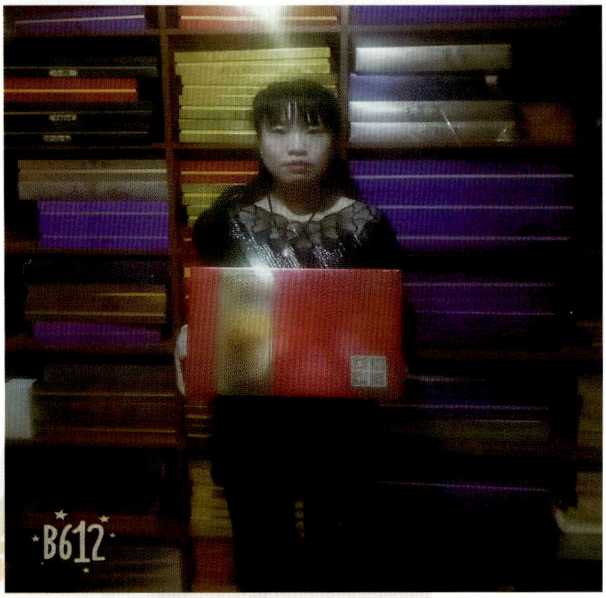

蕾蕾美容养生会所

单位简介：创始人：孙云雷。企业使命：诚信经营，不断创新，专业，为客户带来健康美丽奋斗终身。企业的精神：不断创新，开拓进取。企业宣言：灸养中华，传承国粹，让每一位来到蕾蕾美容养生会所的顾客感受到我们的专业服务，让更多的人和家庭健康快乐。

单位地址：河北省保定安新县

单位展示：

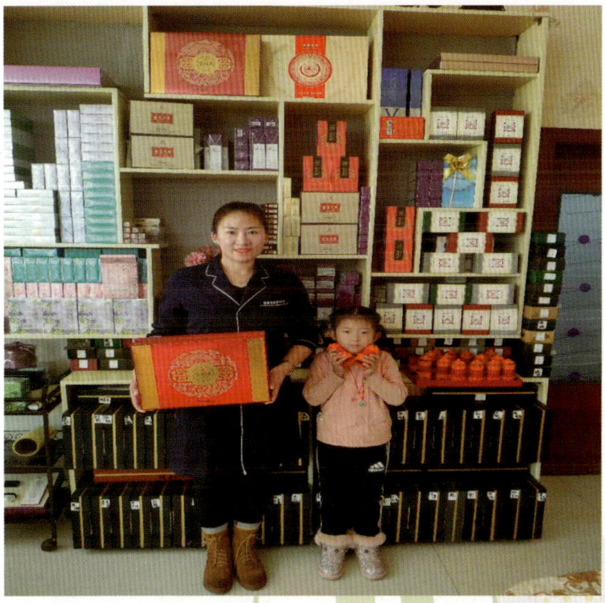

靓华怡秀美容养生艾灸会所

单位简介：创始人：王华。2014 年开始做专业养生 4 年，企业的精神：把艾爱给顾客，把健康带回家。企业宣言：灸养中华，传承国粹，让每一位来到靓华怡秀的顾客感受到我们无微不至的关爱，和顶尖的专业，用我们的关爱和专业调理更多亚健康人群。

单位地址：河北省保定市莲池区三丰路

单位展示：

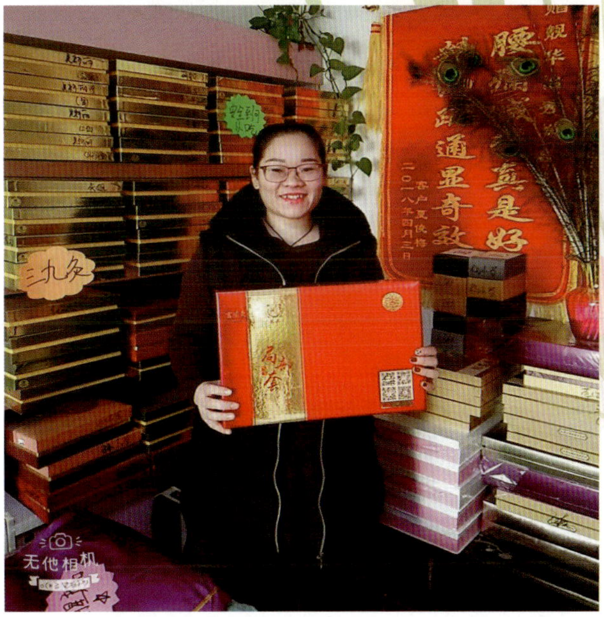

艾灸养生会所

单位简介：创始人：张芳、杨志娟。2013 年开店，做专业养生 5 年，企业使命：真诚，专业，帮助每一个顾客解决亚健康问题。

单位地址：河北省保定市东吕乡

单位展示：

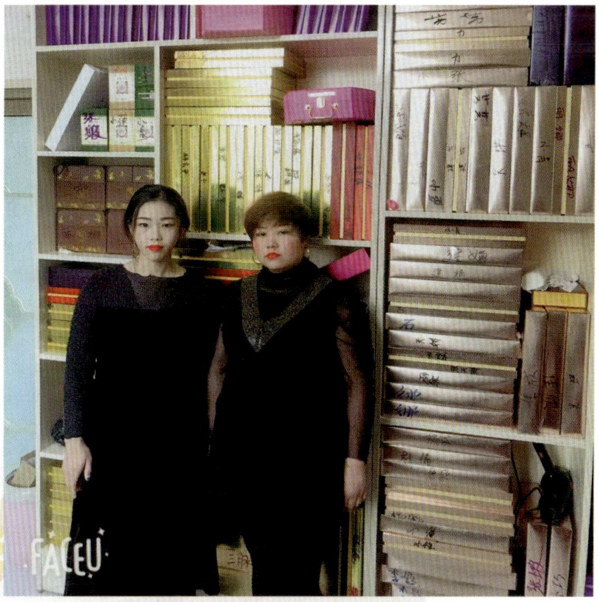

辽宁省

诗宇瘦身美容养生会馆

单位简介：诗宇瘦身美容养生会馆成立于 2003 年，承诺以人为本，以质为先，以术为根，尽普尽美为客户供高效服务。我们的使命让女性更加年轻，自信，美丽健康。我们的精神常怀感恩，尊重一切精诚团结积极进取者。我们的服务一切以顾客利益为出发点全心全意去爱顾，带领员工实现自我价值。

单位地址：辽宁省沈阳市

单位展示：

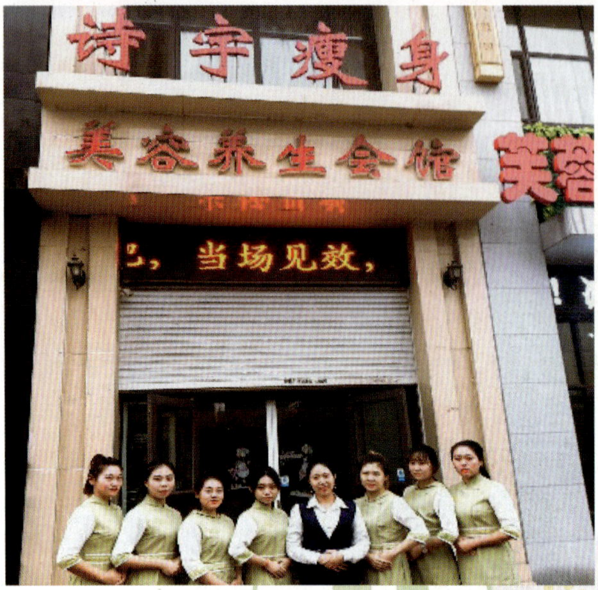

吉林省

素澜康健美容养生馆

单位简介：吉林省长春市素澜康健美容养生馆成立于 2004 年，是一家 15 年老店集美容与养生为一体，专业调肤、养肤、调理身体亚健康的美容养生 SPA 会馆。我们秉承着团结创新、务实诚信的服务理念。以人为本，服务至上。专注调理身体亚健康问题。

单位地址：吉林省长春市

单位展示：

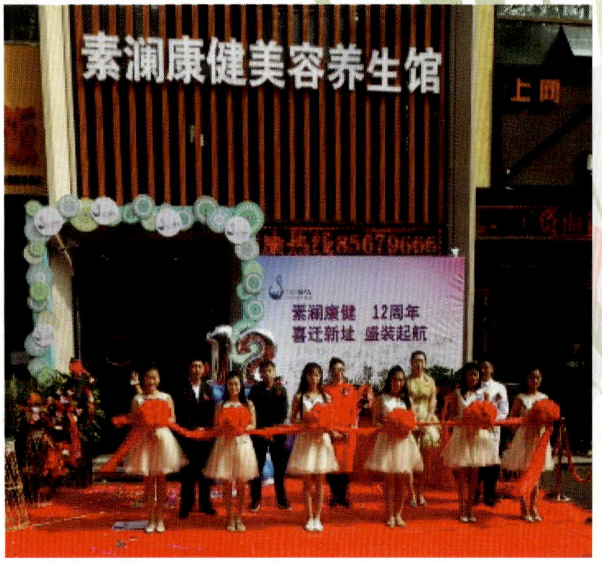

江苏省

无锡云霞女子护肤中心

单位简介：无锡云霞女子护肤中心成立于 2003 年，是一家以专业女子美容、亚健康调理为主，2015 年 5 月引进柔嘉灸安康艾灸，大部分顾客艾灸后症状得到了改善，感受到中医文化的博大精深，接下来再接再厉，大力宣传艾灸文化，让更多的人通过艾灸获得健康。

单位地址：江苏省无锡市

单位展示：

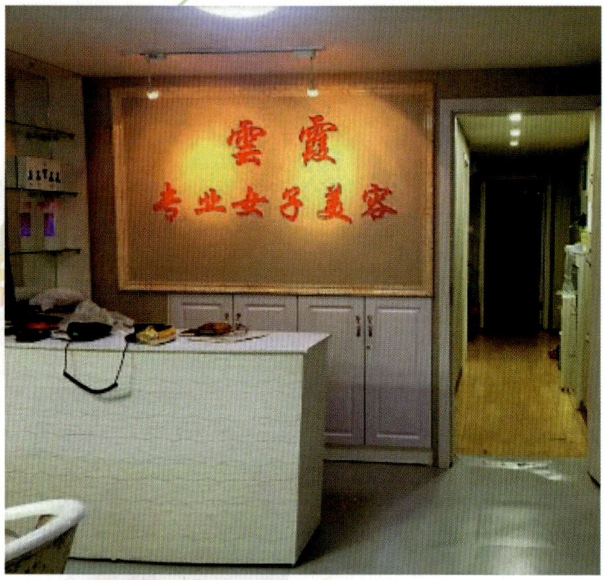

浙江省

圆名媛纤体美容连锁

单位简介：圆名媛纤体美容连锁成立于 2010 年历经 8 年诚信经营，连锁面向全国。圆名媛连锁文化：愿景：打造完美健康女人，做美容业的“连锁典范”；使命：满足顾客，成就员工；价值观：专业、感恩、拼搏、共赢；产品观：天然、健康、安全、有效；客户观：让每一个客户感动而归，物超所值。

单位地址：浙江省温州市

单位展示：

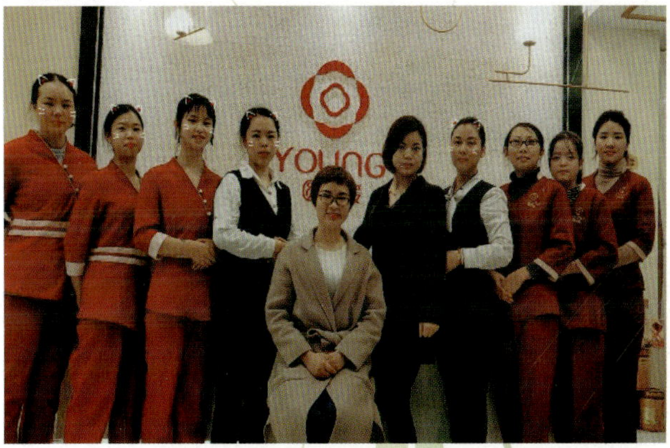

明明 SPA 生活馆

单位简介：明明 SPA 生活馆，成立于 2008 年，专注于亚健康艾灸调理、身材管理以及问题性肌肤调理。

单位地址：浙江省杭州市江干区下沙天城东路 257 号

单位展示：

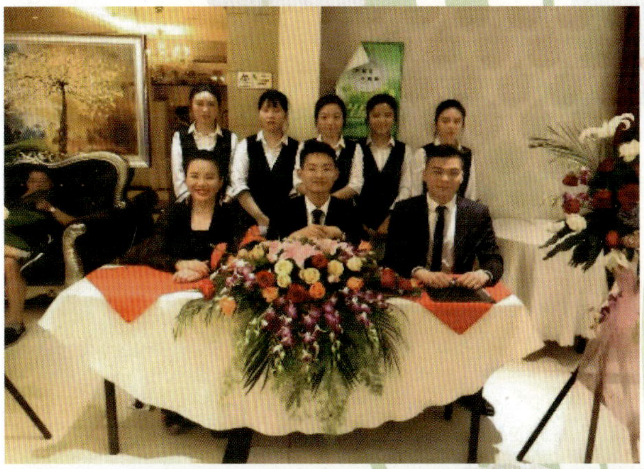

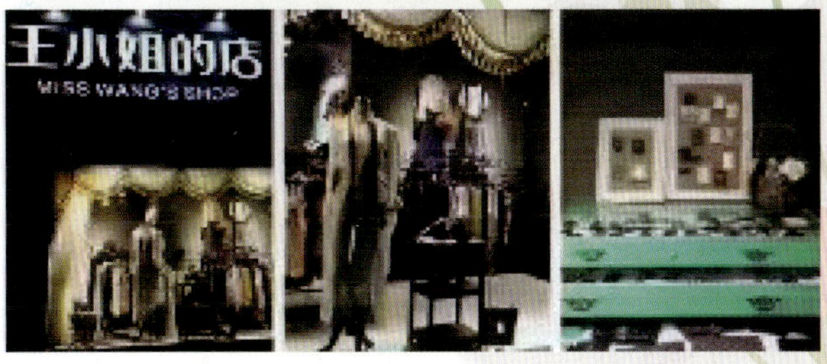

丽妍美妆

单位简介：丽妍美妆专注于亚健康艾灸调理、身材管理以及问题性肌肤调理。

单位地址：浙江省杭州市余杭区博园西路华联美购

单位展示：

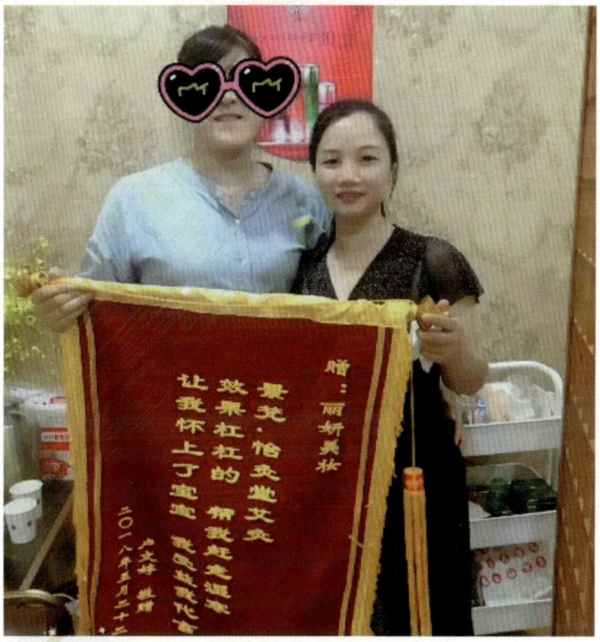

心渼康净脸吧

单位简介：主要服务亚健康状态调理、面部和身体的私人订制养护。秉承诚信做人、用心做事的原则，结合面部熏蒸排毒原理及纳米微晶技术和怡灸堂的亚健康调理技术服务好每一位顾客，让客户收获美丽和健康，一直是我们的服务宗旨。

单位地址：浙江省湖州市长兴县长州路 660-41 号

单位展示：

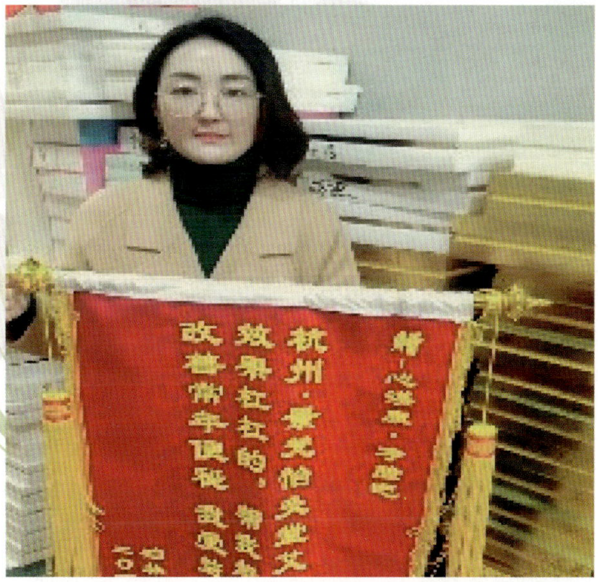

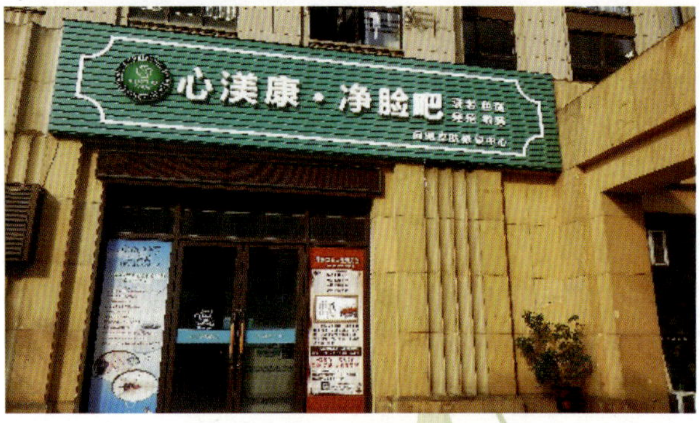

福建省

素心健康管理有限公司

单位简介：素心健康管理中心成立于 2016 年，主要服务于亚健康状态人群，改善亚健康状态。本管理中心提供生活美容、中药泡浴、中药熏蒸、艾灸养生、预防感冒发烧、儿童艾灸等服务项目。素心健康管理中心的心愿是：愿天下所有女人健康平静、明亮的心如兰花一样淡雅、幽香。

单位地址：福建省福州市繁华的宝龙商业区

单位展示：

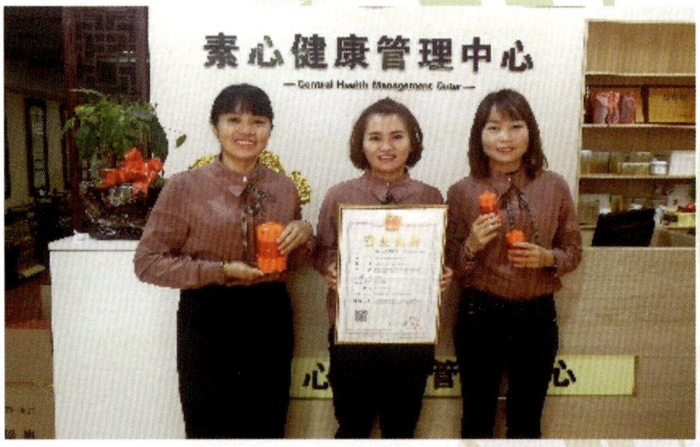

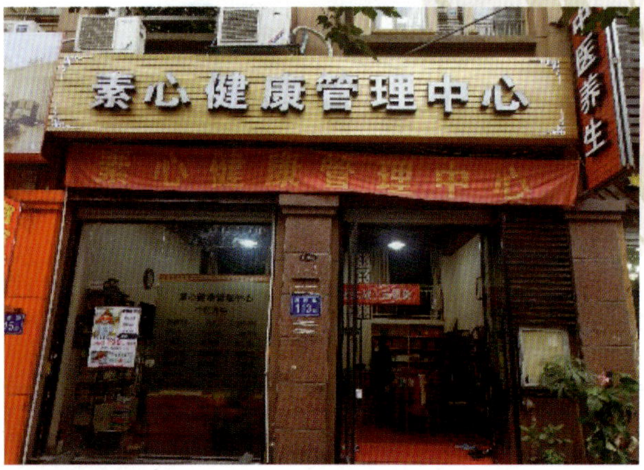

水玲珑会所

单位简介：水玲珑会所成立于 2010 年，位于福建省漳州市南靖县城紫荆花园，是一家专门调理身体各种亚健康，面部管理的女性会所。以身材管理，美容美甲，艾灸养生，中医调养为一体的综合性美容机构。健康有道寿延年，最美红颜水玲珑。

单位地址：福建省漳州市南靖县城紫荆花园

单位展示：

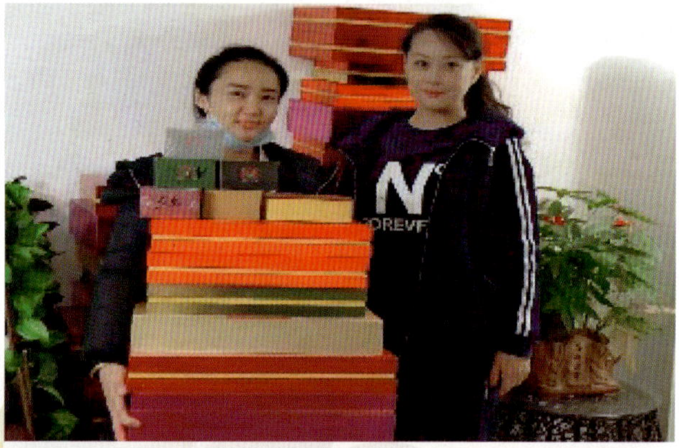

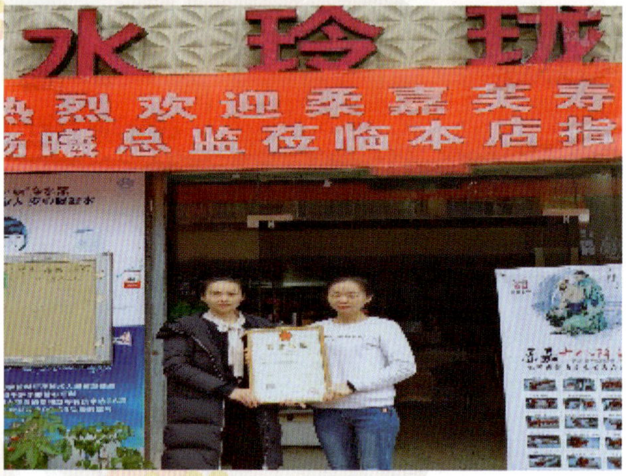

1989 美疗馆

单位简介：1989 美疗馆于 2017 年 1 月 1 日成立于福建省泉州市漳浦佛昙镇，1989 美疗会所分设董事区和会员保养专区，提供平衡健康的美学服务，除了传统休闲的 SPA、美容、指压等服务项目，还将有改善亚健康、中医养生，提高免疫力、身体疼痛管理、睡眠品质管理等健康管理服务体系，为会员缔造健康而丰盛的生活方式。一应俱全的专业课程，丰富多样的功能，量身定制精英人士的尚品生活，即可享受一站式美疗服务。

单位地址：福建省泉州市漳浦佛昙镇

单位展示：

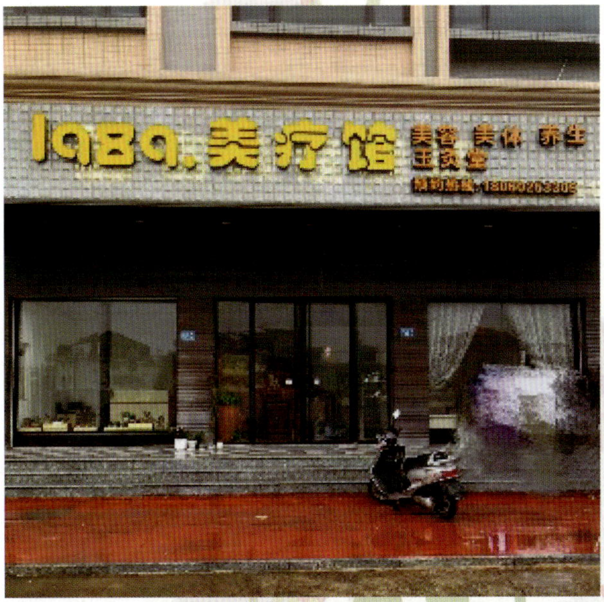

馨香苑美容院

单位简介：馨香苑美容院，位于福州市台江区安平小区。擅长做中医养生，因本店在小区楼上，方便客户，特别是艾灸养生项目，调理后改善了许多亚健康人群的不适状态，很受欢迎。

单位地址：福建省福州市台江区安平小区

单位展示：

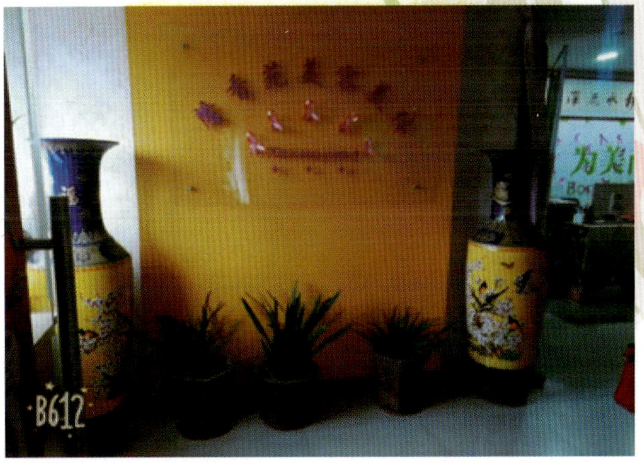

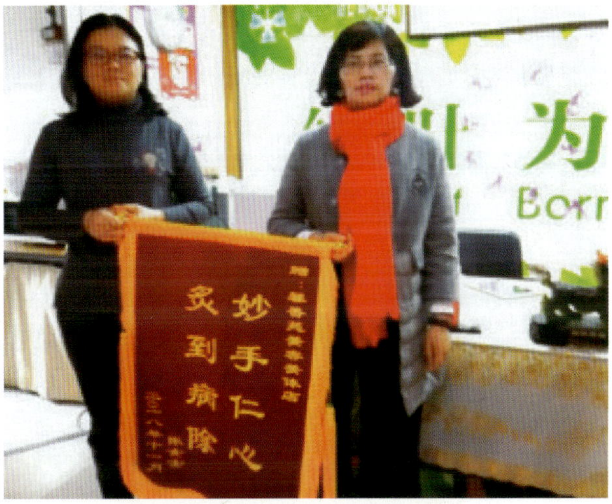

贵夫人美容会所

单位简介：创立于 2002 年，始终从消费者的角度出发，为消费者提供满足需求的服务项目，备受消费者的喜爱，店里的顾客总是络绎不绝。

单位地址：福建漳州市东山县西埔镇中信一期 5 号楼 201 室

单位展示：

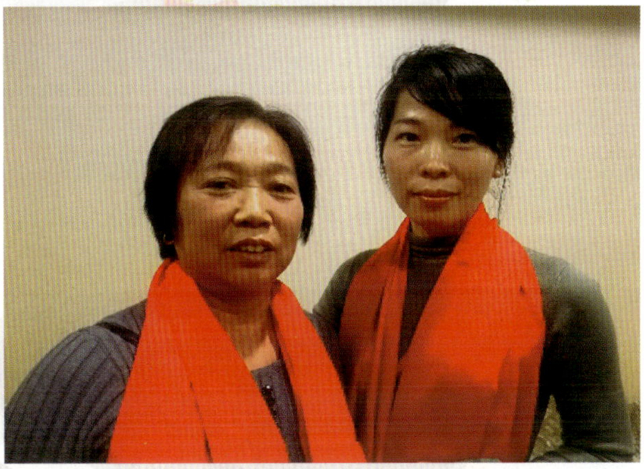

江西省

千禧美容会所

单位简介：位于江西省吉安市安福金岸广场，1988 年 9 月份开业至今。2016 年加盟了灸安康品牌，通过艾灸功效调理了好多亚健康状态客户，得到很多顾客信赖。

单位地址：江西省吉安市安福金岸广场

单位展示：

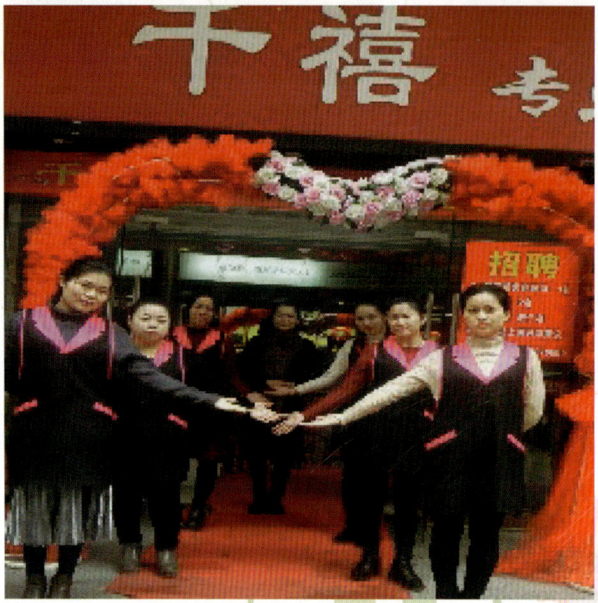

爱尚美美容会所

单位简介：位于江西省赣州市宁都县环西北路，2010 年 7 月份开业至今。爱尚美美容会所是宁都本土集美容美体、健康养生、异域 SPA、营养调理于一体专业连锁型美容机构，也是当地专业性最强、专门解决高品位女人肌肤问题的首席美容名店。目前引进柔嘉艾灸养生技术服务亚健康人群，很受客户信任。

单位地址：江西省赣州市宁都县环西北路

单位展示：

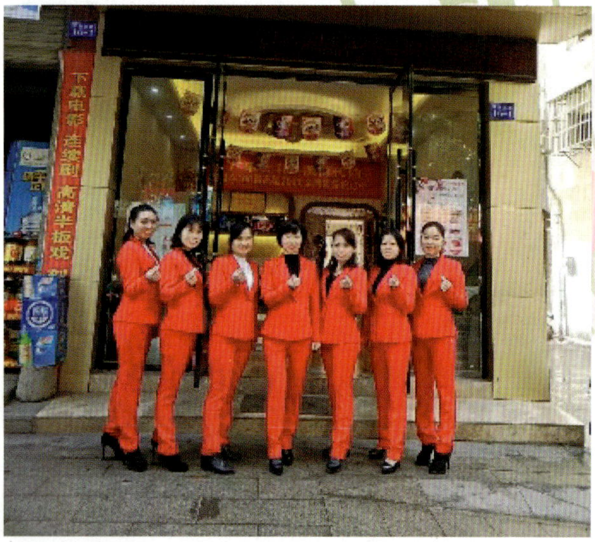

慧艺养生馆

单位简介：慧艺养生馆成立于 2015 年，是一家以美容，亚健康调理为主，2017 年 3 月 1 号引进柔嘉灸安康，店里 99%的客户都用柔嘉灸安康套盒和艾灸调理身体并感受到中医文化的博大精深。接下来再接再厉，全力以赴宣传艾灸文化，让更多的人通过艾灸获得健康和美丽。

单位地址：江西省吉安市吉水县文峰镇文明南京 132 号

单位展示：

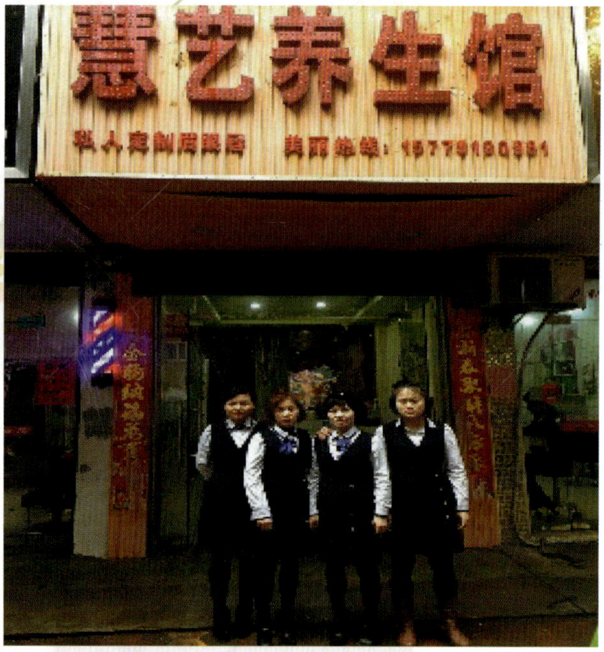

彬瑜养生馆

单位简介：彬瑜养生馆于 2003 年成立，是专注养生，美容，彩妆美甲等多元化为一体的现代养生馆。冰瑜养生馆以艾灸专业的技术，优质的服务呈现在萍乡市爱美女性前面，全力打造健康，打造美成为美容行业第一品牌。

单位地址：江西省萍乡市区步行街汇蓝国际

单位展示：

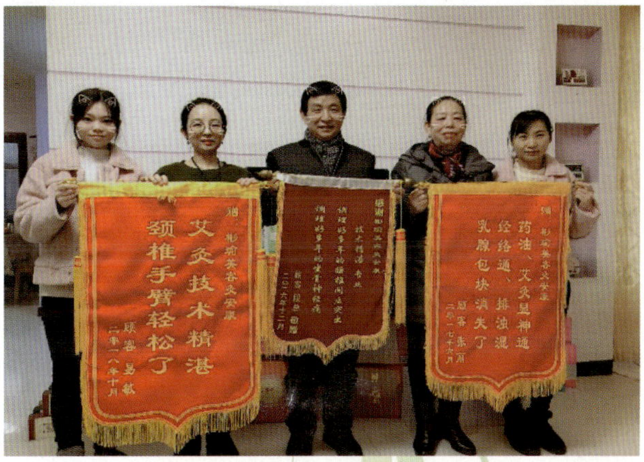

至尊丽人国际美容 SPA 馆

单位简介：至尊丽人坐落于江西省，萍乡市，芦溪县新天地商业步行街，是集养生，美容，彩妆等多元化为一体的现代国际时尚养生馆。爱健康，爱美丽，爱自己，至尊丽人为你量身定做属于您的美。

单位地址：江西省萍乡市芦溪县

单位展示：

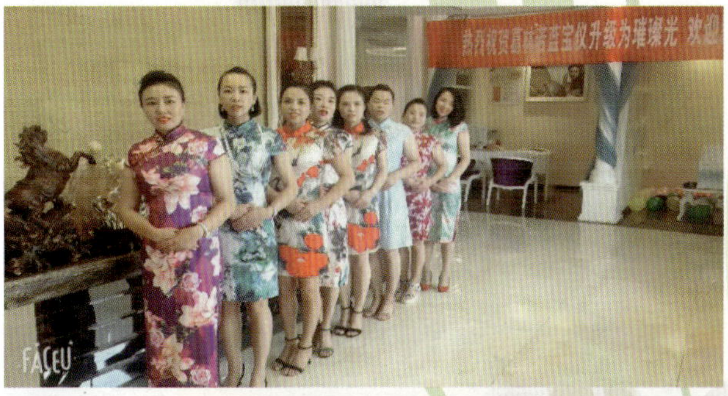

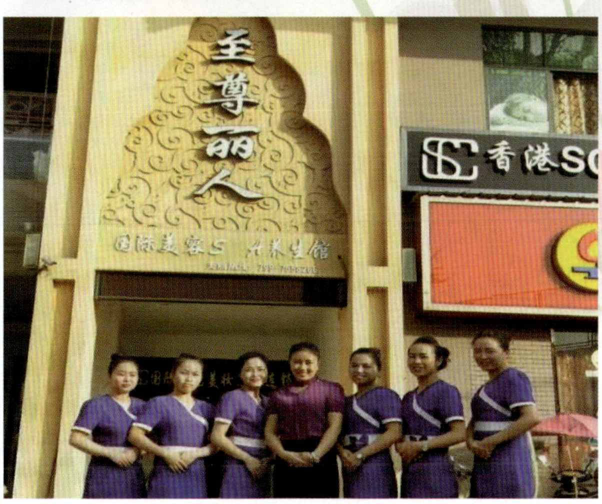

香果国际美容会所

单位简介：香果国际成立于 2006 年，将现代高端女性的身心美化、健康管理作为服务核心，从技术、服务、环境均能让顾客体验到它的细致入微。目前运用中医艾灸养生技术服务广大客户，得到客户信任。

单位地址：江西省抚州市崇仁县

单位展示：

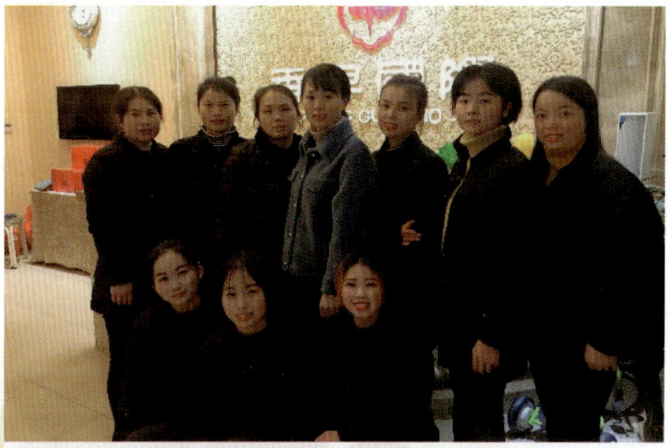

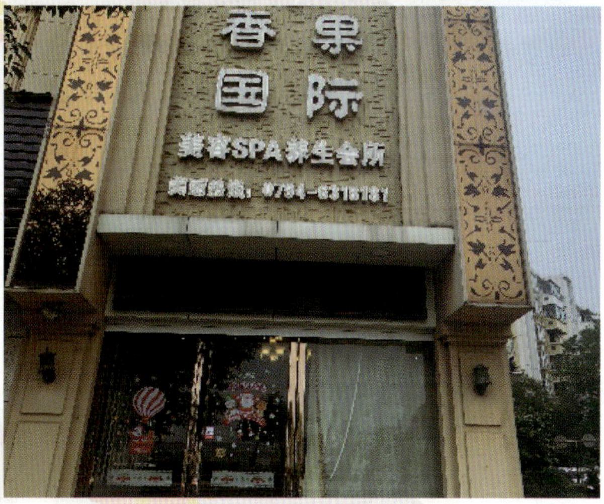

佰丽美容会所

店内简介：佰丽美容会所位于江西省井冈山革命根据地，佰丽美容成立于 2005 年，是井冈山第一家专业的美容养生会所，目前有三家连锁，经历 13 年的诚信服务，会员多达 800 多人，赢得了客户一致赞誉。

单位地址：江西省井冈山革命根据地

单位展示：

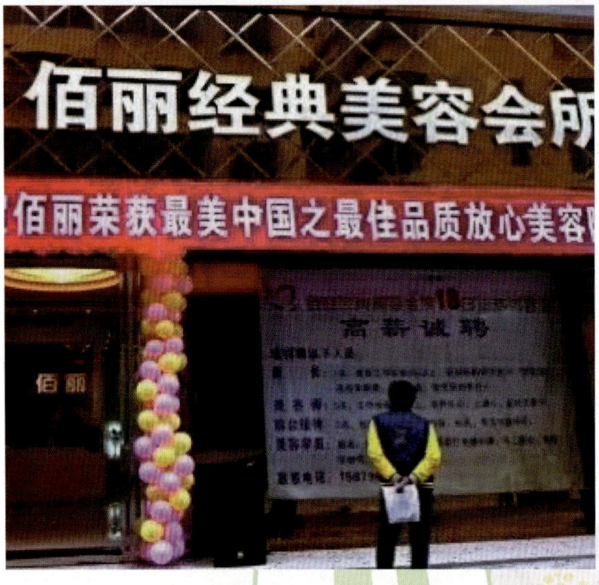

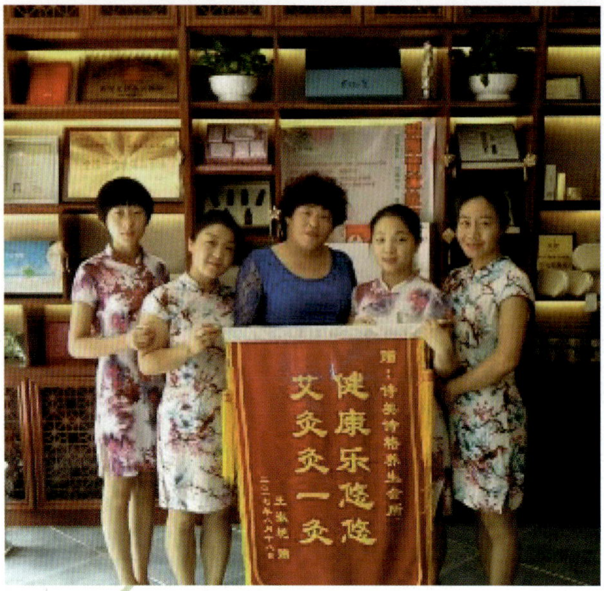

山东省

诗美诗格养生会所

单位简介：

诗美诗格自 1998 年发展至今，由孙均霞女士带领。历经 17 年的磨炼，一直秉承着健康一个女人，幸福一个家庭，和谐一个社会的经营理念。传承着灸安康，灸养中华，传承国粹的艾灸文化，以中医健康养生为本，带领的团队通过不断的学习完善每一个细节，全心全意地去服务好我们每一个顾客。心中带着对每一位顾客的支持与鼓励，我们会更加有信心，承载着大家的信赖与支持，我们团队会更加努力，发展壮大，我们要励志做中医养生名店！为每一位爱美爱健康的顾客带来家的文化，爱的传承！

单位地址：山东省诸城市纺织街 13 号诗美诗格养生会所 0536－6165131

单位展示：

清清养生会所

单位简介：清清美妆自 2013 年发展至今，由李珽女士带领。历经 5 年的磨炼，一直秉承着健康一个女人，幸福一个家庭，和谐一个社会的经营理念。传承着御肤灸，灸养中华，传承国粹的艾灸文化，以中医健康养生为本，带领的团队通过不断的学习完善每一个细节，全心全意地去服务好我们每一个顾客。

单位地址：山东省临沂市兰陵县珠山一路

单位展示：

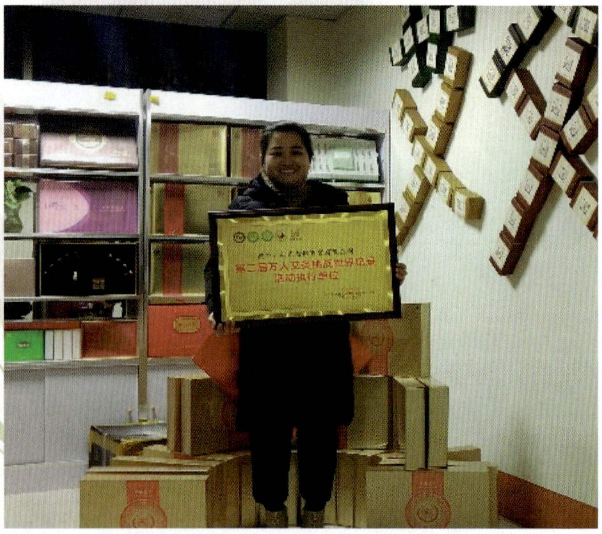

润美塑身养生会所

单位简介：润美塑身养生会所成立于 2006 年，自发展成立至今由冯金辉女士带领，秉承“爱心与美丽，养生与保健”的理念，以缔造美丽与健康为经营宗旨，传承着灸安康，灸养中华，中医养生为本的理念带领团队精益求精，服务好每一位顾客，给每一个家庭带来中医养生的福音。

单位地址：诸城市杨春家园沿街房 B 区 5 号

单位展示：

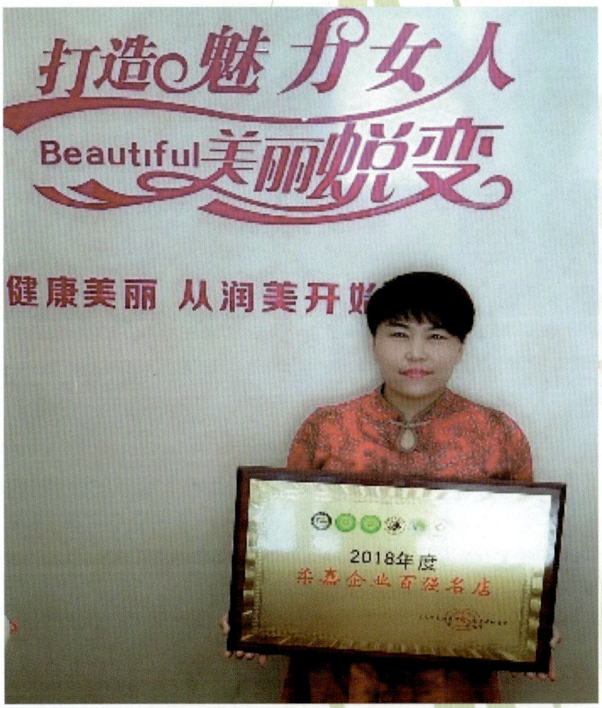

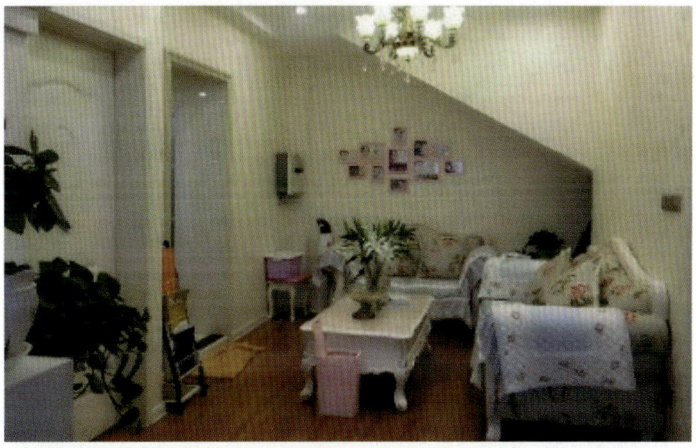

河南省

爱尚美养生会所

单位简介：信阳市潢川县爱尚美养生会所由刘巧云女士带领，面积 400 平方，环境优美，安全，舒心，是一家美容及养生为一体的养生会所，凭着过硬的产品品质，专业技术性的服务团队，让顾客用着放心满意而归。宗旨：贫民消费，贵族享受，立下宏愿誓做艾灸第一，传承艾，分享艾！

单位地址：河南省信阳市横川县

单位展示：

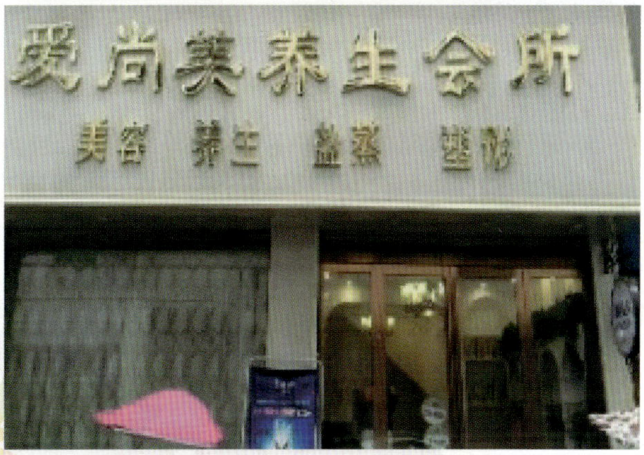

飞姐艾妃养生阁

单位简介：飞姐艾妃养生阁是一家美容养生为一体的多元化经营养生场所，主要以灸养中华传承国粹为理念，以中国传统文化艾灸养生为主导，让艾走进千家万户，健康每个家庭，是我们的责任。

单位地址：河南省洛阳市偃师市

单位展示：

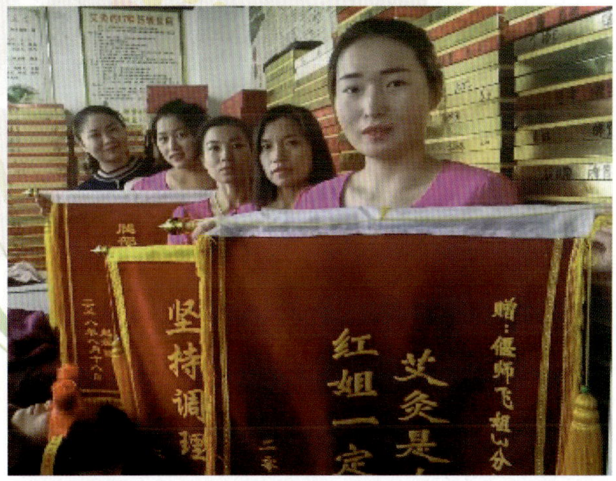

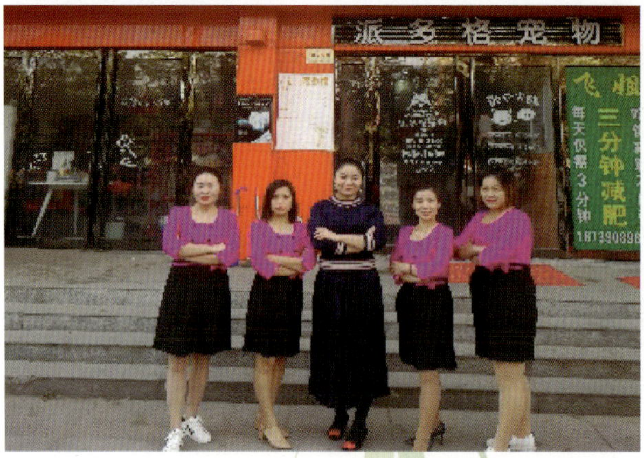

芳草养生

单位简介：信阳息县，芳草养生专注美业 20 年，是一家美容养生精品连锁机构，位于息县众新时代广场地段繁华，店内环境优雅，安全，舒心，优秀的服务团队，专业的技术服务。过硬的产品品质，我们的宗旨：安全第一，服务至上，我们的愿景：打造当地艾灸百年老店。

单位地址：河南省信阳市息县众新时代广场

单位展示：

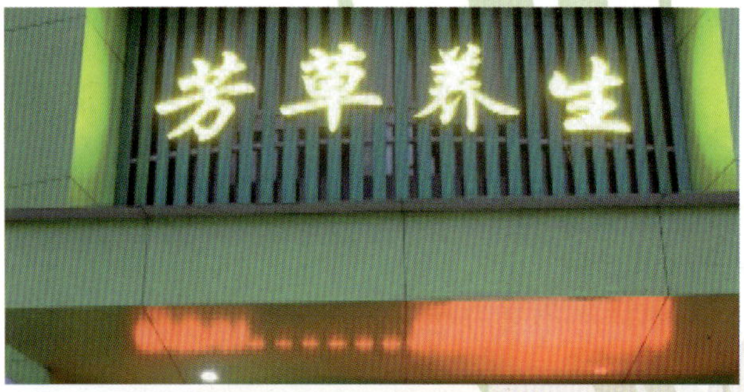

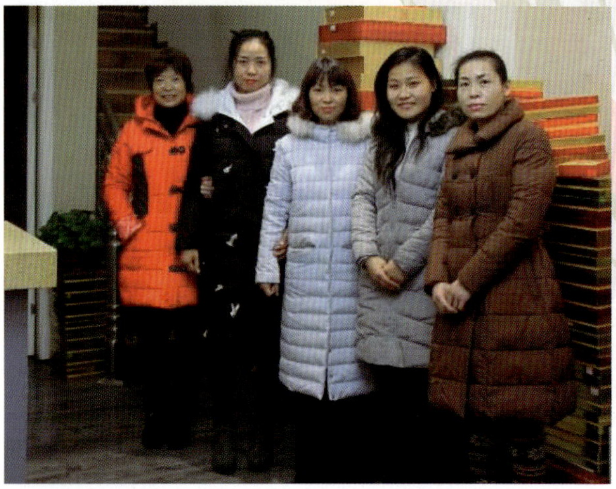

蔡丽养生会所

单位简介：蔡丽美容生活馆由专业设计团队和管理团队打造的新贵顶级美容生活馆。先进的美容设备和完善的配套设施是集美容，美体，养生保健，休闲，商务于一体的顶级女子专业美容生活馆。

单位地址：河南省新乡市牧野区中原路与劳动路交叉口向西 150 米路北

单位展示：

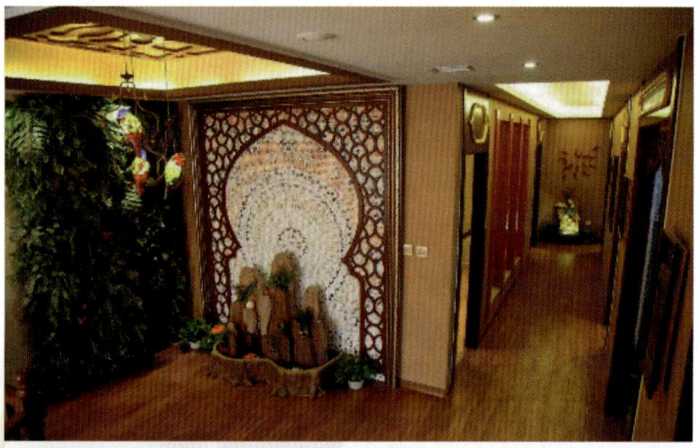

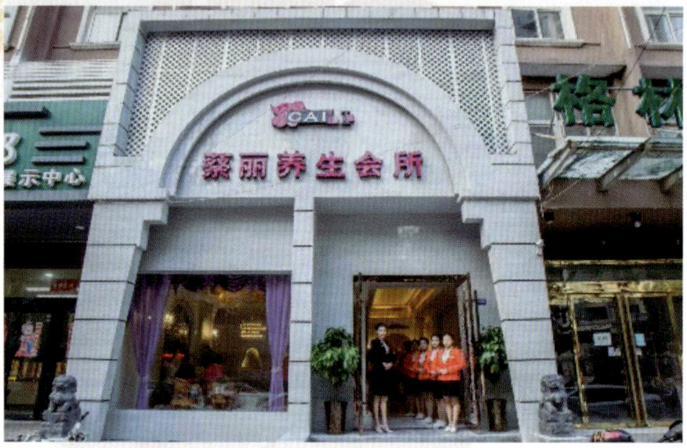

中外美研会

单位简介：中外美妍会成立于 1998 年，是一家以美容养生为主的专业会所，2016 年引进柔嘉科技旗下灸安康品牌，到目前为止 90%以上的顾客都用上了柔嘉科技灸安康艾灸调理身体，都得到了非常明显的效果，感受到中医文化的博大精深，接下来我们会再接再厉，大力宣传和推广柔嘉科技灸安康艾灸，让更多的人通过我们的艾灸获得健康。

单位地址：焦作市温县古温大街中段中外美妍会

单位展示：

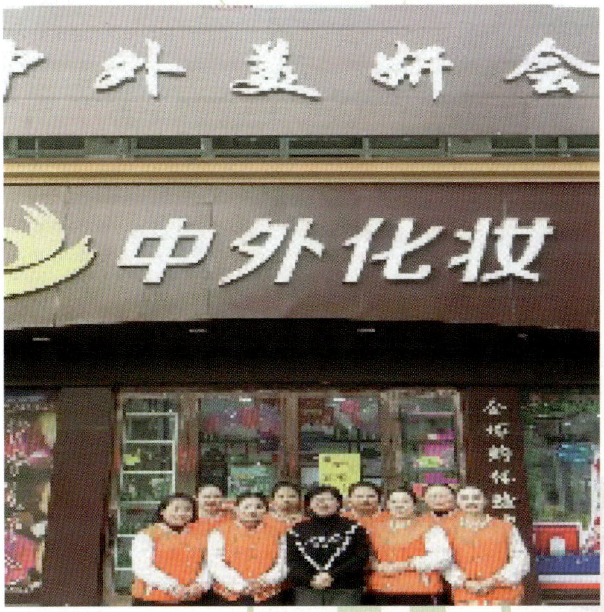

艾灸养生馆

单位简介：孟州艾灸养生馆，面积 120 平方，艾灸养生馆是一家以中里康艾灸单项目为主调理健康体质的理疗养生会馆。孟州艾灸养生馆始终秉承“打造健康，做有福报的事业”的经营理念，立足成为养生、健康理疗等特色项目为一体的专业艾灸理疗会所。

单位地址：孟州花封街与大定路

单位展示：

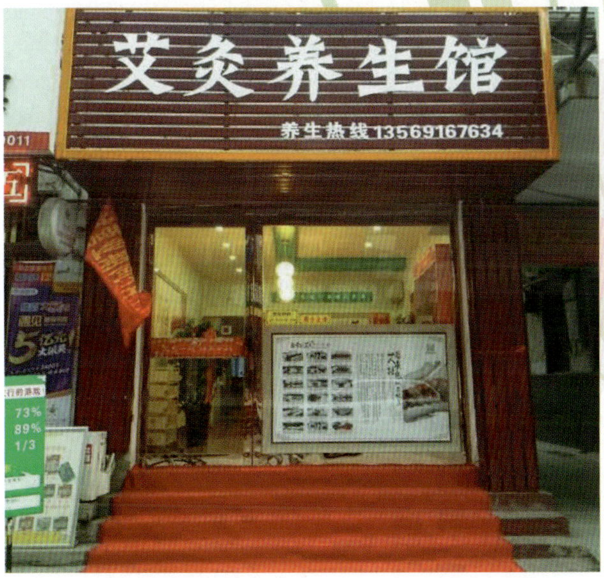

洛阳女人世界

单位简介：坐落于洛阳新区黄金地段，室内面积约 200 平方米。女人世界是一家提升女性幸福指数的连锁性连锁美容养生理疗机构。女人世界始终秉承“创造美，奉献美”的经营理念，坚守“顾客第一，服务第一，技术第一”的行为准则，不断地创新自己，提升自己，采用独特的中医养生经络理疗为指导，加上现代的高新技术，立足成为集美容、养生、健康理疗等特色项目为一体的专业女子美容会所。

单位地址：河南省洛阳新区

单位展示：

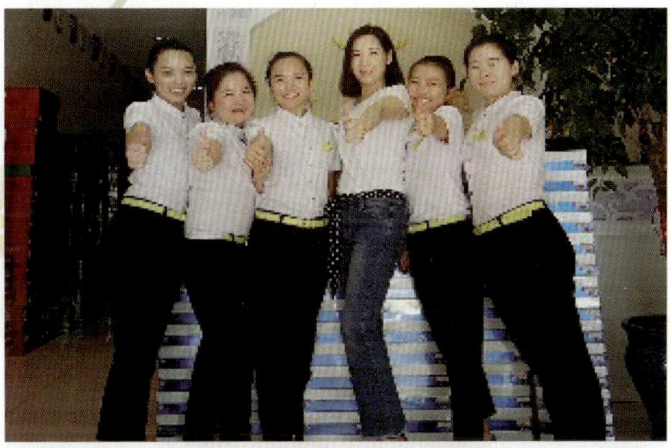

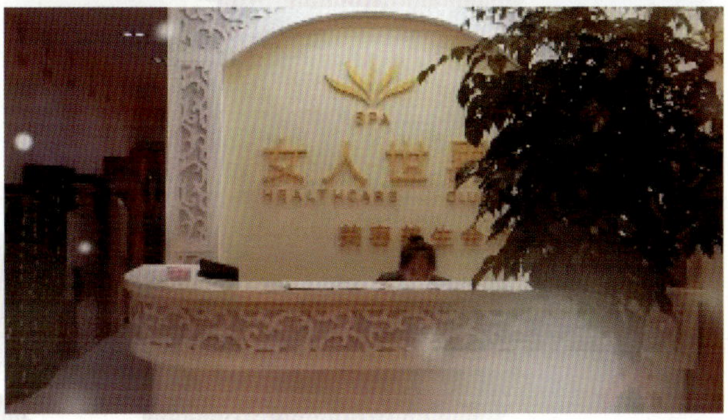

艺手则天中医养生美容

单位简介：河南濮阳市艺手则天中医养生美容专业调理机构，有 20 年的发展历程，在本地具有良好的口碑与知名度。很多年来一直专注于健康美容，从内到外的美丽，打造完美女性。引进柔嘉怡灸堂品牌后，得到客户的一致好评，本院的专业性获得极大提升，把亚健康调理做得更加科学化，专业化。并且使本院在当地更权威并得到一致好评。

单位地址：河南省濮阳市

单位展示：

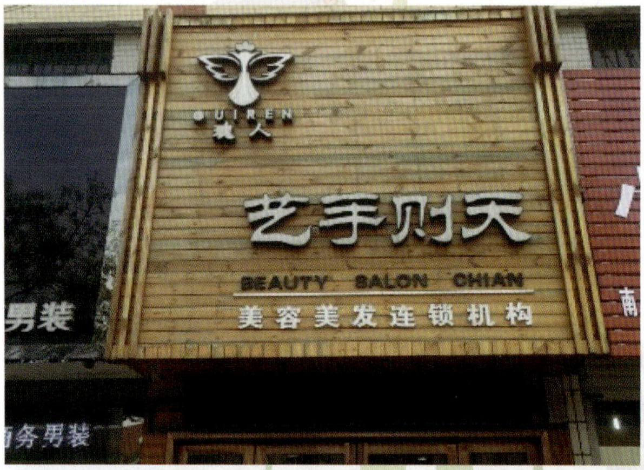

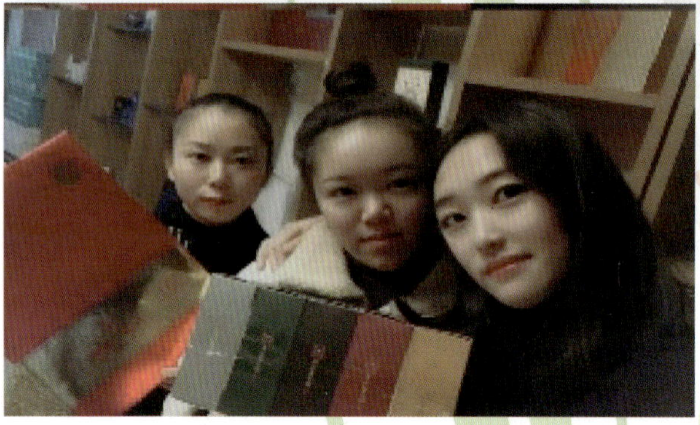

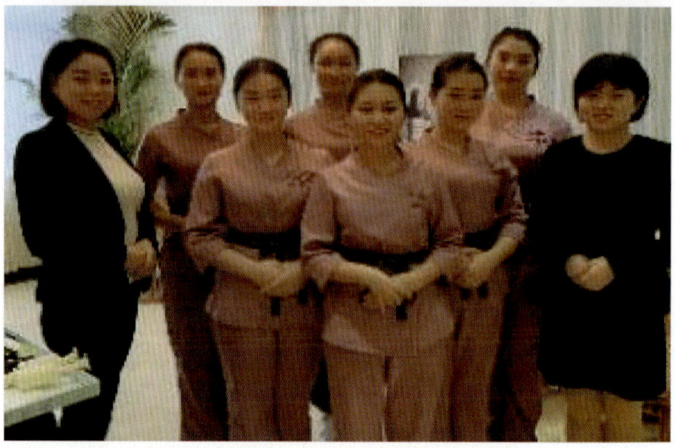

娇兰美容养生会所

单位简介：娇兰美容养生会所自引进柔嘉怡灸堂艾灸品牌，弘扬中华艾灸养生，专业调理亚健康技术的专业性得到了极大的提升，从此给众多顾客带来了健康的福音。

单位地址：河南省平顶山市

单位展示：

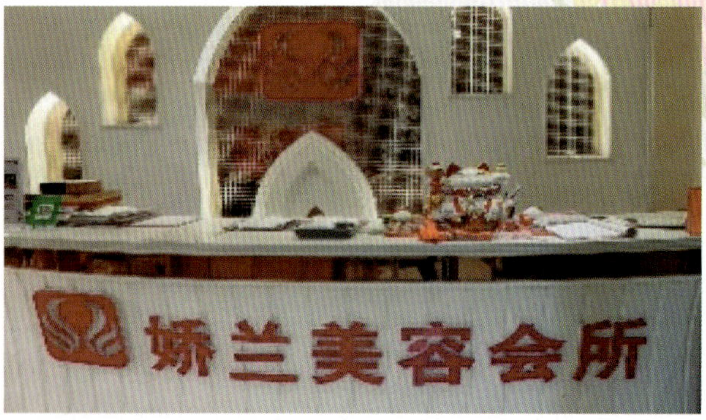

湖北省

至尊国际美容健康连锁机构

单位简介：至尊国际美容健康连锁机构由丁慧芬女士于 2007 年创立，是一家集美容、养生、人才培养于一体的连锁经营企业。公司历经十年的拼搏奋斗与艰苦努力，已经成功开设了三家美容养生实体店、一家皮肤修复健康管理中心、一家化妆品公司、一家美容培训学校。引进柔嘉艾灸项目，专注艾灸养生，服务广大客户，收到客户良好的口碑。

单位地址：湖北省汉川市西湖大道福星城 C2-1

单位展示：

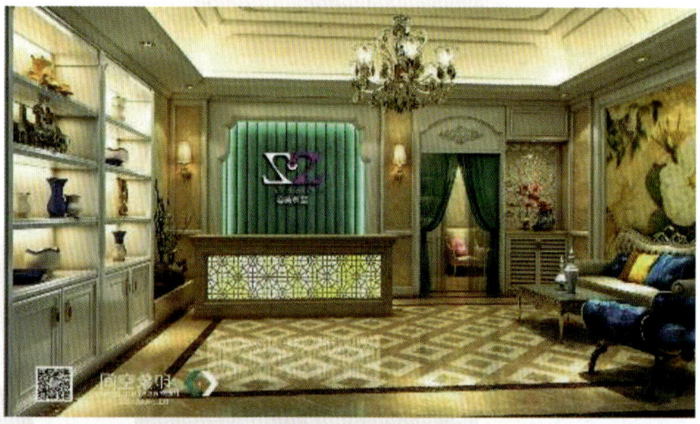

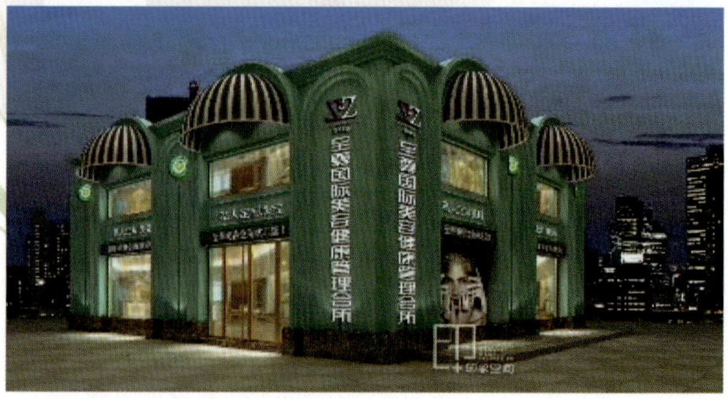

天姿美容健康管理中心

单位简介：天姿美容（原名武汉天姿美容院）是一家集皮肤护理、亚健康调理、心理疏导、极品纹绣、高端仪器于一体的大型综合美容健康管理中心。目前引进艾灸项目，调理好很多亚健康状态人群，收到客户良好的口碑。

单位地址：湖北省武汉市

单位展示：

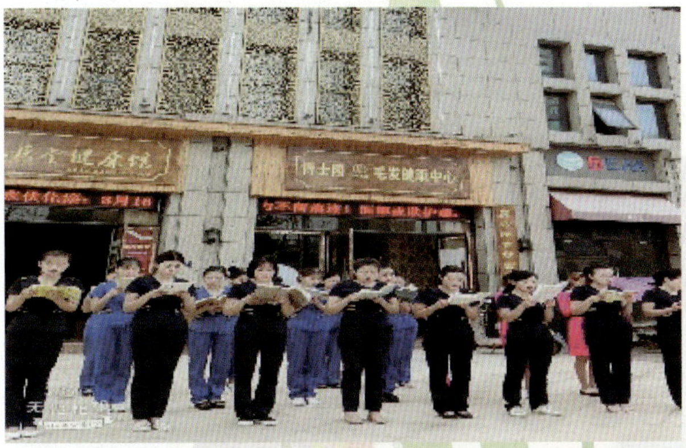

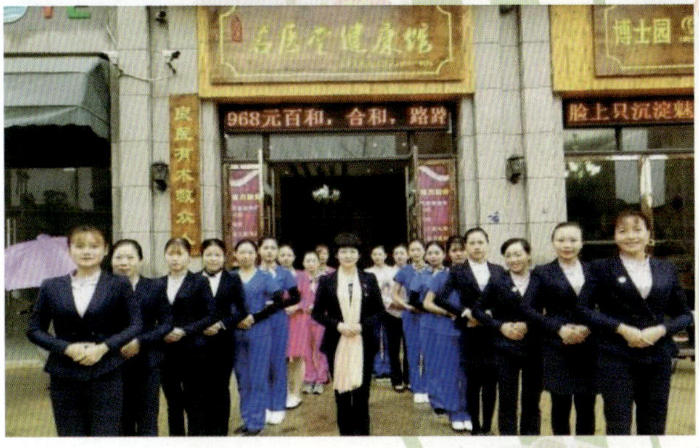

裁发轩 · 爱芙美美容

单位简介：本店有 15 年历史店有 300 个平方，8 张床目前有七名美容师，稳定顾客有 80 人，店内特色项目有面部红参品牌，身体的通络养疗，柔嘉臀疗私密灸，艾灸更是深得广大客户的信赖与认可，技术优势得以柔嘉艾灸的 18 大阵法效果有保障，艾灸有着中华几千年的文化医药基础，属于特色项目具有普及性高的特点，对店的口碑宣传起到至关重要的作用，通过这个项目顾客对我们店的信任度及员工的认可度大有提升，抗高温，防烫伤，还有五行八卦的功效，让艾柱的药性发挥得淋漓尽致。

单位地址：湖北省宜昌市秭归新县城平湖大道工商银行门面右侧 3 号

单位展示：

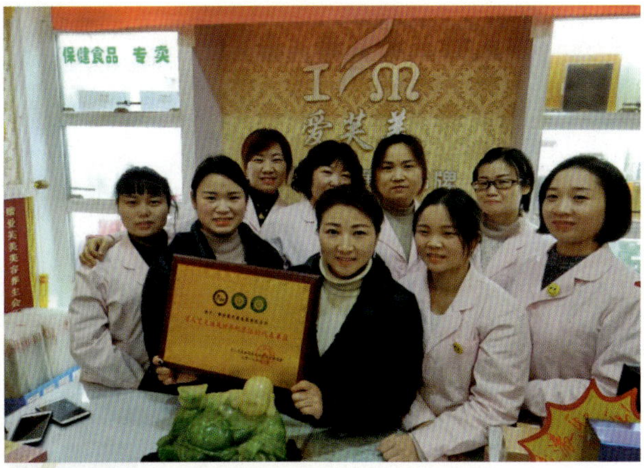

湖南省

株洲柔嘉中医养生美容连锁

单位简介：株洲柔嘉中医养生美容是一家以亚健康调理、健康管理、美容为主，结合当今社会人群需求提供特色的调理及美容等服务。特色柔嘉艾灸在短时间内让大部分顾客受益，让更多的人通过艾灸获得健康。

单位地址：湖南省株洲市天元区山水文园 21 栋 201

单位展示：

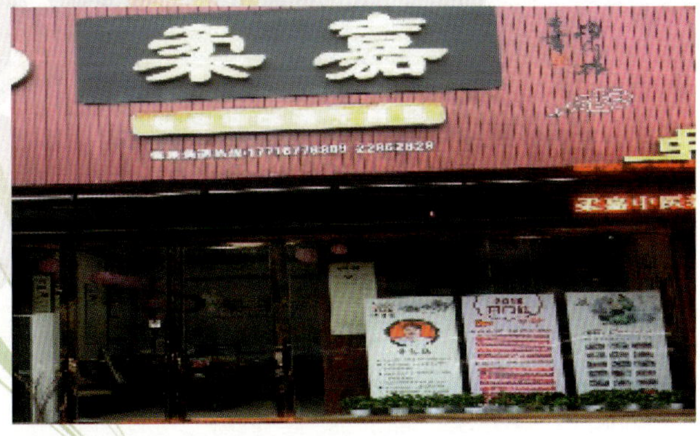

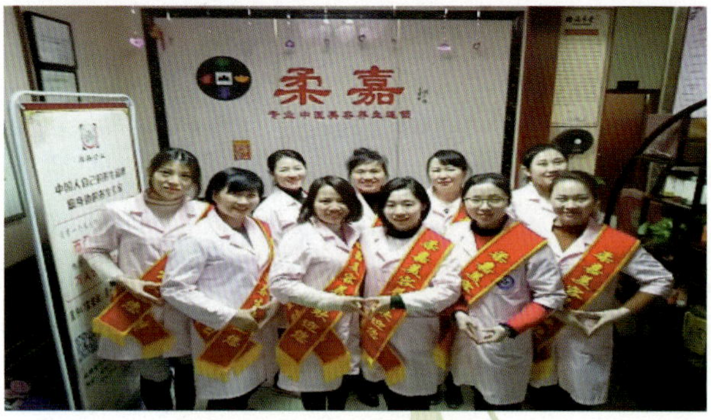

悦美荟牛角松筋美容馆

单位简介：悦美荟牛角松筋美容养生馆成立于 2015 年，是一家以医疗式复健按摩手技牛角松筋为主，致力于每位结缘牛角松筋的会员远离酸麻胀痛，远离亚健康，2016 年 6 月引进柔嘉御肤灸艾灸，让更多的人通过艾灸获得健康。

单位地址：湖南省永州市道县潇水中路恋宛小区

单位展示：

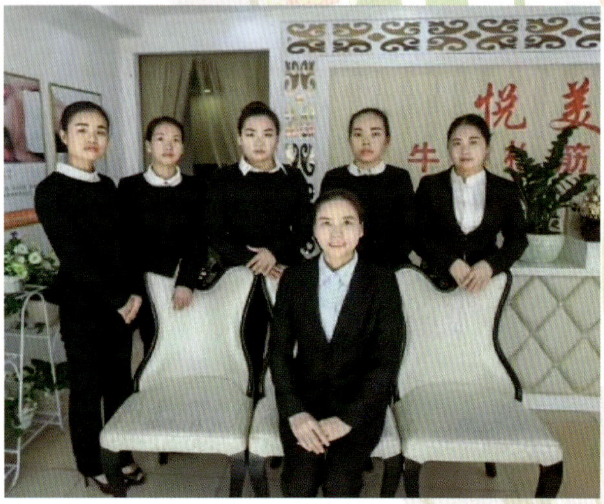

神话美容

单位简介：神话集团由 2000 年 3 月 8 号创建，整个集团拥有：一家 500 平方米连锁整形医院，一家 800 平美容养生亚健康调理中心，一家产后恢复调理中心，一家头疗养发中心。集团项目：整形，高科仪器护肤，美容养生，产后恢复，亚健康治疗调理，中药头疗养发，减肥纤体，能量房汗蒸排毒，心灵瑜伽，半永久纹绣，大健康基因检测，身材管理形象设计。诚信经营很受广大消费者欢迎。

单位地址：涟源市涟源宾馆综合楼-神话国际美业

单位展示：

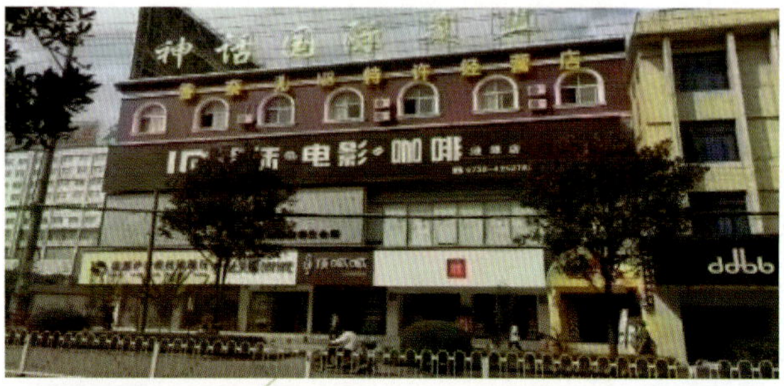

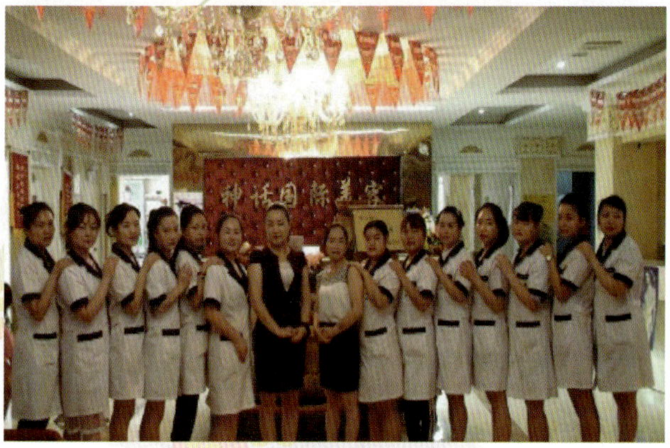

吴燕美容

单位简介：吴燕美容旗舰店位于新田县体育馆对面，经营面积达 600 平方，有 25 年的经营过程。项目包含有：整形，高科仪器护肤，美容养生，艾灸，亚健康治疗调理，减肥纤体，心灵瑜伽，半永久纹绣，大健康基因检测，身材管理形象设计。真正做到把健康、美丽带给全县爱美女士。

单位地址：湖南省永州市新田县秀峰街 746 号（一店）；湖南省永州市新田县中山商业广场二楼（二店）

单位展示：

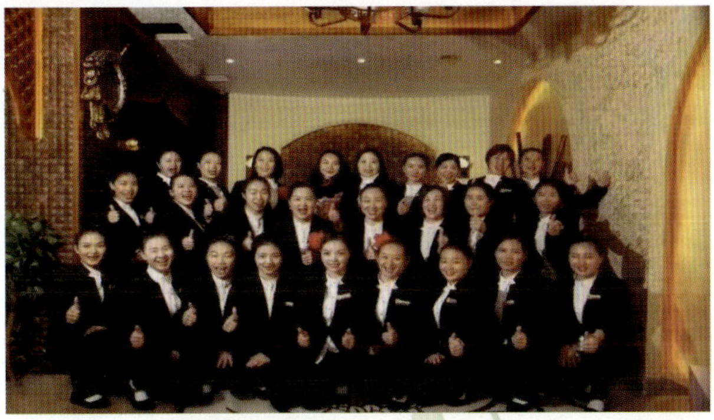

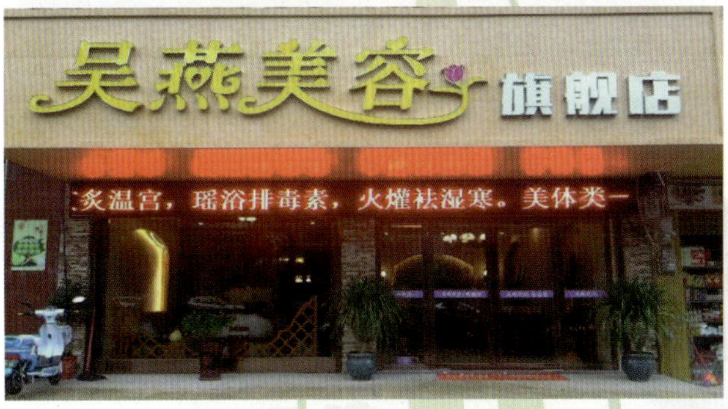

邵东芭妍国际美容

单位简介：邵东芭妍国际美容成立于 2011 年，秉承与人为善、顾客至上的宗旨，弘扬中医传统养生文化、导入现代科技美肤理念，为顾客提供全方位的养生、美容、健康管理服务。

单位地址：湖南省邵东县竹岭路 306 号兴林汇景 1 栋 3 单元二楼

单位展示：

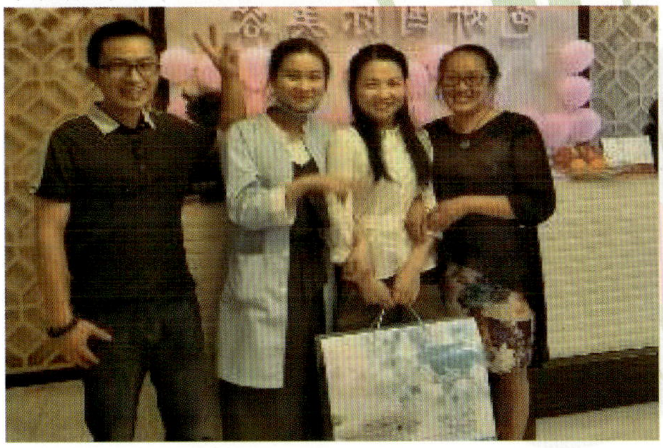

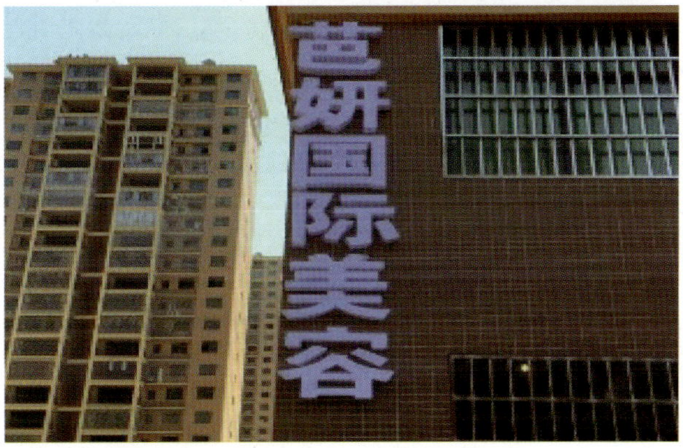

菡美美容养生机构

单位简介：菡美美容是一家集美容美体、健康养生、医学美容于一体的专业美容养生机构。经历 13 年的诚信服务，赢得了当地各界的一致认可。菡美将现代高端女性的身心灵美化，健康管理作为服务核心。从技术服务上让顾客得到全方位的改善及放松。

单位地址：湖南省邵阳市洞口县文昌北路移动公司对面碧玉商行三楼

单位展示：

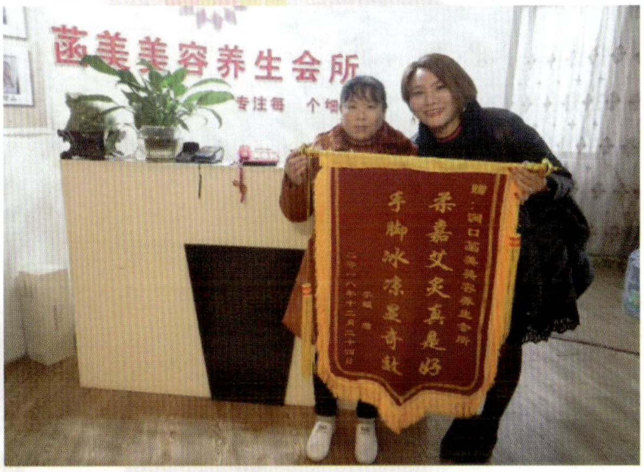

靓颜美容养生会所

单位简介：本会所创建于 2012 年，是一家集健康管理、美容养生、医学美容、中医理疗、专业纹绣、美容咨询等多项专业美容服务项目为一体的中高档美容院。本店具有丰富的理疗特色项目：艾灸疗法、功夫肩颈、功夫头灸、其技术能解决现代人的颈椎常见病症、如颈椎上下粘连（富贵包）、左右偏歪、高低肩、含胸、颈肩综合征等亚健康，以及中医养生疗法、针对穴位定点调理。靓颜美容本着以人为本、以质为先、至诚至真、尽善尽美的经营之道和诚信的经营理念，为每一位客户提供高优质的服务。

单位地址：湖南省张家界市慈利县御景中央 4 栋 2 楼

单位展示：

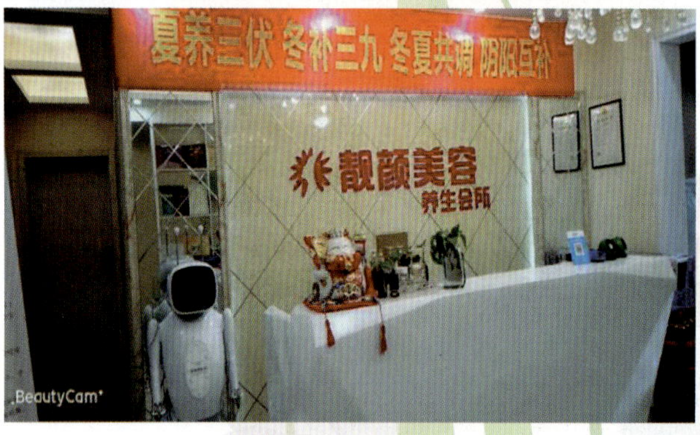

明颜善体堂美容养生会所

单位简介：明颜善体堂美容养生会所具有美容、美体、SPA、养生、理疗、私密、微整、时尚等八大领域的综合服务。其特色项目有经络魔罐瘦身、柔嘉艾灸、微整私密、水疗汗蒸、瑶浴香熏、青春定格、逆转时光等。是人们面临着生活节奏压力的同时，可以放开身体的重负，追求身心放松愉悦，调节身体机能各方平衡，兼具美容与养生功能的会所。

单位地址：攸县中心大道长鸿一号（移动公司隔壁）B 座 802

单位展示：

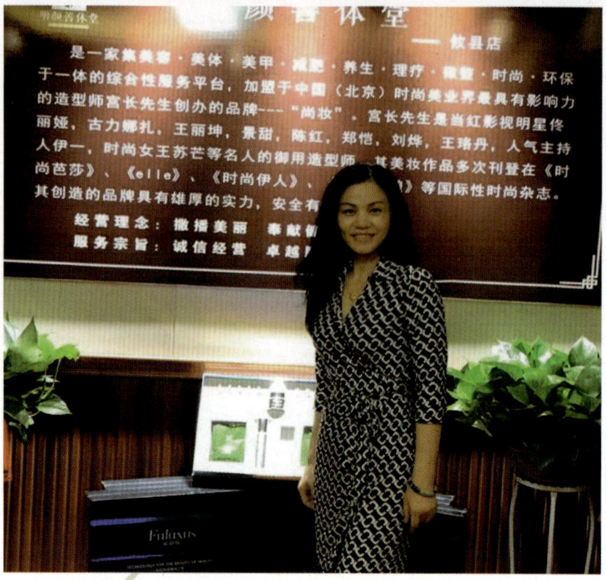

施美美容

单位简介：施美美容创立于 2006 年，从一家美发单店到现在的集美容，养生，纹绣，身材管理，医学美容，大健康疗养，培训教育的连锁经营机构，一直秉承着“善施者美，诚信利他”的经营理念，用心，用情，用爱去传播健康和美丽。

单位地址：湖南省长沙市

单位展示：

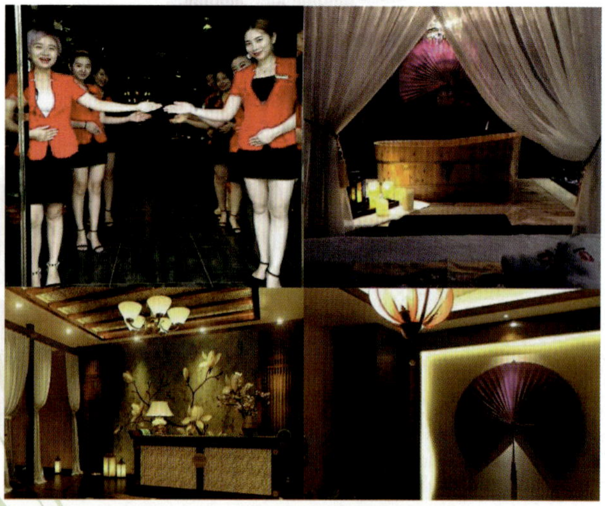

广东省

韶关伊媛会美容养生会所

单位简介：伊媛会美容养生会所创立于 2016 年，位于美丽的旅游胜地韶关，总店位于武江区御龙湾商业街；分店位于浈江区碧桂园翠林山语小区；近年来本会所一直以稳健步伐，脚踏实地，以一米宽，一百米深的专注，不断学习，培养团队各项技能，用高标准，优服务来满足我们的贵宾，得到了韶城许多企业家及爱美人士的广大好评，我们会继续以“成就顾客健康美丽”为宗旨，为各界爱美人士提供更健康和美丽的平台。

单位地址：广东省韶关市浈江区五里亭碧桂园翠林山语一街综合楼 201（商铺）广东省韶关市武江区新民路御龙湾商业街 A8～105

单位展示：

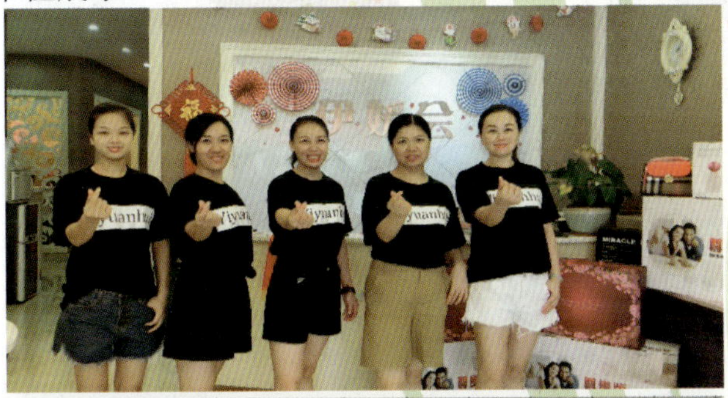

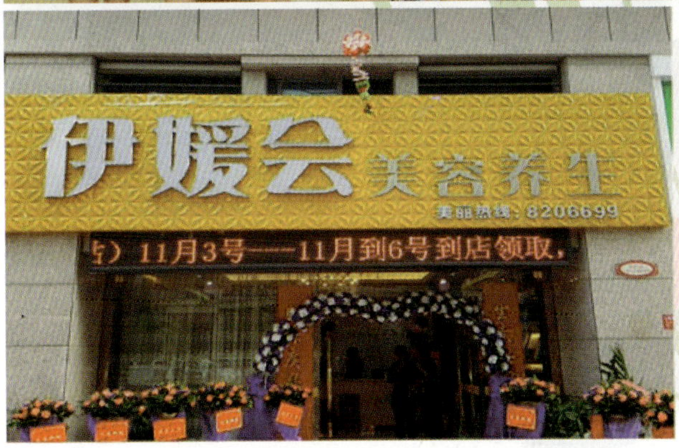

三水群美 SPA 美容会所

单位简介：佛山市三水群美 SPA 美容会所创立于 1993 年，专注美容、养生 25 年。2014 年引进柔嘉灸安康至今，客户的普及率达 98%。对我们的产品满意度极高，客户一面面锦旗是对我们最大的认可。我们会再接再厉，传承艾灸，传承中医养生文化。

单位地址：广东省佛山市三水区西南街道三达路汇丰花园西门 28～30 号铺；广东省佛山市三水区西南街道德兴路 23 号二楼

单位展示：

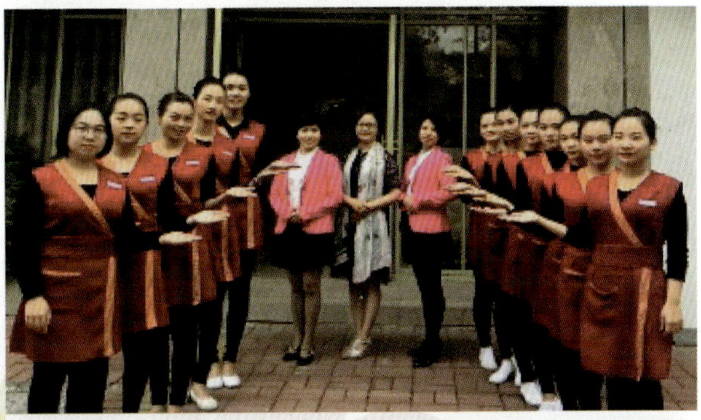

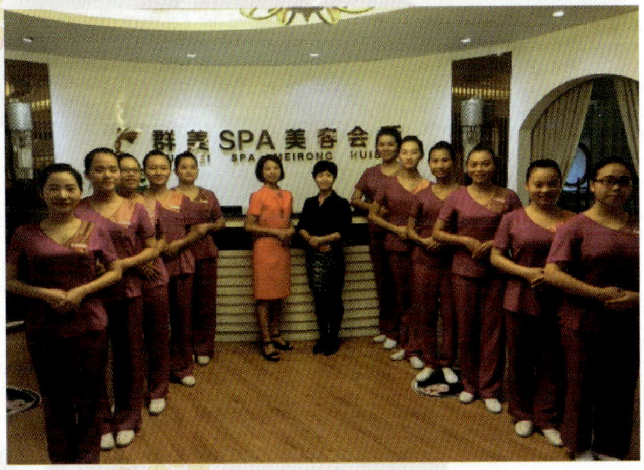

维雅娜

单位简介：维雅娜成立于 2010 年，目前拥有 4 家直营店和多家产品加盟店，直营店总营业面积达 1000 多平方米，会所集美容，美体，艾灸养生，抗衰，科技美肤为一体，希望把天下所有女人打造成积极阳光·高贵自信的完美女性。

单位地址：东莞市南城区黄金路一号天安数码城 F1 栋第一层 103 单元

单位展示：

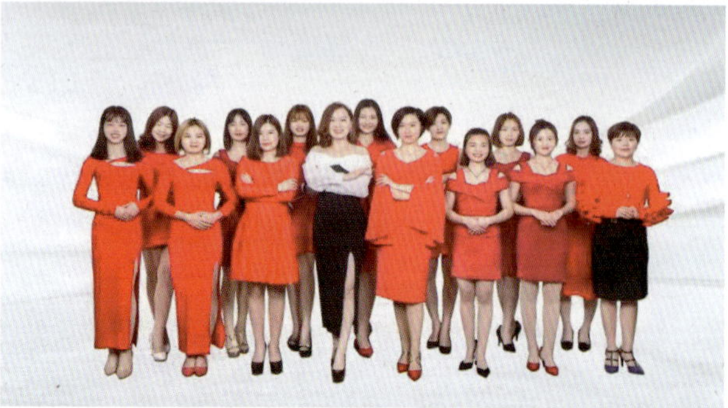

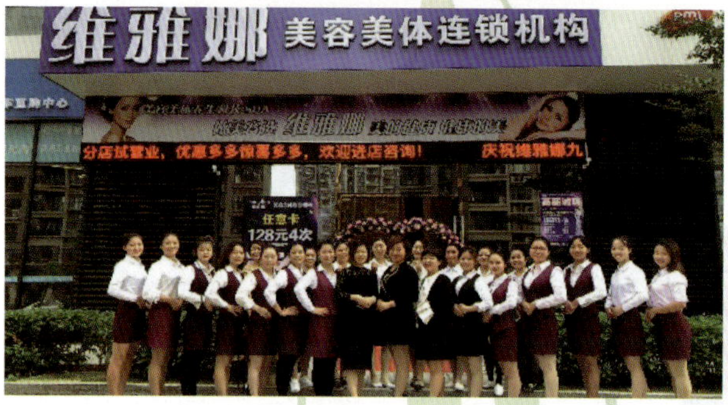

广西壮族自治区

佳燕美美容养生会所

单位简介：创始人：覃小燕，2006年开第一分店，至2018年共开了十二家店。企业使命：帮助每个顾客变得美丽、时尚、健康。企业精神：诚实稳重、学以致用、感恩团结、专业负责、感动服务、坚持到底。

单位地址：广西壮族自治区玉林市容县江北西路108号

单位展示：

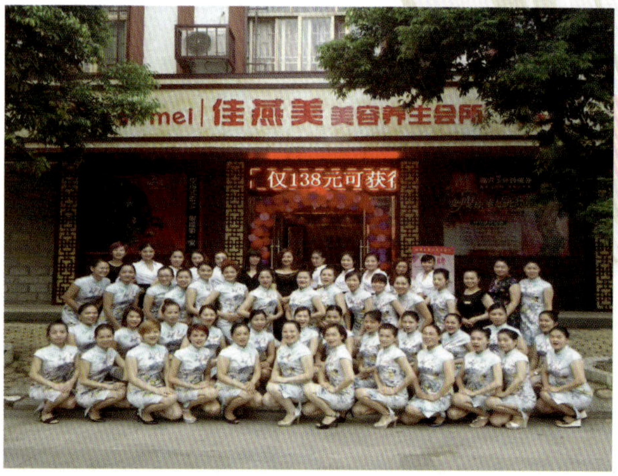

桂平纤百态美容养生会所

单位简介：本店成立于2008年，是一家以美容、亚健康调理、产后修复为主，2012年7月引进柔嘉灸安康艾灸，大部分顾客都用艾灸调理身体并感受到中医文化的博大精深，接下来再接再厉，大力宣传艾灸文化，让更多的人通过艾灸获得健康。企业的使命：以人为本，诚信经营。

单位地址：广西壮族自治区桂平市七星花苑别墅区商铺B7-8铺

单位展示：

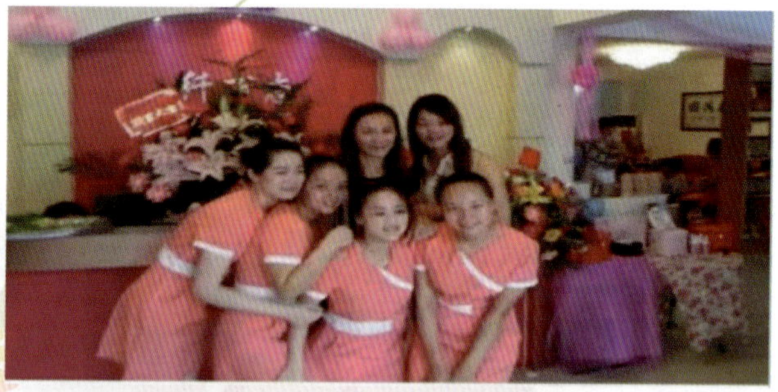

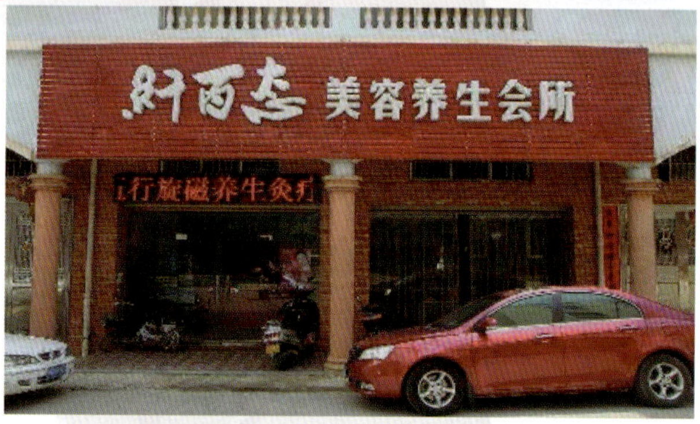

四川省

卓越名妆美容养生馆

单位简介：卓越名妆美容养生馆成立于2012年，是一家以美容，亚健康调理为主，2018年4月引进柔嘉艾灸，大部分顾客都用艾灸调理身体并感受到中医文化的博大精深，接下来再接再厉，大力宣传艾灸文化，让更多的人通过艾灸获得健康。

单位地址：四川省西昌市冕宁县东街老公安局旁

单位展示：

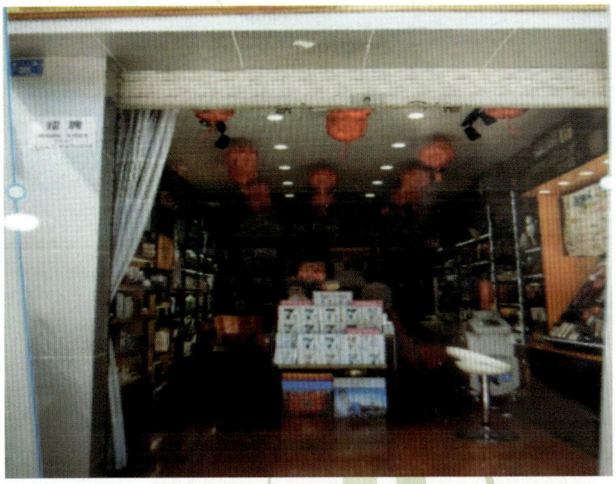

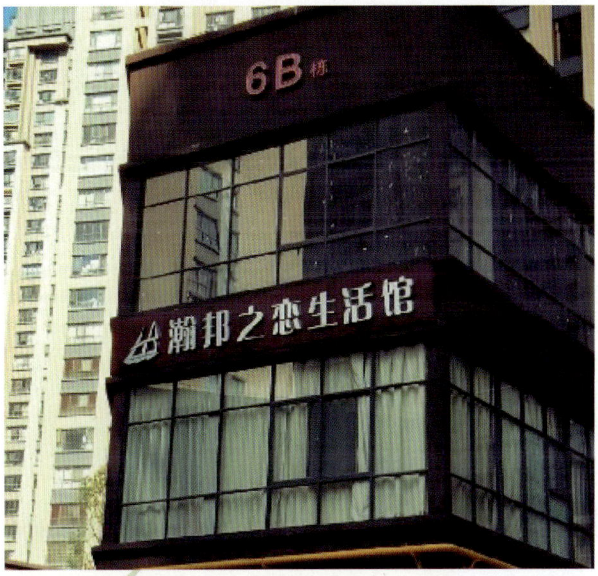

云南省

瀚邦之恋生活馆

单位简介：瀚邦之恋生活馆自成立以来，立志于中国传统文化艾灸养生的推广和执行，在阴阳、五行、天人合一等哲学思想指导下，重视“阳气”与“胃气”，以“整体观念”调理每个人的体质，以“治未病理念”传播中华艾灸文化。遵循自然规律，按二十四节气养生周期，有针对性地给出调理方案。自开业以来，调理效果显著，顾客多年的胃病、关节疼痛、痛经、更年期综合征等等得到了很大改善，某些囊肿性问题缩小，甚至消失。店内顾客高度认可艾灸文化，普及率达100%，在当地社区拥有良好口碑，成为社区的健康守护者。

单位地址：云南省昆明市龙泉路实力壹方城花千集商业街6B栋二楼

单位展示：

靓颜阁

单位简介：靓颜阁一直以顾客至上，服务没有终点，以顾客的需求为己任，不断的自我更新自我学习，主导亚健康调理，传承中医养生文化，倡导“灸养中华，传承国粹”的信念，我们努力为大家打造一个温馨的场所，让每一个家人得到全身心的放松。

单位地址：大理州漾濞县苍山西镇苍山西路55号

单位展示：

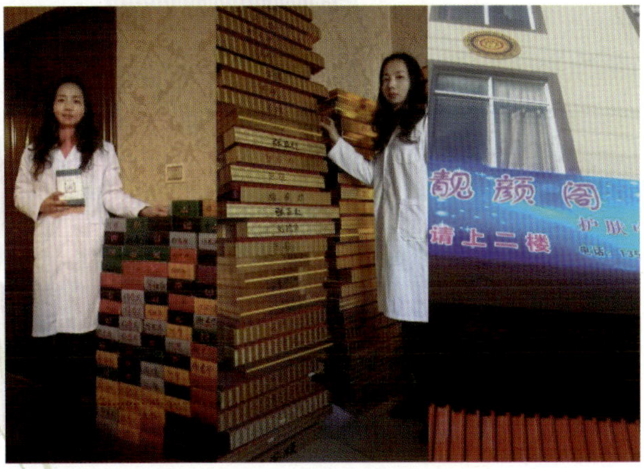

秋汇美容

单位简介：秋汇，成立于2001年，至今18年。是一家以美容，亚健康调理为主，2015年引进柔嘉本韵艾灸，大部分顾客都用艾灸调理身体并感受到中医文化的博大精深，接下来再接再厉，大力宣传艾灸文化，让更多的人通过艾灸获得健康。

单位地址：云南省大理州巍山县大仓镇大仓开发区（1 分店）；云南省大理州巍山县南诏镇龙井园德克士对面（2 分店）

单位展示：

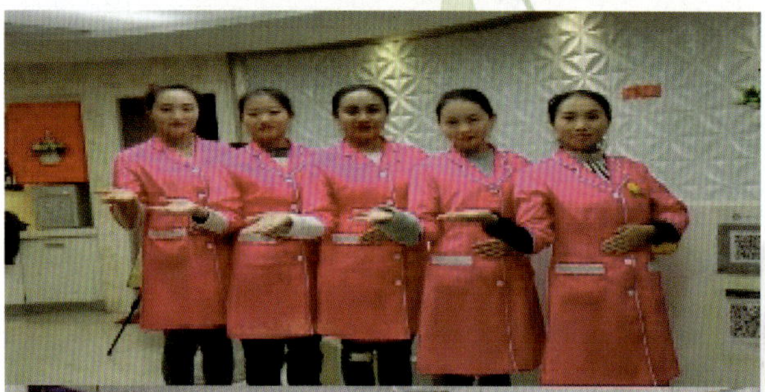

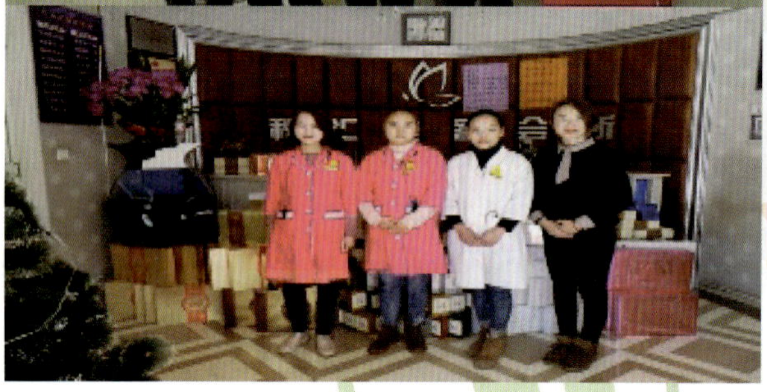

陕西省

九九艾堂艾灸馆

单位简介：九九艾堂艾灸馆位于陕西省宝鸡市凤翔县南环路，是一家核心帮助顾客规划身体健康的中医养生理疗中心，帮助顾客调理身体，认知生命，提升生活品质。自开店以来，一直秉着以人心作为经营基础，以良心作为经营标准，以爱心作为经营氛围，以人才作为企业根本，始终坚信人才是企业的最大财富。九九艾堂，秉承着“道法自然，天人合一”的道家养生思想，“不治已病、治未病”的中医养生理论基础。健康的身体与生活工作环境、与生活规律、饮食习惯以及与人之间和谐关系等等有关，所谓“人是小天地，天地乃大人身”。九九艾堂，以《中医体质辨证》为指导，所谓“人有千万，分为九种”，辨清每个人的体质，因人施保，因人施养，以人为本，即是“体质养生”。所以，九九艾堂是一家以“中医体质辨证”“中医经络疏通”“中医配穴艾灸疗”的中医健康养生理疗中心。

单位地址：陕西省宝鸡市凤翔县

单位展示：

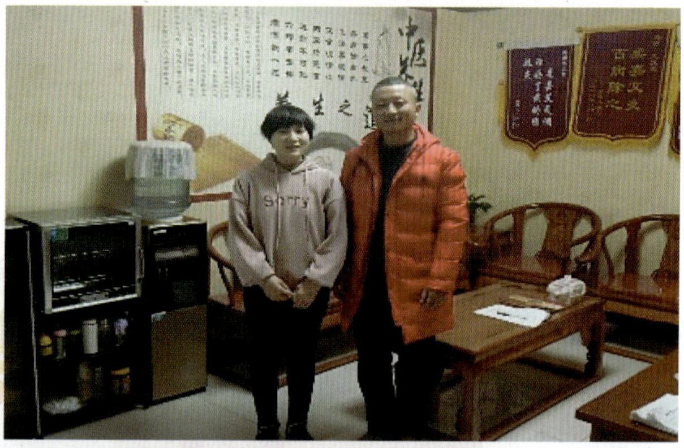

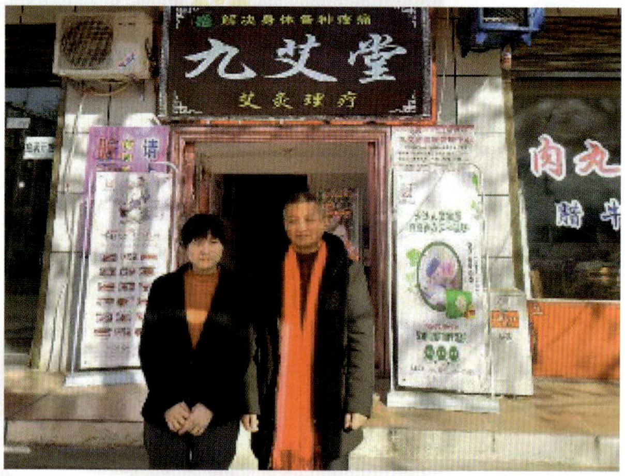

“非药物疗法”推广活动参与单位一览表

主办单位：中国中医药研究促进会非药物疗法分会

承办单位：郑州美群健康信息咨询有限公司

代表单位：河南 美群集团加盟店
参与代表：路景英

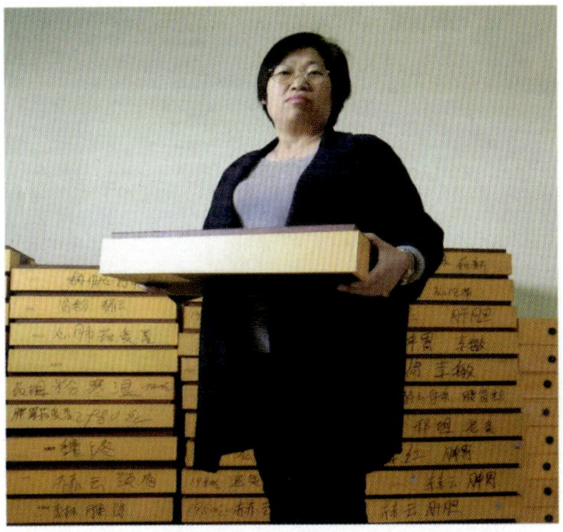

代表单位：河南 简美女子养生馆
参与代表：杨宗伟

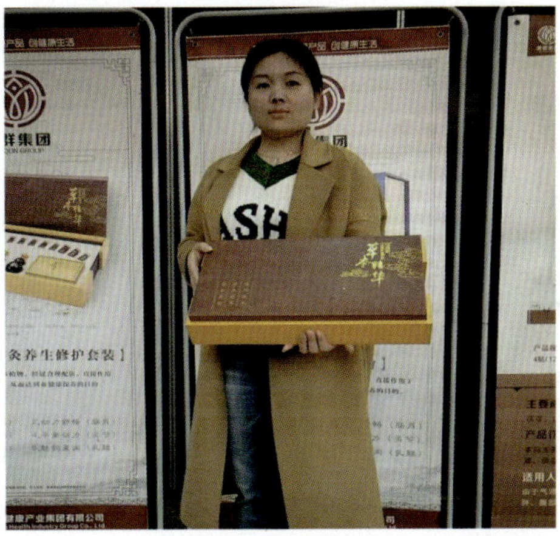

代表单位：河南 瑞丽健康生活馆
参与代表：李校蕊

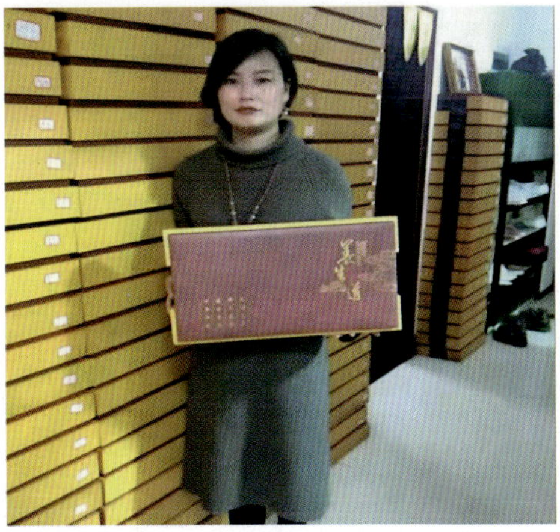

代表单位：河南 陈艳减肥美容养生馆
参与代表：陈艳

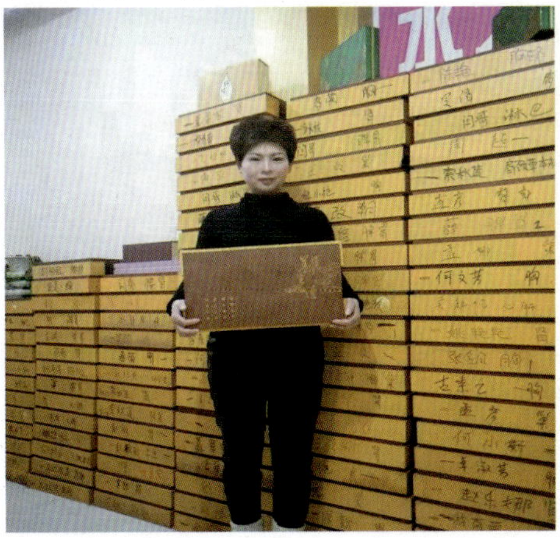

代表单位：河南 福元堂亚健康调理中心
参与代表：华金丹

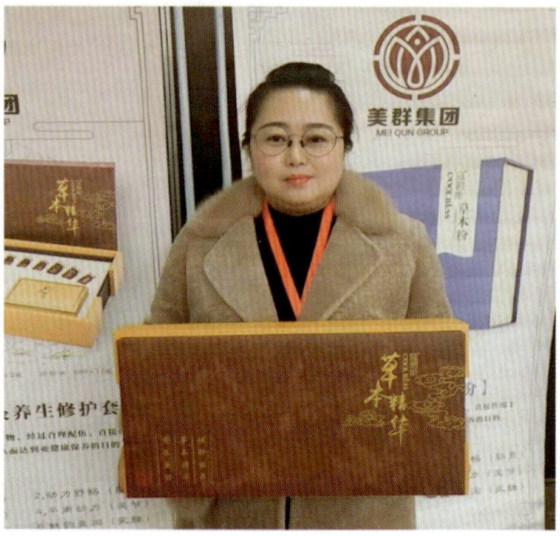

代表单位：河南 美群养生馆
参与代表：李现军

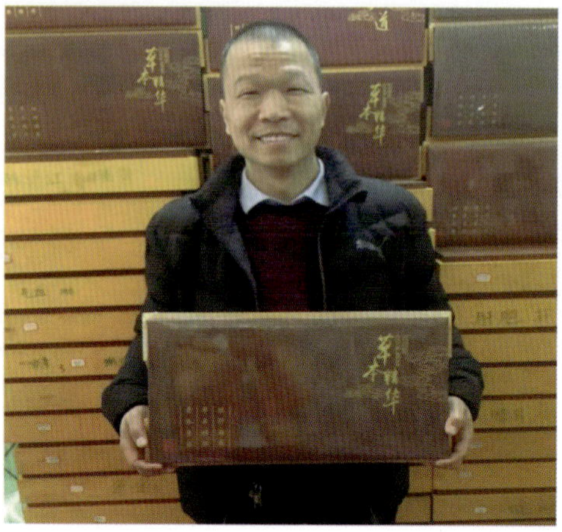

代表单位：河南 双柳魅力·元素美容养生会所
参与代表：曾媛媛

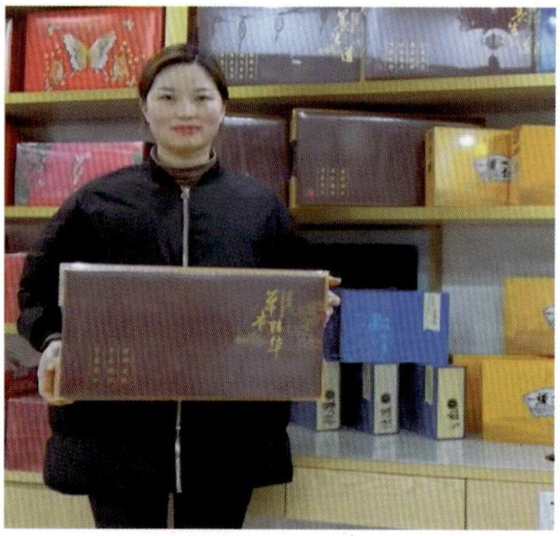

代表单位：河南 钦钦推拿养生馆
参与代表：张晓钦

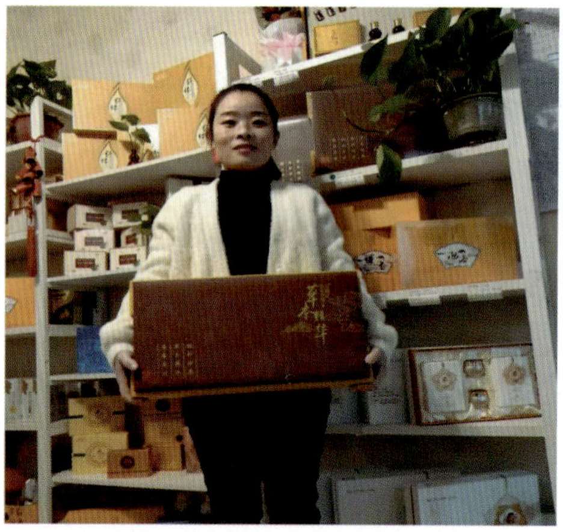

代表单位：河南 肩颈养生馆
参与代表：孙翠霞

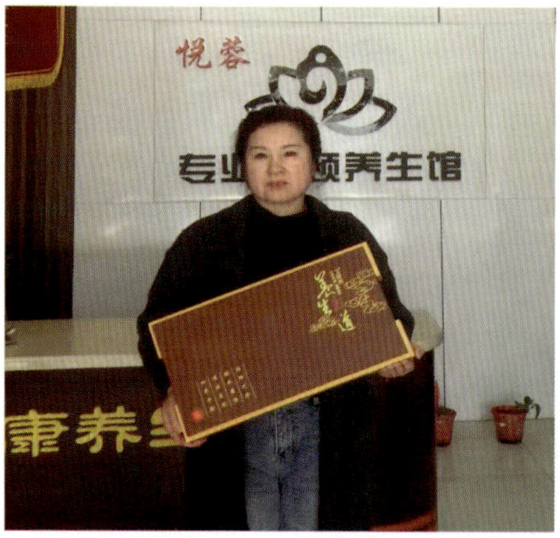

代表单位：广东 道源养生馆
参与代表：靳莉莉

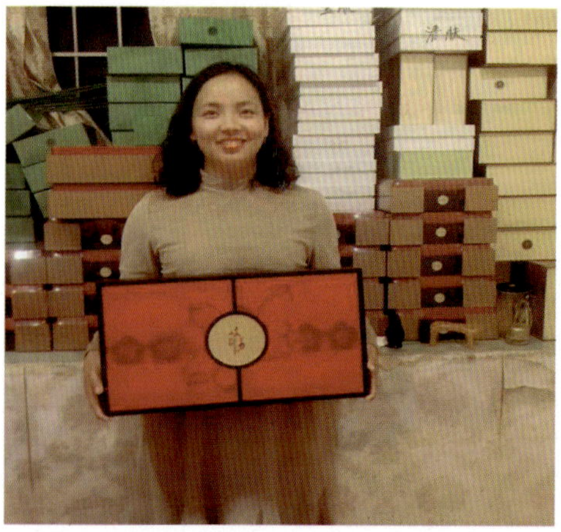

代表单位：广东 魅姿美容美甲养生
参与代表：孙英梅

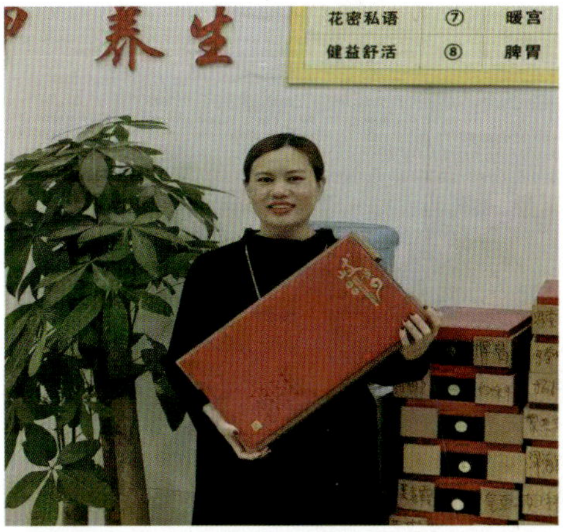

代表单位：广东 中艾堂养生馆
参与代表：王青叶

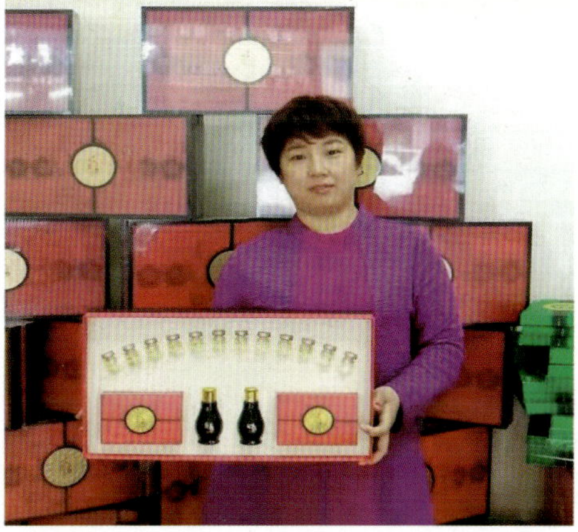

代表单位：广东 美群养生馆
参与代表：孙璇

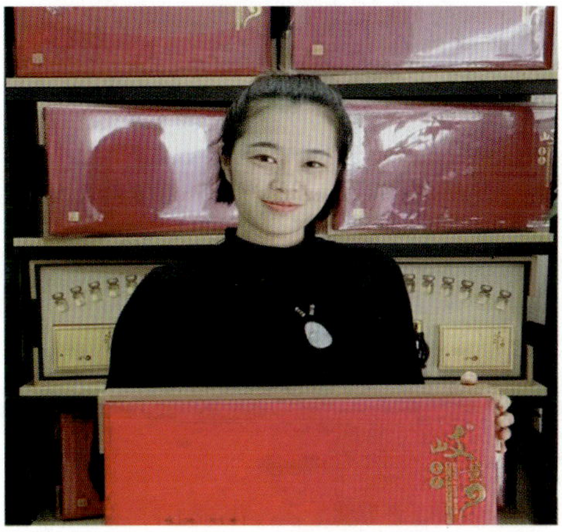

代表单位：广东 十分钟肩颈海傍健康驿站
参与代表：郭小蜜

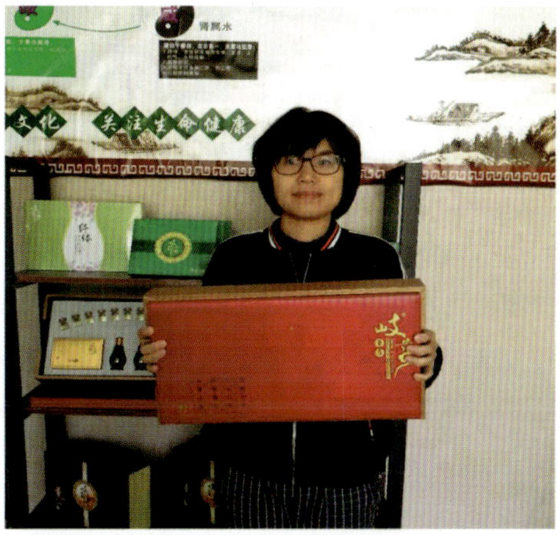

代表单位：广东 青春永驻养生馆
参与代表：张雪玲

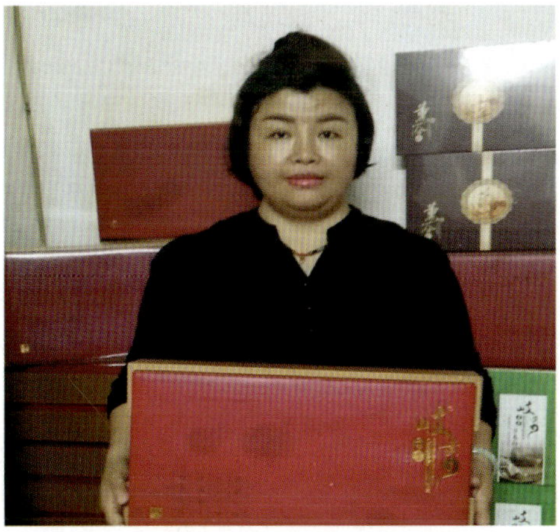

代表单位：广东 益健盲人按摩
参与代表：刘苏群

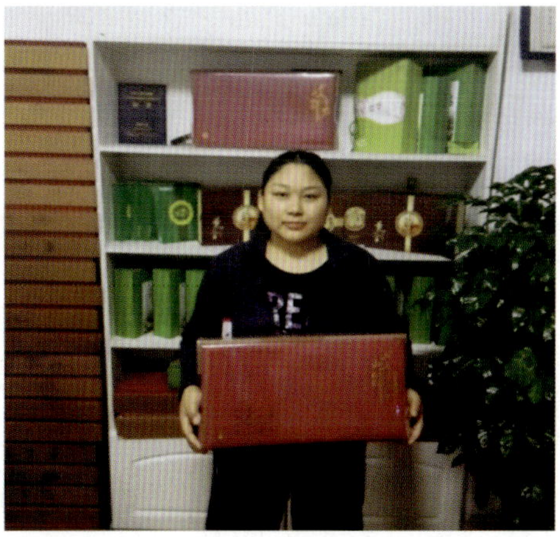

代表单位：广东 创美美容养生
参与代表：母丽君

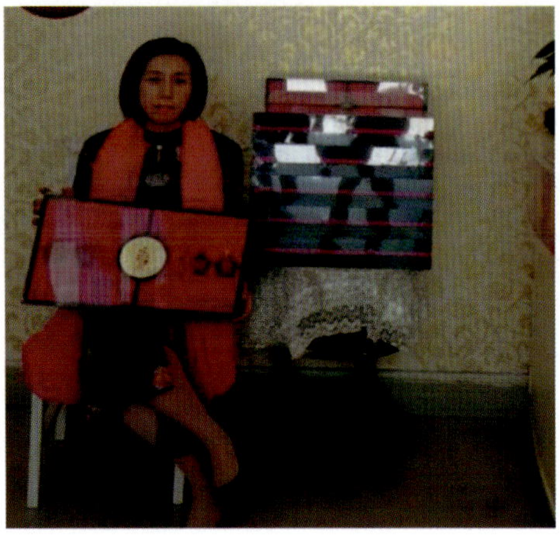

代表单位：广东 美群养生馆
参与代表：苏奕铭

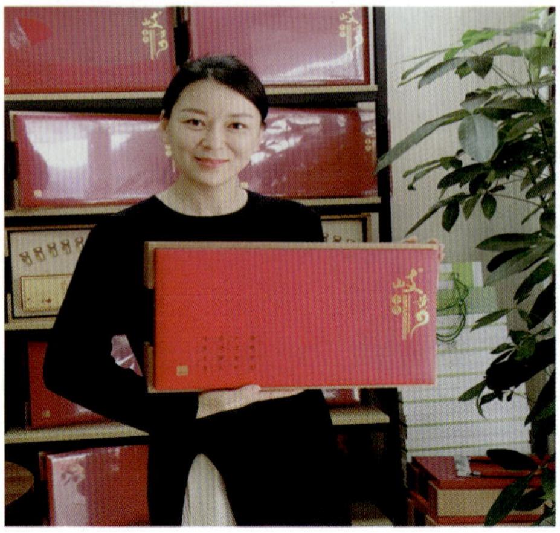

代表单位：河北 弘康美容养生馆
参与代表：王凯红

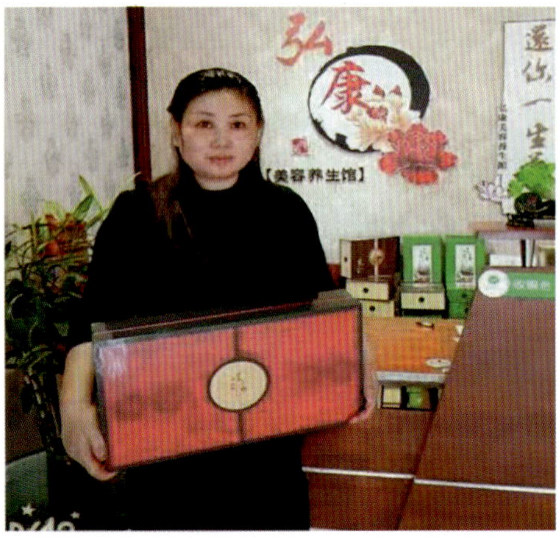

代表单位：河北 玲致健康养生馆
参与代表：鲍彦岭

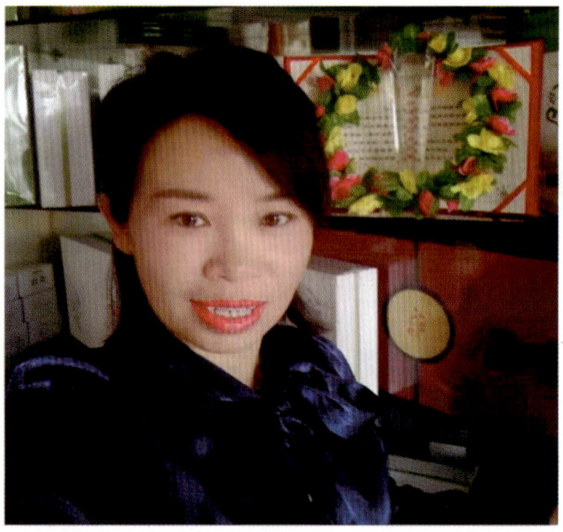

代表单位：河北 艾尚公主养生会馆
参与代表：张树芳

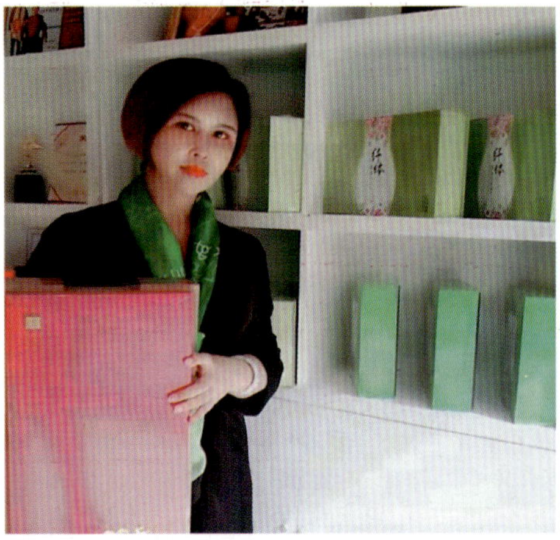

代表单位：河北 纤美姿美容养生会馆
参与代表：张淑娟

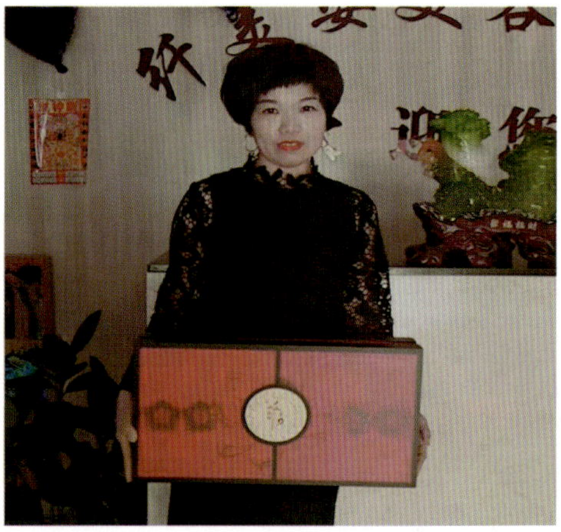

代表单位：河北 洪源胎息瘦身养生会所
参与代表：周新香

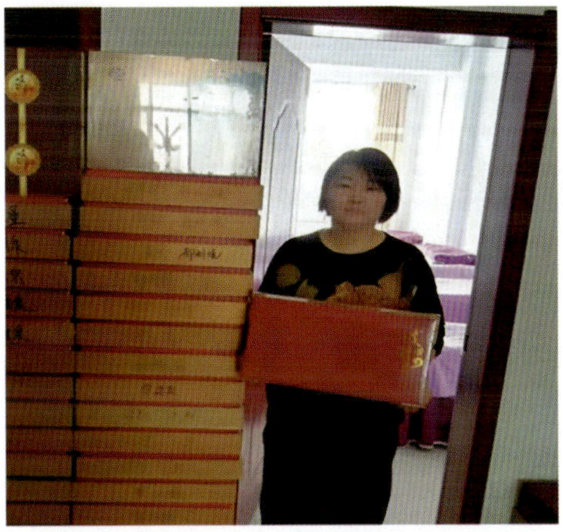

代表单位：河北 美群健康养生馆
参与代表：贾翠霞

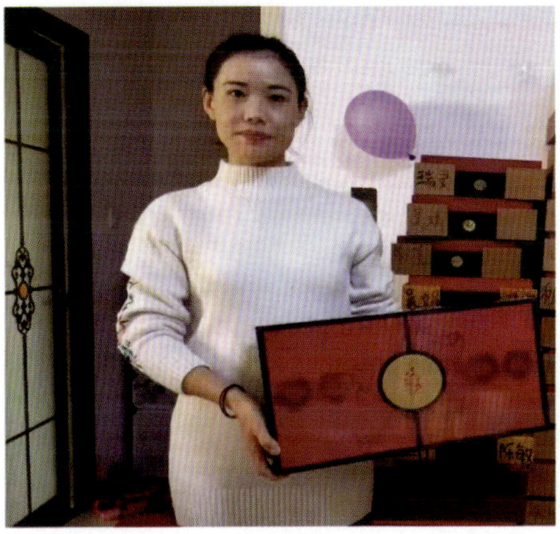

代表单位：河北 申晴健康管理中心
参与代表：蔡胜霞

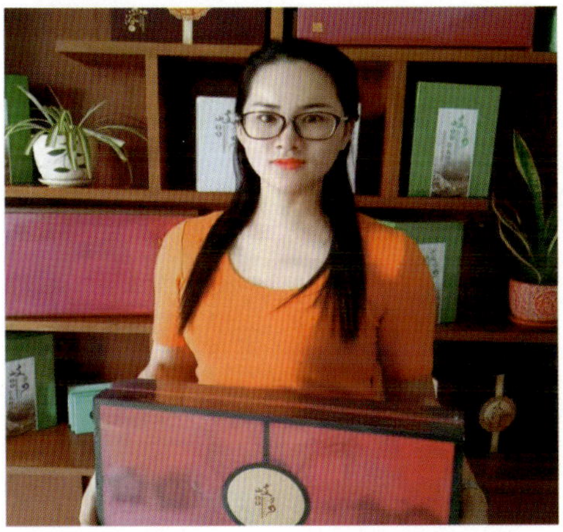

代表单位：河北 养心亚健康调理
参与代表：董建静

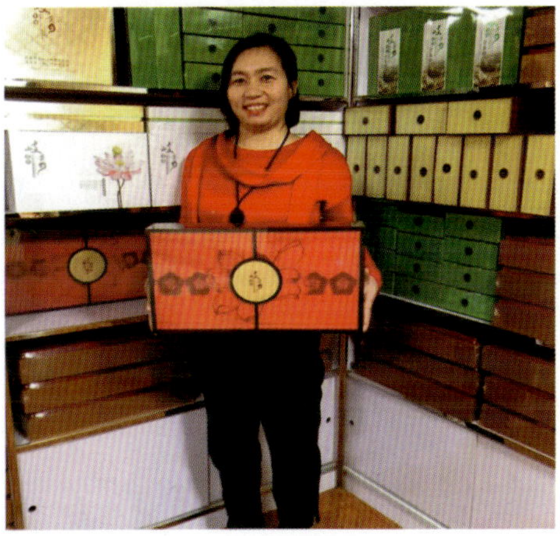

代表单位：河北 美群集团加盟店
参与代表：邢华锋

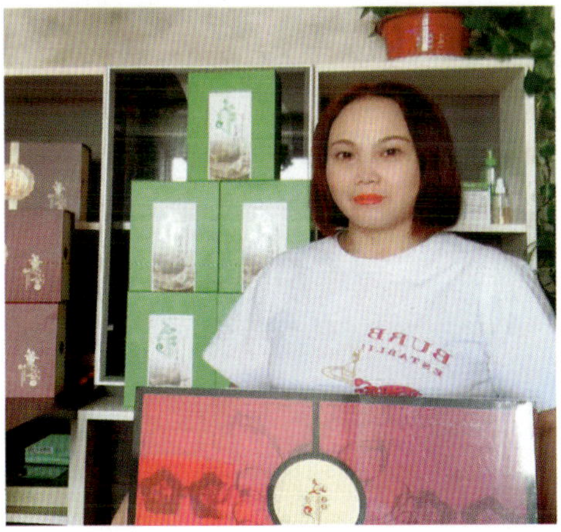

代表单位：河南 华峰美容养生
参与代表：刘艳华

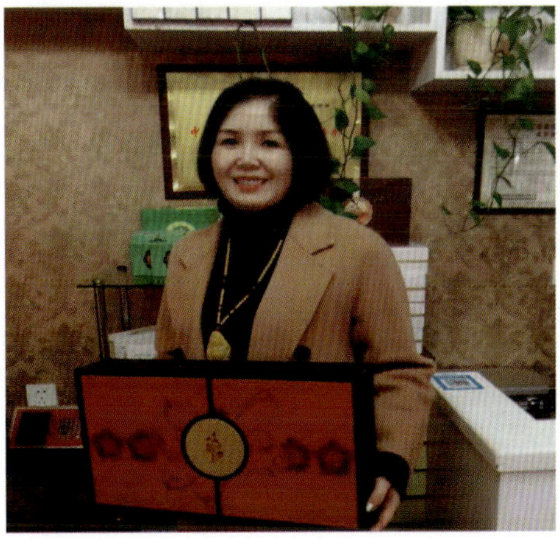

代表单位：河南 美群集团加盟店
参与代表：张梅环

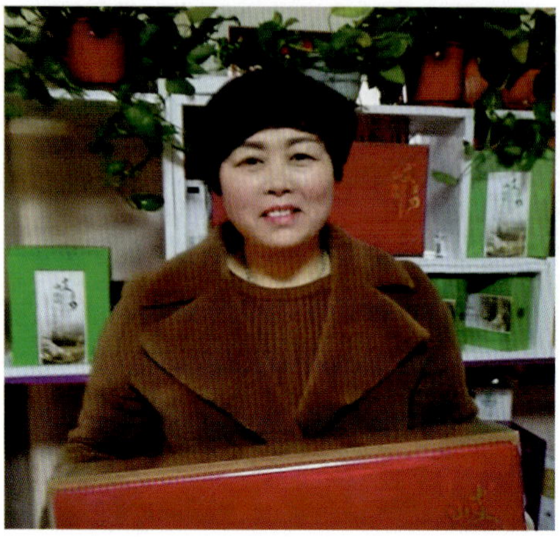

代表单位：河南 新思路美群健康养生馆
参与代表：王朝红

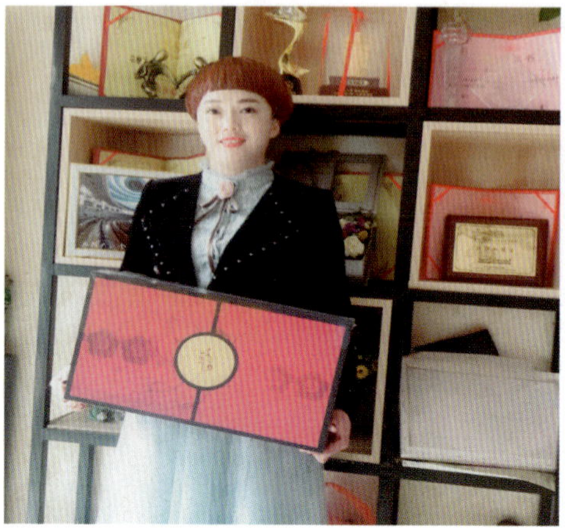

代表单位：河南 贵芳女子养生馆
参与代表：李贵芳

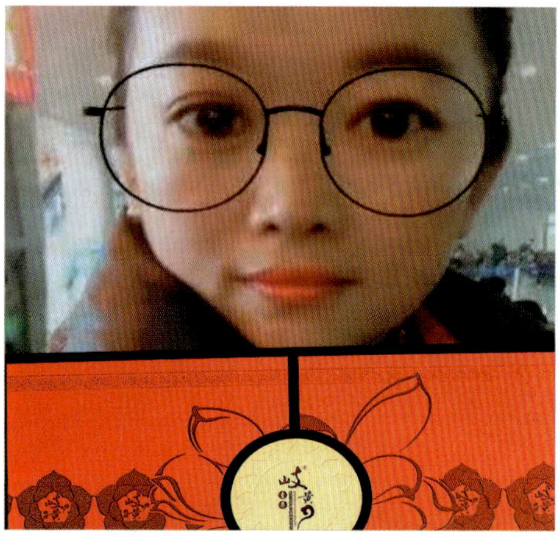

代表单位：河南 倾城女子美容会所
参与代表：成真

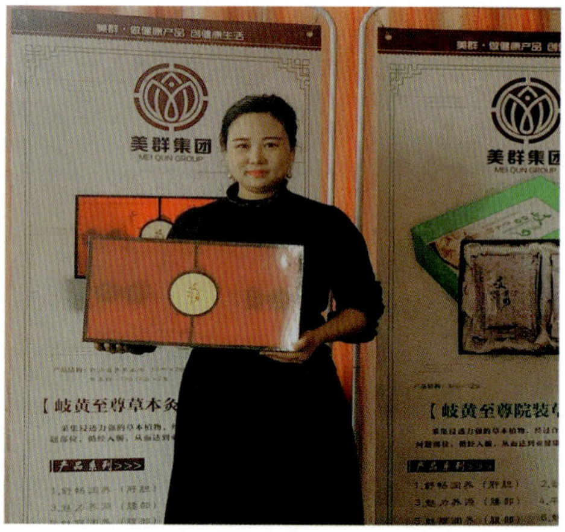

代表单位：河南 塑美娜养生减肥
参与代表：沈颖娜

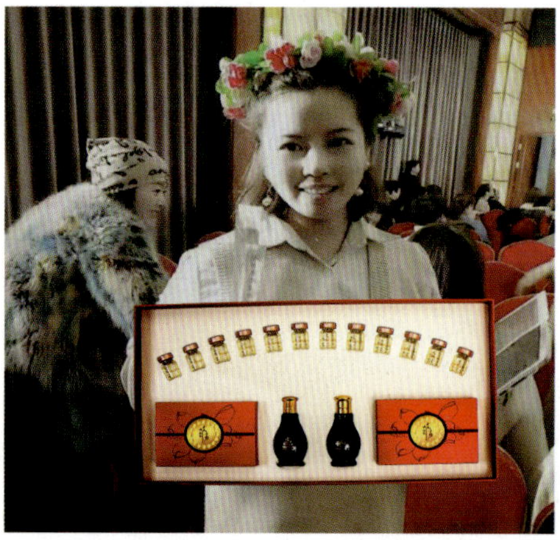

代表单位：河南 漯河芙蓉国际
参与代表：苗赛松

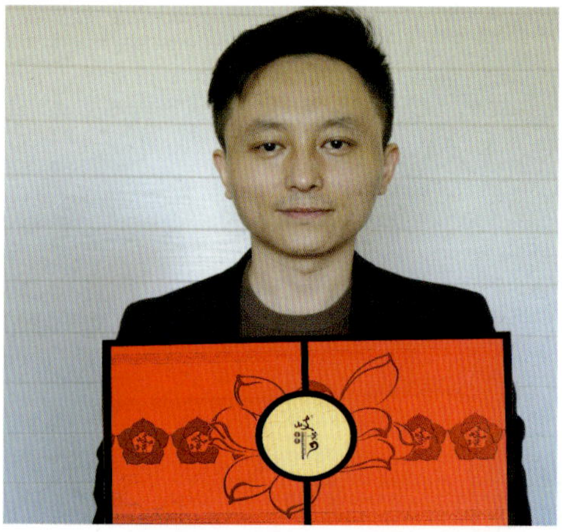

代表单位：河南 顶点美业
参与代表：周文

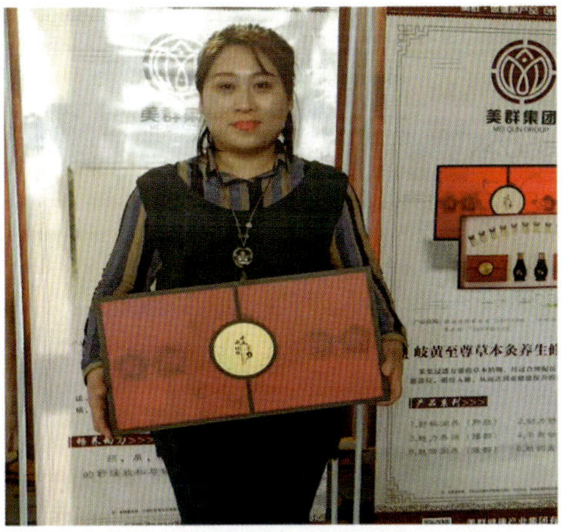

代表单位：河南 会娟日化
参与代表：曹会娟

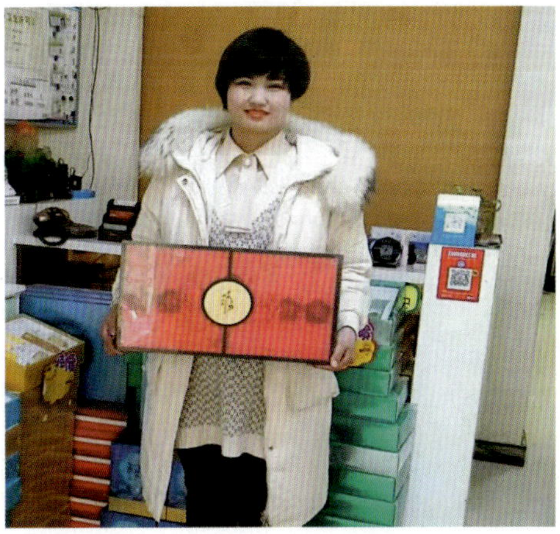

代表单位：河南 旭媛内衣坊
参与代表：刘旭媛

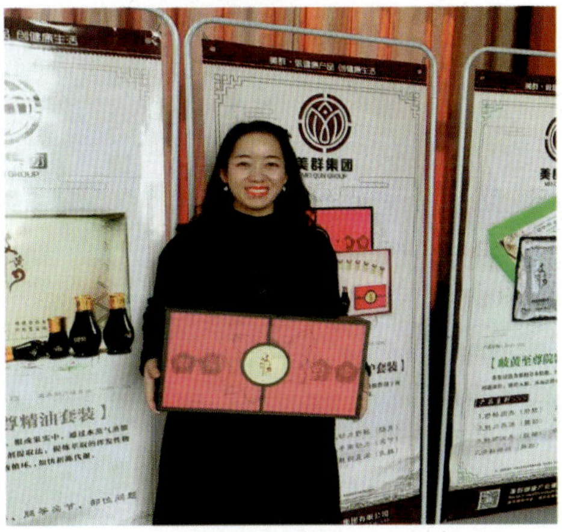

代表单位：河南 脉道理疗中心
参与代表：洪小丽

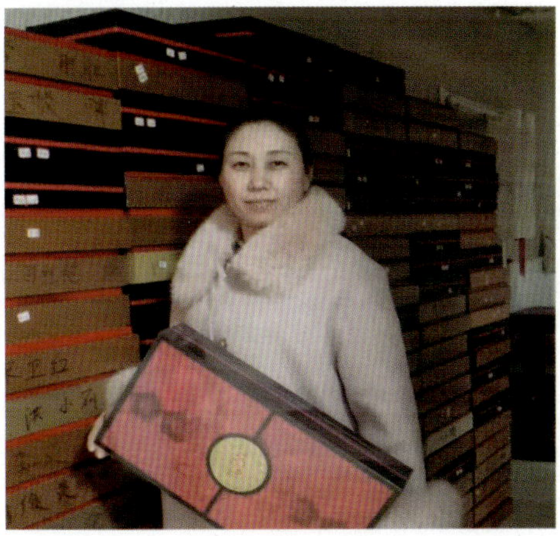

代表单位：河南 明丽中医美容养生
参与代表：吴明丽

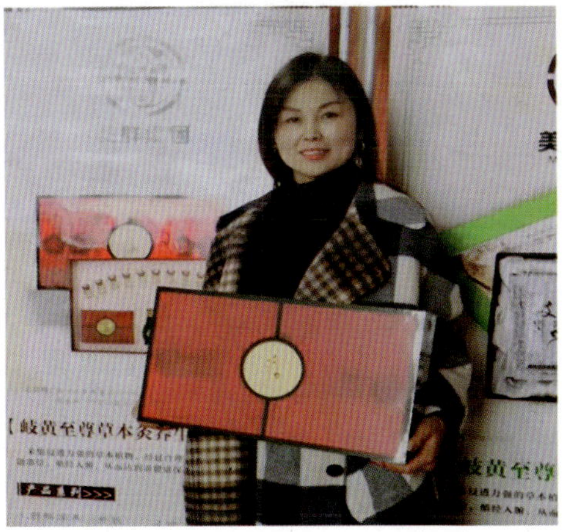

代表单位：湖北 完美美容养生
参与代表：刘满英

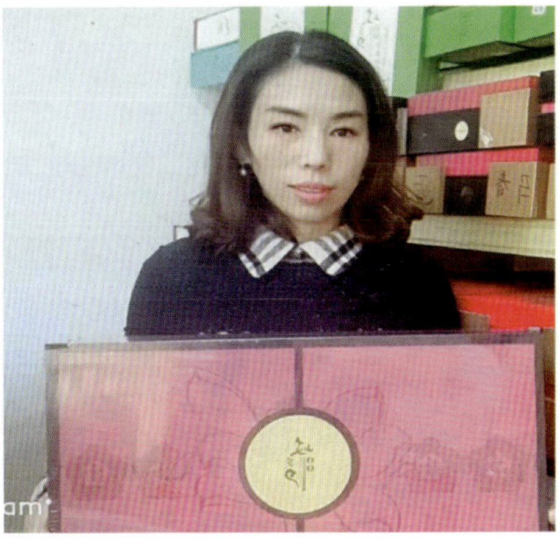

代表单位：湖北 都恋经络养生馆
参与代表：吴艳丽

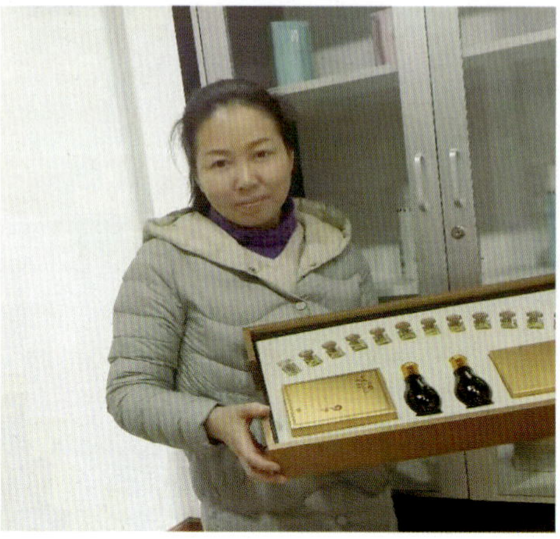

代表单位：湖北 可尔美
参与代表：汪海燕

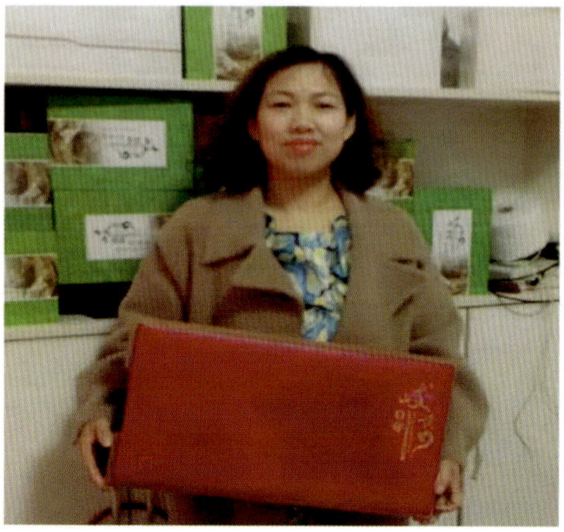

代表单位：湖北 彭国政造型
参与代表：彭梅

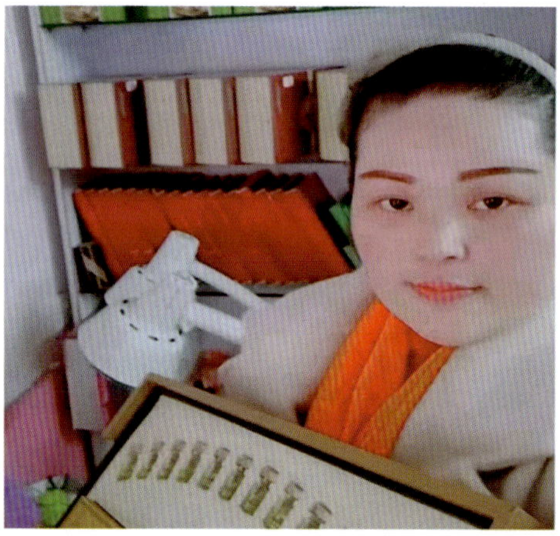

代表单位：湖北 丹江社区卫生服务站中医部
参与代表：周玉梅

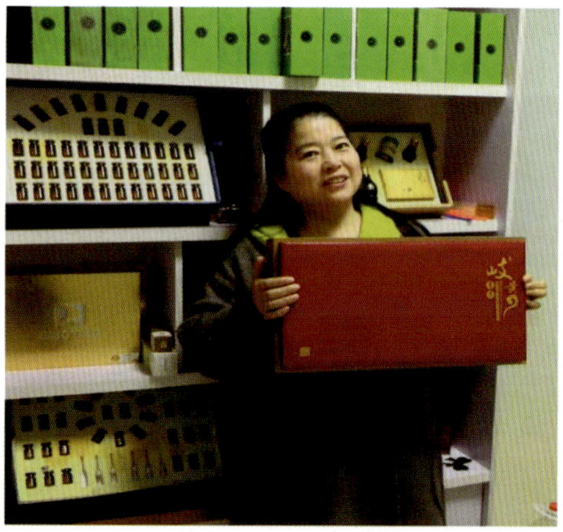

代表单位：江苏 美群养生馆
参与代表：何翠萍

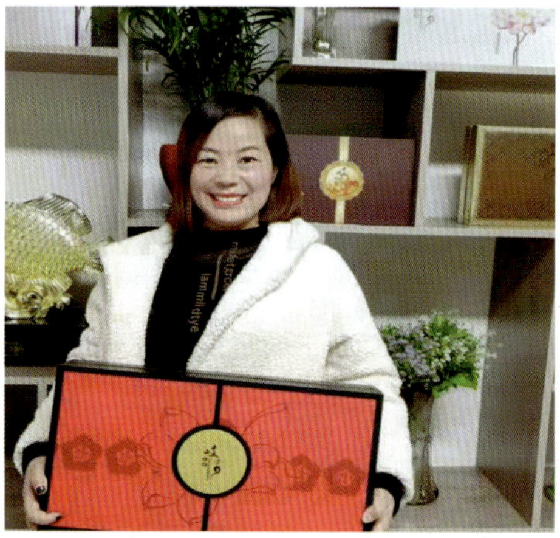

代表单位：江苏 王洋美容
参与代表：王洋

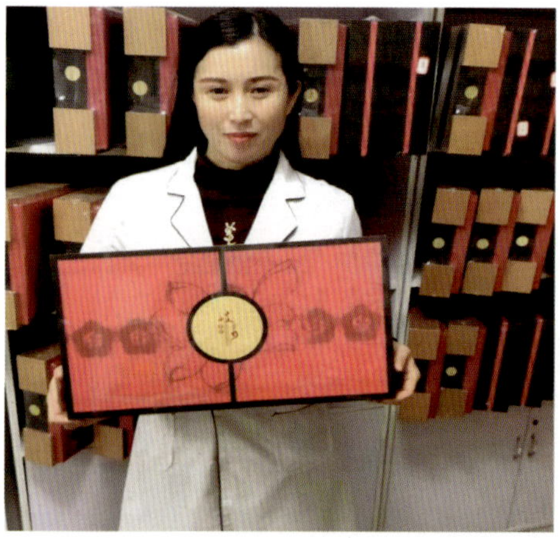

代表单位：江苏 嘉燊养生馆
参与代表：王冬梅

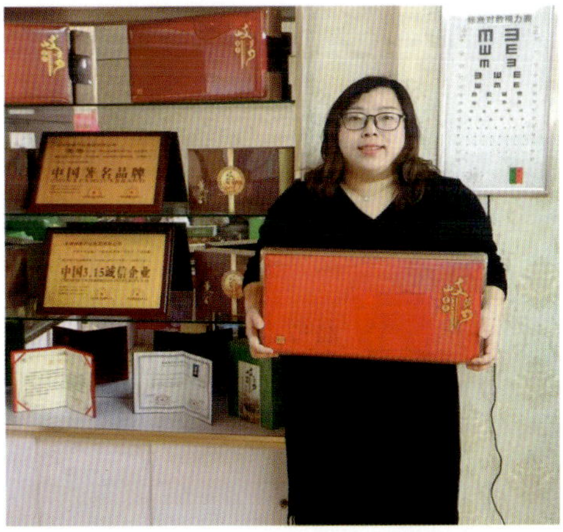

代表单位：江苏 润美颜美容养生馆
参与代表：蔡熠珺

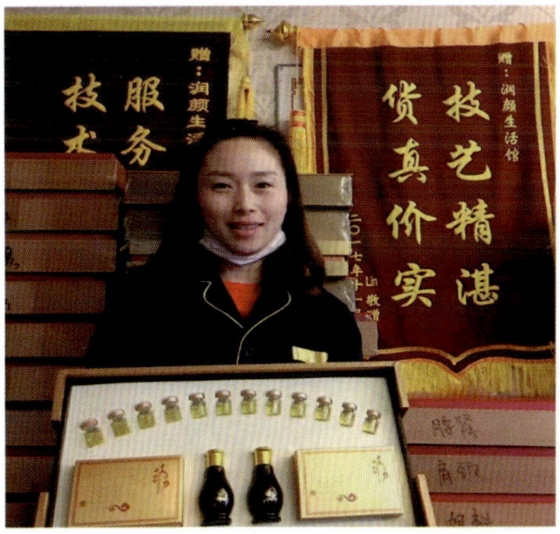

代表单位：江苏 敏敏养生馆
参与代表：赵敏

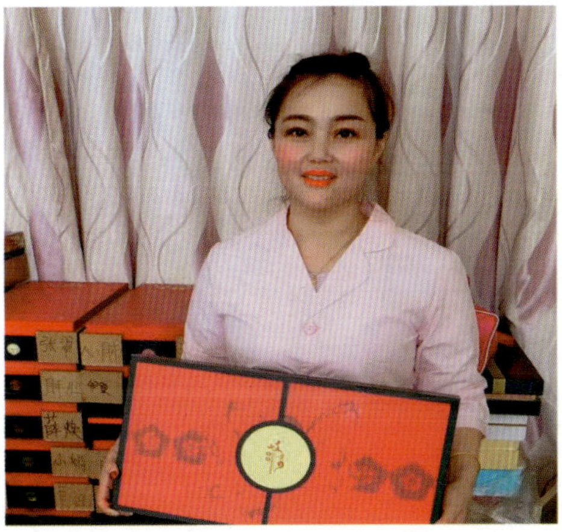

代表单位：江苏 岐黄至尊养生馆
参与代表：杨方

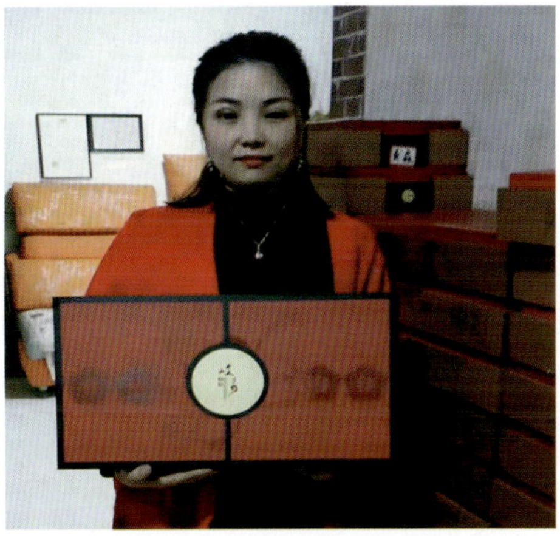

代表单位：江西 美群集团加盟店
参与代表：陈泽红

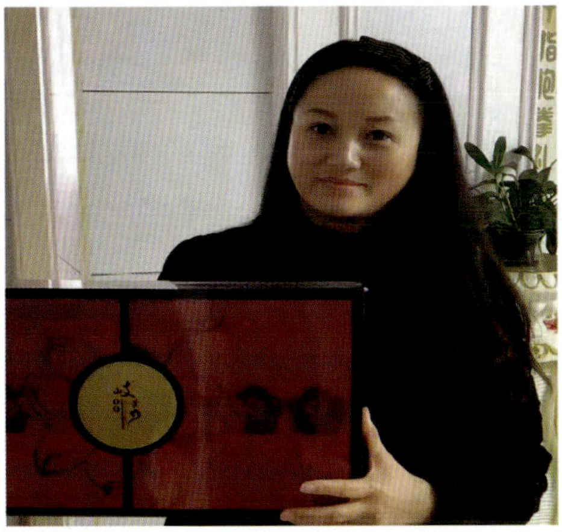

代表单位：江西 永康美容会所
参与代表：邱雪琴

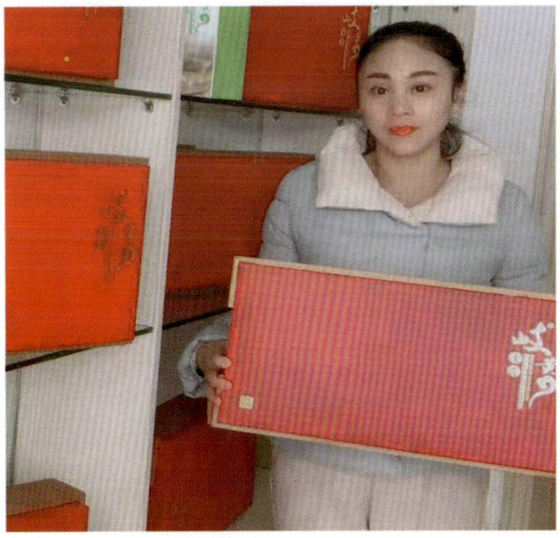

代表单位：江西 美群集团加盟店
参与代表：李芯茹

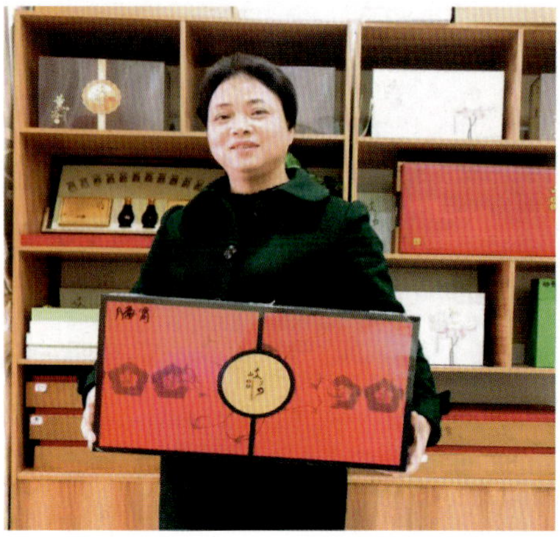

代表单位：江西 维娜美容会所
参与代表：胡小兰

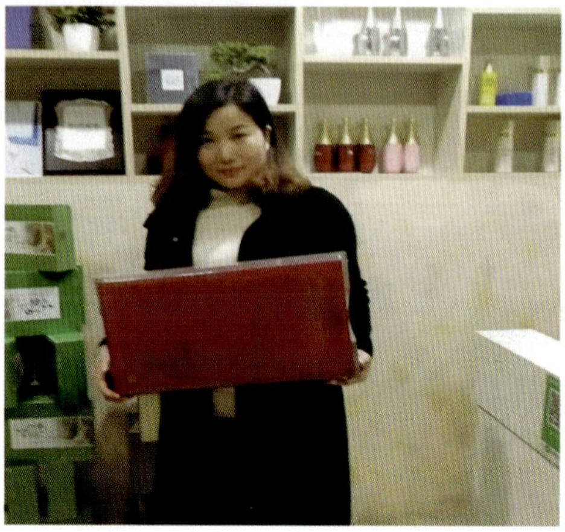

代表单位：江西 专业祛斑祛疤
参与代表：叶益清

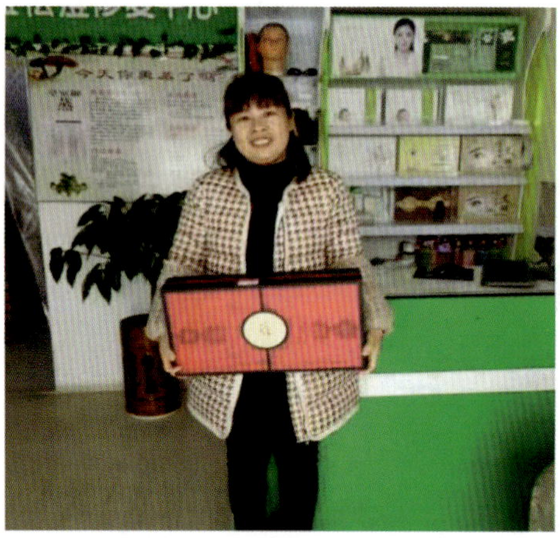

代表单位：江西 红颜养生
参与代表：卢国华

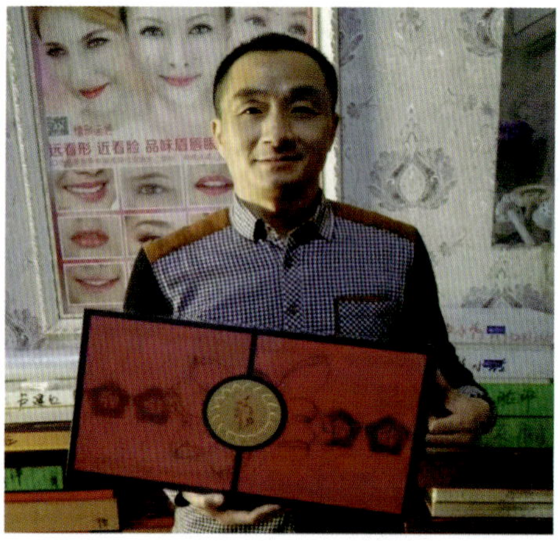

代表单位：江西 红颜纹绣
参与代表：卢宝珠

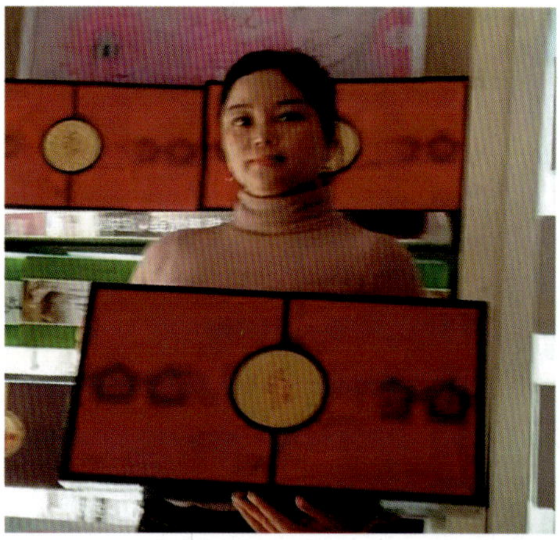

代表单位：江西 冰洁养生会所
参与代表：徐斌兰

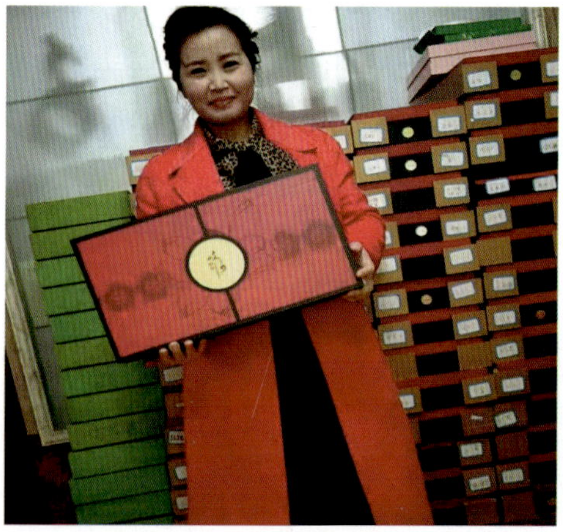

代表单位：山东 美群集团加盟店
参与代表：任彦霞

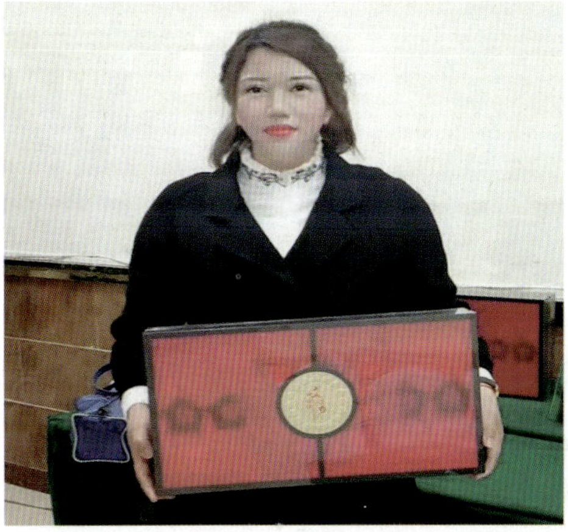

代表单位：山东 神农养生馆
参与代表：杨孝艳

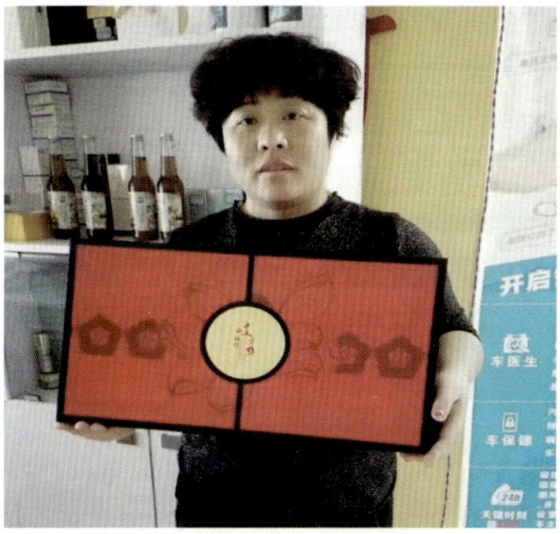

代表单位：山东 美群集团加盟店
参与代表：杨淑青

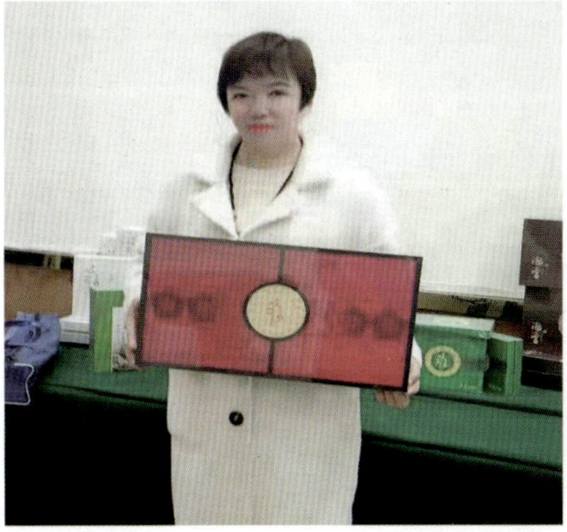

代表单位：山东 贵妃养生
参与代表：李静

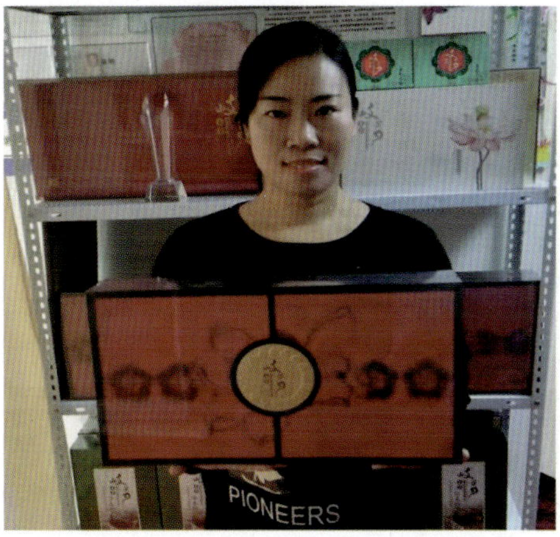

代表单位：山东 千姿颜养生会所
参与代表：班新华

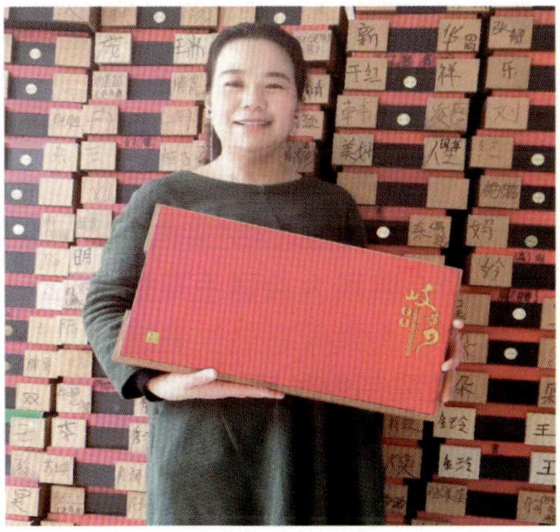

代表单位：山东 都雅家美容养生
参与代表：刘玉清

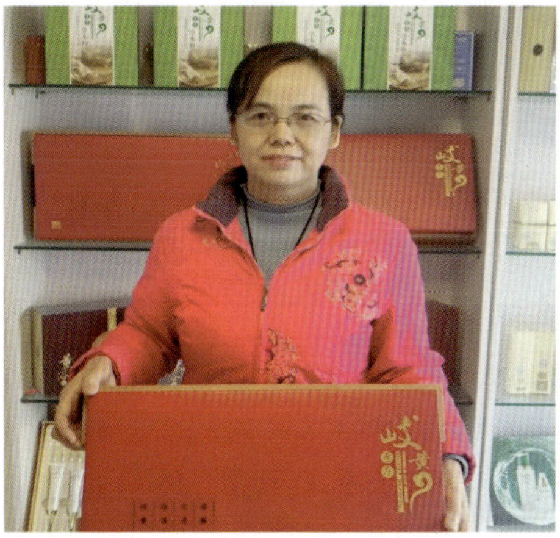

代表单位：山东 俏玲珑养生馆
参与代表：范凤仙

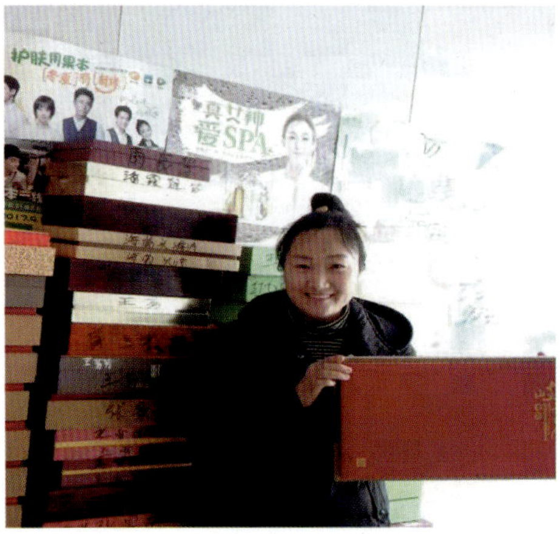

代表单位：山东 瑞泰国际抗衰健康管理机构
参与代表：王丽红

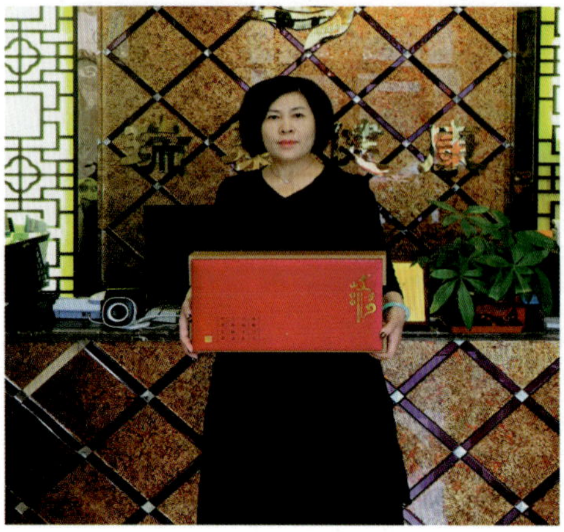

代表单位：河北 美群集团加盟店
参与代表：刘俊芳

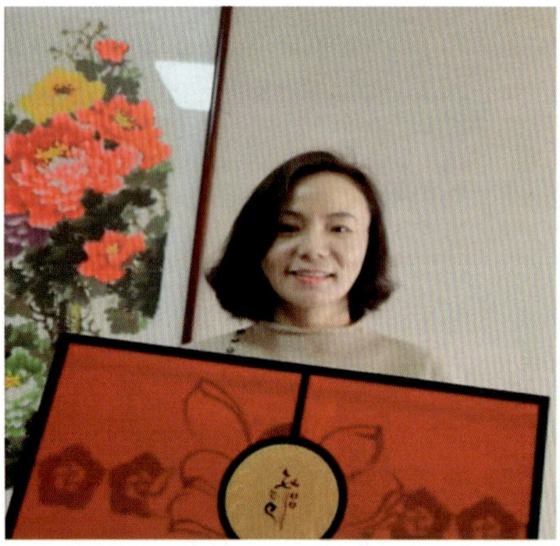

代表单位：山西 紫媛美容养生
参与代表：焦淑红

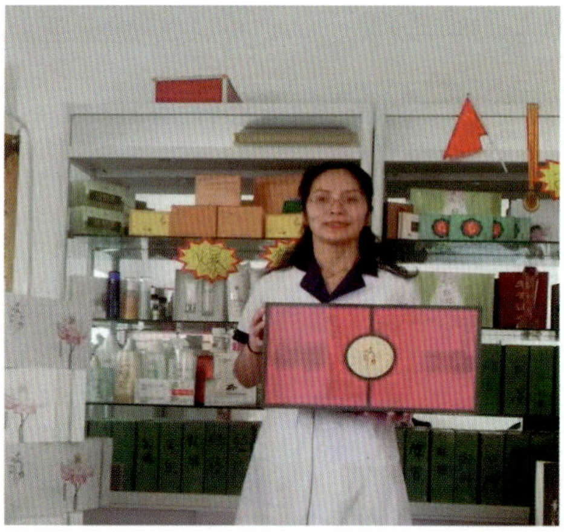

代表单位：山西 岐黄中医养生会所
参与代表：孙亚利

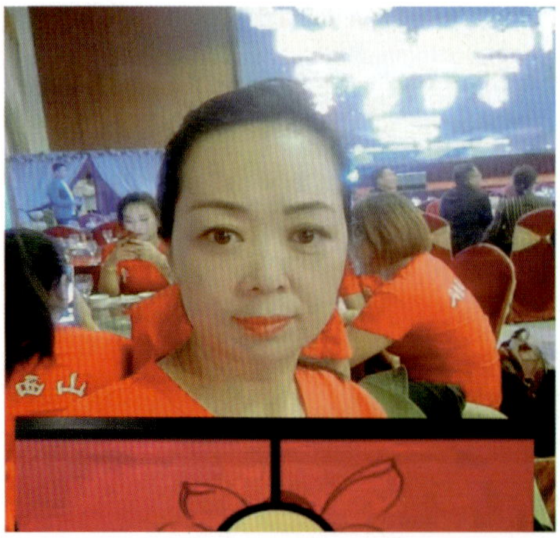

代表单位：山西 女人空间美容养生会所
参与代表：解小芳

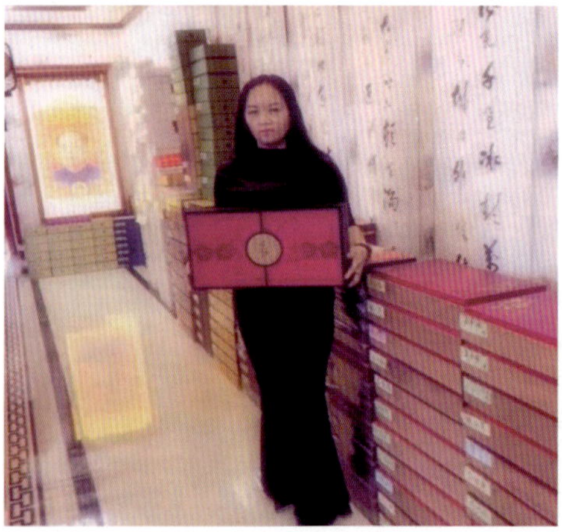

代表单位：山西 美群经络养生馆
参与代表：刘婷

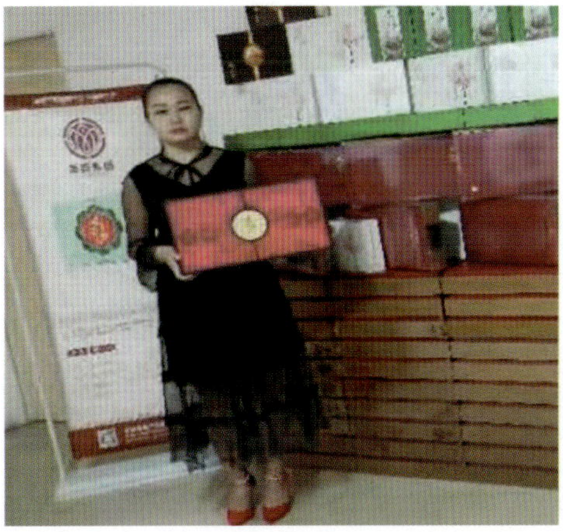

代表单位：山西 娟娟理疗馆
参与代表：郭淑娟

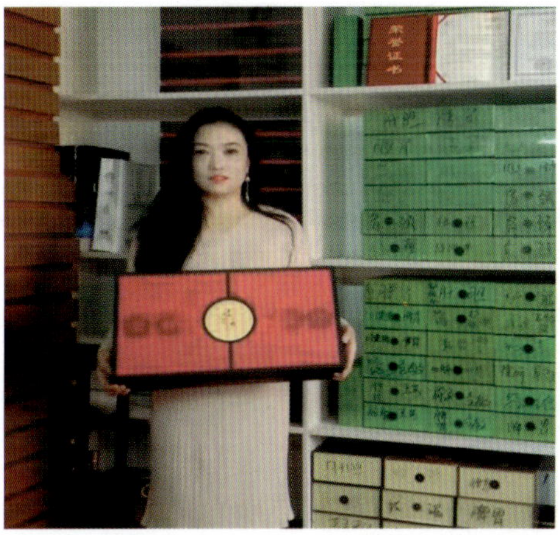

代表单位：陕西 康妍化妆品店
参与代表：王芳霞

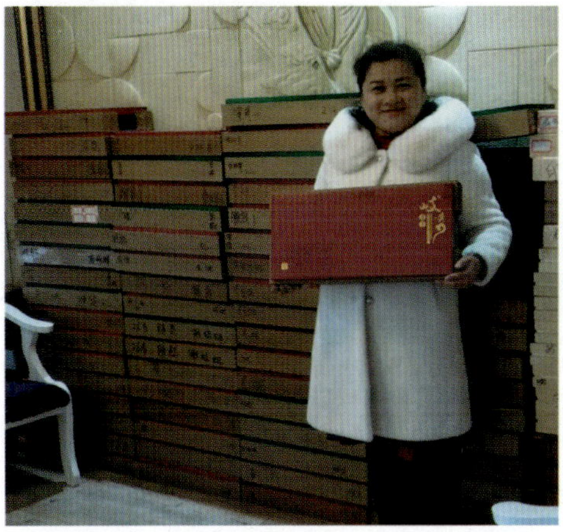

代表单位：陕西 美之源草本灸亚健康调理
参与代表：王梅

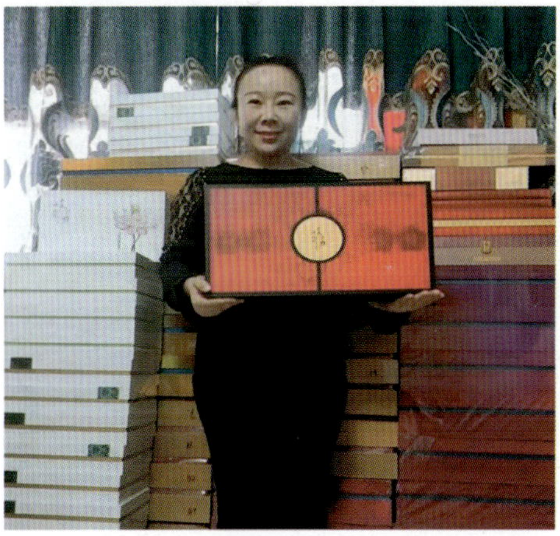

代表单位：陕西 艾妮天使养生会所
参与代表：刘燕

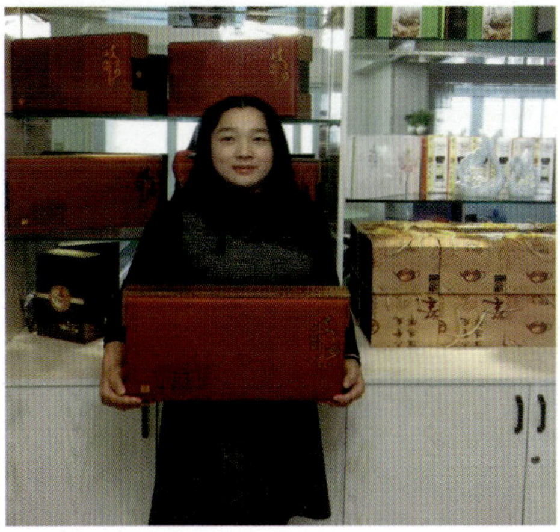

代表单位：陕西 叶诗源健康管理公司
参与代表：刘叶

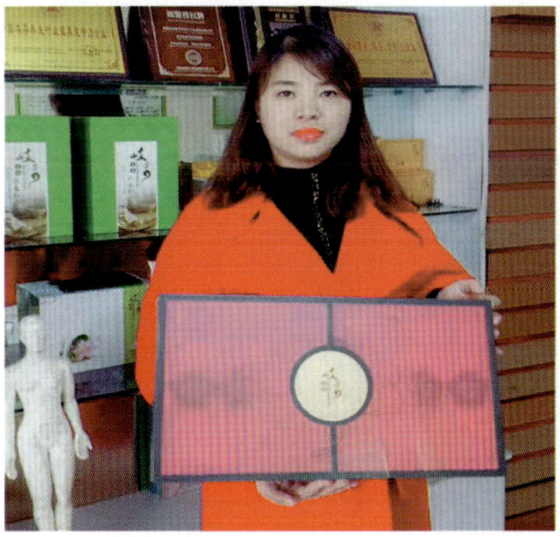

代表单位：陕西 曼娇荷韵美容养生
参与代表：伍娇

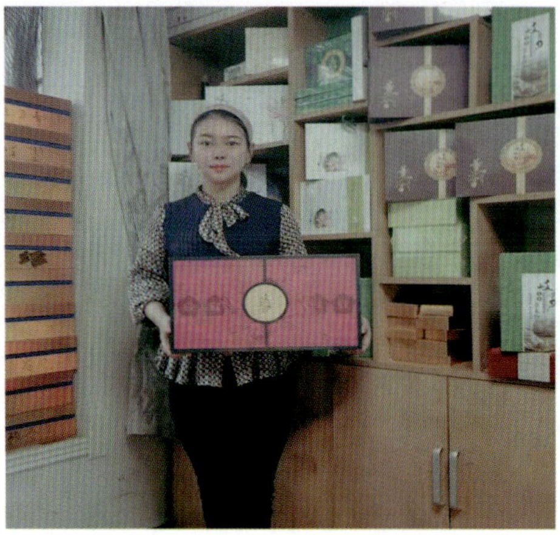

代表单位：陕西 本草灸中医康复理疗中心
参与代表：司媛媛

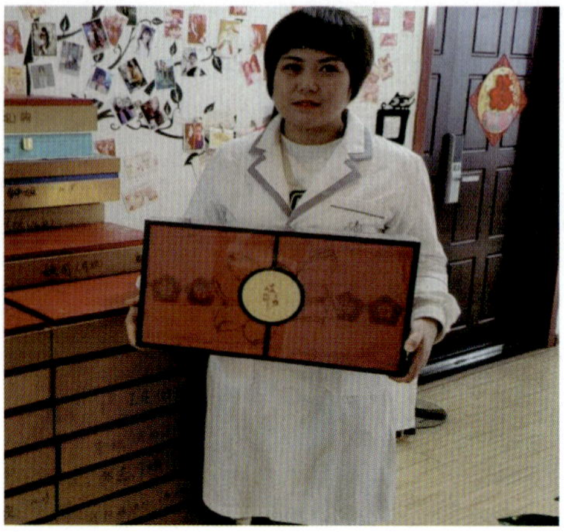

代表单位：浙江 美群集团加盟店
参与代表：陈凤英

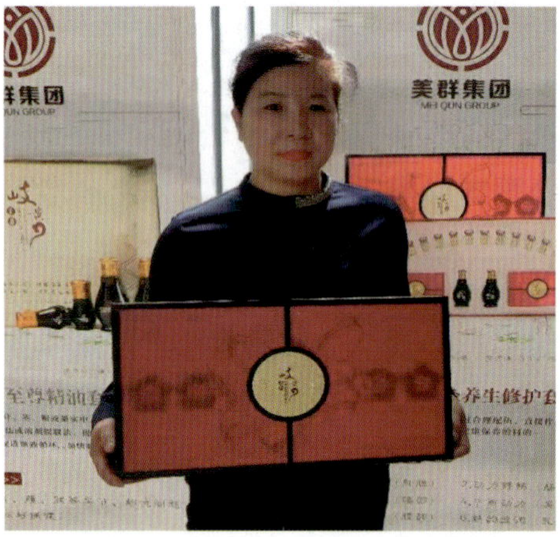

代表单位：浙江 吴婧美容
参与代表：吴婧

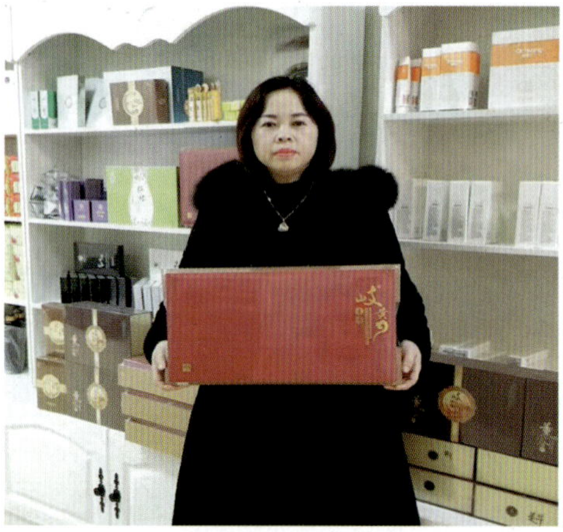

代表单位：郑州 美群健康养生馆23号店
参与代表：张志远

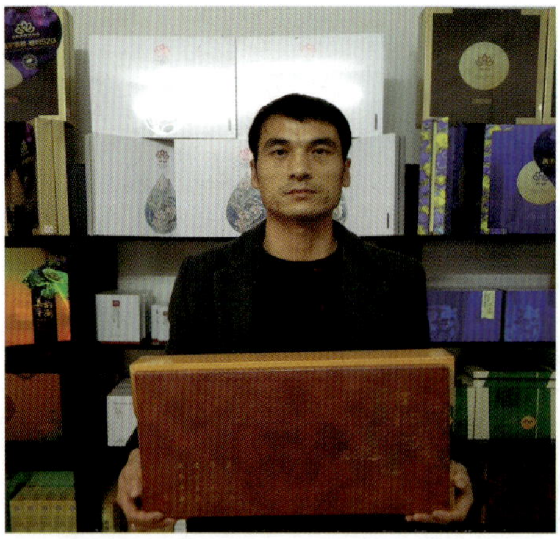

代表单位：郑州 美群健康养生馆2号店
参与代表：白巧凤

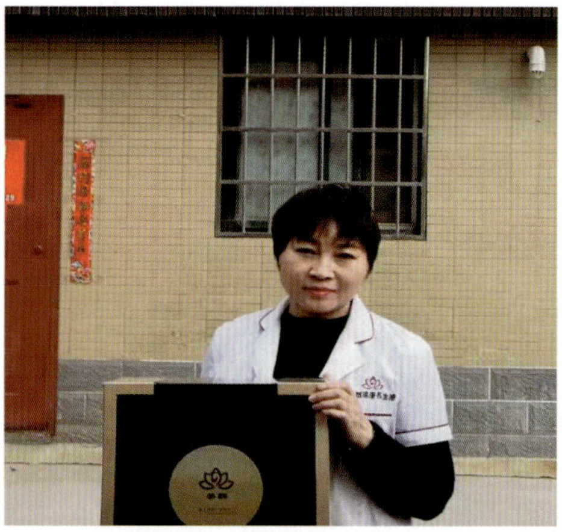

代表单位：郑州 美群健康养生馆17号店
参与代表：康小丽

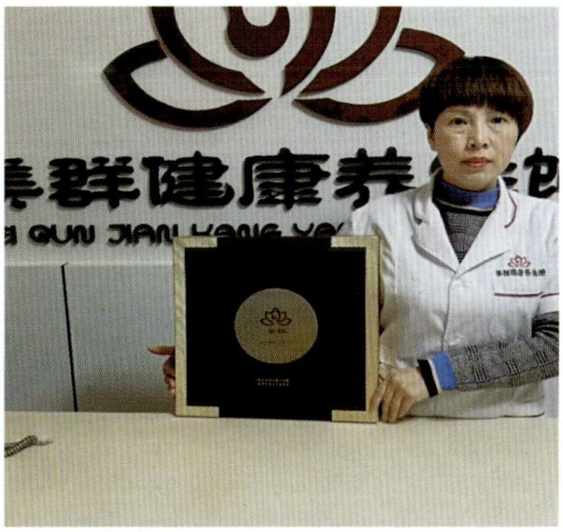

代表单位：安阳 美群健康养生馆26号店
参与代表：王玉芳

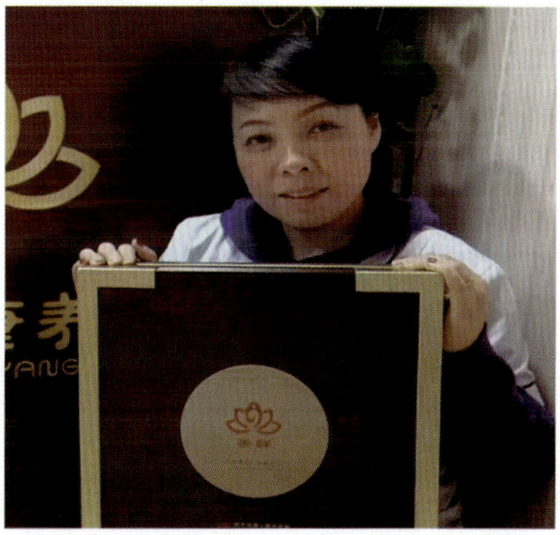

代表单位：驻马店 美群健康养生馆29号店
参与代表：苗凯歌

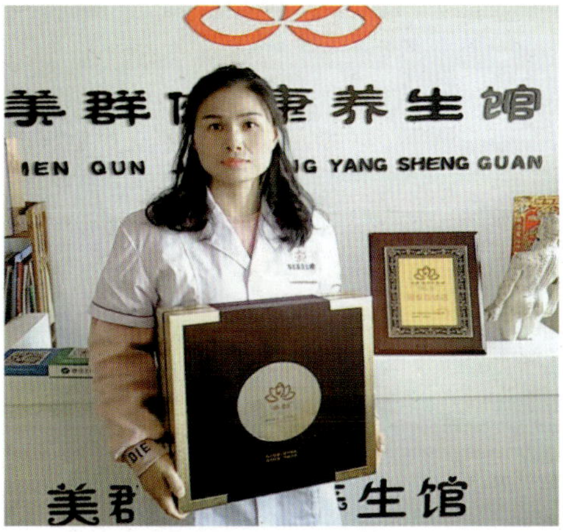

代表单位：新乡 美群健康养生馆33号店
参与代表：李筱霞

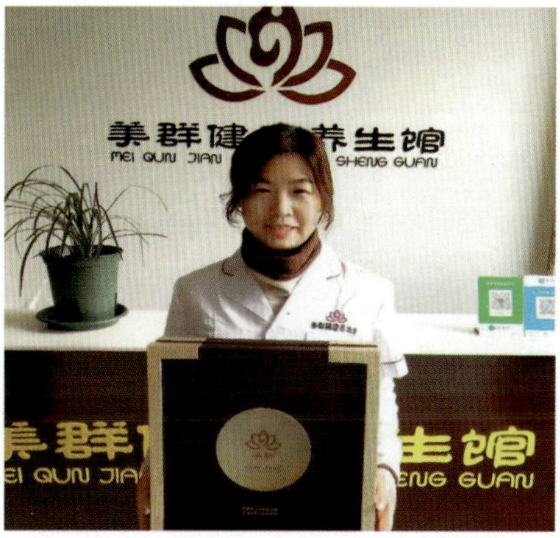

代表单位：洛阳 美群健康养生馆39号店
参与代表：李瑞娟

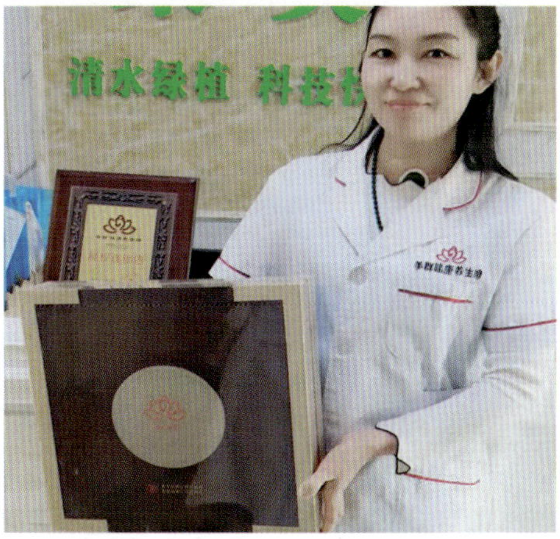

代表单位：平顶山 美群健康养生馆50号店
参与代表：史新娟

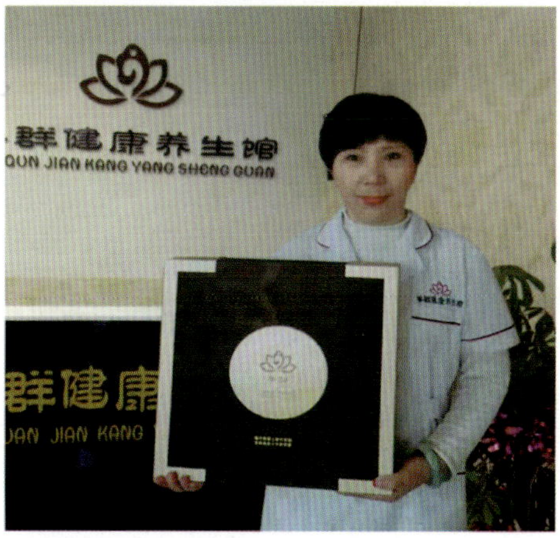

代表单位：周口 美群健康养生馆55号店
参与代表：王小红

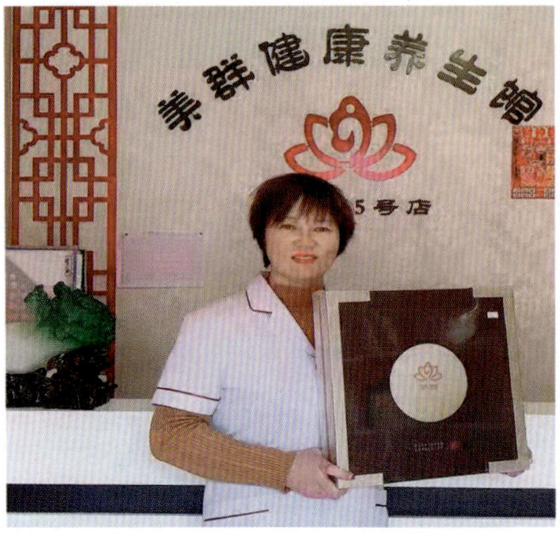

代表单位：驻马店 美群健康养生馆60号店
参与代表：赵静颖

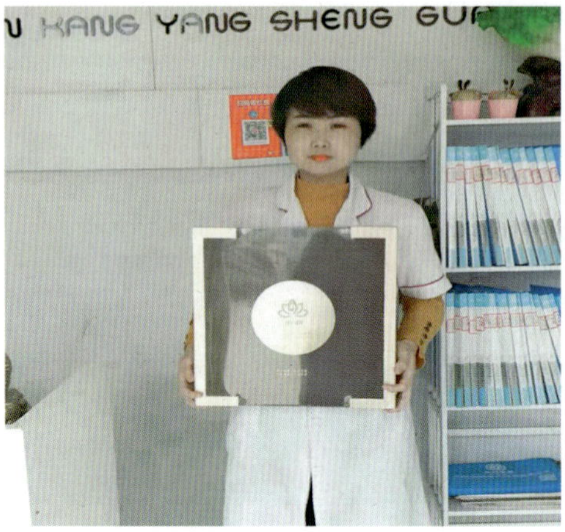

代表单位：登封 美群健康养生馆65号店
参与代表：张瑞

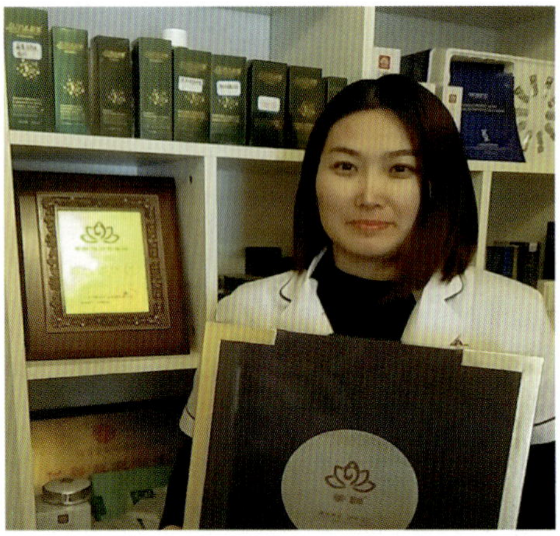

代表单位：平顶山 美群健康养生馆69号店
参与代表：邱权利

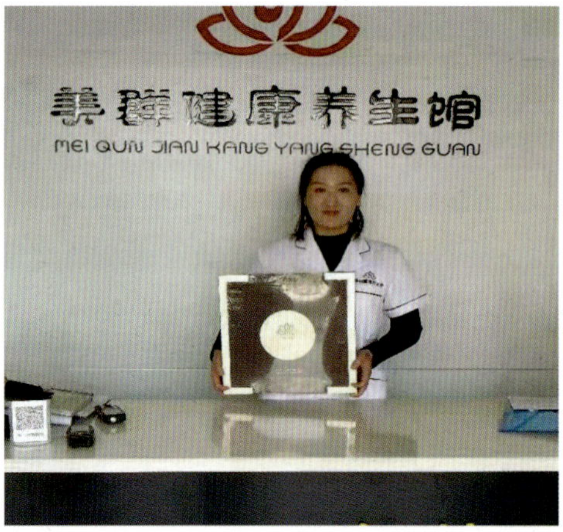

代表单位：新乡 美群健康养生馆73号店
参与代表：刘秀梅

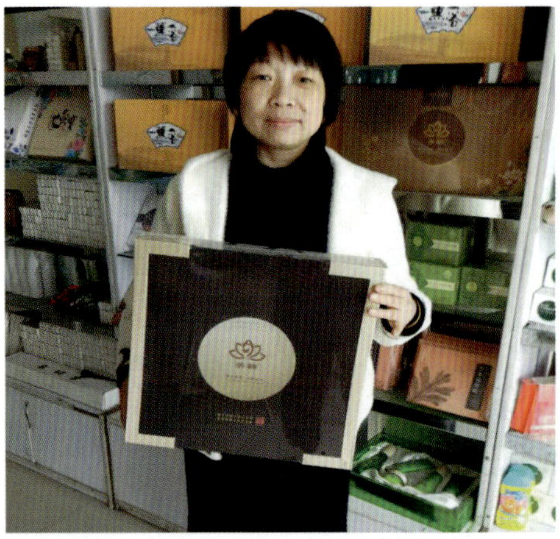

代表单位：许昌 美群健康养生馆79号店
参与代表：邢晓娜

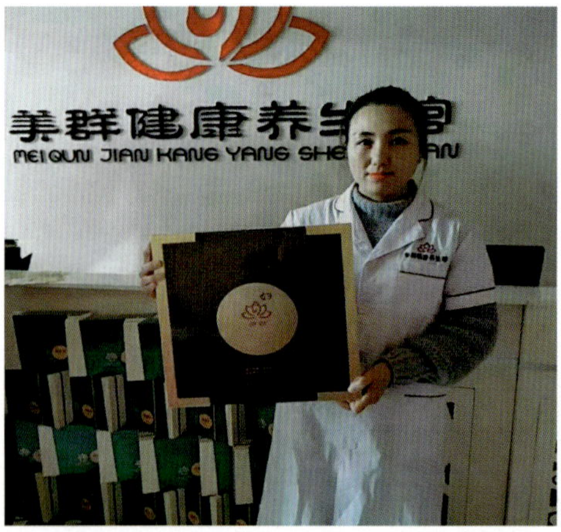

代表单位：新乡 美群健康养生馆83号店
参与代表：杨茹

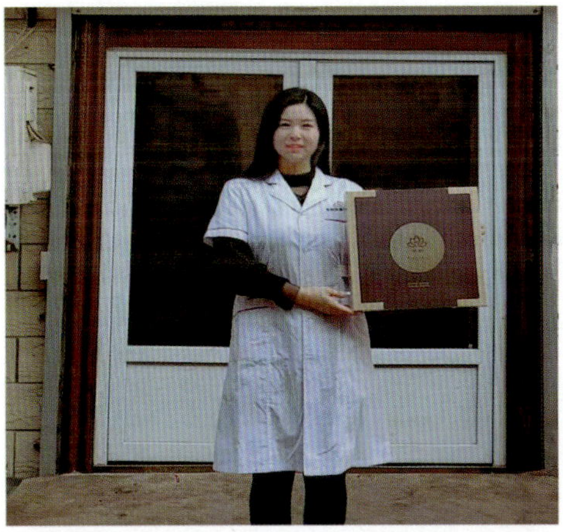

代表单位：洛阳 美群健康养生馆86号店
参与代表：刘天聪

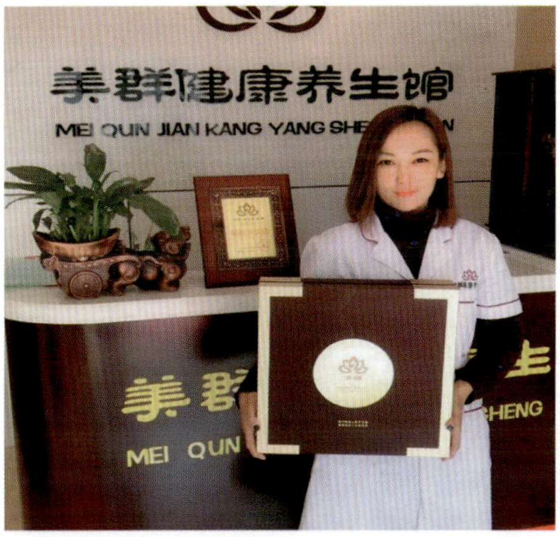

代表单位：焦作 美群健康养生馆87号店
参与代表：王丰娟

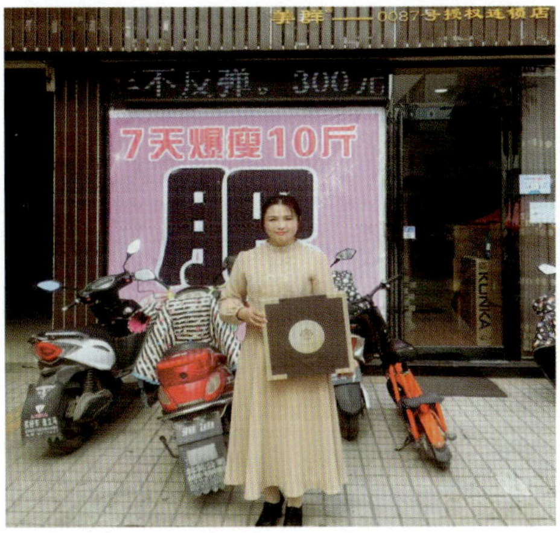

代表单位：平顶山 美群健康养生馆97号店
参与代表：王秋锋

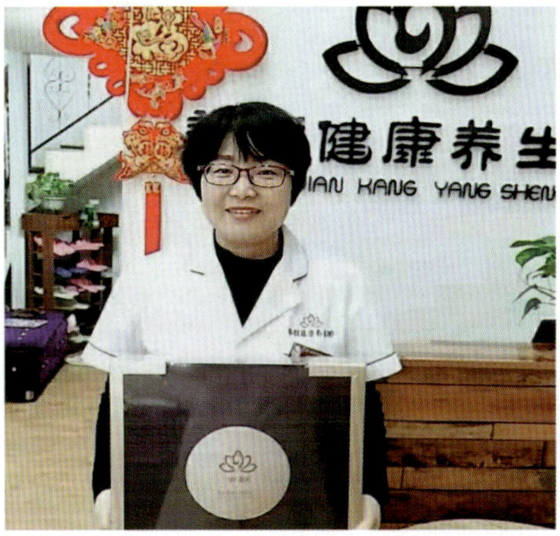

代表单位：开封 美群健康养生馆99号店
参与代表：刘迪

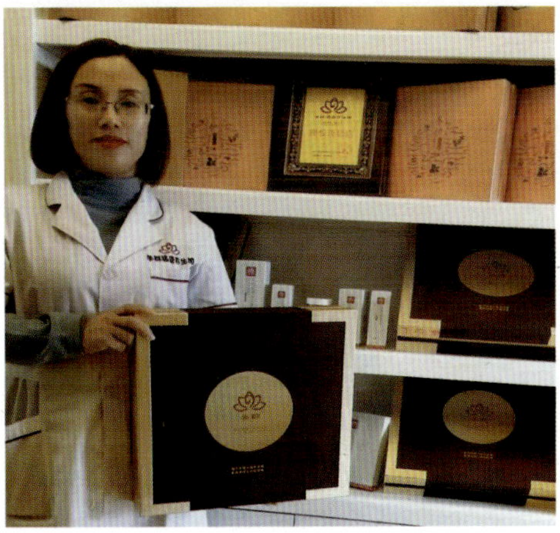

代表单位：新乡 美群健康养生馆100号店
参与代表：贺佳君

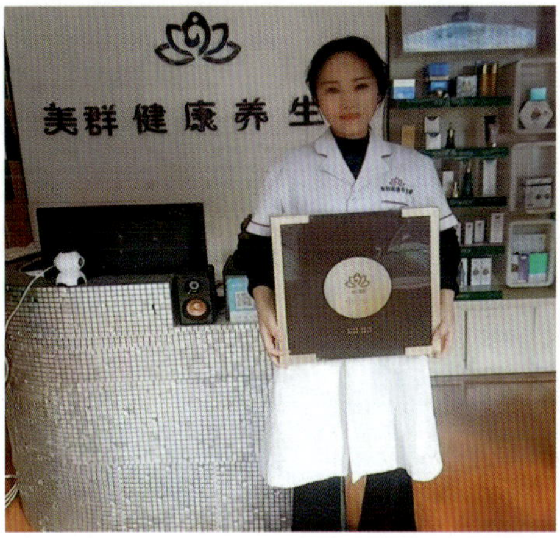

代表单位：新乡 美群健康养生馆110号店
参与代表：郑鹏

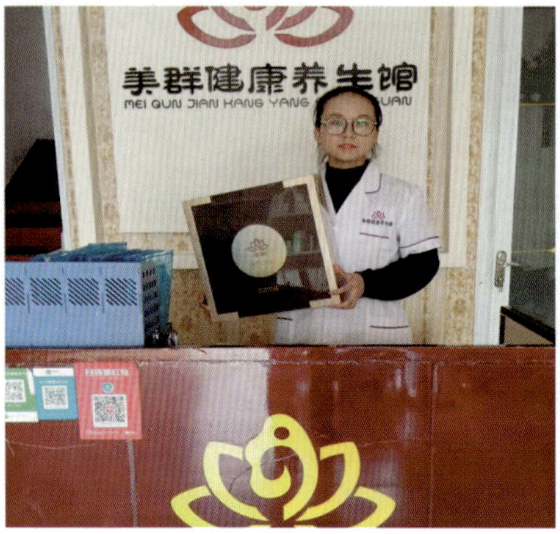

代表单位：驻马店 美群健康养生馆112号店
参与代表：赵利利

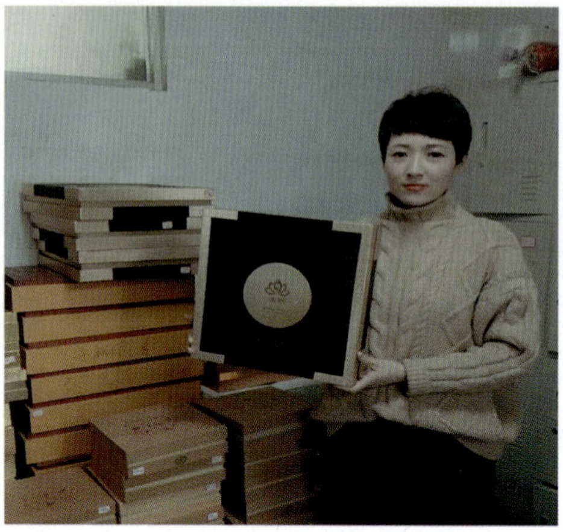

代表单位：郑州 美群健康养生馆113号店
参与代表：段爱琴

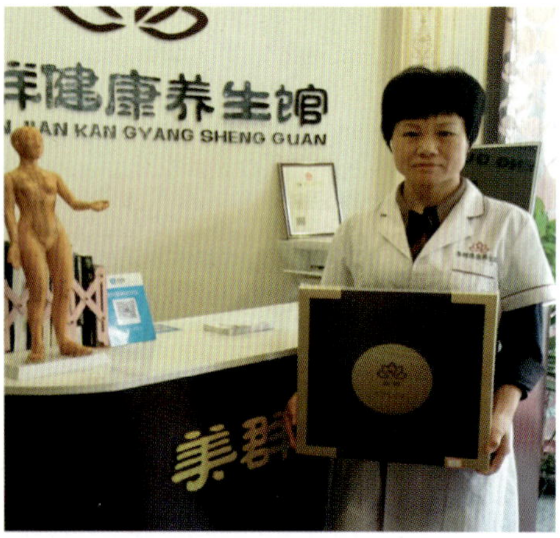

代表单位：新乡 美群健康养生馆117号店
参与代表：`张有婷

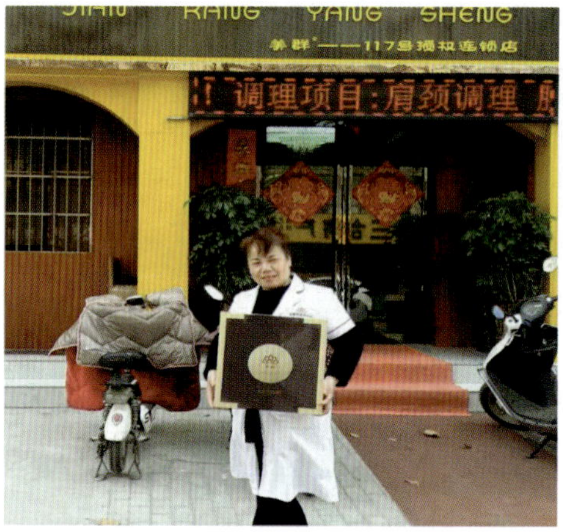

代表单位：郑州 美群健康养生馆119号店
参与代表：唐漫

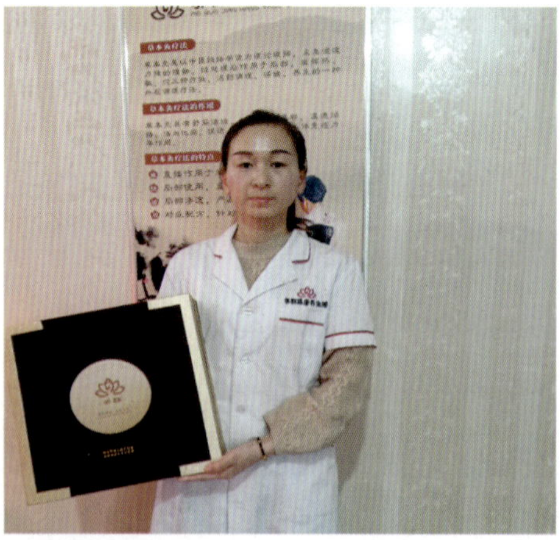

代表单位：郑州 美群健康养生馆120号店
参与代表：石长红

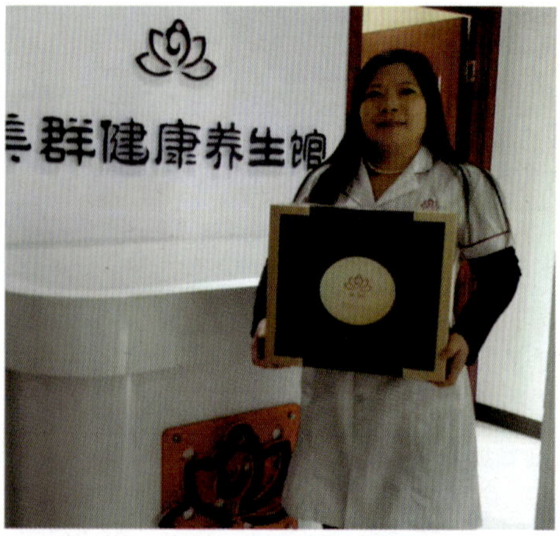

代表单位：郑州 美群健康养生馆121号店
参与代表：杨梅

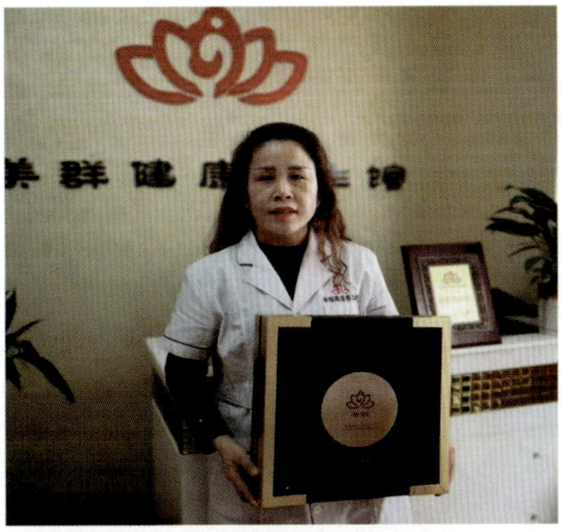

代表单位：郑州 美群健康养生馆128号店
参与代表：周晓丽

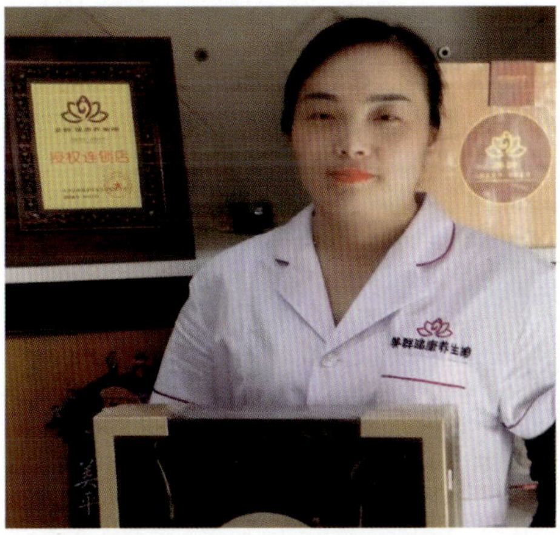

代表单位：新乡 美群健康养生馆129号店
参与代表：王会会

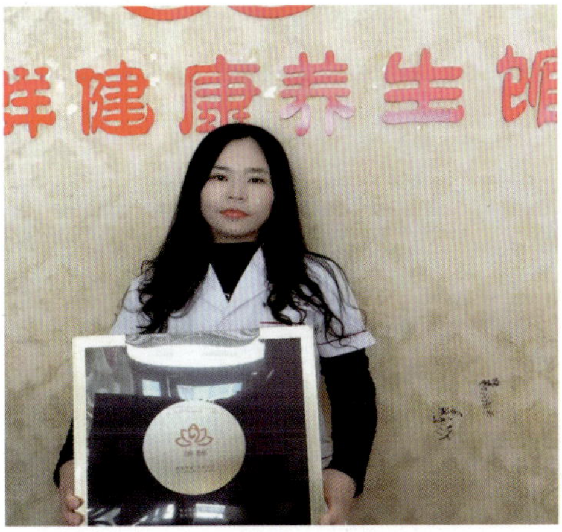

代表单位：新乡 美群健康养生馆130号店
参与代表：张利娟　郭美娜

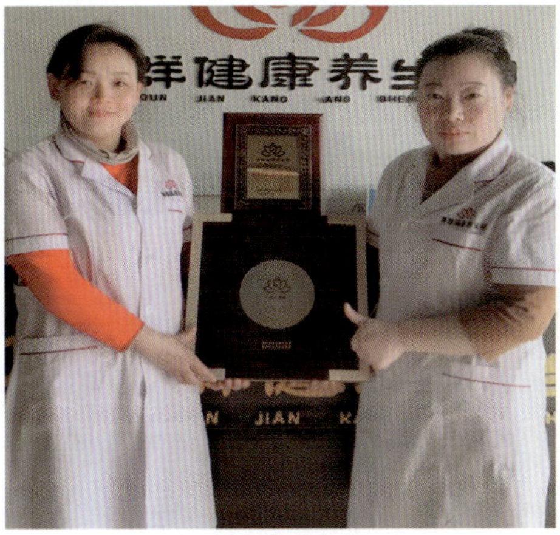

代表单位：洛阳 美群健康养生馆132号店
参与代表：李妙花

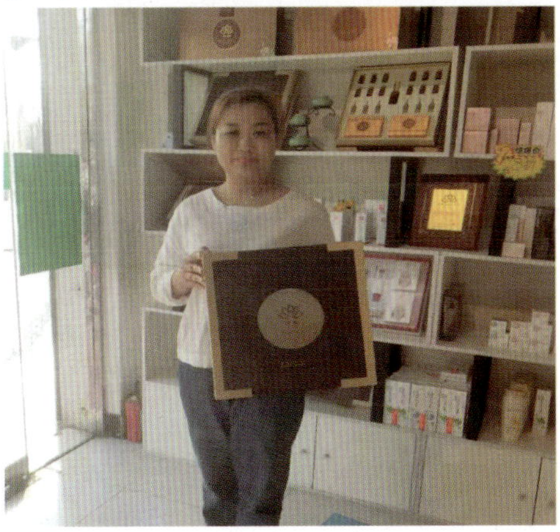

代表单位：周口 美群健康养生馆135号店
参与代表：郭玉玲

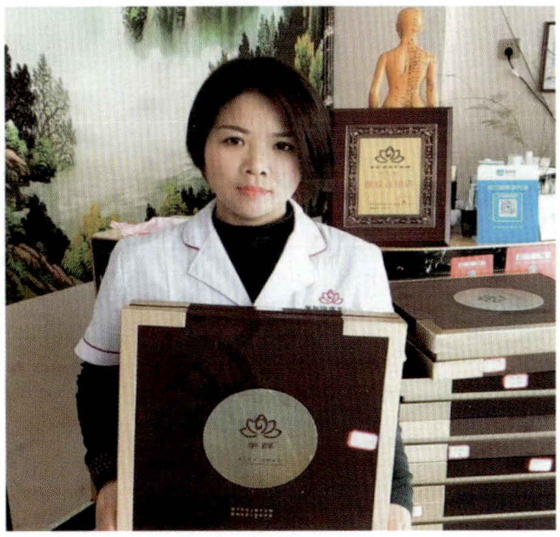

代表单位：南阳 美群健康养生馆136号店
参与代表：肖玲

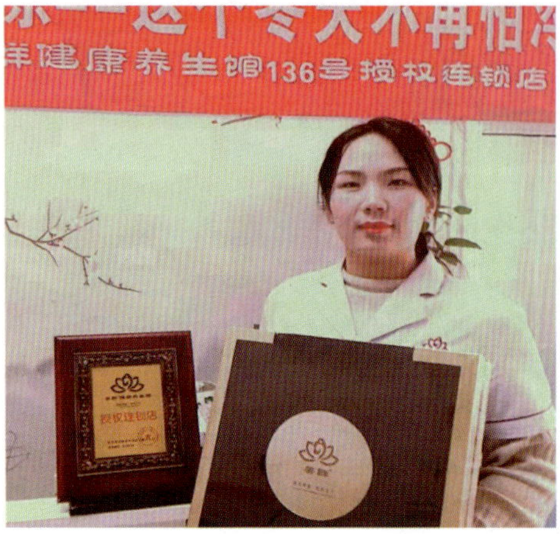

代表单位：平顶山 美群健康养生馆139号店
参与代表：程丽娜

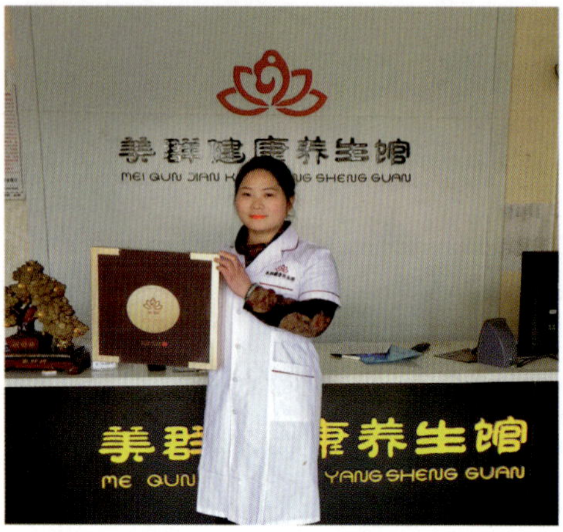

代表单位：山西 明亮瘦身养生馆
参与代表：张明亮

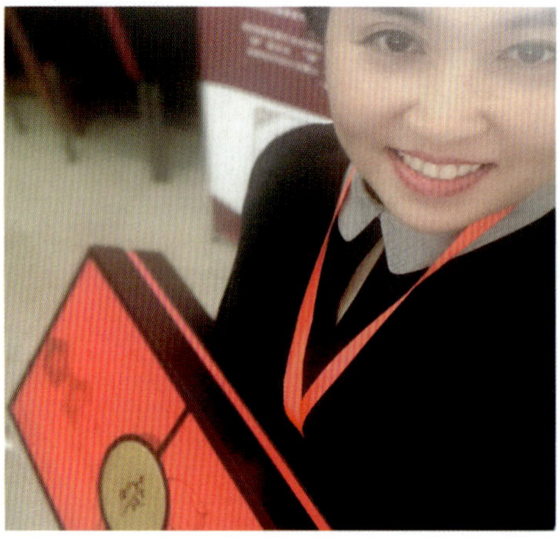

代表单位：新乡 美群健康养生馆75号店
参与代表：顾园园

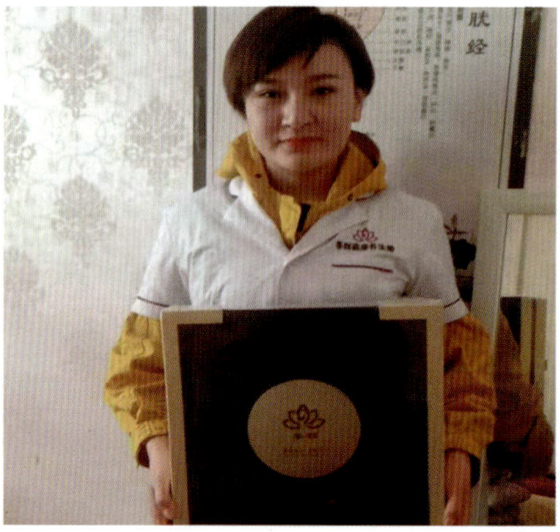

生命与疾病

中医秉承了中华民族认识自然的天人合一思想，形成了对生命认识的整体观，运用阴阳平衡和五行生克制化的观念阐释生命的机理，采用比类取象、由表及里的方法把握生命与疾病的变化规律，创造了以藏象、经络、精气神等为核心的生命观。产生于两千年前的《黄帝内经》奠定了中医理论的基础，经过世代传承、创造和发展，相继产生了《伤寒杂病论》、《脉经》等经典文献。

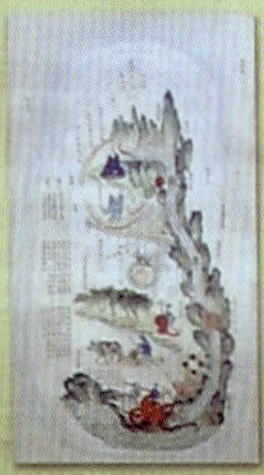

内景图

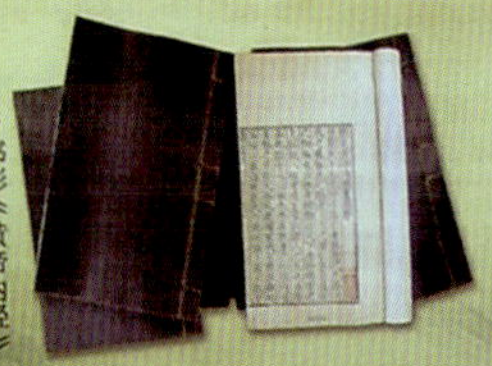

《黄帝内经》书影

中和亚健康服务中心
ZhongHe YaJianKang Service Center

中和亚健康服务中心

中心理念

弘扬“治未病”思想　合力亚健康事业
平台与标准齐抓　产业携学术共赢

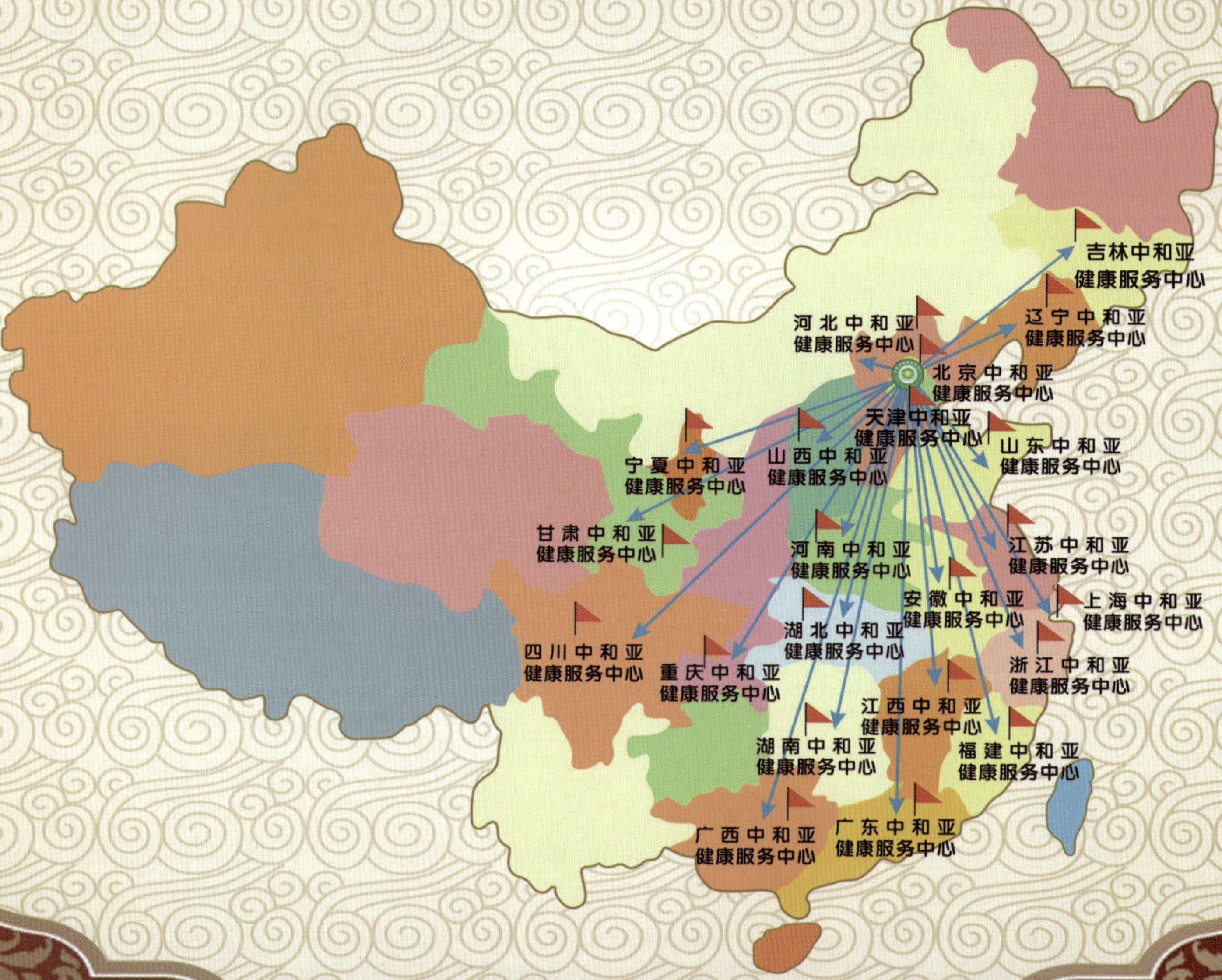

中和亚健康服务中心介绍

中和亚健康服务中心（以下简称中心）是经民政部批准，并在国家中医药管理局的业务指导和监督管理下，具有独立法人资格的社会组织。中心是国家批准的惟一的从事亚健康研究、服务、管理，并构建亚健康服务体系，培养亚健康专业人才的一级专业组织。

中心秉承以产业拉动学术，学术推进产业的理念，以传播中医药文化为先导，以推广中医常用养生保健方法为主要手段，以预防保健专业服务人才培养为突破点，联合有志于亚健康服务的各类机构和企业，共同发展亚健康产业、服务全民健康。构建一个集学术、产业推广；第三方权威质量监督；标准、规范制定；专业人才培训；新产品、新技术研发为一体的产业平台。中心将联合社会各界人士，从以下几个方面共同构建和发展我国的亚健康事业：

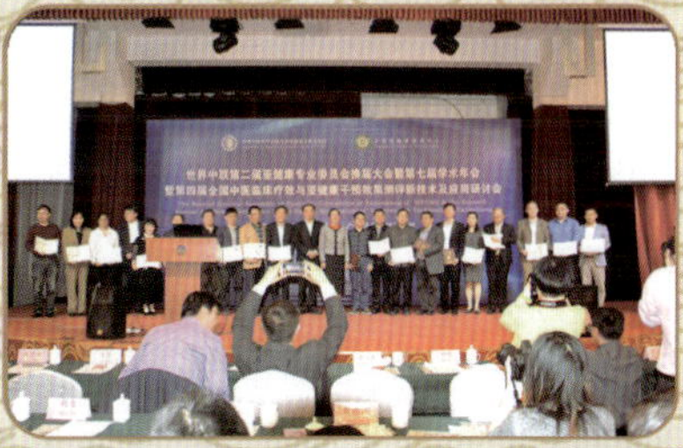

政策/规范

(1) 在国家中医药管理局等上级主管部门的正确指导下，从事亚健康产业各个环节相关规范的制定。

(2) 积极参与并推进亚健康产业管理的规范化进程。

(3) 经主管部门同意或授权进行相关行业统计，收集、分析、发布相关行业信息。

学术/标准

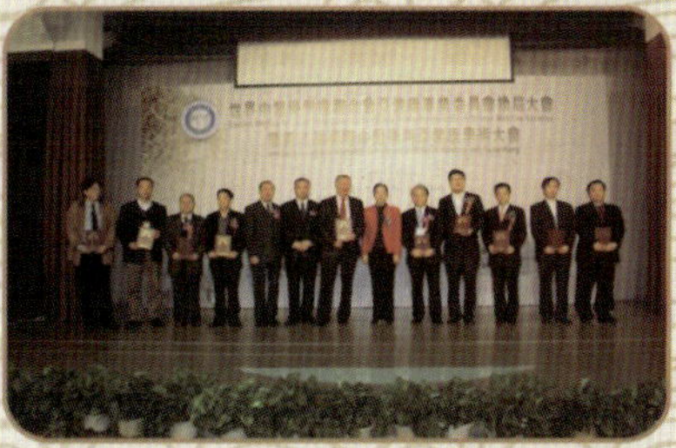

(1) 开展各种形式的学术活动，组织重点学术课题的研究和考察活动。

(2) 编辑出版有关亚健康方面的学术专著、最新科研成果信息、科普期刊、科普图书及音像制品。

(3) 研究并制定亚健康临床干预指南等标准。

(4) 建立和推广亚健康检测、干预、管理体系。

人才/教育

(1) 开发亚健康咨询师等新的职业。开展亚健康咨询师等的培训、认证、考评、管理等各项工作。

(2) 编撰亚健康专业系列教材，构建亚健康学科体系。

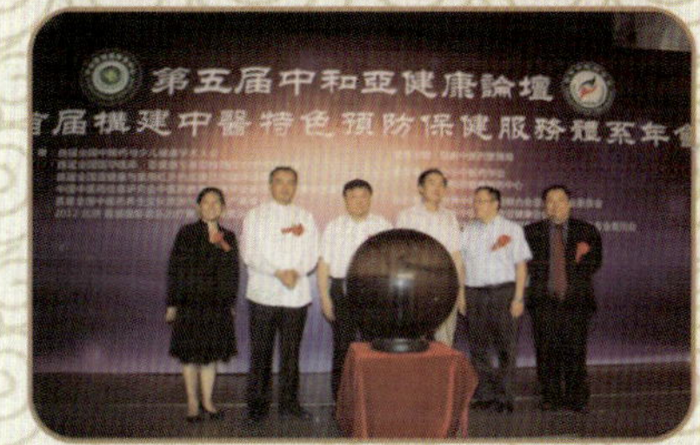

交流/合作

(1) 联系政府和社会公益资源，展开整合传播与推广。

(2) 举办各种学术会议和论坛，普及和宣传亚健康知识。

(3) 通过培训、咨询、市场调查、技术推广、展览展示、组织文化艺术交流活动等方式，拓展亚健康产业的宽度和内涵。

(4) 通过接受企业或个人捐赠、组织成立基金会组织，为亚健康产业的发展贡献力量。

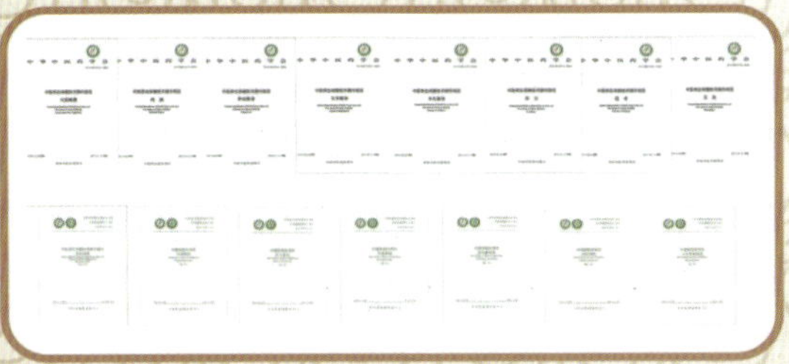

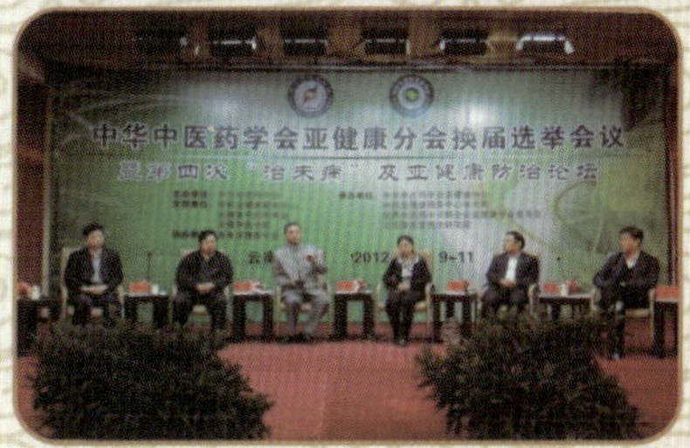

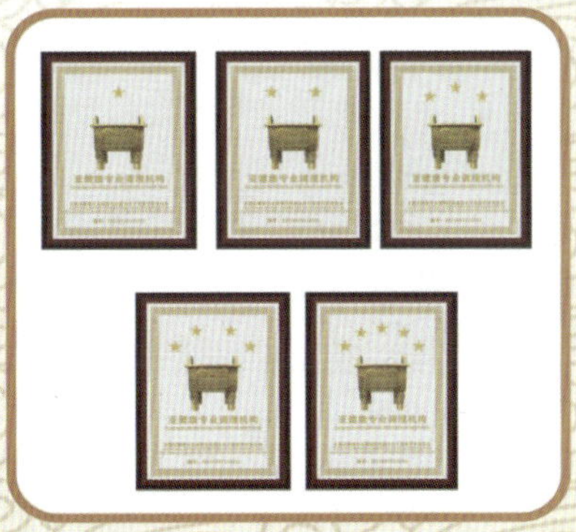

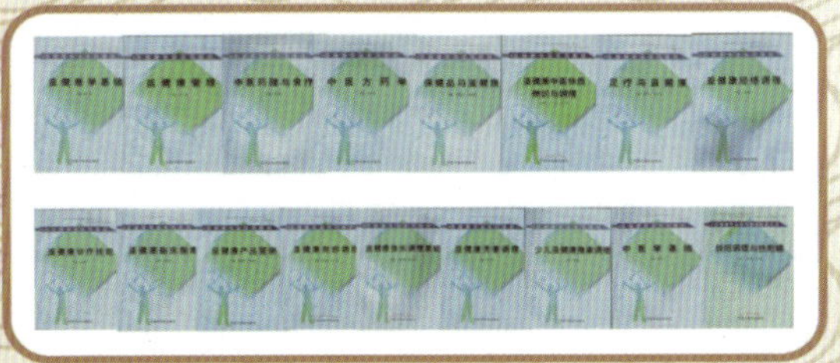

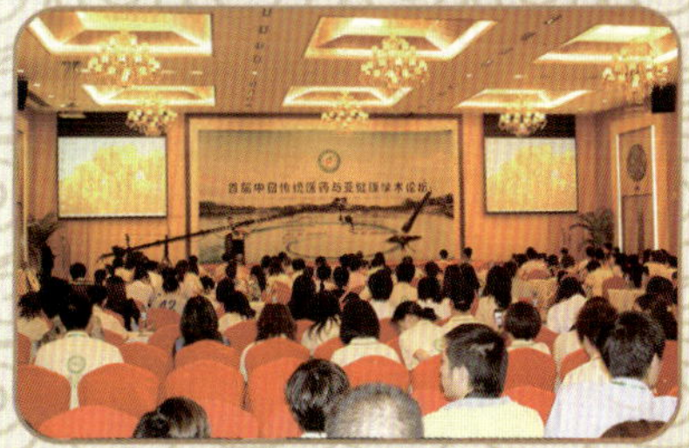

地址：北京市朝阳区幸福一村55号国家中医药管理局机关服务局402室
联系电话：010-64128672　邮编：100027
网址：www.zhsh.org.cn

古方传承 现代创新　　全国首创 健康无忧

中和康贝独创经络开穴闭穴穴位贴敷调理

项目介绍

本项目重点解决

儿童常见症状调理服务；儿童偏颇体质疗程调理服务；24节气健康管理服务。

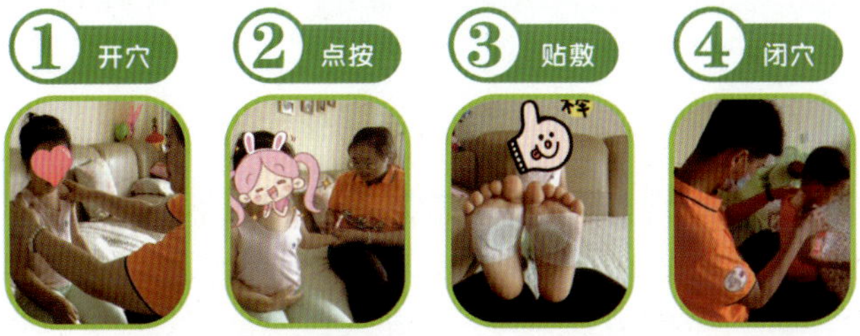

案例展示

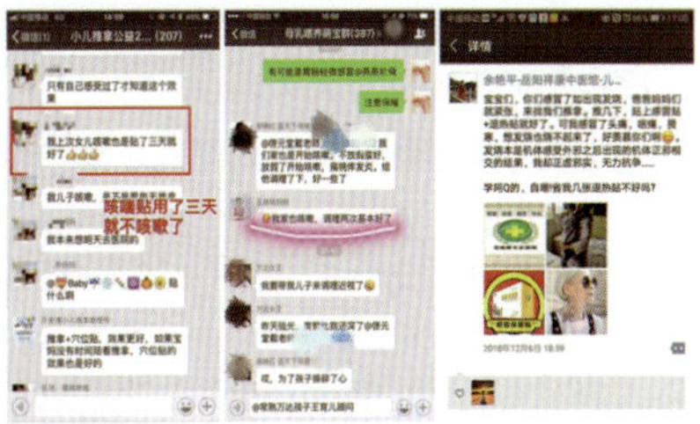

贴敷系列产品

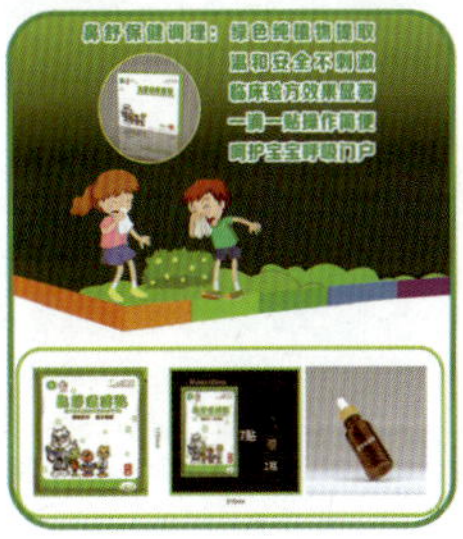

儿童鼻舒保健贴

二十四节气保健贴

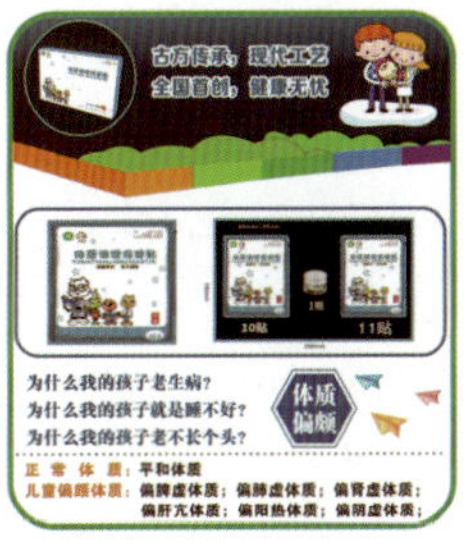

儿童体质保健贴

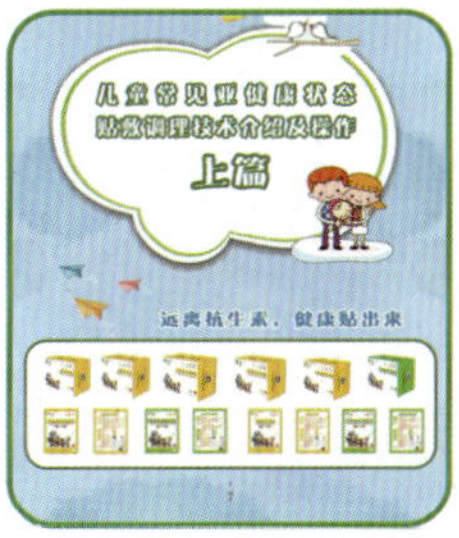

儿童疾病保健贴

技术项目优势

独创经络开穴闭穴穴位贴敷调理技术在中医古方穴位贴敷传承基础上运用现代科技创新优势，结合经络开穴闭穴调理技术实现项目创新，提高穴位贴敷调理技术的安全性、有效性；并经北京市中和亚健康科学研究院儿童健康研究所联合10多家三甲医院临床科研基地进行项目数据观察，并获得了中华中医药学会亚健康分会评选的《百项亚健康中医调理技术》及中华中医药学会治未病分会评选的《中医特色诊疗技术》荣誉，国家中医药管理局主管的中国中医药报专版报道，是国内及国际健康管理领域独一无二的安全、有效、绿色、健康的权威专业项目。

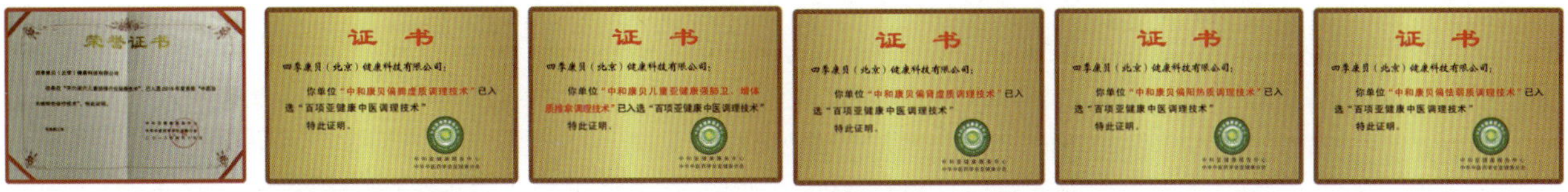

荣誉认证

1、 权威单位联手打造

北京市中和亚健康科学研究院儿童健康研究所与广州中医药大学南海妇儿医院等几十家三甲医院共同携手打造。

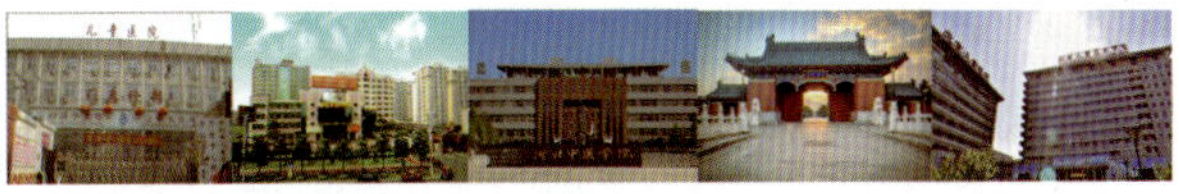

2、知名专家团队全程服务

国家级名老儿科中医徐荣谦教授指导下，以周俊亮教授为核心的六名博士团队作为研发小组。

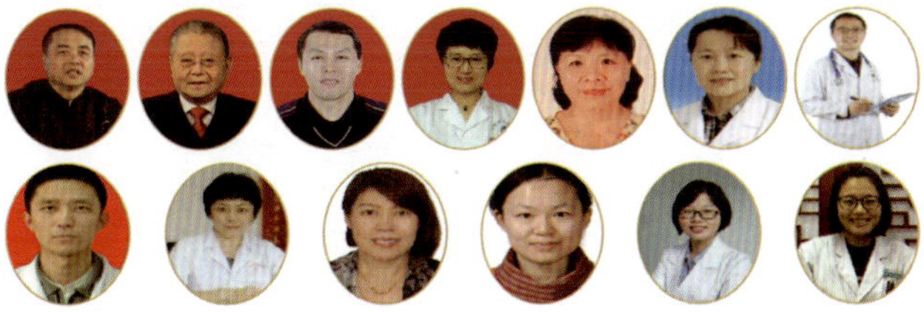

3、三年成果获权威肯定

独创儿童经络开穴闭穴贴敷疗法，科研成果发表于国家中医药管理局主管报中国中医药报及陕西中医药大学学报。

4、入选中医治未病特色诊疗技术

本技术获得中华中医药学会治未病分会评选的中医特色诊疗技术并获得证书认证

地址1：北京市朝阳区三里屯幸福一村55号国家中医药管理局机关服务局办公楼3-4层
地址2：湖南省长沙市望城区普瑞大道一段1555号中国亚健康产业总部基地5层
电　话：010-64130958(北京)　0731-82866996(湖南)
李主任：13611214037　曹老师：15116927140

山西中和亚健康执业技能水平培训基地

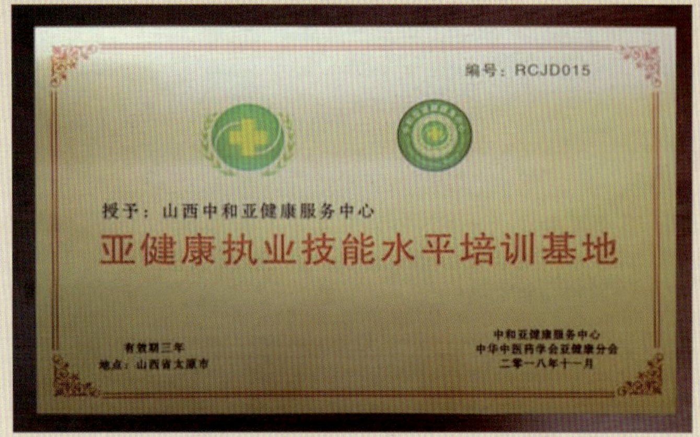

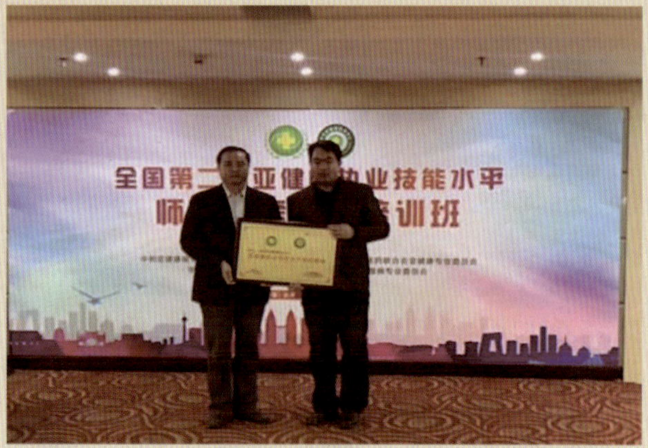

山西中和亚健康服务中心作为山西省民政厅批准的唯一的从事亚健康研究、服务、管理，并构建亚健康服务体系，培养亚健康人才的一级专业组织。现正式成为国家中医药管理局业务主管的中和亚健康服务中心指定亚健康执业技能水平培训基地。主要工作：

1. 开展亚健康执业技能水平系列培训
2. 开展中医学术流派特色诊疗技术培训与推广工作
3. 开展现代学徒制学历教育考前培训
4. 开展国家级中医继续教育项目培训
5. 开展中医治未病特色诊疗技术
6. 百项亚健康中医调理技术培训

联系电话：0351-4695371　官方网址：www.sxzhzx.com

少儿推拿——康童堂

康童堂以“专注少儿推拿，传承中医文化”为使命，秉持着“推拿有方，孩子健康”的核心价值，致力于成长为中国少儿推拿先锋品牌。康童堂现已拥有自己的核心技术体系，独创了少儿推拿“四方理论、四法主张、五力全开”的推拿手法，遵循“清调补教”绿色理疗主张，绿色，安全，有效，让孩子少吃药、少打针，远离抗生素伤害。

康童堂特色调理项目经国家中医药管理局业务主管的中和亚健康服务中心“百项亚健康中医调理技术”资质认证，并与山西中和亚健康服务中心合作，具有权威的资质认证和培训支持，树立行业标杆，力争打造一个国家授牌的少儿推拿示范基地。

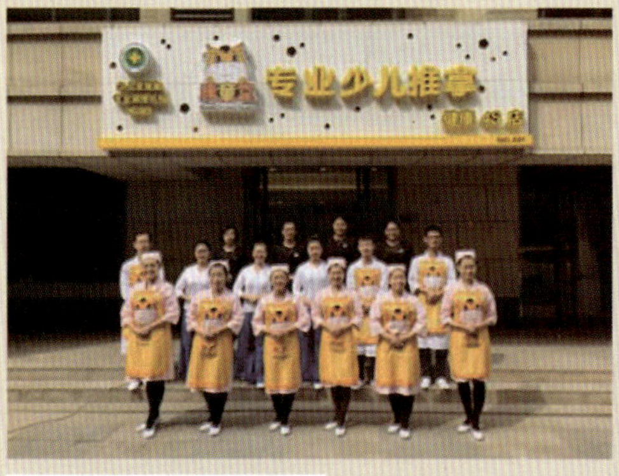

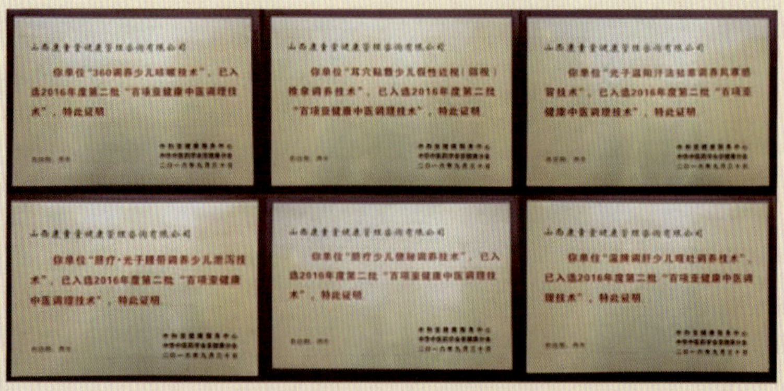

全国加盟热线：0351-8393507/18536833307

官网：www.kangtongtang.cn

中国中医科学院广安门医院

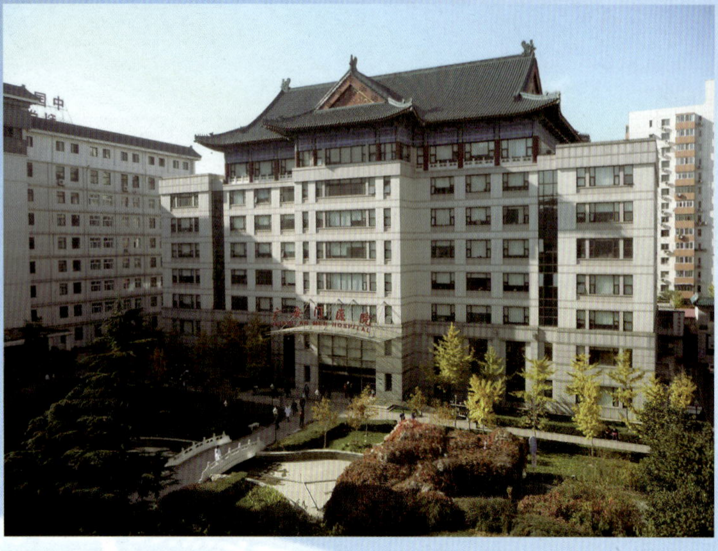

中国中医科学院广安门医院（暨中国中医科学院第二临床医药研究所）始建于1955年，是国家中医药管理局直属的集医疗、教学、科研和预防保健为一体的三级甲等中医医院、中央干部保健基地、2008北京奥运会和残奥会定点医院、北京市医疗保险A类定点医院，ISO9001质量管理认证单位。医院始终以服务患者为中心，坚持“人才强业、科技兴院”、实施“十大发展战略”、创建“四满意一和谐”活动，服务水平越来越高，服务半径越来越广。目前,开放病床650张，年门诊量（含南区）400余万人次，日均门（急）诊量（含南区）15855人次，其中医院本部全年门（急）诊总量290余万人次，日均门（急）诊总量11608人次，年内出院16575人次；获得了全国文明单位、中央国家机关“五一”劳动集体奖、首都卫生系统文明单位标兵等荣誉，已成为北京市业务量最大、知名度最高、口碑最好的三级甲等中医院之一。

医院本部占地面积35907平方米，建筑面积71329.1平方米，业务用房面积69079.5平方米。全院现有职工1413人，卫生技术人员1182人。有国医大师1名，首都国医名师7名；正副主任医师、研究员279人，有博士、硕士427名，有4位专家荣获“阿尔伯特 · 爱因斯坦”世界科学荣誉证书，2位专家被评为国家级有突出贡献的专家，46位专家享受政府特殊津贴。 设有29个临床科室，9个医技科室，4个基础研究室，11个临床研究室，1个清洁级实验动物中心；拥有5个国家中医药管理局中医药科技三级实验室。有硕士生导师78名，博士生导师39名；全国老中医药专家学术经验继承导师23名，北京市老中医药专家学术经验继承导师8名，国家中医药管理局全国名老中医传承工作室10个，北京市“3+3”传承工作室站6个。

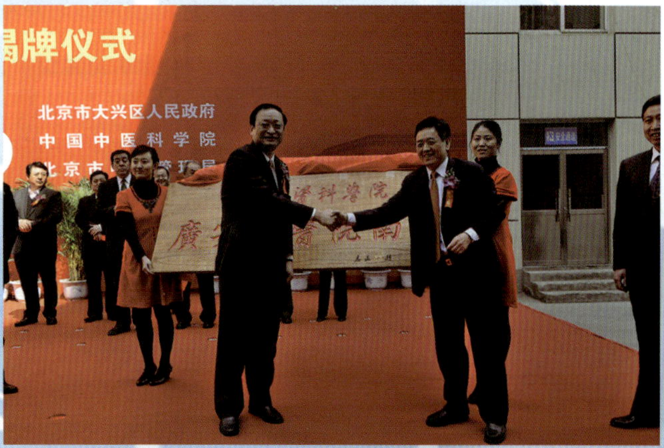

2011.3.29 卫生部副部长、国家中医药管理局局长王国强(左)参加中国中医科学院广安门医院(南区)揭牌仪式

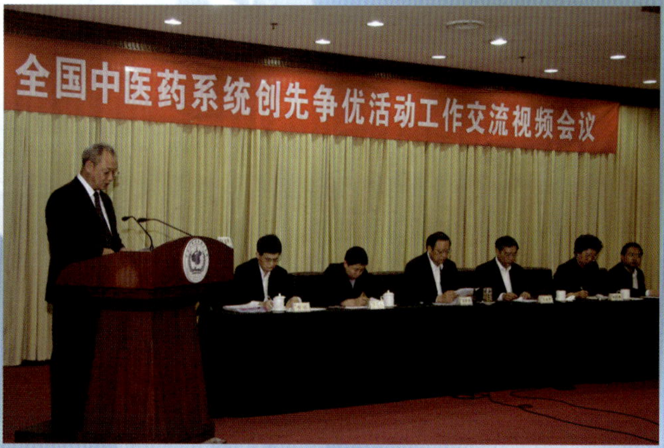

2012.5.13 广安门医院王阶书记在全国卫生系统创先争优活动工作视频交流会仪上发言

该院坚持和发扬祖国医药遗产，博采众长，诚信守法。以中药、针灸、推拿、康复训练、药治等中医传统治疗方法为主，辅之以现代化诊疗手段，在治疗恶性肿瘤、风湿病、心脑血管病、糖尿病、甲亢、肾病、老年病、萎缩性胃炎、胃及十二指肠反流等消化系统疾病及内科系统疑难病症；各种痔瘘、结肠炎、大肠癌等肛肠疾患；白内障、视网膜色素变性、视神经萎缩等眼底疾病；泌尿系结石、前列腺疾病及各种男科疾病；红斑狼疮、银屑病、湿疹等皮肤病；颈椎病、椎间盘脱出及各种软组织损伤；肝炎、艾滋病；子宫内膜异位症、盆腔炎、子宫肌瘤、儿童抽动秽语综合征等妇科、儿科常见病等方面，均有丰富的经验和独特的疗效。

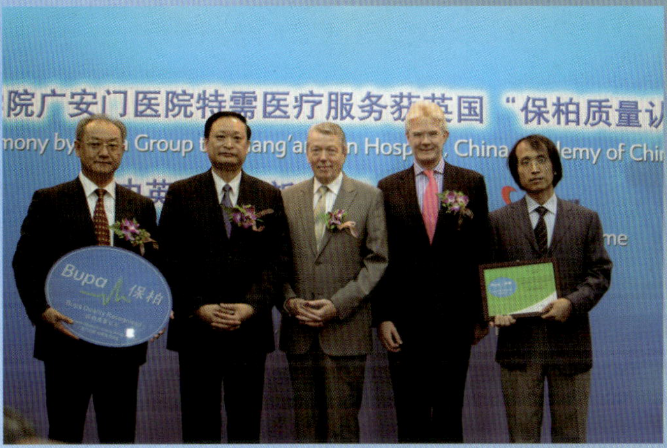

2009年4月22日卫生部副部长、国家中医药管理局局长王国强(左2)、广安门医院院长王阶(左1)在国际保柏认证授牌仪式上

医院注重发挥6个卫生部重点专科、16个国家中医药管理局重点专科和12个国家中医药管理局重点学科的带动作用，建立了完备的临床诊疗、临床教学及临床科研体系。目前课题经费总额已达1.69亿元，承担各级科研课题254项，其中国家级课题100项，省部级34项，地市级27项，院、所级课题93项。承担各类横向合作课题300余项。已获科研成果奖184项，其中获国家科技进步奖13项、省部级奖74项，科学院级奖97项；科研成果转让38项，获新药证书9项，获专利近20项。具有19个临床专业药品临床试验资格，每年为大量新药研制单位提供优质的药品临床试验服务。近六年发表sci文章共计205篇，总影响因子450分，单篇最高影响因子15.202。荣获“十一五”国家科技计划执行优秀团队奖。

广安门原称广宁门，取广为安宁之意。时光荏苒，21世纪的今天，广安门医院将秉承“广安门护佑人民生活安宁康泰”的历史寓意，不断完善医院文化建设核心理念，把“大医精诚”的核心价值观体现在医德医风上，转化为服务群众的理念，以病人为中心，以中医药特色为优势，力图为患者提供个性化、温馨化的优质中医药服务。

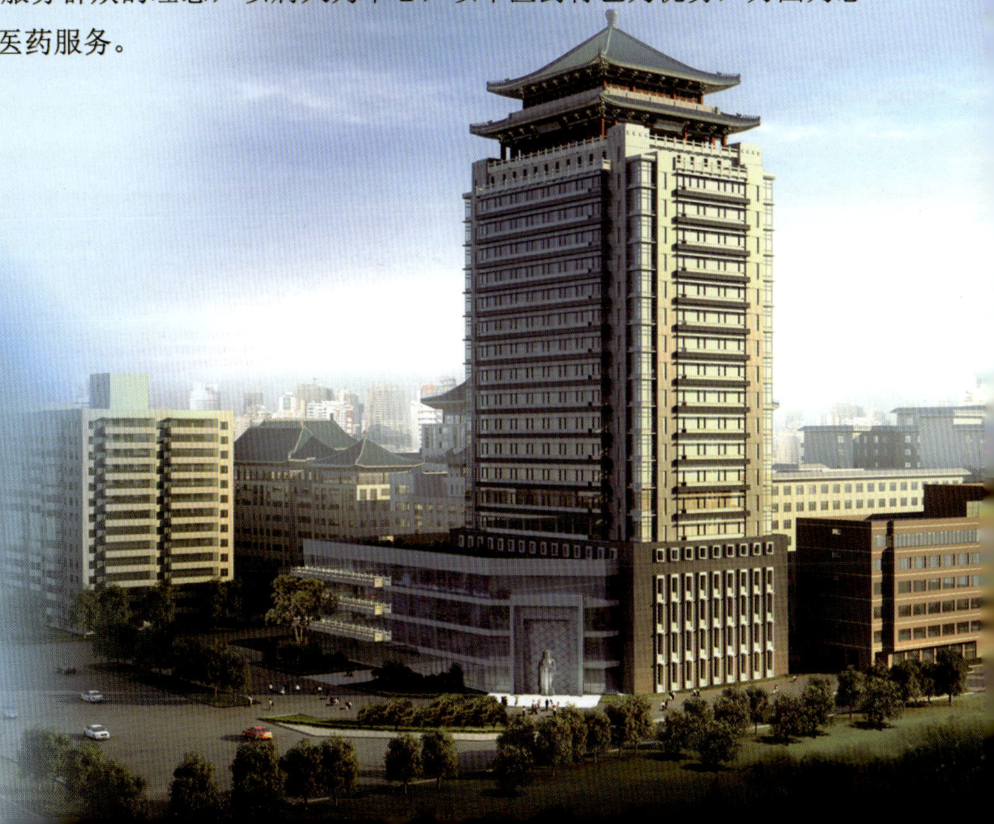

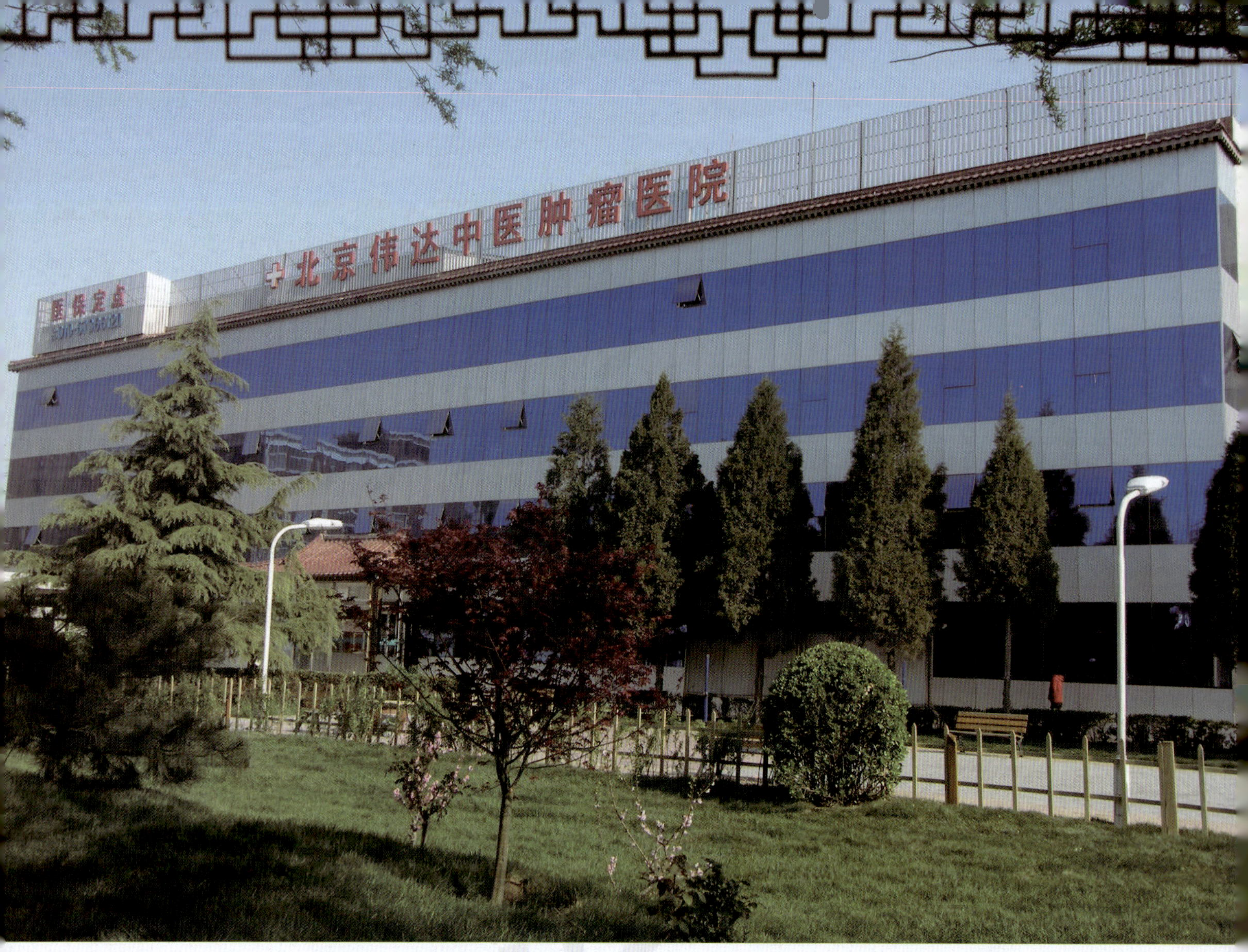

北京伟达中医肿瘤医院

北京伟达中医肿瘤医院创建于1994年，由全国政协副主席陈宗兴、中国科学院院士吴孟超、国家中医药管理局原副局长田景福北京人民大会堂揭牌成立。院名由国医大师邓铁涛题写，并由国医大师路志正教授题写“服务为先、疗效为本”的办院理念。伟达中医肿瘤医院是全国首家中医肿瘤医院，是经国家卫生部门正式批准的专业从事癌症的防治与研究、新药研发、临床诊疗、学术交流的综合性医疗学术机构。是一所经北京市卫生主管部门批准的医保定点单位。隶属于卫生部中国医促会中医肿瘤防治专业委员会。

北京伟达中医肿瘤医院现有职工近200人，其中院士2名，正副主任医师26名。由中国科学院资深院士、国际著名肿瘤外科专家、2005年度国家最高科学技术大奖获得者、上海东方肝胆外科医院院长吴孟超教授担任名誉院长；由中国农工党中央委员、中国农工党医药卫生工作委员会副主任委员、卫生部中国医促会中医肿瘤防治专业委员会主任委员、中华中医药学会肿瘤分会副主任委员、中华中医药学会肿瘤分会副主任委员、全国著名中医肿瘤学家郑伟达教授担任首席专家。医院总面积10000平方米，拥有床位200张。现已开设肿瘤科、内科、外科、妇科、理疗科、影像科、免疫科、检验科、中医综合门诊等临床科室。年门诊量近15万人次，年住院病人近4000人次。

北京伟达中医肿瘤医院坚持以郑伟达教授创立的“以人为本，科学抗癌”的科学治癌观，以“伟达治癌新十论”为理论指导，以“伟达慈丹抗癌康复四位一体疗法 ”为具体治疗方法，结合穴位注射,针灸,外敷中药,腹腔给药等疗法，并引进全新肿瘤纳米波治疗仪结合透化疗法及细胞生物免疫疗法综合治疗，通过“专家、专病、专科”，针对具体病种、病情、症状，选择科学治疗方案，给予针对性、系统性的个性化治疗。

医院创始人郑伟达教授研制的国家级抗癌新药慈丹胶囊目前已经在上海东方肝胆医院做抗肝癌复发的课题研究，申报国家“重大新药创制” 科技重大专项“十二五” 计划项目。2008年，四位一体疗法获中华中医药学会科学技术二等奖。同年，“肝癌门静脉癌栓干细胞的生物特性及慈丹胶囊对其分化诱导的代谢组学研究” 被列为国家自然科学基金项目。2009年，慈丹胶囊正式被列入国家医保目录。“伟达慈丹抗癌康复四位一体疗法 ”及其他特色治疗相结合，已使近万名患者减轻痛苦，改善生存质量，延长了生命。

北京伟达中医肿瘤医院自建院开始，一直奉行“以病人为中心”的办院宗旨和“全心全意为患者服务”的服务理念，现已成为“国家中医肿瘤重点建设学科”，并获得了“中医名院” “诚信宣言单位” “平安医院”等荣誉称号。2009~2011年，北京伟达中医肿瘤医院被评为“最受欢迎专科医院”和“全国名医名院”。

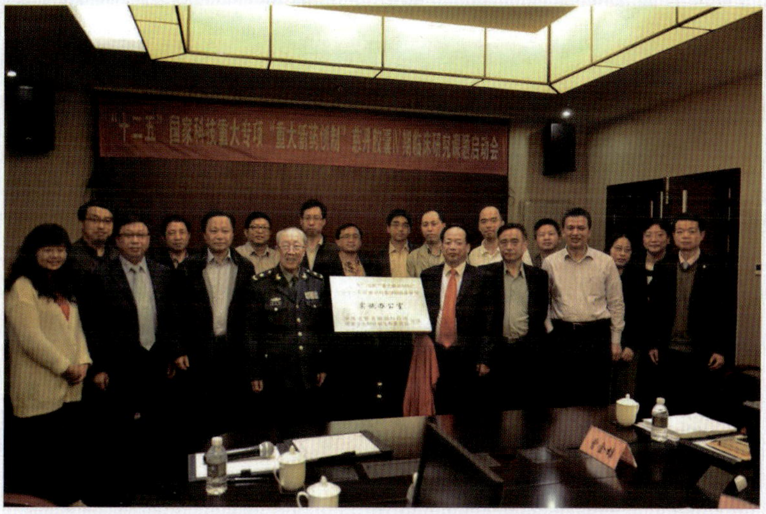

慈丹胶囊十二五国家科技重大专项课题启动会合影

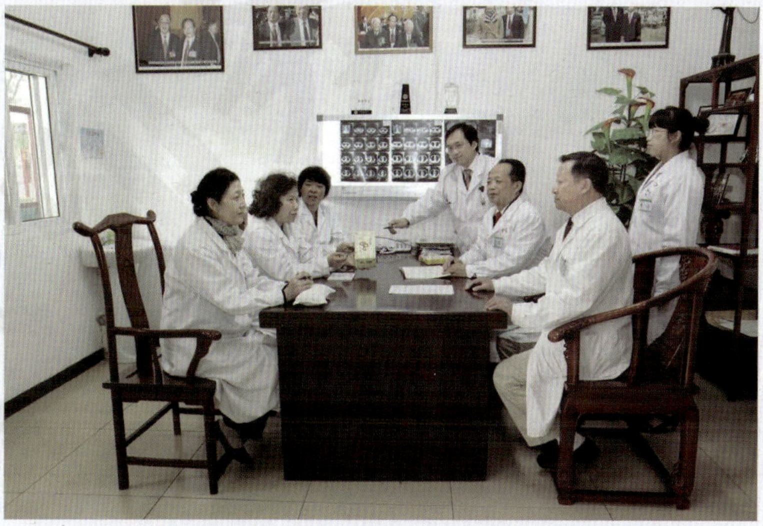

伟达慈丹四位一体抗癌康复疗法专家会诊进行时

中国中医科学院江苏分院 江苏省中医药研究院 江苏省中西医结合医院

中国中医科学院江苏分院、江苏省中医药研究院暨江苏省中西医结合医院，是省属从事中医药研究的专业研究机构，综合性的三级甲等中西医结合医院、南京中医药大学附属医院、全国重点中西医结合医院、国家药物临床试验机构和国家住院医师规范化培训基地，江苏省文明单位，2006年通过ISO9001质量管理体系认证。

始建于1958年，前身为江苏省中医药研究所，首任所长为著名中医药学家叶桔泉学部委员（院士）。先后研制出中药新药30余个，如脉络宁注射液、月月舒（痛经宝）冲剂等。全院占地面积78亩，建筑面积87500平方米，职工1218人；正、副教授、主任医师、研究员237名；博士、硕士生导师34名；全国名老中医、省名中医、省名中西医结合专家26名；12位专家享受国务院及省政府特殊津贴；拥有3个国家、2个省名老中医工作室；江苏省杰出青年基金获得者1名，省“333工程”、省“135工程”重点人才、省“领军人才”等30余名；拥有全国五一劳动奖章、全国医德标兵、全国巾帼岗位明星、省勤廉标兵、省、市我最喜爱的健康卫士、十佳健康卫士、省市级巾帼示范岗、青年文明号、行风建设先进单位等一批先进集体和模范人物。

医院核定床位730张，规划床位1500张，临床学科较为齐全，设有内科、外科、妇产科、儿科、急诊科等16个一级学科，肾科、心胸外科等32个二级学科。其中，消化科、骨伤科、心血管科、重症医学科为国家级重点专科，妇产科、呼吸科、肿瘤科、内分泌科、普外科等8个专科为江苏省重点专科。

现有专业设备总值2.5亿，拥有一批先进的进口设备，如核磁共振、DSA、64排CT、数字化胃肠机、电子内窥镜、彩色超声波诊断仪、液质联用仪、高效液相色谱仪、超细胃镜、双能X线骨密度仪、骨关节镜、腹腔镜等。常规开展各种断层摄片与造影、细菌培养、免疫组化、基因扩增、微创介入、冠心病介入诊疗、血液净化、ERCP、四级腔镜手术、颈椎前路、后路椎间孔镜技术微创治疗颈椎病、经输尿管气压弹道碎石术、保胆取石术、甲状腺弹性超声等先进的诊疗项目。检验科2009年通过ISO15189认证，为中医药临床和研究提供相应的质量保障。

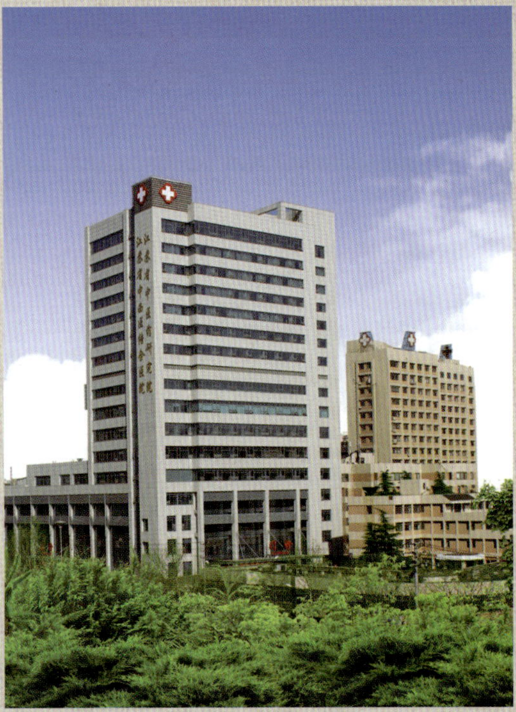

研究院拥有一批较为成熟的科研工作平台，包括中药口服制剂释药系统、瘿病证治2个国家重点研究室，江苏省现代中药制剂工程技术研究中心及中试放大平台、省天然药物研究与创制实验室和国家专利产业化江苏中医药试点基地，细胞与分子生物学实验室、消化病研究室、中医药抗动脉粥样硬化实验室、辅助生殖实验室、肺动力实验室、肿瘤免疫药理实验室，及传统中药资源、化学、制剂、分析、药理毒理、临床药学与代谢实验室和一个SPF级动物实验中心。近5年来，中标科研项目162项，获厅局级以上科技进步奖19项，获发明专利37项，取得新药证书、临床批件等4个，发表论文1547篇，其中SCI/ISTP收载169篇。

我院本着“仁心 仁术 前沿 前驱”的院训精神，以“中西医结合、医药教研相融”为特点，以“中西合璧、德艺双馨”为核心价值观，以“演绎医学的艺术与非凡、呵护患者的健康与尊严”为使命。目前已形成了中西医结合特色突出、医药相长优势显著，集医、药、教、研为一体的大型医疗、研究、教学机构。

西藏自治区藏医院

བོད་རང་སྐྱོང་ལྗོངས་སྨན་རྩིས་ཁང་།

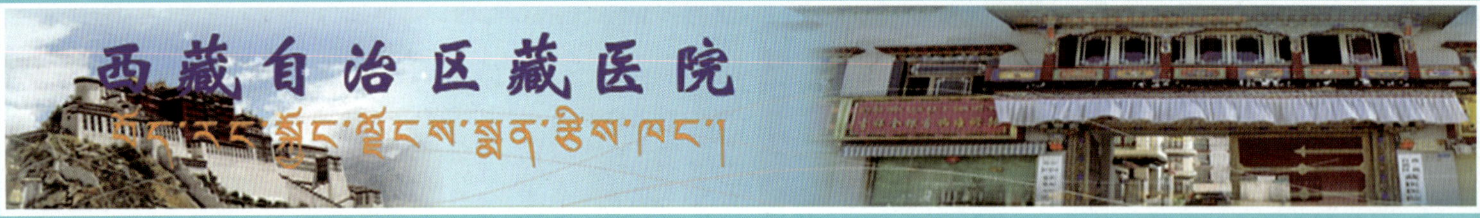

西藏自治区藏医院是全区唯一的自治区级藏医医疗机构，也是至今在全区、全国唯一被国家卫生部和中医药管理局通过评审达标后获得自治区级“三级甲等”藏医医院殊荣的一所综合性医院。现位于拉萨市娘热路26号，前身为拉萨“门孜康”（藏医星算学院），始建于1916年。

1959年西藏民主改革后，自治区筹委会将“门孜康”（藏医星算学院）改名为藏医院并和“药王山利众医学院”合并成为拉萨市军管会第二门诊部，由军代表负责管理。1978年党和政府为积极扶持藏医药事业的发展，拨出50万元兴建了第一所藏医门诊大楼，建筑面积达2871平方米。1980年根据中共中央对西藏工作做出的决定（31号文件）精神，大力发展藏医及天文历算，把藏医院变成全区藏医药医、教、研中心的精神，从9月1日起，将原来的拉萨藏医院正式更名为西藏自治区藏医院，隶属自治区卫生厅直属单位。

西藏自治区藏医院组织结构

藏医院现有建筑面积5万多平方米，内设2个研究所，一个药厂、9个职能部门，11个临床科室、5个医技科室、15个专利诊断室、开设260张床位。半自动化的藏药厂，年生产藏药最高指标达到万斤，医院在继承、发展藏医药学的同时，积极主动地吸收现代医学科技成果，不断拓展业务范围。形成了功能齐全、手段先进的影像、功能检验中心。在继承保持藏医诊断方法的基础上，积极引进现代科学技术，更新设备，先后引进了2台大型X光机、彩超、电子内窥镜、双螺旋“CT”诊断仪、全自动生化仪、血液流变学检查全套血液粘度仪。心电和手提X光机、CPM系列功能康复器、心电监护器等现代科技产品。

医疗走向规范化管理

近年来，随着医院的发展和医疗改革的不断深入，藏医院在医院的管理中紧紧围绕卫生厅制定的《藏医医院分级管理标准》和《藏医护理操作规程》的同时，进一步理顺原有的各项规章制度，废除不适应现代医院管理制度，制定了完善的规章制度，逐步开展分级管理达标和综合目标管理责任制，努力指导由传统的管理模式逐步向现代科学管理转变。特别是1991年，藏医院被国家中医药管理局列入“杏林”计划后，国家和自治区共投入400万元进行了重点建设，1996年被正式批准为全国示范藏医医院。在此基础上，于1998年藏医院提出争创“三级甲等”藏医医院的目标，在创建活动中，牢固树立“质量第一、服务第一、病人第一”的思想，以“病人为中心，实现病人利益最大化”作为医院的服务宗旨和经营理念，加强管理。确立了“临床一线为病人谋利益，后勤为临床一线服务”的运作机制。为保证医疗质量，为广大患者提供安全、优质的服务，建立了以院长为主任委员的医疗质量控制委员会、药事管理委员会、院内感染管理委员会和病案管理委员会等监督管理体系，制定了工作职责和实施细则及有关知识手册，加强了医疗文件的书写质量，补充完善了医疗各项规章制度和操作规范，医疗、护理业务技术评价标准。

坚持继承和发挥藏医药优势，提高藏医药学术水平和治疗能力，积极利用现代科学技术，促进藏医药理论与实践的发展，加快藏医医院的现代建设。坚持以专科为“龙头”，以医院为主体，两个研究所和藏药厂为两的发展思路，为人民群众提供价格低廉、质量优良的藏医药服务。使藏医院的管理水平、医疗质量、学术水平、医德医风、医疗环境有了大幅度的提高，成为集藏医医疗、教学、科研、预防保健和藏药生产为一体的具有民族特色的综合性藏医现代化医院。

地址:拉萨市娘热路26

联系电话:

住院部 (0891)6322351

门诊部 (0891)6323231

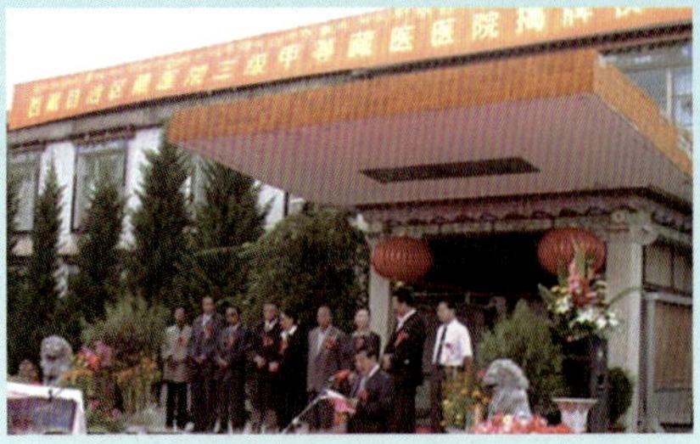

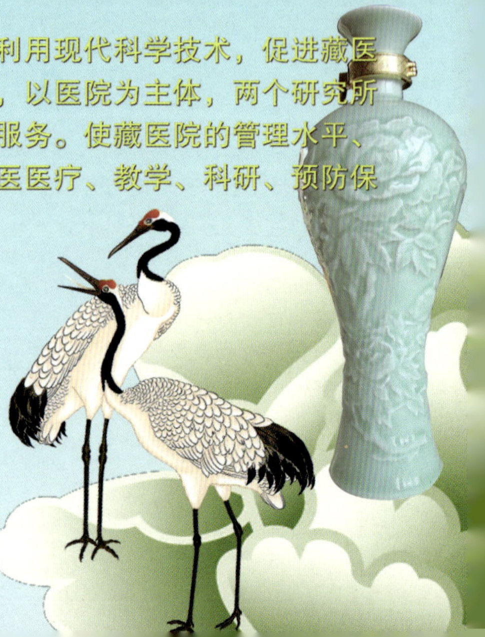

昆明康泉医院

昆明康泉医院是经省卫生厅，民政厅批准成立的省级二级医院，省、市医保及工伤定点康复医院，是云南省占地面积最大的一所民办医院，占地 46 亩。医院以“博爱、诚信、和谐”为办院宗旨，以人民健康为使命。医院设有内科、肿瘤科、康复科、运动医学科、检验科、医学影像科、中西医结合科、口腔科、中医科等 13 个科室可满足患者各种医疗、护理、康复及精神舒适的需要。

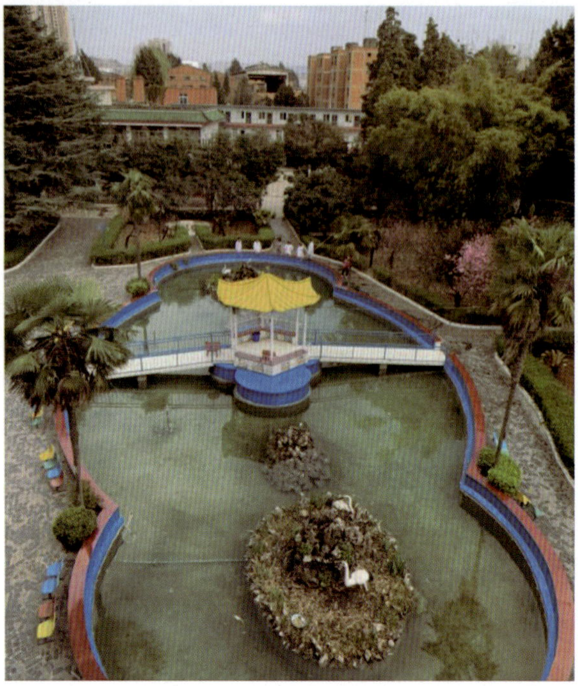

院内池塘风景，医务人员正做卫生检查工作

未来智能设施 全心服务社会

医院将设有智能停车场、智慧电杆、智慧医疗、中西医机器人体检系统、睡眠中心、温泉疗养中心、中医药适宜技术非药物疗法培训中心、“药食同源”一带一路交易服务中心、健康科普窗口等功能设施。

药食同源 健康养疗

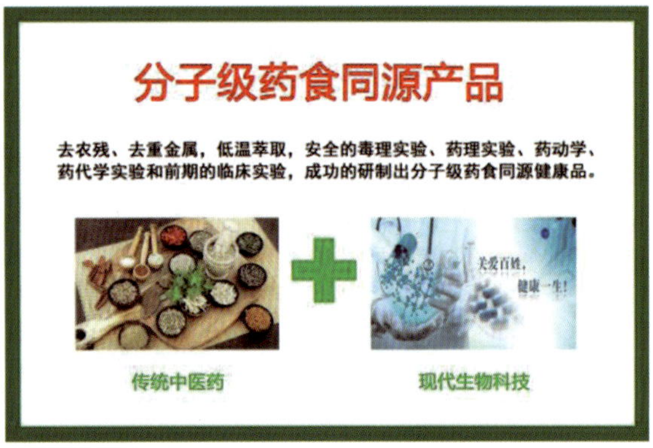

高科技萃取的多种药食同源生物多糖，有抗肿瘤、抗病毒、抗衰老、护肝、排毒等功效，现有石斛多糖、灵芝多糖、三七多糖、玛卡多糖等十几种多糖产品。中国首创的铁皮石斛生物多肽口服液，在治疗胃肠道疾病、白内障、关节炎、血栓闭塞性脉管炎及慢性咽炎等疾病有很好的疗效。世界首创的可以替代杜冷丁止痛的食疗止痛药、世界首创的植物萃取抗菌液以及有“生物伟哥”之称的中药仙人枕等多种功能产品。

大医精诚 厚德怀仁

积极推进中医药适宜技术人才公益培训工作。结合砭术、砭针、砭刀松筋、中药渗析、深透艾灸、轻旋矫正四项技术，从新的角度，用独特的方法解决软组织的增生、钙化、粘连、条索、痉挛、挛缩等，解决疼痛、活动受限、骨骼退行性病变、慢性病不愈等不完全修复病变组织的问题，达到一次见效、康复快速、复发率低的效果。解决各种不适，提高生命质量。

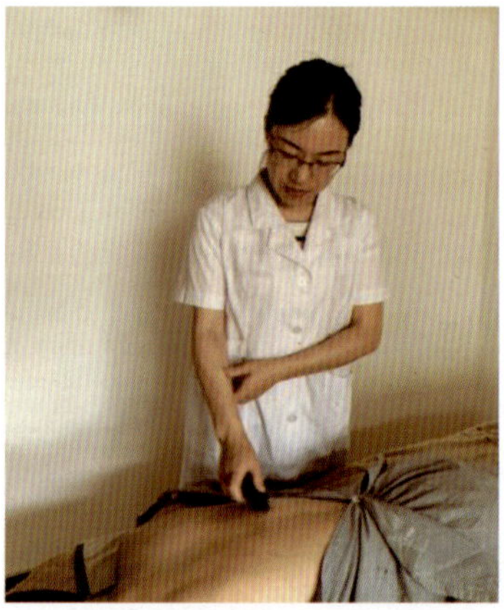

中医药适宜技术负责人刘美丽做教学演示

云南医联体医院集团

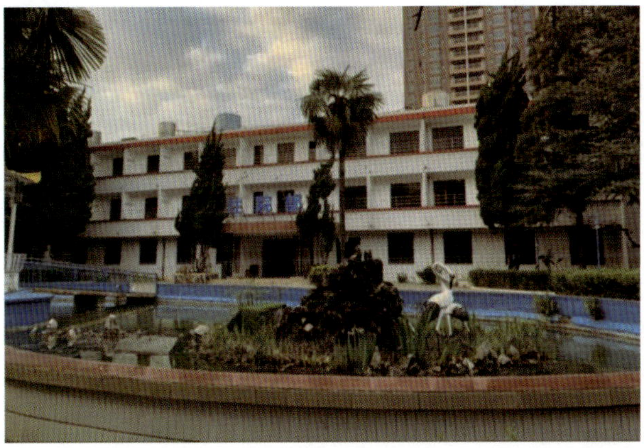

住院部一角

云南医联体医院集团是在国家中医药管理局传统医药国际交流中心高新办、中国药文化研究会、中国医药卫生文化协会药食同源专业委员会的指导下，由云南省生物医学研究机构、高科技医药企业与民营医院共同发起组建的。在原有医院科室基础上，新增医学机器人中西医健康体检管理中心；“药食同源”“一带一路”交易服务中心科普窗口；中医药、民族医药、药食同源产品展示平台三个部分。

云南医联体医院集团主要工作

特邀医疗机构、医疗服务机构，中医药产品机构、中医药公司、中药饮片厂及其他单位加盟“云南医联体医院集团”，作为战略合作伙伴和核心团队。在全省 16 个地州、129 个县组建云南医联体医院集团分结点及终端医院。形成医院内标准共享，知识产权共享，远程医疗专家共享，中医药、民族医药共享的新型联合共同体。

以云南为中心，建立战略联盟平台，在全国各省市建立分平台。制定新一代医联体建设标准，形成集约化医疗团队，集约化供给平台，集约化产、学、研人才集聚地。

创建“云南省中西医体检健康管理新模式”，用国家批准立项项目及现代医学机器人大数据项目开展中西医远程诊疗体检中心及线下诊疗系统平台。

根据精准诊断结果，运用中医药及中医非药物疗法进行调理。提供“药食同源”产品的咨询服务，非药物疗法人才职业技能的培训及认证推广等一条龙服务。

中西医健康体检管理中心

红外热成像技术与 CT 等影像技术比较，在发现肿瘤特别是乳腺肿瘤最早可提前 6-12 个月，且对人体无损伤，是对恶性肿瘤的预防性普查的有效方法，为恶性肿瘤的早期发现和提前治疗以及延长肿瘤患者生命赢得了宝贵时间。

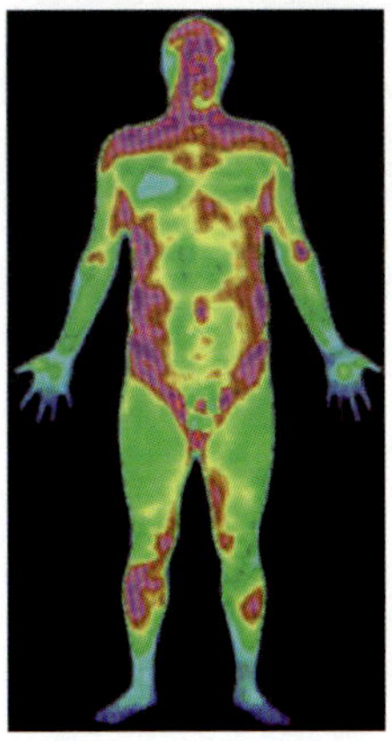

人体健康预报云图

智慧商务系统平台

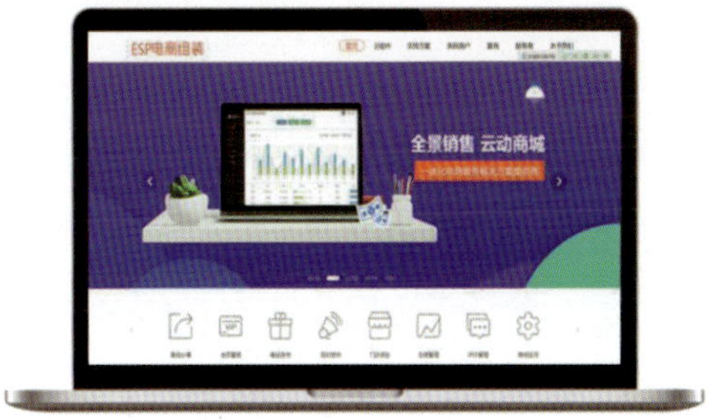

本平台为“物联网终端机系统”平台，公共服务示范平台，民营医院（或诊所）自营平台，进行产业链孵化，o2o 智慧社区解决“社区-门诊”的服务问题。

办公地址：云南省昆明市官渡区经开区顺通大道浦发路 16 号
联系电话：0871-68513999　13312597991　13716831731　E-mail：2310495239@qq.com

引领现代中药 推进健康产业

——神威药业集团致力打造一流的现代中药品牌

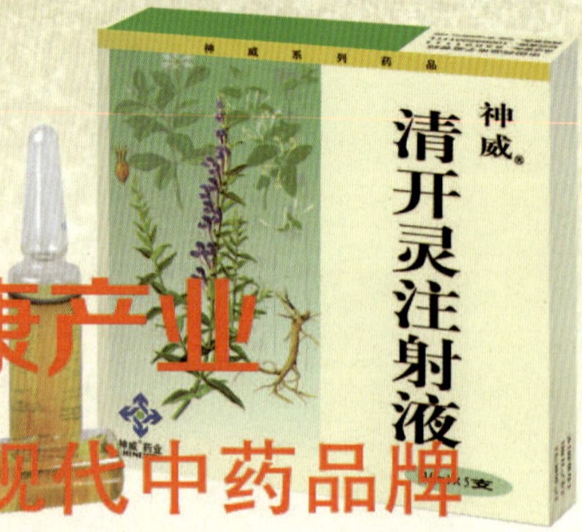

神威药业集团有限公司是一家集中药材种植、研发、生产、销售于一体的大型现代医药企业集团，雄踞中国中药行业五强，香港联合交易所主板市值最大的现代中药企业，高新技术企业。拥有神威、五福、神苗三大中国驰名商标，现代中药注射剂、软胶囊、颗粒剂产销量全国最大，数个产品超亿元，在心脑血管类用药、抗病毒类用药、儿科用药、骨科类用药等多个治疗领域占市场主导地位，营销网络覆盖全国，每天为超过550万消费者提供安全、优质、高效的产品。

敬重生命 推重创新

敬重生命，推重创新。神威集团由现代中药的开拓者、创新者到领航者，每一次技术创新和突破，都不断推动着中医药事业向前迈进。

神威集团具有强大的科技研发实力。拥有全国唯一的中药注射剂新药开发技术国家地方联合工程实验室、国家中药注射剂工程技术研究中心，每年有数个国家级新药投放市场，多项科研成果获得国家、省级科学技术进步奖和国家发明专利。设有博士后科研工作站，院士工作站，是国家技术创新示范企业，被国家科技部等五部委联合授予“国家认定企业技术中心”。神威还是全国唯一的中药制剂高技术产业化示范基地，承担和建成一批国家高技术产业化示范工程项目。

神威率先投巨资开展清开灵注射液、参麦注射液等中药注射剂上市后安全性再评价工作，对所有上市产品陆续开展循证医学研究。大量数据显示，神威中药注射剂、软胶囊、颗粒剂质量安全、有效、稳定、可控，在临床上具有独特性和不可替代性，成为全国广大医疗工作者用药首选品牌。

具有独特疗效的现代降脂中药产品——降脂通络软胶囊，降血脂的同时保肝又护肝，具有防治脂肪肝的独特疗效，是国内首个降脂但不伤肝的现代中药产品。

独特治疗滑膜炎的现代中药——滑膜炎颗粒，填补了滑膜炎“西医靠手术，中医无良方”的治疗领域空白，成为唯一一个专业治疗滑膜炎的现代中药。

具有独特疗效的现代中药——清开灵软胶囊，有效抑菌、抗病毒，消炎，服用方便、生物利用度高，被誉为“中药抗生素”，是重大疫情防治首选用药。

独特的心脑同治现代中药——五福心脑清软胶囊，抗血栓、降血脂，心脑同治，被誉为防治心脑血管的“清道夫”。

独特的中医组方现代中药——芪黄通秘软胶囊，治疗宿便、益气养血，对中老年习惯性便秘有显著疗效。

独特的治疗颈椎病现代中药——舒筋通络颗粒，活血舒筋，成为白领阶层颈椎病患者的福音。

独特剂型的现代中药——神威藿香正气软胶囊，锁住挥发性有效成分，不含酒精，良药不再苦口。

中药走出国门，是世代中国人的梦想，也是神威人孜孜不倦的追求。神威与中国中医科学院、澳大利亚知名科研单位，联合开发治疗老年性痴呆组分中药SLT胶囊，首开中药国际产学研合作模式先河，为中药国粹走出国门奠定了坚实的基础。

一流品质 追求卓越

药品是特殊商品，一支药，两条命，每支药的背后是道德、是责任、是良心。

神威从源头确保中药材质量稳定，在全国建立多个万亩地道中药材GAP种植基地，确保中药材地道、绿色、天然。

神威采用国际先进的检测技术和高于国家标准的企业内控标准，对中药材地道性、重金属、农药残留、二氧化硫等进行检验，确保每一批中药材无污染、高品质。神威质量与技术中心通过CNAS“国家实验室认可”，出具的百余项检测结果，为世界56个国家认可。

生产中，全部运用国际领先的指纹图谱技术、先进工艺集成平台技术、超临界萃取等先进技术，率先将近红外在线监测技术应用于现代中药大生产及质量管理全过程。

神威率先通过国家新版GMP认证、澳大利亚TGA认证、英国标准协会（BSI）三体系及整合管理国际认证，质量管理体系与国际标准接轨，专业化、精细化的质量管理有效保证了产品质量和市场竞争力。

产品代表人品，产品质量代表人的质量。神威树立“大质量观”，实行全面质量管理，将质量管理由企业内部延伸到上下游供应商、经销商、消费者。将严细文化贯穿管理始终，以一丝不苟的精神和高度执行力确保制度和标准落实到位，铸造卓越品质，造就国药精品。

智能化的现代物流中心，完善的售后服务跟踪管理体系，确保每一支药品可控、可追踪、可查究。

从源头到终端，神威实现了中药生产的信息化、自动化、标准化。六道产品质量保障，渗透着神威对生命的敬畏，对健康的守护，对中医药事业的执着追求，也是神威对诚信、品质、责任的最大承诺。

诚信至上 百姓第一

神威以弘扬中医药文化为己任，不仅为亿万消费者提供了安全、有效、稳定、可控的现代中药，还积极承担企业公民责任。

多年来，神威向国家缴纳税金六十多亿元；带动产业链上下游发展，解决数万人员就业；投巨资治理环境，节能减排，支持环保，造福子孙。捐资助教，常年资助近百名贫困儿童就学；关爱健康，在全国举行中医药文化科普、义诊、大型捐赠活动；当国家发生重大灾难时，赈灾济危，奋勇当先，已累计向社会捐款捐药上亿元。

敬重生命，造福社会。神威的发展得到了政府、投资者、经销商、消费者及社会各界的关注和肯定，神威的明天被寄予无限厚望。

激流勇进 挑战未来

生命源于自然，健康来自神威。

面向未来，神威将继续立足现代中药，持续加大科研开发投入。发挥神威特有的品牌优势、渠道优势和强大的执行力。大力推进实施“一体两翼”的战略布局，做强做大现代中药产业，掌控医药零售终端、医疗终端。未来五年，神威药业集团将着力打造“双百亿”工程，继续成为受社会尊重、行业领先、消费者信赖、员工满意的现代医药企业集团。

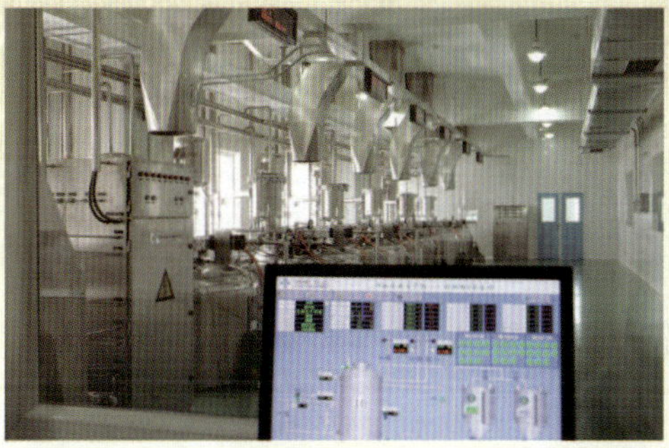
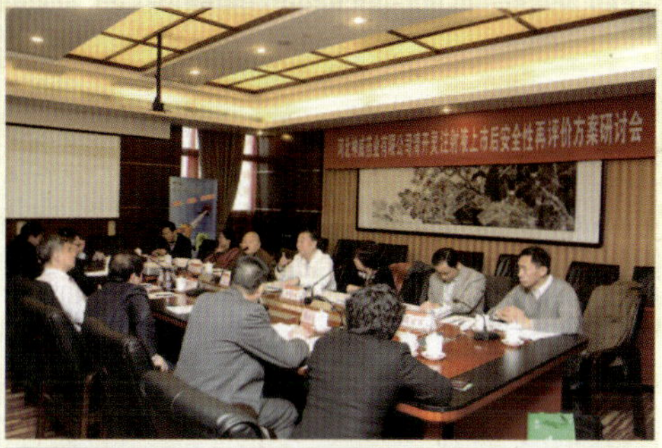
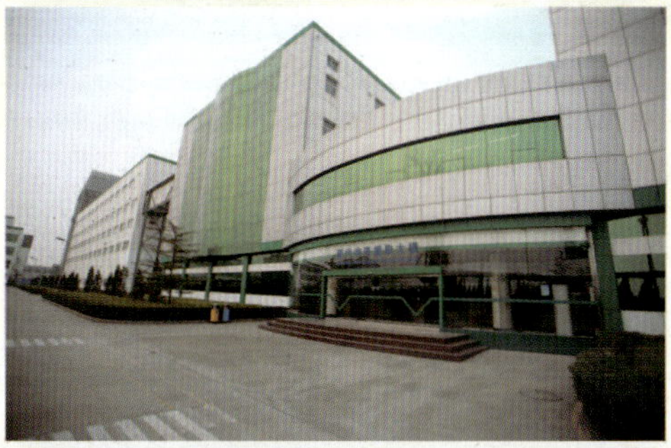
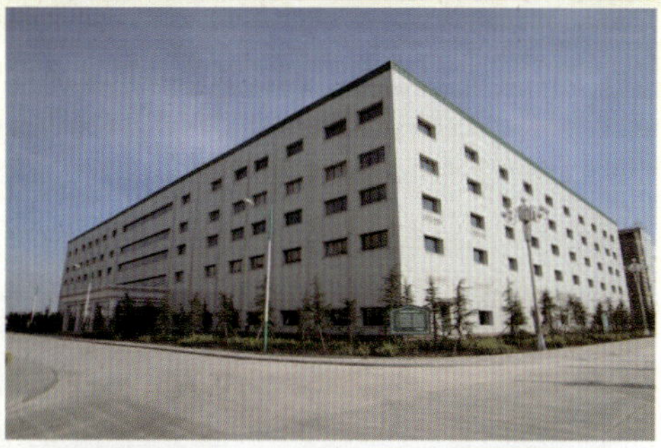
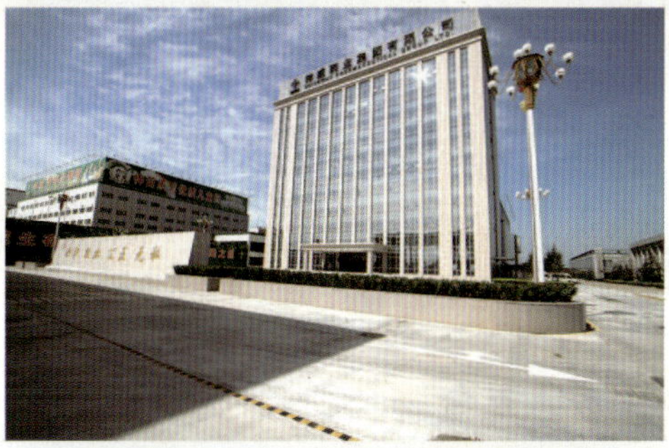
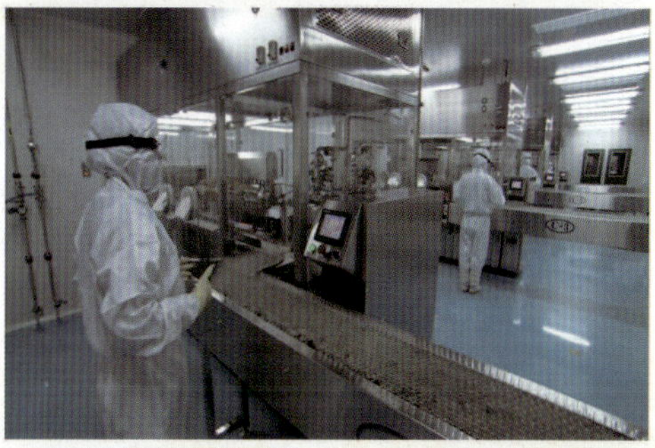
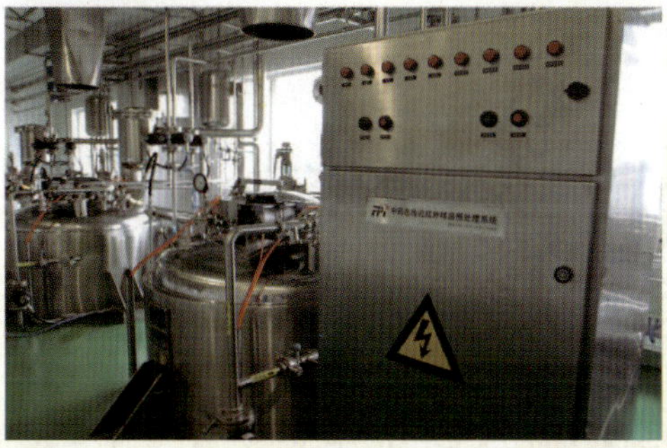
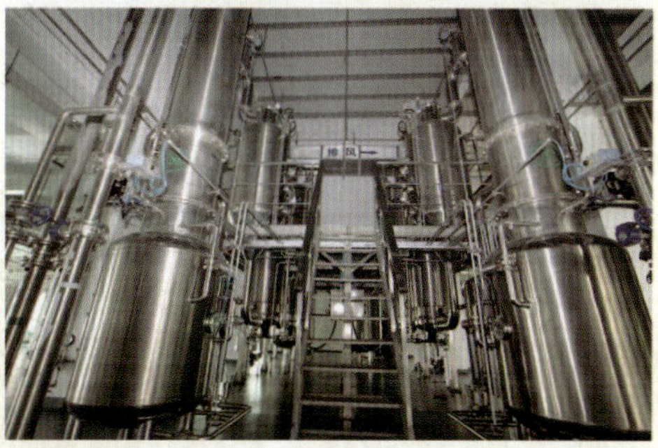
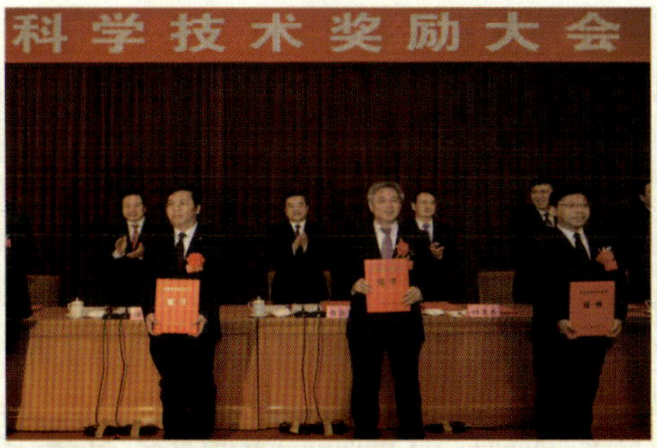

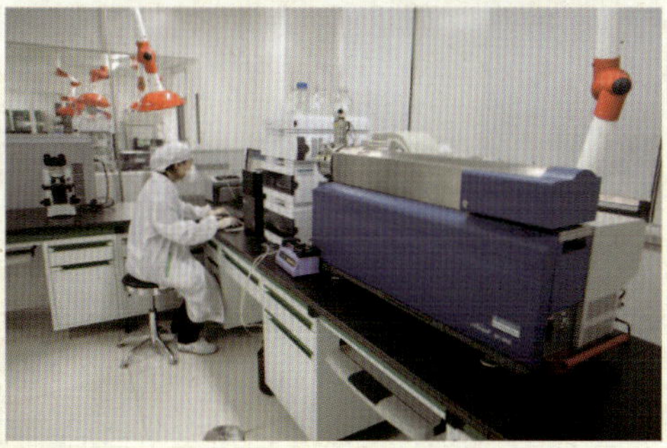
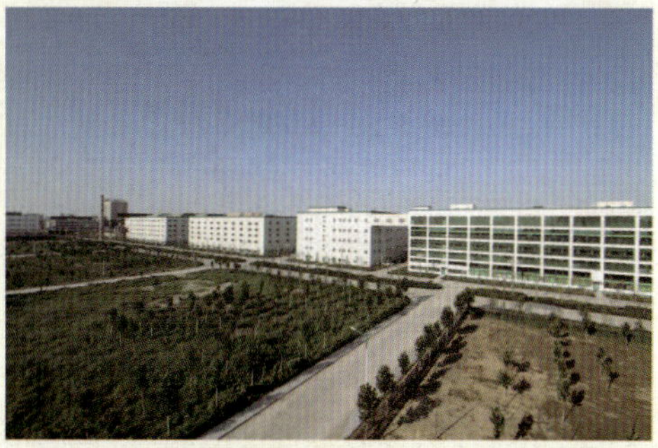
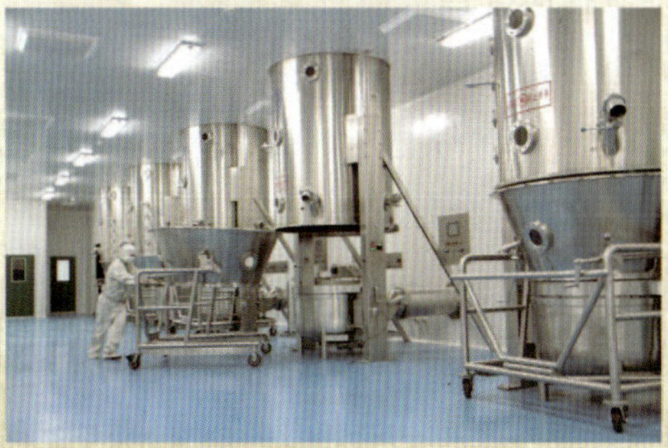
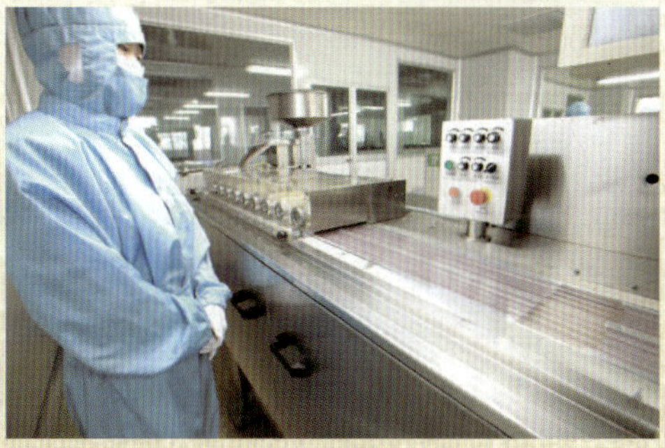
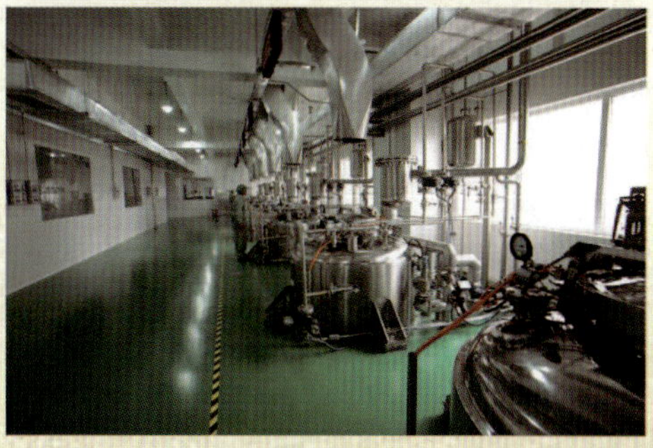

创新传统中药 服务和谐社会
——上海和黄药业公司简介

强强联手的中药制药企业

上海和黄药业有限公司成立于2001年8月，是由李嘉诚先生旗下和记黄埔（中国）有限公司与上海医药集团股份有限公司，在原上海中药制药一厂的基础上，共同投资组建的上海首家中药合资企业。和黄药业首创产品32个，拥有丸剂、片剂、注射剂等各种剂型和“上药”牌注册商标及麝香保心丸、胆宁片、生脉注射液等70个知名中成药产品。公司秉承“创新传统中药，服务和谐社会”的宗旨，在传承经典中药产品的基础上，投入大量资金，不断应用国际最先进的科学技术和方法，对传统中药产品进行二次开发，不断推进中药现代化。

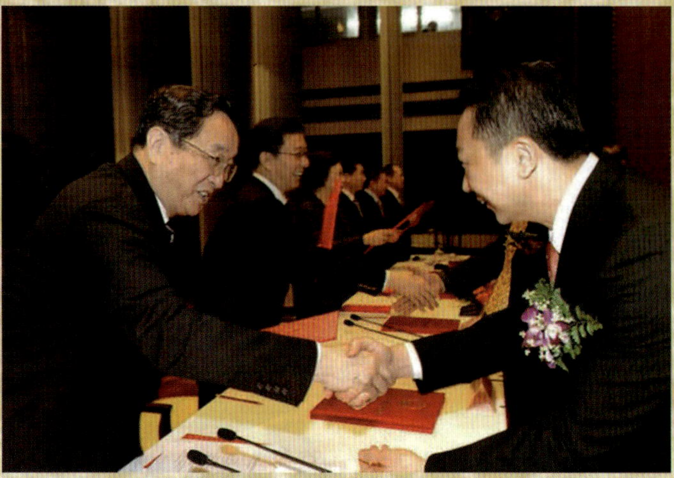

中央政治局常委、上海市委书记俞正声为公司颁发“上海市科技进步一等奖”

创新传统中药

上海和黄药业不断致力于传统中药的创新研究与开发，其中，核心产品麝香保心丸的相关研究得到上海市中药现代化项目、国家十一五科技支撑项目、国家重大新药创制项目及国家自然科学基金等专项支持，发表相关学术论文800余篇，SCI论文20多篇，影响因子达9.283，申请专利12项，入选国家中药保密品种，荣获上海市科技进步一等奖。

麝香保心丸源于宋代名方苏合香丸，是第一个被证明具有促进缺血心肌血管新生的中成药；物质基础研究从麝香保心丸中分离得到95个化合物，及30个入血成分，明确了其物质组分构成及分子结构；系统生物学通过基因组学、代谢组学从分子水平阐述了麝香保心丸治疗冠心病、抑制心肌梗死的作用机制；网络生物学采用分子网络来研究麝香保心丸多成分多靶点防治冠心病的作用机理；2010年，由复旦大学附属中山医院、华山医院牵头启动了麝香保心丸随机、双盲、安慰剂对照的多中心大规模循证医学研究。

通过对传统中药产品进行二次开发，运用现代科学技术方法、手段，阐明复方中药的药效物质基础和作用机理，使其成为药效物质清楚、作用机理明确、临床安全有效、质量稳定可控、具有自主知识产权的现代中药。目前，麝香保心丸已经成为全国知名的中药大品种，全国销量最大的中药微粒丸制剂，成为治疗冠心病心绞痛最常用的经典中成药。

服务和谐社会

作为一家从事健康产业的公司，上海和黄药业勇于承担企业社会责任，热心社会公益事业。2006年起与中国医师协会携手开展“新世纪的医师执业精神——医师宣言”　“心希望工程——医患携手社区健康干预”等社会公益项目，2013年，与中国医师协会共同设立“医和”道德建设专项基金。同时，和黄药业还持续开展对智障儿童及孤寡老人的定期关爱活动、援建上海和黄药业希望小学、向贫困地区捐助“和黄书屋”等一系列社会公益活动。

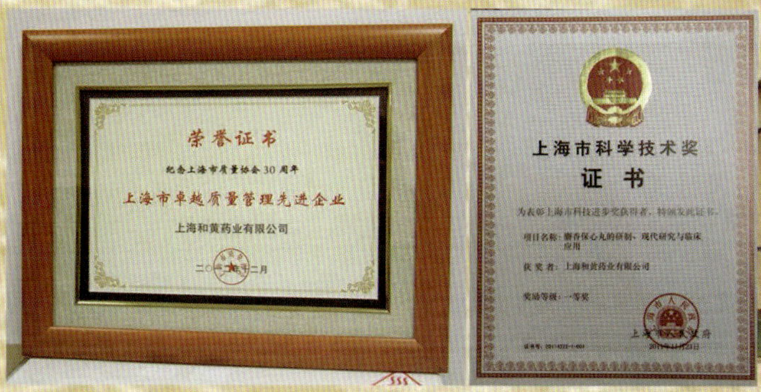

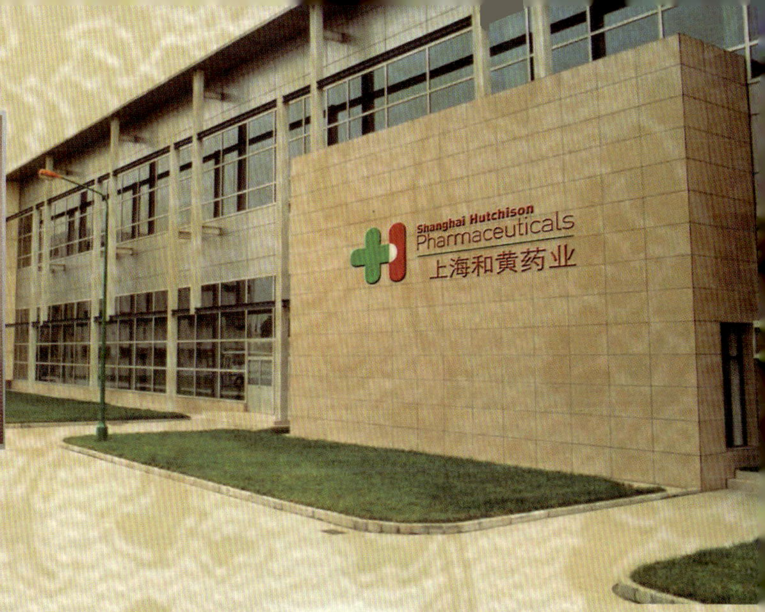

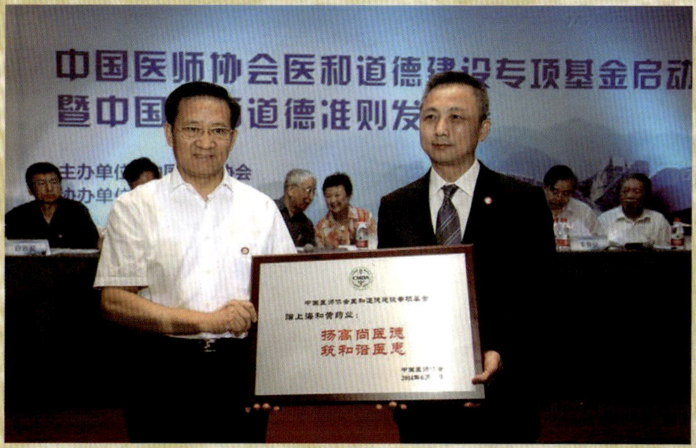

上海和黄药业与中国医师协会长期合作，关注医疗公益事业

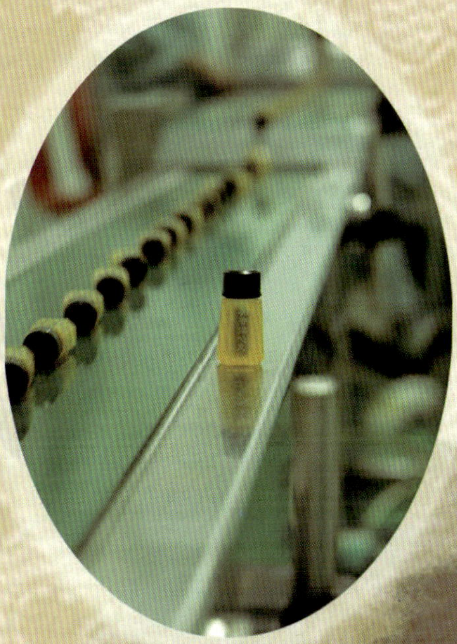

麝香保心丸
是中成药创新的典范

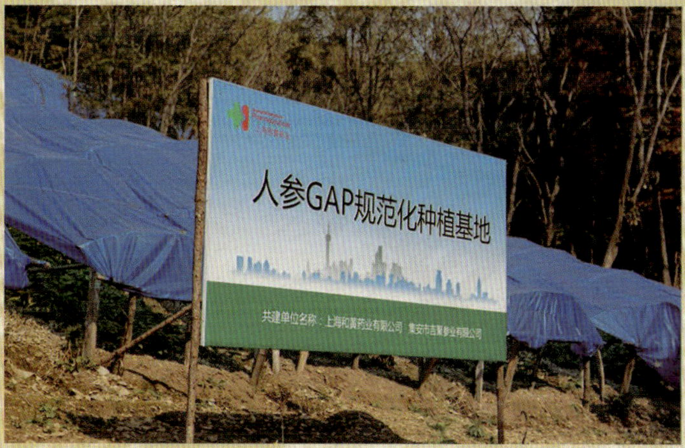

上海和黄药业“人参规范化种植基地”挂牌

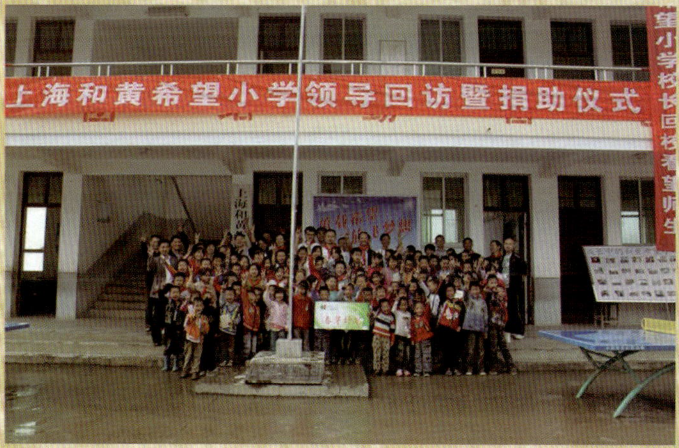

和黄希望小学

中新药业 六中药

天津医药集团

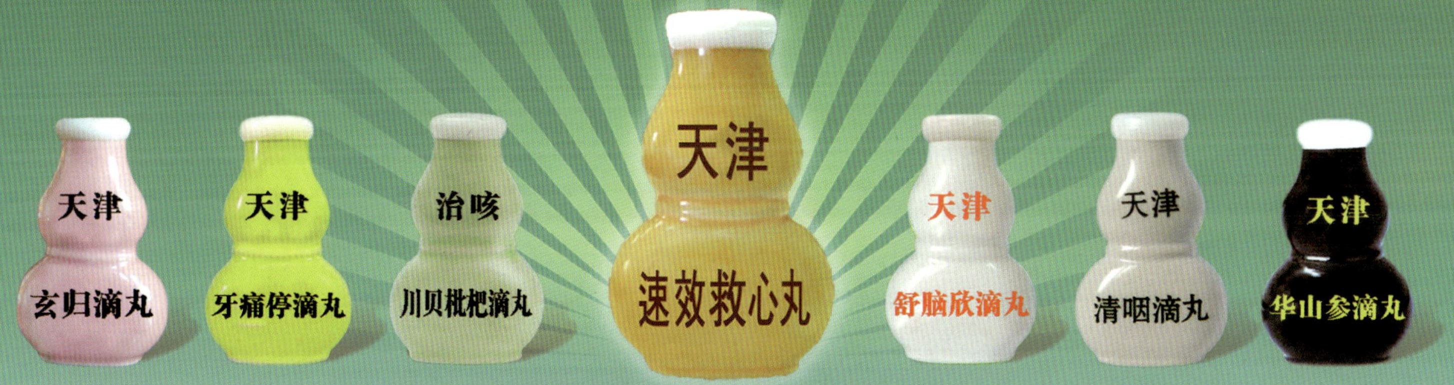

建中药创新基地 做业界滴丸专家

天津第六中药厂是中新药业旗下核心企业，是国内最早建成的集产品研发、生产、销售、服务为一体的中药滴丸产业化基地，并以研制国家机密品种“松栢”牌速效救心丸而享誉国内外，1997年率先成为国内首家通过GMP认证的中药企业，成为国内医药行业向海内外展现现代中药创新水平的样板和窗口。

天津第六中药厂实施专一化战略，经多年发展业已形成中药滴丸的创制平台，滴丸品种数量居行业首位。主要产品延伸心脑血管、上呼吸道及妇科三大门类，包括速效救心丸、舒脑欣滴丸、清咽滴丸、治咳川贝枇杷滴丸、华山参滴丸、牙痛停滴丸等10个独家生产的滴丸产品。丰富的产品梯队及新品创制能力是企业的核心竞争优势，2014年被中国医药质量管理协会认定为“中药滴丸质量管理示范基地”。

今后第六中药厂将继续秉承“创新药、做好药、服务人类健康，重道德、讲诚信、促社会和谐自然”的宗旨，为消费者提供更优质的产品和更满意的服务。

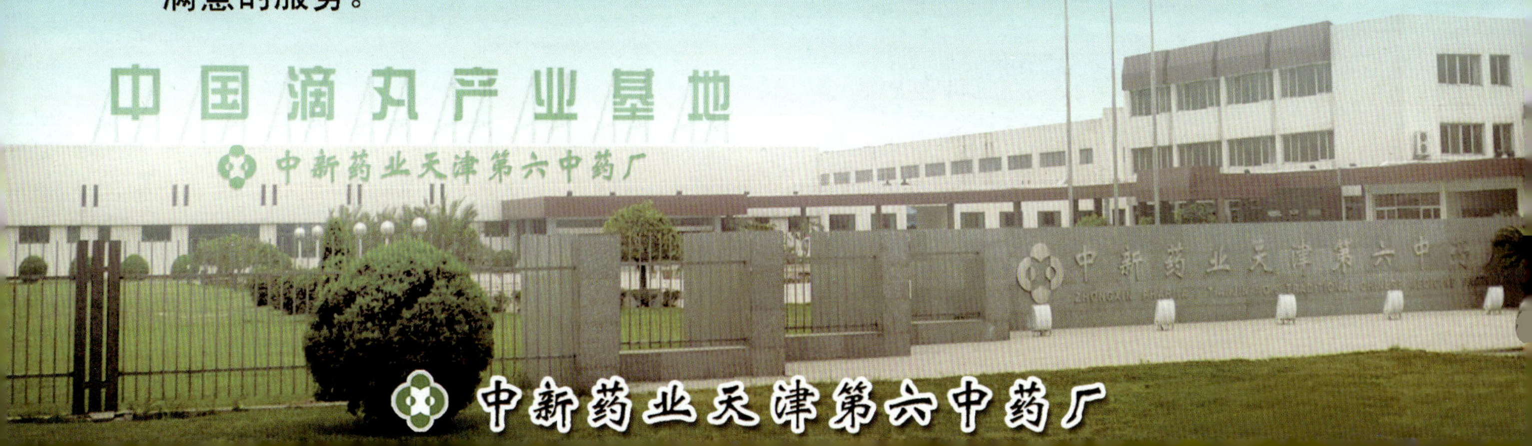

中新药业天津第六中药厂

特种刮痧疗法创始人——李湘授

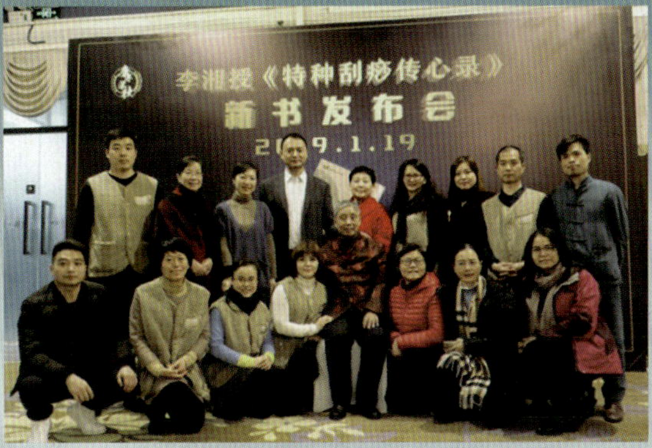

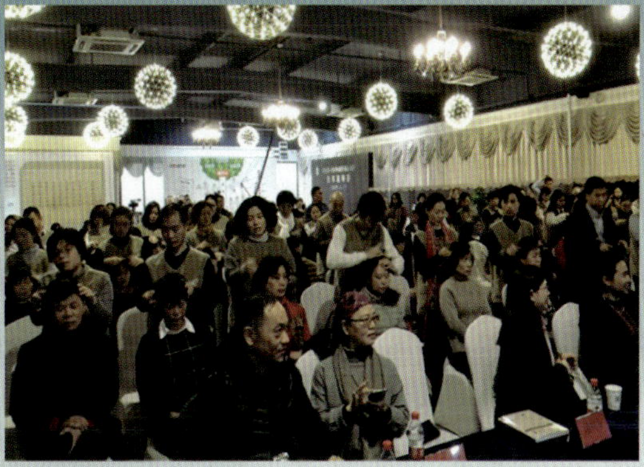

特种刮痧培训班常年在亚健康产业总部基地开展培训

李湘授，四代中医世家，自幼随祖父学习中医，二十世纪六十年代拜沪上针灸名家华延龄为师，学习“华氏三绝”等针法。

潜心医学六十余年，钻研刮痧二十多年，经历了几十万病人的治疗，思考研究出一套与众不同的特种刮痧疗法，疗效显著，易学易操作。先后出版了《特种刮痧疗法》《特种刮痧运板技巧》两本著作，发表专业论文50余篇。被中华中医药学会治未病分会评选为2018年中医治未病特色诊疗技术。

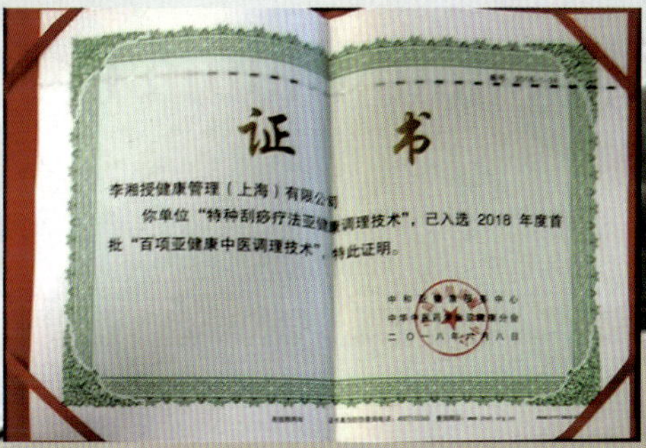

证 书

李湘授健康管理（上海）有限公司

你单位“特种刮痧疗法亚健康调理技术”，已入选 2018 年度首批“百项亚健康中医调理技术”，特此证明。

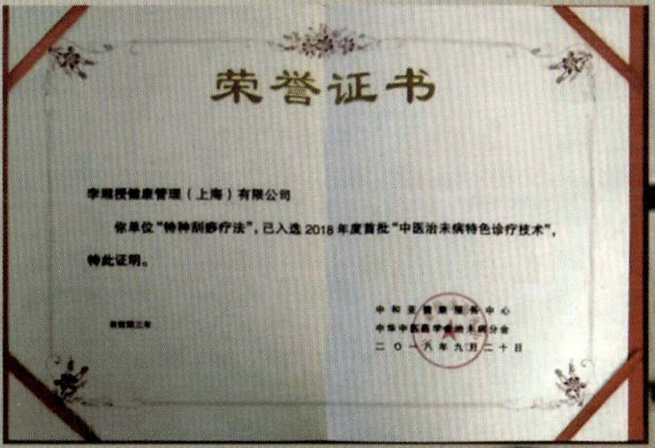

荣誉证书

李湘授健康管理（上海）有限公司

你单位“特种刮痧疗法”，已入选 2018 年度首批“中医治未病特色诊疗技术”，特此证明。

中和亚健康服务中心

中华中医药学会治未病分会

二〇一八年九月二十日

特种刮痧以“华氏针灸三绝”为蓝本，板块优化组合为基石，任督二脉为轴心，三焦定位为准则，背俞穴腹募穴为激发点，配合四肢肘膝关节以下五腧穴，创造性地开拓出38帧板块优化组合，走出了单纯二点一线的刮痧形式，注重穴、区、带之联合共振效应，并配以独特的运板手法、技巧。

举例，高血压治疗取穴：四神延、项丛刮、项三带、肩胛环、膻中刮、曲池、合谷、内关、风市、足三里、三阴交、太冲、太溪。

培训报名请添加微信

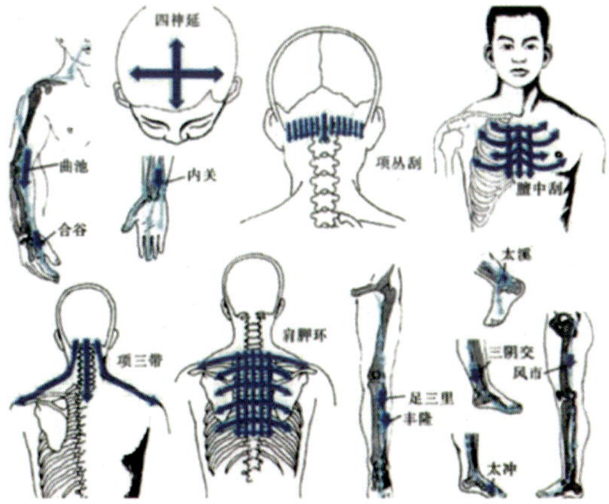

培训地址：湖南省长沙市望城区普瑞大道西中国亚健康产业总部基地

铁力艾眸医疗器械制造有限公司

铁力艾眸医疗器械制造有限公司成立于2017年10月，位于风景秀丽、空气清新，素有“天然氧吧”之称的小兴安岭地域——黑龙江省铁力市。工厂占地面积16700平米，建筑面积7600平米，企业注册资金1000万元人民币，是一家专业从事医疗器械、功能性日用品研发与生产的民营企业，现拥有管理人员和技术人员共248人。

公司自成立以来，坚持“以客户利益为导向，生产优质品牌产品” 秉承“保证一流质量，保持一级信誉”的经营理念，始终“以人为本，客户至上，敬业立德，正直正念、敢为人先，集体奋斗”的核心价值观，为广大客户提供优质的服务。旗下核心产品“阳光怡然护眼眼罩”由訾庆彬先生研发，产品依托小兴安岭地区丰富的天然野生植物资源而生产，是一款结合中医药理学而研发的护眼日用品，可促进眼周血液微循环，适用于眼疲劳人群的双目日常养护。

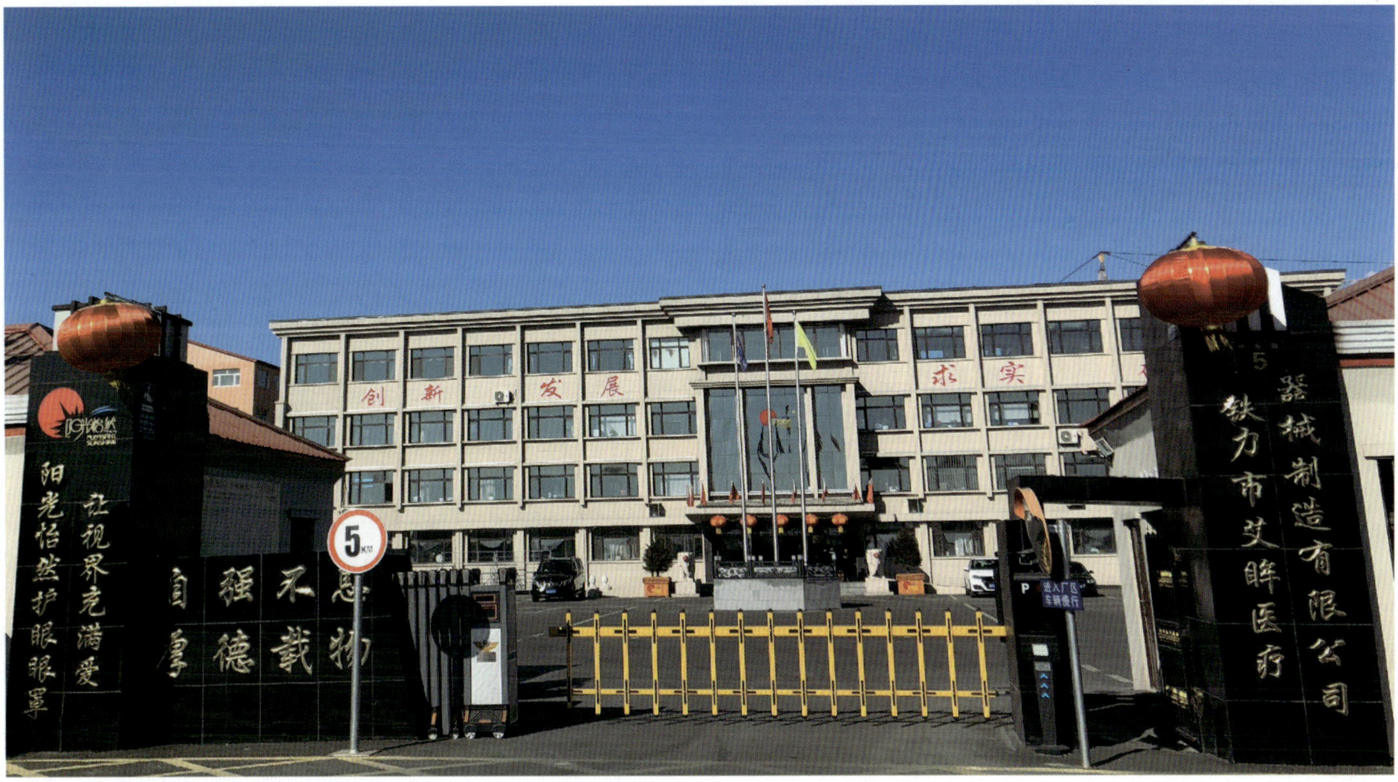

2018年，获得“黑龙江省AAA级诚信单位”称号及“全国质量-安全双达标企业”称号；

2018年，阳光怡然护眼眼罩荣膺为“中国中医药科技合作中心——中医药养生保健适宜技术(产品)推广项目”；

产品目前已销往美国、日本、印度尼西亚、新加坡等多个国家和地区。

“阳光怡然护眼眼罩”产品品质不断提升，赢得了国内外用户的一致好评。

昆明看得见生物科技有限公司

昆明看得见生物科技有限公司成立于2017年12月13日，主要经营“阳光怡然”护眼眼罩。采用移动互联网新媒体电商的运营模式，整合全球日本、美国、英国等10多个国家和地区代理商，拥有专业的客服团队20余人。

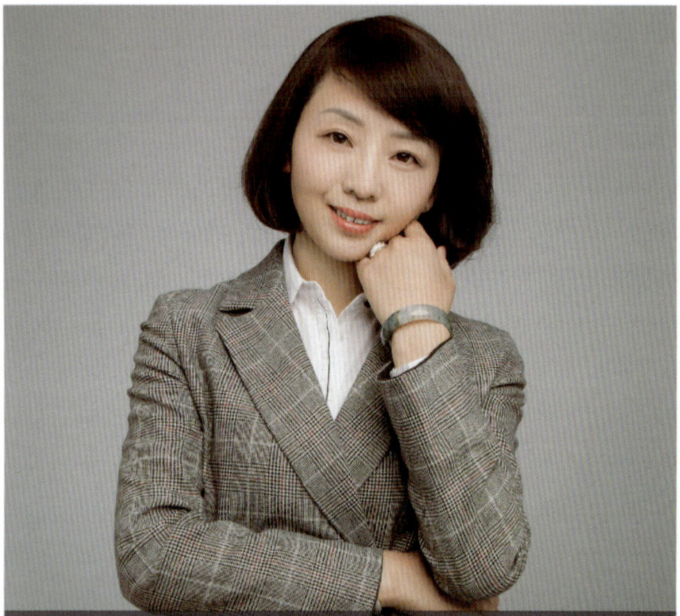

苟仁雪(白雪公主)
阳光怡然集团首席顾问
昆明看得见生物科技有限公司总顾问
全国工商联人才交流服务中心客座教授

公司秉承“让视界充满爱”的企业文化，集合古老渊博的中医文化理念与高科技术，坚持“健康，责任，奉献，大爱”的服务观，大力倡导“健康生活、幸福家庭、开心事业”，公司致力于打造最具成长经济的健康产品、健康知识、健康心理、健康公益形象的独特发展，将健康知识广泛传播，培养国民护眼爱眼的健康好习惯！

公司健康养护品牌“阳光怡然护眼眼罩”定位为核心的产品格局。护眼眼罩在中医世家传承100余年历史，产品历经5代改良，主要含有决明子、蒙花、艾叶等多种中草药植物成分，无任何化学添加。根据中药归经原理，以气味具厚药物为引导，率领群药，直达病灶，渗入皮肤，发挥药理作用。对眼部有效活血化瘀、促进局部血液循环，补充局部组织营养，起到消炎、消肿、舒经活络的作用以缓解眼部的各种问题。

在移动互联网，新媒体电商快速发展的今天，手机、电脑及各种终端显示设备的普及与应用，标志着时代的进步，使大家工作更效率，生活更便捷，但同时也给人类眼部带来了很多潜在的亚健康疾病。调查表明，现在全球近视人群已超20多亿；到2050年，近视人群约占全球总人数的一半；就中国而言，小学生近视人群已占同龄总人数的30%，到中学阶段近视人群达到50%，到大学期间，近视人群将会超过70%。如今，全球已有近3亿人视力受损，事实表明，视力低下已经成为影响我国国民身体素质的一大健康杀手。

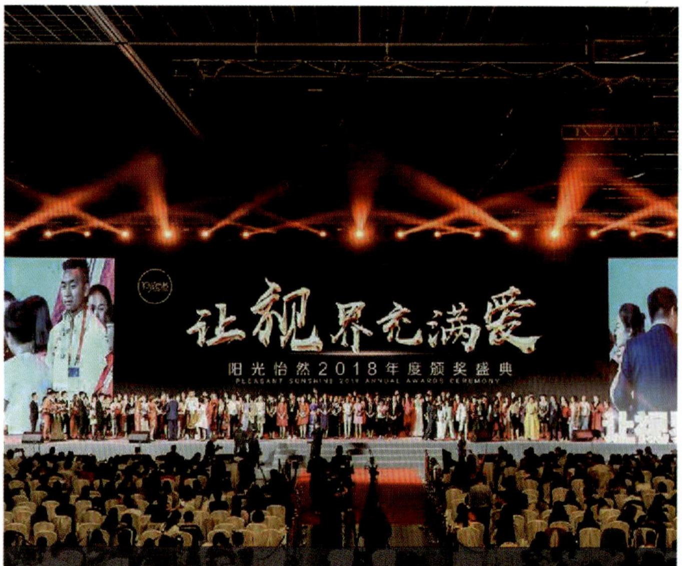

在北京召开“2018年度盛典暨总结表彰大会”

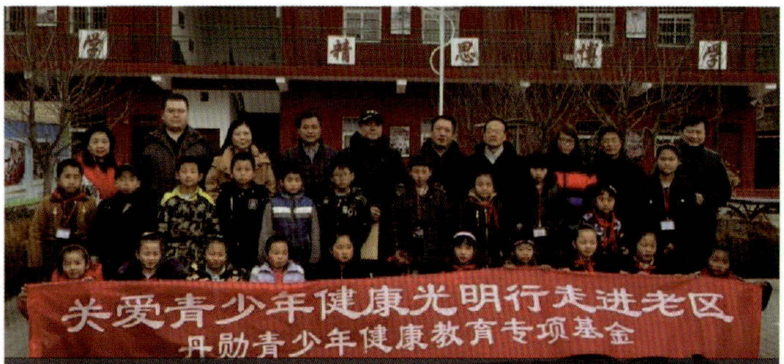

阳光怡然·关爱青少年健康光明行走进老区
公益捐赠丹勋青少年健康教育专项基金

因此，在护眼行业健康、有序、快速发展方向的引领下，我们将不断寻找高质量、健康的植物原料，让更多眼部亚健康，视力问题的人群得到更好的改善，让视力低下不再成为影响我国国民素质的健康杀手。做您最专业的护眼专家！

李芳青

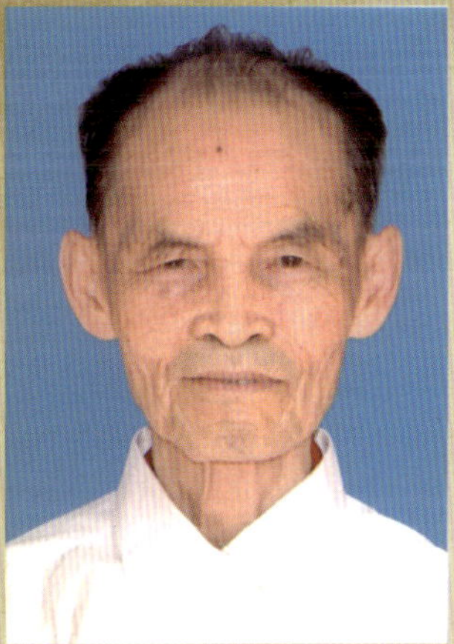

李芳青，男，汉，1934年10月16日出生，现居广东省怀集县怀城镇城中永安居委会工业大道179号。

1954年7月毕业于广州林业学校（中专），参加工作后几次到大学进修学校习取得大专学历。

1954年8月—1958年12月，在广东省封开县林业局工作。

1958年12月—1964年3月在广东省怀集县林业局工作。

1964年3月—1984年7月，在怀集县林业科学研究所工作二十年，历任技术业务总管，所长，党支部书记。（1978年获全国科学大会奖）

1984年7月—1991年3月在广东省怀集县科技局工作。职务：怀集科学技术协会专职副主席。

1991年3月退休，退休后研究中医二十多年。现在，广东省佛山市南海区大沥镇国泰路8号开设“保健服务部”。经过多年的研究，李芳青医师发现中医一个很重要的诊断疾病方法：是用经络诊断，他发现他有生物电发出和接收功能之后，首先能检查出人的经络活动，穴位是否畅通。进一步能查出大脑神经疾病和人的内分泌疾病。治疗方法：就是用点穴的方法，将这些大脑和内分泌系统的经络穴位打通，就能将脑脊神经和内分泌器官医好。这种中医诊断疾病的方法，精确度是很高的。目前医学仪器是检查不出来的。

现在全世界都在开始推崇中医，其中一个原因，是中医属“自然疗法”，很少化学药物污染。希望推广此疗法时，多做对比应用试验，创建大数据，用“应用科学研究报告”的形式推广，也是大家的发明创造。

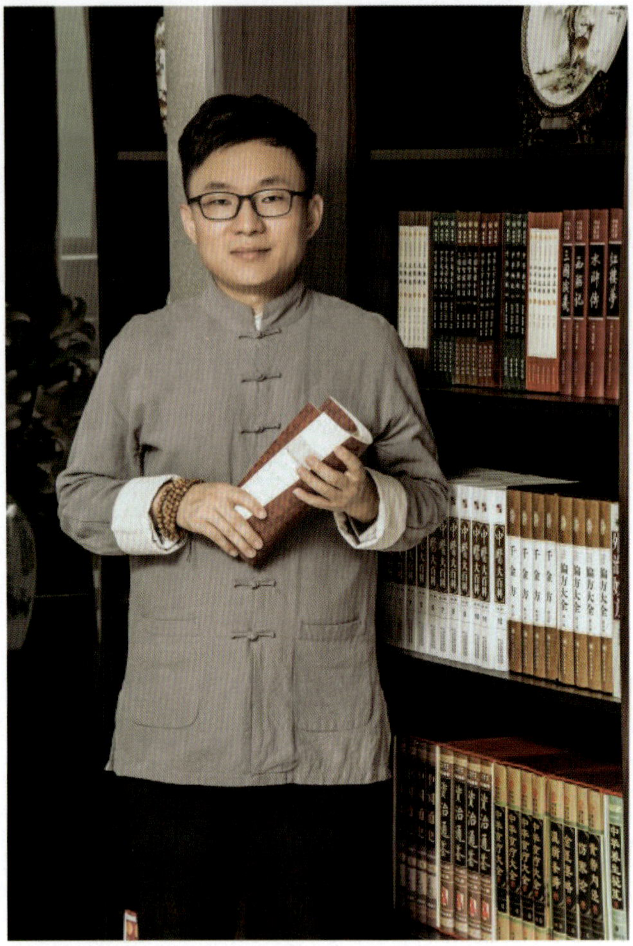

一生只做美容
养生一件事

魏晓兵

美群集团领航人--魏晓兵老师

- 国医大师唐祖宣老先生 亲传弟子
- 移毒疗法创始人严浩翔老先生亲传弟子
- 中医名家郭立严郭老先生 亲传弟子
- 中国针灸学会 会员
- 中华中医药学会 会员
- 中国健康管理联合会 会员
- 世界针灸学会联合会 会员
- 国家职业技能鉴定高级考评员
- 中国民族医药学会艾灸分会理事
- 中华中医药学会中医药健康产学研联盟 常务理事

曾受邀参加全国第二届中医药养生产业发展论坛，并独立承办美群草本灸疗法分论坛，发表论文《中医草本灸外治疗法在临床的运用》。

对于美容养生的极度热爱，让他扎根美容养生行业数十载，认真做专业，踏实做品质，带领着全国各地美群人，创造了一个又一个辉煌成绩，向着“中国梦，美群梦，健康梦”的目标不断前进！

美群集团　让美业的人在美容养生领域更专业

美群健康产业集团有限公司是集美容养生技术及产品研发、生产、销售、健康信息咨询、教育培训于一体的综合性企业。集团旗下拥有郑州美群健康信息咨询有限公司子公司，美群集团中医养生实践基地中医门诊，企业三大美容养生品牌--美群、岐黄至尊、寇碧斯及《美群健康养生馆》千店连锁机构。

美群集团坚持“用专业的养生技术带动产品销售”的经营理念，致力于“让美业的人，在美容养生领域更专业”的使命，大力推广由魏晓兵老师研发的“美群草本灸疗法”及以草本粉为核心的健康产业项目，并专注于美业的教育培训。历经多年推广及市场检验，得到了广大学员及客户的一致认可和好评，品牌覆盖河南省、河北省、陕西省、安徽省、山东省、湖北省、江苏省、山西省、江西省、青海省、甘肃省、辽宁省、广东省、浙江省等地，争做美容养生行业的标杆！

美群草本灸疗法，树养生典范

草本灸疗法：是以采集浸透力强的草本植物，经过合理配伍，以温水、姜汁、黄酒等为调和介质，外敷到特定经络、腧穴以及反射区，借助外部热源，结合拔罐、按摩等疗法，从而达到改善亚健康的目的，具有准、快、浓、效的特点，包含肠胃、腰部、腹部、乳腺、关节、肝胆、心肺等系列问题的保养。

肠胃　腰部　腹部　乳腺　关节　肝胆　心肺

美群草本灸疗法，正在向国家申请多项专利

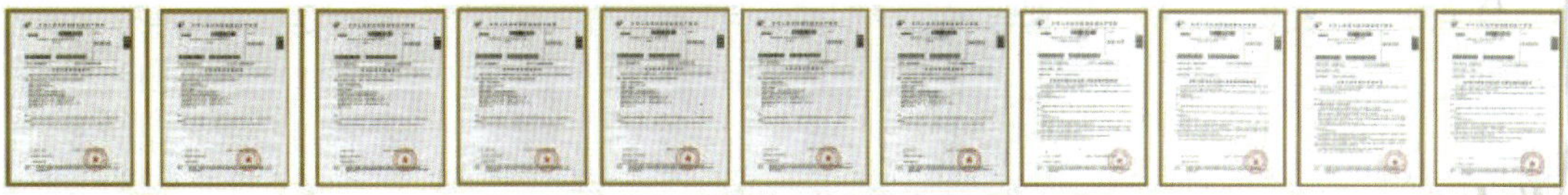

浙江佰家生物科技有限公司

浙江佰家生物科技有限公司是一家专注研发专业生产大健康系列产品，获国家发明专利及研发、生产、销售、服务于一体的生物科技有限公司，具有非凡的研发实力和创新实力。

自成立以来一直秉承“用心制造，良心品质”的原则，做中国最好的大健康产品，以“让全人类更健康”为理念，为社会提供更健康的产品。

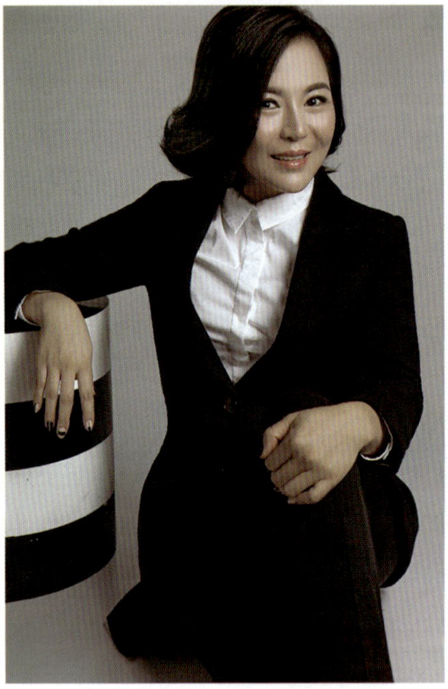

一辈子只做一件事：为健康事业奋斗终身——她深爱着自己从事的这份健康美丽事业。

善源汇创始人张语轩女士，一位充满魅力的女企业家，凭借与生俱来的绝佳天赋与卓然品味，带着对健康的追求，对生命的思考，毅然步入了大健康产业，建立了无可复制的健康帝国！

张语轩创办浙江佰家生物科技有限公司，把“让全人类更健康”作为品牌使命，不忘初心，忠于品质，不断推出更多造福于全人类的大健康产品，例如“善源汇”无花果激活酶原浆、花宫蜜语系列......

“品自然，善相传。真心做产品，真诚做事业，我期望帮助更多人走上健康管理之路。”对此，张语轩说。

都说爱美是女人的天性。张语轩的第一份事业，也是从美开始的。

之所以创立善源汇这个品牌，是想借以传达“天人合一、成就美好生活，培护正气、助力健康中国”的理念。

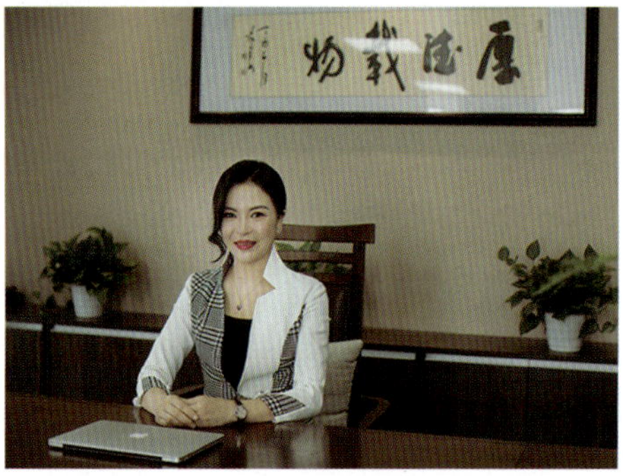

“现在，我们推出的一款主要产品，就是无花果激活酶原浆。”她介绍。

谈及无花果激活酶原浆的诞生，同样有一段故事。

早前，因为一次偶然机遇，张语轩得知无花果激活酶有益身体健康，于是按捺不住内心的喜悦赶赴无花果产地威海考察。机缘巧合下，她结识了激活酶的研发者——一位朴实且不善言谈的老人。

“在此之前，有很多企业都去考察洽谈过，但他都一一拒绝了，原因只有一个：老人不允许商业行为破坏酶的‘纯净’”张语轩说。

得知老人的愿望后，被这份善良、坚持打动的张语轩当即便决定与其合力打造这个新产品。

“我们选取的是最优质的威海大青皮无花果，果重一般在35克到150克左右，肉质松软，甘甜爽口。在制作原浆过程中，挑选裂缝后的成熟果实，从采摘、清洗、切瓣到熬制成浆，每一步都严格把控。”对此，她介绍，1公斤的纯浆需要消耗10公斤的新鲜无花，可以说每一滴都是精华。

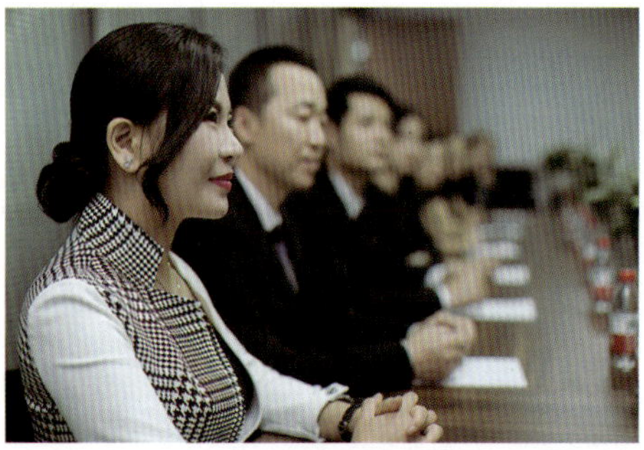

而在她看来，最重要的是，原浆不添加任何糖分或其他物质，用源于无花果皮自身提炼的糖分进行发酵，可以保证百分之百都是“纯天然”。

如今，佰家生物的这款无花果激活酶原浆已经通过了国家专利认证，还被选为“中国绿色健康食品”，赢了广阔的市场和良好的口碑。

“很多人或许不知道，“酶”承担着人类最基本的生命活动。酶类的缺乏会损害身体的新陈代谢，导致出现机能减退、免疫力降低，消化不良、体力不济、营养吸收不良等问题。”采访中张语轩透露，因此，平时生活中对酶的补充至关重要。

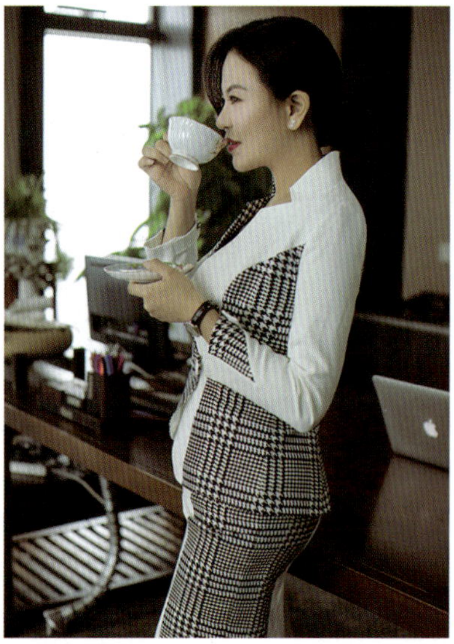

而眼下，除了着力将无花果激活酶原浆这款大健康新产品推向市场外，她的健康管理事业同样做得有声有色——运用娴熟的中医经络调理技术为众多亚健康人群服务，旗下已拥有多家直营高端健康管理中心、成为业内知名品牌。

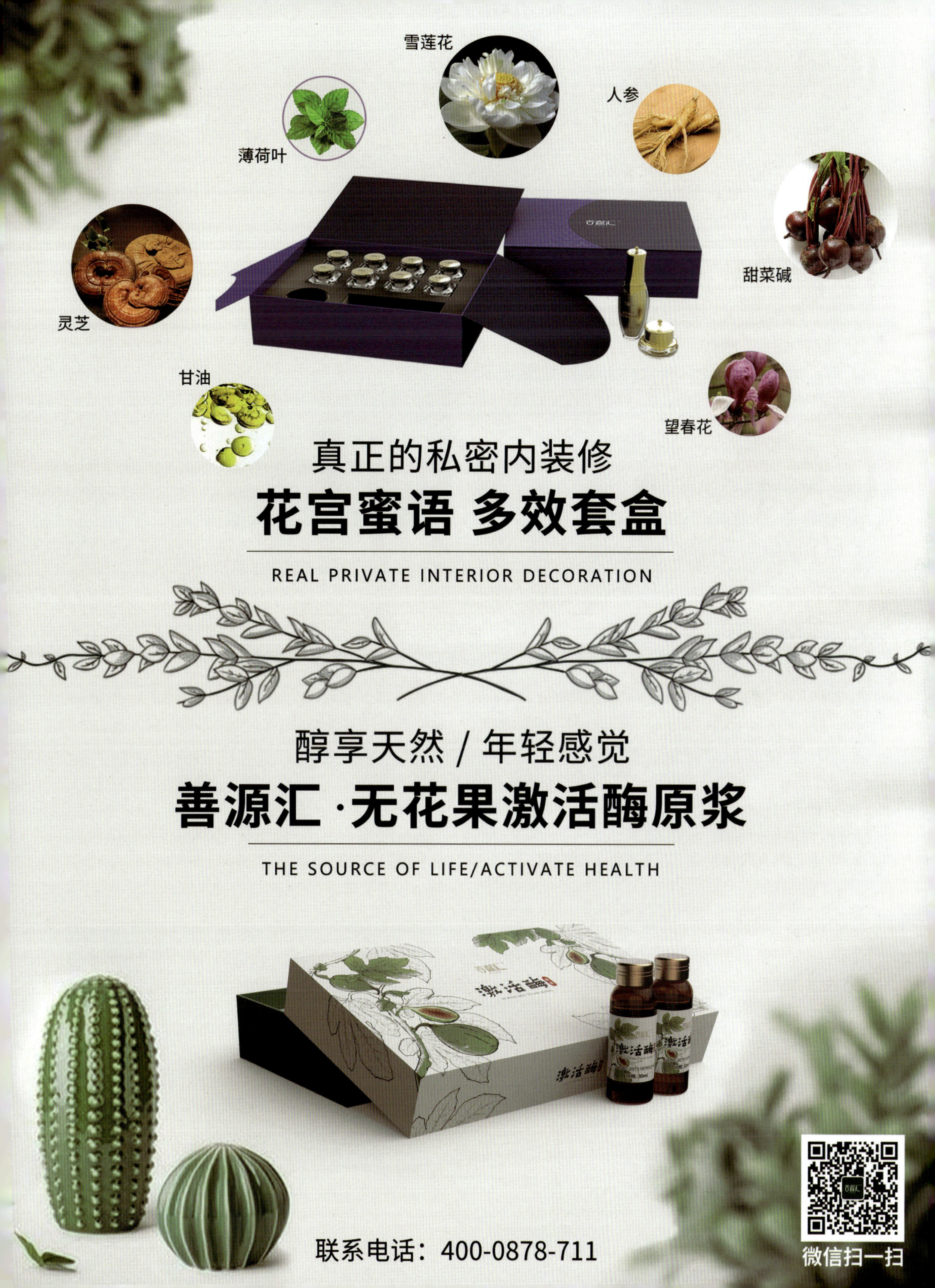
雪莲花
人参
薄荷叶
甜菜碱
灵芝
甘油
望春花
真正的私密内装修
花宫蜜语 多效套盒
REAL PRIVATE INTERIOR DECORATION
醇享天然 / 年轻感觉
善源汇·无花果激活酶原浆
THE SOURCE OF LIFE/ACTIVATE HEALTH
激活酶
联系电话：400-0878-711
微信扫一扫

“裹药汗法”平衡疗愈

——为您和家人的健康保驾护航

“裹药汗法”也叫腧穴药物导入疗法，直接把中药采用“特定的方法”（裹药），作用于人体背部的经络系统，通过远红外频谱仓的亚高温热力效应，促进机体经络、腧穴对药物的渗透、吸收并控制机体汗出排毒；达到疏通经络、调和气血、祛邪扶正、平衡阴阳为目的。它是集物理学、能量学、经络学和中药学为一体的“平衡疗法”。

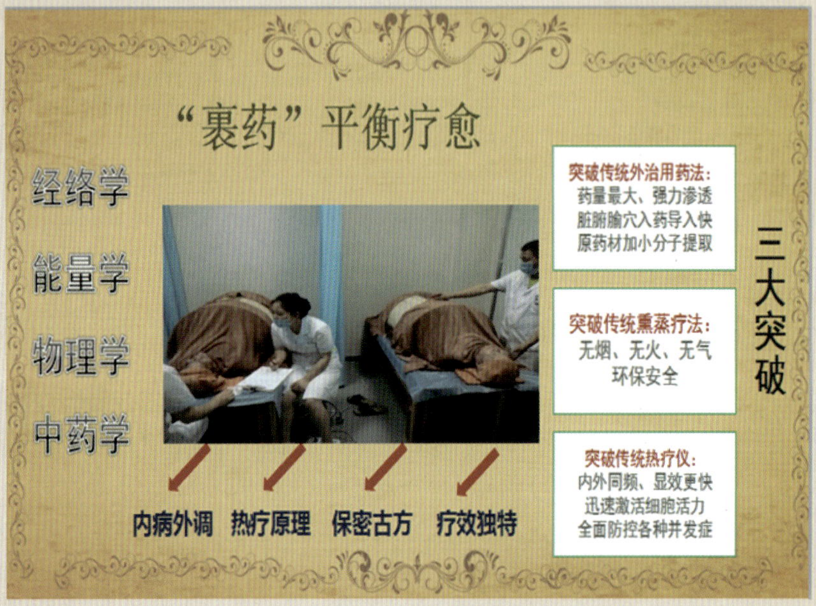

“裹药”历史悠久，最早在先秦就有应用于临床的记载，《扁鹊心书》曾云：“人于无病时常灸背，虽未得长生，亦可保百余年寿矣”。到了清代此方法逐渐趋于成熟，清宫医案里有记载：光绪34年，光绪皇帝经常腰痛无力，太医用蕲艾加上多种中草药粉碎后，将药物再用绫绢包裹制成六寸宽的腰带，给光绪皇帝系在腰间治疗腰胯疼痛，用之疼痛即减，光绪皇帝大赞“裹药”奇效无比。随着现代科学技术发展和国家政策的大力支持，中医外治疗法也迎来了新的研发热潮，“裹药技术”也得到了突飞猛进的发展，目前已成为了调病、保健、预防的常用方法，并成为中医外治疗法中重要组成部分。

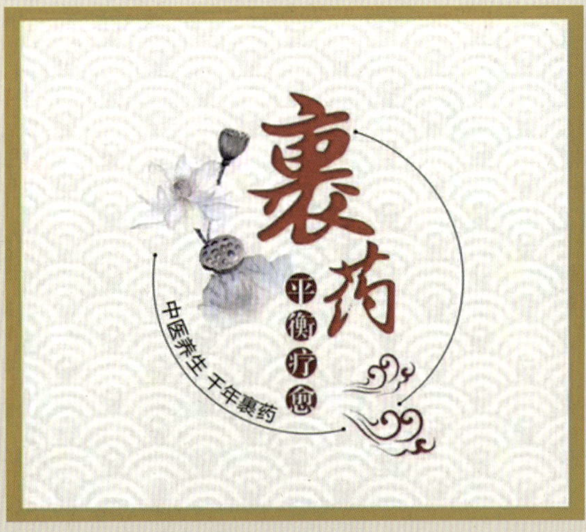

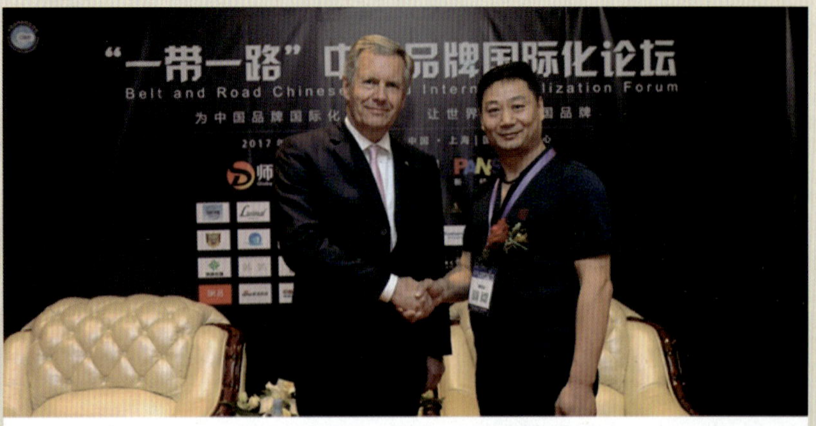

克里斯蒂安伍尔夫，德国第十任联邦总统

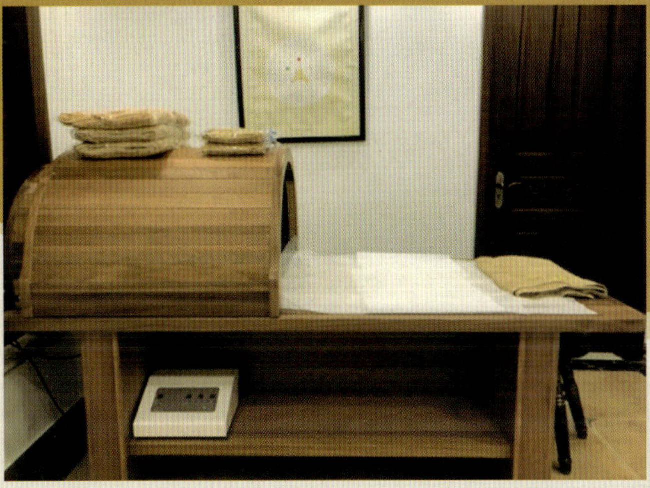

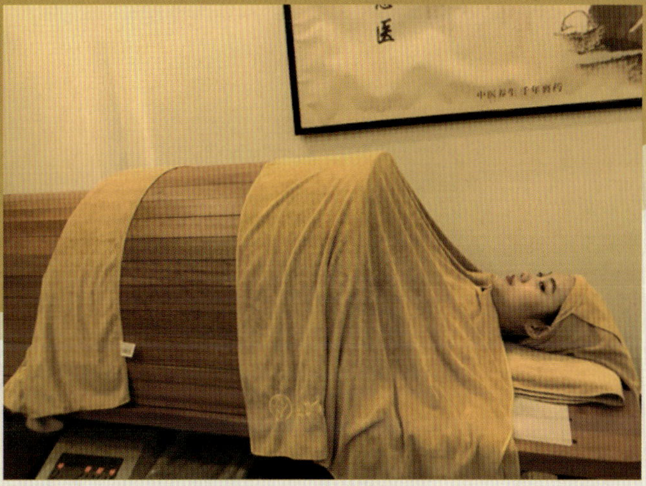

“裹药汗法”调理慢性疾病的优势：

1. 患者乐于接受：本方法可避免打针怕疼、服药怕苦之弊，患者乐于接受。

2.用药灵活、安全可靠：裹药是从体外施药，作用直接、有效，是最安全、绿色的疗法。有一方调一病、一方调多病，还有一病用多方，机动灵活且可随时停用。

3.见效快、效果好：用本法调理疾病、保健身体一般1-3次多可好转，即使是重症疾患，如果按疗程调理亦可取得良好疗效。

4.不损药效、不伤肠胃和肝肾：药物不经过胃肠道，因此药效不会受到胃酸和肠道酶的破坏，药物不经过消化道吸收，可以避免肠胃和肝肾代谢功能的损害。

5.操作简单、适用范围广：本疗法操作简单，操作人员经过1-3天的培训基本可以掌握，可用于高血压、糖尿病、痛风、风湿、类风湿，妇科炎症、痛经、子宫肌瘤，风寒感冒、老慢支等疾病的调理，适用范围非常广泛。

专家介绍

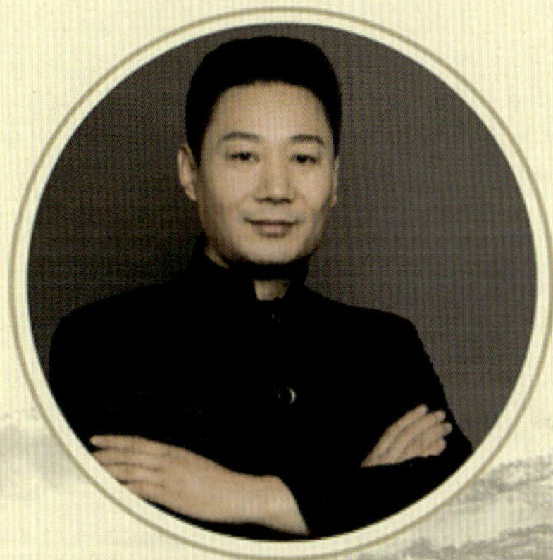

赵亚欣

河北省养生协会副会长

中国中医裹药汗法创始发明人

北京瑞气通祥中医研究院院长

北京统一生命科技产业促进会副理事

国家高级中药师、中医特色调理师、中医师

出生于中医世家，自幼喜爱医学，苦心钻研医术多年，从事中医药工作及中医特色调理师中医师工作30余年。在中医各科的疑难杂症诊治方面有丰富的经验，尤其对糖尿病、风湿骨病（疼痛），慢病调理、皮肤（湿疹）杂症各类肿瘤的中药治疗、脾胃病的诊治有独到之处。2008年6月被河北省中医药管理局评选为首批名中医学术经验继承工作指导教师。曾任中华风湿疼痛学会会员、专业委员会会员。

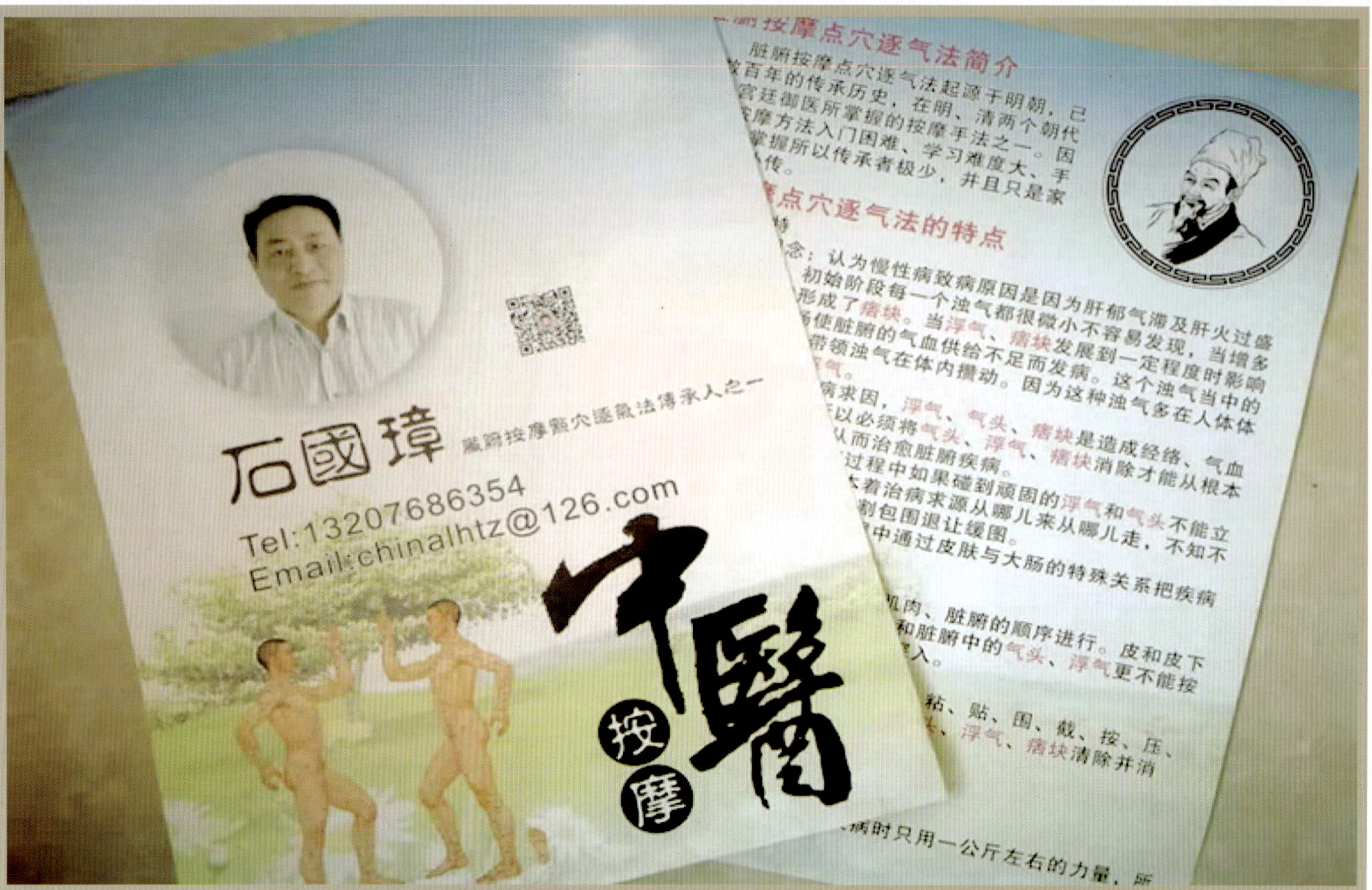

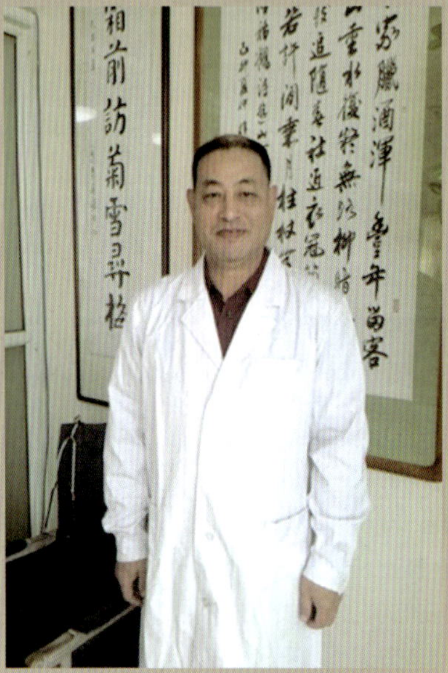

石国璋天津人，对中医按摩手法精准，治疗效果稳定可靠。多年传承《脏腑按摩点穴逐气法》技艺。

《脏腑按摩点穴逐气法》病因理念独特：情志过激，阴阳失衡，相克撞击，二阴相合而产生的微颗粒，与六淫侵袭之邪的混合体称之为病，以浮气，气头，痞块三种形态存在于体内。从形态上病是由点状开始经线状、网状、片状、团状、板状逐渐加重的。当病在体内数量少，对气血正常状态影响较小，人体没有不适症状时称为未病阶段。随着病的数量的增多，影响了人体气血正常状态时就会产生不适症状，这时称为已病阶段。当病在特定的形态下侵袭到脏腑，产生脏腑的器质性损伤时，病情会突然加剧，这时称为重病阶段。治疗理念全面系统：病的转化和消除有其自身规律，通过按摩可以使病消除，或改变病的存在的状态，使病气化或液化而消除。消除病的方式：1.就地消除;2.移动疾病消除;3.激发提升正气免疫力消除;4.分清内、外因给病出路排除体外消除。

《脏腑按摩点穴逐气法》手法精准：通过手感发现疾病，手法轻巧、知进知退，对疾病采取安抚、引导，顺、挤、带、送，粘、连、压、拨，层次分明，层层深入，层层干净。由于该按摩方法在按摩过程中多数手法用力在一公斤以内，所以在治疗过程中病人没有过大的痛苦。本着不知不觉来不知不觉去，从哪儿来从哪儿去的原则消除病根。因为《脏腑按摩点穴逐气法》在治疗中每一个手法都是围绕消除病而操作的，所以见效快，治病彻底，不会反弹。

石国璋将《脏腑按摩点穴逐气法》用定律的形式予以诠释，使内科病的按摩体系系统化理论化，奠定了《脏腑按摩点穴逐气法》的理论基础。使难教难学的《脏腑按摩点穴逐气法》这门按摩绝技变得好教好学了。《脏腑按摩点穴逐气法》在临床上不但是治疗各种脏腑病的有效方法，对心脏病，肝肾病，脾胃病，肺病哮喘以及血小板减少性紫癜等血液病和疑难病等都有很好的治疗效果，更是防病保健的绝好方法。石国璋在天津开办丞珍堂按摩馆，以昭示等待同行同门师兄及有缘有志爱好者的共同携手，弘扬《脏腑按摩点穴逐气法》按摩方法，使之进一步提高并更好地服务于社会。